Klinik der Frauenheilkunde
und Geburtshilfe
Band 4

Klinik der Frauenheilkunde und Geburtshilfe

Begründet von
Horst Schwalm und Gustav Döderlein

Herausgegeben von
Karl-Heinrich Wulf, Würzburg, und
Heinrich Schmidt-Matthiesen, Frankfurt/Main

Band 1   Endokrinologie und Reproduktionsmedizin I
Band 2   Endokrinologie und Reproduktionsmedizin II
Band 3   Endokrinologie und Reproduktionsmedizin III
Band 4   Schwangerschaft I
Band 5   Schwangerschaft II
Band 6   Geburt I
Band 7   Geburt II
Band 8   Gutartige gynäkologische Erkrankungen I
Band 9   Gutartige gynäkologische Erkrankungen II
Band 10 Allgemeine gynäkologische Onkologie
Band 11 Spezielle gynäkologische Onkologie I
Band 12 Spezielle gynäkologische Onkologie II

3. Auflage

Urban & Schwarzenberg · München – Wien – Baltimore

Klinik der Frauenheilkunde und Geburtshilfe
Band 4

Schwangerschaft I

Die normale Schwangerschaft

Herausgegeben von
W. Künzel und K.-H. Wulf

unter Mitarbeit von
J. W. Dudenhausen, G. Enders, W. Fuhrmann, H. Gips, V. Jovanovic, J. Kleinstein,
M. Kühnert, W. Künzel, D. Neubert, R. Rauskolb, H. Rehder, K. Rotte,
A. E. Schindler, K.-H. Schlensker, K. G. Schmidt, R. Schuhmann, F. J. Schulte, M. Stauber,
F. Stoz, K. W. Tietze, H. E. Ulmer, W. Wiest, R. P. Willig, K.-H. Wulf

Urban & Schwarzenberg · München – Wien – Baltimore

Wichtiger Hinweis für den Benutzer dieses Buches:

Die in diesem Werk enthaltenen Angaben zu diagnostischen und therapeutischen Maßnahmen sind durch die Erfahrungen der Autoren und den aktuellen Stand der Wissenschaft bei Drucklegung begründet. Dies entbindet den Benutzer jedoch nicht von der Pflicht, die Indikation zu therapeutischen Interventionen für jeden Patienten sorgfältig abzuwägen. Die Gabe von Medikamenten erfordert in jedem Fall die Beachtung der Herstellerinformationen und die Prüfung von Zweckmäßigkeit, Dosierung und Applikation.

Anschriften der Herausgeber:

Band 4
Prof. Dr. med. W. Künzel
Gf. Direktor der Universitäts-Frauenklinik
Klinikstraße 28
6300 Gießen

Prof. Dr. med. K.-H. Wulf
Direktor der Universitäts-Frauenklinik
Josef-Schneider-Straße 4
8700 Würzburg

Gesamtwerk
Prof. Dr. med. K.-H. Wulf
Direktor der Universitäts-Frauenklinik
Josef-Schneider-Straße 4
8700 Würzburg

Prof. em. Dr. med. H. Schmidt-Matthiesen
Ehem. Direktor des Zentrums für Frauenheilkunde
und Geburtshilfe
Universität Frankfurt
Theodor-Stern-Kai 7
6000 Frankfurt/Main 70

CIP-Titelaufnahme der Deutschen Bibliothek

Klinik der Frauenheilkunde und Geburtshilfe / begr. von Horst
Schwalm und Gustav Döderlein. Hrsg. von Karl-Heinrich Wulf
und Heinrich Schmidt-Matthiesen. – München ; Wien ;
Baltimore : Urban und Schwarzenberg.
   Früher Losebl.-Ausg.
NE: Schwalm, Horst [Begr.]; Wulf, Karl-Heinrich [Hrsg.]
Bd. 4 Schwangerschaft I. Die normale Schwangerschaft / hrsg.
von W. Künzel und K.-H. Wulf. Unter Mitarb. von J. W.
Dudenhausen ... – 3. Aufl. – 1992
   ISBN 3-541-15043-2
NE: Künzel, Wolfgang [Hrsg.]; Dudenhausen, Joachim W.

Lektorat und Planung: Dr. med. Rainer Broll, Lübeck, und Dr. med. Jochen Bredehöft, München
Redaktion: Pola Nawrocki, München
Herstellung: Petra Laurer-Rehm, München

Die Zeichnungen erstellten Gillian F. Duncan, Homburg; Andrea Schnitzler, Grins (Österreich); Birgit Biermann (Hannover); und Jochen Buschmann, München.
Einbandgestaltung von Dieter Vollendorf, München.

Gebrauchsnamen, Handelsnamen, Warenbezeichnungen und dergleichen, die in diesem Buch ohne besondere Kennzeichnung aufgeführt sind, berechtigen nicht zu der Annahme, daß solche Namen ohne weiteres von jedem benützt werden dürfen. Vielmehr kann es sich auch dann um gesetzlich geschützte Warenzeichen handeln.

Alle Rechte, auch die des Nachdruckes, der Wiedergabe in jeder Form und der Übersetzung in andere Sprachen behalten sich Urheber und Verleger vor. Es ist ohne schriftliche Genehmigung des Verlages nicht erlaubt, das Buch oder Teile daraus auf fotomechanischem Weg (Fotokopie, Mikrokopie) zu vervielfältigen oder unter Verwendung elektronischer bzw. mechanischer Systeme zu speichern, systematisch auszuwerten oder zu verbreiten (mit Ausnahme der in den §§ 53, 54 URG ausdrücklich genannten Sonderfälle).

Satz und Druck: Kösel, Kempten. Buchbinderische Verarbeitung: Monheim GmbH, Monheim · Printed in Germany.
© Urban & Schwarzenberg 1992

ISBN 3-541-15043-2

PermaNova®

Geleitwort zur dritten Auflage

Die *Klinik der Frauenheilkunde und Geburtshilfe* wurde von H. Schwalm und G. Döderlein 1964 begründet und später zusammen mit K.-H. Wulf herausgegeben. Die erste Auflage erschien im Loseblatt-System in acht Bänden mit entsprechenden Ergänzungslieferungen bis 1984. Von 1985 bis 1990 wurde die zweite Auflage in Form von zwölf festen Einzelbänden ausgeliefert. Die Bände bzw. Bandgruppen präsentieren in monographischer Weise geschlossene Themenkomplexe der Gynäkologie und Geburtshilfe einschließlich ihrer Grenzgebiete.

Im Rahmen der jetzigen, dritten Auflage werden die einzelnen Bände in neubearbeiteter Form vorgelegt, wobei die aktuelle klinisch-wissenschaftliche Entwicklung und auch Wünsche der Leser berücksichtigt werden. So wurde die Stoffpräsentation didaktisch geändert, systematischer und optisch anschaulicher gestaltet. Schließlich erfolgte eine Straffung des Textes, wo dies ohne Verzicht auf Wesentliches möglich war.

Für Handlungsentscheidungen im klinischen Alltag werden konkrete Empfehlungen gegeben, um die Umsetzung des rein theoretischen Wissens zu erleichtern. Das Schwergewicht liegt auch weiterhin auf der Darstellung anwendbaren Wissens. Demgegenüber sind wissenschaftliche Aspekte nur so weit integriert, wie sie zum Verständnis der klinischen Problematik oder zur Abschätzung zukünftiger Entwicklung erforderlich scheinen. Gleiches gilt für die Bibliographie. Diese ist auf das Wesentliche beschränkt und nur dort ausführlicher berücksichtigt, wo es sich um innovative Methoden handelt.

Jährlich sind nach dem Perma-Nova-Prinzip zwei Banderneuerungen mit der oben erwähnten Zielsetzung vorgesehen. Dem Leser wird damit im Austauschverfahren eine Facharztbibliothek ständiger Aktualität angeboten.

Die *Klinik der Frauenheilkunde und Geburtshilfe* will auch in Zukunft dem praktisch tätigen Frauenarzt sowie den Ärzten, die sich in der Weiterbildung befinden, ein hilfreicher Ratgeber sein und alle Kenntnisse vermitteln, die für die tägliche Arbeit erforderlich sind.

Die Herausgeber

K.-H. Wulf
H. Schmidt-Matthiesen

Vorwort

Die jetzt vorliegende überarbeitete Auflage von Band 4 der *Klinik der Frauenheilkunde und Geburtshilfe, Die normale Schwangerschaft*, zeichnet sich durch eine Neugliederung und Ergänzung der einzelnen Abschnitte gegenüber dem vorherigen Band aus. Die vier großen Abschnitte – Morphologie und Physiologie der Schwangerschaft; Beratungen und Untersuchungen in der Schwangerschaft; Überwachung der Schwangerschaft. Pränatale Diagnostik; Entwicklung fetaler Organsysteme. Spezielle Diagnostik und Therapie – zeigen in logischer Folge die physiologischen Veränderungen bei Mutter und Fetus auf und erlauben die Ableitung diagnostischer und therapeutischer Maßnahmen.

Bei der Gestaltung der einzelnen Kapitel wurde besonderer Wert darauf gelegt, den Charakter des Nachschlagewerkes nicht aufzugeben, trotzdem aber die notwendige Praxisnähe zu bewahren. Weiterführende Literatur ist in den einzelnen Kapiteln gesondert gekennzeichnet.

Kürzungen ließen sich nicht ganz vermeiden. Dies betraf insbesondere die Kapitel „Ökologische Schwangerenberatung" und „Schutzimpfungen in der Schwangerschaft".

Eine Erweiterung erfuhren die Kapitel „Überwachung des Feten" und „Röntgendiagnostik und Kernspintomographie in der Geburtshilfe" durch Unterkapitel über Doppler-Sonographie bzw. Kernspintomographie. Der neue übergeordnete Abschnitt „Entwicklung fetaler Organsysteme. Spezielle Diagnostik und Therapie" ist für das Verständnis der speziellen pränatalen Diagnostik und der sich daraus ergebenden Konsequenzen unerläßlich.

Die Herausgeber hoffen, daß die Umgestaltung von Band 4 mehr Übersicht und Klarheit gebracht hat. Dies wäre ohne die Mitwirkung kompetenter Autoren nicht möglich gewesen. Dem Verlag sei für die sehr hilfreiche redaktionelle Bearbeitung, für die Unterstützung der Drucklegung und für die Ausstattung des Buches sehr herzlich gedankt. Wir hoffen, daß auch die überarbeitete Auflage viele Interessenten findet und nützlich bei der täglichen Arbeit sein möge.

Die Bandherausgeber

W. Künzel
K.-H. Wulf

Inhalt

Morphologie und Physiologie der Schwangerschaft

1 Adaptive Veränderungen an den Genitalorganen
 während der Schwangerschaft
 W. Wiest 3

2 Funktionelle Morphologie und Pathologie der Plazenta
 R. Schuhmann, F. Stoz 13

3 Physiologie und Pathologie der Eihäute und des Fruchtwassers
 A. E. Schindler 31

4 Die feto-plazentare Einheit
 W. Künzel, H. Gips 47

Beratungen und Untersuchungen in der Schwangerschaft

5 Gesetzliche und soziale Grundlagen der Schwangerenvorsorge.
 Qualitätskontrolle
 K. W. Tietze 87

6 Untersuchungen während der Schwangerschaft.
 Risikoschwangerschaften
 K.-H. Wulf 107

7 Allgemeine Schwangerenberatung
 J. W. Dudenhausen 133

8 Psychosoziale Schwangerenberatung
 M. Stauber 141

9 Ökologische Schwangerenberatung
 D. Neubert 149

10 Humangenetische Beratung
 W. Fuhrmann 175

11 Schutzimpfungen in der Schwangerschaft
 G. Enders 187

Überwachung der Schwangerschaft. Pränatale Diagnostik

12 Ultraschall-Screening
  K.-H. Schlensker 201

13 Überwachung des Feten durch Kardiotokographie
  und Doppler-Sonographie
  W. Künzel, V. Jovanovic 233

14 Röntgendiagnostik und Kernspintomographie in der Geburtshilfe
  K. Rotte, M. Kühnert 267

15 Biochemische Überwachung der Schwangerschaft
  J. Kleinstein, H. Gips 277

16 Pränatale Diagnostik. Aufgaben und Methoden
  W. Fuhrmann, R. Rauskolb, V. Jovanovic 285

Entwicklung fetaler Organe. Spezielle Diagnostik und Therapie

17 Gehirn
  F. J. Schulte, R. Rauskolb, W. Fuhrmann 317

18 Herz
  H. E. Ulmer, K. G. Schmidt 337

19 Respirationstrakt und Zwerchfell
  H. Rehder, R. Rauskolb 361

20 Niere und ableitende Harnwege
  H. Rehder, R. Rauskolb 371

21 Skelettsystem
  H. Rehder, R. Rauskolb 381

22 Verdauungstrakt und Bauchwand
  H. Rehder, R. Rauskolb 389

23 Endokrines System
  R. P. Willig 397

Autorenverzeichnis

Professor Dr. med. J. W. Dudenhausen
Ärztlicher Direktor der Abteilung für Geburtsmedizin
Universitäts-Frauenklinik
Pulsstraße 4–14
1000 Berlin 19

Frau Professor Dr. med. G. Enders
Institut für medizinische Virologie
und Infektionsepidemiologie e. V.
Hölderlinplatz 10
Lenzhalde 10
7000 Stuttgart 10

Professor Dr. med. W. Fuhrmann
Emer. Direktor des Instituts für Humangenetik
der Universität
Schlangenzahl 14
6300 Gießen

Professor Dr. med. H. Gips
Max-Planck-Straße 36
6382 Friedrichsdorf

Frau Dr. med. V. Jovanovic
Universitäts-Frauenklinik
Klinikstraße 32
6300 Gießen

Priv.-Doz. Dr. med. J. Kleinstein
Universitäts-Frauenklinik
Klinikstraße 32
6300 Gießen

Frau Dr. med. M. Kühnert
Zentrum für Frauenheilkunde der Universität
Theodor-Stern-Kai 7
6000 Frankfurt/Main 70

Professor Dr. med. W. Künzel
Gf. Direktor der Universitäts-Frauenklinik
Klinikstraße 28
6300 Gießen

Professor Dr. med. D. Neubert
Direktor des Instituts für Toxikologie und
Embryonalpharmakologie
Universitätsklinikum Rudolf Virchow
Garystraße 5
1000 Berlin 33

Professor Dr. med. R. Rauskolb
Chefarzt der Frauenklinik im Albert-Schweitzer-Krankenhaus
Sturmbäume 8–10
3410 Northeim

Frau Professor Dr. med. H. Rehder
Medizinisches Zentrum für Humangenetik
der Universität
Abteilung II, Klinische Genetik
Bahnhofstraße 7a
3550 Marburg

Professor Dr. med. K. Rotte
Leiter der Strahlenabteilung
Universitäts-Frauenklinik
Josef-Schneider-Straße 4
8700 Würzburg

Professor Dr. med. A. E. Schindler
Gf. Direktor des Zentrums für Frauenheilkunde
Universitätsklinikum Essen
Hufelandstraße 55
4300 Essen

Professor Dr. med. K.-H. Schlensker
Chefarzt der Frauenklinik
Krankenhaus Siegburg GmbH
Ringstraße 49
5200 Siegburg

Priv.-Doz. Dr. med. K. G. Schmidt
Abteilung Kinderkardiologie
Universitäts-Kinderklinik
Im Neuenheimer Feld 150
6900 Heidelberg

Professor Dr. med. R. Schuhmann
Chefarzt der Frauenklinik
Stadtkrankenhaus Worms
Gabriel-von-Seidl-Straße 31
6520 Worms

Professor Dr. med. F. J. Schulte
Ärztlicher Direktor der Kinderklinik
Universitäts-Krankenhaus Eppendorf
Martinistraße 52
2000 Hamburg 20

Professor Dr. med. M. Stauber
I. Universitäts-Frauenklinik
Maistraße 11
8000 München 2

Priv.-Doz. Dr. med. F. Stoz
Universitäts-Frauenklinik
Prittwitzstraße 43
7900 Ulm

Professor Dr. med. K. W. Tietze
Institut für Sozialmedizin und Epidemiologie
des Bundesgesundheitsamtes
Werner-Voß-Damm 62
1000 Berlin 42

Professor Dr. med. H. E. Ulmer
Leiter der Abteilung Kinderkardiologie
Medizinisches Zentrum für Kinderheilkunde
Feulgenstraße 12
6300 Gießen

Professor Dr. med. W. Wiest
Chefarzt der Geburtshilflich-Gynäkologischen
Abteilung
St. Vincenz- und Elisabeth-Hospital
An der Goldgrube 11
6500 Mainz

Professor Dr. med. R. P. Willig
Universitäts-Krankenhaus Eppendorf
Kinderklinik
Martinistraße 52
2000 Hamburg 20

Professor Dr. med. K.-H. Wulf
Direktor der Universitäts-Frauenklinik
Josef-Schneider-Straße 4
8700 Würzburg

Morphologie und Physiologie
der Schwangerschaft

1 Adaptive Veränderungen an den Genitalorganen während der Schwangerschaft

W. Wiest

Inhalt

1	Einleitung	4	2.3 Muskelgehalt des Uterus	6
			2.4 Ultrastruktur der menschlichen	
2	Schwangerschaftsbedingte		Uterusmuskelzelle	6
	Veränderungen des Uterus	4	2.5 Bindegewebefasersysteme	
2.1	Größenveränderungen des Uterus	4	des Uterus	7
2.2	Wandstruktur des Uterus	4	2.6 Gefäßversorgung des Uterus	8
2.2.1	Modellvorstellungen über den Verlauf der Muskelfasern in der Uteruswand	5	2.7 Innervation des Uterus	9
2.2.2	Änderungen der Wandstruktur des Uterus	6	3 Schwangerschaftsbedingte Veränderungen der Vagina	10

1 Einleitung

Die Schwangerschaft verursacht zahlreiche Veränderungen an allen Genitalorganen. Ausgelöst und gesteuert werden die schwangerschaftsbedingten Wandlungen am Uterus, wie die des übrigen Genitale, auf hormonalem Weg.

Der Uterus besitzt physiologisch die Möglichkeit zu Veränderungen seiner Größe und Funktion wie kein anderes Organ im Körper. Neben der Eigenschaft, seinen Inhalt ausstoßen zu können, vermag er, über eine mehrere Monate dauernde Zeitspanne, dem Aufbau und dem Schutz des neuen Lebens zu dienen. Es ist daher naheliegend, daß die Frage, welche morphologischen Veränderungen in der Schwangerschaft an diesem Organ eintreten, immer wieder einen Anreiz zur Bearbeitung darstellt. Wenn wir die morphologischen Veränderungen am Uterus während der Schwangerschaft darstellen wollen, sind zwei Fakten zu bedenken: Einerseits ist der Uterus kein einheitlich zu betrachtendes Organ, da die spezifischen Schwangerschaftsveränderungen der Cervix uteri und des Corpus uteri unabhängig und chronologisch differenziert erfolgen. Andererseits sind die einzelnen Teile des Uterus nicht isoliert zu betrachten, da erst durch das Zusammenspiel seiner Einzelteile der Uterus in der Lage ist, den an ihn gestellten, völlig verschiedenen Aufgaben gerecht zu werden.

2 Schwangerschaftsbedingte Veränderungen des Uterus

2.1 Größenveränderungen des Uterus

Während der Gestationsperiode erfährt der menschliche Uterus eine beträchtliche Größenveränderung. So wächst er von etwa 7 cm im nichtschwangeren Zustand auf eine Länge von 35 bis 37 cm am Geburtstermin heran. Diese Größenzunahme des Uterus in der Schwangerschaft verläuft nicht gleichförmig.

Die schwangerschaftsbedingten Veränderungen des Uterus führen dazu, daß der nichtschwangere Uterus sein Gewicht von im Mittel 60 g (mit Schwankungen zwischen 45 g und 120 g) auf im Mittel 1000 g (mit Schwankungen zwischen 650 g und 1500 g) am Ende der Schwangerschaft erhöht hat.

Das aktive Wachstum des Uterus und seine passive Anpassung an die Frucht bedingt auch eine Änderung der Form des Uteruskavums. Beim Vergleich der relativen Unterschiede zwischen den Oberflächen und zwischen den Volumina findet man beim hochschwangeren menschlichen Uterus die Oberfläche 30mal größer als im nichtschwangeren Zustand. Das Gesamtvolumen des Uterus, definiert als Uterus und Inhalt, nimmt bis zum Ende der Gravidität im Durchschnitt um das 150fache des Ausgangsvolumens zu, das Innenvolumen des Uterus sogar um das 800- bis 1000fache. Für das Innenvolumen am Geburtstermin ergeben sich Werte von 3600 bis 5700 cm^3 mit einem Mittelwert von 4500 cm^3.

Neben der Uterusgröße kann im Laufe der Schwangerschaft auch eine Änderung der äußeren Form des Uterus beobachtet werden. Zu Beginn der Schwangerschaft ist der Uterus birnenförmig. Am Ende des zweiten Schwangerschaftsmonats wechselt die Form. Der Körper des Uterus gleicht nun einer etwas abgeplatteten Kugel, der distal die Zervix aufsitzt. Nach der 20. Schwangerschaftswoche ändert sich die Form des Uterus erneut. Er nimmt nun zunehmend eine mehr zylindrische Walzenform an. Zwischen der 20. und 22. Schwangerschaftswoche kommt es hauptsächlich zu einem Längenwachstum des Uterus. In den letzten zwei Monaten folgt dann eine relativ stärkere Zunahme des anterior-posterioren Durchmessers mit Verlangsamung der Längen- wie auch Breitenzunahme, ohne daß jedoch die typische Längswalzenform verlorengeht [1, 4, 10, 16, 19, 21, 24, 28, 30, 39, 40, 48, 49, 59, 60].

2.2 Wandstruktur des Uterus

In den ersten beiden Schwangerschaftsmonaten verdickt sich die Wandung des Korpus uteri relativ gleichmäßig, wobei eine geringgradige Betonung des Breitenwachstums erfolgt (Abb. 1-1). Im vierten Monat hat die Uteruswandung mit 2,0 bis 2,5 cm ihre maximale Dicke erreicht. In der zweiten Schwangerschafts-

Frühschwangerschaft | 14. Schwangerschaftswoche | nach der 24. Schwangerschaftswoche

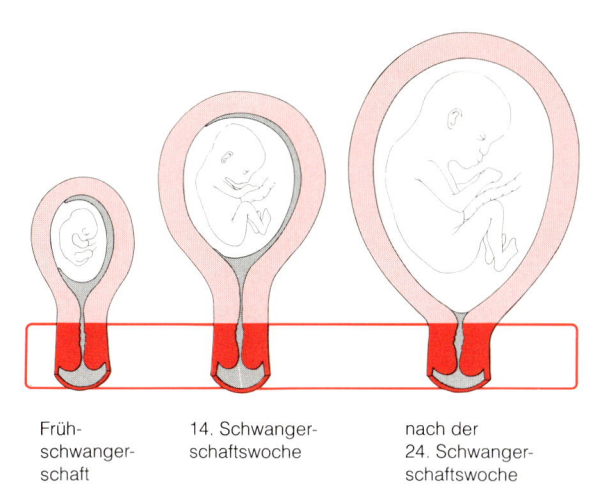

Abb. 1-1 Grenze der Eihöhle im Verlauf der Schwangerschaft.

2.2.1 Modellvorstellungen über den Verlauf der Muskelfasern in der Uteruswand

In der Schwangerschaft erfolgt die relative Zunahme der Oberfläche des Uterus sehr viel schneller als die relative Massenzunahme der Muskulatur. Somit kommt es bei größer werdendem Fruchtvolumen dazu, daß es nicht mehr gelingt, die Uteruswand in der ursprünglichen Dicke auszubilden. Da die einzelnen Muskelfasern nicht im selben Verhältnis dünner werden wie die Uteruswand, muß eine Verlagerung von Zellen und Gewebeanteilen für den Vergrößerungsmechanismus verantwortlich sein.

Jahrzehntelang galt das von Goerttler vertretene Konzept, daß sich die gesamte Uterusmuskulatur in zwei schraubige bis spiralige Systeme einordnen läßt [16]. Die Muskulatur des Myometriums formiere sich zu zwei spiegelbildlich gleichen, sich gegenseitig durchdringenden Spiralsystemen.

Inzwischen sind aber verschiedene Einwände gegen das Konzept von Goerttler hervorgebracht worden. Neuere Vorstellungen von dem Verlauf der Muskelfasern in der Uteruswand basieren auf der Beobachtung, daß die Korpuswand des Uterus aus *drei Schichten*, dem Stratum vasculare, dem Stratum subvasculare und dem Stratum supravasculare, aufgebaut ist (Abb. 1-2).

hälfte kommt es zu einer progredienten Abnahme der Wanddicke, bis auf Werte von 0,5 bis 1 cm am Schwangerschaftsende. Der zum Korpus gehörende Isthmus hingegen wächst während der ersten zwei Monate vornehmlich in die Länge. Im dritten Schwangerschaftsmonat beträgt die Länge des Isthmus uteri ca. 3 cm. Um die 14. Schwangerschaftswoche füllt die wachsende Frucht das Uteruskavum erstmals aus. Nun wird im weiteren Verlauf der Schwangerschaft der Kanal des Isthmus in den Brutraum miteinbezogen. Lag die Grenze der Eihöhle nach kaudal vor der 14. Schwangerschaftswoche am Orificium anatomicum (Orificium internum canalis isthmi), so liegt sie nach dieser Umwandlung am Orificium histologicum (Orificium externum canalis isthmi).

Dies ist – geburtshilflich gesehen – der innere Muttermund. Der zum unteren Uterinsegment gewordene Isthmus uteri verlängert sich auch nach seiner Entfaltung noch um das Zwei- bis Dreifache seiner ursprünglichen Länge, so daß er am Ende der Schwangerschaft in kraniokaudaler Richtung 6 bis 9 cm breit ist. Die Zervix bildet den Uterusverschluß und verharrt in ihrer alten Position. Es erfolgt also während der Gravidität eine aufwärtsgerichtete Entfaltung des Uterus, wobei die im kleinen Becken fixierte Zervix den ruhenden Pol bildet. Die Auflockerung im Isthmusgebiet bedingt eine weiche Eindrückbarkeit zwischen dem Korpus und der derben Zervix, die bimanuell tastbar ist und das sogenannte Hegar-Schwangerschaftszeichen darstellt [1, 23, 28, 31, 32, 38].

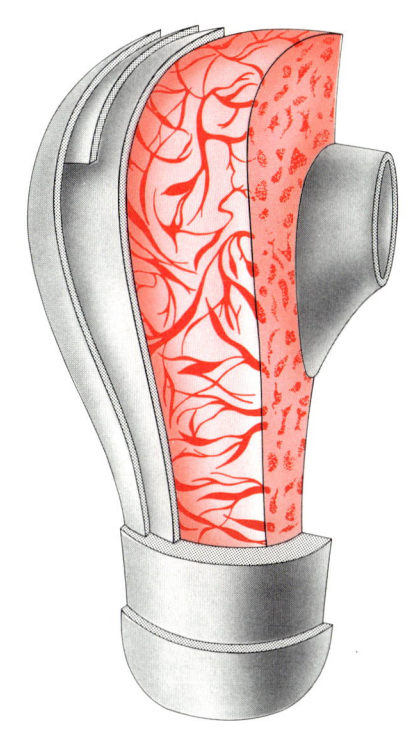

Abb. 1-2 Modellvorstellung des Verlaufs der Muskelfasern in der Uteruswand (nach Wetzstein und Renn [57]).

Die mittlere Schicht, das *Stratum vasculare,* macht ca. 75% der gesamten Wandstärke aus. Bedeutsam für die Struktur des Stratum vasculare ist die Tatsache, daß das Mengenverhältnis der Muskulatur zum Bindegewebe sich von außen nach innen verändert. Während man in den oberflächlichen Bereichen dieser Schicht zarte Muskelbündel findet, die in viel lockeres Bindegewebe eingebettet sind, liegen nach innen zu die Muskelbündel, sich vielfach verflechtend, dicht gepackt zwischen wenig straffen, ausschließlich den Verband festigenden kollagenen Fibrillen. Das Stratum vasculare ist im Korpus aus stark verzweigten, netzig miteinander verbundenen Muskelbündeln aller Verlaufsrichtungen aufgebaut. Im Isthmusbereich sind die Bündel dünner und verlaufen vorwiegend flach ansteigend oder zirkulär.

Die äußere Schicht des Myometriums, das *Stratum supravasculare,* nimmt etwa 15% der Wandstärke ein. Innerhalb dieser Schicht können vier dünne Muskellagen unterschieden werden. In der ersten und dritten Lage ziehen die Muskelbündel parallel zur Uterusachse, also longitudinal, in der zweiten und vierten verlaufen sie senkrecht zu dieser in transversaler Richtung.

Die innerste Schicht, das *Stratum subvasculare,* ist aus vier Systemen von Muskelbündeln aufgebaut. Es enthält jedoch vorwiegend zirkulär angeordnete Muskelbündel. Die enge Nachbarschaft zur Basis der Schleimhaut ist sicher funktionell von Bedeutung, zumindest post partum zur Kompression der zur Schleimhaut ziehenden Arteriolen. Das Stratum subvasculare besitzt keine einheitliche Dicke. In der Seitenwand ist es meist recht dünn, in der Vorder- und Hinterwand nimmt es 10 bis 15% der Dicke des gesamten Myometriums ein. An allen Grenzflächen wechseln einzelne Muskelbündel von der einen zur anderen Schicht über [3].

Für die Weiterstellung des Uterus in der Gravidität sind die Verflechtungsbereiche von großer Bedeutung. Sie verknüpfen die vier Lagen des Stratum vasculare und die vier Systeme des Stratum subvasculare zu festgefügten Schichten und verbinden schließlich die drei Strata zu einer funktionellen Einheit. Die unumgänglich notwendige Verschiebung der Muskelelemente wird bei der netzartigen Anordnung im einzelnen auf ganz kurze Entfernung beschränkt. Dennoch summieren sich die Effekte in ihrer Gesamtheit wirkungsvoll. Die Oberfläche des Uterus wird größer, die Wand dünner. Strukturanteile, die vordem zur Wandstärke beitrugen, tragen nunmehr zur Flächenvergrößerung bei. Im Sinne der von Wetzstein beschriebenen Koordinatenformation erfordert diese Verlagerung nur sehr geringe Einzelverschiebungen, so daß die Gefäßversorgungen der Muskelzüge ohne weiteres beibehalten werden können und Bindegewebsverankerungen nur selten gelöst zu werden brauchen [42, 55, 56, 57].

2.2.2 Änderungen der Wandstruktur des Uterus

Zwei grundsätzlich verschiedene Vorgänge ermöglichen die Vergrößerung des Uterus, nämlich das Wachstum von Uterusgewebe und die Dilatation des Organs. So kommt es in der Schwangerschaft zu einer Größenzunahme der Muskelzellen um das Sieben- bis Zehnfache der ursprünglichen Länge. Die Länge einer Muskelzelle beträgt im nichtgraviden Uterus 50 bis 90 µm; im graviden Uterus am Termin ist sie auf 500 bis 800 µm angewachsen. Die Zellbreite beträgt im nichtgraviden Uterus 2,5 bis 5 µm und im graviden Uterus am Termin zwischen 8 und 10 µm. Insgesamt vergrößert sich also eine Muskelzelle um das 24fache.

Nicht alle Muskelfasern nehmen in gleichem Maß an der Hypertrophie teil. Die aus einer Aktivitätssteigerung der Muskelzelle während der Schwangerschaft resultierende *Hypertrophie* muß als eine Aktivitäts- oder Arbeitshypertrophie aufgefaßt werden. In der Frühgravidität kommt es jedoch zu einer *Hyperplasie,* d. h. zu einer Vermehrung der Muskelzellen. Wachstumsvorgänge finden nicht nur in der glatten Muskulatur, sondern auch im Bindegewebe statt, wo sie in etwas geringerem Ausmaß als in der Muskulatur nachweisbar sind. Neben diesen Wachstumsereignissen vergrößert sich der Uterus in der Gravidität auch durch eine *Dilatation*. Das Ausmaß der Dilatation ist sowohl von der Elastizität und Plastizität des Uterus als auch vom dilatierenden Druck abhängig [1, 4, 19, 47, 48, 50, 51, 59, 60].

2.3 Muskelgehalt des Uterus

In der Geschlechtsreife findet man die größte Muskeldichte im Korpus mit maximal 45% Muskelanteil (Abb. 1-3a). Die Muskelmenge fällt in Richtung der Zervix ab. Die Uteruswand vorne und hinten enthält mehr Muskelgewebe als die seitlichen Wandabschnitte. Ferner sind im Corpus uteri die inneren Schichten dichter mit Muskelgewebe durchsetzt als die äußeren. Die Zervix besteht höchstens zu 10 bis 15% aus Muskulatur [44].

Während der Schwangerschaft bleibt das beobachtete Muskelverteilungsprinzip erhalten. Doch findet hier im Korpus- und Isthmusbereich eine starke Zunahme der Muskelmasse statt. Sie erreicht im Korpus einen Muskelanteil von maximal 60%. Demgegenüber erfolgt in der Zervix nur eine leichte Erhöhung der Muskelanteile, die in erster Linie die äußeren Wandschichten betrifft. Betrachtet man das Verhalten der Gesamtmuskelmasse an der Isthmus-Zervix-Grenze, so findet man eine krasse Abnahme des Muskelgehaltes (Abb. 1-3b) [5, 6, 10, 11, 19, 27, 29, 30].

2.4 Ultrastruktur der menschlichen Uterusmuskelzelle

Beim Menschen können im wesentlichen zwei verschiedene Formen von glatten Muskelzellen des Ute-

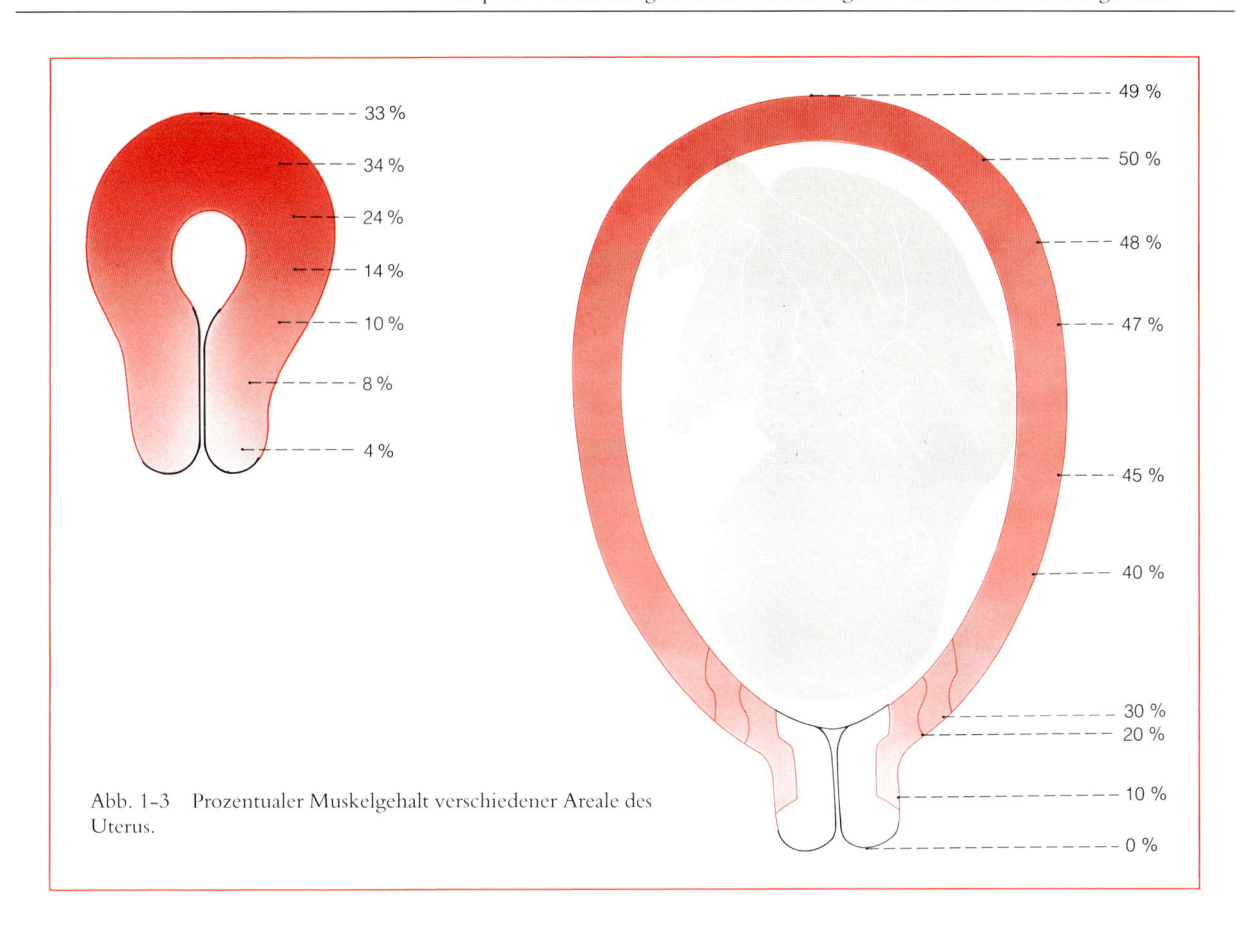

Abb. 1-3 Prozentualer Muskelgehalt verschiedener Areale des Uterus.

rus unterschieden werden, die inaktiven und die aktiven.

Die *ruhenden Zellen* weisen ein helles Myoplasma mit einzelnen, kontrastreichen Granula auf. Mitochondrien sind nur in geringer Menge vorhanden. Die Begrenzungen des Kerns und der Zelle selbst sind relativ glatt. Unter der Zellmembran findet man oft kleine Vesikel. Die *aktiven* dunklen Zellen zeigen dagegen einen unregelmäßigen Verlauf der Oberflächenmembran. Das Myoplasma scheint dunkler, die Mitochondrien sind vermehrt und oft geschwollen. Ein endoplasmatisches Retikulum ist nur in der Umgebung des Kernes zu finden. Der oft große Nukleolus liegt der Kernmembran an. Die Zellabstände zwischen dunklen Zellen sind weiter und enthalten mehr Kollagenfibrillen als bei den helleren Zellen. Die Diameter der dunkleren Zellen erscheinen kleiner. Innerhalb der glatten Muskelzellen können neben 15 nm dicken Myosinfilamenten 6 nm dicke Aktinfilamente und ein dritter Typ von Filamenten, die sogenannten Intermediärfilamente mit einer Dicke von 10 nm, nachgewiesen werden. Die Intermediärfilamente spielen keine aktive Rolle im Kontraktionsvorgang. Sie stellen vielmehr ein Gerüst der Muskelzelle dar.

Im Verlauf der Schwangerschaft kommt es zu Veränderungen des Verhältnisses zwischen aktiven und inaktiven Muskelzellen. Die Zahl der dunklen Zellen nimmt erheblich zu; zum Teil sind sogar stachelförmige Zellen zu beobachten. Innerhalb der aktiven Muskelzellen werden gleichzeitig das endoplasmatische Retikulum und die Mitochondrien vermehrt. Der Nukleolus zeigt gitterförmige Strukturen. Außerdem sammelt sich in der Muskelzelle oft reichlich Glykogen an. Da die Myofilamente bei der glatten Muskelzelle nicht in der Längsrichtung ausgerichtet sind, werden bei der Kontraktion alle Diameter der Zelle verändert. Somit ist erklärbar, daß Zellbewegungen in verschiedenen Richtungen stattfinden können [9, 20, 25, 26].

2.5 Bindegewebefasersysteme des Uterus

In der Geschlechtsreife zeigt das Uterusbindegewebe im Korpus und in der Zervix prinzipiell den gleichen *architektonischen Aufbau*. Es finden sich ungeordnete, knäuelartige Durchflechtungen des Faserkomplexes in den inneren, zirkulär verlaufenden Faserbündeln in den mittleren und eine längsgerichtete Faserzone in den äußeren Wandschichten, wobei letztere in der Zervix stärker ausgebildet sind als im Korpus.

Im Uruskörper beträgt die Gesamtmenge der Gitter- und Kollagenfasern 63%, während ihre Menge in der Zervixmitte 90,8% ausmacht. In der Korpusmitte ist der Gitterfaseranteil mit 35,7% höher als der Kollagenfaseranteil mit 27,3%. Demgegenüber findet sich in der Zervixmitte ein Verhältnis von Gitterfasern mit 10,8% zu Kollagenfasern mit 80%.

Auch in der Schwangerschaft bleibt die Architektur des uterinen Bindegewebes im Wesen erhalten, wird jedoch in Folge von Auflockerung und Entfaltung der Uteruswand undeutlicher. In der Schwangerschaft beobachtet man eine starke prozentuale Verminderung der Gesamtfasersubstanz, vor allem im Uteruskorpus.

So beträgt sein prozentualer Anteil in der Korpusmitte 39,8% und in der Zervixmitte 82,7%. Während der Schwangerschaft findet ferner eine starke Neubildung und Vermehrung von Gitterfasern auf Kosten des Kollagensystems statt. In der Korpusmitte beträgt der Gitterfaseranteil 37,8% und der Gehalt an Kollagenfasern nur 1,2%. Die entsprechenden Werte in der Zervixmitte machen 34,3% bzw. 48,4% aus.

Elastische Substanzen kommen in der Gebärmutter in relativ kleinen Mengen vor. Man findet sie vor allem in den äußeren Schichten der Zervixwand. Während der Gravidität beobachtet man eine Abnahme dieses elastischen Gewebes. Die weitgehende Verminderung der färberisch nachweisbaren Elastikasubstanz dürfte mit dem Verschwinden der Kittsubstanz des elastischen Gewebes zusammenhängen, da chemische Analysen sogar auf eine Zunahme der Menge des Elastins in der Gravidität hinweisen.

Die *Grundsubstanz* macht im Korpus wie in der Zervix den größten Anteil des Bindegewebes aus. Die Beschaffenheit der Grundsubstanz ist ausschlaggebend für die Charakteristika des jeweiligen Bindegewebes. Sowohl die Architektur als auch die unterschiedliche Verteilung der Kollagen- bzw. Gitterfasern in den einzelnen Uterusabschnitten hängen eng mit der Funktion des Organs zusammen. Das während der Schwangerschaft fast nur aus Gitterfasern bestehende Gerüst des Korpus kann nämlich die notwendige Dehnbarkeit und Verschiebbarkeit sowie die unerläßliche Elastizität des Brutraumes garantieren, während die an kollagenen Elementen reiche Zervix ihre wichtige Haltefunktion in der Gravidität erfüllen kann [1, 2, 4, 7, 13, 23, 24, 31, 32, 34, 36, 37, 38, 41, 45, 53, 54, 58].

2.6 Gefäßversorgung des Uterus

Anordnung

Die Blutversorgung des Uterus erfolgt durch die sich verzweigenden Äste der paarigen Aa. uterinae und der Aa. ovaricae (Abb. 1-4). Ferner bestehen Anastomosen mit anderen Arterien des Beckenraums, wie den Aa. haemorrhoidales. Nachdem die Aa. uterinae sich in einen Ramus ascendens und einen Ramus descendens aufgespalten haben, gehen von diesen Ästen erneut Arterien aus. Diese dringen bis in das mittlere Drittel

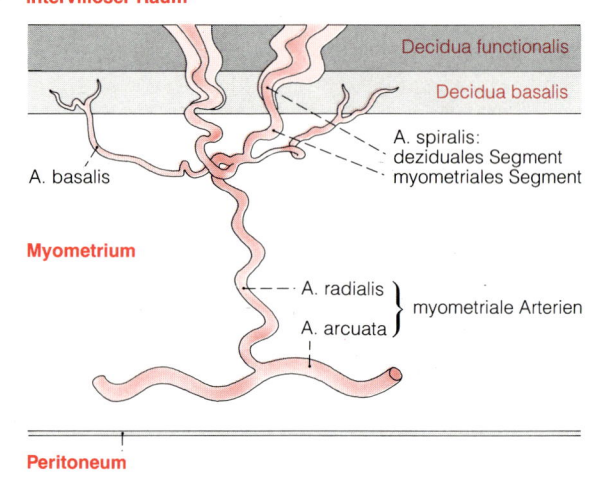

Abb. 1-4 Uterine Blutversorgung während der Schwangerschaft.

des Myometriums vor, wo sie sich in ein Geflecht von bogenförmigen Arterien aufspalten, die ihrerseits anastomosieren. Von diesen gehen dann die Radialarterien ab. Nachdem die Radialarterien die myoendometriale Grenze überschritten haben, teilen sie sich in Basalarterien und Spiralarterien auf.

Strukturelle Besonderheiten

Sämtliche *Arterien* des Korpusbereiches sind stark geschlängelt. Die Hüllmuskulatur umgibt nicht die Arterie selbst, sondern einen Bindegewebszylinder, in den die Arterie mit allen ihren Windungen eingebettet ist. Bei den im äußeren Drittel des Stratum vasculare gelegenen Arterien ist die Muskelhülle längs orientiert, bei den Radialarterien zirkulär. Die Endäste der Radialarterien, die Spiralarterien, haben im Stratum vasculare keine Muskelscheiden mehr, werden aber von Muskelbündeln dieser Schicht schlingenartig umfaßt. Da die arteriellen Gefäße im nichtschwangeren Uterus in Spiralen aufgedreht sind, können sie sich im wachsenden schwangeren Uterus strecken und dadurch dem schnellen Wachstum des Uterus anpassen.

Die normale Anatomie der uterinen Arterien unter den Bedingungen der Schwangerschaft ist durch bestimmte physiologische Umwandlungsprozesse der Arterienwand gekennzeichnet. Dabei werden bis in die distalen Abschnitte der Radialarterien die fibromuskulären Bestandteile einschließlich der elastischen Fasern abgebaut und durch Fibrin- und Bindegewebe ersetzt. Damit ist eine optimale Blutversorgung des intervillösen Raumes gewährleistet. Die Basalarterien sind von diesen Veränderungen nicht betroffen.

Auch die *Venen* erfahren während der Schwangerschaft eine Hyperplasie, Hypertrophie und eine Weiterstellung der Gefäßlumina. Dadurch nimmt ihre Kapazität besonders in den seitlichen Randgebieten des Uterus erheblich zu. Gegen Ende der Schwangerschaft ist diese über 80fach höher als im nichtschwangeren Zustand. So ist das gesamte Myometrium von zahlreichen Spalten durchsetzt, die von Endothel ausgekleidet sind und den Anfang des venösen Abflußsystems bilden. Diese Venen sind durch äußere und innere Verbindungsvenen mit den großen Venenstämmen verbunden, die plexusartig um die Arterien angeordnet sind. Die inneren Verbindungsvenen, die radiär vom Endometrium bis zum äußeren Drittel des Stratum vasculare verlaufen, erhalten bereits im Stratum subvasculare eine gefäßparallele Muskelhülle. Dieser lagern sich in den beiden inneren Dritteln des Stratum vasculare zusätzlich zirkuläre Bündel auf [12, 17, 18, 23, 41, 42].

In der Zervix gehen Hypertrophie und Hyperplasie des Gefäßapparates so weit, daß hier am Ende der Schwangerschaft eine Art „Schwellkörper" vorliegt. An der Portio führen die starke Hyperämie und die oben genannten Gewebsveränderungen im Sinne der vermehrten Durchsaftung zu einer typischen lividen Verfärbung [28, 41].

2.7 Innervation des Uterus

Anatomisch gesehen wird der Uterus über den Plexus uterovaginalis, der seitlich zwischen Zervix und Scheidengewölbe gelegen ist und die sogenannten Frankenhäuser-Ganglien enthält, innerviert. Die sympathischen Fasern stammen vom 10. Thorakalsegment bis zum 2. lumbalen Segment. Die Mehrzahl der Nervenfasern, myelinisierte und unmyelinisierte, dringt in den Uterus auf der Höhe des inneren Muttermundes von lateral her ein.

Im Isthmus und im oberen Teil der Zervix läßt sich ein ausgeprägtes Netzwerk von *adrenergen Fasern* darstellen. Die Vakuolen dieser Nervenfasern enthalten reichlich Noradrenalin. Auch im Corpus uteri lassen sich adrenerge Fasern, die mit den Muskelzellen in Verbindung stehen, nachweisen. Diese Nervenfasern besitzen einen geringeren Gehalt an Noradrenalin. Nur selten gelangen adrenerge Fasern im unteren Zervixabschnitt zur Darstellung. In den Wänden der Blutgefäße lassen sich jedoch adrenerge Fasern immer auffinden [33, 35, 43, 61].

Cholinerge Nervenfasern gelangen überwiegend im Isthmus und im oberen Teil der Zervix zur Darstellung. Vergleicht man den Anteil von parasympathischen und sympathischen Fasern, so scheinen die sympathischen Fasern zu überwiegen. Im Rahmen einer Schwangerschaft kommt es zu einer deutlichen Abnahme der adrenergen Innervation. Dieser Verlust an adrenerger Innervation wird mit Fortschreiten der Tragzeit deutlicher und dürfte durch eine axonale Degeneration bedingt sein. Dies führt zu einer funktionellen Denervation der glatten Muskelzellen. Im Bereich des uterinen Gefäßbettes bis einschließlich der Radialarterien lassen sich dennoch während der gesamten Schwangerschaft adrenerge Fasern nachweisen [33, 35, 43, 61].

Im Bereich des Uterus findet sich sowohl innerhalb als auch außerhalb der Schwangerschaft ein weiteres Innervationssystem, die sogenannten *VIP*-(vasoactive intestinal polypeptide-)*Nervenfasern*. Im Corpus uteri ist die Anzahl von VIP-Nervenfasern gering. Sie stehen mit den Blutgefäßen nicht in Verbindung. In der Zervix sind die VIP-Nervenfasern jedoch zahlreich vertreten. Hier können sie im Bindegewebe, an den Muskelfasern und um die Blutgefäße herum nachgewiesen werden [22, 52].

Trotz der oben beschriebenen nervalen Innervationssysteme erfolgt die *Reizleitung* am menschlichen Uterus auf myogenem Wege. Deshalb kommt den interzellulären Verbindungen („gap junctions") große Bedeutung zu. So zeigen elektronenmikroskopische Untersuchungen, daß Gap-Junctions zwischen den glatten Muskelzellen mit Fortschreiten der Tragzeit zunehmen. Es findet sich eine statistisch signifikante Korrelation zwischen der Eröffnung des Muttermundes, der Zunahme der uterinen Aktivität und der Zunahme der Gap-Junctions. Diese Befunde legen die Hypothese nahe, daß mit dem Auftreten und der Zunahme von Gap-Junctions die Voraussetzungen für eine myogene Reizleitung geschaffen sind. Das Vorhandensein von Gap-Junctions in entsprechender Menge kann die Aktivität der einzelnen Muskelzellen synchronisieren und zu einer koordinierten Wehentätigkeit und letztlich zur Beendigung der Schwangerschaft führen [14, 15].

3 Schwangerschaftsbedingte Veränderungen der Vagina

Schon in der Frühschwangerschaft wird die Scheide länger, weiter und dehnbarer. Es kommt zu einer starken Vaskularisierung und zu vermehrter Sukkulenz. Die für die Gravidität typische livide Verfärbung der Vagina ist auf diese vermehrte Vaskularisierung zurückzuführen. Auch an der glatten Muskulatur der Vaginalwand laufen Veränderungen ab, die denen der Uterusmuskulatur ähneln. So wächst die Muskulatur der Vaginalwand durch Zellhypertrophie und in geringem Maße durch Hyperplasie und hat sich am Schwangerschaftsende auf die vier- bis sechsfache Muskelmasse vergrößert [45].

Während der Gravidität erfährt das *Vaginalepithel* deutliche Veränderungen, so daß es im Ganzen aufgelockerter, glykogenreicher und durchsafteter wird. Etwa ab der 10. bis 12. Schwangerschaftswoche zeigt das hypertrophierte Epithel eine Verbreiterung der Parabasalzellschicht und insbesondere eine Dickenzunahme der Intermediärschicht, bei einer nur dünnen oberflächlichen Superfizialschicht. Dieser für die Schwangerschaft charakteristische histologische Aufbau bleibt bis kurz vor der Geburt im wesentlichen unverändert [46, 49].

Aufgrund des morphologischen Aufbaus des Vaginalepithels sind im Abstrich bevorzugt Intermediärzellen zu finden. Die Kerne sind bläschenförmig, die Ränder sind aufgefaltet, so daß die *Navikularzellen* entstehen. Bei 60 bis 70% aller Vaginalabstriche findet sich ein Zellbild vom Navikulartyp. Die Einwirkung der Döderlein-Keime auf die Intermediärzellen im Vaginalsekret kann so stark sein, daß das Zytoplasma weitgehend aufgelöst wird und nur noch bläschenförmige, nackte Kerne vorhanden sind. Diesen sogenannten Zytolysetyp findet man bei etwa 15% aller Schwangeren.

Neben dem genannten Navikularzelltyp bzw. Zytolysetyp treten jedoch auch entzündliche Zellveränderungen auf (Zellbild vom entzündlichen Typ) und auch Zellbilder mit ausgebreiteten Superfizialzellen (östrogener Typ). Etwa ab der 38. Schwangerschaftswoche können vier typische Veränderungen des Vaginalepithels beobachtet werden. Man unterscheidet den Abstrichtyp „vor dem Termin", „nahe am Termin", „am Termin" und „nach dem Termin" [49]. Insgesamt gesehen hat jedoch die Vaginalzytologie bei der Erkennung der Gefährdung des Embryos bzw. des Feten während der Gravidität heute keine wesentliche Aussagefunktion, zumal hierfür bessere Überwachungsmethoden zur Verfügung stehen.

Literatur

1. Beier, H. M.: Anatomie der Zervixveränderungen am Ende der Schwangerschaft. Z. Geburtsh. Perinat. 183 (1979) 83.
2. Berwind, T.: Elektronenmikroskopische Untersuchungen am Fasersystem der Cervix uteri der Frau. Arch. Gynäk. 184 (1954) 459.
3. Brökelmann, J., G. Müller: Architektur des Myometriums, untersucht an plastinierten, durchsichtigen Präparaten. Vortrag, Deutscher Gynäkologenkongreß in Frankfurt 1984.
4. Buckingham, J. C., R. Shelden, D. N. Danforth: Connective tissue changes in the cervix during pregnancy and labor. Ann. N. Y. Acad. Sci. 97 (1962) 303.
5. Cretius, K.: Zur molekularen Struktur des Bindegewebes im menschlichen Uterus. Arch. Gynäk. 202 (1965) 43.
6. Cretius, K., K. Hannig, G. Beier: Untersuchungen zur Löslichkeit und zum Verhalten des Kollagens im nichtschwangeren und im schwangeren menschlichen Uterus. Arch. Gynäk. 203 (1966) 329.
7. Danforth, D. N.: The morphology of the human cervix. Clin. Obstet. Gynec. 26 (1983) 7.
8. Davis, A. A.: The innervation of the uterus. Brit. J. Obstet. Gynaec. 40 (1933) 48.
9. Dessouky, D. A.: Ultrastructural observations of the human uterine smooth muscle cells during gestation. Amer. J. Obstet. Gynec. 125 (1976) 1099.
10. Dubrauszky, V.: Wieviel Muskulatur enthält die Gebärmutter (Corpus, Cervix)? Geburtsh. u. Frauenheilk. 22 (1962) 1022.
11. Dubrauszky, V., H. Schwalm, M. Fleischer: Das Bindegewebsfasersystem des Myometriums während der Geschlechtsreife, der Menopause und der Gravidität. Arch. Gynäk. 210 (1971) 276.
12. Emmrich, P., R. Birke, E. Gödel: Beitrag zur Morphologie der myometrialen und dezidualen Arterien bei normalen Schwangerschaften, EPH-Gestosen und mütterlichem Diabetes mellitus. Path. Microbiol. 43 (1975) 38.
13. Eschbach, W., E. Negelein: Der Stoffwechsel des Portioepithels in der ersten Hälfte der Schwangerschaft. Arch. Gynäk. 187 (1956) 497.
14. Garfield, R. E., R. H. Hayashi: Appearance of gap junctions in the myometrium of women during labor. Amer. J. Obstet. Gynec. 140 (1981) 254.
15. Garfield, R. E., S. Rabideau, J. R. Challis, E. E. Daniel: Ultrastructural basis for maintenance and termination of pregnancy. Amer. J. Obstet. Gynec. 133 (1979) 308.
16. Goerttler, K.: Die Struktur der Wand des menschlichen Uterus. Arch. Gynäk. 205 (1968) 334.
17. Greiss, F. C.: Differential reactivity of the myometrial and placental vasculatures, adrenergic responses. Amer. J. Obstet. Gynec. 112 (1972) 20.
18. Greiss, F. C., J. R. Pick jr.: The uterine vascular bed; adrenergic receptors. Obstet. and Gynec. 23 (1964) 209.
19. Grünstein, J.: Über die Verteilung elastischer Fasern im Uterus, beobachtet an Christeller'schen Ganzschnitten. Zbl. Gynäk. 47 (1929) 3040.

20. Hashimoto, M., A. Komovi, M. Kosaka, Y. Mori, T. Schimogema, K. Akashi: Electron microscopic studies on the smooth muscle of the human uterus. J. jap. obstet. gynaec. Soc. 7 (1960) 115.
21. Heijden, F. L. van der, J. James: Polyploidy in the human myometrium. Z. mikroskop. anat. Forsch. 89 (1975) 18.
22. Helm, G., B. Ottesen, J. Fahrenkrug et al.: Vasoactive intestinal polypeptide (VIP) in the human female reproductive tract: distribution and motor effects. Biol. Reprod. 25 (1981) 227.
23. Hughesdon, P. E.: The fibromuscular structure of the cervix and its changes during pregnancy and labour. Brit. J. Obstet. Gynaec. 59 (1952) 763.
24. Huszar, G., F. Naftolin: The myometrium and uterine cervix in normal and preterm labor. New Engl. J. Med. 311 (1984) 571.
25. Jaeger, J.: Elektronenmikroskopische Untersuchungen an der glatten Muskulatur des menschlichen graviden Uterus. Gynaecologia (Basel) 154 (1962) 193.
26. Jaeger, J.: Der intrazelluläre Kontakt der glatten Muskelzellen. Arch. Gynäk. 211 (1970) 351.
27. König, B., jr.: Das Verhalten zwischen glatter Muskulatur und Bindegewebe menschlicher Uteri. Anat. Anz. 129 (1971) 541.
28. Krantz, K. E., W. P. Phillips: Anatomy of the human uterine cervix, gross and microscopic. Ann. N. Y. Acad. Sci. 97 (1962) 551.
29. Kue, A.: Histochemische Untersuchungen der Sekretionsmöglichkeiten der Myometriumzellen in der Schwangerschaft. Zbl. Gynäk. 98 (1976) 1645.
30. Ledermair, O.: Der Uterusmuskel in der Schwangerschaft. Arch. Gynäk. 192 (1959) 109.
31. Lierse, W.: Untersuchungen über die Anordnung der längsverlaufenden Muskulatur in der Cervix uteri. Z. Zellforsch. 52 (1960) 739.
32. Lierse, W.: Die Änderung der Struktur der Cervix uteri während der letzten Monate der Schwangerschaft und unter der Geburt. Gegenbaurs morph. Jb. 104 (1963) 501.
33. Lopes, P., A. Lhermitte, M.-F. Lerat: Observation de structures nerveuses dans le myométre humain à terme en microscopie électronique. J. Gynéc. Obstét. Biol. Reprod. 10 (1982) 1.
34. Maillot, K. von, B. K. Zimmermann: The solubility of collagen of the uterine cervix during pregnancy and labour. Arch. Gynäk. 220 (1976) 275.
35. Marshall, J. M.: Effects of ovarian steroids and pregnancy on adrenergic nerves of uterus and oviduct. Amer. J. Physiol. 240 (1981) C 165.
36. Meinrenken, H.: Die Cervixveränderungen in der Schwangerschaft. Beitrag zur Frage der Epidermisation. Arch. Gynäk. 187 (1952) 37.
37. Montford, J., R. Perez-Tamayo: Studies on the uterine collagens during pregnancy and puerperium. Lab. Invest. 10 (1961) 1240.
38. Murphy, E. J., P. A. Herbut: The uterine cervix during pregnancy. Amer. J. Obstet. Gynec. 59 (1950) 384.
39. Narik, G.: Das histochemische Verhalten des Bindegewebes im Myometrium des schwangeren Uterus. Z. Geburtsh. Gynäk. 155 (1960) 329.
40. Navratil, E.: Über das Quellungsvermögen der Uterusmuskulatur. Arch. Gynäk. 162 (1936) 467.
41. Ramsey, E. M.: Vascular anatomy. In: Wynn, R. M. (Hrsg.): Biology of the Uterus. Plenum, New York 1977.
42. Renn, K.-H.: Untersuchungen über die räumliche Anordnung der Muskelbündel im Corpusbereich des menschlichen Uterus. Z. Anat. Entwickl.-Gesch. 132 (1970) 75.
43. Rodin, M., K. S. Moghissi: Intrinsic innervation of the human cervix: a preliminary study. Biology of the Cervix (1973) 7.
44. Runge, H., H. Riehm: Über die Beteiligung des Kollagenfasersystems an der Dehnung der Cervix uteri sub partu. Arch. Gynäk. 181 (1952) 400.
45. Schreiber, H.: Konstruktionsmorphologische Untersuchungen über den Wandungsbau der menschlichen Vagina. Arch. Gynäk. 174 (1942) 222.
46. Soost, H.-J., S. Baur: Gynäkologische Zytodiagnostik. Lehrbuch und Atlas. Thieme, Stuttgart–New York 1980.
47. Stieve, H.: Der Halsteil der menschlichen Gebärmutter, seine Veränderungen während der Schwangerschaft, der Geburt und des Wochenbettes und ihre Bedeutung. Z. mikr.-anat. Forsch. 11 (1927) 291.
48. Stieve, H.: Über die Neubildung von Muskelzellen in der Wand der schwangeren menschlichen Gebärmutter. Zbl. Gynäk. 56 (1932) 1442.
49. Stoll, P., J. Jaeger, G. Dallenbach-Hellweg: Gynäkologische Cytologie. Springer, Berlin–Heidelberg–New York 1968.
50. Strauss, G.: Histoplanimetrische Untersuchungen am menschlichen Uterus. Arch. Gynäk. 207 (1969) 527.
51. Strauss, G.: Funktionsbedingte Unterschiede der Feinstruktur des kollagenen Bindegewebes menschlicher Uteri. Arch. Gynäk. 208 (1969) 147.
52. Ström, Ch., J. Lundberg, H. Ahlmann, A. Dahlström, J. Fahrenkrug, T. Hökfelt: On the VIP-energic innervation of the uterotubal junction. Acta physiol. scand. 111 (1981) 213.
53. Uldbjerg, N., U. Ulmsten, G. Ekman: The ripening of the human uterine cervix in terms of connective tissue biochemistry. Clin. Obstet. Gynec. 26 (1983) 14.
54. Voutsa, N., G. C. Beveridge, A. C. Foraker: The uterine cervix at term: glycogen, mast cells and connective tissue elements. Obstet. and Gynec. 22 (1963) 108.
55. Wagner, H.: Ein Beitrag zur Kenntnis der Struktur der menschlichen Uterusmuskulatur und der Faserverschiebung bei der Kontraktion. Arch. Gynäk. 179 (1950) 105.
56. Wetzstein, R.: Der Uterusmuskel. Morphologie. Arch. Gynäk. 202 (1965) 1.
57. Wetzstein, R., K. H. Renn: Zur Anordnung der glatten Muskulatur im Corpus uteri des Menschen. Anat. Anz. 126 (1970) 461.
57a.Wiest, W.: Morphologische Veränderungen am Uterus während der Schwangerschaft. In: Künzel, W., K.-H. Wulf (Hrsg.): Die normale Schwangerschaft. Klinik der Frauenheilkunde und Geburtshilfe, 2. Aufl., Bd. 4. Urban & Schwarzenberg, München–Wien–Baltimore 1986.
58. Woessner, J. F.: Age related changes of the human uterus and its connective tissue framework. J. Geront. 18 (1964) 220.
59. Zimmer, F.: Die mechanischen Eigenschaften des Myometriums und ihre Bedeutung. Arch. Gynäk. 193 (1959) 336.
60. Zimmer, F.: Die plastischen Eigenschaften der Uterusmuskulatur. Geburtsh. u. Frauenheilk. 22 (1962) 1022.
61. Zuspan, F. P., R. W. O'Shaughnessy, J. Vinsel, M. Zuspan: Adrenergic innervation of uterine vasculature in human term pregnancy. Amer. J. Obstet. Gynec. 139 (1980) 678.

2 Funktionelle Morphologie und Pathologie der Plazenta

R. Schuhmann, F. Stoz

Inhalt

1	Einleitung	14
2	Morphologie der normalen Plazenta	14
2.1	Entwicklung	14
2.2	Durchblutungsverhältnisse	18
2.3	Plazenta bei Zwillingsschwangerschaften	19
3	Pathomorphologie der Plazenta	20
3.1	Abnorme Form und Größe der Plazenta	20
3.2	Placenta accreta/increta	20
3.3	Plazentareifungsstörungen	20
3.4	Störungen der fetoplazentaren Durchblutung	22
3.5	Störungen der uteroplazentaren Durchblutung	22
3.6	Entzündliche Veränderungen	25
3.7	Morphologie der sogenannten Plazentainsuffizienz	26
3.7.1	Morphologische Plazentaveränderungen bei EPH-Gestose (Präeklampsie)	26
3.7.2	Plazentaveränderungen bei Diabetes mellitus	27
3.7.3	Plazentaveränderungen bei Rhesus-Inkompatibilität	27
3.7.4	Plazentaveränderungen bei intrauteriner Mangelentwicklung	28
3.7.5	Plazentaveränderungen bei Frühgeborenen	28

1 Einleitung

Die Pathomorphologie der Plazenta unterscheidet sich wesentlich von derjenigen anderer Organe. Die Plazenta als embryonales Organ verfügt nur über ein begrenztes morphologisches Reaktionsmuster auf unterschiedliche Noxen. Wegen der großen Reservekapazität der Plazenta verlangt jede pathomorphologische Betrachtung nicht nur eine qualitative, sondern auch eine quantitative Aussage. Ferner entwickelt und differenziert sich die Plazenta – in gewissen Grenzen – bis zum Ende der Schwangerschaft parallel zu den steigenden Versorgungsansprüchen des wachsenden Feten. Jede pathomorphologische Plazentadiagnostik muß daher unter dem Aspekt der Chronopathologie erfolgen, d. h., alle morphologischen Veränderungen müssen unter Bezug auf das Gestationsalter beurteilt werden. Die Pathomorphologie dieses „auf Zeit" angelegten Organs wird nur unter Kenntnis seiner Entwicklung verständlich. Aus diesem Grunde soll die Entwicklung und Differenzierung der Plazenta der eigentlichen Pathomorphologie vorangestellt werden.

2 Morphologie der normalen Plazenta

2.1 Entwicklung

Die Entwicklung der Blastozyste: Nach der Wanderung durch die Tube liegt die Morula eingehüllt in das Mukolemm, frei im Sekret des Cavum uteri. Die flüssigkeitsgefüllten Räume fusionieren zur sogenannten Blastozystenhöhle, die Zellen ordnen sich in zwei Lagen an. Aus der äußeren entwickelt sich der Trophoblast, der später zur Plazenta wird. Die innere Zellmasse – der Embryoblast – bildet die Ausgangszellen zur Entwicklung und Differenzierung des Embryos. Die Blastozyste verharrt noch zwei Tage im Cavum uteri, bis sie unter Auflösung des Mukolemms am sechsten Tag nach der Befruchtung implantiert wird.

Nidation und Implantation: Die Nidation erfolgt am sechsten Tag regelmäßig über einer subepithelialen Kapillare, und zwar typischerweise fundusnahe, dorsal oder ventral [8]. Zum Zeitpunkt der Nidation ist die Blastozyste bereits eindeutig polarisiert und sinkt bei der Implantation stets mit dem embryonalen Pol, also mit dem „Embryonalknoten" in das Endometrium ein (Abb. 2-1a).

Differenzierung und Entwicklung des Trophoblasten: Bei der Implantation kommt es zunächst zur Verklebung von Trophoblast und Endometriumepithelzellen miteinander. Nach Auflösung der Hüllschichten – einschließlich der Zona pellucida – durch Proteasen können die nun freien Trophoblastzellen unmittelbar zwischen den Zellen der Endometriumoberfläche ein- und bis zu den Gefäßen der Tunica propria vordringen (Abb. 2-1b). Die äußeren, dem mütterlichen Gewebe

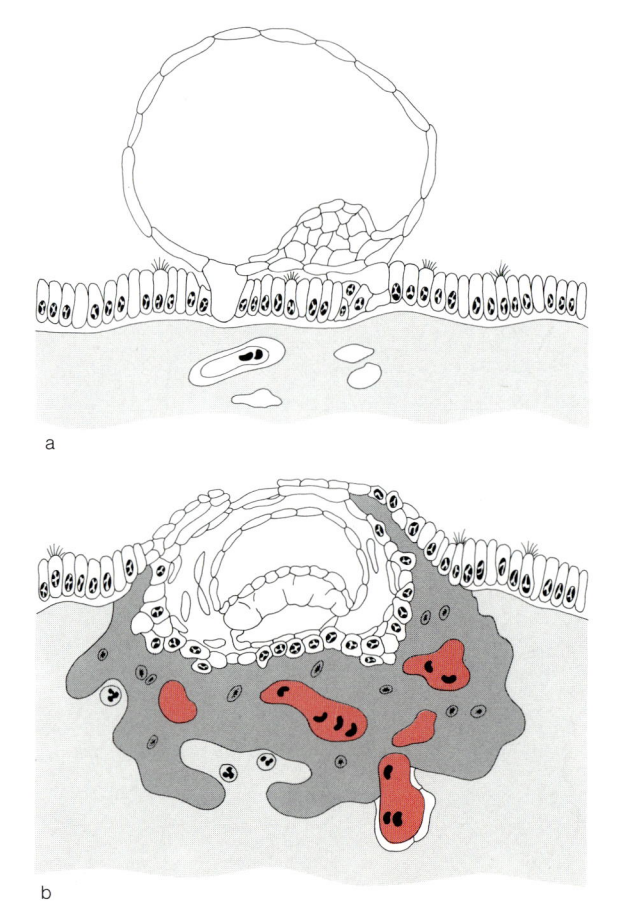

Abb. 2-1 Nidation und Implantation der Blastozyste.
a) Nidation der polarisierten Blastozyste mit gerade beginnender Penetration des Endometriums (sechster Tag)
b) frühes lakunares Stadium der Implantation und beginnende Proliferation des Trophoblasten (neunter Tag)
(modifiziert nach Moore [27])

unmittelbar anliegenden Trophoblastzellen verschmelzen dabei unter Auflösung der trennenden Zellgrenzen miteinander synzytial. Es entsteht der *primäre Synzytiotrophoblast*.

Der Implantationsvorgang wird etwa am zwölften Tag mit dem vollständigen Eindringen der Blastozyste in das endometriale Stroma und dem Schluß des Endometriumepithels über dem Implantationsort abgeschlossen [8]. Damit hat sich die gesamte Blastozystenoberfläche synzytial umgewandelt. Nur einzelne, dem Synzytiotrophoblasten innen anliegende Trophoblastzellen (primärer Zytotrophoblast) sorgen durch Proliferation und synzytiale Verschmelzung für Nachschub. Die später implantierten Abschnitte der Blastozystenoberfläche holen den Proliferationsrückstand gegenüber den zuerst implantierten Abschnitten nie auf, so daß der Trophoblast auch in den folgenden Stadien am Implantationspol dicker und in der Entwicklung fortgeschrittener ist als in der übrigen Zirkumferenz. Dieser verdickte Teil wird später zur Plazenta, die restlichen Abschnitte bilden sich zum Chorion laeve zurück.

Weitere Entwicklung der Plazenta

Bei weiterem Vordringen des Synzytiotrophoblasten kommt es am zehnten bis elften Tag post conceptionem (p. c.) zur Eröffnung von Gefäßen im Bereich der Decidua basalis, die ihr Blut in synzytiale Einschmelzungsräume – die Lakunen – abgeben (Abb. 2-2). Diese Lakunen konfluieren und erweitern sich zu einem kommunizierenden lakunaren Netzwerk. Die verbleibenden Trennwände werden als Trabekel bezeichnet. Sie verlaufen überwiegend in radiärer Richtung und bleiben von der Blastozystenhöhle durch eine massive Trophoblastlage, die primäre Chorionplatte, abgegrenzt. Sie besteht zur Blastozystenhöhle hin aus Zytotrophoblast.

Zwischen dem 13. und 15. Tag schieben sich aus den Trabekeln synzytiale Sprossen in die Lakunen vor; sie erhalten durch den einwachsenden Zytotrophoblasten von der primären Chorionplatte aus einen inneren „Kern" von Zytotrophoblastzellen und bilden auf diese Weise vom Ende der zweiten Gestationswoche an die Primärzotten (Abb. 2-3a). Zwischen dem 15. und dem 18. (bis 21.) Tag p. c. dringen aus der Chorionplatte Zellen des extraembryonalen Mesoderms, eines Differenzierungsprodukts des Zytotrophoblasten, in die Primärzotten vor, bzw. wird auch dort vom Zytotrophoblasten extraembryonales Mesoderm gebildet. Dadurch entstehen die sogenannten Sekundärzotten. Bei diesem Vorgang wird lediglich der basale Teil der Stammzotten ausgenommen und verbleibt im Primärzottenstadium (Abb. 2-3b). Am Ende der dritten Gestationswoche beginnen sich aus Mesodermzellen im Zottenkern die ersten Kapillaren zu differenzieren (autochthone Kapillarisierung der Zotten). Damit sind die Tertiärzotten etabliert (Abb. 2-3c). Das Zottenkapillarsystem gewinnt bald Anschluß an die im extraembryonalen Mesoderm und im sogenannten Haftstiel entstehenden Kapillaren. Im Lauf der vierten Gestationswoche treten diese Gefäße in Verbindung mit dem intraembryonalen Gefäßsystem und stellen damit die existentielle Gefäßverbindung zwischen Plazenta und Embryo her.

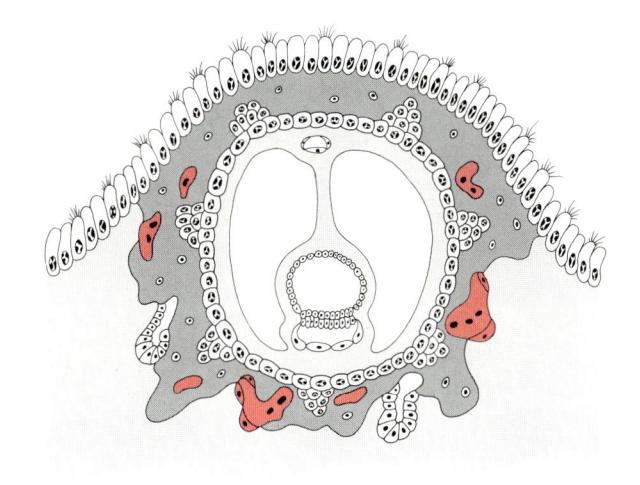

Abb. 2-2 Blastozyste nach Abschluß der Implantation (etwa 14. Tag). Endometrium über der Implantationsstelle geschlossen. Ausbildung von Lakunen (rot) im Synzytiotrophoblasten (dunkelgrau) (modifiziert nach Moore [27])

Die primäre Trophoblastschale entsteht als trophoblastische Begrenzung des Lakunensystems, sie wird später zum „Boden" des intervillösen Raums und steht damit in unmittelbarem Kontakt zur mütterlichen Dezidua. Sie ist zunächst rein synzytial; später, etwa gleichzeitig mit der Gefäßentwicklung in den Zotten, geht die basale synzytiale Lage der primären Trophoblastschale weitgehend zugrunde und wird in Fibrinoid (Nitabuch-Fibrinoid) umgewandelt. Damit kommen Zytotrophoblastzellen der Trophoblastschale in direkten Kontakt mit mütterlichem Gewebe und dringen tief in dieses vor. Da sie aber untereinander den Kontakt verlieren, wird ihnen eine synzytiale Verschmelzung, die sonst als regelmäßige Antwort trophoblastischer Zellverbände auf den Kontakt mit mütterlichem Gewebe zu erwarten ist, unmöglich. Sie können bestenfalls noch in kleinen Gruppen als soge-

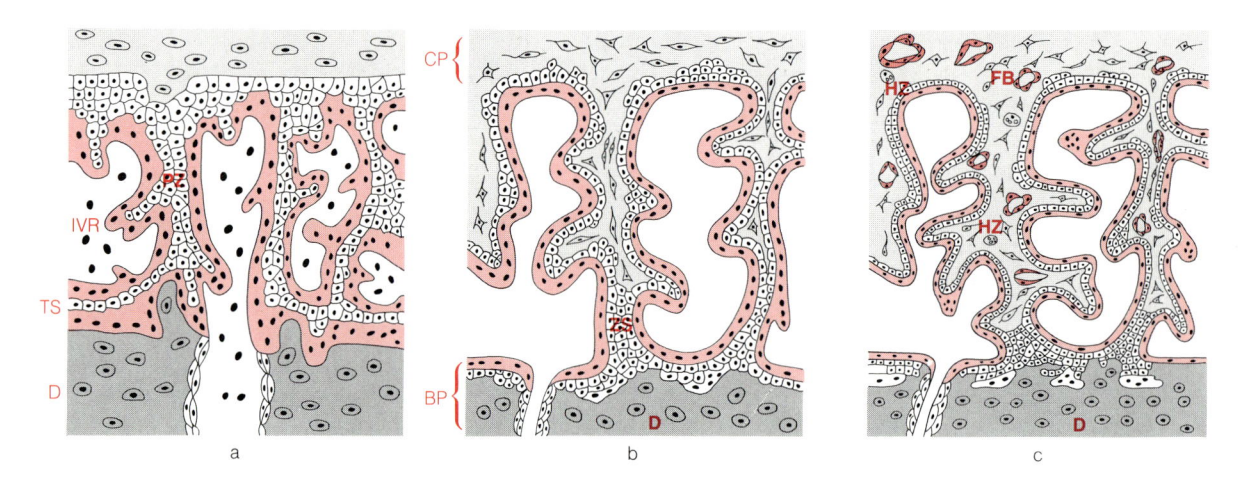

Abb. 2-3 Villöse Stadien der Plazentaentwicklung.
a) Primärzottenstadium (13.–15. Tag). Weitgehende Aushöhlung durch Zytotrophoblast, wodurch die Trabekel zu primären Stammzotten werden (PZ). Das konfluierende Lakunensystem wird zum intervillösen Raum (IVR). D = Dezidua, TS = Trophoblastsäule
b) Sekundärzottenstadium (15.–18./21. Tag). Aus der Chorionplatte (CP) dringt Mesenchym in die Zotten und verwandelt sie in Sekundärzotten; ihr basaler Teil wird dabei ausgespart und verbleibt im Primärzottenstadium. Zellsäulen (ZS). Die Trophoblastschale wird durch Auflösung ihrer basalen Synzytiumlage und durch Mischung ihres Zytotrophoblasten mit Deziduazellen zur Basalplatte (BP)
c) undifferenziertes Tertiärzottenstadium (18.–21. Tag bis 13. Woche). Im Zottenbindegewebe treten fetale Blutgefäße (FB) auf. HZ = Hofbauerzellen
(nach Kaufmann [22])

nannte trophoblastische Riesenzellen fusionieren. Mit dem Vordringen einzelner Trophoblastzellen in das Endometrium wird die Grenze zwischen Trophoblastschale und Endometrium aufgehoben. Man spricht von diesem Zeitpunkt an nicht mehr von der Trophoblastschale, sondern besser von der Basalplatte (Abb. 2-3b).

Die mütterlichen Blutgefäße in der Basalplatte bilden im Lauf der Entwicklung einige Besonderheiten aus. Die Eröffnung kleiner Arteriolen und Venolen durch den vordringenden Trophoblasten mit der Ausbildung der Lakunen wurde bereits erwähnt. Durch die fortschreitende Invasion des Trophoblasten werden auch die Gefäße tiefer im Endometrium eröffnet, so daß im zweiten Schritt Arteriolen und kleine Venen direkt in den intervillösen Raum münden. Die Ästchen der Spiralarterien erscheinen zufällig über die Basalplattenoberfläche verteilt. Teilweise können auch mehrere Windungen ein und derselben Spiralarterie Oberflächenkontakt bekommen und damit Ostien ausbilden. Später werden diese multiplen Öffnungen jedoch meist durch Thrombosen wieder zurückgebildet, so daß in der Regel nur eine Öffnung je Spiralarterie erhalten bleibt. Mit Öffnung der Spiralarterien in den intervillösen Raum (zwischen dem 30. und 40. Tag p.c.) wandern Gruppen rundlicher Zellen, die als Abkömmlinge des Basalplattenzytotrophoblasten anzusehen sind, gegen den Blutstrom in die Arterien ein.

Vereinzelt dringen sie bis in den myometrialen Teil der Arterien vor. Ihre in den ersten Schwangerschaftsmonaten sehr hohe Zahl wird zum Geburtstermin reduziert. Diese Trophoblastzellen können als Ersatz für das zugrunde gegangene Endothel eine endothelartige Auskleidung bilden [45].

Während im Bereich des Chorion laeve mit zunehmender Ausdehnung der Amnionhöhle zunächst der Synzytio-, dann der Zytotrophoblast degenerieren, entwickelt sich basal im Bereich des Chorion frondosum durch Wachstum und Reifung die endgültige Plazenta. Im Vordergrund der weiteren Entwicklung der Tertiärzotten steht eine Ausdehnung der Zottenbäume durch dichotome Verzweigungen und Zottenproliferation, eine Verdünnung des Synzytiums, eine Reduktion der Zahl der Langhans-Zellen und schließlich zentrifugale Verlagerungen der Zottenkapillaren. In der vierten Woche p.c. sind die Zotten bereits reich verzweigt und in den chorionplattennahen zwei Dritteln durch gefäßführendes Bindegewebe erschlossen. Ihr basales Drittel befindet sich noch auf dem Zellsäulenstadium (Abb. 2-3c). Diese Zellsäulen sind für das weitere Längenwachstum der Zotten bis zu etwa 20 mm Gesamtlänge mitverantwortlich.

Die Aufzweigung des gleichzeitig immer umfangreicher werdenden Zottenbaums geschieht auf zwei Arten. Zottenstämme (Trunci chorii) und deren folgende Astgeneration (Rami chorii und Ramuli chorii)

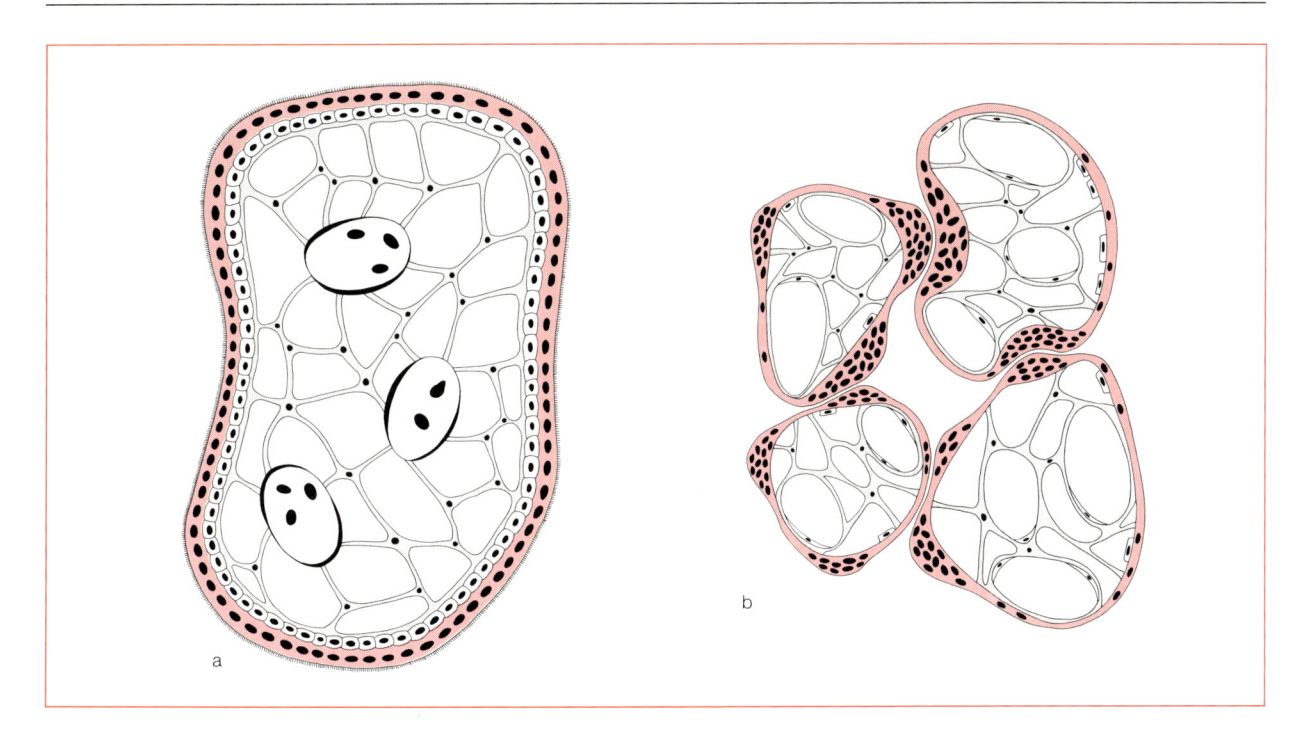

Abb. 2-4 Reifung der Plazentazotten.
a) Plazentazotte am Ende des ersten Trimenons. Der Trophoblastsaum ist durchgehend zweischichtig. Die Kapillaren sind relativ eng und liegen überwiegend zentral im Stroma. Diffusionsstrecke zwischen mütterlichem und fetalem Blut vergleichsweise lang
b) reife Endzotten am Termin. Die einzelnen Zotten sind sehr klein. Die Synzytiumschicht ist unterschiedlich dick. Die synzytialen Kerne sind in Form synzytialer Knoten angeordnet. Die Zytotrophoblastschicht ist nicht mehr durchgehend erkennbar. Die zu Sinusoiden umgewandelten Kapillaren sind vom Zentrum der Zotte nach außen gerückt. Dadurch kommt es zur Ausbildung der sogenannten Epithelplatten, in deren Bereich die Diffusionsstrecke zwischen maternem und fetalem Blut extrem verkürzt ist
(aus Knörr et al. [23])

nehmen durch interstitielles Wachstum und durch Zellproliferation an den Zottensäulen an Länge und Dicke zu. Parallel dazu erfolgt von der Spitze zur Basis eine wiederholte dichotome Aufspaltung der Zottenstämme. Die Endzotten entstehen durch Synzytiumsprossen in analoger Weise, wie es bei den Primärzotten beschrieben wurde. Dies geschieht jedoch weder durch dichotome Teilung vom Zottenästchen noch durch Zottenspitzenproliferation, sondern durch Trophoblastproliferation an der gesamten Zottenstammoberfläche [22].

Die Plazentasepten oder -segel beginnen sich im Laufe des dritten Schwangerschaftsmonats auszubilden. Sie sind nach Boyd und Hamilton [8] sowie Kaufmann [22] als Verwerfungen der Basalplatte anzusehen, die zum Teil von letzterer abgelöst wurden. Histologisch enthalten sie die gleichen Elemente wie die Basalplatte.

Am Ende des vierten Schwangerschaftsmonats hat die Plazenta ihre endgültige Ausgestaltung erreicht. Sie dehnt sich ohne Veränderung der Haftfläche nur noch entsprechend dem wachsenden Uterus aus. Die Zotten vermehren sich jedoch durch fortschreitende Verzweigung des Zottenbaums. Die Zahl der Terminalzotten wächst mit Fortdauer der Schwangerschaft, wodurch die synzytiale Gesamtzottenoberfläche ständig zunimmt.

Der mittlere Durchmesser der reifen Endzotte beträgt 50 μm, die synzytiale Gesamtoberfläche am Termin ungefähr 12 m² [14]. Zur weiteren Vergrößerung der Oberfläche trägt das Synzytium einen Bürstensaum von 0,5 bis 1,5 μm langen Mikrovilli [35].

Die innere Oberflächenvergrößerung der Zotten erfolgt durch Erweiterung der Kapillaren und ihre Umbildung zu sogenannten Sinusoiden [3] sowie durch die Ausbildung der sogenannten Epithelplatten (Abb. 2-4). Mit fortschreitender Eröffnung der Spiralarterien formieren sich um ihre Einmündungsstellen die plazentaren Funktions- und Strömungseinheiten [32]. Sie bestehen aus dem fetalen Anteil – dem Lobulus (Läppchen) – der dieses versorgenden Spiralarterie und dem dazugehörigen Teil der Basalplatte. Diese

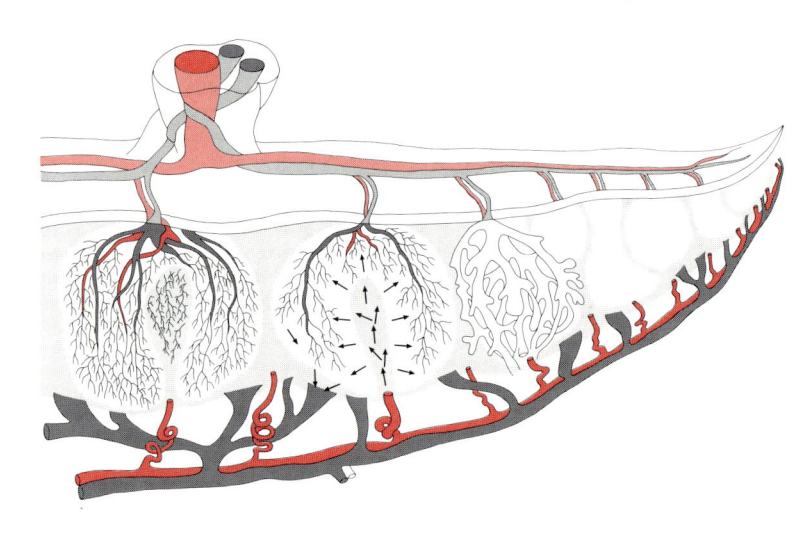

Abb. 2-5 Schematische Darstellung der Plazentagliederung und der uteroplazentaren Durchblutung. Man erkennt oben einen Anschnitt der Nabelschnur mit zwei Nabelarterien und einer Nabelvene. Auf der Oberfläche der Plazenta verlaufen die sogenannten Segmentgefäße, die sich in sekundäre und tertiäre Arterien bzw. Venen aufteilen und als Stammzottengefäße erster Ordnung bezeichnet werden
Links: Am Hilus eines Plazentaläppchens teilen sie sich und werden zu Stammzottengefäßen zweiter Ordnung (Ramusgefäße). Diese verzweigen sich weiter in Stammzottengefäße dritter Ordnung, die in die Zottenkapillaren übergehen
Mitte: Darstellung der Strömungsverhältnisse innerhalb eines Plazentons (siehe Textabschnitt 2.2). Die Spiralarterien, die aus den sogenannten Arkadengefäßen entspringen, münden basal in das zottenarme Zentrum des Plazentons. Das arterielle Blut verteilt sich von hier strahlenförmig und strömt im Bereich der Peripherie des Plazentons nach basal, wo es von den dezidualen Venen aufgenommen wird
Rechts: Grundgerüst eines Plazentaläppchens mit Stammzotten erster, zweiter und dritter Ordnung (modifiziert nach Freese [19])

Funktionseinheiten werden als *Plazentone* [37] bezeichnet, von denen die reife Plazenta insgesamt 50 bis 70 besitzt (Abb. 2-5).

2.2 Durchblutungsverhältnisse

Fetoplazentare Durchblutung

Die fetalen Gefäße der Plazenta gliedern sich entsprechend den morphologischen Strukturen. Die Nabelschnurarterien anastomosieren nach Erreichen der Plazenta und teilen sich dann in mehrere Segmentarterien. Diese ziehen geschlängelt auf der fetalen Plazentafläche entlang und verzweigen sich in Sekundär- und Tertiärarterien, die in den Stammzotten verlaufen und als Stammzottengefäße erster Ordnung bezeichnet werden. Sie teilen sich am Hilus eines Plazentaläppchens (Lobulus) in die Stammzottengefäße zweiter Ordnung (Ramusgefäße) und weiter in Stammzottengefäße dritter Ordnung (Ramulusgefäße). Arterielle und venöse Schenkel der Zottengefäße sind durch ein paravaskuläres, dichtes Kapillarnetz und durch die sinusoiden Kapillaren der Zottenperipherie verbunden (Abb. 2-6).

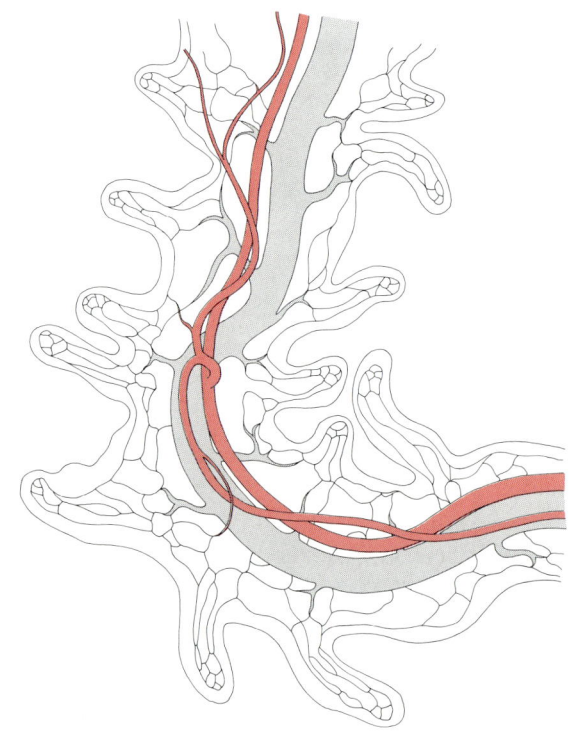

Uteroplazentare Durchblutung

Der uteroplazentare Kreislauf weist beim Menschen und anderen Primaten strukturelle und funktionelle Besonderheiten auf. Das Strombett des mütterlichen

Abb. 2-6 Paravaskuläre Kapillaren eines Zottenstamms. Ein kleiner Ast der Hauptarterie spaltet sich nach proximal und distal in kleinere Äste, aus denen unter der Oberfläche des Zottenstamms zahlreiche Kapillaren abgehen. Aus diesen sammeln sich venöse Äste, die das Blut in die Hauptvene weiterleiten (modifiziert nach Bøe [7])

Blutes in der Plazenta – der intervillöse „Raum" – gleicht in seinem Strömungswiderstand einer arteriovenösen Fistel. Das Lumen der uteroplazentaren Arterien, der Spiralarterien und der diesen vorgeschalteten Radialarterien und Arkadengefäße bestimmt die Größe des plazentaren Stromzeitvolumens. Das mütterliche Blut strömt durch die Spiralarterien in das Zentrum der Plazentone, die sich durch eine besonders lockere Anordnung der Zotten auszeichnen.

Vom Zentrum der Strömungseinheit (Plazenton) teilt sich das einströmende Blut radiär, durchströmt einen „Mantel" dichterer Zottenlagerung und fließt über venöse Ostien in die Decidua basalis ab (Abbildung 2-5).

2.3 Plazenta bei Zwillingsschwangerschaften

Morphologie

Bei *dizygoten Zwillingen* können getrennte Plazenten entstehen; die Plazentation ist dichorial-diamniotisch. Liegen die beiden Implantationsstellen dicht beieinander, so können die beiden Plazenten unterschiedliche Grade einer Fusion aufzeigen. Im Extremfall imponiert die Plazenta monochorial. Eine genauere Untersuchung ergibt dann jedoch in der Regel, daß es sich um zwei Plazenten handelt, also um eine echte dichorial-diamniotische Form der Plazentation.

Handelt es sich um *monozygote Zwillinge,* so ist die Form der Plazentation davon abhängig, in welchem Stadium die Teilung stattfindet. Man nimmt an, daß dann, wenn sich die befruchtete Eizelle innerhalb der ersten drei Tage nach der Fertilisation in zwei Hälften teilt, d. h. bevor sich der Trophoblast und Embryoblast differenzieren, sich zwei separate Embryos entwickeln, daß also Verhältnisse vorliegen, wie bei dizygoten Zwillingen. Es kann also auch hier zu einer dichorial-diamniotischen und einer nur makroskopisch verschmolzenen, dichorial-diamniotischen Plazenta kommen.

Findet die Teilung im Stadium der Blastozyste statt, d. h. zu einem Zeitpunkt, zu dem sich zwar der Trophoblast, nicht aber die Amnionhöhle schon differenziert hat (siehe Abb. 2-1a), dann entwickeln die Zwillinge eine gemeinsame Plazenta mit zwei Amnionhöhlen; die Plazentation wird dann als monochorial-diamniotisch bezeichnet. Findet schließlich die Teilung statt, wenn sich die Amnionhöhle differenziert (zwischen dem 8. und 13. Tag nach der Fertilisation, siehe Abb. 2-1b), so entstehen eine gemeinsame Plazenta und eine gemeinsame Amnionhöhle; die Plazentation wird dann als monochorial-monoamniotisch bezeichnet. Für praktische Belange gilt folgende Regel:

Alle Zwillinge, die eine monochoriale Plazenta haben, sind monozygot. Zwillinge mit dichorialer Plazentation können sowohl monozygot als auch dizygot sein.

Pathomorphologie

Die Pathomorphologie der Zwillingsplazenta unterscheidet sich nicht prinzipiell von der des Einlings; lediglich das Phänomen der *fetofetalen Transfusion durch Anastomosen,* welches bei monochorialen Plazenten beobachtet wird, erlangt klinische Bedeutung. Man unterscheidet oberflächliche und tiefe Anastomosen. Die oberflächlichen Anastomosen bestehen zwischen vergleichsweise großen Gefäßen an der fetalen Oberfläche der Plazenta. In der Mehrzahl der Fälle handelt es sich um direkte arterielle Verbindungen zwischen einer chorialen Arterie des einen und einer chorialen Arterie des anderen Feten. Bei einer geringeren Zahl handelt es sich um venovenöse Anastomosen. Von größerer Bedeutung sind die *arteriovenösen Anastomosen* zwischen den beiden Kreislaufsystemen. Diese sind tief, d. h. innerhalb der Plazenta gelegen. Diese arteriovenösen Anastomosen kommen in gemeinsamen Läppchen vor, die von der Arterie eines Zwillings versorgt und in die Vene des anderen drainiert werden. Solche gemeinsamen Läppchen sind oft multipel und liegen an der Grenze der Territorien der beiden Zwillinge. Klinische Bedeutung erlangen sie, wenn zufälligerweise bei mehreren solcher Anastomosen die Strömung so gerichtet ist, daß einer der Zwillinge zum Spender, der andere zum Empfänger wird.

3 Pathomorphologie der Plazenta

3.1 Abnorme Form und Größe der Plazenta

Abweichungen in Form und Größe des Gesamtorgans sowie Variationen der Insertionsstelle der Nabelschnur sind nur in geringem Maß für den Ausgang einer Schwangerschaft von Bedeutung.

Zu den Formanomalien, die auf eine möglicherweise vom Implantationsort abhängige unregelmäßige oder mangelhafte Zottenrückbildung im Bereich des Chorion laeve zurückzuführen sind, gehören die:

- Placenta succenturiata (Nebenplazenta)
- Placenta bilobata/multilobata
- Placenta annularis
- Placenta fenestrata
- Placenta membranacea

Eine Nebenplazenta oder mehrfach gelappte Plazenta beeinträchtigt die fetale Entwicklung nicht. Bei einer Placenta membranacea kommt es jedoch zu Störungen wie Spätaborten, vorzeitigen Blutungen und nicht selten zur intrauterinen fetalen Mangelentwicklung. Die *klinische Bedeutung* der Formanomalien liegt in der Gefahr der Nachgeburtsblutungen durch verzögerte oder unvollständige Lösung.

Um eine Placenta extrachorialis handelt es sich, wenn die Chorionplatte (fetale Seite) kleiner ist als die Basalplatte (materne Seite). Die Übergangszone zwischen dem villösen und membranösen Chorion befindet sich dann nicht am Rand der Plazentascheibe, sondern einwärts auf der fetalen Seite. Je nach der Form dieses Übergangs spricht man von einer Placenta marginata bzw. circumvallata. Die Häufigkeit der Placenta marginata liegt bei 23%, die der Placenta circumvallata wird mit rund 2,5% angegeben [17].

3.2 Placenta accreta/increta

Bei dieser Anomalie findet man einen partiellen oder totalen Verlust der Decidua basalis. Die Plazentazotten sind am Myometrium adhärent oder dringen in dieses ein. Nicht selten wird die Dezidua durch ein lockeres Bindegewebe ersetzt. Die Grenze zwischen Plazentazotten und Myometrium wird zwar auch dann durch den sogenannten Nitabuch-Fibrinstreifen gebildet; dieser ist häufig jedoch sehr dünn oder fehlt gänzlich. Wenn die Zotten in das Myometrium penetrieren, so kann der Muskel lokal extrem dünn werden, die Muskelfasern sind hyalinisiert und zeigen degenerative Veränderungen.

Die Häufigkeit einer Placenta accreta/increta wird sehr unterschiedlich angegeben. Sie schwankt zwischen 0,5 und 0,005‰ [17]. Als ursächlich werden folgende Faktoren angeschuldigt: Placenta praevia (ungünstige Implantation im unteren Uterinsegment), vorangegangene Abrasiones, vorangegangene Kaiserschnitte, vorangegangene manuelle Lösungen, Implantation in der Fundusecke, vorangegangene uterine Sepsis, uterine Mißbildungen. Auf die klinischen Risiken wird bei der Nachgeburtsperiode in Band 7 eingegangen.

3.3 Plazentareifungsstörungen

Eine wichtige Gruppe morphologischer Veränderungen stellen die sogenannten Reifungs- oder Differenzierungsstörungen der Zotten dar. Man unterscheidet zwischen Maturitas praecox und Maturitas retardata placentae. Unter Maturitas praecox versteht man eine Akzeleration der Differenzierung. Die Plazentazotten sind im Verhältnis zur Schwangerschaftsdauer vorzeitig ausdifferenziert. Bei der Maturitas retardata finden sich Plazentazotten, die bezogen auf das Gestationsalter mangelhaft ausgereift, d. h. morphologisch zu „jung" sind. Die Kapillaren liegen in diesen Zotten meist zentral und sind nicht in Sinusoide umgewandelt. Dadurch unterbleiben die Vergrößerung der Trophoblastoberfläche und die Verkürzung der Diffusionsstrecke zwischen mütterlichem und fetalem Blut (Abb. 2-7). Auch bezüglich seiner spezifischen Enzymaktivität ist der Trophoblast dieser reifungsretardierten Zotten „jünger", und seine metabolischen Leistungen sind gegenüber denjenigen einer zeitgerecht ausdifferenzierten Plazenta vermindert [24, 39].

Unabhängig von diesen Reifungsstörungen und damit nicht zu verwechseln sind regionale Unterschiede in der Zottenmorphologie innerhalb der maternofetalen Strömungseinheiten (Plazentone).

Die Zotten in den Zentren der Strömungseinheiten sind nicht nur lockerer gelagert, sondern auch weniger ausdifferenziert als die peripher gelegenen [37]. Diese Erscheinung muß mit der Strömungsphysiologie des maternen Blutes in den Plazentonen in Zusammen-

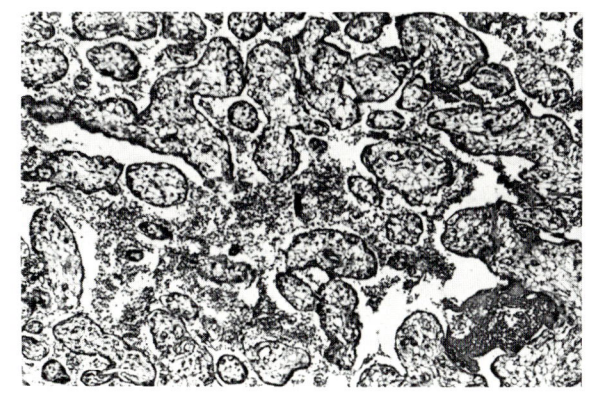

Abb. 2-7 Maturitas retardata placentae. Die Zotten sind plump, es fehlt die präpartale Verkleinerung. Das Zottenstroma ist locker, die Kapillaren sind spärlich, ihre Lumina eng. Plazenta der 39. Schwangerschaftswoche. Hämatoxylin-Eosin-Färbung, Mikrophotogramm, Originalvergrößerung 1:25.

hang gebracht werden. Die Strömungsgeschwindigkeit des materen Blutes ist in den Zentren der Plazentone wesentlich höher, ebenso die Sauerstoffspannung [32]. Abgesehen von den beschriebenen regionalen Unterschieden in der Zottenmorphologie innerhalb der Plazentone bestehen im Gesamtorgan keine regionalen Unterschiede [25].

Einen neuen Aspekt haben die Reifungsstörungen durch Untersuchungen anhand von kombinierten rasterelektronenmikroskopischen und histologischen Untersuchungen an Semidünnschnitten gewonnen [11, 42, 43]. Dabei werden am Zottenbaum neben seinen Ästen (Stammzotten) ältere und jüngere Zweige (reife und unreife Intermediärzotten) unterschieden. Die Terminalzotten (Blätter) sitzen jeweils an den reifen und unreifen Intermediärzotten. Das Konzept der Reifungsstörungen nach Schweikhart ist in Abbildung 2-8 dargestellt.

Bei der Maturitas retardata wird zwischen asynchroner Unreife und Endzottenmangel unterschieden. Bei der *asynchronen Unreife* ist die Umwandlung unreifer in reife Intermediärzotten gestört, so daß die Plazenta immens weiterwächst und dadurch den Mangel an Terminalzotten kompensiert. Strukturell bleibt der Zottenbaum unreif.

Beim *Endzottenmangel* sind die regelhaft gebildeten reifen Intermediärzotten mit zunehmendem Gestationsalter nicht in der Lage, in ausreichender Menge Endzotten hervorzubringen. Sie versuchen daher, durch Kaliberverkleinerung Funktionen der Terminalzotten zu übernehmen.

Vollzieht sich die Ausreifung zu früh *(Maturitas praecox),* dann ist der Zottenbaum strukturell nicht von dem einer termingerecht geborenen Plazenta zu unterscheiden. Kommt es zur vorzeitigen Geburt, dann handelt es sich um eine *asynchrone Reife des Zottenbaums*.

Kommt es jedoch nicht zur Geburt, muß der Zottenbaum nach Verlust seiner Wachstumsreserven (unreife Intermediärzotten)

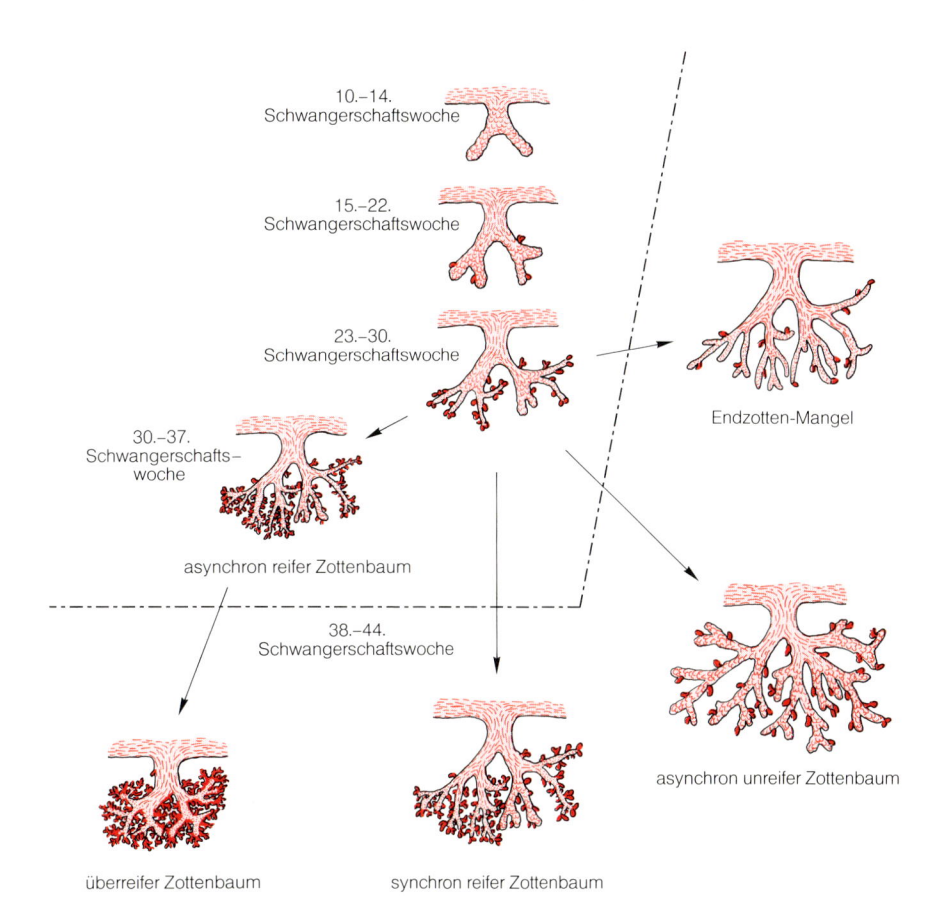

Abb. 2-8 Möglichkeiten der Zottenreifungsstörung. In der Mitte ist die normale Ausreifung dargestellt (synchron reifer Zottenbaum). Auf der linken Seite finden sich die Möglichkeiten der vorzeitigen vermehrten Bildung von Terminalzotten sowie die Möglichkeit der überschießenden Bildung von Terminalzotten. Auf der rechten Seite sind die Reifungsstörungen mit verzögerter oder mangelhafter Ausbildung von Terminalzotten aufgeführt. Weitere Erläuterung im Text (nach Schweikhart [42])

durch verstärkte Bildung von Terminalzotten und Kaliberverkleinerung derselben das Höchstmaß an Funktionsfähigkeit erreichen *(überreifer Zottenbaum)*.

3.4 Störungen der fetoplazentaren Durchblutung

Bei einer *Thrombose einer oder mehrerer fetaler Arterien* (Stammzottenarterien) kommt es zu charakteristischen Veränderungen in dem von dieser Arterie versorgten Zottenbezirk. Makroskopisch erkennt man auf der Schnittfläche der fixierten Plazenta einen etwa dreieckigen blassen Bezirk, dessen Spitze nach der Chorionplatte zeigt. Histologisch läßt sich eine thrombosierte Stammzottenarterie im Bereich der Spitze des betreffenden Bezirks finden. An den Zotten sieht man eine sekundäre Hyalinisierung des Bindegewebes, verbunden mit einer zunehmenden Avaskularität. Es finden sich hierbei in der Regel keine perivillösen Fibrinablagerungen oder intervillöse Thrombosen. Der Synzytiotrophoblast der avaskulären Zotten ist intakt. Er zeigt lediglich eine Vermehrung der synzytialen Knoten.

Die *intervillöse Thrombose* hat nach Anschauung der meisten Autoren (Literatur bei [17]) ihre Ursache in einer fetalen Zirkulationsstörung, offensichtlich hervorgerufen durch Ruptur einer fetalen Zottenkapillare und Austritt fetalen Blutes in das Intervillosum. Durch diese Blutung wird eine lokale Gerinnung ausgelöst. In den Thromben oder (besser) Hämatomen werden in der Regel fetale und materne Erythrozyten nachgewiesen. Andere Untersucher nehmen als Ursache eine hypoxiebedingte Schädigung des Trophoblasten mit Freisetzung gerinnungsaktiver Substanzen an [60].

Neben den beschriebenen Thrombosen der fetalen Stammzottenarterien kennen wir noch zwei Veränderungen der Stammzottengefäße, nämlich die fibromuskuläre Sklerose und die Endangiitis obliterans.

Distal eines okkludierenden Thrombus findet sich in den Stammgefäßen eine sogenannte *fibromuskuläre Sklerose*, die histologisch durch eine ausgeprägte Hyperplasie des fibrösen und muskulären Gewebes in der Media, verbunden mit einer Proliferation des Bindegewebes der Intima, charakterisiert ist (Abb. 2-9). Die Veränderungen können das Gefäßlumen einengen oder verschließen. Diese Gefäßveränderung findet sich auch in Stammzottengefäßen, die eine in einen Infarkt einbezogene Zottenregion versorgen (siehe auch Abschn. 3.5). Die fibromuskuläre Sklerose wird als reaktive Veränderung auf eine Unterbrechung der fetalen Blutzirkulation angesehen [2, 52, 60].

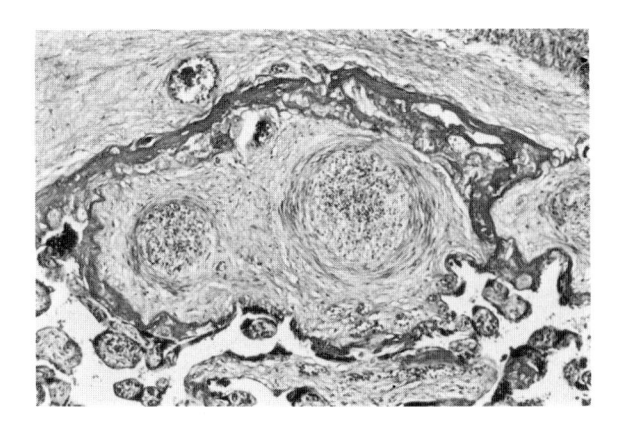

Abb. 2-9 Fibromuskuläre Sklerose einer Stammzottenarterie. Ausgeprägte Hyperplasie des fibromuskulären Gewebes der Media mit Proliferation des Bindegewebes der Intima unter totaler Ausfüllung des Gefäßlumens. Plazenta der 40. Schwangerschaftswoche, Masson-Goldner-Färbung, Mikrophotogramm, Originalvergrößerung 1:63.

Die *Endangiitis obliterans*, charakterisiert durch eine Schwellung und Proliferation der Intimazellen mit Verdickung der subendothelialen Basalmembran, kann ebenfalls das Gefäßlumen einengen oder verschließen. Diese Gefäßveränderung wird allgemein als Folge einer fetalen Hypoxie gewertet [4].

3.5 Störungen der uteroplazentaren Durchblutung

Alle Veränderungen in der Plazenta, die als Folge der uteroplazentaren Durchblutungsstörung beobachtet werden, haben ihre Ursache in funktionellen und/oder morphologischen Veränderungen der mütterlichen Spiralarterien und der ihnen vorgeschalteten uterinen Radialarterien. Wie in Abschnitt 2.1 erwähnt, kommt es bei der Entwicklung der Plazenta zu einer Invasion der Spiralarterien durch Trophoblastzellen. Diese bewirken eine konsekutive Veränderung der normalen Gefäßwand und schließlich eine trichterförmige Konfiguration der Spiralarterien. Zu einem späteren Zeitpunkt, nämlich zwischen der 14. und 20. Schwangerschaftswoche, kommt es zu einer zweiten „Invasionswelle" von Zytotrophoblastzellen, die bis zu den intramyometrialen Segmenten der Spiralarterien fortschreitet. Gelegentlich können sogar die distalen Anteile der Radialarterien erreicht werden. Hierbei wird wiederum das Endothel durch Zytotrophoblastzellen ersetzt, die auch in die Gefäßwand einwandern, muskuloelastisches Gewebe der Media zerstören und durch fibrinoides Material ersetzen. Hierdurch kommt

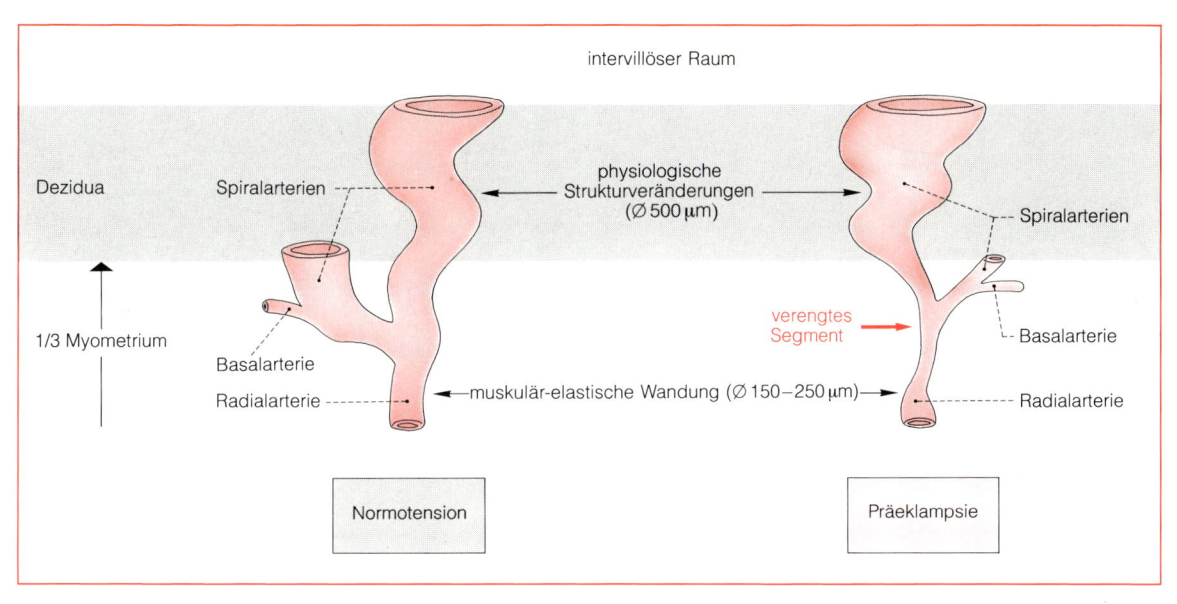

Abb. 2-10   Schema der Spiralarterienweite unter normalen Bedingungen und bei EPH-Gestose (nach Brosens et al. [9]).

es zu einer weiteren Dilatation und trichterförmigen Umgestaltung der Spiralarterien [9, 61]. Bei Patientinnen, die später eine Präeklampsie entwickeln, unterbleibt diese zweite Welle der Zytotrophoblastinvasion und damit die Weitstellung in den proximalen Anteilen [33] (Abb. 2-10).

Eine pathologische Gefäßveränderung, als *akute Atherosis* bezeichnet, zeigt histologisch eine fibrinoide Nekrose der Gefäßwand, eine Ansammlung von lipidenthaltenden Makrophagen und eine mononukleäre

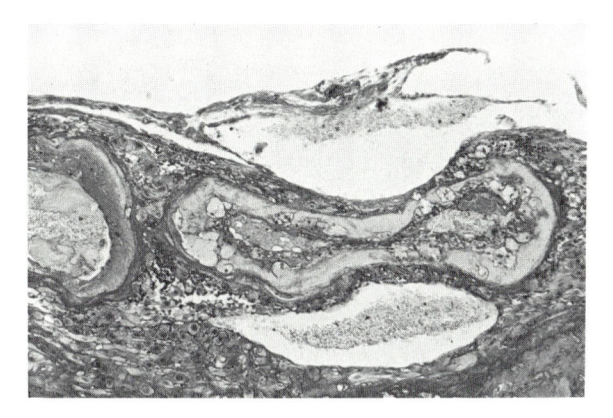

Abb. 2-11   Atherosis einer Spiralarterie. Hochgradige Einengung. In der durch Fibrinoideinlagerung verdickten Gefäßwand finden sich sogenannte Schaumzellen (Lipophagen). Rundzellinfiltration perivaskulär. Plazenta 40. Schwangerschaftswoche, EPH-Gestose. Ladewig-Färbung, Mikrophotogramm, Originalvergrößerung 1:150.

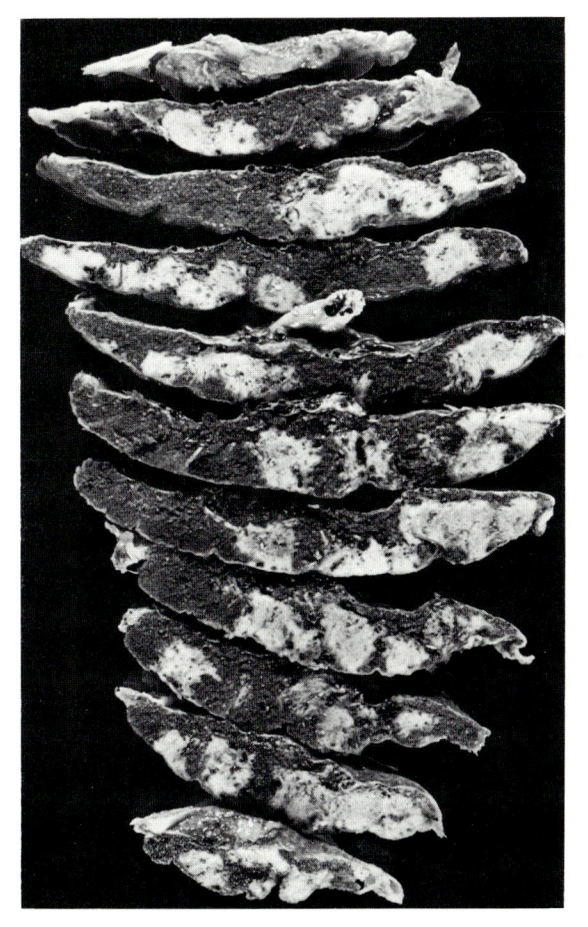

Abb. 2-12   Infarktplazenta. Die alten Verödungsherde haben überall Kontakt zur Basalplatte.

perivaskuläre Infiltration (Abb. 2-11). Eine andere Gefäßveränderung, als *hyperplastische Arteriosklerose* bezeichnet, kommt bei Schwangeren mit essentieller Hypertonie vor. Sie ist durch eine ausgeprägte Verdickung aller Schichten der Gefäßwand und eine deutliche Intimahyperplasie mit Verengung des Lumens charakterisiert. Diese Veränderung wird selektiv in den myometranen Segmenten der Spiralarterien des Plazentabetts gefunden. Sie kommt auch in den Basalarterien und in den Spiralarterien der Decidua capsularis vor [33].

Die klassische Folge eines Verschlusses der uteroplazentaren Arterien ist der *Plazentainfarkt,* also der Ausfall der Blutversorgung für das von der verschlossenen Spiralarterie versorgte Plazenton. Makroskopisch findet man auf der Schnittfläche bei älteren Infarkten bleiche Verödungsherde unterschiedlicher Form und Größe, die aber immer eine Beziehung zur Basalplatte haben (Abb. 2-12). Die Plazentazotten des betreffenden Areals zeigen in Abhängigkeit vom Alter des Infarkts unterschiedliche Veränderungen. Der frühe Infarkt ist gekennzeichnet durch eine Aggregation der Zotten in der betroffenen Region. Der intervillöse Kapillarspalt ist extrem verengt oder sogar obliteriert. Die Zottengefäße sind zunächst dilatiert, und die synzytialen Knoten zeigen unterschiedliche Grade von Pyknose und Karyorrhexis.

Die perivillöse Fibrinablagerung

Die perivillöse Fibrinablagerung, die vornehmlich in der Peripherie von Strömungseinheiten anzutreffen ist, zeigt histologisch Plazentazottenbezirke größerer oder kleinerer Ausdehnung in Fibrinmassen eingeschlossen (Abb. 2-13). Die älteren Hypothesen, wonach fetale Zirkulationsstörungen dies bewirken sollen, sind inzwischen widerlegt. Es ließ sich nachweisen, daß es sich bei dem sogenannten Fibrinoid um Fibrin maternen Ursprungs handelt [17, 26]. Offenbar entstehen die Fibrinablagerungen infolge von Strömungsverlangsamungen und Turbulenzen vornehmlich in der Peripherie der Zirkulationseinheiten [10]. Auch die subchoriale Fibrinablagerung muß ätiologisch ähnlich eingeordnet werden.

Es soll betont werden, daß die Plazenta über eine so große Reservekapazität verfügt, daß sie bis zu 30% ihres Zottengewebes einbüßen kann, ohne daß der Fetus in Gefahr gerät. Dieser Prozentsatz kann noch überschritten werden, wenn die Veränderungen sukzessive und über längere Zeiträume auftreten, wobei es dann allerdings zu einer intrauterinen fetalen Mangelentwicklung kommt.

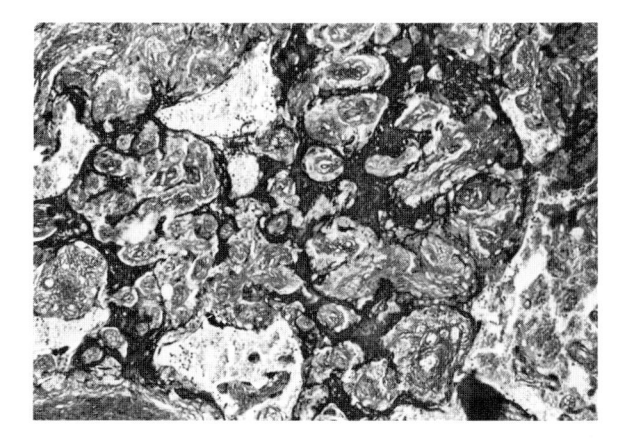

Abb. 2-13 Intervillöse Fibrinablagerung. Die Zotten sind in Fibrinmassen eingebacken. Die Gefäße sind partiell bereits verödet. Die Zotten sind zum Teil nur noch schattenhaft als sogenannte Geisterzotten erkennbar. Plazenta 40. Schwangerschaftswoche. Hämotoxylin-Eosin-Färbung, Mikrophotogramm, Originalvergrößerung 1:40.

Eine *Vermehrung der synzytialen Knoten* wird ebenfalls als Zeichen oder als Folge einer verminderten uteroplazentaren Durchblutung angesehen [12, 38, 53, 57] (Abb. 2-14). Andere Untersucher halten sie dagegen für Ansammlungen degenerierter und in Abstoßung begriffener synzytialer Kerne. Insgesamt glauben diese letzteren Autoren [17], daß die Zahl der synzytialen Knoten mehr von der fetoplazentaren Durchblutung und weniger von der uteroplazentaren Durchblutung abhängig ist. Einigkeit dagegen herrscht darüber, daß eine häufig gleichzeitig beobachtete *Vermehrung des Zytotrophoblasten* in den Endzotten und insbesondere die dort auftretenden Mitosen als regenerative Maßnahme als Antwort auf eine uteroplazentare Hypoxie anzusehen sind.

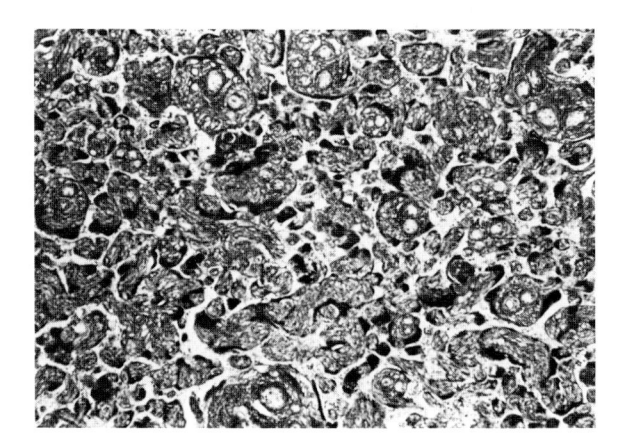

Abb. 2-14 Deutliche Vermehrung der synzytialen Knoten. Plazenta 40. Schwangerschaftswoche. Hämotoxylin-Eosin-Färbung. Mikrophotogramm, Originalvergrößerung 1:25.

Auch die Maturitas praecox (siehe Abschn. 3.3) ist als Antwort auf eine uteroplazentare Minderdurchblutung anzusehen.

3.6 Entzündliche Veränderungen

Infektionswege

Prinzipiell kann die Plazenta auf mehreren Wegen infiziert werden:

- *aszendierend* durch Organismen, die durch die *Vagina* in die Amnionhöhle eindringen (vor und nach dem Blasensprung)
- durch Keime, die die Plazenta auf dem *maternen Blutweg* erreichen
- direkte Infektion durch Erreger aus kleineren Infektionsherden im *Endometrium*
- *transtubare Infektion* aus dem Bereich des kleinen Beckens oder von einem Herd in der Tube
- *artefizielle Infektion* bei Amniozentesen, bei intrauteriner fetaler Transfusion oder bei transabdominaler Injektion von Prostaglandinen
- *retrograde Infektion vom Fetus* infolge einer intrauterinen fetalen Transfusion
- Infektion durch infiziertes *Sperma*

Von praktischer Bedeutung sind nur die erstgenannten Infektionswege. Bei *aszendierender Infektion* imponieren in den meisten Fällen Plazenta und Eihäute makroskopisch unauffällig. Gelegentlich können insbesondere die Eihäute ödematös, trübe und übelriechend sein.

Histologisch finden sich Rundzellinfiltrationen in den Eihäuten und im intervillösen Kapillarspalt unmittelbar unter der Chorionplatte. Verbunden mit einer Chorioamnionitis findet sich in ausgeprägteren Fällen auch eine *umbilikale Angiitis*, d. h. die Reaktion der fetalen Leukozyten tritt später ein als die materne subchoriale Leukozyteninfiltration. Die Häufigkeit der Chorioamnionitis muß nach prospektiven Untersuchungen mit 24% angenommen werden [18], wobei die umbilikale Angiitis nur in 6% beobachtet wurde. Die relativ niedrige Rate von positiven bakteriellen Abstrichen trotz gleichzeitigen histologischen Nachweises einer Chorioamnionitis hat immer wieder zu Zweifeln an der infektiösen Natur aller Chorioamnionitisfälle geführt. Der strenge Zusammenhang zwischen vorzeitigem Blasensprung und Chorioamnionitis ebenso wie die morphologischen Befunde, daß die infektiösen Veränderungen in erster Linie in der Umgebung der Rupturstelle des Amnions auftreten, lassen jedoch ebensowenig Zweifel an der infektiösen Natur der Erkrankung wie die entzündlichen Veränderungen beim Feten oder die sogenannten asymptomatischen Bakteriämien.

Hämatogene Infektionen: Die Plazentitis oder Villitis (Villositis) ist ein ausgesprochen seltenes Ereignis beim Menschen. Ihre Ursache wird in einer Bakteriämie der Mutter bzw. in einer lokalen pelvinen Infektion zu suchen sein.

Die infektiösen Veränderungen der Plazentazotten folgen den allgemeinen Gesetzen der Infektion. Nach Altshuler und Russell [1] unterscheidet man folgende Formen:

- *proliferative Villitis:* Entzündungszellen sind in den Chorionzotten nachweisbar, jedoch noch keine Zellnekrosen
- *nekrotisierende Villitis:* Zusätzlich zur entzündlichen Zellreaktion findet sich eine Nekrose
- *reparative Villitis:* Der Entzündungsprozeß im Zottenstroma beginnt sich mit Bildung von Granulationsgewebe und Fibroblastproliferation zu organisieren.
- *Stromafibrose:* Die Zotten sind fibrotisch und geschrumpft, zeigen jedoch keine Zeichen einer aktiven Entzündung mehr

Infektionserreger

Bakterielle Infektionen: Es gibt Fallbeschreibungen von Infektionen der Plazenta mit Staphylokokken, hämolysierenden Streptokokken und Pneumokokken, wobei in Einzelfällen nicht zu unterscheiden ist, ob diese Keime nicht doch die Plazenta aszendierend erreicht haben. Während früher die Infektion mit Treponema pallidum eine Rolle spielte, ist sie heute praktisch – zumindest in unseren Breiten – bedeutungslos. Infektionen mit folgenden Keimen sind kasuistisch bekannt:

Francisella tularensis, Listeria monocytogenes, Chlamydien, Brucellen, Rickettsien, Mycobacterium tuberculosis, Mycobacterium leprae (Literatur bei [5, 17]).

Virale Infektionen: Es gibt einige Beschreibungen über Plazentaveränderungen bei *Röteln,* wobei akute und chronische Veränderungen nebeneinander vorkommen können. Im akuten Stadium werden fokale nekrotisierende Villitiden sowie eine nekrotisierende Endarteriitis der Zottengefäße beschrieben; im chronischen Stadium findet man avaskuläre, geschrumpfte, fibrotische Zotten. Gelegentlich werden akute und chronische Veränderungen nebeneinander beobachtet [15]. In einer nicht unbeachtlichen Zahl von Plazenten, aus denen Rötelnviren isoliert werden konnten, fanden sich jedoch überhaupt keine morphologischen Veränderungen. Kasuistische Berichte gibt es über infektiöse Veränderungen bei Infektionen mit Variola und Varizellen, Herpes simplex und Mumps, ebenso über Influenzainfektionen (Literatur bei [5, 17]).

Über die entzündlichen Veränderungen der *Zytomegalie* gibt es eine ausgedehnte Literatur (Übersicht bei [6]). Die Plazenta kann groß und ödematös sein, während man histologisch eine geringgradige fokale oder diffuse Villitis findet. Auch hier können die Veränderungen alle oben genannten Stadien zeigen. Wie bei allen viralen Infektionen überwiegen die Lymphozyteninfiltrate. Im Stroma finden sich nicht selten Plasmazellen, vornehmlich in der Umgebung von Gefäßen. Die für die Zytomegalie beweisenden typischen viralen Einschlußkörper findet der Histologe wegen ihrer relativen Seltenheit meist erst nach längerem Suchen. Wie bei allen anderen viralen Infektionen können Plazenten, aus denen Zytomegalieviren isoliert wurden, morphologisch völlig normal sein.

Parasitäre und Protozoeninfektionen: Bei der *Toxoplasmose* gleicht die Plazenta in der Regel einer Plazenta bei Rhesus-Inkompatibilität (siehe Abschn. 3.7.3). Histologisch findet man gelegentlich eine geringgradige chronische Villitis, teils diffus, teils herdförmig, sowie eine Infiltration mit Lymphozyten und Plasmazellen. Ganz vereinzelt kann auch ein granulomatöser Typ der Infektion gesehen werden. Die fetalen Gefäße zeigen oft eine Endarteriitis [5]. Es wurden Plazenten beschrieben, die eine große Zahl von Toxoplasmen enthaltenden Zysten, jedoch keine sonstigen morphologischen Veränderungen aufweisen.

3.7 Morphologie der sogenannten Plazentainsuffizienz

Ehe auf Plazentaveränderungen eingegangen wird, die bei verschiedenen Erkrankungen der Schwangeren gefunden werden, sei noch ein Wort zur Morphologie der insuffizienten Plazenta eingefügt.

Es gibt *keine einheitliche Morphologie* der insuffizienten Plazenta. Fox [17] lehnt den Ausdruck Plazentainsuffizienz ab. Er ist mit Gruenwald [20] der Meinung, daß mit ganz wenigen Ausnahmen die Insuffizienz nicht in der Plazenta selbst, sondern überwiegend in maternen Faktoren – vornehmlich im Bereich der maternoplazentaren Durchblutung – zu suchen ist, zum geringeren Teil in fetoplazentaren Durchblutungsstörungen oder in Störungen der fetomaternalen Interaktion, z. B. auf der Ebene der Trophoblastinvasion uteriner Gefäße. Es scheint daher sinnvoll, statt von der Plazentainsuffizienz von einem Plazentainsuffizienzsyndrom [63] zu sprechen.

Dennoch kennen wir bestimmte morphologische Veränderungen, die bei Erkrankungen der Schwangeren in wechselnder Ausprägung beobachtet werden und die z. B. bei der Rhesus-Inkompatibilität oder beim Diabetes mellitus durchaus mit dem Schweregrad der Erkrankung korrelieren. Auf sie soll im folgenden eingegangen werden.

3.7.1 Morphologische Plazentaveränderungen bei EPH-Gestose (Präeklampsie)

Die Plazenta bei EPH-Gestose ist gekennzeichnet durch Veränderungen, die als Folge einer verminderten uteroplazentaren Perfusion entstehen. Die deziduualen Spiralarterien zeigen die in Abschnitt 3.5 beschriebenen Veränderungen.

Makroskopisch weisen die Plazenten von Müttern, die an EPH-Gestose erkrankt sind, vermehrt *Infarkte* auf [5, 17, 55, 56].

Die Inzidenz der plazentaren Infarzierung ist wesentlich höher als bei unkomplizierten Schwangerschaften. Sie reicht von 33% bei Frauen mit milder EPH-Gestose bis zu 60% bei Patientinnen mit der schweren Form der Erkrankung [17].

Weiterhin ist die Ausdehnung der infarzierten Bezirke größer, als sie je in normalen Plazenten gefunden wird. Sie reicht von 5 bis 10% bei leichten Formen bis zu rund 30% bei ausgeprägten Formen der Gestose.

Es muß andererseits betont werden, daß bis zu 40% der Plazenten von Frauen mit schwerer Gestose keine Infarkte aufweisen und daß weitere 30% Infarkte aufweisen, die nicht größer sind als solche von Plazenten gesunder Schwangerer.

Ein weiteres makroskopisches Zeichen einer Präeklampsie sind *retroplazentare Hämatome*. Sie werden in 12 bis 15% gefunden, was statistisch signifikant häufiger ist als in normalen Schwangerschaften. Auch die Entstehung der retroplazentaren Hämatome wird mit den Gefäßveränderungen der Spiralarterien in Zusammenhang gebracht.

Histologische Untersuchungen von Gestoseplazenten zeigen Veränderungen, die teils als Folge einer verminderten uteroplazentaren Durchblutung anzusehen sind, teils als Reaktion der Plazenta auf die Minderversorgung mit Sauerstoff interpretiert werden können.

Als Folge des verminderten uteroplazentaren Blutstroms werden *intervillöse Thrombosen* angesehen, die zur Ausschaltung von Zotten und damit zu ihrer Funktionslosigkeit führen. Für die Hypothese, daß die *Vermehrung der synzytialen Knoten* – vornehmlich in der Peripherie von Strömungseinheiten – die wiederholt beschrieben wurden [21, 28, 38, 40], Ausdruck einer Degeneration des Synzytiums ist [17], gibt es gewichtige Hinweise. Die häufig mit dem vermehrten Auftreten der synzytialen Knoten beobachtete Vermehrung oder Hyperplasie des Zytotrophoblasten mit erneutem Auftreten von Mitosen deutet in diese Richtung, da der Zytotrophoblast die Form des Trophoblasten ist, aus der sich das Synzytium nicht nur entwickelt, sondern offenbar auch ständig regeneriert.

Die *Verdickung der Basalmembran* des Trophoblasten, die auch elektronenoptisch beschrieben wurde, scheint dagegen eine Folge der Hypoxie zu sein [17, 34]. Neuere Untersuchungen konnten eine Verdickung der Basalmembran nicht bestätigen [13]. Unter Verwendung eines Goniometers fanden die Autoren eine Verschmälerung der Basalmembran.

In einer gewissen Zahl von Plazenten gestosekranker Mütter wurden auch Zottenreifungsstörungen beobachtet [58]. Histometrische Untersuchungen an Terminalzotten [47, 48] zeigen, daß bei normalgewichtigen Kindern von Frauen mit EPH-Gestose generell die Zottenquerschnittsflächen um rund ein Viertel größer, die Lumina der Zottenkapillaren um die Hälfte kleiner und damit der Vaskularisationsgrad der Endzotten nur knapp halb so groß ist wie in Plazenten gesunder Mütter. Unter Heranziehung der Reifezeichen nach Becker [3] hat also nicht nur die präpartale Verkleinerung der Zotten nicht stattgefunden, sondern es ist auch die Umwandlung der Kapillaren zu Sinusoiden ausgeblieben. Dopplersonographische Untersuchungen bei Schwangeren mit EPH-Gestose weisen ebenfalls auf den erhöhten fetalen Gefäßwiderstand in der Plazenta hin [29].

Die Veränderungen in der Plazenta bei essentieller Hypertonie entsprechen im wesentlichen denen bei EPH-Gestose, wenngleich sie insgesamt weniger ausgeprägt sind.

3.7.2 Plazentaveränderungen bei Diabetes mellitus

Makroskopisch ist die Plazenta bei Diabetes schwer, massig und ödematös. Diese generelle Beobachtung schließt jedoch nicht aus, daß Plazenten von Diabetikerinnen zu einem gewissen Prozentsatz in Größe und Struktur normal sein können.

Histologisch zeigen die Zotten in mehr als 60% der diabetischen Plazenten eine für das Alter der Schwangerschaft unzureichende Ausdifferenzierung, wobei die Reifungsretardierung sehr unterschiedlich ausgeprägt sein kann. Neben der allgemeinen Reifungsverzögerung (siehe Abschn. 3.3) findet sich meist ein Ödem des Zottenstromas. Auch die Vaskularisation der Zotten ist reduziert. Häufig finden sich hypovaskuläre Zotten neben Zotten, die herdförmig eine Vermehrung der Kapillaren im Sinne eines Chorionangioms aufweisen. Fibrinoide Nekrosen der Zotten werden ebenso beobachtet wie eine proliferative Endarteriitis der fetalen Zottenstammarterien, die bei etwa einem Viertel diabetischer Plazenten nachweisbar ist [16, 44].

Histometrische Untersuchungen [49] an Terminalzotten diabetischer Plazenten zeigten, daß der Grad der Unreife mit dem Schweregrad des Diabetes mellitus zunächst von der Gruppe A nach White [59] bis zur Gruppe C nach White zunimmt, daß die Reifungsstörungen von Plazenten der Gruppe D dann allerdings weniger ausgeprägt sind als bei der Gruppe A nach White. Diese letztere Beobachtung mag damit zusammenhängen, daß bei Schwangeren der Diabetesgruppe D infolge des längeren Bestehens der Erkrankung bereits Gefäßveränderungen an den uteroplazentaren Gefäßen vorliegen, die gleichsam die Reifungsverzögerung kompensieren: Wie in Abschnitt 3.5 dargestellt, bewirkt eine Einengung der uteroplazentaren Gefäße eine Sauerstoffminderversorgung der Plazenta, was reaktiv zu einer Akzeleration der Zottenausreifung führen kann. Von der Qualität der mütterlichen Stoffwechseleinstellung bleiben die Reifungsstörungen jedoch weitestgehend unbeeinflußt [50]. Selbst bei Gestationsdiabetes läßt sich schon eine Retardierung in der Zottenvaskularisierung nachweisen [46].

3.7.3 Plazentaveränderungen bei Rhesus-Inkompatibilität

Die Plazenta bei Rhesus-Inkompatibilität ist in der Regel hydropisch, d. h. groß, schwer und ödematös. Die Ausprägung dieser Veränderungen ist ebenso wie der Grad der Schädigung des Feten bei der Geburt vom Ausmaß der Antigen-Antikörper-Reaktion abhängig. Man findet in etwa der Hälfte der Fälle auf der Schnittfläche intervillöse Thrombosen. Histologisch erweisen sich die Terminalzotten als unreif oder reifungsretardiert und ähneln in ihrer histologischen Struktur denen der diabetischen Plazenta [8], wenn auch die Reifungsretardierung bei der Rhesus-Inkompatibilität wesentlich ausgeprägter ist als beim Diabetes mellitus [41]. Es ließ sich zeigen, obwohl nicht statistisch abgesichert, daß ähnlich wie beim Diabetes mellitus eine Korrelation zwischen dem Schweregrad der Rhesus-Inkompatibilität (gemessen anhand der Bilirubinoidkonzentration im Fruchtwasser nach Liley [siehe Kap. 3, Abb. 3.7) und der Reifungsstörung der Plazentazotten besteht. Neben der allgemeinen Reifungsverzögerung und der häufig damit einhergehenden Ödeme im Zottenbindegewebe erkennt man herdförmig Erythropoese, und zwar überwiegend in den fetalen Zottengefäßen, weniger im Zottenbindegewebe.

3.7.4 Plazentaveränderungen bei intrauteriner Mangelentwicklung

Uneinheitlich wie die Ätiologie der intrauterinen Mangelentwicklung ist auch die Morphologie der Plazenta. Bei etwa 20% der „Mangelkinder" erweist sich die Plazenta als histologisch normal, jedoch makroskopisch als zu klein [30, 62]. Als Ursache kommt eine zu geringe plazentare Haftfläche infolge einer ungünstigen Implantationsstelle, verbunden mit mangelhafter Vaskularisation, in Frage.

Daneben finden sich Fälle von intrauteriner fetaler Mangelentwicklung, bei denen die Plazenta eine normale Größe aufweist, jedoch in ihrer funktionstüchtigen Oberfläche – meist infolge verminderter uteroplazentarer Durchblutung – sekundär beeinträchtigt wird [54]. Das klassische Beispiel hierfür ist die intrauterine fetale Mangelentwicklung bei der EPH-Gestose (Präeklampsie), wobei die Plazenten in der Regel die dort beschriebenen Veränderungen zeigen. Die intrauterine fetale Wachstumskurve pflegt in solchen Fällen auch nicht wie bei Fällen mit zu kleiner Plazenta von Anfang an unter der Norm zurückzubleiben, sondern sie flacht sich erst im Verlauf der Schwangerschaft sekundär ab [36].

Ähnlich wie bei der EPH-Gestose kommt es auch bei starken Raucherinnen und beim mütterlichen Diabetes mellitus mit ausgeprägten Gefäßveränderungen der Mutter zur intrauterinen Wachstumsretardierung infolge verminderter uteroplazentarer Durchblutung.

Untersuchungen von Fox [17, 51] an Plazenten bei sogenannter idiopathischer intrauteriner fetaler Mangelentwicklung zeigen, daß diese Plazenten – und sei es auf ultrastruktureller Ebene – Zeichen einer Reifungsverzögerung (mangelhafte Ausbildung von Epithelplatten, nicht zu Sinusoiden umgewandelte Kapillaren und Hyperplasie) oder Persistenz des Zytotrophoblasten aufweisen. Dennoch können sie bei grob morphologischer Beurteilung zunächst als histologisch normal imponieren. Histometrische Untersuchungen an Terminalzotten solcher Plazenten konnten diese Reifungsretardierung bestätigen [47].

3.7.5 Plazentaveränderungen bei Frühgeborenen

Die Plazenten Frühgeborener, bei denen die Ursache einer Frühgeburt – oder eines Spätaborts – in uterinen Mißbildungen oder einer echten Zervixinsuffizienz liegt, zeigen üblicherweise makroskopisch und mikroskopisch ein unauffälliges, der Schwangerschaftsdauer entsprechendes morphologisches Aussehen. Dies gilt auch für die Plazenten von frühgeborenen Mehrlingen. Beim Diabetes mellitus oder der EPH-Gestose – mütterliche Erkrankungen, die mit einer erhöhten Rate an Frühgeburten einhergehen – zeigen die Plazenten im wesentlichen die in den entsprechenden Abschnitten (3.7.1 und 3.7.2) beschriebenen Veränderungen. Sie können aber auch in unterschiedlichem Maß Veränderungen aufweisen, wie sie bei Frühgeburten sogenannter „unbekannter Ätiologie" vorkommen:

In diesen Fällen zeigt die Plazenta nicht selten eine Hypoplasie und/oder eine vorzeitige Reifung (siehe Abschn. 3.3). Die Zotten weisen in der 32. bis 34. Schwangerschaftswoche bereits einen Differenzierungsgrad auf, wie er normalerweise erst am Ende der Tragzeit erreicht wird. Ein solches vorzeitig ausdifferenziertes bzw. nicht mehr weiter ausdifferenzierbares Organ wird auch als *geburtsnotwendige Plazenta* [3] bezeichnet. Eine solche Plazenta gibt möglicherweise aufgrund ihrer erschöpften Anpassungsfähigkeit ein Signal zum vorzeitigen Beginn der Wehentätigkeit.

Literatur

1. Altschuler, G., P. Russell: The human placental villitides: a review of chronic intrauterine infection. Curr. Top. Path. 60 (1975) 64–112.
2. Bassermann, R., H. Arnold, D. Berg: Zum Problem der plazentaren Stammzottengefäßverschlüsse. Untersuchungen an einer in utero verbliebenen Zwillingsplazenta nach selektiver Sectio parva. Geburtsh. und Frauenheilk. 44 (1984) 566–569.
3. Becker, V., T. Schiebler, F. Kubli (Hrsg.): Die Plazenta des Menschen. Thieme, Stuttgart–New York 1981.
4. Bender, H. G., C. Werner, H. R. Kortmann, V. Becker: Zur Endangitis obliterans der Plazentagefäße. Arch. Gynäk. 221 (1976) 145–159.
5. Benirschke, K., P. Kaufmann: The Pathology of the Human Placenta. Springer, Berlin–Heidelberg–New York 1990.
6. Benirschke, K., G. R. Mendoza, P. L. Bazeley: Placental and fetal manifestations of cytomegalovirus infection. Virchows Arch. B (Cell-Path.) 16 (1974) 121–139.
7. Bøe, F.: Studies on the human placenta III. Vascularization of the young fetal placenta. A. Vascularisation of the chorionic villus. Cold Spring Harbor Symp. Quant. Biol. 19 (1954) 29–55.
8. Boyd, J. D., W. J. Hamilton: The Human Placenta. Heffer & Sons, Cambridge 1970.
9. Brosens, I., W. B. Robertson, H. G. Dixon: The role of the spiral arteries in the pathogenesis of preeclampsia. Obstet. and Gynec. 1 (1972) 177–191.
10. Carter, J. E., F. Vellios, C. P. Huber: Histologic classification and incidence of circulatory lesions of the human placenta, with a review of the literature. Amer. J. clin. Path. 40 (1963) 374–378.
11. Castellucci, M., P. Kaufmann: A three-dimensional study of the normal human placental villous core: II. Stromal architecture. Placenta 3 (1982) 269–285.
12. Cibils, L. A.: The placenta and newborn infant in hypertensive conditions. Amer. J. Obstet. Gynec. 188 (1974) 256–268.
13. Cieciura, L., Z. Ruszczak, A. Wronka, H. Bartel, W. Dec: Goniometrische Untersuchungen der menschlichen Plazentabarriere in der Spätschwangerschaft bei EPH-Gestose. Zbl. Gynäk. 105 (1983) 220–228.
14. Donath, E. M., R. A. Schuhmann, F. Stoz: Funktionelle Morphometrie der Zottenoberfläche der reifen menschlichen Plazenta. Z. Geburtsh. Perinat. 188 (1984) 213–217.
15. Driscoll, S. G.: Histopathology of gestational rubella. Amer. J. Dis. Child. 118 (1969) 49–53.
16. Emmrich, P.: Plazenta bei Diabetes mellitus der Mutter. In: Becker, V., T. Schiebler, F. Kubli (Hrsg.): Die Plazenta des Menschen. Thieme, Stuttgart–New York 1981.
17. Fox, H.: Pathology of the Placenta, Saunders, London–Philadelphia–Toronto 1978.
18. Fox, H., F. A. Langley: Leucocytic infiltration of the placenta and umbilical cord: a clinicopathologic study. Obstet. and Gynec. 37 (1971) 451–458.
19. Freese, U. E.: The uteroplacental vascular relationship in the human. Amer. J. Obstet. Gynec. 101 (1968) 8–16.
20. Gruenwald, P.: The supply line of the fetus: definitions relating to fetal growth. In: Gruenwald, P. (ed.): The Placenta and Its Maternal Supply Line, p. 1–17. MTP Press, Lancaster 1975.
21. Hölzl, M., D. Luthje, K. Seck-Ebersbach: Plazentaveränderungen bei EPH-Gestose. Morphologischer Befund und Schweregrad der Erkrankung. Arch. Gynäk. 217 (1974) 315–334.
22. Kaufmann, P.: Entwicklung der Plazenta. In: Becker, V., T. Schiebler, F. Kubli (Hrsg.): Die Plazenta des Menschen. Thieme, Stuttgart–New York 1981.
23. Knörr, K., H. Knörr-Gärtner, F. K. Beller, C. Lauritzen: Lehrbuch der Geburtshilfe und Gynäkologie. Physiologie und Pathologie der Reproduktion. Unter Mitarbeit von R. Schuhmann. Springer, Berlin–Heidelberg–New York 1989.
24. Lehmann, W. D., R. Schuhmann, H. Kraus: Regionally different steroid biosynthesis within materno-fetal circulation units (placentones) of mature human placentas. J. perinat. Med. 1 (1973) 198.
25. Matheus, M., M. A. Sala: Measurement of the villus surface area and its regional variation in the human full-term placenta. Gegenbaurs morphol. Jahrb. 135 (1989) 851–854.
26. Moe, N.: Deposits of fibrin and plasma proteins in the normal human placenta: an immunofluorescence study. Acta path. microbiol. scand. 76 (1969) 74–88.
27. Moore, K. L.: Embryologie-Lehrbuch und Atlas der Entwicklungsgeschichte des Menschen; ins Deutsche übertragen von E. Lütjen-Drecoll. Schattauer, Stuttgart–New York 1980.
28. Muller, G., E. Philippe, P. Lefakis et al.: Les lesions placentaires de la gestose: étude anatomo-clinique. Gynéc. et Obstét. 70 (1971) 309–316.
29. Pattinson, R. C., E. Kriegler, H. J. Odendaal, L. M. Muller, G. Kirsten: Increased placental resistance and late decelerations associated with severe proteinuric hypertension predicts poor fetal outcome. S. Afr. med. J. 75 (1989) 211–214.
30. Prinz, W., R. A. Schuhmann, W. Kalbfleisch: Morphologische Plazentabefunde bei intrauteriner fetaler Mangelentwicklung. Zbl. Gynäk. 105 (1983) 279.
31. Ramsey, E. M., M. W. Donner: Placental Vasculature and Circulation. Thieme, Stuttgart–New York 1980.
32. Reynolds, S. R. M.: On growth and form in the hemochorial placenta: an essay on the physical forces that shape the chorionic trophoblast. Amer. J. Obstet. Gynec. 114 (1972) 115–132.
33. Robertson, W. B.: Uteroplacental vasculature. J. clin. Path. 29 (1976) 9–17.
34. Salvatore, C. A.: The placenta in toxemia: a comparative study. Amer. J. Obstet. Gynec. 102 (1968) 347–353.
35. Scheuner, G., C.-P. Mitzscherling, C. Pfister, A. Pöge, E. Seidler: Funktionelle Morphologie der menschlichen Plazenta. Zbl. allg. Path. path. Anat. 135 (1989) 307–328.
36. Schuhmann, R. A.: Hypotrophes reifes Kind am Termin aus plazentarer Ursache (sogenannter plazentarer Zwerg). Beitr. path. Anat. allg. Path. 138 (1969) 426–435.
37. Schuhmann, R. A.: Placenton: Begriff, Entstehung, funktionelle Anatomie. In: Becker, V., T. Schiebler, F. Kubli (Hrsg.): Die Plazenta des Menschen. Thieme, Stuttgart 1981.
38. Schuhmann, R. A., G. Geier: Histomorphologische Placentabefunde bei EPH-Gestose. Ein Beitrag zur Morphologie der insuffizienten Placenta. Arch. Gynäk. 213 (1972) 31–47.
39. Schuhmann, R. A., H. Kraus, R. Borst, G. Geier: Regional unterschiedliche Enzymaktivitäten innerhalb der Plazentone reifer menschlicher Plazenten (histochemische und biochemische Untersuchungen). Arch. Gynäk. 220 (1976) 209–226.
40. Schuhmann, R. A., W. D. Lehmann: Beziehungen zwischen Plazentamorphologie und biochemischen Befunden bei EPH-Gestosen und Diabetes mellitus. Arch. Gynäk. 215 (1972) 72–84.
41. Schuhmann, R. A., F. Stoz, A. I. Schmid: Histometrische Untersuchungen an Plazentazotten bei Rh-Inkompatibilität. Geburtsh. u. Frauenheilk. 47 (1987) 274–279.
42. Schweikhart, G.: Morphologie des Zottenbaumes der menschlichen Plazenta. Orthologische und pathologische Entwicklung und klinische Relevanz. Habilitationsschrift, Mainz 1985.
43. Schweikhart, G., P. Kaufmann, T. Beck: Clinical relevance of morphological investigations on placental villi of immature neonates. Arch. Gynec. 239 (1986) 101–114.
44. Semmler, K., P. Emmrich, K. Fuhrmann, E. Goedel: Reifungsstörungen der Placenta in Relation zur Qualität der metabolischen Kontrolle während der Schwangerschaft beim insulinpflichtigen und Gestationsdiabetes. Zbl. Gynäk. 23 (1982) 1494–1502.

45. Sheppard, B. L., J. Bonnar: The ultrastructure of the arterial supply of the human placenta in early and late pregnancy. J. Obstet. Gynec. Brit. Cwlth. 81 (1974) 497–511.
46. Stoz, F., R. A. Schuhmann, B. Haas: Morphohistometric investigations in placentas of gestational diabetes. J. perinat. Med. 16 (1988) 205–209.
47. Stoz, F., R. A. Schuhmann, E. J. Noack: Morphometrische Plazentabefunde bei EPH-Gestose. Geburtsh. u. Perinat. 186 (1982) 72–75.
48. Stoz, F., R. A. Schuhmann, E. J. Noack: Morphometrische Untersuchungen an Plazenten reifer Mangelgeborener. Geburtsh. u. Perinat. 187 (1983) 142–145.
49. Stoz, F., R. A. Schuhmann, A. Schmid: Morphometric investigations of terminal villi of diabetic placentas in relation to the White classification of diabetes mellitus. J. perinat. Med. 15 (1987) 193.
50. Stoz, F., R. A. Schuhmann, R. Schultz: Morphohistometric investigations of placentas of diabetic patients in correlation to the metabolic adjustment of the disease. J. perinat. Med. 16 (1988) 211–216.
51. Teasdale, F.: Idiopathic intrauterine growth retardation: histomorphometry of the human placenta. Placenta 5 (1984) 83–92.
52. Theuring, F.: Fibröse Obliterationen an Deckplatten und Stammzottengefäßen der Placenta nach intrauterinem Fruchttod. Arch. Gynäk. 206 (1968) 237–251.
53. Tomionage, R., E. W. Page: Accommodation of the human placenta to hypoxia. Amer. J. Obstet. Gynec. 94 (1966) 679–685.
54. Van der Veen, F., H. Fox: The human placenta in idiopathic intrauterine growth retardation: a light and electron microscopic study. Placenta 4 (1983) 65–77.
55. Wallenburg, H. C. S.: Über den Zusammenhang zwischen Spätgestose und Placentainfarkt. Arch. Gynäk. 208 (1969) 80–90.
56. Wentworth, P.: Placental infarction and toxemia of pregnancy. Amer. J. Obstet. Gynec. 99 (1967) 318–326.
57. Wepler, T.: Über Kernbrücken und -knoten der reifen menschlichen Plazenta. Zbl. allg. Path. path. Anat. 136 (1990) 235–245.
58. Werner, C., G. Bender, H. Klünsch: Morphologische Plazentabefunde in Abhängigkeit vom Schweregrad der EPH-Gestose. Geburtsh. u. Frauenheilk. 34 (1974) 168–174.
59. White, P.: Pregnancy complications of diabetes. In: Joslin, E. P., H. F. Root, P. White, A. Marble (eds.): The Treatment of Diabetes Mellitus. Lea & Febiger, Philadelphia 1952.
60. Wilkin, P.: Pathologie du Placenta. Masson, Paris 1965.
61. de Wolf, F., C. Wolf-Peeters, I. Brosens: Ultrastucture of the spiral arteries in the human placental bed at the end of normal pregnancy. Amer. J. Obstet. Gynec. 117 (1973) 833–848.
62. Woods, D. L., A. F. Malan, H. de V. Heese: Placental size of small-for-gestational-age infants at term. Early hum. Develop. 7 (1982) 11–15.
63. Wulf, K.-H.: Das Plazentainsuffizienzsyndrom (ein klinisches Konzept). Geburtsh. u. Perinat. 1 (1981) 2–11.

3 Physiologie und Pathologie der Eihäute und des Fruchtwassers

A. E. Schindler

Inhalt

1	Einleitung 32		5.1	Anorganische Bestandteile 36
			5.2	Organische Bestandteile 36
2	Entwicklung der Amnionhöhle und Strukturen der Eihäute 32		5.3	Zelluläre Bestandteile 41
			5.4	Antibakterielle Eigenschaften des Fruchtwassers und Indikatoren für eine Fruchtwasserinfektion 41
3	Entstehung des Fruchtwassers 33			
4	Fruchtwassermenge 35		6	Beurteilungsmöglichkeiten der fetalen Lungenreife 42
4.1	Physiologische Aspekte 35			
4.2	Pathologische Aspekte 36		6.1	Physikalische Methoden 43
			6.2	Biochemische Verfahren 43
5	Fruchtwasserinhaltsstoffe 36		6.3	Indirekte Verfahren 43

1 Einleitung

Das Fruchtwasser hat eine Reihe von wichtigen Aufgaben. So ist die Aufrechterhaltung eines normalen Fruchtwasservolumens ausschlaggebend für die normale fetale Entwicklung. Abweichungen des Volumens nach oben oder unten gehen mit einer höheren Inzidenz an fetaler und neonataler Morbidität und Mortalität einher [16]. Weiterhin wird das Fruchtwasser für die Diagnostik und Therapie fetaler Gefahrenzustände herangezogen.

Das Fruchtwasser dient als Medium, in dem sich der Fetus frei bewegen kann. Es ist für die symmetrische Ausbildung der gesamten Frucht und für das Muskel-Skelett-System besonders wichtig. Die Zunahme der Fruchtwassermenge während der Schwangerschaft trägt zur Vergrößerung und Entfaltung des Cavum uteri bei. Das Fruchtwasser schützt den Fetus vor möglichen Verletzungen und gewährleistet die Erhaltung einer konstanten Temperatur. Verklebungen der Fruchtoberfläche mit dem Amnionepithel werden verhindert. Während der Geburt ist auch durch die hydrostatische Eigenschaft des Fruchtwassers einerseits der Fetus geschützt, und andererseits wird die Zervixdilatation schonend gefördert.

Durch Entnahme von Fruchtwasser ist nicht nur eine umfangreiche pränatale Diagnostik, sondern auch im weiteren Verlauf der Schwangerschaft eine Zustandsdiagnostik des Feten (z. B. Bilirubin, Lecithin) möglich. Weiterhin sind auch therapeutische Maßnahmen (z. B. intraamniale Thyroxin- und Cortisolgaben) versucht worden.

2 Entwicklung der Amnionhöhle und Strukturen der Eihäute

Etwa um den siebten bis achten Tag der Konzeption entwickelt sich im dorsalen Teil der Keimplatte das *Amnionbläschen*. Dieses frühe Stadium der Amnionhöhlenentwicklung wird an Schnitten des 7,5 Tage alten Embryos der Serie von Hertig und Rock erkennbar (in [100] zitiert). Durch zunehmendes Wachstum

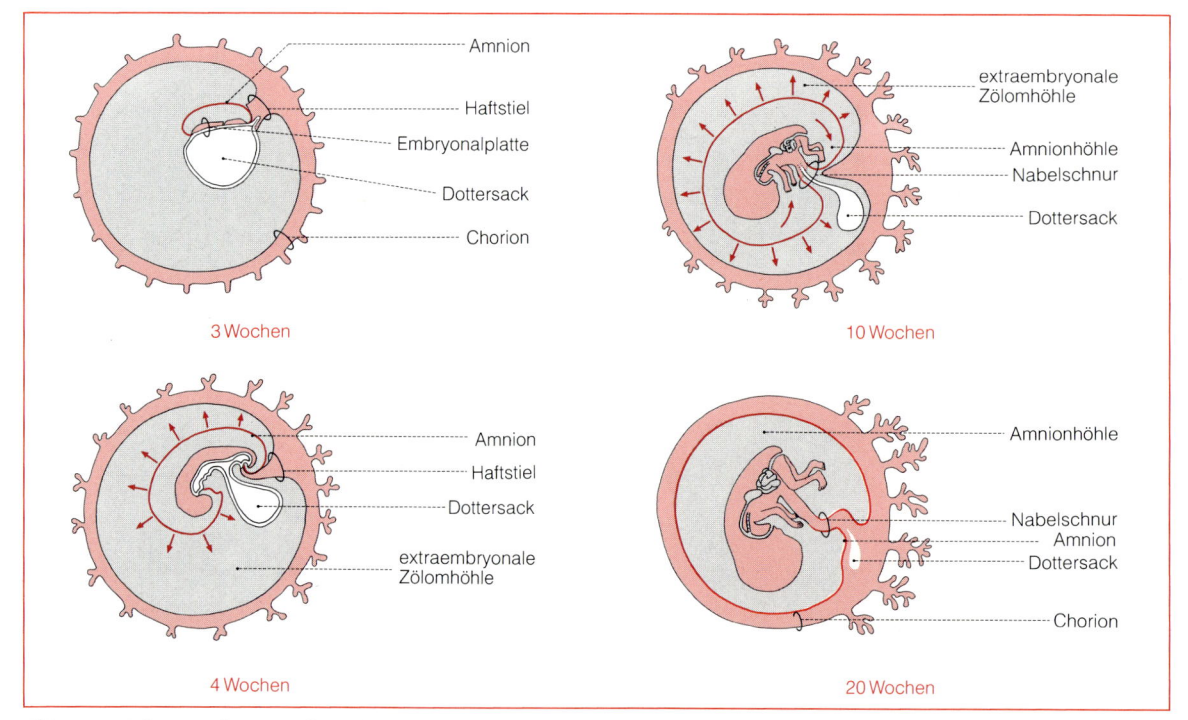

Abb. 3-1 Schematische Darstellung der Entwicklung der Amnionhöhle (nach Moore [61]).

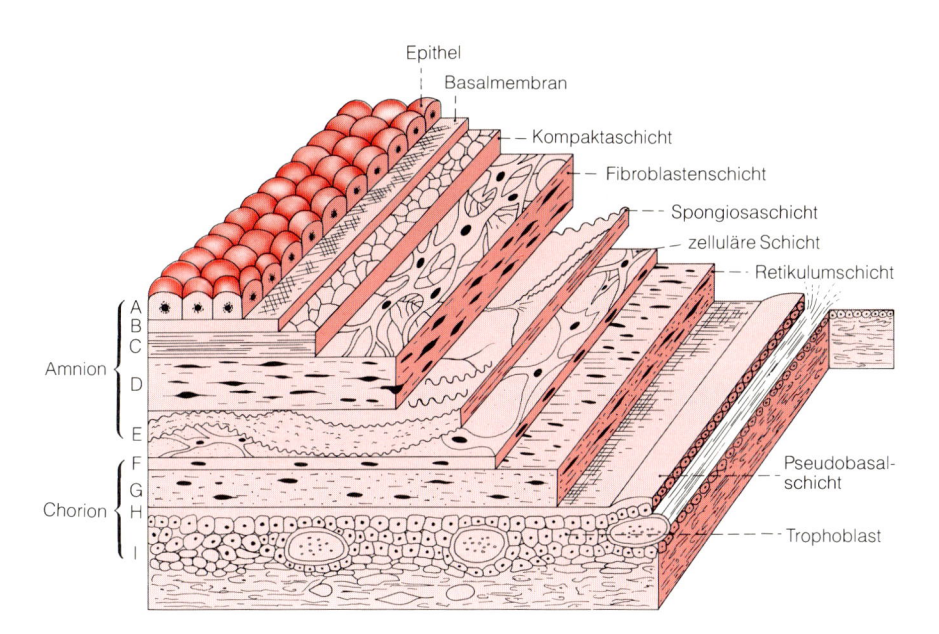

Abb. 3-2 Schematische Darstellung der verschiedenen Schichten von Amnion und Chorion (nach Bourne [11]).

hat sich bis zum Ende des zweiten Schwangerschaftsmonats eine Amnionhöhle gebildet, die die gesamte extraembryonale Zölomhöhle ausfüllt und sich damit auch um den darin eingeschlossenen und sich zurückbildenden Dottersack entwickelt. Wenn die extraembryonale Zölomhöhle vollständig von der sich ausbreitenden Amnionhöhle ausgefüllt ist, kommt es zum Aneinanderliegen von Amnion und Chorion, wie dies schematisch in Abbildung 3-1 aufgeführt ist.

Zunächst besteht das *Amnion* aus einer Epithelschicht, woraus sich im Verlauf der weiteren Schwangerschaft fünf unterschiedliche Schichten entwickeln [11]. Eine schematische Darstellung ist in Abbildung 3-2 wiedergegeben. Im Bereich des Amnions finden sich keine Blutgefäße oder Hinweise auf nervale Versorgung.

Das *Chorion* setzt sich aus vier Schichten zusammen: einer zellulären Schicht, einer retikulären Schicht, einer Pseudobasalmembran und dem Trophoblasten (Abb. 3-2).

3 Entstehung des Fruchtwassers

Es sind zwar viele Theorien über die Entstehung des Fruchtwassers erstellt worden [89]; eine befriedigende Erklärung für alle Phasen der Schwangerschaft hat bisher noch keine der vorgestellten Hypothesen geben können. Zu Beginn kann die Fruchtwasserbildung durch die sekretorische Aktivität der Amnionzellen bedingt sein, die histologisch sekretorische Granula aufweisen [89]. Dies ist insofern angezweifelt worden, da es keinen Anhalt dafür gibt, daß ein aktiver Transfer oder eine aktive Sekretion von Wasser stattfindet [92]. Vielmehr kommt es zum Durchtritt von Wasser durch Körpermembranen in Abhängigkeit vom hydrostatischen und osmotischen Gradienten. In Abwesenheit solcher chemisch-physikalischer Kräfte findet kein Wasserdurchtritt statt.

Entsprechend der Zusammensetzung der Amnionflüssigkeit zu Beginn der Schwangerschaft – sie ist isotonisch im Vergleich zum mütterlichen und fetalen Plasma – hat man sie als Ultrafiltrat des Plasmas angesehen. Dies würde auch das Vorhandensein von Amnionflüssigkeit bei Vorliegen eines sogenannten „Windeis" erklären, wobei der Fetus rudimentär angelegt ist oder fehlt. Das Fruchtwasser der frühen Schwangerschaft ist mit der interstitiellen Körperflüssigkeit vergleichbar [92]. Im Laufe der Schwangerschaft wird das Fruchtwasser immer mehr hypoton. Dies ist wahrscheinlich durch die zunehmenden Mengen hypotonen Fetalurins bedingt.

Fetale Urinproduktion wurde schon von Hippokrates angenommen und durch neuere Untersuchungen bestätigt. Der Nachweis von hypotonem Urin in der Blase des Feten ist bereits in der zwölften Schwangerschaftswoche gelungen [55]. Aufgrund der histologischen Untersuchungen der fetalen Nieren wird angenommen, daß zwischen der 18. und 22. Woche 80% der Glomeruli Zeichen der Funktion aufwiesen [57]. Durch Verwendung von Kontrastmedium konnte ebenfalls die intrauterine fetale Nierenfunktion nachgewiesen werden [100]. Aufgrund von sonographischen Untersuchungen [70] wurde die 24-Stunden-Urinausscheidung in der 18. Schwangerschaftswoche mit 7 bis 17 ml berechnet [1]. Diese Urinausscheidung steigt bis zum Ende der Schwangerschaft auf 600 bis 800 ml an, wobei der Urin sehr hypoton ist (80 bis 140 mosmol/kg Wasser). Die stündliche Urinproduktion steigt von 9,6 ml um die 30. Schwangerschaftswoche auf 27,3 ml am Termin an [1, 99].

Der Nachweis einer adäquaten fetalen Nierenfunktion ist auch durch Untersuchungen der fetalen Uringlukose [48] sowie Ausscheidung von Antibiotika [92] und anderen Stoffen [67] erbracht worden. Dabei ist der fetale Urin nicht lediglich ein Dialysat des fetalen Plasmas, sondern die fetale Niere hat die Fähigkeit, bestimmte Substanzen bevorzugt auszuscheiden und andere zurückzuhalten.

Ein weiterer Faktor, der für die Entstehung und Regulierung des Fruchtwassers eine Rolle spielt, ist fetales Schlucken des Fruchtwassers. Schlucken von Fruchtwasser durch den Feten ist ab der zwölften Schwangerschaftswoche nachgewiesen worden [1]. Das Volumen nimmt im Laufe der Schwangerschaft auf 200 bis 450 ml täglich zu [1, 75]. Durch fetales Schlucken wird etwa die Hälfte der täglichen fetalen Urinproduktion beseitigt. Es bleibt aber ein beachtliches Volumen hypotonen Urins täglich übrig, der anderweitig abtransportiert werden muß, da die Zunahme des Fruchtwasservolumens im dritten Trimenon unter 10 ml täglich beträgt.

Eine solche Regulation des Fruchtwasservolumens ist durch Aspiration von Fruchtwasser durch den Fetus möglich. Es konnte gezeigt werden, daß zunehmende Mengen von Fruchtwasser aspiriert werden; gegen Ende der Schwangerschaft wurden Volumina von etwa 200 ml/kg/Tag gemessen [24].

Die Bedeutung des Feten für die Regulation des Fruchtwassers während der zweiten Hälfte der Schwangerschaft geht klinisch daraus hervor, daß:

- Abnormitäten der Niere und/oder des harnableitenden Systems mit Oligohydramnion einhergehen und
- Abnormitäten des Ösophagus oder des Respirationstrakts mit Hydramnion verbunden sind [19, 92].

Das große Kapillarbett der fetalen Haut dürfte eine weitere Austauschfläche für Wasser und gelöste Stoffe sein, bevor es zwischen der 24. und 26. Schwangerschaftswoche zur Keratinisierung kommt. Jedoch könnte auch die keratinisierte Haut weiter für kleine, hoch lipidlösliche Stoffe permeabel bleiben [92]. Ein weiterer Austausch von Wasser und gelösten Stoffen könnte durch Amnion und Chorion über das plazentare Kapillarbett erfolgen; in diesem Sinne hat man auch einen schnellen Austausch von Wasser, Natrium, Chlorid, Harnstoff und Kreatinin über diese Austauschflächen nachweisen können [1]. Dies wird durch die klinische Erfahrung unterstützt, daß in den späten Schwangerschaftsabschnitten bei immunologischem und nicht immunologischem Hydrops fetalis und vergrößerter ödematöser Plazenta ein erhöhter venöser Druck vorliegt, der zum Austritt von Flüssigkeit in den fetalen und plazentaren interstitiellen Raum führt und damit zu einer Zunahme von Flüssigkeit in die Fruchthöhle, die sich als Hydramnion manifestieren kann [92]. Neuerdings wurde gezeigt, daß zwischen der 29. und 36. Schwangerschaftswoche das Fruchtwasservolumen vom Umfang der mütterlichen Plasmaexpansion abhängig zu sein scheint und daß eine akute Erweiterung des mütterlichen Plasmavolumens ein Oligohydramnion verbessern kann [38]. Die Effektivität des Wasseraustausches durch die Eihäute kann durch eine Reihe von Fruchtwasserinhaltsstoffen modifiziert werden. Dazu gehört unter anderem Prolactin, das im Laufe der Schwangerschaft zunimmt und dessen Konzentration mit dem Volumen des Fruchtwassers nahezu parallel geht [18]. Prolactin scheint besonders den Wassertransport durch das Amnion gegen Ende der Schwangerschaft zu regulieren [53].

Nach neueren Untersuchungen soll der Transfer durch die Nabelschnurgefäße für die Fruchtwasserbildung eine Rolle spielen [35].

Normalerweise führen diese verschiedenen Mechanismen zu einem dynamischen „Steady-state", das für die Fruchtwassermengenentwicklung in der normalen Schwangerschaft verantwortlich ist.

4 Fruchtwassermenge

4.1 Physiologische Aspekte

Das Fruchtwasservolumen wurde bereits ab der achten Schwangerschaftswoche gemessen. Der Verlauf bis zur 21. Schwangerschaftswoche ist in Abbildung 3-3 wiedergegeben. Alter der Schwangerschaft und Fruchtwassermenge korrelieren. Ebenso bestehen signifikante Korrelationen zur Scheitel-Steiß-Länge des Fetus, fetalem Gewicht und Plazentagewicht [1]. Das Fruchtwasservolumen erreicht durchschnittlich ein Maximum von 1000 ml um die 34. Schwangerschaftswoche und nimmt danach wieder ab (Abb. 3-4). Bei Übertragung kann es zum völligen Verschwinden des Fruchtwassers kommen.

Nach Eröffnung der Fruchtblase am Termin hat man nachfolgendes Fruchtwasser gesammelt und dabei eine Menge von 14 bis 42 ml/Stunde festgestellt [10]. Dies würde 24-Stunden-Werte von 400 bis 1000 ml ergeben, was der Gesamtmenge des Fruchtwassers gegen Ende der Schwangerschaft entspricht. Die Zunahme von Fruchtwassermenge, Gewicht des Feten und der Plazenta sind in Abbildung 3-5 dargestellt.

Neuere Untersuchungen zeigten, daß das Fruchtwasservolumen ein statistisches Maximum mit der 22.

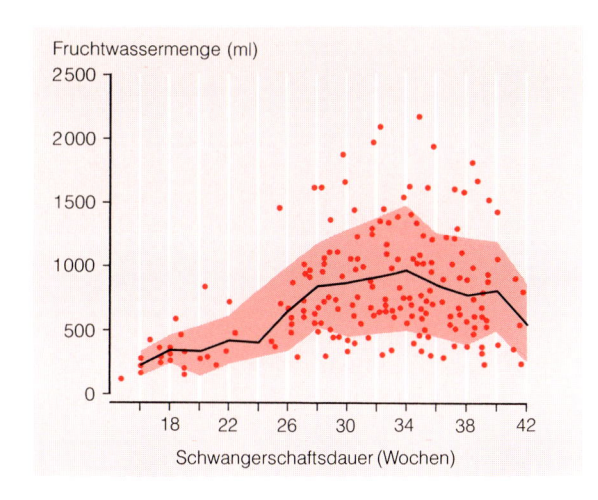

Abb. 3-4 Fruchtwasservolumen während der normalen Schwangerschaft (nach Queenan und Thompson [78]).

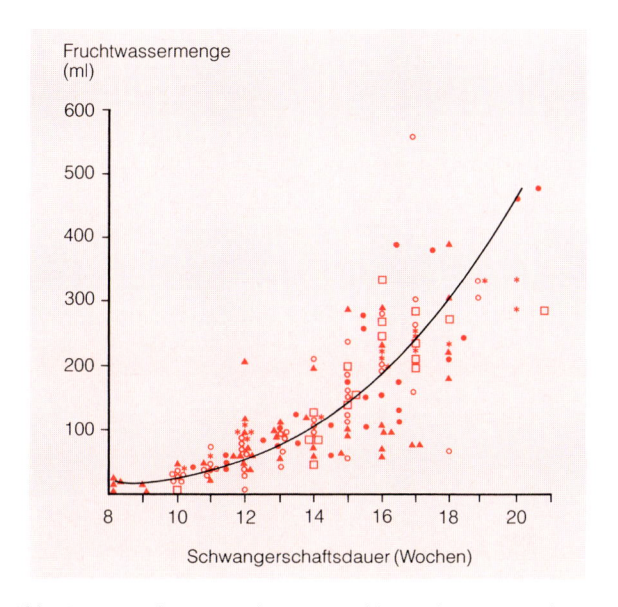

Abb. 3-3 Fruchtwasservolumen in Abhängigkeit vom Schwangerschaftsalter in der 8. bis 21. Gestationswoche (nach Nelson [66]). ○ Wagner und Fuchs (1962), □ Rhodes (1966), ● Abramovich (1968), * Gillibrand (1969), ▲ Nelson (1969).

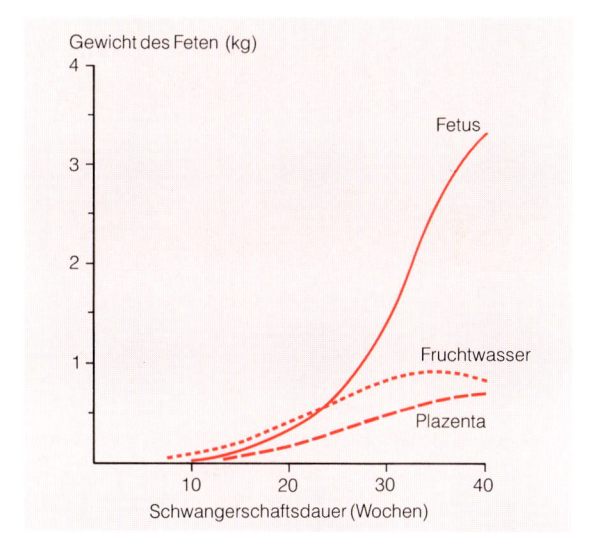

Abb. 3-5 Vergleich von Fruchtwassermenge sowie Gewicht des Feten und der Plazenta (nach Hytten [45]).

Schwangerschaftswoche erreicht, bis zur 39. Schwangerschaftswoche nahezu gleich bleibt (zwischen 630 bis 817 ml) und danach abnimmt [12]. Das durchschnittliche Fruchtwasservolumen erreicht ein Maximum in der 33. Schwangerschaftswoche. Die Variabilität des Fruchtwasservolumens um den Durchschnittswert zwischen der 8. bis 43. Schwangerschaftswoche bleibt konstant, die Streubreite ist jedoch relativ groß.

4.2 Pathologische Aspekte

Zwei Formen der abnormalen Fruchtwassermengenentwicklung werden unterschieden: die Poly- und die Oligohydramnie.

Hydramnie bzw. Polyhydramnie

Definitionsgemäß spricht man von einem Hydramnion, wenn die Fruchtwassermenge 2000 ml übersteigt. Die Diagnose kann durch Ultraschall gesichert werden. Nach neuen Berechnungen kann zwischen der 8. bis 43. Schwangerschaftswoche eine Aussage über ein Polyhydramnion gemacht werden [12]. Mengen bis zu 15 l sind berichtet worden. Eine chronische Entwicklung kann von einer akuten unterschieden werden.

Die Häufigkeit von Hydramnion wird unterschiedlich angegeben. Mengen über 3000 ml kommen etwa einmal bei 1000 Schwangerschaften vor. Das Auftreten von Hydramnion ist gehäuft bei Abnormitäten des Gastrointestinaltraktes (z. B. Ösophagusatresie), Veränderungen des Respirationstrakts (z. B. Trachealstenose), Erkrankungen des Nervensystems (z. B. Anenzephalie, Spina bifida) und mütterlichen Erkrankungen wie Diabetes mellitus und Blutgruppenunverträglichkeit. Vermehrte Fruchtwassermengen sind auch bei Zwillingen in einem Fruchtsack beobachtet worden [62].

Oligohydramnie

Ein Oligohydramnion entwickelt sich vielfach bei Übertragung und wird fast immer gefunden, wenn fetale Nierenfehlbildungen oder Harnwegsobstruktionen vorliegen.

Verminderte Fruchtwassermengen, besonders in der frühen Schwangerschaft, können einerseits zu Adhäsionen zwischen Amnion und Fetus führen und dabei starke Abnormitäten hervorrufen. Andererseits kommt es durch den vermehrten Druck auf den Fetus von allen Seiten zu Deformationen des Körpers und zur Hypoplasie der Lunge. Die Haut des Fetus wird trocken, lederartig und faltig.

Generell ist das Oligohydramnion ein ungünstiges prognostisches Zeichen [97]. Aufhebung der Oligohydramnie durch *Amnioninfusion* führt nicht nur zur Verbesserung der Diagnostik [34], sondern auch zur Verbesserung des intrauterinen fetalen Funktionszustandes [33, 63].

5 Fruchtwasserinhaltsstoffe

5.1 Anorganische Bestandteile

Osmolarität

Bis zur Schwangerschaftsmitte entspricht die Osmolarität des Fruchtwassers der Osmolarität im mütterlichen und fetalen Serum. Danach kommt es zu einem allmählichen Abfall. Dies ist anscheinend in erster Linie durch die Verminderung der Natrium- und Chloridkonzentrationen im Fruchtwasser bedingt [55].

Elektrolyte und Spurenelemente

Während der frühen Schwangerschaft entsprechen die Natrium- und Chloridwerte im Fruchtwasser den Verhältnissen im Serum. Sie verringern sich im Laufe der Schwangerschaft, Natrium jedoch stärker als Chlorid. Dies hängt mit dem Rückgang der Bikarbonatkonzentration zusammen [46]. Kalium und Kalzium bleiben im Fruchtwasser während der Schwangerschaft nahezu konstant. Die Magnesiumkonzentration geht – wie auch im mütterlichen Serum – im Laufe der Schwangerschaft zurück [46]. Alle Werte liegen unter den Konzentrationen im mütterlichen Serum. Die Konzentrationen von Magnesium, Kupfer und Eisen sind im Fruchtwasser signifikant niedriger als im mütterlichen Serum [69]. Mekoniumhaltiges Fruchtwasser weist signifikant höhere Konzentrationen von Magnesium, Kupfer, Eisen und Zink auf [2].

5.2 Organische Bestandteile

Harnstoff

Während der normalen Schwangerschaft ist die Harnstoffkonzentration im Fruchtwasser zunächst ähnlich der im Serum und in anderen Körperflüssigkeiten des Fetus. Die Konzentration von Harnstoff scheint den Werten im fetalen Serum am nächsten zu liegen, so daß man das Fruchtwasser zu diesem Zeitpunkt als fetale extrazelluläre Flüssigkeit aufgefaßt hat, die lediglich durch die fetale Haut getrennt wird [55]. Die Harnstoffkonzentrationen im Fruchtwasser steigen im Laufe der Schwangerschaft allmählich von ca. 200 bis ca. 500 mg/l an [55]. Infolge der zunehmenden Fähigkeit der fetalen Nieren, harnpflichtige Substanzen zu konzentrieren und zu eliminieren, liegt der Harnstoffspiegel im Fruchtwasser nach der 30. Schwangerschaftswoche fast immer über den Werten im mütterlichen Blut [55] und steigt nach der 33. Schwangerschaftswoche noch stärker an [74]. Die Werte sind jedoch im Urin höher, so daß man dadurch Urin von Fruchtwasser unterscheiden kann [30].

Bei Schwangerschaften mit EPH-Gestose wurden im Fruchtwasser höhere Harnstoffkonzentrationen gemessen. Entsprechend höher sind auch die Werte im mütterlichen Blut [74].

Kreatinin

Die Korrelation zwischen der Konzentration von Kreatinin im Fruchtwasser und den Werten im mütterlichen und fetalen Blut ist hochsignifikant ($p < 0,001$). Die Kreatininkonzentration im mütterlichen Serum und die Schwangerschaftsdauer sind die wichtigsten Faktoren für die Kreatininspiegel im Fruchtwasser. Mütterliche Schwangerschaftskomplikationen haben wenig Einfluß darauf [51]. Bei Gestosepatientinnen führt vor allem die Einnahme von Diuretika zur Erhöhung der Kreatininkonzentration im Fruchtwasser [60]. Kreatininspiegel über 177 µmol/l werden allgemein als Zeichen fetaler Reife angesehen. Klinisch ist die Messung jedoch ohne Bedeutung, da bessere Parameter zur Verfügung stehen.

Harnsäure

Ähnlich wie für Harnstoff und Kreatinin steigt die Harnsäurekonzentration im Fruchtwasser in der Schwangerschaft an, und zwar von 297 µmol/l zwischen der 13. bis 19. Schwangerschaftswoche auf 381 µmol/l nach der 35. Schwangerschaftswoche. Wegen der großen Schwankungen eignet sich die Harnsäure nicht zur Bestimmung der fetalen Lungenreife [22]. Bei Diabetes oder Gestose der Mutter finden sich höhere Konzentrationen im Fruchtwasser [30].

Kohlenhydrate und organische Säuren

Die Glukosekonzentration im Fruchtwasser nimmt abweichend von den mütterlichen Blutzuckerwerten kontinuierlich im Laufe der Schwangerschaft ab. Der

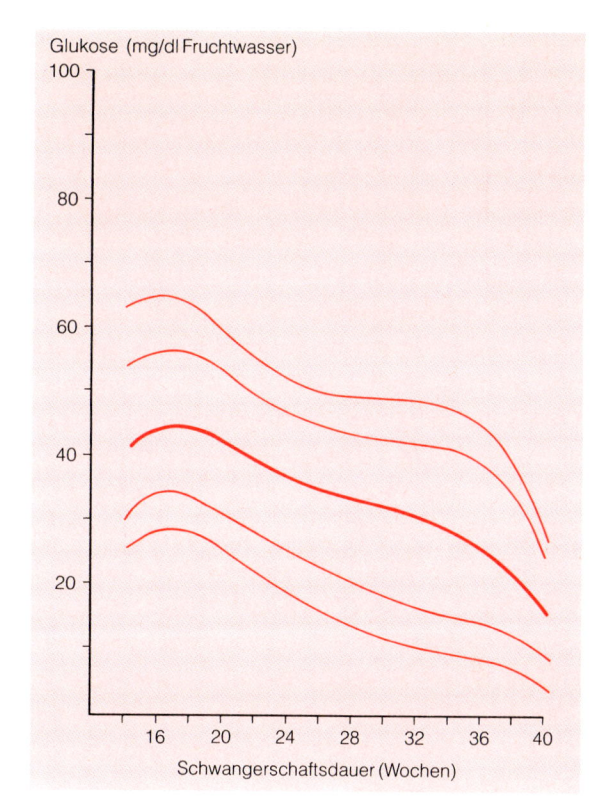

Abb. 3-6   Glukosekonzentration im Fruchtwasser; dargestellt sind die 3., 10., 90. und 97. Perzentile (modifiziert nach Weiss et al. [98]).

Verlauf der Glukosekonzentration im Fruchtwasser von der 14. bis zur 40. Schwangerschaftswoche ist in Abbildung 3-6 wiedergegeben. Der Abfall der Glukose im Fruchtwasser geht mit einer Glykogenspeicherung beim Feten einher [91]. Fasten der Mutter führt zu einer Glukoseverminderung im Fruchtwasser [74]. Die Fruchtwasser-Glukosekonzentration korreliert signifikant ($p < 0,001$) mit dem mütterlichen Glukosespiegel [21]. Ein Vergleich von Glukosewerten bei auffälligen Zwillingsschwangerschaften aus beiden Amnionhöhlen zwischen der 14. und der 38. Schwangerschaftswoche ergab eine durchschnittliche Differenz von 4,7 mg/dl (0,26 mmol/l). Bei fetalen Fehlbildungen lagen 68% der Glukosewerte unter der zehnten Perzentile. Bei Hydramnion befanden sich die Glukosekonzentrationen im Normbereich. War gleichzeitig der Kohlenhydratstoffwechsel der Mutter gestört, so ergaben sich auch bei Hydramnion höhere Glukosewerte. Erhöhte Werte fanden sich sowohl bei insulinabhängigen Diabetikerinnen mit normalen oder erhöhten Insulinfruchtwasserspiegeln als auch bei pathologischem Ausfall von oralen Glukosetoleranztests bei normalem oder erhöhtem Fruchtwasserinsulin

[98]. Eine signifikante Beziehung zwischen niedrigen Glukosewerten im Fruchtwasser und intrauteriner Retardierung, EPH-Gestose, Übertragung, niedrigen Estriolwerten, geringen Apgar-Zahlen und Azidose oder Präazidose wurde festgestellt [23]. Auch bei Diabetes der Mutter sinken die Glukosekonzentrationen im Fruchtwasser bei guter Stoffwechseleinstellung signifikant ($p < 0{,}01$) in der Schwangerschaft ab [21]. Andererseits führen erhöhte Glukosewerte im mütterlichen Blut zu erhöhten Fruchtwasserglukosewerten. Damit reflektiert die Glukosekonzentration im Fruchtwasser die Kohlenhydratstoffwechsellage bei der Mutter. Bei Glukosekonzentrationen von 60 mg/dl (3,33 mmol/l) im Fruchtwasser wurde eine Diabetesabklärung bei der Mutter empfohlen [67]. Glukosewerte unter 10 mg/dl sprechen für eine Infektion [50].

Auch die Laktat-, Zitrat- und Pyruvatkonzentrationen im Fruchtwasser nehmen im Laufe der Schwangerschaft ab [46].

Bilirubin

Der Gehalt an Bilirubin steigt zunächst bis zur 20. Schwangerschaftswoche an, um nach der 24. Woche bis gegen Ende der Schwangerschaft abzufallen. Bilirubin ist fast ausschließlich als unkonjugiertes (freies) Bilirubin im Fruchtwasser vorhanden und ist an Albumin gebunden. Die Ursache für die Verminderung des Bilirubins im Fruchtwasser könnte in einer Verringerung der Albuminkonzentration im Fruchtwasser liegen.

Bilirubin kann spektrophotometrisch und biochemisch quantitativ erfaßt werden [46, 77, 80]. Die wesentlichste klinische Anwendung erfolgt bei der Überwachung von Schwangerschaften mit Rhesus- und anderen, selteneren Blutgruppenunverträglichkeiten. Die Beurteilung erfolgt entsprechend den prognostischen Zonen nach Liley oder Frede (Abb. 3-7). Kürzlich wurde darauf hingewiesen, daß Bilirubinbestimmungen im Fruchtwasser bei Inkompatibilitätsproblemen und gleichzeitiger Sichelzellanämie in der Schwangerschaft wenig aussagefähig sind [40].

Aminosäuren

Generell scheinen die Aminosäurenkonzentrationen bis auf Taurin im Laufe der Schwangerschaft abzunehmen [13, 77]. Höhere Werte wurden bei Neuralrohrdefekten [25] und nach intrauterinem Fruchttod bei Rhesus-Inkompatibilität gefunden [79]. Geringere Konzentrationen wurden bei fetaler Wachstumsretardierung festgestellt [77].

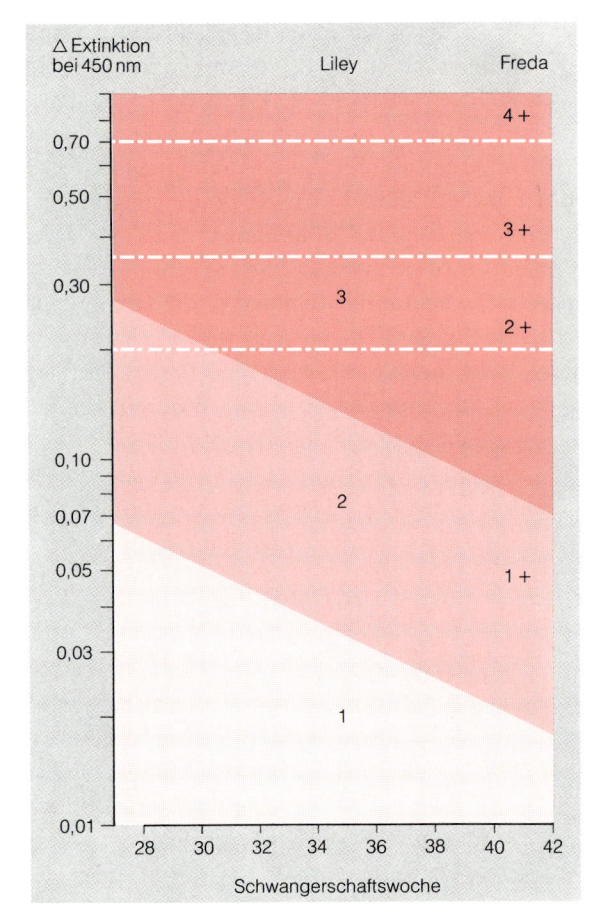

Abb. 3-7 Spektrophotometrisch bestimmte Bilirubinkonzentration im Fruchtwasser und deren klinische Wertigkeit im Hinblick auf Rh-Inkompatibilität (nach Liley [54] und Freda [29]).

Proteine

Der mittlere Proteingehalt des Fruchtwassers beträgt etwa ein Zwanzigstel dessen im Serum [77]. Die Proteine entsprechen im wesentlichen denen des mütterlichen und zum geringeren Teil des fetalen Serums [96]. Der Albumingehalt verhält sich entsprechend [8]. Erhöhte Proteinwerte im Fruchtwasser wurden bei Rhesus-Inkompatibilität – besonders bei Hydrops – und bei Hydramnion gefunden [77]. Gammaglobuline wurden im Fruchtwasser ebenfalls nachgewiesen; sie scheinen direkt von der Mutter zu stammen [77]. Weiterhin sind noch eine Reihe anderer Proteine quantitativ erfaßt worden, wie z. B. Alpha-Antitrypsin [96], Beta-2-Makroglobulin [95] und Fibronektin [86].

Alpha-Fetoprotein

Von den Proteinen des Fruchtwassers hat das Alpha-Fetoprotein (AFP) eine wesentliche Bedeutung im

Rahmen der Aufklärung von Neuralrohrmißbildungen. Es handelt sich um ein saures Alpha-1-Glykoprotein mit einem Molekulargewicht von 70 000 d. Es wird vornehmlich in der fetalen Leber, aber auch im fetalen Gastrointestinaltrakt und Dottersack gebildet. Die charakteristischen Konzentrationsverläufe im fetalen und mütterlichen Blut sowie im Fruchtwasser sind in Abbildung 3-8 dargestellt [93].

Erhöhte Fruchtwasser-AFP-Werte werden bei folgenden fetalen Mißbildungen gefunden [4] (siehe auch Kap. 17):

– Neuralrohrdefekte (Anenzephalus, Spina bifida)
– Hydrozephalus
– Ösophagusatresie
– kongenitale Nephrose
– Omphalozele
– Fallot-Tetralogie
– sakrokokzygeales Teratom
– Turner-Syndrom

Enzyme

Das Fruchtwasser enthält eine große Anzahl von Enzymen, wobei normalerweise die spezifische Aktivität jedes einzelnen Enzyms im Laufe der Schwangerschaft eine große Spannbreite aufweist [96]. Einige Beispiele zeigt Tabelle 3-1. Eine große Zahl von Enzymbestimmungen finden für die pränatale Diagnostik Anwendung (siehe auch Kap. 16, Abschn. 2.2.3.1).

Tabelle 3-1 Enzyme des Fruchtwassers entsprechend der maximalen spezifischen Aktivität während der Schwangerschaft (nach Sutcliffe [96])

12.–20. Schwangerschaftswoche	35.–40. Schwangerschaftswoche
Alpha-Arabinosidase	Amylase
Beta-Glukosidase	Alpha-Galaktosidase
Alpha-Glukosidase	hitzelabile alkalische Phosphatase
hitzestabile alkalische Phosphatase	hitzestabile alkalische Phosphatase
Laktase	Hexosaminidase
Maltase	Peroxidase
Palatinase	Phosphatidylsäurephosphorylase
Sukrase	
Trehalase	

Prostaglandine

Eihöhle und Dezidua enthalten reichlich Phospholipide, die zusammen mit der in diesen Geweben vorhandenen Phospholipase-A2-Aktivität die Basis für die Bildung von Arachidonsäure sind. Arachidonsäure bildet den Ausgangspunkt für die Biosynthese von Prostanoiden [96]. Die Prostaglandine A, B, E und F, Prostacyclin, 6-Ketoprostacyclin, $F_{1\alpha}$ und Thromboxan B_2 sind im Fruchtwasser gemessen worden; ihre Konzentrationen während der normalen Schwangerschaft entsprechen denen im mütterlichen Serum. Während der Geburt kommt es zu einem erheblichen Anstieg der Prostaglandine E_2 und $F_{2\alpha}$. Bei Gestosen ist der Spiegel von Prostaglandin-I_2 ähnlich wie im mütterlichen Blut vermindert [68, 96, 101]. Zervikale Dilatation führt zu Erhöhung der Prostaglandine im Fruchtwasser [59]. Bei Frühgeburtsbestrebungen fanden sich keine höheren Prostaglandinkonzentrationen im Fruchtwasser [84].

Lipide und Fettsäuren

Die Herkunft der Lipide läßt sich auf Lunge, Haut und Plasma des Fetus sowie die Vernix caseosa zurückführen. Eine signifikante Veränderung während der

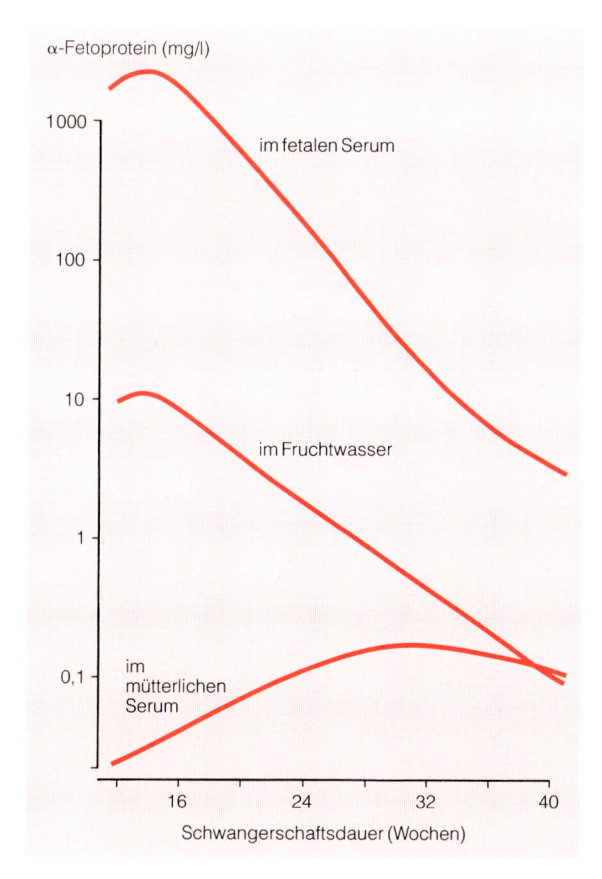

Abb. 3-8 Alpha-Fetoproteinkonzentrationen im Fruchtwasser sowie im fetalen und mütterlichen Serum während der normalen Schwangerschaft (nach Seppälä et al. [93]).

Schwangerschaft ist nur bei den Triglyzeriden und Phospholipiden feststellbar. Letztere haben wesentliche klinische Bedeutung für die Beurteilung der fetalen Lungenreife erlangt. Gegen Ende der Schwangerschaft stellt Lecithin 65% der Gesamtphospholipide des Fruchtwassers dar. Es steigt vor allem nach der 32. Schwangerschaftswoche rasch an, während Sphingomyelin zu diesem Zeitpunkt sogar leicht abfällt (Abb. 3-9). Das *Verhältnis von Lecithin zu Sphingomyelin (L/S-Quotient)* wird am häufigsten für klinische Zwecke herangezogen, wobei ein Wert über 2 fetale Lungenreife signalisiert. Zur Beurteilung der fetalen Lungenreife wurden noch zwei weitere Phospholipide herangezogen (Phosphatidylglycerol und Phosphatidylinositol).

Von den Fettsäuren ist Palmitinsäure die quantitativ wichtigste; sie repräsentiert den Hauptteil der Fettsäuren des Lecithins [46].

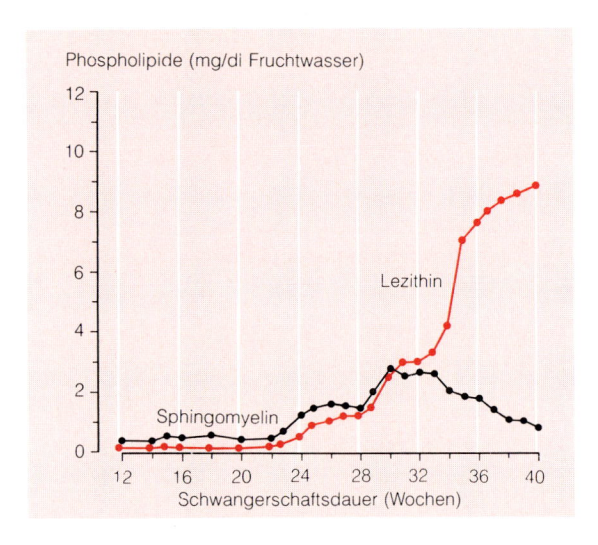

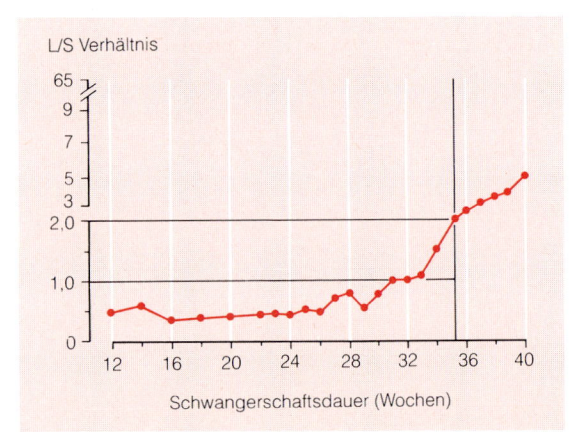

Abb. 3-9 Verlauf von Lecithin (L) und Sphingomyelin (S) sowie des L/S-Verhältnisses, bestimmt durch Reflexionsdensitometrie während der normalen Schwangerschaft (nach Gluck und Kulovich [37]).

Proteohormone

Die *Gonadotropine* LH und FSH weisen signifikante Geschlechtsunterschiede im zweiten Trimenon mit höheren Konzentrationen beim weiblichen Fetus auf. Der hCG- und hPL-Verlauf im Fruchtwasser ist ähnlich wie im mütterlichen Serum und Urin (siehe auch Kap. 4, Abschn. 1.2.2.1, und Kap. 15). Die hPL-Konzentrationen im mütterlichen Serum, im Fruchtwasser bzw. im Nabelschnurblut verhalten sich wie 100 : 10 : 1 zueinander.

Dagegen ist die *Prolactinkonzentration* im Fruchtwasser etwa hundertfach höher als im mütterlichen und fetalen Blut. Dies ist durch die hohe Prolactinbiosyntheseaktivität von Dezidua und Chorion bedingt. Das Maximum der Konzentration liegt zwischen der 16. und 26. Schwangerschaftswoche. Für ACTH fand sich ein Maximum zwischen der 26. und 30. Schwangerschaftswoche. Ähnliche Konzentrationsverläufe wie für Prolactin sind für *Somatotropin*, *Somatomedin* und *Somatostatin* gefunden worden. Für *TSH* wurde im Verlauf der Schwangerschaft keine wesentliche Änderung festgestellt.

Insulin und *Glukagon* weisen eine Zunahme während der Schwangerschaft auf. Die Insulinkonzentrationen im Fruchtwasser spiegeln die Kohlenhydratstoffwechsellage des Fetus wider. Das *C-Peptid* scheint im Fruchtwasser als Index für das fetale Wachstum anwendbar zu sein [76, 89, 96].

Steroide

Ähnlich wie im mütterlichen Plasma nehmen die Konzentrationen der meisten Steroide im Fruchtwasser bis zum Ende der Schwangerschaft zu. Davon ausgenommen sind Progesteron, 5α-Pregnandion, 17α-Hydroxyprogesteron, für die abfallende Werte im Laufe der Schwangerschaft gemessen wurden, und für Dehydroepiandrosteron, das keine wesentliche Änderung aufwies. Das Steroidmuster des Fruchtwassers entspricht den Befunden im Neugeborenenurin, so daß die fetale Urinausscheidung als wesentliche Quelle für die Steroide im Fruchtwasser anzusehen ist. Sexualhormonbindendes Globulin scheint die Konzentrationen der Sexualsteroide im Fruchtwasser mit zu beeinflussen [5]. Signifikante Geschlechtsdifferenzen wurden für Testosteron und Androstendion im zweiten Trimenon gefunden. Bei den Östrogenen ändern sich die Spiegel von Estron und Estradiol wenig, während Estriol im Laufe der Schwangerschaft 1000 µg/l erreicht. Hohe 17α-Hydroxyprogesteron- und Androstendionwerte weisen auf einen 21-Hydroxylase-

Tabelle 3-2 Indikationen für die Steroidbestimmung im Fruchtwasser

Klinische Fragestellung	Steroide, die gemessen werden können
fetale Geschlechtsbestimmung	Testosteron, Androstendion
Anenzephalus	Estriol, Dehydroepiandrosteron, Dehydroepiandrosteronsulfat, 16α-Hydroxydehydroepiandrosteron
21-Hydroxylasemangel	17α-Hydroxyprogesteron, Androstendion Pregnantriol, 17-Ketosteroide
11β-Hydroxylasemangel	11-Deoxycortisol
kongenitale Nebennierenrindenhypoplasie	Dehydroepiandrosteronsulfat (niedrig)
plazentarer Sulfatasemangel	Dehydroepiandrosteronsulfat (hoch)
Rh-Inkompatibilität	Estriol
fetale Lungenreife	Cortisol

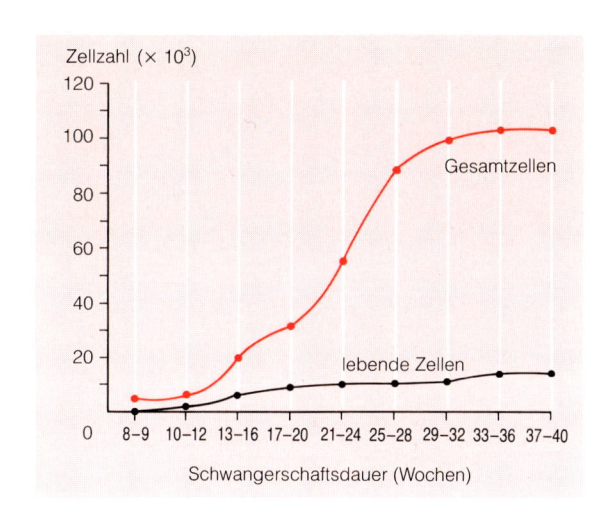

Abb. 3-10   Gesamtzahl und Zahl der lebenden Zellen im Fruchtwasser im Verlauf der Schwangerschaft (nach Brusis, Nitsch und Wengeler [13]).

mangel hin [20]. Die diagnostischen Möglichkeiten bei Steroidmessungen im Fruchtwasser sind in Tabelle 3-2 zusammengestellt [89].

5.3 Zelluläre Bestandteile

Die zellulären Bestandteile des Fruchtwassers haben in den letzten Jahren aufgrund der pränatalen Diagnostik zunehmend an Bedeutung gewonnen. Von der fetalen Haut, der Mundhöhle, dem Gastrointestinaltrakt, dem Urogenitalbereich und dem Respirationstrakt werden Zellen in das Fruchtwasser abgegeben. Die *Größe* der Zellen variiert von 7 bis 50 μm. Die *lebenden Zellen* können gesondert gezählt werden, wie dies in Abbildung 3-10 gezeigt ist. Im normalen Fruchtwasser, das durch Amniozentese in der 16. Schwangerschaftswoche gewonnen wird, liegt der Anteil der lebenden Zellen zwischen 30 und 80%. Die Gesamtzahl der Zellen wird relativ geringer, so daß etwa um die 24. Schwangerschaftswoche nur 10 bis 15% der Zellen vital sind [13, 39]. Anhand der lebenden Zellen können neben der Geschlechtsbestimmung chromosomale Abnormitäten erkannt werden [39].

Hytten und Lind [46] haben entsprechend der Portiozytologie die Zellen in Basal-, Intermediär- und Superfizialzellen eingeteilt.

Es hat verschiedene Versuche gegeben, die zellulären Bestandteile zu klassifizieren. Eine Möglichkeit ist in Abbildung 3-11 wiedergegeben. Bei drohendem Abort und retardierter fetaler intrauteriner Entwicklung wurde ein besonderer abnormer Zelltyp gefunden [39]. Weiterhin sind die Zellen des Fruchtwassers zur Diagnose des Blasensprungs, zur Bestimmung der fetalen Lungenreife bzw. des Gestationsalters, zur Beurteilung von Virusinfektionen des Fetus und zur Beurteilung von Enzym- und Stoffwechselstörungen verwendet worden [13, 31, 38, 44].

5.4 Antibakterielle Eigenschaften des Fruchtwassers und Indikatoren für eine Fruchtwasserinfektion

Erstmals äußerte man in 1949 die Vermutung, daß Fruchtwasser antibakterielle Eigenschaften besitzt [15]. Experimentelle Hinweise dafür wurden erst 1968 erbracht [32]. Das bakterienhemmende System im Fruchtwasser besteht aus zwei Komponenten, Zink [6, 90] und einem Peptid [90]. Die Bildung dieses antibakteriellen Systems scheint in der 20. Schwangerschaftswoche zu beginnen [90]. Generell wurde gegen Ende der Schwangerschaft eine stärkere antibakterielle Eigenschaft des Fruchtwassers gefunden als in früheren Abschnitten der Schwangerschaft [27, 85]. Rassische Unterschiede sind nicht gefunden worden [6]. Andere Systeme, wie Lysozyme, Lysin, Peroxidase [96] und Vitamin-B_{12}-Bindungsproteine könnten ebenfalls antibakteriell wirken [36].

Da vorzeitige Wehentätigkeit vielfach mit einer subklinischen oder klinischen Infektion des Fruchtwassers

Zelltyp	Größe (µm)	erstmaliges Auftreten (Schwangerschaftswoche)	postulierte Herkunft	Veränderung bei fortschreitender Schwangerschaft	diagnostische Bedeutung
A	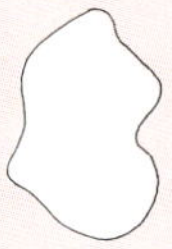 ca. 50	≥ 12.	Haut Mund Vagina	Zunahme	
B	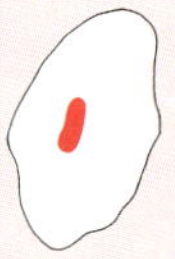 ca. 50	≥ 12.	Haut Mund Vagina	Zunahme	
C	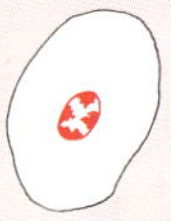 ca. 45	≥ 12.	Haut Mund Vagina Urin	Zunahme	pränatale Geschlechtsbestimmung
D	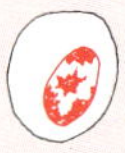 ca. 30–35	5.–8.	Amnion (ableitende Harnwege)	Abnahme	Zellkultur, pränatale Geschlechtsbestimmung
E	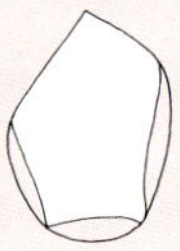 ca. 20–25	≥ 30.	Haut	Zunahme	Reifebestimmung Blasensprung

Abb. 3-11 Zelltypen im Fruchtwasser und deren wesentliche Merkmale (nach Brusis, Nitsch und Wengeler [13]).

vergesellschaftet ist, ist versucht worden, Indikatoren für eine Fruchtwasserinfektion zu finden. Dazu gehören: Gaschromatographie von bakteriellen Abbauprodukten [47], Prostaglandine [81], Interleukin 6 [83], Leukozytenesteraseaktivität [43], Endoxin [82], Leukozytentoxin [71].

6 Beurteilungsmöglichkeiten der fetalen Lungenreife

Die fetale Lungenfunktion wird durch ein Surfactant-System bestimmt.

Der histochemische Nachweis einer solchen Stoffgruppe wurde von Macklin [58] geführt. 1955 berichtete Pattle über die ungewöhnliche Blasenstabilität in exprimiertem Schaum bei Lungenödempatienten [73]. Zwei Jahre später fand Clements eine oberflächenspannungssenkende Substanz in wäßrigen Lungenextrakten [17]; wenig später wiesen Avery und Mead das Surfactant-Material in einer Neugeborenenlunge nach [7].

Das Surfactant-Material wird benötigt, um die Alveolen am Ende der Expiration offenzuhalten und vor dem Kollaps zu bewahren.

Das Surfactant-System besteht aus einer Gruppe von Phospholipiden. Das qualitativ bedeutendste Phospholipid ist das Dipalmitryllecithin. In der fetalen Lunge erscheint Surfactant-Material nach der 24. Schwangerschaftswoche, wenn sich die Alveolarepithelzellen der Lunge in Pneumozyten Typ I (Gasaustausch) und in Pneumozyten Typ II, die für die Synthese des Surfactant-Materials verantwortlich sind, entwickeln. Die Surfactant-Synthese findet in den Mikrosomen statt und nimmt während der Schwangerschaft zu. Besonders direkt nach der Geburt wird eine große Menge an Surfactant in die Luftwege abgegeben [56, 72].

Die zur Verfügung stehenden Testverfahren lassen sich in drei Kategorien einteilen:

– physikalische Testverfahren (Oberflächenspannung)
– biochemische Testverfahren
– indirekte Testverfahren

Tabelle 3-3   Testmöglichkeiten der fetalen Lungenreife

1. Physikalische Verfahren
- Oberflächenspannungsmessung
- Schaumstabilitäts- bzw. „Shake-Test" nach Clements
- Fluoreszenzpolarisation
- Bläschen-„Clicking"-Test
- stabile Mikrobläschenbeurteilung

2. Direkte biochemische Verfahren
- Gesamtphospholipide
- Lecithin
- Lecithin-/Sphingomyelin-Quotient („L/S-Ratio")
- Phosphatidylglycerin
- Phosphatidylinositol
- Palmitinsäure und Palmitin-/Stearinsäure-Quotient („P/S-Ratio")

3. Indirekte Parameter
- Kreatinin
- Cortisol
- Noradrenalin-/Adrenalin-Quotient
- thromboplastische Aktivität
- Zelltyp
- optische Dichte
- Fetographie
- Sonographie
- Vernix caseosa

Eine Übersicht der verschiedenen Untersuchungsmöglichkeiten der fetalen Lungenreife ist in Tabelle 3-3 aufgestellt.

6.1 Physikalische Methoden

Die Oberflächenspannung des Fruchtwassers kann direkt physikalisch durch eine Oberflächenwaage gemessen werden. Die Messungen erwiesen sich als gute Vorhersagemöglichkeit der fetalen Lungenreife. Die Ergebnisse korrelieren signifikant mit den biochemischen Testergebnissen [72, 87].

Eine indirekte physikalische Methode zur Bestimmung der Oberflächenspannung des Fruchtwassers wurde von Clements und Mitarbeitern [17] eingeführt und ist als *Schaumstabilitäts-* oder *Shake-Test* bekannt [3].

Qualität und Quantität von Surfactant können innerhalb von 30 Minuten mit der *Fluoreszenzpolarisation* bestimmt werden [9]. Die übrigen erwähnten Methoden sind nur in begrenztem Umfang durchgeführt worden, so daß breitere klinische Erfahrung für ihre Beurteilung fehlt [72, 73].

6.2 Biochemische Verfahren

Bei der Bestimmung der Gesamtlipide gab es keinen Fall von Atemnotsyndrom bei Werten über 2,8 mg/dl. Lagen die Konzentrationen unter 1,5 mg/dl, so entwickelten die Neugeborenen ein Atemnotsyndrom. Für die Werte dazwischen wurde zur weiteren Differenzierung der L/S-Quotient vorgeschlagen [14]. Nachdem niedrige Lecithinwerte im Zusammenhang mit fetaler Lungenunreife mitgeteilt wurden [65], haben einige Autoren dieses Verfahren angewandt. Allerdings ist der Zeitaufwand größer als bei der Bestimmung des L/S-Quotienten, und die Werte können durch das Fruchtwasservolumen beeinflußt werden. Eine Verbesserung läßt sich durch die Messung von Dipalmityllecithin erreichen [72].

Die breiteste Anwendung hat die Bestimmung des *L/S-Quotienten* gefunden, die durch simultane Erfassung von Lecithin und Sphingomyelin erstellt wird. Ein L/S-Quotient von 2 und mehr 72 Stunden vor der Geburt macht die Gefahr eines Atemnotsyndroms unwahrscheinlich. Während bei 1,5% solcher Neugeborenen ein Atemnotsyndrom entsteht, ist bei 35% derjenigen mit einem L/S-Verhältnis von 1,5 bis 2,0 und bei 78% der Fälle mit einem L/S-Verhältnis unter 1,5 damit zu rechnen [72].

Phosphatidylglycerol, Phosphatidylinositol und andere Phospholipide können mit Hilfe der zweidimensionalen *Dünnschichtchromatographie* aufgetrennt werden. Die Phosphatidylinositolkonzentration steigt parallel mit dem L/S-Quotienten bis zur 36. Schwangerschaftswoche an, um dann allmählich abzufallen. Der Anstieg des Phosphatidylglycerols beginnt um die 36. Schwangerschaftswoche, wenn das L/S-Verhältnis bei 2,0 liegt. Danach besteht eine positive Korrelation mit dem L/S-Quotienten [41]. Durch die Bestimmung dieser beiden Phospholipide scheint eine bessere Beurteilung möglich zu sein [52]. Hohe diagnostische Spezifität (97%) und Sensibilität (88%) wurden für den Neuraminsäure-/Protein-Quotienten gefunden [49].

6.3 Indirekte Verfahren

Auch die Kreatininbestimmung im Fruchtwasser wurde zur Beurteilung der fetalen Lungenreife herangezogen. Es gibt eine signifikante Korrelation zwischen Fruchtwasserkreatinin und dem L/S-Quotienten, wobei allerdings die große Streubreite der Kreatininwerte Schlußfolgerungen aus einzelnen Fruchtwasserproben unbrauchbar macht [94]. Allgemein klinisch hat die Kreatininbestimmung für die Beurteilung der fetalen Lungenreife keine größere Anwendung gefunden (siehe auch Abschn. 5.2).

In einer Reihe von Untersuchungen wurde der *Cortisolspiegel* im Fruchtwasser mit der fetalen Lungenreife korreliert. Allein scheint die Cortisolbestimmung als Beurteilungsparameter für die fetale Lungenreife nicht geeignet zu sein. Es bestehen jedoch signifikante Korrelationen zwischen Fruchtwasser-Cortisol und L/S-Verhältnis, im geringerem Umfang auch mit der Palmitinsäure und dem Palmitin-/Stearinsäure-Quotienten [72, 81].

Auch das *Noradrenalin-/Adrenalin-Verhältnis* korreliert signifikant mit dem L/S-Quotienten. Dies würde dem Entwicklungsstand des sympathischen Nervensystems entsprechen und zeigt, daß dies mit der fetalen Lungenreife einhergeht. Des weiteren wurde die thromboplastische Aktivität, die Aktivität, die von den abgeschilferten degenerierten fetalen Zellen stammt, gemessen [26, 42, 72].

Die fetale Lungenreife wurde auch mittels des *Lipidgehalts der Fruchtwasserzellen* nach Nilblaufärbung bestimmt. Eine gute Übereinstimmung mit dem L/S-Quotienten wurde gefunden [72]. Falsch-negative Befunde schränken den Wert der Methode ein [13].

Andere Verfahren, wie Messung der optischen Dichte, Fetografie, Ultrasonographie und Beurteilung des Vernixgehaltes des Fruchtwassers, sind ebenfalls in begrenztem Umfang eingesetzt worden. Eine wesentliche klinische Bedeutung haben sie nicht erlangt [72].

Literatur

1. Abramovich, D. R., A. Garden, A. Jandial, K. R. Page: Fetal swallowing and voiding the relation to hydramnios. Obstet. and Gynec. 54 (1979) 15.
2. Anastasiatis, P., S. Atassi, M. Rimpler: The concentration of the elements Zn, Cu, Mg, Fe, Na und K in human amniotic fluid during birth. J. perinat. Med. 9 (1981) 228.
3. Anderer, M., H.-J. Grabow, A. E. Schindler: Bestimmung der fetalen Lungenreife mittels Shake-Test nach Clements und L/S-Ratio. Fortschr. Med. 99 (1981) 159.
4. Anger, H.: Früherkennung perinataler Komplikationen. Fortschr. Med. 106 (1985) 91.
5. Anzelle, M. P., J. Tardival-Lacombe, M. Domingo, M. Egloff, H. Degrella: Immunochemical characterization and quantitation of the sex steroid-binding protein (SBP) in human amniotic fluid. Clin. chim. acta 167 (1987) 43–49.
6. Appelbaum, P. C., G. Shulman, N. L. Chambers et al.: Studies on the growth-inhibition property of amniotic fluids from two United States population groups. Amer. J. Obstet. Gynec. 134 (1980) 579.
7. Avery, M. E., J. Mead: Surface properties in relation to atelectasis and hyaline membrane disease. Amer. J. Dis. Child. 97 (1959) 517.
8. Bala, S., S. Seth, P. K. Seth: Albumin concentration in human amniotic fluid from normal pregnancies. Acta paediatr. hung. 28 (1987) 187–192.
9. Barkay, G., M. Modan, B. Goldmann, A. Lusky, M. Brish, S. Mashiach: Determination of amniotic fluid microviscosity and body temperature: a predictor of fetal lung maturity. Obstet. and Gynec. 65 (1986) 573.
10. Biggs, J. B., R. O. Duncan: Production rate and sources of amniotic fluid at term. J. Obstet. Gynaec. Brit. Cwlth. 77 (1970) 326.
11. Bourne, G. L.: The human amnion and chorion. Lloyd Luke, London 1962.
12. Brace, R. A., E. J. Wolf: Normal amniotic fluid volume. Changes throughout fluid pregnancy. Amer. J. Obstet. Gynec. 61 (1989) 382–388.
13. Brusis, E., B. Nitsch, H. Wengeler: Fruchtwasser und Amnion. In: Döderlein, G., K.-H. Wulf (Hrsg.): Klinik der Frauenheilkunde und Geburtshilfe, 1. Aufl., Bd. 4, S. 667–750. Urban & Schwarzenberg, München–Wien–Baltimore 1975.
14. Caspi, E., P. Schreyer, I. Tamir: Changes in amniotic fluid lecithin-sphingomyelin ratio following maternal dexamethasone administration. Amer. J. Obstet. Gynec. 122 (1975) 26.
15. Cattanea, P.: Pourvoir lysosymique de liquide amniotique et pourvoir antilysosymique du meconium. Clin. Obstet. Gynec. 56 (1949) 60.
16. Chamberlain, P. F., T. A. Manning, I. Morisson, C. R. Marman, I. R. Lange: Ultrasound evaluation of amniotic fluid volume. I. The relationship of marginal and decreased amniotic fluid volumes and perinatal outcome. II. The relationship of increased amniotic fluid volume to perinatal outcome. Amer. J. Obstet. Gynec. 150 (1984) 245–249 and 250–254.
17. Clements, J. A.: Surface tension of lung extracts. Proc. Soc. exp. Biol. (N.Y.) 95 (1975) 170.
18. Clements, J. A., F. I. Reyes, J. D. S. Winter, C. Fairman: Studies of human sexual development IV. Fetal pituitary and serum and amniotic fluid concentrations of prolactin. J. clin. Endocr. 44 (1977) 408.
19. Dicker, D., N. Samuel, D. Feldberg, J. A. Goldman: The antenatal diagnosis of Potter syndrome (Potter sequence). A lethal and not-so-rare malformation. Europ. J. Obstet Gynaec. 18 (1984) 17.
20. Dörr, H. G., W. G. Sippell, F. Bidlingmaier, D. Knorr: Midgestational amniotic fluid steroid levels in CAH pregnancies. Effect of prenatal dexamethasone treatment. Acta endocr. (Kbh.) Suppl. 120 (1989) 110.
21. Dooley, Sh. L., B. E. Metzger, R. Depp, N. Feinkel. R. L. Phelps: The effect of gestational age on amniotic fluid glucose in pregnancy complicated by diabetes. Amer. J. Obstet. Gynec. 142 (1982) 492.
22. Doran, T., S. Bjerre, C. Porter: Creatinine, uric acid and electrolytes in amniotic fluid. Amer. J. Obstet. Gynec. 106 (1970) 325.
23. Dracancic, A., J. Ivic, J. Kuvacic: Fruchtwasseruntersuchungen bei der Placentainsuffizienz. In: Dudenhausen, J. W., E. Saling (Hrsg.): Perinatale Medizin, Bd. V, S. 96. Thieme, Stuttgart 1974.
24. Duenhoelter, J. H., J. A. Pritchard: Fetal respiration. Quantitative measurements of amniotic fluid inspired near term by human and rhesus fetuses. Amer. J. Obstet. Gynec. 125 (1976) 306.

25. Emery, A., E. H. D. Burt, M. M. Nelson, J. B. Scingeour: Antenatal diagnosis and amino acid composition of amniotic fluid in central nervous system malformations. Lancet I (1973) 970.
26. English, Ch. J., L. Poller, R. W. Burslem: A study of the procoagulant properties of amniotic fluid and their correlation with the lecithin/sphingomyelin-ratio. Brit. J. Obstet. Gynaec. 88 (1981) 133.
27. Ewaldson, G., C. E. Nord: Amniotic fluid activity against bacteroides fragilis and group B streptococci. Med. Microbiol. Immunol. 170 (1981) 11.
28.*Fairweather, D. V. I., T. K. A. Eskes (eds.): Amniotic Fluid Research and Clinical Application. Excerpta Medica, Amsterdam 1973.
29. Freda, V. J.: The Rh problem in obstetrics and a new concept of its management using amniocentesis and spectrophotometric scanning of amniotic fluid. Amer. J. Obstet. Gynec. 92 (1965) 341.
30. Free, A. H., H. M. Free: Laboratory interrelations of amniotic fluid and urine. In: [64].
31. Fuchs, F., L. L. Cederquist: Prenatal diagnosis based upon amniotic fluid cells. In: [28].
32. Galask, R. P., I. S. Snyder: Bacterial inhibition by amniotic fluid. Amer. J. Obstet. Gynec. 100 (1986) 948.
33. Galvan, B. J., C. Van Mullem, F. F. Broekhuizen: Using amnioinfusion for relief of repetitive variable decelerations during labor. J. Obstet. Gynec. Neonatal Nurs. 18 (1989) 222.
34. Gembruch, U., M. Hansmann: Artificial installation of amniotic fluid as a new technique for the diagnostic evaluation of cases of oligohydramnios. Prenat. Diagn. 8 (1988) 33.
35. Genbrane-Youmes, J., N. M. Hoang, L. Orcel: Ultrastructure of human umbilical vessels: a possible role in amniotic fluid formation? Placenta 7 (1986) 173.
36. Gimsing, P., L. Toft, M. Felber, E. Hoppe: Vitamin B12-binding proteins in amniotic fluid. Acta obstet. gynaec. scand. 64 (1985) 121.
37. Gluck, L., M. V. Kulovich: Lecithin/sphingomyelin ratios in amniotic fluid in normal and abnormal pregnancy. Amer. J. Obstet. Gynec. 115 (1973) 539.
38. Goodlin, R. C., J. C. Anderson, T. F. Gallagher: Relationship between amniotic fluid volume and maternal volume expansion. Amer. J. Obstet. Gynec. 146 (1983) 505.
39. Gosden, C., M. A. Ross, P. J. Eason: Amniotic fluid cell cytology and cytogenetics. In: [88].
40. Hadi, H. A., H. E. Fadd, G. H. Nelson, J. Hill: The unreliability of amniotic fluid bilirubin measurements in isoimmunized pregnancies in sickle cell disease patients. Obstet. and Gynec. 65 (1985) 758.
41. Hallmann, M., M. Kulovich, E. Kirkpatrick, R. G. Sugarman, L. Gluck: Phosphatidylinositol and phosphatidylglycerol in amniotic fluid: indices of lung maturity. Amer. J. Obstet. Gynec. 125 (1976) 613.
42. Heyes, H., W. Leucht, K. Musch: Evaluation of fetal lung maturity by measurement of the procoagulant activity in amniotic fluid. Arch. Gynec. 233 (1982) 7.
43. Hoskins, I. A., F. Marks, S. A. Ordorica, B. K. Young: Leucocyte esterase activity in amniotic fluid: normal values during pregnancy. Amer. J. Perinatol. 7 (1990) 130.
44. Huisjes, H. J.: Cytology of amniotic fluid and its clinical application. In: [28].
45.*Hytten, F. E.: Weight gain in pregnancy. In: Hytten, F. E., G. Chamberlain (eds.): Clinical Physiology in Obstetrics, p. 193. Blackwells, Oxford 1980.
46.*Hytten, F. E., T. Lind: Diagnostische Indices in der Schwangerschaft. Ciba Geigy, Basel 1974.

47. Iams, J. D., Clapp, D. H., D. A. Contos, R. Whitehurst, L. W. Ayers, R. W. Shaughnessy: Does extra-amniotic infection cause preterm labor? Gas-liquid chromatography studies of amniotic fluid in amnionitis, preterm labor and normal controls. Obstet. and Gynec. 70 (1987) 365.
48. Jirasek, J. E., A. Capkova: Concentration of total reducing substances in bladder urine of human midpregnancy fetus after glucose infusion to the mother. Obstet. and Gynec. 33 (1969) 805.
49. Kaestner, B., H. Schenk, W. Weise, H. Donat: Der Neuraminsäure/Protein-Quotient im Fruchtwasser: Indicator für die fetale Reife. Z. Med. Lab. Diagn. 31 (1990) 77–83.
50. Kirshon, B., B. Rosenfeld, G. Mari, M. Belfort: Amniotic fluid glucose and intramniotic infection. Amer. J. Obstet. Gynec. 164 (1991) 818–820.
51. Kling, O. R., W. M. Crosby, J. A. Merrill: Amniotic fluid correlates of fetal maturity and perinatal outcome. Gynec. obstet. Invest. 4 (1973) 38.
52. Kulovich, M. V., M. B. Hallmann, L. Gluck: The lung profile. I. Normal pregnancy. Amer. J. Obstet. Gynec. 135 (1979) 57.
53. Leontic, B. A., B. Andreasson, B. Smith, J. E. Tyson: Further evidence for the specifity of amniotic osmo-regulation by prolactin. Gynec. obstet. Invest. 8 (1977) 42.
54. Liley, A. W.: Errors in the assessment of hemolytic disease from amniotic fluid. Amer. J. Obstet. Gynec. 85 (1963) 485.
55. Lind, T.: The biochemistry of amniotic fluid. In: [88].
56. Lorenz, U.: Antepartale Lungenreifung durch Fruchtwasseranalyse. Springer, Berlin–Heidelberg–New York 1982.
57. MacDonald, M. S., J. L. Emery: The late intrauterine and postnatal development of human renal glomeruli. J. Anat. (Lond.) 93 (1959) 331.
58. Macklin, C. C.: The pulmonary alveolar mucoid film and the pneumocytes. Lancet I (1954) 1099.
59. Manabe, Y., T. Okazuki, A. Takahashi: Prostaglandins E and F in amniotic fluid during stretch-induced cervical softening and labor at term. Gynec. obstet. Invest. 15 (1983) 343.
60. McAllistair, C. J., C. G. Stull, N. G. Courey: Amniotic fluid levels of uric acid and creatinine in toxemic patients – possible relation to diuretic use. Amer. J. Obstet. Gynec. 115 (1973) 560.
61. Moore, K. L.: The Developing Human. Saunders, Philadelphia–London–Toronto 1973 (zit. in [13]).
62. Naeye, R. L., W. A. Blanc: Fetal renal structure and the genesis of amniotic fluid disorders. Amer. J. Pathol. 67 (1972) 95.
63. Nageotte, M. P., L. Bertucci, L. V. Towes, D. L. Lagrow, H. Modanlon: Prophylactic amnion infusion in pregnancies complicated by oligohydramnios: a prospective study. Obstet. and Gynec. 77 (1991) 677–680.
64.*Natelson, S., A. Scommegna, M. B. Epstein (eds.): Amniotic Fluid. Wiley, New York 1974.
65. Nelson, G.: Amniotic fluid phospholipid patterns in normal and abnormal pregnancies. Amer. J. Obstet. Gynec. 105 (1969) 1072.
66. Nelson, M. M.: Amniotic fluid volumes in early pregnancy. J. Obstet. Gynaec. Brit. Cwlth. 79 (1972) 50.
67. Newman, R. L., G. Tuera: The glucose-insulin ratio in amniotic fluid. Obstet. and Gynec. 47 (1976) 599.
68. Nieder, J., W. Augustin: Untersuchungen über den Prostaglandingehalt des Fruchtwassers in der Frühschwangerschaft. Zbl. Gynäk. 103 (1981) 1260.
69. Nusbaum, M. J., A. Zettner: The content of calcium, magnesium, copper, iron, sodium and potassium in amniotic fluid from eleven to 19 weeks of gestation. Amer. J. Obstet. Gynec. 115 (1973) 219.
70. Orterlo, L. C. van, J. W. Wladimiroff, H. C. S. Wallenberg: Relationship between fetal urine production and amniotic fluid volume in normal pregnancy and pregnancy complicated by diabetes. Brit. J. Obstet. Gynaec. (1977) 205.
71. Pankuch, G. A., P. H. Chevury, J. J. Botti, P. C. Appelbaum:

* Übersichtswerke

Amniotic fluid leukotaxis essay as an early indicator of chorioamnionitis. Amer. J. Obstet. Gynec. 161 (1989) 802–807.
72. Parkinson, Ch., E. D. Harvey: Amniotic fluid and fetal pulmonary maturity. In: [88].
73. Pattle, R. E., C. C. Kratzing, C. E. Parkinson et al.: Maturity of fetal lungs tested by production of stable microbubbles in amniotic fluid. Brit. J. Obstet. Gynaec. 86 (1979) 615.
74. Pochopien, D. J.: Urea and glucose concentration of amniotic fluid during pregnancy. In: [64].
75. Pritchard, J. A.: Fetal swallowing and amniotic fluid volume. Obstet. and Gynec. 28 (1969) 606.
76. Pschera, H., B. Person, N. O. Lunell: Amniotic fluid C-peptide and cortisol in normal and diabetic pregnancies and in pregnancies accompanied by fetal growth retardation. Amer. J. Perinatol. 3 (1986) 16–21.
77. Queenan, J. T.: Amniotic fluid analysis in Rh-and other blood group immunizations. In: [88].
78. Queenan, J. T., W. Thompson: Amniotic fluid volumes in normal pregnancies. Amer. J. Obstet. Gynec. 114 (1972) 34.
79. Reid, D. W. J., D. J. Campell, V. L. Y. Yakymephyn: Amino acid variations in amniotic fluid and maternal plasma from Rh-sensitized pregnancies. Amer. J. Obstet. Gynec. 114 (1972) 1035.
80. Robertson, J. G.: Clinical value and application of measurements of bilirubin and protein levels in amniotic fluid in Rh-isoimmunization. In: [28].
81. Romero, R., M. Emanian, M. Wan, R. Quintero, J. C. Hobbins, M. D. Mitchell: Prostaglandin concentration in amniotic fluid of women with intra-amniotic infection and preterm labor. Amer. J. Obstet. Gynec. 157 (1987) 1461–1467.
82. Romero, R., N. Kadar, J. C. Hobbins, G. W. Duff: Infection and labor: the detection of endotoxin in amniotic fluid. Amer. J. Obstet. Gynec. 157 (1987) 815–819.
83. Romero, R., C. Avila, U. Santhanam, P. B. Sehgal: Amniotic fluid intraleukin 6 in preterm labor. J. Clin. Invest. 85 (1991) 1392–1400.
84. Romero, R., Y. K. Wu, M. Mazor, J. C. Hobbins, M. D. Mitchell: Amniotic fluid prostaglandin E_2 in preterm labor. Prostaglandins Leukot. Essent. fatty Acids 34 (1988) 141–145.
85. Rouquet, Y., G. Paul, A. Philippon, M. Toumaise, P. Nevit, J. Chavinee: Effect bacteriostatique et bactericide du liquide amniotique. J. Gynéc. Obstét. Biol. Reprod. 10 (1981) 119.
86. Ruelland, A., O. Chervant-Breton, B. Le Gras, C. Clerc, L. Cloarec: Fibronectine amniotique en cours de grossesses normales et de grossesses avec anencéphalie foetale. J. Gynéc. Obstét. Biol. Reprod. 14 (1985) 305.
87. Salzer, H., P. Husslein, J. Nezbada, G. Simbruner, L. Havele: Die präpartale Oberflächenspannung des Fruchtwassers im Vergleich mit der postpartalen Compliance des respiratorischen Systems des Neugeborenen. Wien. klin. Wschr. 130 (1980) 602.
88.*Sandler, M. (ed.): Amniotic Fluid and Its Clinical Significance. Marcel Dekker, New York 1981.
89. Schindler, A. E.: Hormones in Human Amniotic Fluid. Monographs on Endocrinology, vol. 21. Springer, Berlin–Heidelberg–New York 1982.
90. Schlievert, P., W. Johnson, R. P. Galask: Bacterial growth inhibition by amniotic fluid. VII. The effect of zinc supplementation on bacterial inhibiting activity of amniotic fluid from gestation at 20 weeks. Amer. J. Obstet. Gynec. 127 (1977) 608.
91. Schmid, J., T. Reich, W. E. Schreiner: Fruchtwasser und kindliche Übertragung. Gynaecologia 167 (1969) 363.
92. Seeds, A. E: Basic concepts of maternal-fetal amniotic fluid exchange. Pediat. Clin. N. Amer. 28 (1981) 231.
93. Seppälä, M., T. Ranta, L. Geroff, J. Lindgren: Alpha-Fetoprotein in obstetrics and gynecology. In: Weitzel, H. K., J. Schneider (eds.): Alpha-Fetoprotein in Clinical Medicine, p. 47. Thieme, Stuttgart–New York 1979.
94. Skjaeraasen, J., J. M. Maltau: Evaluation of fetal maturity by amniotic fluid creatinine concentrations and lecithin/sphingomyelin ratio. Acta obstet. gynaec. scand. 56 (1977) 179.
95. Sokol, R. J., P. W. Hall: Fetal renal tubular function during late pregnancy and diabetes mellitus. Amer. J. Obstet. Gynec. 129 (1977) 208.
96. Sutcliffe, R. G.: Proteins in human amniotic fluid. In: [88].
97. Svigos, J. M.: Early midtrimester oligohydramios: a sign of poor fetal diagnosis. Aust.-N.Z. J. Obstet. Gynaec. 27 (1987) 90–91.
98. Weiss, P. A. M., H. Hoffmann, R. Winter, P. Pürstner, W. Lichtenegger: Amniotic fluid glucose values in normal and abnormal pregnancies. Obstet. and Gynec. 65 (1985) 333.
99. Wladimiroff, J. W., S. Campell: Fetal urine production rates in normal and complicated pregnancies. Lancet I (1974) 151.
100. Wynn, R. M.: Development and morphology of the amnion. In: [64].
101. Ylikorkala, O., U.-M. Mäkilä, L. Vinikka: Amniotic fluid prostacyclin and thromboxane in normal preeclamptic and some other complicated pregnancies. Amer. J. Obstet. Gynec. 141 (1981) 487.

4 Die feto-plazentare Einheit

W. Künzel, H. Gips

Inhalt*

1	Endokrinologie der Schwangerschaft	49
1.1	Frühe Schwangerschaft	49
1.2	Mittlere bis späte Schwangerschaft	50
1.2.1	Plazentare Biosynthese und Metabolisierung von Steroidhormonen	50
1.2.1.1	Progesteron	50
1.2.1.2	Östrogene	50
1.2.1.3	Physiologische Bedeutung von Progesteron und Östrogenen in der Schwangerschaft	52
1.2.1.4	Regulation der Steroidhormonbiosynthese in der Plazenta	53
1.2.2	Plazentare Proteohormone und Proteine	54
1.2.2.1	Proteohormone	55
1.2.2.2	Proteine	57
2	Physiologische Regulation der uterinen Durchblutung	59
2.1	Herzminutenvolumen und uterine Durchblutung	59
2.2	Arterielle und venöse Versorgung des Uterus	59
2.3	Arterielle und venöse Versorgung des intervillösen Raumes	60
2.4	Uteroplazentare Durchblutung	60
2.4.1	Bestimmungsmethoden	60
2.4.2	Uterusdurchblutung während der Schwangerschaft	60
2.4.3	Regelmechanismen der Uterusperfusion	61
2.4.4	Uteruskontraktionen und uterine Perfusion	63
2.5	Hormonelle Beeinflussung der uteroplazentaren Durchblutung	63
2.5.1	Östrogene	63
2.5.2	Adrenerge Rezeptoren	64
2.5.3	Renin-Angiotensin-System	64
2.5.4	Prostaglandine	64
2.6	Pharmakologische Beeinflussung der uteroplazentaren Durchblutung	65
2.6.1	Nikotin	65
2.6.2	Tokolytika	66
2.7	Einfluß körperlicher Belastungen auf die uteroplazentare Durchblutung	66
2.8	Vena-cava-Okklusionssyndrom	68
3	Stoffaustausch über die Plazenta	69
3.1	Physiologie des plazentaren Transfers	70
3.1.1	Einfache Diffusion	70
3.1.2	Erleichterte Diffusion	70
3.1.3	Aktiver Transport	71
3.1.4	Pinozytose	71
3.1.5	Ultrafiltration (bulk flow)	71
3.2	Gasaustausch in der Plazenta	71
3.2.1	Vorbemerkungen	71
3.2.2	Sauerstoff	71
3.2.2.1	Verbrauch	71
3.2.2.2	Partialdruck im Blut	71
3.2.2.3	Bindungsverhalten	73
3.2.2.4	Diffusionskapazität	74
3.2.2.5	Permeabilität	74

* Die Literaturverzeichnisse befinden sich jeweils im Anschluß an die Abschnitte

3.2.2.6	Maternale und fetale Hämoglobinflußraten 74	3.3.2	Lipoidunlösliche inerte Stoffe	76
3.2.3	Kohlendioxid 74	3.3.3	Glukose, Fettsäuren und Aminosäuren	77
3.2.4	Inerte Gase und Narkosegase 75	3.3.4	Elektrolyte	79
3.3	Austausch nichtflüchtiger Stoffe über die Plazenta 75	3.3.5	Hormone	80
		3.3.6	Vitamine	81
3.3.1	Lipoidlösliche inerte Stoffe.......... 75	3.3.7	Toxische Metalle	82

1 Endokrinologie der Schwangerschaft

H. Gips

Hormone sind biologische Signale mit der Aufgabe, metabolische Prozesse zu modulieren. Während der Schwangerschaft werden von der Plazenta große Mengen an Progesteron sowie an Östrogenen (Estron, Estradiol-17β und Estriol) produziert und in das maternale und fetale Kompartiment sezerniert. Im Gegensatz zu den Gonaden und der Nebennierenrinde ist die Plazenta jedoch nicht in der Lage, Steroidhormone de novo aus Acetat oder Cholesterin zu synthetisieren. Eine fehlende komplette Enzymausstattung, wie sie im Ovar und in der Nebennierenrinde vorhanden ist, macht die plazentare Biosynthese von Steroidhormonen abhängig von Vorstufen, die im maternalen und fetalen Kompartiment gebildet werden [18]. Es ist somit sinnvoll, in der Schwangerschaft von einer Steroidhormonbiosynthese der feto-plazentaren, materno-plazentaren oder feto-materno-plazentaren Einheit zu sprechen.

Neben der Produktion und Metabolisierung von Steroidhormonen werden in der Plazenta eine Anzahl von Proteohormonen sowie spezifische plazentare Proteine produziert. Im Gegensatz zur Sekretion der Steroidhormone, die in großen Mengen in das maternale wie auch fetale Kompartiment abgegeben werden, erfolgt die Freisetzung der Proteohormone und Proteine überwiegend in das maternale Kompartiment, während in die fetale Zirkulation nur geringe Mengen gelangen.

1.1 Frühe Schwangerschaft

Endokrine Funktion des Corpus luteum graviditatis

Eine adäquate Progesteronbiosynthese des Corpus luteum ist die Voraussetzung für die erfolgreiche Implantation des Trophoblasten sowie die Aufrechterhaltung der frühen Schwangerschaft. Während in einem normalen Menstruationszyklus zwischen dem 23. und 24. Zyklustag eine funktionelle Regression der luteinisierten Granulosazellen eintritt [41], erfolgt mit dem Eintritt der Schwangerschaft durch das vom Trophoblasten produzierte humane Choriongonadotropin (hCG) eine erneute Stimulation der Progesteronbiosynthese des Corpus luteum graviditatis.

Ebenfalls zeigt das Estradiol-17β nach erfolgter Implantation einen kontinuierlichen Anstieg mit einer Verdoppelungszeit der Konzentration von ca. 14 Tagen. Progesteron zeigt hingegen ein differentes Konzentrationsmuster mit einem Maximum ca. 14 Tage nach der Ovulation, einem folgenden leichten Abfall und danach dann zunächst konstanten Serumkonzentration zwischen Tag 25 und Tag 50 nach der Ovulation [27].

Das 17α-Hydroxyprogesteron als spezifischer Marker der Lutealfunktion zeigt dagegen um den 36. Tag nach der Ovulation herum einen kontinuierlichen Konzentrationsabfall mit dem Hinweis auf eine schnell abnehmende sekretorische Funktion des Corpus luteum graviditatis. Die zu diesem Zeitpunkt sich konstant zeigenden Konzentrationen des Progesterons mögen bereits auf eine plazentare partielle Biosynthese deuten. Ob die kontinuierlich ansteigenden Konzentrationen des Estradiol-17β einen luteolytischen Effekt auf das Corpus luteum ausüben oder zu einem abnehmenden luteotrophen Effekt des hCG führen, ist nicht gesichert.

Der Übergang der für den Erhalt der Schwangerschaft unerläßlichen Produktion des Progesterons vom Corpus luteum graviditatis zur Plazenta erfolgt gleitend. Luteektomien in der 7. Schwangerschaftswoche nach Menstruation führen zu einem steilen Abfall des Progesterons und Estradiol-17β im Serum mit nachfolgendem Abortgeschehen. Zum Erhalt der Schwangerschaft müssen täglich 200 mg Progesteron zugeführt werden, um die Frühschwangerschaft zu erhalten. Eine durchgeführte Luteektomie nach der 8. Schwangerschaftswoche führt nur zu einem vorübergehenden Abfall des Progesterons, der weitere Verlauf der Schwangerschaft ist dann jedoch nicht gestört. Ab der 8. Schwangerschaftswoche (6. Woche nach Fertilisation) ist das Corpus luteum graviditatis nicht mehr für den Erhalt einer Schwangerschaft notwendig. Eine Restproduktion von Steroidhormonen bleibt jedoch bis zum Ende der Schwangerschaft erhalten.

1.2 Mittlere bis späte Schwangerschaft

1.2.1 Plazentare Biosynthese und Metabolisierung von Steroidhormonen

1.2.1.1 Progesteron

Das von der Plazenta gebildete Progesteron wird nahezu ausschließlich aus mütterlichem Plasmacholesterin gebildet (Abb. 4-1). Eine Unterbindung der Nabelschnurgefäße führt, ebenso wie der Tod des Feten, bei intakter Plazentafunktion nur zu geringen Veränderungen der mütterlichen Serumkonzentration des Progesterons [31]. Progesteron hat somit als Parameter der fetalen Überwachung keine Bedeutung.

Eine signifikante plazentare Progesteronproduktion ist beim Menschen zwischen der 6. und 8. Schwangerschaftswoche nachzuweisen. Die plazentare Produktionsrate am Ende der Schwangerschaft liegt im Bereich von 250 mg/Tag. Im Vergleich hierzu liegt diese in der Lutealphase bei 15 bis 20 mg/Tag [28, 32]. Die maternalen Serumkonzentrationen am Ende der Schwangerschaft sind im Mittel um den Faktor 10 höher als in der Mitte der Lutealphase (Abb. 4-2).

Im fetalen Kompartiment werden drei- bis fünffach höhere Konzentrationen als im maternalen Kompartiment nachgewiesen, wobei diese im Nabelvenenblut signifikant über denen in der Nabelarterie liegen [17, 18]. Diese Differenz gibt einen Hinweis auf eine ebenfalls ablaufende plazentare Sekretion in das fetale Kompartiment. Nur 1% des mütterlichen Progesterons erreicht den Feten direkt diaplazentar [14].

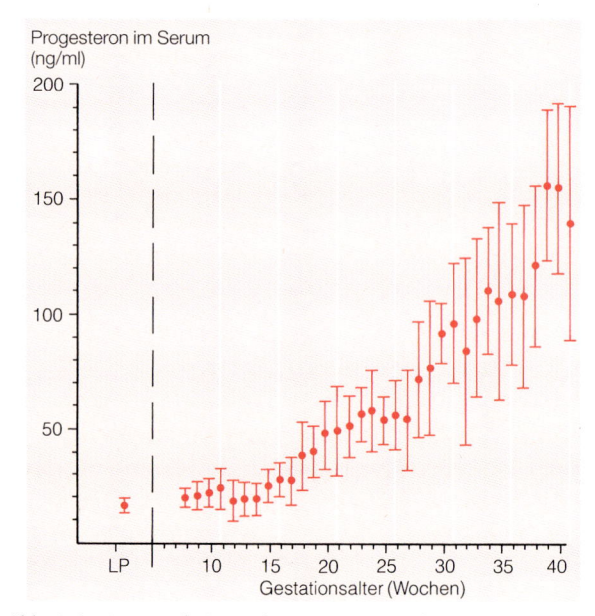

Abb. 4-2 Maternale Serumkonzentrationen des Progesterons (x ± SD) in der Schwangerschaft und in der Lutealphase (LP) des Menstrualzyklus (nach [17]).

1.2.1.2 Östrogene

Aufgrund der in der Plazenta fehlenden Enzymaktivität der 17-Hydroxylase und der 17, 20-Desmolase ist eine Konversion der C21-Steroide Pregnenolon und Progesteron zu den C19-Steroiden Dehydroepiandrosteron, Androstendion und Testosteron nicht möglich. Diese Präkursoren der Östrogene müssen der Plazenta somit vom maternalen und fetalen Kompartiment als Substratsteroide zur Verfügung gestellt werden. Die Produktion dieser Androgene erfolgt überwiegend in der fetalen Nebennierenrinde; ein beträchtlicher Anteil wird jedoch auch von der maternalen Nebennierenrinde sezerniert.

Estradiol-17β und Estron

Die plazentare Produktion von Estradiol-17β und Estron (Abb. 4-3) erfolgt aus dem Dehydroepiandrosteronsulfat (DHEA-S) der fetalen und mütterlichen Nebennierenrinde (60 : 40) [38]. Die plazentare Konversion beginnt mit der Hydrolysierung zum unkonjugierten DHEA durch die plazentare Sulfatase.

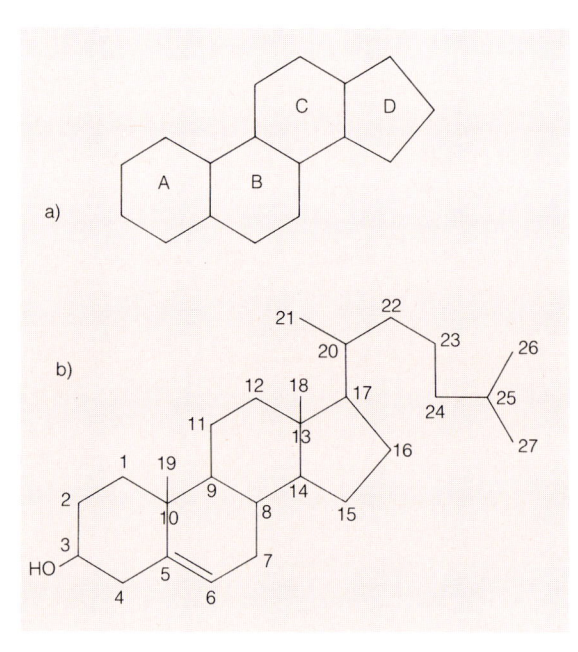

Abb. 4-1 Grundstruktur der Steroidhormone.
a) Das Cyclopentanoperhydrophenanthren-Gerüst stellt das Skelett des Steroidmoleküls dar. Die drei 6-C-Atomringe sind mit A, B und C gekennzeichnet, während der 5-C-Atomring mit D bezeichnet wird.
b) Das Cholesterinmolekül ist die Ausgangssubstanz aller natürlichen Steroidhormone. Die Ziffern 1 bis 27 kennzeichnen die gebräuchliche Numerierung der C-Atome.

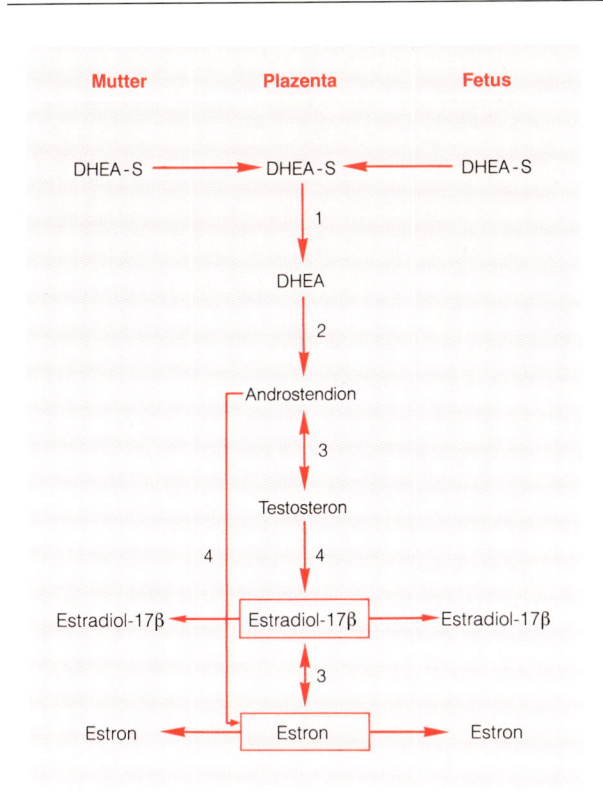

Abb. 4-3 Die plazentare Biosynthese des Estrons und des 17β-Estradiols. 1 = Sulfatase; 2 = 3β-ol-Dehydrogenase, Δ4-5 Isomerase; 3 = 17β-Hydroxysteroiddehydrogenase; 4 = Aromatase.

Ein Mangel an diesem Enzym *(plazentarer Sulfatasemangel)* geht mit extrem niedrigen Östrogenkonzentrationen im Serum und Urin einher, ohne daß eine fetale Gefährdung vorliegt [19]. Dieser Enzymdefekt ist nicht allein auf die Plazenta beschränkt, sondern ist in vielen anderen Geweben lokalisiert. Er ist X-chromosomal gebunden und kommt nur bei männlichen Feten vor mit später folgender Entwicklung einer X-chromosomal gebundenen Ichthyosis [37].

Die weitere Metabolisierung des DHEA zum Androstendion mit folgender Aromatisierung zum Estron und Reduktion zum Estradiol-17β entspricht der im Ovar. Mehr als 90% des plazentar am Ende einer Schwangerschaft produzierten Estrons und Estradiol-17β entstammen dem DHEA-S. Die Produktion des restlichen Anteils erfolgt überwiegend direkt aus dem DHEA.

Aufgrund einer ausgeprägten Aromataseaktivität in der Plazenta werden nur geringe Mengen der androgenen Vorstufen (Androstendion und Testosteron) in das fetale oder maternale Kompartiment abgegeben. Estron und Estradiol-17β werden überwiegend in das maternale Kompartiment sezerniert.

Die Produktionsraten von Estron und Estradiol-17β liegen am Ende der Schwangerschaft zwischen 15 und 20 mg/Tag. Zum Vergleich liegen diese in der Corpus-luteum-Phase bei 0,2 mg Estron und 0,15 mg

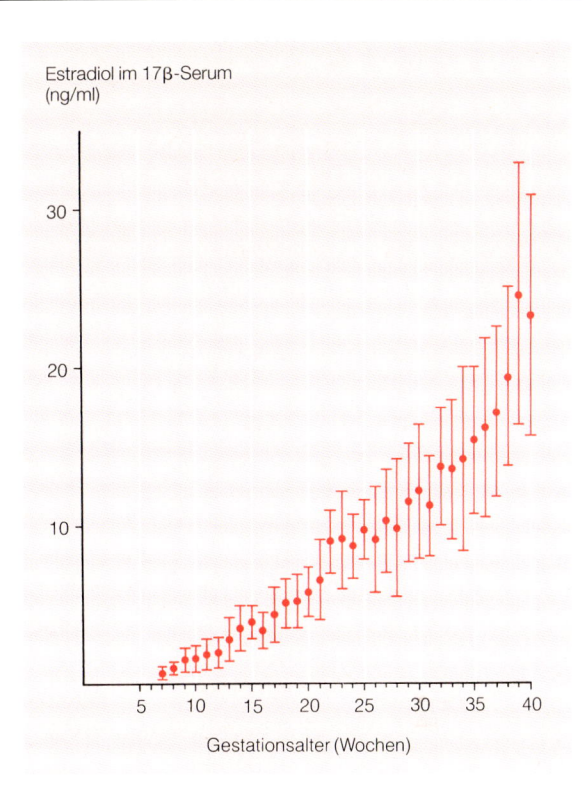

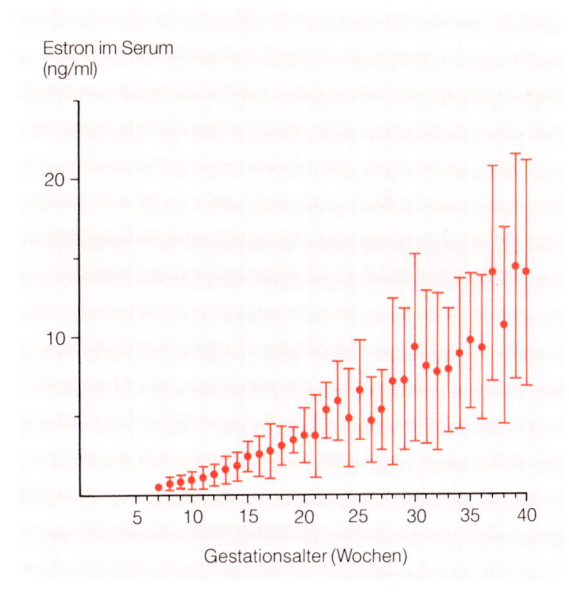

Abb. 4-4 Maternale Serumkonzentrationen des 17β-Estradiols und des Estrons ($\bar{x} \pm SD$) in der Schwangerschaft (nach [17]).

Estradiol-17β am Tag [20, 39]. Der Konzentrationsverlauf im maternalen Serum zeigt Abbildung 4-4.

Estriol und Estetrol

Aufgrund der in der Plazenta fehlenden 16α-Hydroxylase muß das DHEA-S der fetalen Nebennierenrinde zunächst in der fetalen Leber durch die 16α-

Hydroxylase hydroxyliert werden. Nach Hydrolyse der Sulfatgruppe durch die plazentare Sulfatase kann die weitere plazentare Metabolisierung zum Estriol laufen (Abb. 4-5). Die Sekretion erfolgt in das fetale und maternale Kompartiment. Ein geringer Anteil des in der Schwangerschaft anfallenden Estriols mag ebenfalls durch eine 16α-Hydroxylierung von Estron in der maternalen wie auch fetalen Leber entstehen.

Estetrol ist das 15α-Hydroxyderivat des Estriols. Die 15α-Hydroxylierung geschieht nahezu ausschließlich in der fetalen Leber, entsprechend werden die 15α-hydroxylierten Östrogene als Östrogene rein fetaler Genese angesehen. Als Parameter zur Überwachung des fetalen Wohlbefindens hat sich das Estetrol nicht bewährt; es fehlt eine Korrelation zu den Verlaufsuntersuchungen des Estriols. Bis zur 14. Schwangerschaftswoche liegt die Konzentration des Estetrols unterhalb der Bestimmungsgrenze des verwendeten Radioimmunoassays.

Die Produktionsrate des *Estriols* liegt am Ende der Schwangerschaft zwischen 40 und 50 mg/Tag [35]. Die maternalen Serumkonzentrationen des unkonjugierten Estriols in der Schwangerschaft sind in Abbil-

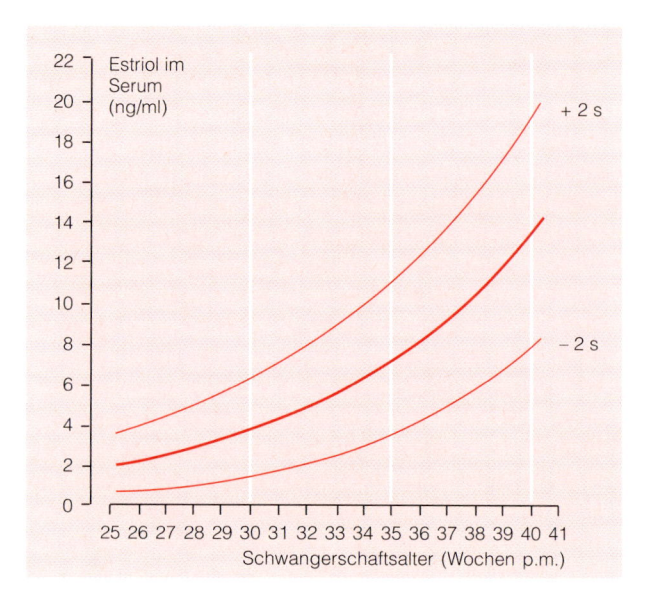

Abb. 4-6 Serumkonzentrationen des Estriols ($\bar{x} \pm 2$-SD-Bereich) von der 25. bis zur 40. Schwangerschaftswoche.

dung 4-6 wiedergegeben. Das unkonjugierte Estriol kann die Plazenta passieren und dokumentiert somit am empfindlichsten die *Intaktheit der feto-plazentaren Biosyntheseeinheit*. Lediglich 8 bis 10% des maternalen Serumestriols liegen in dieser freien unkonjugierten Form vor, während die verbleibenden 90 bis 92% in der Position 3 und 16 mit Glukuron- oder Schwefelsäure konjugiert sind. Im Urin liegen mehr als 90% des Estriols glukuronidiert vor.

1.2.1.3 Physiologische Bedeutung von Progesteron und Östrogenen in der Schwangerschaft

Progesteron

Progesteron ist unentbehrlich für die Erhaltung einer Schwangerschaft. Auf die Notwendigkeit der Funktion eines Corpus luteum graviditatis in der Frühschwangerschaft wurde in Abschnitt 1.1 bereits eingegangen. Die progesteronabhängige deziduale Umwandlung des Endometriums ist eine Notwendigkeit für die erfolgreiche Nidation des Trophoblasten.

Es ist erwiesen, daß die *Dezidua* in der Frühschwangerschaft eine suppressive Funktion auf das maternale Immunsystem ausübt und somit eine *Abstoßung des Trophoblasten verhindert*. Die Dezidua dient als immunologische Pufferzone, um die feto-plazentare Einheit vor einer immunologischen Abstoßungsreaktion der Mutter zu schützen. Das progesteronbeeinflußte Endome-

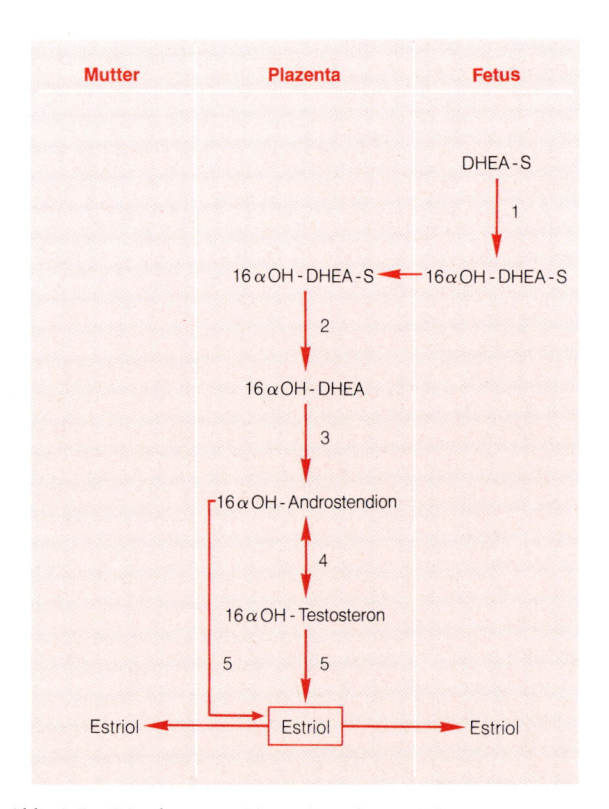

Abb. 4-5 Die plazentare Biosynthese des Estriols.
1 = 16α-Hydroxylase; 2 = Sulfatase; 3 = 3β-ol-Dehydrogenase, Δ4-5-Isomerase; 4 = 17β-Hydroxysteroiddehydrogenase; 5 = Aromatase.

trium, die Dezidua, stellt nach neueren Untersuchungsergebnissen ein für die Etablierung, Erhaltung und Beendigung der Schwangerschaft wichtiges Gewebe dar mit ausgeprägter sekretorischer Funktion von Proteinen und Hormonen, wobei die wohl ablaufenden parakrinen direkten Interaktionen mit den angrenzenden fetalen Membranen und deren Bedeutung noch unbekannt sind. Einige der durch die Dezidua sezernierten bioaktiven Proteine und Proteohormone sind:

– Prolactin
– Relaxin
– Renin
– Beta-Endorphin
– 1,25-Dihydroxyvitamin D
– plazentare Proteine (PP12, PP14, PAPP-A)
– progesterone-dependent endometrial protein (PEP)

Die physiologische Rolle der hohen Progesteronkonzentrationen beinhaltet unter anderem die *Bindung am Rezeptor der uterinen Muskulatur* und die *Verminderung der Kontraktionsbereitschaft*. Im Gegensatz zu den Östrogenen hat das Progesteron einen stabilisierenden Effekt auf die lysosomalen Membranen und verhindert die Freisetzung der Phospholipase A2 mit der damit verbundenen Prostaglandinproduktion und folgender Kontraktion des Myometriums [22].

Die *Induktion der Geburt bzw. der Wehen* ist nicht klar; diskutiert wird eine Veränderung der Progesteronkonzentration auf der Ebene der fetalen Membranen und Dezidua mit darauf folgender Freisetzung der Prostaglandine und Induktion der Wehen [11, 13].

Zusammen mit den Östrogenen induziert das Progesteron das Wachstum der *Brust* während der Schwangerschaft. Die Unterdrückung der Bildung von Lactalbumin verhindert die vorzeitige Laktation. Erst der postpartale Konzentrationsabfall von Progesteron und Östrogenen nach der Geburt induziert dann unter dem Einfluß hoher Prolactinkonzentrationen die Milchsekretion.

Während der Schwangerschaft erfolgt eine ausgeprägte Metabolisierung des Progesterons, zum einen zum 5α-Dehydroprogesteron. Diese metabolisierte Form des Progesterons führt zu einer *verminderten Wirkung des Angiotensin II* an den Gefäßen und mag somit die prostaglandininduzierte Modulation der Gefäßantwort beeinflussen [15].

Eine weitere hohe Metabolisierung erfolgt zum Desoxycorticosteron, einem Mineralokortikosteroid, im maternalen und fetalen Kompartiment. Die physiologische Bedeutung dieser hohen extraadrenalen Produktion des Desoxycorticosterons ist derzeit noch unbekannt [9].

Progesteron erhöht zusätzlich die *renale Natriumausscheidung* durch eine Kompetition am Aldosteronrezeptor des distalen renalen Tubulus. Dieser Effekt wird durch eine erhöhte Aktivität des Renin-Angiotensin-Systems mit erhöhter Sekretion des Aldosterons kompensiert.

Östrogene

Insgesamt scheinen somit die Östrogene eine Schlüsselfunktion bei der Auslösung und dem Ablauf der physiologischen Geburtsmechanismen zu haben. Die hohe Östrogenproduktion während der normalen Schwangerschaft mag somit unerläßlich für die Herstellung eines für die Wehenauslösung kritischen Verhältnisses von Östrogen zu Progesteron sein. Für das normale Wachstum von Uterus und Fetus reichen niedrige Konzentrationen jedoch aus.

Schwangerschaften mit einem *plazentaren Sulfatasemangel* zeigen trotz der niedrigen Östrogenproduktion eine normale Entwicklung des Feten sowie einen unbeeinflußten Schwangerschaftsverlauf und ein normales Uterus- und Brustwachstum. Lediglich der physiologische Ablauf der Geburt ist gestört; nahezu alle Entbindungen erfolgten durch einen Kaiserschnitt. Der Anstieg der Östrogene in der Schwangerschaft führt zu einer gesteigerten Oxytocinsekretion, zur Erhöhung der Oxytocinrezeptoren am Myometrium sowie der Formation von „Gap-Junctions", d. h. Kontaktstellen zwischen den Myometriumzellen, die eine synchrone Kontraktion des Uterus bewirken [16].

Ein Anstieg der Östrogene verändert die Membranstabilität der Lysosomen mit Freisetzung der Phospholipase A2 in der Dezidua und den fetalen Membranen mit folgender Konversion der Arachidonsäure in Prostaglandine und entsprechender Wehenindukion. Zusätzlich führt der gleiche Mechanismus zu einer Auflösung der Kollagenfasern in der Zervix mit physiologischer Öffnung des Muttermundes unter der Geburt.

1.2.1.4 Regulation der Steroidhormonbiosynthese in der Plazenta

Progesteron

Die Regulation der plazentaren Progesteronbiosynthese in der Schwangerschaft ist heute noch unklar.

Vorgeschlagen wurde, daß die Produktionsrate rein von den plazentaren LDL-Rezeptoren abhängig ist, d. h. von der Masse der Plazenta. Dieses würde darauf deuten, daß der Fetus keinen Einfluß auf die Produktionsrate hat, insbesondere da das LDL-Cholesterin nahezu ausschließlich vom maternalen Kompartiment der Plazenta zur Verfügung gestellt wird. Beim Menschen zeigt sich dann auch kein eindeutiger Abfall des Progesterons kurz nach einem eingetretenen intrauterinen fetalen Tod.

Insgesamt ist auch unklar, ob und inwieweit der humane Fetus die plazentare Progesteronproduktion der Plazenta beeinflussen kann.

Ein hemmender Einfluß von Androgenen auf die Progesteronbiosynthese an humanen Plazentafragmenten und Zellen wurde nachgewiesen, wobei primär ein inhibierender Einfluß auf die 3β-Steroiddehydrogenaseaktivität angenommen wird, d. h. eine Hemmung der Konversion von Pregnenolon zu Progesteron [21]. Über diesen Weg könnte die fetale adrenale Androgenproduktion die plazentare Progesteronbiosynthese zumindest modulieren. Bei Primaten wurde die Beeinflussung der plazentaren Progesteronbiosynthese durch Östrogene nachgewiesen. Hierbei förderten Östrogene die plazentare Aufnahme des LDL-Cholesterins. Auch hier könnte der Hinweis vorliegen auf eine regulatorische Achse zwischen fetaler Nebennierenrinde und Plazenta, da die Östrogenbiosynthese in der feto-plazentaren Einheit von den androgenen Vorstufen der Nebennierenrinde abhängig ist. Zusätzlich wurde eine negative Feedback-Regulation der plazentaren Östrogene auf die Sekretion der fetalen adrenalen Androgene tierexperimentell nachgewiesen [2].

Unter Berücksichtigung dieser Ergebnisse wäre eine Beeinflussung der plazentaren Progesteronbiosynthese durch die Östrogenbiosynthese der feto-plazentaren Einheit möglich.

Östrogene

Die plazentare Östrogenbiosynthese wird zumindest partiell durch die uteroplazentare Durchblutung reguliert, ebenso wie durch die zur Verfügung stehenden C19-Steroidhormonpräkursoren der maternalen und fetalen Nebennierenrinde. Zusätzlich zeigt sich jedoch auch eine ansteigende Aromataseaktivität der Plazenta im Verlauf der Schwangerschaft, d. h. eine zunehmende Konversionsrate von Androgenen zu Östrogenen. Die Ursache der ansteigenden Aromataseaktivität ist noch nicht im einzelnen bekannt.

Eine negative Feedback-Kontrolle durch plazentare Östrogene auf die Androgenproduktion der fetalen Nebennierenrinde wurde bereits erwähnt. Ebenfalls übt das Progesteron einen Effekt auf die 17β-Hydroxysteroidoxidoreduktase aus und beeinflußt entsprechend den Metabolismus des Estradiol-17β.

Die meisten Untersuchungen wurden beim Menschen an plazentaren Zellen oder Plazentafragmenten unter In-vitro-Bedingungen durchgeführt und geben nicht die Dynamik der In-vivo-Bedingungen wieder, d. h. die komplexen Abläufe zwischen Plazenta, Fetus und Mutter. Trotzdem zeigen sich zunehmend Hinweise, daß in die plazentare Steroidhormonbiosynthese autokrine und/oder parakrine Mechanismen eingebunden sind und somit eine multifaktorielle Regulation besteht.

1.2.2 Plazentare Proteohormone und Proteine

Eine Vielzahl plazentarer Proteohormone und spezifischer plazentarer Proteine wurden bisher isoliert und definiert. Einige der bisher in der Plazenta nachgewiesenen *Proteine mit hormonaler Aktivität* sind:

– humanes Choriongonadotropin   (hCG)
– humanes Plazentalactogen   (hPL)
– humanes Chorionthyreotropin   (hCT)
– humanes Chorioncorticotropin   (hCCT)
– humanes Chorion-FSH   (hCFSH)
– humanes Chorion-proopiomelanocortin (hCPOMC)
– Inhibin

Die *hypothalamusähnlichen Releasing-Hormone* ähneln in ihren biologischen Funktionen und in der Sequenz der Aminosäuren denen der hypothalamisch produzierten Peptide und sind nach neueren Untersuchungen eingeschaltet in die parakrinen Stimulationsmechanismen der Plazenta. Es handelt sich um:

– Gonadotropin-releasing-Hormon   (GnRH)
– Corticotropin-releasing-Hormon   (CRH)
– Thyreotropin-releasing-Hormon   (TRH)
– Somatostatin

Die folgenden *plazentaren Proteine ohne enzymatische oder hormonale Wirksamkeit* wurden bisher nachgewiesen:

– schwangerschaftsassoziiertes Plasmaprotein A (pregnancy-associated plasma protein A)   (PAPP-A)
– schwangerschaftsassoziiertes Plasmaprotein B (pregnancy-associated plasma protein B)   (PAPP-B)
– Schwangerschaftsprotein 1   (SP1)
– plazentare Proteine 1–21 (placental proteins 1–21) (PP1–21)

In der Plazenta des Menschen ist das mütterliche Gefäßsystem von dem des Feten durch den Trophoblasten und dem Endothel der fetalen Kapillaren getrennt. Der Trophoblast gliedert sich in zwei Zelltypen, dem Zytotrophoblasten und dem Synzytiotrophoblasten, wobei im Synzytiotrophoblasten überwiegend die Biosynthese der plazentaren Hormone und Proteine abläuft. Die Zellmembranen des Synzytiotrophoblasten grenzen direkt an die maternale Blutbahn im intervillösen Spalt ohne trennende Basalmembran oder Endothel. Die im Synzytiotrophoblasten gebildeten Proteohormone und Proteine werden daher fast ausschließlich in das maternale Kompartiment sezerniert; in das fetale Kompartiment gelangen nur sehr geringe Mengen. Dieses steht im Kontrast zum Sekretionsverhalten der Steroidhormone, die in großen Mengen in das fetale und maternale Kompartiment sezerniert werden.

1.2.2.1 Proteohormone

Humanes Choriongonadotropin (hCG)

Chemische Struktur: HCG ist ein Glykoprotein mit einem Molekulargewicht von 36700 d. Das Gesamtmolekül besteht aus zwei Untereinheiten, die nicht kovalent durch Disulfidbrücken miteinander verbunden sind. Die nicht spezifische α-Untereinheit (14500 d) besteht aus 92 Aminosäuren, wobei die Sequenz nahezu identisch ist mit den α-Untereinheiten von hLH, hFSH und hTSH.

Die β-Untereinheit (22200 d) besteht aus 145 Aminosäuren, wobei einige Regionen dieses Moleküls ebenfalls in der Aminosäurensequenz streckenweise den β-Untereinheiten von hLH, hFSH und hTSH gleichen. Insbesondere 80 der ersten 115 Aminosäuren sind nahezu vollständig identisch mit der Sequenz des β-hLH. Beide unterscheiden sich jedoch durch das beim β-hLH nicht vorhandene C-terminale Ende des β-hCG von 30 Aminosäuren.

Biosynthese und Metabolismus: Das komplette hCG-Molekül wird ausschließlich *im Synzytiotrophoblasten gebildet*. α-hCG wurde auch im Zytotrophoblasten nachgewiesen, das β-hCG ausschließlich im Synzytiotrophoblasten, wobei die Biosynthese der β-Untereinheit der limitierende Faktor für die Formation des kompletten hCG-Moleküls darstellt.

Der Nachweis des hCG *im mütterlichen Blut* gelingt mit empfindlichen Meßmethoden, z.B. Radioimmunoassay, bereits sechs bis acht Tage nach der Fertilisation. Der Implantation der Blastozyste folgt dann ein schneller Anstieg der Konzentration im mütterlichen Blut mit einer anfänglichen Verdopplungszeit zwischen 1,7 und 2 Tagen. Das Maximum wird zwischen der 8. und 12. Gestationswoche erreicht mit folgendem Konzentrationsabfall und einem Nadir um die 20. Schwangerschaftswoche (Abb. 4-7).

Die Konzentration *im fetalen Blut* beträgt ca. 3% der maternalen Konzentration. Das Muster des Konzentrationsverlaufes im fetalen Blut ist dem im mütterlichen Blut ähnlich [13]. Eine Differenz zwischen weiblichen und männlichen Feten existiert nicht. Die Halbwertszeit beträgt 4 bis 16 Stunden, die einer späteren zweiten Komponente 20 bis 37 Stunden. Die Halbwertszeiten der α- und β-Untereinheiten betragen lediglich 6,2 und 11,1 Minuten [8]. Die metabolische Clearance-Rate des hCG wird mit ungefähr

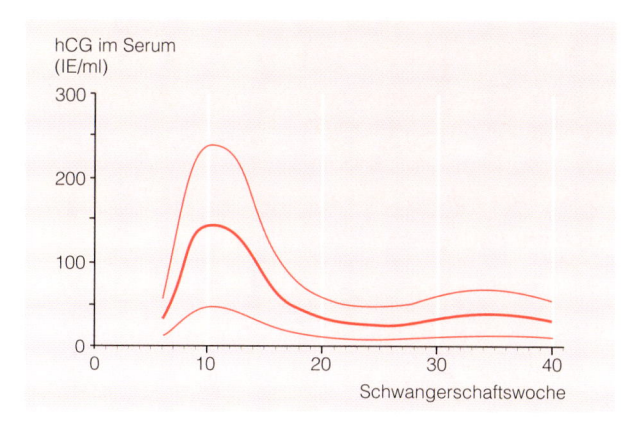

Abb. 4-7 Verlauf der hCG-Konzentrationen im Serum während der Schwangerschaft ($\bar{x} \pm 2$-SD-Bereich).

4 Liter pro Tag angegeben, die der β- und α-Untereinheit liegt 10- bzw. 30fach höher. Die Metabolisierung erfolgt in der Niere und in der Leber.

Regulation der hCG-Biosynthese: Neuere Untersuchungen lassen vermuten, daß eine funktionelle Regulationseinheit zwischen Zytotrophoblasten und Synzytiotrophoblasten besteht, die der hypothalamisch-hypophysären Achse ähnlich ist. In Zytotrophoblastzellen wurde immunreaktives GnRH (irGnRH) nachgewiesen mit abfallender Intensität während der Schwangerschaft [36]. Ebenfalls gelang der Nachweis von Inhibin im Zytotrophoblasten, nicht jedoch im Synzytiotrophoblasten. Da das hCG nahezu ausschließlich im Synzytiotrophoblasten gebildet wird, wird eine parakrine Regulation des hCG durch das im Zytotrophoblasten produzierte GnRH, Inhibin und ein ebenfalls nachgewiesenes Aktivin oder FSH-releasing-Peptide (FRP) vermutet. Eine Stimulation des hCG durch plazentares immunreaktives GnRH (irGnRH) konnte ebenso nachgewiesen werden wie eine Steigerung der hCG-Biosynthese nach Zugabe von Inhibinantiserum zu Plazentazellkulturen. Dieses deutet auf eine Hemmung der hCG-Biosynthese durch Inhibin. Die Zugabe von gereinigtem plazentaren Aktivin (FRP) zu Plazentakulturen führte zu einer Steigerung der GnRH-induzierten hCG-Biosynthese [33].

Biologische Funktion: HCG hat eine bedeutende Funktion bei der Stimulation der Progesteronbiosynthese des Corpus luteum graviditatis in der frühen Schwangerschaft. Unklar ist jedoch, warum das Maximum der Konzentration zu einem Zeitpunkt erreicht wird, wo die Progesteronbiosynthese im Corpus luteum bereits wieder abfällt. Möglicherweise führen die hohen hCG-Konzentrationen zu einer Down-Regulation der hCG/LH-Rezeptoren im Corpus luteum graviditatis, um hierdurch genügend LDL-Cholesterin dem Trophoblasten für die eigene Progesteronbiosynthese zur Verfügung zu stellen.

Die fetale testikuläre Testosteronsekretion zeigt ein Maximum zu dem Zeitpunkt der höchsten plazentaren hCG-Sekretion. HCG spielt eine entscheidende Rolle bei der Differenzierung mesenchymaler Zellen in Leydig-Zellen mit anschließender Stimulation der Testosteronproduktion und männlicher sexueller Differenzierung [1]. Ein stimulativer Effekt auf die fetale Nebennierenrinde und Förderung der Androgensekretion wurde beschrieben [26]. Ebenfalls wird ein immunsuppressiver Effekt zur Verhinderung der Abstoßung der Blastozyste diskutiert.

Humanes Plazentalaktogen (hPL)

Chemische Struktur: Humanes Plazentalaktogen besteht aus einer einzelnen Kette von 191 Aminosäuren. Das Molekulargewicht wird zwischen 22000 bis 23000 d angegeben. 162 Aminosäuren sind mit denen im menschlichen Wachstumshormon (Somatotropin [hGH]) identisch. Ebenfalls besteht eine große Übereinstimmung mit der chemischen Struktur des Prolactins (hPRL) mit einer Homologie der Aminosäurensequenz von 67%. Diese Übereinstimmung erklärt das Vorhandensein einer somatotrophen und laktogenen biologischen Wirksamkeit des hPL.

Biosynthese und Metabolismus: HPL wird wie das hCG im Synzytiotrophoblasten gebildet. Bereits fünf bis zehn Tage nach der Implantation gelingt dort der Nachweis durch Immunfluoreszenz. Ab der 3. Woche nach Fertilisation kann das hPL im Serum nachgewiesen werden (5. Gestationswoche). Es folgt dann ein Anstieg bis zu einem Maximum zwischen der 34. und 36. Schwangerschaftswoche, gefolgt von einem Konzentrationsplateau oder leichtem Abfall bis zum Ende der Schwangerschaft (Abb. 4-8).

Im fetalen Serum können nur sehr niedrige Konzentrationen nachgewiesen werden. Die Sekretion erfolgt wie beim hCG nahezu ausschließlich in das mütterliche Kompartment. Die Halbwertszeit liegt zwischen 12 und 23 Minuten, die metabolische Clearance-Rate bei 175 Liter/Tag. Die Produktionsrate beträgt am Geburtstermin 1 g und mehr täglich. Dieses ist die höchste Produktionsrate eines Hormons beim Menschen [3].

Regulation der hPL-Biosynthese: Die Konzentration der mRNA für hPL im Synzytiotrophoblasten bleibt während der gesamten Schwangerschaft relativ konstant. Dieses könnte die Hypothese stützen, daß die hPL-Produktion proportional zur Plazentamasse abläuft und keinen besonderen Regulationsprinzipien unterworfen ist. Neuere Untersuchungen geben jedoch ebenfalls Hinweise auf eine parakrine Kontrolle der hPL-Biosynthese im Synzytiotrophoblasten. Durch Zugabe von Opioiden (Dynorphin) zu Plazentazellen (Suspension und Monolayerkulturen) konnte die hPL-Biosynthese gesteigert werden [4]. Eine Inhibition durch Dopamin wurde nachgewiesen. Keinen Effekt zeigten TRH, GnRH oder Somatostatin [40]. Hier mag somit, wie beim hCG, eine parakrine Modulation der hPL-Biosynthese vom Zytotrophoblasten ausgehen. Inwieweit eine parakrine Modulation von der Dezidua auf den Trophoblasten besteht, bleibt noch zu erforschen.

Physiologische Bedeutung: Experimentelle Studien weisen auf eine Beeinflussung der *maternalen Glukosekonzentrationen,* wobei nach länger andauernden Hypo-

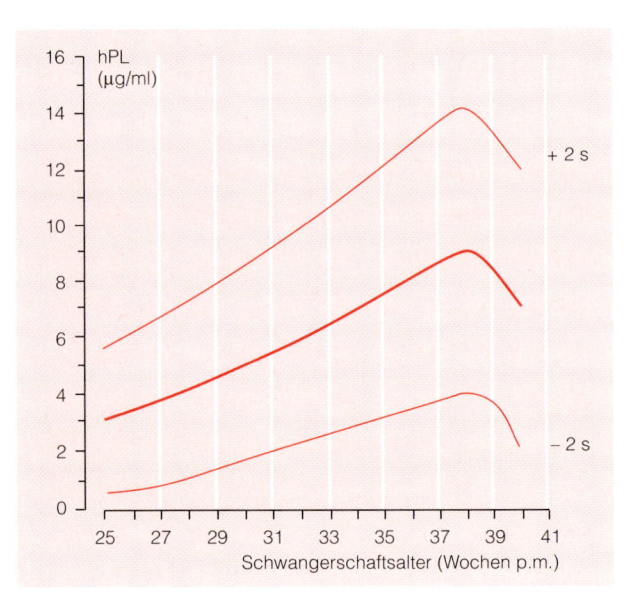

Abb. 4-8   Serumkonzentrationen des hPL ($\bar{x} \pm 2$-SD-Bereich) von der 25. bis zur 40. Schwangerschaftswoche.

glykämien oder Hungerzuständen ein Anstieg des hPL nachgewiesen werden konnte [24]. Hieraus wurde abgeleitet, daß das hPL eine Rolle spielt in der Sicherstellung der Versorgung des Feten durch eine Erhöhung der maternalen Glukose.

Zusätzlich wird dem hPL ein *lipolytischer Effekt* zugeschrieben, der zu einer Erhöhung der freien Fettsäuren im maternalen Kompartiment führt. Bei länger anhaltenden Hungerzuständen würde hierdurch die Glukoseversorgung des Feten aufrechterhalten, mit gleichzeitiger Mobilisierung von freien Fettsäuren als Energiequelle für die Mutter. Kurzfristige Veränderungen von Aminosäuren, Glukose, Lipiden und Triglyzeriden führen jedoch nicht zu einer Veränderung der Serumkonzentration des hPL in der maternalen Zirkulation [13, 40].

Die Notwendigkeit dieser Mechanismen wurde nach Beschreibung von Schwangerschaften, in denen kein hPL nachgewiesen werden konnte, in Frage gestellt. Der Verlauf dieser Schwangerschaften zeigte keine Störung im fetalen Wachstum [29], was jedoch nicht grundsätzlich gegen die beschriebenen metabolischen Wirkungen des hPL im maternalen Kompartment spricht. Das hPL mag lediglich einen entscheidenden Einfluß auf die fetale Versorgung haben bei länger anhaltenden und ausgeprägten mütterlichen Hungerzuständen mit dann notwendiger Aufrechterhaltung der fetalen Versorgung.

Im fetalen Kompartiment kann das hPL nur in sehr geringen Konzentrationen nachgewiesen werden. Die Untersuchung seiner biologischen Wirksamkeit in diesem Kompartiment wurde bisher vernachlässigt. Spezifische Rezeptoren wurden jedoch in neueren Untersuchungen auf den fetalen Leber- und Skelettmuskelmembranen nachgewiesen. In Zellkulturen führte hPL zu einer gesteigerten Proliferation von fetalen Bindegewebszellen; ebenso konnte die DNA-Synthese in isolierten fetalen Leberzellen sowie die Freisetzung von Insulin-like growth factor (IGF) an Bindegewebe, Hepatozyten und Pankreasgewebeexplantaten gesteigert werden. Diese experimentellen Daten geben einen Hinweis, daß das hPL möglicherweise einen Einfluß auf die Kontrolle des fetalen Wachstums hat [23].

HPL zeigt eine *laktogene Aktivität* in vielen Nichtprimaten. Am menschlichen Brustgewebe wurde eine Stimulation des Wachstums am Duktusepithel nachgewiesen, so daß das hPL mit in die exzessive Zellproliferation eingebunden sein mag, die sich an dem humanen Brustgewebe während der Schwangerschaft abspielt. Bisherige Untersuchungsergebnisse weisen auf eine Stimulation der Zellproliferation, nicht jedoch auf eine Unterhaltung der Laktation hin [34].

1.2.2.2 Proteine

Die Plazenta produziert eine große Anzahl von Proteinen in die maternale Zirkulation mit steigender Konzentration im Verlauf der Schwangerschaft. Ihre genaue Rolle und Funktion in der Schwangerschaft ist derzeit noch unklar und überwiegend spekulativ. Diskutiert werden immunologische Wirkungen zur Verhinderung der Abstoßung des Feten, Funktionen als Bindungsproteine sowie parakrine Regulationsprinzipien. Im folgenden soll lediglich auf die vier bisher am besten definierten Proteine eingegangen werden: das Schwangerschaftsprotein 1 (SP1), das Plazentaprotein 5 (PP5) und die schwangerschaftsassoziierten Proteine A und B (PAPP-A und PAPP-B).

Schwangerschaftsprotein 1 (SP1)

SP1 ist ein Glykoprotein mit einem Molekulargewicht von 90 000 d und einem Kohlenhydratanteil von 30%. Es kann bereits sehr früh in der Schwangerschaft, nur einige Tage nach dem hCG, mittels Radioimmunoassay oder Enzymimmunoassay nachgewiesen werden. Der Konzentrationsverlauf in der Schwangerschaft ähnelt dem des hPL und ist in Abbildung 4-9 dargestellt. Die Regulationsmechanismen des SP1 sind bisher nicht bekannt. Experimentelle Studien weisen auf einen immunsuppressiven Effekt des SP1 [10]. Es mag somit neben anderen Faktoren durch immunsuppressive Wirkung die Abstoßung des Trophoblasten verhindern.

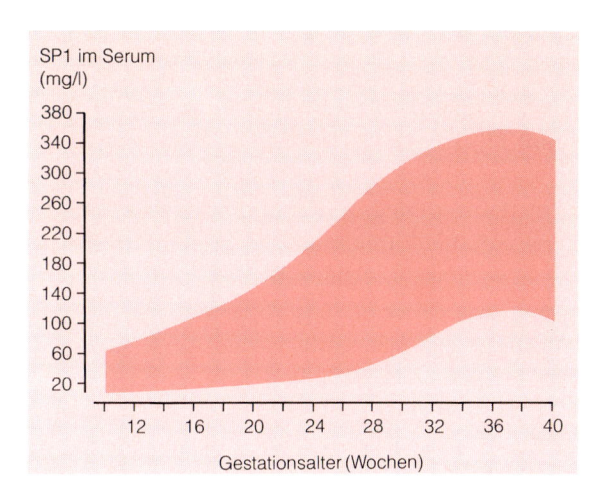

Abb. 4-9 Serumkonzentrationen des SP1 in der Schwangerschaft (nach Chapman et al. [12]).

Plazentares Protein 5 (PP5)

PP5 ist ein Beta-1-Glykoprotein mit einem Molekulargewicht von 36 000 d. Es wurde im Synzytiotrophoblasten der Plazenta lokalisiert. Der Nachweis im Blut

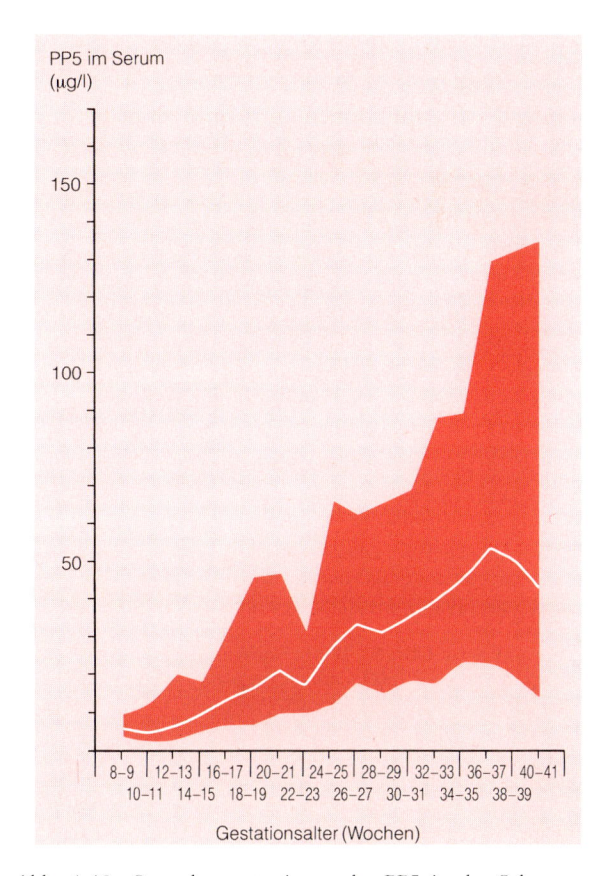

Abb. 4-10 Serumkonzentrationen des PP5 in der Schwangerschaft (nach Nisbet et al. [30]).

Schwangerer gelingt ab der 8. Schwangerschaftswoche. In-vitro-Studien haben gezeigt, daß das PP5 die proteolytische Wirkung von Trypsin und Plasmin hemmt [7]. Es mag somit die Funktion eines Proteaseinhibitors haben. Auf eine Funktion im Gerinnungsmechanismus analog dem Antithrombin III deutet die Interaktion mit Thrombin. Diese Funktion würde die Ungerinnbarkeit des intervillösen Blutes erklären. Die maternalen Serumkonzentrationen des PP5 im Verlauf der Schwangerschaft sind in Abbildung 4-10 dargestellt.

Schwangerschaftsassoziierte Plasmaproteine (PAPP-A und PAPP-B)

PAPP-A ist ein dimeres Glykoprotein mit einem Molekulargewicht zwischen 740000 und 840000 d. Die Monomeren bestehen aus Polypeptidketten, die durch Disulfidgruppen miteinander verbunden sind. Der Nachweis im maternalen Blut gelingt bereits in der frühen Schwangerschaft mit dann folgendem kontinuierlichem Konzentrationsanstieg.

Ebenso wie das PP5 mag das PAPP-A über eine Aktivierung des Antithrombin III an der Gerinnungshemmung im intervillösen Raum beteiligt sein [5]. Eine immunsuppressive Wirkung insbesondere als Komplementinhibitor wird diskutiert. Zusätzlich wird eine Inhibition der Lymphozytenelastase beschrieben. Auch dieses deutet auf einen suppressiven Effekt auf die maternale aggressive Immunantwort [6, 25].

PAPP-B ist ebenfalls ein Glykoprotein mit einem Molekulargewicht von 1 000 000 d. Aufgrund bisher fehlender sensitiver Nachweismethoden kann ein Anstieg dieses Proteins erst in der späteren Schwangerschaft erfaßt werden, mit einer Plateaubildung um die 37. bis 38. Schwangerschaftswoche. Über seine biologische Funktion läßt sich auch heute noch keine Aussage machen.

Literatur zu Abschnitt 1

1. Abramovich, D. R., P. Rowe: Fetal plasma testosterone levels at mid-pregnancy and at term: Relationship to foetal sex. J. Endocr. 56 (1973) 621.
2.*Albrecht, E. D., G. J. Pepe: Placental steroid hormone biosynthesis in primate pregnancy. Endocr. Rev. 11 (1990) 124.
3. Beck, P., W. H. Daughaday: Human placental lactogen: studies of its acute metabolic effects and disposition in normal man. J. clin. Invest. 46 (1967) 103.
4.*Bélisle, S., D. Bellabarba, J. G. Lehoux: Endocrine control of hCG and hPL production by human placentas. In: Genazzani, A. R., F. Petraglia, A. Volpe, F. Facchinetti (eds.): Advances in Gynecological Ecdocrinology, pp. 465–471. Parthenon, Casterton Hall, Canforth-Parkridge/NJ 1988.
5.*Bischof, P.: Placental Proteins. Karger, Basel 1984.
6. Bischof, P., A. Geinoz: Pregnancy-associated plasma protein-A (PAPP-A) is a specific inhibitor of the third component of human complement. Trophoblast Res. 1 (1984) 323.
7. Bohn, H., W. Winckler: Isolierung und Charakterisierung des Plazenta-Proteins PP5. Arch. Gynäk. 223 (1977) 179.
8. Brody, S., G. Carlstrom: Estimation of human chorionic gonadotropin in biological fluids by complement fixation. Lancet II (1960) 99.
9. Casey, M. L., P. C. MacDonald: Extraadrenal formation of a mineralocorticosteroid: deoxycorticosterone and deoxycorticosterone sulfate biosynthesis and metabolism. Endocr. Rev. 3 (1982) 396.
10. Cerni, C., G. Tatra, H. Bohn: Immunosuppression by human placental lactogen (HPL) and the pregnancy-specific, β_1-glykoprotein (SP1). Arch. Gynäk. 223 (1977) 1.
11. Challis, J. R. G.: Endocrinology of parturition. In: Becker, K. L. (ed.): Principles and Practice of Endocrinology and Metabolism, pp. 899–902. Lippincott, Philadelphia 1990.
12. Chapman, M., G., R. T. O'Shea, W. R. Jones, R. Hillier: Pregnancy-specific β_1-glycoprotein as a screening test for at-risk pregnancies. Amer. J. Obstet. Gynec. 141 (1981) 499.
13. Cunningham, F. G., P. C. MacDonald, N. F. Gant (eds.): Williams Obstetrics, chapters The placental hormones, pp. 67–85, and Parturition: biological and physiological processes, pp. 187–226. Prentice-Hall International. Hemel Hempstead/GB 1989.
14.*Escarcena, L., H. Clark, E. Gurpide: Contribution of maternal circulation to blood-borne progesterone in the fetus. I. Studies on human subjects. Amer. J. Obstet. Gynec. 130 (1978) 462.
15. Everett, R. B., R. J. Worley, P. C. MacDonald, N. F. Gant: Modification of vascular responsiveness to angiotensin II in pregnant women by intravenously infused 5α-dihydroprogesterone. Amer. J. Obstet. Gynec. 131 (1978) 352.
16. Garfield, R. E., S. M. Sims, M.S. Jannan, E. E. Daniel: Possible role of gap junctions in activation of myometrium during parturition. Amer. J. Physiol. 235 (1978) C 168.
17. Gips, H.: Die Funktion der mütterlichen Nebennierenrinde in der Schwangerschaft und im Wochenbett. Habilitationsschrift Humanmedizin, Universität Gießen 1983.
18.*Gips, H.: Endokrinologie in der Schwangerschaft. In: Künzel, W., K.-H. Wulf: Die normale Schwangerschaft. Klinik der Frauenheilkunde und Geburtshilfe, Bd. 4, 2. Aufl., S. 351–371. Urban & Schwarzenberg, München–Wien–Baltimore 1986.
19. Gips, H.,P. Bailer, K. Korte: Placental steroid metabolism in a case of placental sulfatase deficiency. J.Endocr. Invest.3 (1980) 51.
20.*Goebelsmann, U.: Steroid hormones. In: Mishell, D. R., V. Davajan (eds.): Reproductive Endocrinology, Infertility and Contraception, p. 39. Davis, Philadelphia 1979.
21. Grimshaw, R. N., B. F. Mitchell, J. R. G. Challis: Steroid modulation of pregnenolone to progesterone conversion by human placental cells in vitro. Amer. J. Obstet. Gynec. 145 (1983) 234.
22. Gustavii, B.: Release of lysosomal acid phosphatase into the cytoplasma of decidual cells before the onset of labor in human. Brit. J. Obstet. Gynaec. 82 (1975) 177.
23.*Hill, D. J.: Growth factors and the feto-placental unit. In: Genazzani, A R., F. Petraglia, A. Volpe, F. Facchinetti (eds.):

* Übersichten

Advances in Gynecological Endocrinology, pp. 455–463. Parthenon, 1988.
24. Kim, Y. J., P. Felig: Plasma chorionic somatomammotropin levels during starvation in mid-pregnancy. J. clin. Endocr. 32 (1971) 864.
25. Klopper, A.: Placental metabolism. In: Hytten, F., G. Chamberlain (eds.): Clinical Physiology in Obstetrics, p. 405. Blackwell Scientific Publ., Oxford 1991.
26. Lauritzen, C., W. D. Lehman: Levels of chorionic gonadotropin in the newborn infant and their relationship to adrenal dehydroepiandrosterone. J. Endocr. 39 (1967) 173.
27.*Lenton, E. A.: Pituitary and ovarian hormones in implantation and early pregnancy. In: Chapman, M., G. Grudzinskas, T. Chard (eds.): p. 26. Springer, Berlin–Heidelberg–New York 1988.
28. Lin, T. J., R. B. Billiar, B. Little: Metabolic clearance rate of progesterone in the menstrual cycle. J. clin. Endocr. 35 (1972) 879.
29. Nielsen, P. V., J. Pedersen, E. M. Kampmann: Absence of human placental lactogen in an otherwiese uneventful pregnancy. Amer. J. Obstet. Gynec. 135 (1979) 322.
30. Nisbet, A. D., R. D. Bremner, R. Herriot, V. Jandial, C. H. Horne, H. Bohn: Placental protein 5 (PP5) in complicated pregnancies. Brit. J. Obstet. Gynaec. 88 (1981) 492.
31.*Oakey, R. E.: Estrogen and progesterone production in human pregnancy. In: Martini, L., V. H. T. James (eds.): The Endocrinology of Pregnancy and Parturition, p. 194. Academic Press, London 1983.
32. Pearlman, W. H.: (16-^{3}H) Progesterone metabolism in advanced pregnancy and in oophorectomized-hysterectomized women. Biochem. J. 67 (1957) 1.
33.*Petraglia, F.: Inhibins in human placenta. In: Genazzani, A. R., F. Petraglia, A. Volpe, F. Facchinetti (eds.): Advances in Gynecological Endocrinology. pp. 477–480. Parthenon, Casterton Hall, Canforth-Parkridge/NJ 1988.
34.*Prop, F. J. A.: Action of prolactin and human placenta lactogen (HPL) on human mammary gland in vitro. In: Margoulies, M. (ed.): Protein and Polypeptide Hormones, Part 2, p. 508. Excerpta Medica, Amsterdam 1968.
35.*Ryan, K. J.: Placental synthesis of steroid hormones. In: Tulchinsky, D., K. J. Ryan (eds.): Maternal-Fetal Endocrinology, p. 3. Saunders, Philadelphia 1980.
36. Seppälä, M., T. Wahlstrom, P. Lehtovirta, J. N. Lee, J. Leppaluoto: Immunohistochemical demonstration of luteinizing hormone-releasing factor-like material in human syncytiotrophoblast and trophoblastic tumors. Clin. Endocr. 12 (1980) 441.
37. Shapiro, L. J., R. Weiss, D. Webster, J. T. France: X-linked ichthyosis due to sulphatase deficiency. Lancet I (1978) 70.
38. Siiteri, P. K., P. C. MacDonald: The utilization of circulating dehydroisoandrosterone sulfate for estrogen synthesis during human pregnancy. Steroids 2 (1963) 713.
39. Siiteri, P. K., P. C. MacDonald: Placental estriol biosynthesis during human pregnancy. J. clin. Endocr. 26 (1966) 751.
40.*Talamantes, F., L. Ogren: The placenta as an endocrine organ: polypeptides. In: Knobil, E., J. D. Neill (eds.): The Physiology of Reproduction, pp. 2093–2144. Raven Press, New York 1988.
41.*Wentz, A. C.: Endocrinology of early pregnancy. In: Givens, J. R. (ed.): Endocrinology of Pregnancy, p. 1. Year Book Medical, Chicago 1980.

2 Physiologische Regulation der uterinen Durchblutung

W. Künzel

2.1 Herzminutenvolumen und uterine Durchblutung

Das kardiovaskuläre System der Mutter erfährt während der Schwangerschaft grundlegende Veränderungen, um den Feten mit nutritiven Substanzen und mit Sauerstoff zu versorgen. Ein wesentlicher Anpassungsvorgang an die Gravidität besteht in der Erhöhung des Herzminutenvolumens um ca. 1,5 l/min. Der Anstieg des Herzminutenvolumens während der Schwangerschaft ist eine wesentliche Voraussetzung für die Zunahme der uterinen Durchblutung. Der Anteil der Uterusdurchblutung am Herzminutenvolumen variiert von Spezies zu Spezies. Er beträgt am schwangeren Uterus beim Menschen etwa 10% [23].

2.2 Arterielle und venöse Versorgung des Uterus

Die morphologischen Aspekte der uterinen Durchblutung sind in Kapitel 1, Abschnitt 2.6 dargestellt. Die folgenden Ausführungen beschränken sich im wesentlichen auf die Physiologie.

Arterielle Versorgung

Die Versorgung des Uterus mit Blut wird über die beiden Aa. uterinae und die beiden Aa. ovaricae sichergestellt. Während der Schwangerschaft folgt eine beträchtliche Zunahme des Durchmessers der A. uterina und der Spiralarterien.

Die Ursache für die Größenzunahme der Uterusgefäße ist bisher nicht geklärt. Hierfür mögen der Anstieg der Östrogene (siehe auch Abschn. 1.2.1.2 und 2.5.1), die Zytotrophoblasteinsprossung in die Spiralarterien mit Auflösung der Elastica interna und eine Dilatation des Gefäßes aufgrund des Niederdrucks in den Spiralarterien (Bayliss-Reflex) in Frage kommen [20, 30, 31]. In den Spiralarterien wurden Zellen gefunden, die dem Zytotrophoblasten, also fetalen Zellen der Plazenta, sehr ähnlich sind [46]. Anscheinend sind sie fähig, die elastischen Fasern der Arterien zu phagozytieren und so eine Dilatation der Arterien auszulösen (siehe auch Kap. 3, Abschnitt 3.5).

Auch der unterschiedliche Besatz mit adrenergen Rezeptoren könnte bei der Dilatation der Spiralarterien von Bedeutung sein. Die Uterusarterien und die A. ovarica sind mit *autonomen Nervenfasern* reich versorgt (siehe auch Kap. 1, Abschn. 2.7). Aufgrund dieser Innervation ist das uterine Gefäßsystem extrem empfindlich auf

Manipulationen. Die Gefäße reagieren mit einer Konstriktion des Segments, das manipuliert wird. Während die cholinergen Fasern auf die Media der großen Gefäße beschränkt sind, sind die adrenergen Fasern sowohl auf die Media der großen Gefäße als auch auf ihre Verästelungen verteilt. Dies ist wichtig, da der *Uterus im Schock* von der allgemeinen Zentralisation des Kreislaufs nicht ausgeschlossen ist, sondern das uterine Gefäßsystem nimmt an der Regulation des gesamten peripheren Widerstands im maternalen Organismus teil [15, 19].

Venöser Abfluß

Das venöse Abflußsystem des Uterus besteht aus einem kommunizierenden Plexus großer und kleiner Venen. Diese Venen haben ihren Ursprung innerhalb des uterinen Gewebes und verbinden und sammeln sich im Bereich der Plica lata bzw. kranialwärts über dem Plexus pampiniformis. Während der Schwangerschaft erfahren die uterinen Venen eine beträchtliche Dilatation. Dies ist notwendig, um die venöse Drainage des vergrößerten uteroplazentaren Blutvolumens zu gewährleisten (siehe auch Kap. 1, Abschn. 2.6).

2.3 Arterielle und venöse Versorgung des intervillösen Raumes

Das mütterliche Blut fließt über die A. arcuata, die Radialarterien und Spiralarterien zur Plazenta und ergießt sich in weiten Öffnungen der Spiralarterien von der Decidua basalis her in den intervillösen Raum (siehe auch Kap. 2, Abschn. 2). Es besteht eine Strömung im intervillösen Raum, die von der Dezidua her auf die Chorionplatte gerichtet ist (Abb. 4-11). Zusätzlich besteht aber auch eine Strömung, die parallel zur Dezidua erfolgt.

Die venöse Drainage erfolgt nach Passage des Blutes durch den intervillösen Raum durch basale, an der Dezidua gelegene venöse Ostien [29].

2.4 Uteroplazentare Durchblutung

2.4.1 Bestimmungsmethoden

Eine direkte Messung der uterinen Durchblutung wäre wünschenswert. Aber selbst im Tierexperiment ist die direkte Bestimmung mit einem elektromagnetischen Durchströmungsmesser nicht einfach. Nur aus Tierversuchen ist bekannt, welche Mengen Blut über die A. uterina und A. ovarica zur Plazenta, zum Myometrium und zur Dezidua des Uterus fließen.

Lediglich bei einigen Frauen, bei denen ein Abbruch der Schwangerschaft vorgesehen war, wurde die uterine Durchblutung mit einem elektromagnetischen Durchströmungsgerät direkt gemessen [2] (siehe auch Abschn. 2.4.2). Andere Ansätze beruhen auf dem Fick-Prinzip mit Verdünnung von Stickoxydul [39], der Injektion einer radioaktiv markierten Substanz in den intervillösen Raum oder dem Einsatz thermoelektrischer Sonden (Übersicht bei [20]).

Auch die Injektion eines radioaktiv markierten Bolus in die V. cubitalis und die Messung der Einstromgeschwindigkeit über verschiedenen Arealen der Plazenta kann dazu dienen, die uterine Perfusion abzuschätzen [25].

Die präzise quantitative Bestimmung der uterinen Perfusion mit *Ultraschall-Doppler-Sonden* ist noch nicht möglich. Qualitative Aussagen über die Veränderung des Strömungswiderstands in den Gefäßen des Uterus erhält man jedoch über die Analyse des Blutflußgeschwindigkeitsprofils [4]. Dabei weisen die Änderungen des enddiastolischen Flusses in Relation zum maximalen systolischen Fluß auf die Elastizität (die Compliance) der Gefäße und den Strömungswiderstand hin. Pathologische Veränderungen finden im Anstieg der Resistance-Indices ihren Niederschlag (siehe auch Kap. 13).

2.4.2 Uterusdurchblutung während der Schwangerschaft

Für die Frühschwangerschaft liegen beim Menschen nur wenige Beobachtungen vor [2]. Die Messungen wurden mit einem elektromagnetischen Flowmeter und mit der N_2O-Methode bei Frauen in der 10. bis 28. Schwangerschaftswoche durchgeführt, bei denen gleichzeitig eine Hysterektomie mit der Schwangerschaftsunterbrechung unternommen wurde. Es zeigte sich ein recht guter Zusammenhang zwischen der Uterusdurchblutung und dem Alter der Schwangerschaft. Ergebnisse, die von anderen Autoren am Termin erhalten wurden, zeigten allerdings eine wesentlich breitere Streuung [39].

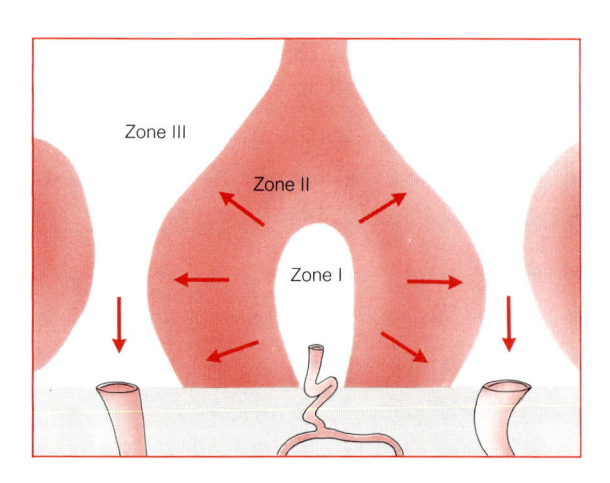

Abb. 4-11 Schematische Darstellung der hypothetischen Strömungseinheit der Plazenta (3-Zonen-Modell). Die farbige Fläche (Zone II) kennzeichnet die Widerstandszone, welche die Spiralarterienöffnung umgibt und sie von den venösen Ostien trennt. Die weißen Flächen (Zone I und Zone III) stellen die zentralen und perikotyledonären Bereiche mit geringem Strömungswiderstand dar. Die Pfeile deuten die Strömungsrichtung an (nach Moll und Künzel [30]).

Der gefundene Zusammenhang zwischen uteriner Perfusion und Schwangerschaftsalter ist eine Grundlage für physiologische Berechnungen. Vergleiche mit direkten Messungen im Tierversuch lassen vermuten, daß die beim Menschen erhaltenen Werte im richtigen Bereich liegen. Obgleich wünschenswert, ist eine Methode, mit der die uterine Perfusion auch beim Menschen exat bestimmt werden könnte, noch nicht in Sicht. Viele Aussagen über die Regulation der uterinen Durchblutung basieren daher auf Untersuchungen an Tieren. Möglicherweise wird die Kernspintomographie in den nächsten Jahren neue Wege der Diagnostik eröffnen.

2.4.3 Regelmechanismen der Uterusperfusion

Perfusionsdruck und Gefäßwiderstand

Das Herzminutenvolumen steigt während der Schwangerschaft an (siehe auch Abschn. 2.1); zu gleicher Zeit nimmt auch die Uterusdurchblutung um das 20- bis 40fache des Wertes bei Nichtschwangeren zu. In diesem Zusammenhang treten einige Fragen auf:

– Erfolgt die Zunahme der Uterusperfusion während der Schwangerschaft allein durch den Anstieg des Herzminutenvolumens, oder findet eine Umverteilung der Perfusion in verschiedenen Organen der Mutter statt?
– Welchen Einfluß hat der wachsende Uterus selbst auf den allgemeinen Gefäßwiderstand, und wie adaptiert sich das uterine Gefäßsystem?
– Besitzt der Uterus die Fähigkeit zur Autoregulation?

Tierexperimentelle Untersuchungen lassen den Schluß zu, daß ähnliche Verhältnisse, wie sie in Tierexperimenten nachgewiesen werden können, auch beim Menschen bestehen. Die uterine Durchblutung ist dem Perfusionsdruck am Uterus direkt und dem uterinen Gefäßwiderstand indirekt proportional. Die klassischen Versuche am Schaf mit Drosselung der Aorta haben keine Hinweise für eine Autoregulation erbracht (Abb. 4-12) [14]. Der Uterus selbst kann also seinen Gefäßwiderstand nicht ändern, wenn die Durchblutung des Uterus abfällt. Die errechnete Regressionsgerade schneidet die Abszisse bei etwa 8 mm Hg; das bedeutet, daß bei diesem Perfusionsdruck die uterine Durchblutung null ist. Hier liegt der *kritische Verschlußdruck* für die uterine Perfusion.

Diese Ergebnisse bedeuten jedoch nicht, daß der Gefäßwiderstand unter allen Bedingungen konstant ist.

Mit gleicher Methode wurden ähnliche Versuche an Schafen wiederholt, denen 10 bis 30% des gemessenen Blutvolumens entzogen wurden [15]. Bei *hämorrhagischem Schock* wurde eine Vasokonstriktion im uterinen Gefäßgebiet mit erhöhtem Gefäßwiderstand festgestellt. Die Vasokonstriktion beim hämorrhagischen Schock im uterinen Gefäßgebiet ist sehr wahrscheinlich durch einen erhöhten Sympathikotonus verursacht [19].

Wenn der *venöse Rückstrom* zum Herzen gedrosselt wird, sinkt das Herzminutenvolumen und damit der Blutdruck ab. Das Kreislaufzentrum erhöht unter diesen Bedingungen den peripheren Widerstand, wodurch die Blutdrucksenkung teilweise oder ganz kompensiert wird. Dieser Regelvorgang tritt bei allen Schockzuständen auf, die mit einer Verminderung des Herzminutenvolumens einhergehen. Der Regelvorgang führt zu besonderen Beziehungen zwischen uteriner Durchblutung und Blutdruck, wobei die Durchblutung des Uterus prozentual stärker vermindert wird als der Perfusionsdruck.

Kleine Blutdruckänderungen sind somit mit großen Änderungen der uterinen Durchblutung verbunden. Das bedeutet, daß der uterine Gefäßwiderstand mit fallendem Blutdruck zunimmt.

Die uterine Durchblutung ist somit an der Regulation des zentralen arteriellen Mitteldrucks in erster

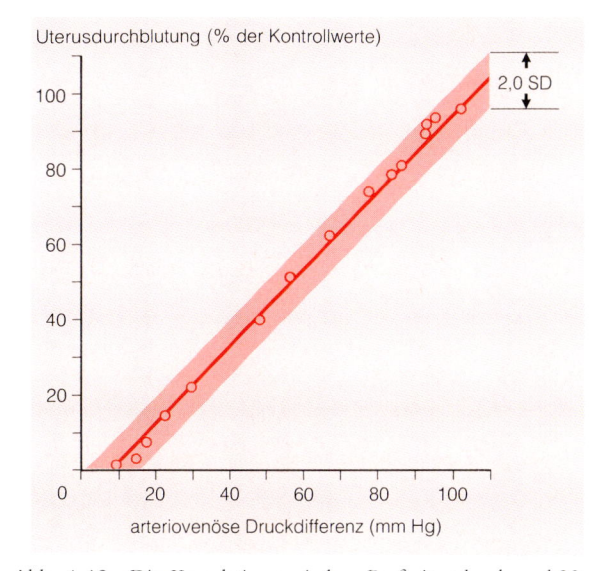

Abb. 4-12 Die Korrelation zwischen Perfusionsdruck und Uterusdurchblutung beim Schaf. Es besteht ein lineares Verhältnis zwischen beiden Parametern, wenn der Blutdruck nur im uterinen Gefäßgebiet gesenkt wird und der Druck an den Pressorezeptoren unverändert bleibt. Das weist darauf hin, daß der Uterus nicht die Fähigkeit zur Autoregulation besitzt. ○ Einzelne Meßwerte; b = 1,035; r = 0,992 (nach Greiss [14]).

Linie durch eine Vasokonstriktion bei Auftreten von *Schockzuständen* beteiligt [19]. Damit scheint dem gefundenen Zusammenhang auch beim Menschen eine besondere Bedeutung zuzukommen. *Der Uterus ist demnach kein bevorzugtes Organ* wie etwa das Gehirn und das Herz, sondern ist selbst maßgeblich an der Regelung des gesamten Widerstands beteiligt. Unter operativem Streß wird die Erhöhung des uterinen Gefäßwiderstands und des gesamten peripheren Widerstands wahrscheinlich durch die Abnahme des venösen Rückstroms verursacht, die ihrerseits wiederum zu einer Verminderung des Herzminutenvolumens führt. Wenn das Herzminutenvolumen abfällt, steigt der gesamte periphere Widerstand signifikant an. Der periphere Widerstand steigt fast genau um den Betrag an, der zur Aufrechterhaltung des zentralen Blutdrucks erforderlich ist.

Verteilung des uterinen Gefäßwiderstands

Der Strömungswiderstand am Uterus ist durch die Druckdifferenz zwischen der A. uterina und der V. uterina und der Durchblutung des Uterus definiert. Der uteroplazentare Strömungswiderstand setzt sich aus dem Strömungswiderstand der zuführenden Arterien (A. uterina, A. arcuata, Radialarterien, Spiralarterien) und des intervillösen Raums zusammen. Das Verhältnis der verschiedenen Strömungswiderstände in den Gefäßen des Uterus spiegelt sich im relativen Druckabfall der verschiedenen Gefäßabschnitte wider. Der Strömungswiderstand bestimmt zusammen mit der treibenden Druckdifferenz die Durchblutung. Offenbar erfolgt der wesentliche Druckabfall zwischen der Aorta und dem intervillösen Raum schon in den Arterien, die vor den Spiralarterien liegen, so daß die der Plazenta vorgeschalteten Arterien an der Regulation des Strömungswiderstands ganz maßgeblich beteiligt sind [31].

Versuche am Meerschweinchen zeigten, daß die Arkadenarterien und die Radialarterien zu ungefähr gleichen Teilen am präplazentaren Strömungswiderstand beteiligt sind. Die niedrigen Blutdrücke im intervillösen Bereich (Abb. 4-13) konnten auch von anderen Autoren nachgewiesen werden [42].

Der Blutdruck im intervillösen Raum beim Menschen beträgt ungefähr 15 mm Hg beim relaxierten Uterus und ist nur geringfügig höher, etwa 5 mm Hg, als der Amniondruck [34]. Während der Kontraktionen des Uterus steigt der Blutdruck im intervillösen Raum an. Der niedere Blutdruck im intervillösen Raum ist für die Perfusion des Uterus und der umbilikalen Durchblutung während der Kontraktion des Uterus von großer Bedeutung.

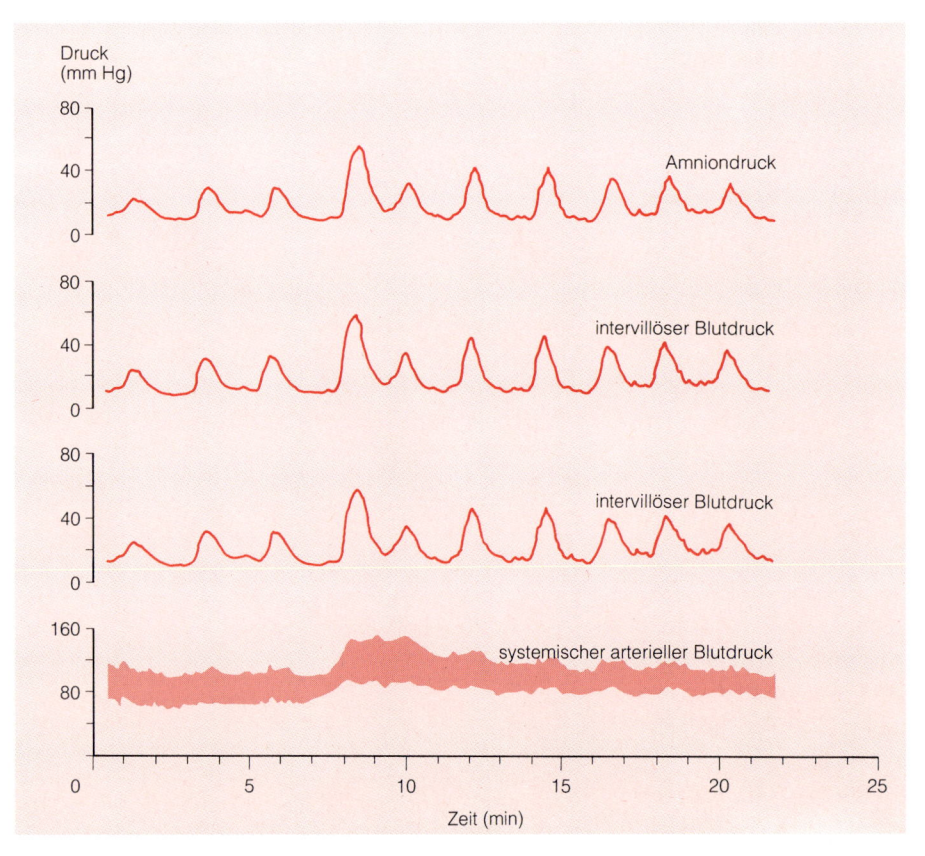

Abb. 4-13 Registrierung des intervillösen Blutdrucks an zwei verschiedenen Plazentapunkten, des Amniondrucks und des arteriellen Blutdrucks. Der intervillöse Blutdruck steigt an, wenn der Amniondruck ansteigt. Der Anstieg des arteriellen Blutdrucks führt nicht zu einer meßbaren Zunahme des intervillösen Drucks (nach Schwarcz et al. [42]).

2.4.4 Uteruskontraktionen und uterine Perfusion

Die uterine Durchblutung ist der Differenz in den verschiedenen Gefäßabschnitten am Uterus direkt und der Summe der Gefäßwiderstände dieser Abschnitte umgekehrt proportional. Die uterine Durchblutung fällt deshalb ab, wenn der arterielle Mitteldruck fällt oder wenn der Blutdruck in den Venen, die den Uterus drainieren und/oder in der V. uterina ansteigt. Das gleiche gilt, wenn einer dieser Gefäßwiderstände erhöht ist. Die Regulation dieser Gefäßwiderstände ist insbesondere bei der Kontraktion des Uterus von Bedeutung.

Die Uterusdurchblutung fällt während einer Kontraktion des Uterus ab [17] (Abb. 4-14). Für diesen Abfall der uterinen Durchblutung sind zwei Mechanismen verantwortlich: die Verminderung der Blutdruckdifferenz zwischen der A. uterina und dem intervillösen Raum und der Anstieg des uterinen Gefäßwiderstands durch Erhöhung des extramuralen Drucks auf die Aa. arcuatae und die Spiralarterien.

Arterioplazentare Blutdruckdifferenz

Während der Kontraktion des Uterus steigt der Blutdruck im intervillösen Raum der Plazenta und in den Spiralarterien an [31].

Dieser Anstieg ist mit dem Anstieg des Amniondrucks positiv korreliert (Abb. 4-14). Der Anstieg des Blutdrucks im intervillösen Raum ist eine Folge der Kompression der Venen, die die Plazenta drainieren und durch das Myometrium verlaufen. Der Kollaps dieser Gefäße erfolgt, wenn der Amniondruck höher ist als der Blutdruck in den Venen. Wenn der arterielle Blutdruck während der Kontraktion konstant bleibt, dann führt der Anstieg des Amniondrucks von beispielsweise 10 auf 50 mm Hg zum Abfall der Blutdruckdifferenz zwischen A. uterina und intervillösem Raum um 40 mm Hg. Der Abfall der Durchblutung wäre dem Abfall des Perfusionsdrucks proportional, wenn der Widerstand der Uterusgefäße unverändert bliebe.

Uteriner Gefäßwiderstand

Während der Kontraktion fällt die Durchblutung des Uterus stärker ab, als man nach dem Abfall der arteriointervillösen Blutdruckdifferenz erwarten würde [23, 28].

Tokolytika bewirken, selbst wenn unter dieser Therapie der arterielle Blutdruck sinkt, durch den Anstieg

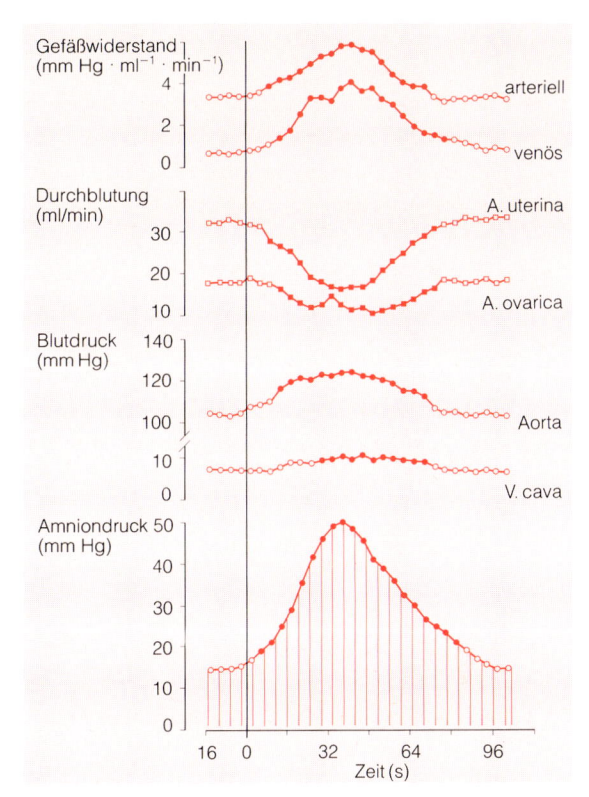

Abb. 4-14 Zusammenfassende Darstellung, die den Effekt einzelner Kontraktionen auf die uterine Hämodynamik zeigt. Die einzelnen Punkte stellen Meßwerte von 106 Kontraktionen des Uterus bei fünf Rhesusaffen dar. Die Werte für den Amniondruck, den Blutdruck in der Aorta und V. cava und die Durchblutung der A. uterina und V. ovarica (gemessen mit elektromagnetischen Flowmetern) und der arterielle und venöse Gefäßwiderstand wurden in Intervallen von vier Sekunden bestimmt. Die mittleren Werte, die sich statistisch von den Basiswerten während der Relaxation des Uterus unterscheiden ($p < 0,05$), sind als ausgefüllte Kreise dargestellt (nach Harbert [17]).

des Perfusionsdrucks und durch die Verminderung des uterinen Gefäßwiderstands eine Verbesserung der uterinen Perfusion [21].

Bei Vorliegen eines Vena-cava-Okklusionssyndroms kann die tokolytische Therapie natürlich keine Wirkung entfalten, da der Wirkungsmechanismus für die Reduktion der uterinen Durchblutung ein anderer ist.

2.5 Hormonelle Beeinflussung der uteroplazentaren Durchblutung

2.5.1 Östrogene

Im Tierversuch verursachten intravasal applizierte Östrogene eine Durchblutungssteigerung im Uterus, intramuskulär verabreichte Östrogene dagegen kaum [16]. Am Schaf bewirkt injiziertes Östrogen eine ziemlich gleichmäßige Vasodilatation in allen Gewebeanteilen des Uterus [41]. Bei schwangeren Tieren erfolgte nach Gabe von Östrogenen nach dem 60. Tag nur noch ein geringer Anstieg der uterinen Perfusion. Dies betraf nahezu alle Gewebe. Nur das Myometrium zeigte noch einen relativ hohen Anstieg der Durchblutung (Übersicht bei [13] und [27]).

Der Mechanismus, bei welchem die Östrogene zu einer Vasodilatation führen, ist noch nicht bekannt. Möglicherweise liegt die Ursache in einer östrogeninduzierten Prostaglandinsynthese oder in einer Stimulation von Agonisten bzw. Antagonisten der Vasodilatation.

2.5.2 Adrenerge Rezeptoren

Es besteht kein Zweifel, daß das uterine Gefäßbett vasokonstriktorische Rezeptoren enthält (Übersicht bei [32]). Von Bedeutung für die Schwangerschaft ist jedoch, in welcher Weise die vasokonstriktorischen Rezeptoren reagieren.

Die Injektion von Noradrenalin in die Jugularvene trächtiger und nichtträchtiger Schafe führte zu einem dosisabhängigen Anstieg des maternalen Blutdrucks und zu einem dosisabhängigen Abfall der uterinen Durchblutung in beiden Gruppen [3]. Der Blutdruck stieg geringfügig stärker in der trächtigen Gruppe der Schafe an, der Abfall der Durchblutung war jedoch sehr viel geringer.

Durch das maximal dilatierte uterine Gefäßbett während der Schwangerschaft und wegen der hohen Flußraten ist die absolute Änderung des Flusses beim schwangeren Tier viel größer als beim nichtschwangeren. Diese Reaktion der uterinen Gefäßmuskulatur ist von ausschlaggebender Bedeutung für die Widerstandsregulation im Schock, aber auch bei orthostatischen Belastungen und bei Streßsituationen infolge übermäßiger körperlicher Aktivität.

2.5.3 Renin-Angiotensin-System

Das Renin-Angiotensin-System spielt in der Regulation der kardiovaskulären Veränderungen während der Schwangerschaft, insbesondere derjenigen im uteroplazentaren Gefäßbett, eine bedeutende Rolle (Übersicht bei [32]). Diese Veränderungen bestehen in einer erhöhten Reninaktivität im Plasma und im Anstieg von Reninsubstrat sowie von Angiotensin II. Höhere Angiotensinkonzentrationen im uterovenösen Blut als im arteriellen Perfusat bei trächtigen Tieren weisen auf eine Fähigkeit des Uterus hin, Renin zu produzieren.

Interessant ist die Einwirkung von Angiotensin II auf den Anstieg des Blutdrucks bei schwangeren und nichtschwangeren Frauen. Die Menge an Angiotensin II, die notwendig ist, um einen definierten Blutdruckanstieg auszulösen, ist bei nichtschwangeren Frauen geringer als bei schwangeren [43]. Andererseits reagieren Frauen mit einer Präeklampsie viel empfindlicher auf die Infusion von Angiotensin mit einem Blutdruckanstieg als gesunde Schwangere oder Nichtschwangere.

Prostaglandin E_2 dilatiert die Uterusgefäße beim nichtträchtigen Schaf und führt zu einer Vasokonstriktion beim trächtigen Schaf [40]. Während der Infusion von Angiotensin II steigt die Prostaglandinkonzentration im uterovenösen Blut an. Dies könnte eine Ursache für den Anstieg des uterinen Gefäßwiderstands während der Angiotensininfusion sein. Man könnte folgern, daß der pressorische Effekt von Angiotensin II zu einem erhöhten systemischen Gefäßwiderstand führt und zu einem Anstieg des Perfusionsdrucks, der dann größer ist als der Anstieg des uterinen Gefäßwiderstands. Dies würde dann auch zu einer Verbesserung der uterinen Perfusion führen.

2.5.4 Prostaglandine

Die Plazenta produziert beträchtliche Mengen der verschiedenen Prostaglandine [36]. Es sind die Prostaglandine E_2, $F_{2\alpha}$, I_2, A_2 und sehr wahrscheinlich auch D_2. Bisher ist nicht hinreichend bekannt, welche Rolle jedes dieser Prostaglandine in der Regulation der plazentaren Durchblutung spielt. Zur Zeit ist es nur möglich, die Wirkungsweise jeder dieser Substanzen auf die plazentaren und umbilikalen Gefäße zu beschreiben [20].

Verschiedene Tierexperimente zeigen, daß der Prostaglandinsynthesehemmstoff Indometacin, an die Mutter verabreicht, zum Abfall der plazentaren Durchblutung führt [37]. Aus den Beobachtungen läßt sich schließen, daß die endogene Synthese von Prostaglandinen durch die maternale Seite der Plazenta an der Dilatation des maternalen vaskulären Gefäßbetts während der Schwangerschaft beteiligt ist. Die Injektion von Indometacin in die fetale Blutbahn führt beim chronisch katheterisierten Schaf zu einem Anstieg des umbilikalen Gefäßwiderstands.

Die direkte Stimulation des maternalen Gefäßbetts durch die Prostaglandine I_2, D_2 und E_2 führt zu einer Vasodilatation des uterinen Gefäßsystems beim nichtschwangeren Tier [8]. Dies beweist, daß Prostaglandin E_2 das Gefäßsystem dilatieren kann, und steht damit in Einklang mit den Ergebnissen anderer Autoren. Beim schwangeren Tier verursachen dagegen nur die Prostaglandine I_2 und D_2 einen dosisabhängigen Anstieg der uterinen Durchblutung, während E_2 über eine Vasokonstriktion die Durchblutung reduziert.

Die unterschiedlichen Wirkungen der Prostaglandine werden derzeit noch sehr widersprüchlich diskutiert (Übersicht bei [45]).

2.6 Pharmakologische Beeinflussung der uteroplazentaren Durchblutung

2.6.1 Nikotin

Umfangreiche Beweise für die nachteilige Wirkung des Rauchens während der Schwangerschaft sind erbracht worden. In Zusammenhang mit Rauchen sind zahlreiche perinatale Komplikationen bekannt, z. B. ein niedriges Gewicht bei der Geburt, Frühgeburtlichkeit und ein Anstieg der perinatalen Mortalität. Eingeschränkte intellektuelle Entwicklung und hyperkinetisches Verhalten während der Kindheit treten ebenfalls gehäuft auf.

Bei routinemäßigen mikroskopischen Untersuchungen der Plazenta von rauchenden Frauen sieht man eine geringgradige Zotteninfarzierung und Hyperplasie des Zytotrophoblasten als Ausdruck der eingeschränkten uterinen Perfusion [1]. Die elektronenmikroskopische Untersuchung der Ultrastruktur der Plazenta zeigt eine Verbreiterung der Basalmembran, einen Anstieg des Kollagengehalts der Zotten und eine Rarefikation ihrer Gefäßversorgung, alles Faktoren, die die Membranpermeabilität und damit den Transport von Gasen und metabolischen Substraten reduzieren. Auch der Einfluß des Kohlenmonoxids als ätiologischem Faktor ist mehrfach untersucht worden [26].

Die Infusion von Nikotin geht mit einem Anstieg des uterinen Gefäßwiderstands einher [24]. Die meisten Patientinnen, die untersucht wurden, zeigten während des Rauchens eine prompte Reduktion der intervillösen Durchblutung, die nach etwa 15 Minuten zum Normwert zurückkehrte. Dies war mit einem Anstieg des systolischen und diastolischen Blutdrucks und der Herzfrequenz assoziiert. Der Wirkungsmechanismus beruht sehr wahrscheinlich auf Aktivierung des adrenergischen Systems über die sympathischen Ganglien und durch Freisetzung von Katecholaminen aus dem Nebennierenmark.

Bei Rauchern beiderlei Geschlechts hat man einen Anstieg der Herzfrequenz, des systolischen und des diastolischen Blutdrucks beobachtet, der mit Erhöhung der zirkulierenden Katecholamine einhergeht und sich durch Propranolol und Phentolamin blockieren läßt [35]. Darüber hinaus ist ein Anstieg der Katecholamine bei rauchenden Frauen im Fruchtwasser nachgewiesen worden [38]. Da Nikotin die Plazentaschranke passiert, Katecholamine jedoch nicht, ist es wahrscheinlich, daß Nikotin zusätzlich einen direkten Effekt auf das fetale adrenerge System ausübt, wie experimentelle Untersuchungen im Schafmodell nachweisen (Abb. 4-15).

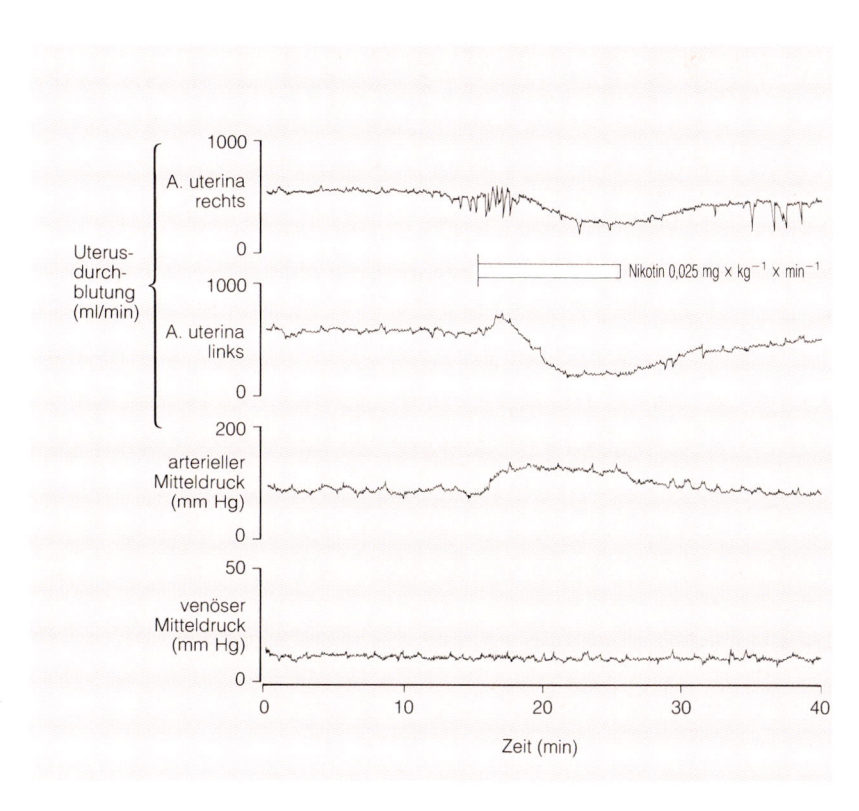

Abb. 4-15 Uterusdurchblutung und Blutdruck nach Infusion von Nikotin in die V. cava inferior beim Schaf (nach Resnik et al. [38]).

2.6.2 Tokolytika

Das Gefäßsystem des Uterus ist normalerweise maximal dilatiert [14]. So führt die Stimulation parasympathischer Fasern nicht zu einer weiteren Steigerung der Uterusdurchblutung. Eine Perfusionssteigerung kann nur bei pathologisch veränderter Ausgangssituation erreicht werden, z. B. wenn das uterine Gefäßsystem einer Vasokonstriktion unterliegt oder wenn die Uterusdurchblutung durch eine Kontraktion der Uterusmuskulatur reduziert wurde. Zu den Substanzen, die dann in der Lage sind, die uterine Perfusion zu steigern, gehören:

– Plasmaersatzlösungen: Sie finden Anwendung, wenn sich das maternale Gefäßsystem im Zustand der Vasokonstriktion, d. h. im Schock befindet [19].
– Substanzen, die zu einer Stimulation der Betarezeptoren an der Uterusmuskulatur führen (Tokolytika), bewirken eine Erschlaffung der Uterusmuskulatur und steigern auf diese Weise die uterine Perfusion [22].

Der Anstieg der uterinen Perfusion erfolgt durch eine Zunahme des Perfusionsdrucks am Uterus und durch eine Verminderung des präplazentaren Gefäßwiderstands.

2.7 Einfluß körperlicher Belastungen auf die uteroplazentare Durchblutung

Der Effekt der körperlichen Belastung auf die Fähigkeit zu konzipieren und auf das fetale Wachstum ist unbekannt. Die Auswirkungen auf das kardiovaskuläre System, auf den Stoffwechsel und auf die Atmung während der Schwangerschaft hingegen sind gut untersucht [7].

Im allgemeinen erfolgt eine physiologische Adaptation während einer körperlichen Belastung, die dem Ausmaß der Belastung entspricht. Kontrolliert wird sie durch lokale Faktoren in den Muskeln, durch das sympathische Nervensystem (Freisetzung von Katecholaminen), die hypothalamische Regulierung und thermoregulatorische Mechanismen der Haut. Änderungen des Herzminutenvolumens, des Sauerstoffverbrauchs und des Atemminutenvolumens stellen eine Antwort auf die Veränderung des arteriellen Gefäßwiderstands in den verschiedenen Gefäßbetten dar. Der mittlere arterielle Druck bleibt annähernd konstant, es sei denn, die körperliche Belastung wird verlängert und verstärkt. Das Ausmaß der individuellen Reaktionsfähigkeit auf eine definierte Belastung variiert relativ stark von einer Person zur anderen. Dies gilt auch für die maximale physiologische Änderung, die erreicht werden kann. Sie ist abhängig vom Alter und von der Kondition.

Um vergleichbare Werte zwischen verschiedenen Individuen zu erhalten, ist es notwendig, die körperliche Belastung zu quantifizieren und als Prozent des individuellen maximalen Sauerstoffverbrauchs auszudrücken [6]. Wenn der Grad der körperlichen Belastung auf diese Weise dargestellt wird, dann läßt sich das Maß der Änderung bei jedem physiologischen Parameter korrekt messen und seine Bedeutung in Relation zu anderen adaptiven Veränderungen, die über das gesamte Spektrum von der Ruhe bis zur maximalen Belastung auftreten, bestimmen (Abbildung 4-16).

Es gibt bisher wenige Berichte über die Auswirkung einer wiederholten körperlichen Belastung während der Schwangerschaft auf den Verlauf der Gravidität. Im allgemeinen besteht eine positive Korrelation zwischen dem allgemeinen Ernährungs- und Kräftezustand während der Schwangerschaft und dem Gewicht der Plazenta und des Kindes bei der Geburt und eine negative Korrelation mit Komplikationen vor und während der Geburt [11].

Bei einer kleineren Studie unter standardisierten Bedingungen fand sich keine Differenz zwischen dem Geburtsgewicht und dem plazentaren Gewicht oder dem Verlauf der Geburt zwischen körperlich belasteten Frauen und Kontrollen [9]. Kardiovaskuläre Untersuchungen bei geringer und mäßig starker Belastung während der Schwangerschaft haben gezeigt, daß der Anstieg des Herzminutenvolumens, der Herzfrequenz, des Schlagvolumens und des Sauerstoffverbrauchs während der Schwangerschaft nicht beeinträchtigt waren. Nur in einer Studie ist der Effekt der körperlichen Belastung auf die regionale Durchblutung untersucht worden. Während leichter Ergometriebelastung in der Spätschwangerschaft fiel die uterine Durchblutung ungefähr um 25% ab.

Diese Beobachtungen haben auch dazu geführt, die fetale Herzfrequenz zu untersuchen und die maternale Belastung und auch die Einschränkung der uteroplazentaren Durchblutung zu definieren. Am Menschen haben solche speziellen Untersuchungen bisher wenig Information gebracht [44]. In Versuchen an Ziegen und Schafen wurde die Beziehung zwischen der maternalen körperlichen Belastung, der uterinen Durchblutung und dem fetalen Zustand geprüft [18]. Die wiederholte verlängerte körperliche Belastung ging mit einer Erhöhung der Frühgeburtlichkeit und einer Häufung des intrauterinen Fruchttodes wachstumsretardierter Feten einher [10]. Andere Experimente haben gezeigt, daß eine lineare Beziehung zwischen dem Anstieg der maternalen Herzfrequenz und dem Abfall der uterinen Durchblutung besteht [5] (Abb. 4-17). Da die Veränderung der Herzfrequenz, die durch die körperliche Belastung erzeugt wird, in direkter Beziehung zur maximalen Belastung steht, ist anzunehmen, daß das uterine vaskuläre Gebiet wie das Gefäßbett des Splanchnikus reagiert.

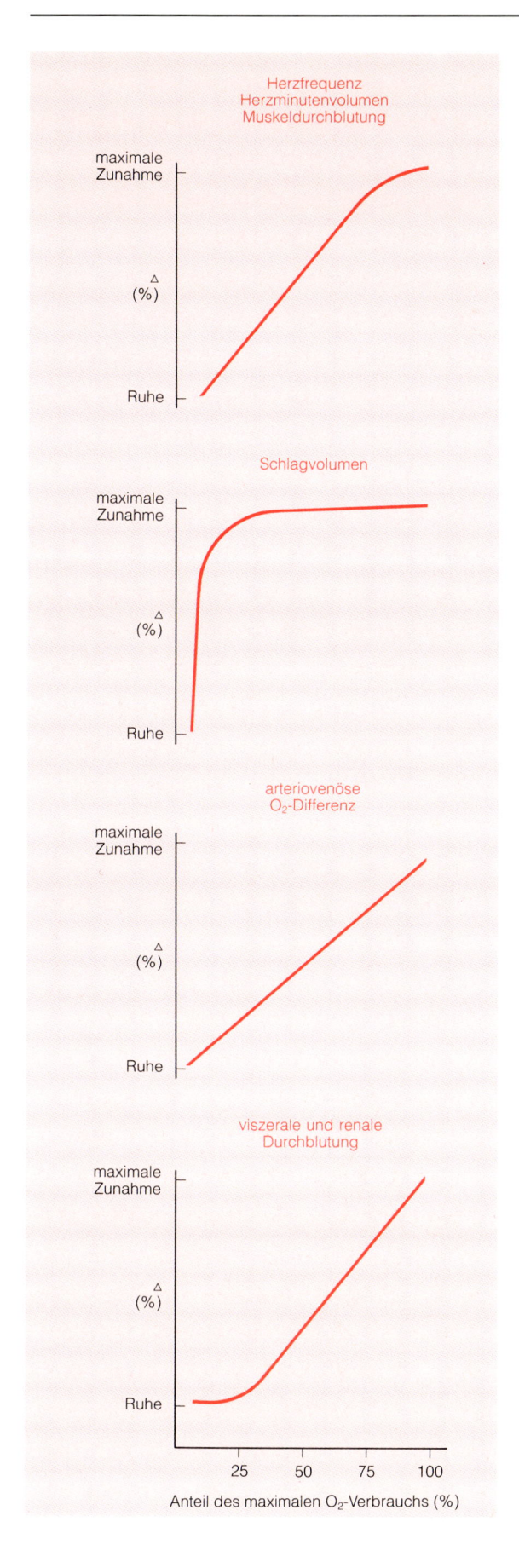

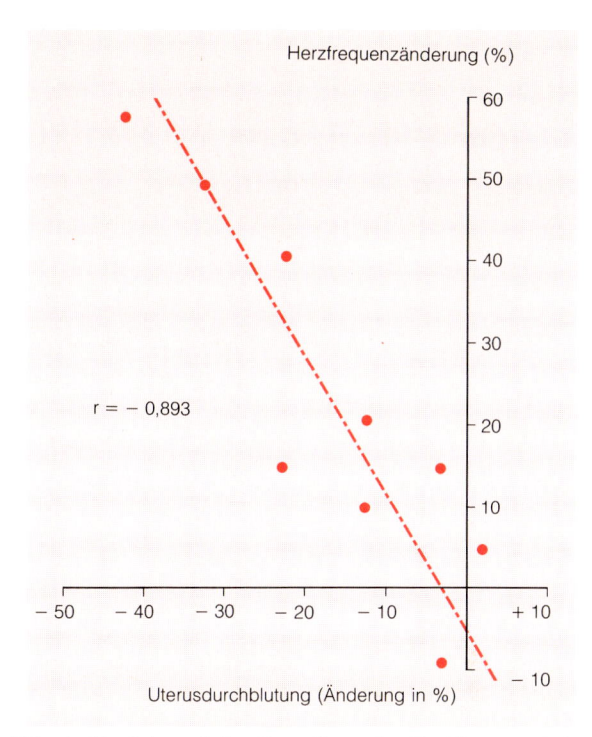

Abb. 4-17 Schematische Darstellung der Beziehung zwischen hämodynamischen Parametern und Sauerstoffverbrauch (% $\dot{V}O_2$max) über den gesamten Bereich der Arbeitsbelastung. Die Größe der Reaktion ist auf der Ordinate, und die Arbeitsbelastung auf der Abszisse relativ zum maximalen Sauerstoffverbrauch aufgetragen. Beide Größen sind als Prozent vom Maximum ausgedrückt (nach Clapp [6]).

Die Schwangerschaft selbst stellt eine körperliche Belastung dar, die ihren höchsten Punkt am Ende der Gravidität erreicht. Die Belastungsmöglichkeit ist deshalb limitiert durch das Alter der Schwangerschaft. Mit fortschreitender Schwangerschaft ist bereits bei geringer Steigerung der Arbeit ein Abfall der uterinen Durchblutung zu erwarten. Bei normaler Plazentafunktion übersteht der Fetus eine kurzfristige Reduktion der Durchblutung durch eine Vergrößerung der arteriovenösen Sauerstoffkonzentrationsdifferenz.

Wie die tierexperimentellen Untersuchungen jedoch gezeigt haben, toleriert der Fetus wiederholte verstärkte Beeinträchtigungen der uterinen Perfusion durch die Belastung nicht.

◁ Abb. 4-16 Die Beziehung zwischen dem Anstieg der maternalen Herzfrequenz (Ordinate) und dem Abfall der uterinen Durchblutung (Abszisse) während der körperlichen Belastung in trächtigen Schafen am Termin. Beide Veränderungen sind als Prozent des Kontrollwertes angegeben (nach Clapp [6]).

Körperliches Training vor und während der Schwangerschaft mag geeignet sein, den Effekt einer standardisierten körperlichen Arbeit auf die uterine Durchblutung zu verringern. Gegenwärtig kann man annehmen, daß es nicht notwendig ist, die körperliche Belastung während der Schwangerschaft vollständig zu begrenzen. Es ist jedoch sinnvoll, übermäßige körperliche Aktivität im ersten Trimenon, insbesondere aber während der letzten Wochen der Schwangerschaft einzuschränken. Bei Bettruhe in Seitenlage ist die uterine Perfusion am besten. Diese einfache Lagerung stellt daher eine geeignete Maßnahme dar, wenn sich Komplikationen während der Schwangerschaft ergeben.

2.8 Vena-cava-Okklusionssyndrom

Eine ausführliche Darstellung des Vena-cava-Okklusionssyndroms erfolgt in den Geburtsbänden (6 und 7); hier sei nur kurz auf die wesentlichsten Punkte verwiesen (Übersicht bei [20]).

In *Rückenlage* klagen Schwangere gelegentlich über Empfindlichkeit und Müdigkeit im Rücken, über diffuse Beschwerden mit Lokalisation im Bauch, mitunter auch über Atemnot, die sich bis zum Erstickungsgefühl steigern kann. Blässe, Schwitzen, Übelkeit und schließlich Bewußtlosigkeit kennzeichnen die extreme Form dieses Syndroms. Ursache ist der Druck des schwangeren Uterus auf die V. cava inferior.

Durch die Kompression der V. cava fällt das Herzminutenvolumen um etwa 13% ab, das Schlagvolumen sinkt um 10%, und der periphere Strömungswiderstand steigt etwa um 13% an. Der Abfall des Herzminutenvolumens und des Schlagvolumens erfolgt durch die Einschränkung des venösen Rückstroms zum Herzen.

Der Anstieg des peripheren Strömungswiderstands ist nicht in den Arteriolen, sondern in der V. cava lokalisiert. Die uterine Durchblutung fällt durch die Verminderung des Perfusionsdrucks (arterieller Blutdruck minus Blutdruck in der V. uterina) ab.

Der *Fetus* reagiert auf das Vena-cava-Okklusionssyndrom mit einer Verlangsamung der Herzfrequenz, wenn eine kritische Grenze der uterinen Perfusion unterschritten wird (siehe Abschn. 2.4.3).

Es gibt zahlreiche *klinische Situationen,* bei denen das Vena-cava-Okklusionssyndrom auftreten kann oder verstärkt wird. Veränderungen der Blutflußgeschwindigkeit lassen sich auch mit der Doppler-Methode nachweisen. Beim Abfall des mittleren arteriellen Druckes stieg das systolisch-/diastolische Verhältnis des Blutflußprofils in der A. uterina signifikant an (um 26%) [33] (näheres zu der Methode siehe Kap. 13).

Die *Therapie* besteht in der Lagerung der Patientin auf die linke oder rechte Seite.

Literatur zu Abschnitt 2

1. Asmussen, I.: Ultrastructure of the human placenta at term. Acta obstet. gynaec. scand. 56 (1977) 119–126.
2. Assali, N. S., L. Rauramo, T. Peltonen: Measurement of uterine blood flow and uterine metabolism VIII. Uterine and fetal blood flow and oxygen consumption in early human pregnancy. Amer. J. Obstet. Gynec. 79 (1960) 86.
3. Brinkman, C. R., R. Erkkola, B. Nuwayid, N. Assali: Adrenergetic vasoconstrictor receptors in the uterine vascular bed. In: Moawad, A. H., M. D. Lindheimer (eds.): Uterine and Placental Blood Flow. Masson, New York 1982.
4. Campbell, S., D. R. Griffin, J. M. Pearce, J. Diaz-Recasens, T. E. Cohen-Overbeek, K. Willson: New Doppler technique for assessing uteroplacental blood flow. Lancet I (1983) 675.
5. Clapp, J. F.: Acute exercise stress in the pregnant ewe. Amer. J. Obstet. Gynec. 136 (1980) 489.
6. Clapp, J. F.: The effects of maternal exercise during pregnancy on uterine blood flow and pregnancy outcome. In: Moawad, A. H., M. D. Lindheimer (eds.): Uterine and Placental Blood Flow. Masson, New York 1982.
7. Clapp, J. F.: The effects of exercise on uteroplacental blood flow. In: Rosenfeld, C. R. (ed.): The Uterine Circulation. Reproductive and Perinatal Medicine, vol. X, pp. 299–310. Perinatology Press, Ithaca/NY 1989.
8. Clark, K. E., S. J. Stys, J. E. Austin: PGI_2 and PGD_2 vasodilatory effects on the vascular bed. In: Moawad, A. H., M. D. Lindheimer (eds.): Uterine and Placental Blood Flow. Masson, New York 1982.
9. Collings, C. A., L. B. Curet, J. P. Mullin: Maternal and fetal responses to a maternal aerobic exercise program. Amer. J. Obstet. Gynec. 145 (1983) 702–707.
10. Emmanouilides, G. C., C. J. Hobel, K. Yashiro, G. Klyman: Fetal responses to maternal exercise in the sheep. Amer. J. Obstet. Gynec. 112 (1972) 130.
11. Erkkola, R.: The physical work capacity of the expectant mother and its effect on pregnancy, labor, and the newborn. Int. J. Gynaec. Obstet. 14 (1976) 153.
12. Erkkola, R. U., J. P. Pirhonen: Flow velocity waveforms in uterine and umbilical arteries during the angiotensin II sensitivity test. Amer. J. Obstet. Gynec. 162 (1990) 1193–1197.
13. Ford, S. P.: Factors controlling uterine blood flow during esteous and early pregnancy. In: Rosenfeld, C. R. (ed.): The Uterine Circulation. Reproductive and Perinatal Medicine, vol. X, pp. 113–134. Perinatology Press, Ithaca/NY 1989.
14. Greiss, F. C.: Pressure-flow relationship in the gravid uterine vascular bed. Amer. J. Obstet. Gynec. 96 (1966) 41.
15. Greiss, F. C.: Uterine vascular response to hemorrhage during pregnancy. Obstet. and Gynec. 27 (1966) 549.
16. Greiss, F. C., S. G. Anderson: Effect of ovarian hormones on the uterine vascular bed. Amer. J. Obstet. Gynec. 107 (1970) 829–836.
17. Harbert, G. M.: Effects of uterine contractions. In: Moawad, A. H., M. D. Lindheimer (eds.): Uterine and Placental Blood Flow. Masson, New York 1982.
18. Hohimer, A. R., J. M. Bissonnette, J. Metcalfe, T. A. McKean: The effect of exercise on uterine blood flow in the pregnant pigmy goat. Amer. J. Physiol. 246 (1984) H207–H212.

19. Künzel, W.: Der Zusammenhang zwischen Durchblutung und Gefäßwiderstand des Uterus. In: Saling, E., J. W. Dudenhausen (Hrsg.): Perinatale Medizin, Bd. III, S. 668. Thieme, Stuttgart–New York 1972.
20. Künzel, W.: Die regionale Verteilung des Blutvolumens im maternalen Organismus während der Schwangerschaft. In: Künzel, W., K.-H. Wulf: Die normale Schwangerschaft. Bd. 4, Klinik der Frauenheilkunde und Geburtshilfe, 2. Aufl. Urban & Schwarzenberg, München–Wien–Baltimore 1986.
21. Künzel, W., E. Kastendieck: Uterine blood flow, fetal oxygenation and betamimetic drugs (Partusisten®). In: Weidinger, H. (ed.): Labour Inhibition. Betamimetic Drugs in Obstetrics. Fischer, Stuttgart–New York 1977.
22. Künzel, W., J. Reinecke: Der Einfluß von Th 1165a auf die Gaspartialdrucke und auf kardiovaskuläre Parameter von Mutter und Fetus. Zugleich eine quantitative Analyse der Wehentätigkeit. Z. Geburtsh. Perinat. 177 (1973) 81.
23. Lees, M. H., J. D. Hill, A. J. Ochsner, C. L. Thomas, M. J. Novy: Maternal placental and myometrial blood flow of the rhesus monkey. Amer. J. Obstet. Gynec. 110 (1971) 68.
24. Lehtovirta, P., M. Forss: The acute effect of smoking on intervillous blood flow of the placenta. Brit. J. Obstet. Gynaec 85 (1978) 729–731.
25. Leodolter, S., K. Philipp, J. Heep, I. Stude: Nuklearmedizinische Verfahren zur Beurteilung der uteroplazentaren Durchblutung. In: Fischer, W. M. (Hrsg.): Kardiotokographie. Thieme, Stuttgart–New York 1981.
26. Longo, L. D.: The biological effects of carbon monoxide on the pregnant woman, fetus, and newborn infant. Amer. J. Obstet. Gynec. 129 (1977) 69–103.
27. Magness, R. R., C. R. Rosenfeld: The role of steroid hormones in the control of uterine blood flow. In: Rosenfeld, C. R. (ed.): The Uterine Circulation. Reproductive and Perinatal Medicine, vol. X, pp. 239–271. Perinatology Press, Ithaca/NY 1989.
28. Martin, C. B.: Uterine blood flow and uterine contractions in monkeys. In: Medical Primatology. Proc. 3rd Conf. exp. Med. Surg. Primates, Lyon 1972, Part 1, p. 298–307. Karger, Basel 1972.
29. Moll, W.: Physiologie der maternen plazentaren Durchblutung. In: Becker, V., T. A. Schiebler, F. Kubli (eds.): Die Plazenta des Menschen, S. 172, Thieme, Stuttgart–New York 1981.
30. Moll, W., W. Künzel: Der uteroplazentare Kreislauf. Z. Geburtsh. Perinat. 178 (1974) 1–18.
31. Moll, W., W. Künzel, L. A. M. Stolte, J. Kleinhout, P. A. de Jong, A. F. L. Veth: The blood pressure in the decidual part of the uteroplacental arteries (spiral arteries) of the rhesus monkey. Pflügers Arch. 346 (1974) 291.
32. Naden, R. P., C. R. Rosenfeld: Modulation of the uteroplacental circulation: renin-angiotensin and adrenergic systems. In: Rosenfeld, C. R. (ed.): The Uterine Circulation. Reproductive and Perinatal Medicine, vol. X, pp. 207–238. Perinatology Press, Ithaca/NY 1989.
33. Pirhonen, J. P., R. U. Erkkola: Uterine and umbilical flow velocity waveforms in the supine hypotensive syndrome. Obstet. and Gynec. 76 (1990) 176–179.
34. Prystowsky, H.: Fetal blood studies. VIII. Some observations on the transient fetal bradycardia accompanying uterine contractions in the human. Bull. Johns Hopkins Hosp. 102 (1958) 1.
35. Quigley, M. E., K. L. Sheehan, M. M. Wilkes, S. S. C. Yen: Effects of maternal smoking on circulating catecholamine levels and fetal heart rates. Amer. J. Obstet. Gynec. 133 (1979) 685–690.
36. Rankin, J.: Prostaglandins and the placental blood flows in rabbits and sheep. In: Moawad, A. H., M. D. Lindheimer (eds.): Uterine and Placental Blood Flow. Masson, New York 1982.
37. Rankin, J. H. G., A. Berssenbrugge, D. Anderson, T. M. Phernetton: Ovine placental vascular responses to indomethacin. Amer. J. Physiol. 236 (1979) H61–H64.
38. Resnik, R., G. W. Brink, M. Wilkes: Catecholamine-mediated reduction in uterine blood flow after nicotine infusion in the pregnant ewe. J. clin. Invest. 63 (1979) 1133–1136.
39. Romney, S. L., D. E. Reid, J. Metcalfe, C. S. Burwell: Oxygen utilization by the human fetus in utero. Amer. J. Obstet. Gynec. 70 (1955) 791.
40. Rosenfeld, C. R., N. F. Gant jr.: The chronically instrumented ewe, a model for studying vascular reactivity to angiotensin II in pregnancy. J. clin. Invest. 67 (1981) 486–492.
41. Rosenfeld, C. R., F. H. Morriss, F. C. Battaglia, E. L. Makowski, G. Meschia: Effect of estradiol-17β on blood flow to reproductive and nonreproductive tissues in pregnant ewes. Amer. J. Obstet. Gynec. 124 (1976) 618–629.
42. Schwarcz, R., O. Althabe, L. Fisch, R. M. Pinto: Relationship between intervillous space, amniotic fluid and maternal arterial blood pressures. Amer. J. Obstet. Gynec. 98 (1967) 924.
43. Schwarz, R., U. Retzke: Cardiovascular response to infusion of angiotensin II in pregnant women. Obstet. and Gynec. 38 (1971) 714–718.
44. Stembera, Z. J., J. Hodr: The exercise test as early diagnosis aid for foetal distress. In: Horsky, J., Z. K. Stembera (eds.): Intrauterine Dangers to the Fetus. Excerpta Medica, Amsterdam 1967.
45. Walsh, S. W., V. M. Parisi: The role of prostanoids and thromboxane in the regulation of placental blood flow. In: Rosenfeld, C. R. (ed.): The Uterine Circulation. Reproductive and Perinatal Medicine, vol. X, pp. 273–298. Perinatology Press, Ithaca/NY 1989.
46. Wang, T.: Uterine Spiralarterien des Menschen bei Gestose, fetaler Wachstumsretardierung und Übertragung. Geburtsh. u. Frauenheilk. 49 (1989) 548–552.

3 Stoffaustausch über die Plazenta

W. Künzel

Ein normaler Stoffwechsel und ein kontinuierliches intrauterines Wachstum des Feten können nur durch einen adäquaten Austausch von Substanzen zwischen dem maternalen und fetalen Blut über die Plazenta sichergestellt werden. Die Plazenta ist hinsichtlich ihrer zahlreichen Funktionen ein einmaliges Organ. Ihre Lebenszeit ist relativ kurz, und ihre Größe und ihre Funktion ändern sich im Verlauf der Schwangerschaft ständig.

Für den Feten dient die Plazenta als Lunge, als

Gastrointestinaltrakt, als Niere, als Leber und sogar als endokrines Organ. Schließlich wirkt die Plazenta im Gegensatz zu früheren Vorstellungen nicht nur als semipermeable Membran, sondern auch als ein Organ, das aktiv an den Transfermechanismen Anteil hat.

Der Transfer zwischen dem intervillösen Raum der Plazenta und den fetalen Kapillaren erfolgt hauptsächlich über das Chorion frondosum der hämochorealen Plazenta. Die Bedeutung des Chorion laeve und des Amnions als Transferorgan für Nährstoffe ist wahrscheinlich gering. Es konnte gezeigt werden, daß die Membranen nur einen geringen Anteil an der gesamten plazentaren Perfusion haben. Auf der anderen Seite besitzen sie erhebliche Bedeutung für den Transfer von Wasser.

Im folgenden Beitrag soll der normale plazentare Transfermechanismus für verschiedene Substanzen dargestellt werden. Der Einfluß des limitierten plazentaren Transfers auf den fetalen Stoffwechsel und die fetale Entwicklung und die Möglichkeiten der Therapie der gestörten plazentaren Funktion sind den speziellen Abschnitten vorbehalten und sollen im folgenden nur angedeutet werden.

3.1 Physiologie des plazentaren Transfers

Der Transfer von Substanzen über eine biologische Membran erfolgt durch verschiedene Mechanismen:

– einfache Diffusion
– erleichterte Diffusion
– aktiver Transport
– Pinozytose
– Ultrafiltration (bulk flow)

Die Mechanismen variieren für die verschiedenen Substanzen. Die unterschiedlichen Vorgänge des Stoffaustausches erfolgen in der Plazenta gleichzeitig [37].

3.1.1 Einfache Diffusion

Die zufällige Bewegung eines Moleküls von einem Ort hoher Konzentration zu einem Ort niedriger Konzentration geschieht durch passive Diffusion. Während die einfache Diffusion aufgrund eines physikochemischen Gradienten stattfindet, folgen geladene Ionen einem elektrochemischen Gradienten.

Die einfache Diffusion ist *definiert* durch die Menge einer Substanz, die der Konzentrationsdifferenz oder der elektrochemischen Differenz über eine Membran direkt proportional ist. Sie ist ferner abhängig von der Fläche, der Diffusionskonstanten und der Dicke der Membran. Die einfache Diffusion ist ein passiver Prozeß, der so lange abläuft, bis ein Konzentrationsausgleich oder ein elektrochemisches Gleichgewicht zwischen beiden Kompartimenten erreicht ist.

Die *Menge* einer Substanz, die über eine Membran diffundiert, wird durch verschiedene physikochemische Faktoren bestimmt und durch das *erste Fick-Gesetz* definiert:

$$\frac{dQ}{dt} = K \cdot A \cdot \Delta C \cdot \frac{1}{X}$$

dQ/dt ist die Menge einer definierten Substanz, die in einer definierten Zeit übertritt, K die Permeabilität der Membran, A die Fläche, X die Dicke der Membran und ΔC die Konzentrationsdifferenz über der Membran.

Für Gase, deren Konzentration proportional dem Partialdruck ist, gilt:

$$\frac{dQ}{dt} = K \cdot A \cdot \alpha \cdot \Delta p \cdot \frac{1}{X}$$

wobei α die Löslichkeitskonstante für Gase und Δp die Gaspartialdruckdifferenz ist.

Verschiedene *physikochemische Faktoren* haben einen Einfluß auf die Diffusion über eine Membran.

Ganz allgemein diffundieren Substanzen mit einer kleinen *Molekulargröße* schneller als große Moleküle (Übersicht bei [36]). Die Diffusion ist umgekehrt proportional der Quadratwurzel des Molekulargewichts. Für viele Membranen und Substanzen mit einem Molekulargewicht von weniger als 250 gilt die *Graham-Exner-Beziehung,* die besagt, daß die Diffusionsrate einer Substanz durch eine permeable Membran der Quadratwurzel des Molekulargewichts umgekehrt proportional ist. Substanzen mit einem Molekulargewicht von mehr als 700 bis 1000, wie etwa Polypeptide und Proteine, durchdringen die plazentare Membran nur sehr langsam oder überhaupt nicht. Auch die *elektrische Ladung* hat einen Einfluß auf den plazentaren Transfer. Die plazentare Membran ist grundsätzlich permeabel für Natrium, Kalium und Chlor, doch diffundieren diese Ionen sehr wahrscheinlich langsamer als Wasser, Harnstoff und andere nichtgeladene, gleich große Moleküle.

Die *Fettlöslichkeit* ist für den Transfer ebenso von Bedeutung. Fettlösliche Substanzen diffundieren durch die gesamte Zellmembran in Abhängigkeit von ihrer Fettstruktur oder erreichen zumindest sehr schnell ein Gleichgewicht zwischen der maternalen und fetalen Zirkulation. Lipophile Pharmaka wie Antipyrin und Thiopental sind Beispiele dafür. Fettunlösliche Substanzen dagegen diffundieren sehr wahrscheinlich viel langsamer über die Membranporen oder Wasserkanäle zwischen den Zellen. Wasserunlösliche Substanzen mit hoher Ladung, wie z. B. Succinylcholin, passieren die plazentare Membran nicht.

3.1.2 Erleichterte Diffusion

Die erleichterte Diffusion unterscheidet sich von der einfachen Diffusion darin, daß sie mit einer höheren Transferrate einhergeht, als man aufgrund der physikochemischen Grundlagen erwarten würde. Ein Beispiel hierfür ist der plazentare Transfer der natürlich vorkommenden D-Xylose, der sehr viel schneller als der Transfer der L-Xylose abläuft (Stereospezifität) [9]. Auch für andere Monosaccharide variiert die Geschwindigkeit der intrazellulären Akkumulation sehr stark.

Die Kinetik weicht vom Fick-Prinzip ab. Die erleichterte Diffusion erfolgt nicht entgegen eines elektrochemischen Gradienten, sie benötigt auch keine Energie. Metabolische Inhibitoren haben keinen Einfluß auf den Prozeß, wenn sie nicht mit einem Substrat um den Carrier konkurrieren. Der Mechanismus der erleichterten Diffusion ist nicht endgültig geklärt.

3.1.3 Aktiver Transport

Der aktive Transport ist ein Transfervorgang, bei dem Energie benötigt wird. Zu den Substanzen, die durch aktiven Transport die Plazenta passieren, gehören Aminosäuren und sehr wahrscheinlich wasserlösliche Vitamine und Ionen, wie z. B. Kalzium.

3.1.4 Pinozytose

Die Pinozytose ist ein Vorgang, bei dem Substanzen von der Zellmembran in winzigen Tropfen von Lösungen oder Wasser eingeschlossen werden, die nach Passage der Zelle ihren Inhalt auf der anderen Seite der Zelle abgeben. Die Makropinozytose läßt sich mit dem Lichtmikroskop beobachten. Die Pinozytose wird bei einer Reihe von Zellen gesehen, aber vom genauen Vorgang weiß man wenig. Da dieser Transportmechanismus relativ langsam verläuft, wird er nur dann von Bedeutung sein, wenn der Transfer über lange Perioden erfolgen kann.

3.1.5 Ultrafiltration (bulk flow)

Die hydrostatische oder osmotische Druckdifferenz ist für den Transfer von *Wassermolekülen* verantwortlich. Der Austausch von Wasser geht gleichzeitig mit dem von *gelösten Substanzen* einher. Der Austausch ist größer als man auf der Basis einer einfachen Diffusion erwarten würde. Der Wasseraustausch, welcher zwischen der Amnionflüssigkeit, dem Feten und der Mutter erfolgt, verläuft sehr schnell. Der Mechanismus, der für den schnellen Umsatz verantwortlich ist, ist nicht bekannt.

3.2 Gasaustausch in der Plazenta

3.2.1 Vorbemerkungen

Die Mechanismen, die dem Austausch verschiedener Substanzen über die Plazenta zwischen dem maternalen und fetalen Blut zugrunde liegen, wurden in Abschnitt 3.1 besprochen. Nachfolgend sollen die limitierenden Faktoren des Gasaustausches über der Plazenta näher ausgeführt werden.

Ein kontinuierliches Angebot von O_2 an den Fetus schafft die Voraussetzung für das Wachstum und für die Funktion der fetalen Organe. Neben dem diaplazentaren O_2-Transfer in materno-fetaler Richtung erfolgt ein diaplazentarer CO_2-Transfer in feto-maternaler Richtung. Auch die Kenntnis über die Passage anderer Gase, wie beispielsweise Kohlenmonoxid – aus toxikologischen Gründen –, oder der Narkosegase, wie Stickoxydul (N_2O) oder Fluothan, sind für die Schwangerschaft von wesentlicher Bedeutung. Der Übertritt von Gasen ist von einer Reihe von Faktoren abhängig, so von einer Permeabilitätskonstante der Membran, von der Austauschfläche, von der Konzentrationsdifferenz der Gase über der Membran und von der Membrandicke. Ihre Rolle sowie der Einfluß von Verteilungsstörungen in der Plazenta ist durch Untersuchungen beim Menschen ausreichend bekannt.

Die plazentare Austauschfläche: Die Plazenta zeigt während der Schwangerschaft ein ständiges Wachstum bis zum errechneten Termin. Parallel dazu folgt auch eine Ausreifung der Plazenta dergestalt, daß die Kapillaroberfläche in Relation zur Zottenoberfläche zunimmt (siehe auch Kap. 2, Abb. 2-8). Das verzögerte Wachstum der Plazenta gegen Ende der Schwangerschaft wird somit kompensiert durch eine Verkürzung der Diffusionsstrecken und durch eine Vergrößerung der Kapillaroberfläche. Die Kontaktfläche zwischen fetalem Blut in den Plazentazotten und dem maternalen Blut im intervillösen Raum beträgt zum Termin etwa 18 000 cm² bei einem Plazentagewicht von 500 g, also 36 cm²/g [1]. Die Dicke der plazentaren Membran wird mit etwa $3,5 \times 10^{-4}$ cm angegeben (Formel und Grundlagenliteratur siehe [21] und [25a]).

3.2.2 Sauerstoff

Der diaplazentare Übertritt von Sauerstoff ist seit langem Gegenstand der Untersuchungen. Erst kürzlich sind die Faktoren, die den Gastransfer über die Plazenta und das Sauerstoffangebot an den Fetus beeinflussen, in einer Übersicht dargestellt worden [6]. Die Menge an O_2, die in einer definierten Zeit auf den Fetus übertritt, wird durch eine Reihe von Faktoren limitiert. Sie wird in erster Linie von der Durchblutung der Plazenta bestimmt. Ferner ist sie abhängig von der Partialdruckdifferenz zwischen maternalem und fetalem Blut, also von der Oxygenation des maternalen Blutes und von der O_2-Transportkapazität des maternalen und fetalen Blutes, die durch die Hämoglobinkonzentration und durch die Lage der O_2-Bindungskurven bestimmt wird.

3.2.2.1 Verbrauch

Um eine adäquate O_2-Versorgung des wachsenden Feten zu gewährleisten, erfolgt mit fortschreitender Schwangerschaft auch ein Anstieg der uterinen Durchblutung. Bei einer Durchblutung von mehr als 100 ml · kg^{-1} · min^{-1} beträgt der O_2-Verbrauch des graviden Uterus beim Menschen am Ende der Tragzeit etwa 5 ml · kg^{-1} · min^{-1} (Literaturübersicht bei [21]).

3.2.2.2 Partialdruck im Blut

Die gleichzeitige Bestimmung der O_2-Partialdrücke im maternalen und fetalen Blut ist beim Menschen nur zum Zeitpunkt der Geburt möglich. Der O_2-Partialdruck im Nabelarterienblut beträgt etwa 12 mm Hg. Durch den Einfluß der Uteruskontraktionen auf die Durchblutung während der Geburt zeigen die Meßdaten eine relativ breite Streuung um den Mittelwert.

So sind die pO_2-Werte im Nabelarterien- und Venenblut niedriger, wenn Zeichen des fetalen O_2-Mangels (Herzfrequenzdezelerationen) nachweisbar sind (Tab. 4-1). Bei konstanter Herzfrequenz liegen sie etwa in dem Bereich der pO_2-Werte, die in der frühen Eröffnungsperiode im Skalpblut des Feten nachweisbar sind [44]. Die Höhe des fetalen pO_2 in der V. und A. umbilicalis wird maßgeblich von der Durchblutung des Uterus bestimmt. Bei normaler uteriner Durchblutung von mehr als $100\ ml \cdot kg^{-1} \cdot min^{-1}$ beträgt der pO_2 der A. umbilicalis etwa 20 mm Hg und in der V. umbilicalis etwa 30 mm Hg. Eine Reduktion der uterinen Durchblutung führt dann zu einer Verminderung der arteriovenösen O_2-Konzentrationsdifferenz im Bereich der umbilikalen Strombahn und zur Zunahme

Tabelle 4-1 Der pH-Wert, der Kohlensäurepartialdruck (pCO_2), der Sauerstoffpartialdruck (pO_2), die Sauerstoffsättigung (sO_2) und der Sauerstoffgehalt (cO_2) im Nabelvenen- und Nabelarterienblut bei normaler Herzfrequenz, bei Dezelerationen und bei Bradykardien 20 Minuten vor Geburt (aus [20])

Herzfrequenzverhalten des Kindes ab 20. Minute vor Geburt			pH	pCO_2 (mm Hg)	pO_2 (mm Hg)	sO_2 (%)	cO_2 (ml/100 ml)
Bradykardie mit oder ohne Dezeleration (n = 5)	Nabelvene	$\bar{x}$	7,26	55,9	14,6	26	5,5
		s_{xi}	0,08	8,1	4,8	13	2,5
	Nabelarterie	$\bar{x}$	7,20	66,9	7,0	7	1,5
		s_{xi}	0,08	5,2	2,5	4	0,7
späte Dezeleration (n = 6)	Nabelvene	$\bar{x}$	7,32	42,2	18,6	38	8,7
		s_{xi}	0,03	7,4	3,5	10	2,5
	Nabelarterie	$\bar{x}$	7,25	59,1	9,0	13	3,1
		s_{xi}	0,07	11,0	4,6	10	2,4
Herzfrequenz konstant (n = 8)	Nabelvene	$\bar{x}$	7,40	37,0	25,8	59	12,3
		s_{xi}	0,05	6,7	3,9	9	1,9
	Nabelarterie	$\bar{x}$	7,33	50,6	16,3	33	6,9
		s_{xi}	0,07	11,6	4,1	12	2,4

n = Anzahl der Fälle, Mittelwert ± Standardabweichung

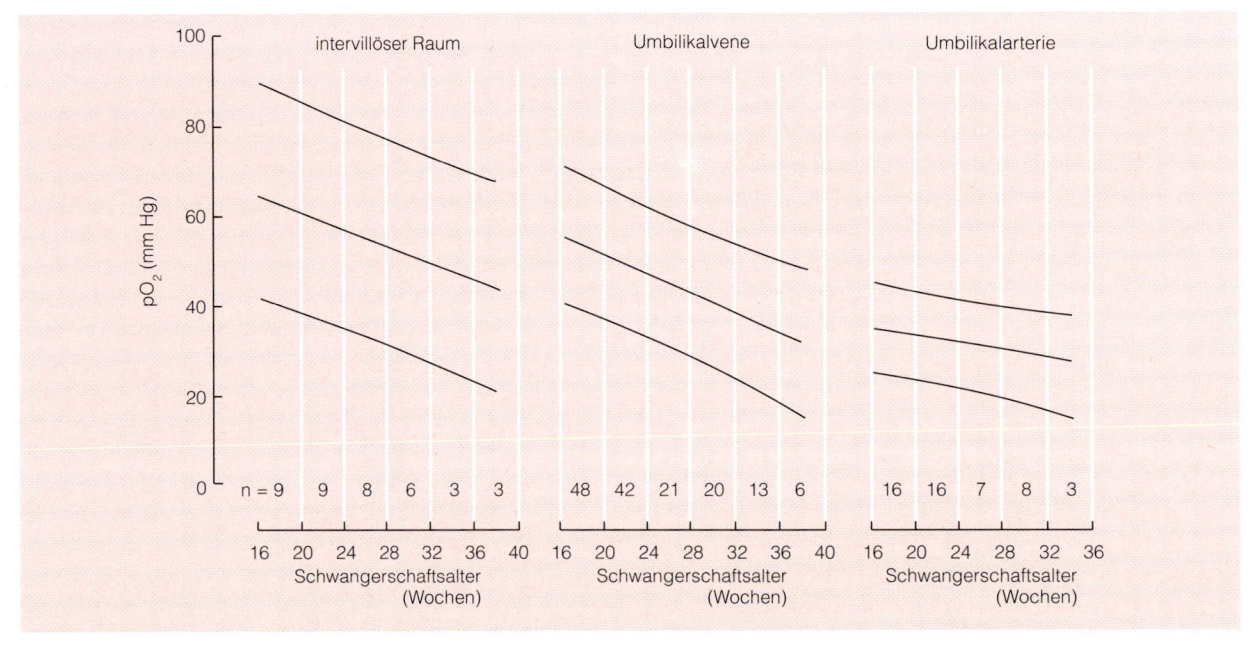

Abb. 4-18 O_2-Partialdruck im intervillösen Raum, in der Nabelvene und in der Nabelarterie bei Feten zwischen der 16. und 36. Schwangerschaftswoche. Die Ergebnisse bei verschiedenen Methoden der Blutabnahme waren gleich, jedoch ergab sich eine signifikante, negative Korrelation zum Schwangerschaftsalter in jedem der Kompartimente (nach Soothill et al. [39]).

der arteriovenösen O_2-Konzentrationsdifferenz in der uterinen Strombahn.

Durch die gezielte Punktion der Nabelvene und Nabelarterie (Kordozentese) ist es möglich, den pO_2 auch während der Schwangerschaft zu bestimmen. Danach ist der pO_2 in den Nabelgefäßen nicht konstant, sondern fällt bis zum Termin kontinuierlich ab [39] (Abb. 4-18).

Die O_2-Versorgung des Feten ist nur so lange sichergestellt, wie eine kritische Grenze des fetalen pO_2 nicht unterschritten wird. Fällt die uterine Perfusion unter einen kritischen Wert von etwa 80 bis 100 ml $\cdot$ kg^{-1} $\cdot$ min^{-1} ab, dann sinkt auch die uterine O_2-Aufnahme und damit die O_2-Versorgung des Feten (siehe auch Kap. 13, Abschn. 2.4.1).

3.2.2.3 Bindungsverhalten

Für den Gasaustausch in der Plazenta spielt die O_2-Bindungskurve des *maternalen* und *fetalen Hämoglobins* eine besondere Rolle. Die O_2-Bindungskurve beschreibt den Zusammenhang zwischen dem pO_2 im Blut und der prozentualen Sättigung des Hämoglobins mit O_2 (Abb. 4-19). Die Lage der O_2-Bindungskurve im Diagramm ist abhängig vom pH-Wert und von der Temperatur. Für die Bindung von O_2 an Hämoglobin bei einem gegebenen Partialdruck spielt das Diphosphoglycerat, ein Zwischenprodukt bei der Glykolyse, eine zentrale Rolle.

Der pO_2, bei dem Hämoglobin zu 50% mit O_2 beladen ist (Halbsättigungsdruck, p_{50}), beträgt 27 mmHg, wenn die Diphosphoglyceratkonzentration normal ist. Bei Abwesenheit von Diphosphoglycerat ist der Halbsättigungsdruck nur 17 mmHg, das heißt die O_2-Affinität nimmt zu.

Fetales Blut enthält ein *besonderes Hämoglobin, das HbF*, das sich in zwei der vier Polypeptidketten vom adulten Hämoglobin unterscheidet. Es besitzt γ-Ketten anstelle der β-Ketten. Die Wechselwirkung des Diphosphoglycerats mit den γ-Ketten ist kleiner als mit den β-Ketten. Bei Anwesenheit von Diphosphoglycerat ist daher die O_2-Affinität des fetalen Hämoglobins größer als die von adultem Hämoglobin. Das heißt, fetales Blut ist bereits bei einem pO_2 von 24 mmHg zu 50% mit O_2 gesättigt.

Die O_2-Bindungskurve für fetales Hämoglobin liegt deshalb links von der maternalen Kurve. Die unterschiedliche Lage der Bindungskurven begünstigt den Gasaustausch zwischen maternalem und fetalem Blut in der Plazenta. Beim Durchfluß von maternalem Blut durch die Plazenta fällt der pO_2 ab. Da die Abgabe von Sauerstoff mit einer Aufnahme von Kohlendioxid einhergeht, erfolgt auch eine Abnahme des pH-Wertes.

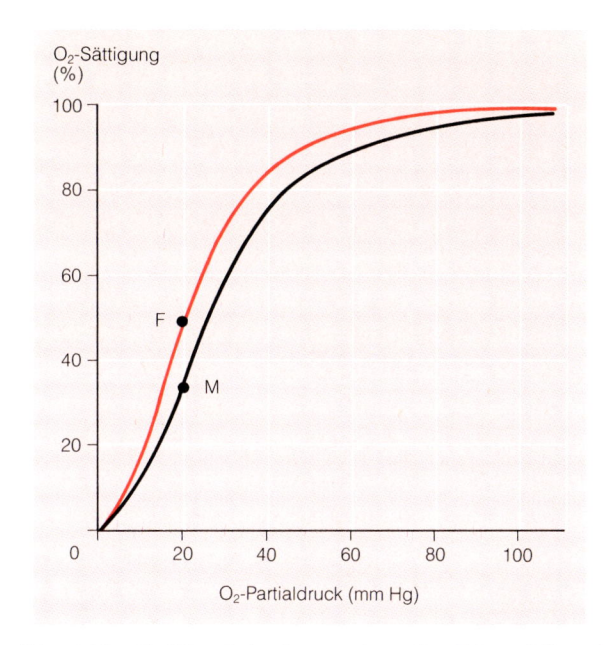

Abb. 4-19 O_2-Dissoziationskurven des mütterlichen (M) und fetalen (F) Blutes. Es besteht eine unterschiedliche O_2-Affinität des Blutes, so daß bei gleichem Partialdruck das fetale Blut mehr O_2 bindet: Beträgt der pO_2 20 mmHg, so ist das mütterliche Blut zu 35%, das fetale Blut jedoch zu 50% gesättigt. Dies ist für den Gasaustausch in der Plazenta von Bedeutung (nach Bartels und Mitarbeitern [4]).

Beim Durchfluß von fetalem Blut durch die Plazenta steigen die Oxygenation des fetalen Blutes und der pH-Wert an. Die Säuerung des maternalen Blutes ver-

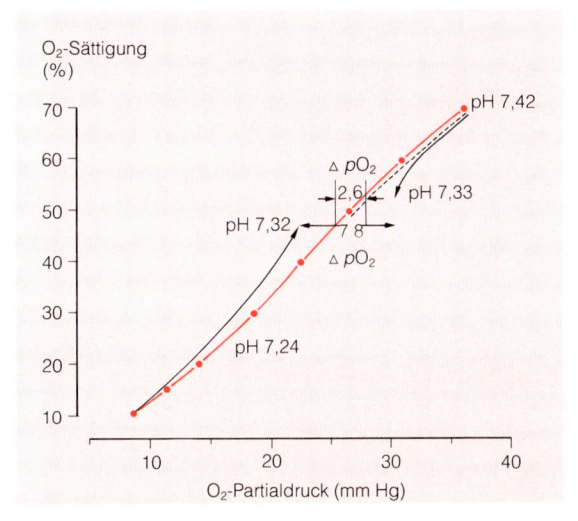

Abb. 4-20 Schematische Darstellung der Verschiebung von mütterlicher (-----) und fetaler (——) funktioneller O_2-Dissoziationskurve während des Gasaustausches in der Plazenta. Man sieht, daß für eine bestimmte ausgetauschte O_2-Menge ein mehr als dreimal größerer O_2-Endgradient durch den doppelten Bohr-Effekt (Verschiebung der Dissoziationskurve durch Änderung des pH-Wertes) entsteht (nach Bartels und Mitarbeitern [4]).

lagert die Bindungskurve nach rechts, während die Alkalisierung des fetalen Blutes sie nach links versetzt (Bohr-Effekt, Abb. 4-20). Die Verschiebung der Bindungskurven begünstigt somit zusätzlich durch den Anstieg der Differenz im Halbsättigungsdruck die Austauschbedingungen in der Plazenta. Offenbar übt jedoch die Umkehrung des materno-fetalen Affinitätsverhältnisses keinen ausgeprägten Einfluß auf die Morbidität oder Mortalität der Kinder aus [29], wie Beobachtungen bei Hämoglobinopathien sowie intrauterine Transfusionen mit adultem Hämoglobin zeigen.

3.2.2.4 Diffusionskapazität

Die plazentare Diffusionskapazität bestimmt die Menge an O_2, die bei einer definierten Partialdruckdifferenz zwischen maternalem und fetalem Blut durch die Plazenta tritt.

Die Größe des plazentaren O_2-Transfers kann mit etwa $4,5 \text{ ml} \cdot \text{min}^{-1} \cdot \text{kg}^{-1}$ fetalem Gewicht aus der umbilikalen Durchblutung und der arteriovenösen O_2-Konzentrationsdifferenz berechnet werden. Die mittleren pO_2-Werte der Mutter und des Feten sind relativ schwer zu kalkulieren.

Unter physiologischen Bedingungen ist also der O_2-Transfer nicht infolge eines erhöhten Diffusionswiderstandes in der plazentaren Membran limitiert, sondern vornehmlich durch die maternalen und fetalen Flußraten. Die plazentare Diffusionskapazität ist daher nicht nur eine Funktion der Membrandiffusion. Die Membrandiffusion ist eine Funktion der Fläche, der Dicke, der Diffusibilität der jeweiligen Substanz und der Permeabilität der plazentaren Membran. Deshalb nimmt die Diffusionskapazität für O_2 in allen Situationen ab, die zu einer Membranverdickung führen oder die mit einer Änderung der Austauschfläche einhergehen, wie z. B. plazentare Infarkte, eine Verplumpung der Zotten beim Diabetes mellitus, während eines EPH-Syndroms oder anderen hypertensiven Krankheiten und auch bei der Erythroblastose.

3.2.2.5 Permeabilität

Die Plazentapermeabilität gibt den Diffusionsstrom als eine Funktion der Konzentrationsgefälle wieder. Das ist die Menge eines Gases, die bei einer definierten Partialdruckdifferenz die Plazenta passiert.

Die Plazentapermeabilität für O_2 ist rund viermal höher als jene für die C18-Fettsäuren und etwa 1000mal größer als der Permeabilitätskoeffizient für lipoidunlösliche Stoffe, wie Harnstoff und Natriumionen. Eine unterschiedliche Permeabilität der Plazenta kann durch Verteilungsstörungen der plazentaren Durchblutung hervorgerufen werden [31].

3.2.2.6 Maternale und fetale Hämoglobinflußraten

Die Menge an O_2, die über die Plazenta den Fetus erreicht, ist nicht nur vom pO_2, sondern auch von der Höhe der Durchblutung und der Konzentration des Hämoglobins abhängig. Die Hämoglobinkonzentration bestimmt die O_2-Kapazität folgendermaßen:

Hämoglobinkonzentration $\times$ 1,34 = O_2-Kapazität

Die Änderung der Durchblutung und der Hämoglobinkonzentration sind deshalb in ihrem Effekt ähnlich. Eine kritische Grenze des O_2-Transfers wird erreicht, wenn die Hämoglobinkonzentration im maternalen Blut unter 8 g/dl abfällt.

3.2.3 Kohlendioxid

Der Übertritt von CO_2 vom fetalen zum maternalen Blut erfolgt ebenfalls über eine passive Diffusion und ist in gleicher Weise von den Faktoren abhängig, die auch einen Einfluß auf den Austausch von O_2 haben. Der diaplazentare Transfer von CO_2 beträgt beim Feten am Termin etwa 14 bis 20 $\text{ml} \cdot \text{min}^{-1}$. CO_2 ist im Blut zu 5% physikalisch gelöst, zu 5% liegt es als Karbonat vor, und der restliche Teil ist durch Hydratation und Dissoziation in HCO_3^- und H^+ überführt worden. Die H^+-Ionen sind durch Hämoglobin und in geringem Maß durch Plasmaeiweißkörper gepuffert. Das Bikarbonat befindet sich zu zwei Dritteln im Plasma und zu einem Drittel in den Erythrozyten. Das Gleichgewicht zwischen CO_2, H^+ und HCO_3^- wird durch die Pufferkapazität des Hämoglobins und die Donnan-Verteilung der Ionen zwischen Plasma und Erythrozyten wesentlich beeinflußt. Die Veränderungen im Säure-Basen-Status sind wie folgt [38]:

Die arteriovenöse Konzentrationsdifferenz des gesamten Kohlendioxids geht im wesentlichen auf eine Änderung der HCO^--Ionen zurück. Zwischen dem fetalen pCO_2 und dem maternalen pCO_2 besteht eine enge Korrelation:

$$pCO_2 \text{ (Fetus)} = 0,83 \cdot pCO_2 \text{ (Mutter)} + 20,9$$

Beim Transport von CO_2 in der Plazenta sind vier Einzelvorgänge beteiligt:
- CO_2-Diffusion
- O_2-Diffusion mit folgender Oxygenierung bzw. Desoxygenierung
- Hydratation bzw. Dehydratation von CO_2 in den Erythrozyten und
- H_2CO_3-Chlorid-Austauschdiffusion durch die Erythrozytenmembran

CO₂ löst sich im Blut besonders gut. Seine Löslichkeit (α) beträgt:

$$\alpha = 6{,}6 \cdot 10^{-4} \cdot \text{mm Hg}^{-1} = 33\ \mu\text{mol/l} \cdot \text{mm Hg}^{-1}$$

gegenüber der Löslichkeit von O_2 (1,4 µmol/l · mm Hg⁻¹). Für ein bestimmtes Partialdruckgefälle ist die Diffusionsstromdichte für CO_2 etwa 20mal größer als für O_2, da bei gegebenem Partialdruck die CO_2-Konzentration aufgrund der höheren Löslichkeit 20mal größer ist als die O_2-Konzentration beim gleichen Partialdruck. Etwa 50% des Bikarbonats werden durch die Oxygenierung des fetalen Blutes in der Plazenta ausgetrieben [32].

Damit ist der Übertritt von CO_2 weitgehend durch die *Geschwindigkeit der Oxygenierung* bestimmt. Die Oxygenierung verläuft in der Plazenta mit einer Halbwertszeit von etwa 0,2 Sekunden [15]. Die Hydratation bzw. Dehydratation von CO_2 in den Erythrozyten verläuft unkatalysiert sehr langsam. Ein 90%iger Abschluß der Reaktion erfordert etwa vier Minuten.

Die Reaktion wird im Erwachsenenblut durch *Carboanhydrase* um den Faktor 14000 gesteigert. Ein 90%iger Abschluß der Hydratationsreaktion erfordert somit nur noch 0,02 Sekunden, so daß die Hydratationsgeschwindigkeit nicht limitierend auf den CO_2-Transfer wirken kann [33]. Im fetalen Blut ist die Carboanhydrase nur in geringer Aktivität vorhanden. Diese Aktivitätsverminderung hat jedoch wahrscheinlich für den diaplazentaren CO_2-Transport kaum eine Bedeutung. Die vollständige Blockade der Carboanhydrase der Plazenta kann allerdings den fetalen pCO_2 erhöhen [24].

In diesem Zusammenhang sei erwähnt, daß Acetazolamid, ein Carboanhydrasehemmer, die Plazentamembran passieren kann.

Die berechneten Werte für die *Diffusionskapazität* für CO_2 sind niedriger als aufgrund der 20fachen Löslichkeit dieses Gases gegenüber O_2 und der Diffusionskapazität, wie für CO_2 von 1,5 ml · min⁻¹ · mmHg⁻¹ zu erwarten wäre. Diese Diskrepanz ist wahrscheinlich Ausdruck der Erniedrigung der apparenten Diffusionskapazität durch den Zeitbedarf des HCO_3^- – Cl^--Austausches an der Erythrozytenmembran, des O_2-Transfers und der Hydratation von Kohlendioxid im Plasma sowie der Gegenstromdiffusion in den Zotten [25a].

3.2.4 Inerte Gase und Narkosegase

Inerte Gase sind jene, die weder metabolisiert noch chemisch im Blut gebunden werden. Von praktischer Wichtigkeit sind in diesem Zusammenhang die Narkosegase. Der diaplazentare Transfer dieser inerten Gase wird wohl wie der des O_2 durch die Größe der Durchblutung, die Anordnung der plazentaren Gefäße und möglicherweise durch die Kurzschlußdiffusion limitiert, nicht jedoch durch die Permeabilität der plazentaren Membran. Narkosegase werden im Blut nicht gebunden.

3.3 Austausch nichtflüchtiger Stoffe über die Plazenta

Der diaplazentare Transfer in der hämochorealen Plazenta erfolgt durch die Zellmembran und das Zytoplasma des Synzytiotrophoblasten. Der Stofftransfer ist in der Regel durch ein Konzentrationsgefälle über die plazentare Membran bedingt. Die spezifische Plazentapermeabilität der hämochorealen Plazenten für verschiedene Substanzen ist in Tabelle 4-2 aufgelistet.

3.3.1 Lipoidlösliche inerte Stoffe

Der Übertritt der lipoidlöslichen inerten Stoffe ist weitgehend durch die Durchblutung und weniger durch die Permeabilität der plazentaren Membran limitiert. Zu diesen Stoffen zählen Äthylalkohol und Wasser.

Ethanol

Der Übertritt von Ethanol von der Mutter auf den Fetus in der Schwangerschaft besitzt hohe soziale Relevanz. Bei regelmäßigem Genuß von Alkohol während der Schwangerschaft droht die typische Alkoholembryopathie. Tägliche Mengen von etwa 50 g Alkohol gelten als kritische Grenze (siehe auch Kap. 9, Abschn. 3.3.1).

Der Übertritt von Ethanol auf den Fetus erfolgt relativ rasch. Im Experiment am Schaf stellte sich nach kontinuierlicher Infusion von Ethanol ein Äquilibrium zwischen der Serumkonzentration in der mütterlichen

Tabelle 4-2 Spezifische Plazentapermeabilitäten hämochorialer Plazenten. (Zusammenstellung aus Originalarbeiten, modifiziert nach Moll [25a].)

Stoff	spezifische Plazenta-permeabilitäten (ml · h⁻¹ · g⁻¹)	Spezies
Sauerstoff	7500	Mensch
Palmitinsäure	2000	Mensch
Glukose	10, 20–30, 100, 80	Mensch (Gestationsmitte), Mensch (Termin), Meerschweinchen
Bikarbonat	25	Meerschweinchen
Lactat	20	Meerschweinchen
Harnstoff	7	Kaninchen
Aminosäuren	5–20	Meerschweinchen
Thyroxin	13	Mensch
Chlorid	6	Meerschweinchen
	4	Kaninchen
Natrium	2	Mensch
	2	Meerschweinchen
	2	Kaninchen
	2	Ratte
Kalzium	4	Kaninchen
Phosphat	3	Ratte
	4	Meerschweinchen
Insulin	0,10	Kaninchen
Albumin	0,04	Kaninchen

Arterie und der der A. carotis des Feten bereits nach etwa 60 Minuten ein [25].

Wasser

Während der Schwangerschaft erfolgt ein Nettoanstieg von ungefähr 4 l Wasser innerhalb des Uterus. Davon entfallen 500 bis 1000 ml auf das Fruchtwasser, und ungefähr 3000 bis 3200 ml befinden sich im fetalen und plazentaren Gewebe. Trotz einer großen Anzahl von Studien sind der Mechanismus und die Wege des Wassertransfers noch nicht exakt bekannt. Die meisten Untersuchungen beim Menschen und beim Tier in vivo und in vitro zeigen, daß das Amnion und das Chorion für Wassermoleküle frei permeabel sind. Es ist jedoch nicht bekannt, welche Menge an Wasser durch einfache Diffusion übertritt. Es gibt bisher keinen Hinweis darauf, daß Wasser von den Membranen sezerniert oder aktiv transportiert wird.

Das Verhältnis der Menge von Wasser, das über die Plazenta tritt, zu der Menge, die vom Feten während einer bestimmten Zeit retiniert wird, steigt von etwa 720 : 1 in der 14. Woche auf 3800 : 1 in der 31. Woche und fällt dann wieder auf 2000 : 1 am Ende der Schwangerschaft ab. Das Wasser wird mit einer Geschwindigkeit von 350 ml pro Stunde ausgetauscht und das Fruchtwasser alle 2,9 Stunden vollständig ersetzt (Abb. 4-21; Literatur bei [21] und [25a]).

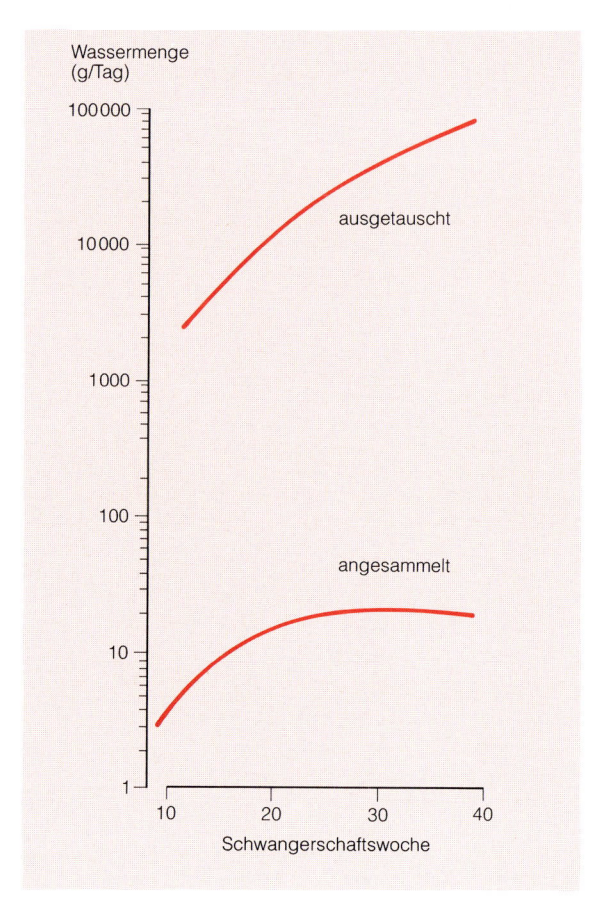

Abb. 4-21 Der Unterschied zwischen dem täglichen Wasseraustausch zwischen Mutter und Fetus (Daten nach Hutchinson und Mitarbeitern [17]) und der Nettoakkumulation von Wasser im Feten (Daten nach Hytten [18]).

In der frühen Schwangerschaft stellt das Fruchtwasser ein Dialysat des maternalen Serums dar. Mit fortschreitender Schwangerschaft trägt die fetale Niere in beträchtlicher Menge durch Produktion von hypotonem Urin zur Verdünnung der Amnionflüssigkeit bei. Die Abgabe von hypotonem Urin in das Fruchtwasser führt dazu, daß das Fruchtwasser eine geringe Elektrolyt- und Proteinkonzentration hat und hypoosmotisch im Vergleich zum maternalen Serum wird. Auch die Sekretion des Respirationstrakts mag zur Fruchtwassermenge beitragen.

Amnionflüssigkeit wird vom Feten getrunken und vom Gastrointestinaltrakt resorbiert und gelangt somit in das fetale Blut. Das fetale Blutvolumen wird also indirekt über den plazentaren Wasseraustausch geregelt. Der kolloidosmotische Druck zwischen fetalem und maternalem Blut ist nicht signifikant unterschiedlich. Es ist jedoch möglich, daß Wasser über die plazentare Membran in Abhängigkeit von geringen osmotischen Druckgradienten, die nicht meßbar sind, ausgetauscht wird.

Als Ursache für den Wasseraustausch ist auch die hydrostatische Druckdifferenz zu nennen. Die hydrostatische Druckdifferenz im intervillösen Raum und in den fetalen Gefäßen ist derzeit nicht meßbar. Theoretisch ist jedoch der hydrostatische Druck in beiden Zirkulationssystemen annähernd gleich. Ein höherer Druck im intervillösen Raum führt zu einem Kollaps der fetalen Gefäße und zur Beeinträchtigung der fetalen Zirkulation. Der hydrostatische Druck ist in beiden Gefäßsystemen gut ausbalanciert; nur kurzfristige hydrostatische Druckgradienten führen zu einer Wasserbewegung aus der fetalen in die maternale Strombahn und umgekehrt.

Nach tierexperimentellen Ergebnissen wird der Wassertransfer in der hämochorealen Plazenta nur durch die Durchblutung und nicht durch die Plazentapermeabilität limitiert [26].

3.3.2 Lipoidunlösliche inerte Stoffe

Zu den lipoidunlöslichen inerten Stoffen gehört der *Harnstoff*. Harnstoff ist das Endprodukt des Eiweißstoffwechsels. Er passiert die plazentare Membran in kontinuierlichem fetomaternem Strom. In Fetten ist Harnstoff praktisch nicht löslich.

Die Harnstoffpermeabilität der hämochorealen Kaninchenplazenta beträgt etwa 7 ml · h^{-1} · g^{-1}, wenn ein Plazentagewicht von 3 g zugrunde gelegt wird. Die Harnstoffpermeabilität ist etwa 10mal kleiner als die normale Durchblutung der Plazenta. Der Übertritt von Harnstoff ist damit weitgehend diffusionslimitiert.

3.3.3 Glukose, Fettsäuren und Aminosäuren

Der diaplazentare Übertritt von Glukose, Fettsäuren und Aminosäuren hat für die Ernährung des Feten im Verlauf der Schwangerschaft eine zentrale Bedeutung. Es wird angenommen, daß verschiedene Formen der intrauterinen Mangelentwicklung auf einen verminderten Transfer von Glukose zurückgeführt werden können. So ist z. B. die Häufigkeit im Wachstum retardierter Feten in Bevölkerungsgruppen mit geringer Glukosezufuhr größer als in Bevölkerungsgruppen, die eine Proteinmangelernährung erhielten. Untersuchungen über den Einfluß der Fettsäuren auf das fetale Wachstum beim Menschen liegen nicht vor.

Die Frage, ob bei Einschränkung der plazentaren Durchblutung die Reduktion des O_2-Transfers oder das verminderte Angebot von Glukose und Aminosäuren vornehmlich für die Retardierung fetalen Wachstums verantwortlich ist, ist bis heute unbeantwortet.

Glukose

Glukose ist der wichtigste Energielieferant für den Fetus. Der Glukosetransfer über die Plazenta beträgt 5,9 mg Glukose · min^{-1} · kg^{-1} Körpergewicht oder ungefähr 18 mg/min am Ende der Schwangerschaft. Zunächst wurde angenommen, daß die Glukose einer passiven Diffusion folgt, aber es konnte gezeigt werden, daß eine erleichterte Diffusion für Glukose angenommen werden muß, wenn man die beobachteten Transferraten berücksichtigt (Abb. 4-22) [5, 42]. Weitere Hinweise sprechen dafür, daß eine durch einen Carrier vermittelte erleichterte Diffusion stattfindet, da D-Xylose schneller über die Plazenta übertritt als das L-Isomer. D-Glukose passiert die plazentare Membran ebenfalls schneller als L-Glukose. Glukose wird schneller transferiert als Fruktose oder andere Substanzen von ähnlichem Molekulargewicht.

Die Glukosekonzentration im Blut der V. uterina beim Menschen übersteigt die in der Umbilikalvene. Die mittlere maternale Glukosekonzentration beträgt etwa 90 bis 100 mg/dl (5,0 bis 5,55 mmol/l), während die fetale Glukosekonzentration 70 bis 75 mg/dl (3,89

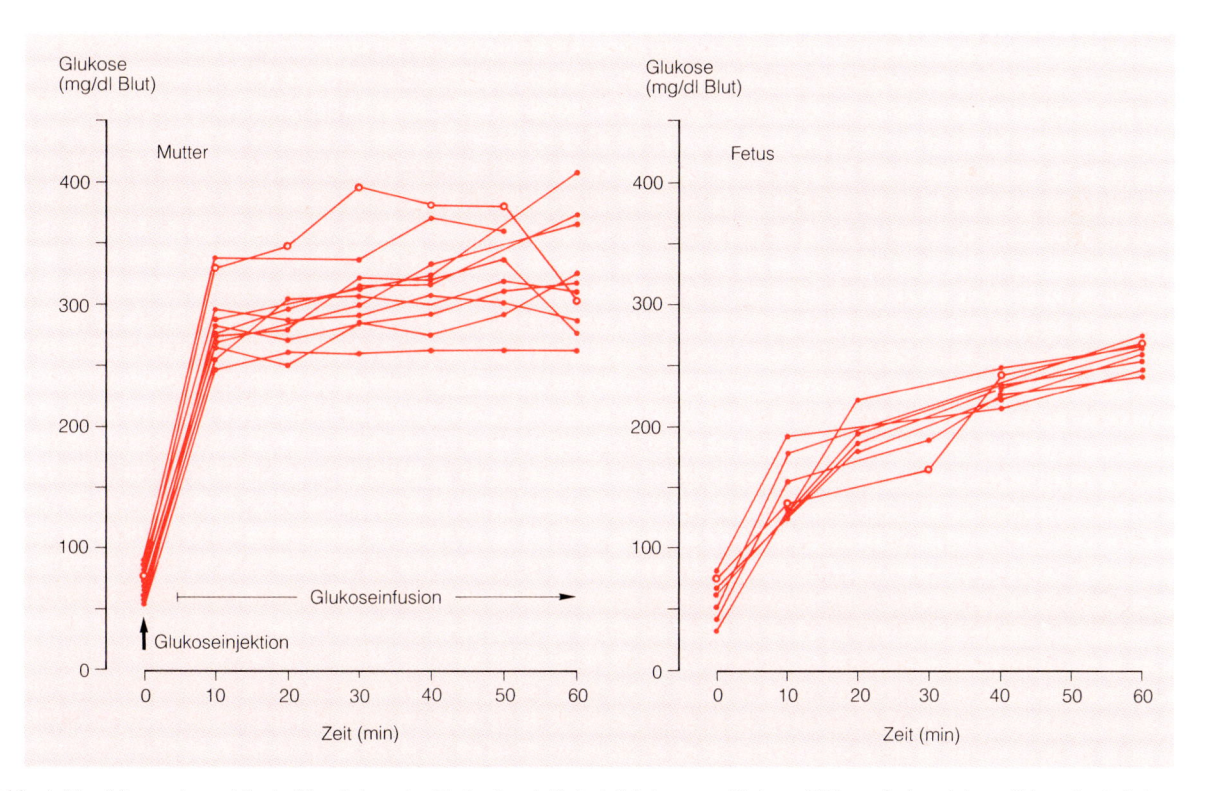

Abb. 4-22 Maternale und fetale Blutglukose im Verlauf nach Bolusinjektion von Glukose (330 mg/kg) und darauffolgender Infusion von Glukose über 60 Minuten (27,5 mg · kg^{-1} · min^{-1}). Nach der Bolusinjektion kam es innerhalb von zehn Minuten zu einem rapiden Anstieg der mütterlichen Glukosekonzentrationen (+ 275,7 mg/dl, SD 21,3). Der erreichte Glukosespiegel wurde dann durch die Infusion von Glukose (27,5 mg · kg^{-1} · min^{-1}) aufrechterhalten (326,5 mg/dl, SD 46,9). Der fetale Glukosespiegel nahm dagegen kontinuierlich bis zum Ende der Infusion zu und betrug nach 60 Minuten 249,2 mg/dl (SD 24,0). Die offenen Symbole bezeichnen Werte, die bei einer prädiabetischen Mutter erhoben wurden (nach Feige et al. [11]).

bis 4,16 mmol/l) beträgt [10, 11] (Abb. 4-22). Diese Werte liegen geringfügig höher als die von uns gemessenen Werte im Skalpblut des Feten. Während der Geburt steigt die Glukosekonzentration um 10 bzw. 29% (Nabelarterie), parallel mit dem Anstieg der maternalen (V. brachialis) Glukosekonzentration um 9 bzw. 33% (Geburt) an. Dieser Anstieg ist eng korreliert zum Basendefizit des maternalen und fetalen Blutes. Bei einem Basendefizit von null mmol/l beträgt die maternale Glukosekonzentration 80 mg/dl (4,44 mmol/l). Daraus ergibt sich ein Unterschied zwischen maternaler und fetaler Glukosekonzentration von etwa 30 mg/dl (1,67 mmol/l). Ursache des Anstiegs der Glukosekonzentration im maternalen und fetalen Blut ist die Hypoxie während der Geburt. Sie führt zu einer Ausschüttung von Adrenalin und damit zu einer Steigerung der Blutzuckerkonzentration durch Suppression der Insulinsekretion [11].

Der Glukosetransfer ist durch die Permeabilität und durch die Durchblutung limitiert. Sowohl Änderungen der plazentaren Austauschfläche als auch Änderungen der plazentaren Durchblutung beeinflussen daher die fetalen Glukosekonzentrationen und eventuell den diaplazentaren Glukosetransfer.

Die Aufnahme von Glukose durch das plazentare Gewebe ist möglicherweise durch Insulin zu stimulieren.

Fettsäuren

Im allgemeinen ist der Fettsäuretransfer über die Plazenta auf den Transfer maternaler freier Fettsäuren beschränkt. Der Fetus erhält beinahe alle Fettsäuren auf diese Weise und braucht nur wenige durch Lipidsynthese aus Kohlenhydraten und Acetat aufzubauen [35].

Alle Ergebnisse sprechen dafür, daß freie Fettsäuren die Membran der menschlichen Plazenta frei passieren und daß der Transfer zu den maternalen Plasmaspiegeln korreliert ist [16]. Neugeborene, deren Mütter 24 Stunden vor Geburt nicht gegessen haben, haben im Nabelschnurblut höhere Triglyzeridspiegel als Neugeborene, deren Mütter gegessen haben. Das Fettsäureprofil im Plasma von Neugeborenen ähnelt denen der Mütter.

Hinweise auf einen selektiven Transfer bestimmter Fettsäuren bestehen nicht. Arachidonsäure tritt jedoch in die fetale Zirkulation der Plazenta in größeren Mengen über als erwartet. Es ist wahrscheinlich, daß dieser Überschuß aus Cholesterin oder aus der Konversion von Linolsäure in der Plazenta stammt. Cholesterin überschreitet die Plazenta sehr langsam [23].

Aufgrund der Permeabilität der menschlichen Plazenta und den vorliegenden Konzentrationsdifferenzen zwischen maternalem und fetalem Blut ergibt sich ein diaplazentarer Fettsäurenübertritt von etwa 1,5 µmol/min [25a].

Aminosäuren

Die meisten Daten über den Aminosäurentransfer stammen von tierexperimentellen Untersuchungen (Übersicht bei [42]). Durch Punktion der Nabelschnur (Kordozentese) lassen sich jetzt auch Daten über die Versorgung des Feten mit Aminosäuren während der Schwangerschaft gewinnen [7]. Alle fetalen Proteine, mit Ausnahme einiger Immunglobuline, werden aus Aminosäuren, die von der Mutter auf den Fetus übertreten, gebildet. Der Aminosäurentransfer ist ein aktiver Prozeß [35]. Er wird durch Alkohol nicht behindert [12, 34]. Für einige Aminosäuren steigt jedoch der Extraktionskoeffizient an, wenn die Uterusdurchblutung um mehr als 50% abfällt [42]. Die fetalen Plasmaspiegel sind höher als die der Mutter [21]. Die Plazenta selbst enthält Aminosäuren in Konzentrationen, die höher sind als die maternalen und die fetalen (Übersicht bei [25a]). Der menschliche Fetus akkumuliert zum Termin etwa 3 bis 5 g Protein jeden Tag. Es bestehen keine wesentlichen materno-fetalen Konzentrationsdifferenzen für Proteine.

Der diaplazentare Aminosäurentransfer weist einige Besonderheiten auf. So wird z. B. das natürlich vorkommende L-Histidin, nicht aber das D-Histidin in der Plazenta transportiert. Die Einstellung eines Gleichgewichts zwischen diesen beiden Substanzen dauert für L-Histidin nur etwa zehn Minuten, während sie für D-Histidin 100 Minuten beträgt. Der diaplazentare Aminosäurentransfer ist also stereospezifisch. Es besteht offenbar in der Plazenta auch eine kompetitive Hemmung des Transfers; z. B. führt eine Erhöhung der Konzentration von L-Prolin, L-Histidin oder D-, L-Methionin zu einer Hemmung des Glycintransfers.

Proteine

Die einzigen Proteine, die von der Mutter zum Feten transportiert werden, sind Immunglobuline, und hier insbesondere das IgG, so daß das Neugeborene mit allen Antikörpern ausgestattet ist, die die Mutter hat. Natürlich können auch Antikörper, die für den Fetus schädlich sind, die Plazentamembran passieren, so z. B. Thrombozyten- und Leukozytenantikörper, langreagierende Schilddrüsenstimulatoren (LATS) und Antikörper, die gegen die Eigenschaft Rh+ gerichtet sind. Folgen dieses unerwünschten Antikörperübertritts bestehen dann in einer neonatalen Thrombozytopenie, Leukopenie, in einer Hypothyreose bzw. in einer Rh-Inkompatibilität, die sich in der Hämolyse der Erythrozyten zeigt. Es gibt genügend Hinweise, daß der Übertritt von IgG durch spezielle Bindung an die Fc-Region spezifisch-plazentarer Rezeptoren erfolgt, sehr wahrscheinlich im Bereich der mikrovillösen Membran des Synzytiotrophoblasten [3] (siehe auch Bd. 5, Kap. „Immunologie der Schwangerschaft").

3.3.4 Elektrolyte

Grundlegende Untersuchungen haben gezeigt, daß große Mengen von Natrium und anderen Elektrolyten über die Plazenta sowohl beim Menschen als auch beim Tier zum Feten gelangen. Über den Nettotransfer in vivo ist allerdings wenig bekannt. Die Membranen der meisten Körperzellen pumpen NaCl aus der Zelle heraus und Kalium in die Zelle hinein. Dieser Mechanismus ist bisher an Trophoblastzellen noch nicht nachgewiesen worden, aber es ist auch noch nicht belegt, daß diese Zellen keinen aktiven Transport dieser Ionen haben (Literatur zum Gesamtthema bei [25a]).

Natrium

Aufgrund seiner Beziehung zur Schwangerschaftsgestose ist Natrium das am häufigsten untersuchte Elektrolyt. An der plazentaren Membran findet ein konstanter materno-fetaler Natrium-Nettostrom statt, welcher die Expansion des fetalen Extrazellularraums ermöglicht. Er beträgt am Ende der Gravidität etwa 60 mg/Tag. Der Mechanismus und die Triebkräfte des Natriumstroms sind noch nicht identifiziert. Neben dem Natrium-Nettostrom erfolgt an der plazentaren Membran auch ein intensiver Austausch von maternalem und fetalem Natrium. Bei einer normalen Natriumkonzentration im Plasma von 3,3 mg/ml beträgt der einseitig gerichtete plazentare Natriumtransfer 6,5 mg $\cdot$ h^{-1} $\cdot$ g^{-1} Plazentagewicht. Die Natriumpermeabilität der menschlichen Plazenta wird durch das Verhältnis von Natriumtransfer und Natriumkonzentrationsdifferenz zwischen maternalem und fetalem Blut bestimmt.

Bezogen auf das Plazentagewicht beträgt die Permeabilität für Natrium: 2,0 ml $\cdot$ h^{-1} $\cdot$ g^{-1}.
Die Natriumpermeabilität der gesamten menschlichen Plazenta am Termin ergibt sich aus diesen Werten zu 1000 ml $\cdot$ h^{-1} $\cdot$ g^{-1} = 16 ml/min. Verglichen mit der plazentaren Durchblutung (500 ml/min) ist somit die Natriumpermeabilität klein. Der Natriumtransfer wird also praktisch ausschließlich durch die Natriumpermeabilität der Plazenta limitiert.

Chlorid

Für den Transfer des Chloridions, dem Hauptanion des Extrazellularraums, liegen Befunde für den Menschen nicht vor. Die Plazentapermeabilität für Chlorid beträgt bei der perfundierten Kaninchenplazenta 4 ml $\cdot$ h^{-1} $\cdot$ g^{-1} und für die Plazenta des einseitig perfundierten Meerschweinchens 6 ml $\cdot$ h^{-1} $\cdot$ g^{-1}.

Bikarbonat

Die HCO_3^--Ionen nehmen eine besondere Stellung bei der Regulation des Säure-Basen-Haushalts ein. Säuren, insbesondere Milchsäure, werden vornehmlich durch Bikarbonat abgepuffert. Milchsäure kann in größeren Mengen während der Geburt aufgrund kurzfristigen Sauerstoffmangels des Feten gebildet werden.

Die Konzentration von HCO_3^--Ionen ist im umbilikalen Venenblut höher als im Nabelarterienblut. In gleicher Weise finden sich auch während der Geburt im Kopfschwartenblut des Feten niedrigere HCO_3^--Konzentrationen als im Blut der Mutter. Es besteht also ein deutliches Konzentrationsgefälle von Bikarbonat von der Mutter zum Feten. Aufgrund der vorliegenden Konzentration errechnet sich eine spezifische HCO_3^--Plazentapermeabilität von 25 ml $\cdot$ h^{-1} $\cdot$ g^{-1}. Die hämochoriale Plazenta ist also für Bikarbonat leicht durchgängig [25a].

Lactat

Während der Geburt kommt es sowohl bei der Mutter als auch bei dem Feten zu einer Anhäufung von Lactat. Während bei der Mutter die Erhöhung der Lactatkonzentration durch eine vermehrte Arbeit infolge starker Wehentätigkeit und aktivem Mitpressen am Ende der Austreibungsperiode verursacht wird, erfolgt möglicherweise die Zunahme der Lactatkonzentration beim Feten durch eine anaerobe Glykolyse. Die anaerobe Glykolyse findet als Folge rezidivierender Hypoxien vornehmlich während der Austreibungsperiode statt.

So ist es denkbar, daß bei verstärkten hypoxischen Perioden des Feten die Lactatkonzentration im fetalen Blut höher ist als im maternalen, während umgekehrt auch die maternale Lactatkonzentration gelegentlich höher sein kann als die fetale. Daraus ergibt sich eine gute Korrelation zwischen dem maternen und fetalen Lactatspiegel, so daß in besonderen Fällen von einer

Lactatinfusion bzw. Infusionsazidose des Feten gesprochen wurde.

Hohe fetale Lactatkonzentrationen führen natürlich auch dann zu einem raschen Lactatübertritt aus der fetalen Strombahn in die maternale, wenn ein feto-maternales Konzentrationsgefälle besteht. Aufgrund des hohen Verteilungsvolumens der maternalen Strombahn ist jedoch dieser Transfer nicht nachweisbar. Der Milchsäuretransfer in der Meerschweinchenplazenta zeigt die Charakteristika der Stereospezifität und der kompetitiven Hemmbarkeit.

Kalzium

Über den diaplazentaren Kalziumtransfer liegen zahlreiche Untersuchungen vor. Der diaplazentare Kalziumtransfer beträgt beim Menschen im letzten Drittel der Schwangerschaft etwa 26 ml · die^{-1} · kg^{-1} Fetalgewicht, das entspricht etwa 90 mg/Tag zum Termin. Die Kalziumpermeabilität hämochorialer Plazenten ist nur aus tierexperimentellen Untersuchungen bekannt. Untersuchungen beim Menschen liegen nicht vor.

Die Kalziumpermeabilität der Kaninchenplazenta beträgt 4 ml · h^{-1} · g^{-1}. Wenn die berechnete hohe Kalziumpermeabilität der Kaninchenplazenta auch für die menschliche Plazenta gilt, so ist nur mit kleinen, kaum meßbaren Konzentrationsdifferenzen zwischen maternalem und fetalem Blut für Kalzium zu rechnen. Beim Menschen besteht wahrscheinlich ein geringfügiges Konzentrationsgefälle von diffusiblem Kalzium vom maternalen zum fetalen Blut. Die vorliegenden Befunde stehen mit der Annahme im Einklang, daß der diaplazentare Kalziumtransfer beim Menschen durch Diffusion erfolgt. Nicht auszuschließen sind beim diaplazentaren Kalziumtransfer aktive Transportvorgänge.

Phosphat

Phosphat scheint trotz seines relativen hohen Molekulargewichts die plazentare Austauschmembran schnell zu passieren. Die Plazentapermeabilität für Phosphat beträgt etwa 3 bis 4 ml · h^{-1} · g^{-1}. Anderes organisches Phosphat hat im fetalen Blut eine etwas höhere Konzentration als im maternalen Blut. Dieser Befund legt den Verdacht nahe, daß beim Phosphattransfer aktive Transportvorgänge wirksam sind.

Eisen

Eisen wird beim Menschen nach kinetischen Studien an hämochorialen Plazenten direkt aus dem maternalen Plasma aufgenommen. Der Übertritt erfolgt entgegen einem Konzentrationsgefälle. Nach oraler Gabe von radioaktiv markiertem Eisen beim Menschen (^{59}Fe) ist schon nach einer Stunde Radioaktivität im fetalen Blut nachweisbar. Nach zwei Stunden ist die Radioaktivität im fetalen Blut höher als im Erwachsenenblut. Das applizierte Eisen wird also nicht in maternales Hämoglobin eingebaut, sondern über die Plazenta weitergegeben. Das transferierte Eisen wird in den fetalen Erythrozyten eingelagert und in der fetalen Leber gespeichert. Die Eisenkonzentrationen im fetalen Blut sind höher als im maternalen Blut. Für den Eisentransfer wird ein aktiver Transportmechanismus angenommen, da der diaplazentare Eisentransfer entgegen einem Konzentrationsgefälle erfolgt. Unterschiedliche Affinitäten des fetalen und maternalen Transferrins liegen nicht vor. Ein wichtiger Hinweis für die Annahme eines aktiven Transportmechanismus ergibt sich aus der Tatsache, daß Stoffwechselgifte wie Natriumcyanid und Dinitrophenol den diaplazentaren Eisentransfer weitgehend unterbinden. Der Eisentransport erfolgt nur in materno-fetaler Richtung.

Kalium

Kaliumkonzentrationen sind beim Menschen im fetalen Blut höher als im mütterlichen Blut. Im Tierexperiment bei Ratten und Meerschweinchen erfolgte ein rascher Übertritt von Kalium. Tierversuche lassen einen aktiven Transport von Kalium aus der maternalen in die fetale Strombahn vermuten, jedoch ist dieser Mechanismus nicht definitiv belegt worden.

Magnesium

Bisher gibt es nur sehr spärliche Untersuchungen über den Magnesiumstoffwechsel während der Schwangerschaft. Während der Fetalentwicklung ist die Magnesiumkonzentration im Serum von fetalen Ratten und Hühnerembryonen erhöht. Zum Zeitpunkt der Geburt ist sie bei Rattenfeten immer noch höher als beim Muttertier. Die feto-maternale Magnesiumkonzentrationsdifferenz ist größer, wenn man das nicht an das Protein gebundene Magnesium im Serum betrachtet. Die Magnesiumkonzentration im Serum der Feten ist auch bei Magnesiummangelernährung höher als im maternalen Serum. Wie für Kalzium lassen diese hohen Konzentrationen einen aktiven Transportvorgang in der hämochorialen Plazenta vermuten.

3.3.5 Hormone

Sowohl das maternale als auch das fetale Blut enthält relativ hohe Konzentrationen von Glukokortikoiden,

Mineralokortikoiden, Androgenen, Östrogenen, Gestagenen und Bindungsproteinen (Übersicht bei [30]; siehe auch Abschn. 1 und Kap. 15).

Für die unterschiedlichen Konzentrationen und für den diaplazentaren Transfer mögen die unterschiedlichen Konzentrationen der *Bindungsproteine* zwischen maternalem und fetalem Blut beitragen. Die Konzentration an cortisolbindendem Globulin beträgt im maternalen Blut 30,5 mg/l und im fetalen Blut 5,2 mg/l. Ähnliches gilt auch für das sexualhormonbindende Globulin (SHBG), das 10,8 μg DHT/dl maternalen und nur 0,29 μg DHT/dl fetalen Blutes bindet.

Die Permeabilität der plazentaren Membran für die einzelnen Hormone ist nur einer der Faktoren, welche die Konzentration des im mütterlichen Organismus gebildeten Hormons im fetalen Blut bestimmen und umgekehrt. Neben der Plazentapermeabilität spielen, wie bei den Konzentrationen maternal gebildeter Makromoleküle, die Abbaugeschwindigkeit und die Verteilungsvolumina der betreffenden Hormone eine Rolle.

Zusätzlich ist bei den niedermolekularen Hormonen noch die Bindung der Plasmaeiweißkörper zu berücksichtigen.

Gluko- und Mineralokortikoide

Von den Glukokortikoiden liegen das Gesamt-Cortisol und das freie Cortisol im maternalen Blut gegenüber dem Blut der V. umbilicalis in höheren Konzentrationen vor [13, 21]. Für beide Substanzen scheint eine Umwandlung in der Plazenta zu erfolgen, da die Konzentrationen in der Nabelarterie höher sind als in der Nabelvene. Ein negativer feto-maternaler Konzentrationsgradient besteht für Cortison, das offenbar in der Plazenta synthetisiert wird. Keine Unterschiede finden sich in den Konzentrationen für 11-Desoxycortisol zwischen Mutter und Fetus und zwischen den Nabelschnurgefäßen. Konzentrationsdifferenzen zwischen dem maternalen und dem fetalen Nabelvenenblut sind auch für 11-Desoxycorticosteron und Corticosteron nachzuweisen. Während für das 11-Desoxycorticosteron auch eine arteriovenöse Differenz im Bereich der umbilikalen Strombahn besteht, existiert diese für das Corticosteron nicht. Die Aldosteronkonzentration im fetalen Blut ist höher als die im maternalen Blut.

Androgene

Die Konzentration von Dehydroepiandrosteron-Sulfat und Dehydroepiandrosteron ist im Blut der Nabelarterie höher als im Blut der Nabelvene und niedriger als im Blut der V. cubitalis der Mutter [13, 21]. Für Testosteron und Androstendion sind arteriovenöse Differenzen nicht nachweisbar, obwohl hier ein Konzentrationsgefälle von Mutter zum Feten besteht.

Östrogene

Für die Plazenta als Ort der Östrogensynthese sprechen die niedrigen Konzentrationen von Estron, 17β-Estradiol, Estriol und Estetrol in der Nabelarterie und die höheren Konzentrationen in der Nabelvene [13, 21]. Bei Passage fetalen Blutes durch die Plazenta erfolgt ein Anstieg der Hormonkonzentrationen um 70 bis 90%. Die Konzentration für Estron, Estriol und Estetrol im maternalen Blut ist niedriger als die im fetalen Blut. Nur die Konzentration von 17β-Estradiol ist im maternalen Blut höher.

Gestagene

Die Plazenta als Ort der Gestagensynthese zeigt sich in der höheren Konzentration von Progesteron und 17α-Hydroxyprogesteron im Nabelarterien- und Nabelvenenblut [13, 21]. Beide Hormone sind im Nabelvenenblut in signifikant höheren Mengen enthalten als im Nabelarterienblut. Die Konzentrationsdifferenz zwischen dem Blut der Nabelvene und dem Blut der V. cubitalis der Mutter beträgt für Progesteron 456 μg/l und für 17α-Hydroxyprogesteron 29 μg/l.

Schilddrüsenhormone und Parathormon

Schilddrüsenhormone können die Plazenta in meßbaren Mengen passieren. Nach einer Injektion von ^{131}Jodthyroxin in den maternalen Kreislauf steigt die fetale Konzentration im Laufe von Tagen an. Nach einer Woche hat die fetale Konzentration etwa den halben Wert der mütterlichen Konzentration erreicht [14]. Die Permeabilität der menschlichen Plazenta für Thyroxin liegt im Bereich der Plazentapermeabilität für Aminosäuren [25a].

Es besteht eine signifikante Korrelation zwischen der Konzentration von Parathormon (PTH) des maternalen und fetalen Blutes. Daraus ist zu schließen, daß die Plazenta für Fragmente des PTH permeabel ist [2].

3.3.6 Vitamine

Wasserlösliche Vitamine sind im fetalen Blut in höheren Konzentrationen vorhanden als im maternalen Blut. Es handelt sich dabei um die Vitamine B und C. Daher vermutet man, daß diese Vitamine aktiv von der

Plazenta transportiert werden. Diese Annahme ist allerdings nicht gründlich belegt. In einigen Fällen werden diese Substanzen von den plazentaren Zellen während des Austauschprozesses metabolisiert. Die Konzentrationen der lipoidlöslichen Vitamine A, D, E und K sind im fetalen Blut etwa gleich groß oder geringfügig niedriger als im maternalen Blut. (Literaturübersichten zum Gesamtthema bei [8, 19, 21, 27]).

Vitamin B_1

Der Vitamin-B_1-Gehalt im Nabelschnurblut ist etwa 1,8mal höher als der im maternalen Blut [27]. Es ist bisher nicht bekannt, in welchem Ausmaß Vitamin B_1 in Form von Thiaminpyrophosphat, der aktiven koenzymatischen Form, oder von Thiamin, der Vorstufe, transportiert wird.

Riboflavin (Vitamin B_2)

Vitamin B_2 ist ebenfalls im fetalen Blut in höheren Konzentrationen als im maternalen Blut vorhanden.

Flavinadenindinukleotid, eine Riboflavinvorstufe, wird bei der Passage durch die Plazenta in freies Riboflavin umgewandelt. Die Konzentration beträgt im fetalen Blut 20 µg/ml gegenüber 5 µg/ml im maternalen Blut. Die Konzentration des freien Riboflavins im fetalen Plasma wurde etwa fünfmal höher gefunden als die im maternalen Plasma, obgleich das Gesamtriboflavin im fetalen Blut nur geringfügig höher war.

Diese Resultate lassen einen aktiven Transport oder einen plazentaren Metabolismus in der Vorstufe vermuten [8].

Vitamin B_6

Pyridoxaminphosphat, eine metabolische Vorstufe, und Pyridoxalphosphat, das aktive Koenzym von Vitamin B_6, sind in 2,9- bzw. 3,6fach höheren Konzentrationen im fetalen Blut als im maternalen peripheren Blut vorhanden. Dieser Befund spricht für einen aktiven Transportmechanismus. Es könnte natürlich auch eine Metabolisation und eine erneute Phosphorylierung in der Plazenta stattfinden, bevor Vitamin B_6 in das fetale Blut sezerniert wird.

Vitamin B_{12}

Bereits 1941 zeigte Jones, daß eine antianämische Substanz, die aus zerkleinertem Schweinemagen gewonnen wurde, sehr schnell nach Gabe an Ratten auf den Fetus übertrat. Spätere Untersucher fanden einen raschen Übertritt von markiertem Vitamin B_{12} über die Plazenta und wiesen nach, daß die Konzentration von Vitamin B_{12} im fetalen Serum dreimal höher war als im maternalen Serum. Es besteht eine Akkumulation von Vitamin B_{12} in der Plazenta der Maus und anderem fetalen Gewebe. Die Transferrate über die Plazenta war relativ gering; den exakten Mechanismus kennt man immer noch nicht.

Vitamin C (Ascorbinsäure)

Durch zahlreiche Untersuchungen weiß man, daß die Konzentration von L-Ascorbinsäure im fetalen Blut dreimal höher ist als die im maternalen Blut. Dehydroascorbinsäure, eine Vorstufe des Vitamin C, tritt sehr schnell durch die Plazenta des Meerschweinchens, und die Konzentration im maternalen Plasma ist der im fetalen Plasma angeglichen. Dehydroascorbinsäure wird rasch in L-Ascorbinsäure umgewandelt, deren aktive Form die Plazenta nur sehr langsam oder überhaupt nicht passiert. Die Konzentration von Vitamin C im maternalen Blut beträgt etwa 10 mg/l und die fetale Konzentration 20 mg/l.

Vitamin A (Retinol)

Die Vitamin-A-Konzentration im fetalen Plasma ist geringer als im maternalen Blut. Die Konzentration von Vitamin A im maternalen Blut beträgt 10 µg/l und die Konzentration im fetalen Blut 4 µg/l. Ähnlich verhält sich die Konzentration des Provitamins A (Carotin): 100 µg/l im maternalen Blut und 30 µg/l im fetalen Blut.

Vitamin E

Vitamin E tritt relativ rasch aus dem maternalen in das fetale Blut über. Der Mechanismus ist unbekannt.

Vitamin K

Vitamin K passiert die Plazentaschranke langsam und in einem begrenzten Ausmaß. Der Mechanismus des Transfers ist nicht bekannt [19].

3.3.7 Toxische Metalle

Der Transfer von radioaktiv markierten Metallen ist gut belegt. Die verfügbaren Daten stammen zwar vorwiegend aus tierexperimentellen Untersuchungen, aber es ist sehr wahrscheinlich, daß diese Isotope jener Metalle auch relativ rasch auf den menschlichen Feten übertreten. Der Transfer von [90]Strontium erscheint aufgrund einer kompetitiven Hemmung von Kalzium gering, und Radium, [239]Plutonium und [210]Polonium werden sehr schnell durch das maternale retikuloendotheliale System ausgeschieden, so daß nur vernachlässigbare Mengen den Fetus erreichen.

Einer Studie über toxische Substanzen in der Umwelt zufolge [22] stellt die Plazenta keine Schranke für den Transfer von Quecksilber [41], anscheinend aber eine geringe Schranke für Blei und den Transfer von Kadmium, das im Tabakrauch enthalten ist, dar. Zehnfach höhere Konzentrationen wurden in der Plazenta gefunden. Die Ergebnisse für den Quecksilbertransfer sind zum Teil widersprüchlich. Obwohl Messungen bei Zahntechnikerinnen und ihren Kindern unauffällige Quecksilbermengen im Blut zeigten, waren die Plazentakonzentrationen beträchtlich erhöht. Daraus ist geschlossen worden, daß die Plazenta doch eine effektive Barriere für den Transfer von metallischem Quecksilber darstellt.

Das Wohnen in verseuchten Industriegebieten hat offenbar keinen Einfluß auf die Konzentrationen von Kadmium, Blei und Quecksilber in mütterlichem und fetalem Gewebe [40]. Die Aufnahme von Zink aus der maternalen Zirkulation ist an einen metabolischen Prozeß gebunden, während der Transfer zum Feten an das Vorhandensein von freiem Zink gebunden ist [28].

Literatur zu Abschnitt 3

1. Aherne, W., M. S. Dunnill: Morphometry of the human placenta. Brit. med. Bull. 22 (1966) 5.
2. Balabanova, S., T. Lang, A. S. Wolf et al.: Placental transfer of parathyroid hormone. J. perinat. Med 14 (1986) 243–250.
3. Balfour, A., E. A. Jones: The binding of IgG to human placental membranes. In: Hemmings, W. A. (ed.): Materno-Foetal Transmission of Immunoglobulins. Cambridge University Press, Cambridge 1976.
4. Bartels, H., K. Riegel, J. Wenner, H. Wulf: Perinatale Atmung. Springer, Berlin–Heidelberg–New York 1972.
5. Brandes, J. M., P. D. Berk, J. Urbach, S. Sideman, L. Mor: Transport of bilirubin and glucose by the isolated perfused human placenta. In: Schneider, H., J. Dancis (eds.): In vitro Perfusion of Human Placental Tissue, p. 147. Contributions to Obstetrics and Gynecology, Vol. 13. Karger, Basel 1985.
6. Carter, A. M.: Factors affecting gas transfer across the placenta and the oxygen supply to the fetus. J. develop. Physiol. 12 (1989) 305–322.
7. Cetin, I., C. Corbetta, P. Sereni et al.: Umbilical amino acid concentrations in normal and growth-retarded fetuses sampled in utero by cordocentesis. Amer. J. Obstet. Gynec. 162 (1990) 253–261.
8. Dancis, J., J. Lehanka, M. Levitz: Placental transport of riboflavin: differential rates of uptake at the maternal and fetal surfaces of the perfused human placenta. Amer. J. Obstet. Gynec. 158 (1988) 204–210.
9. Dancis, J., G. Olsen, G. Folkart: Transfer of histidine and xylose across the placenta and into the red blood cell and amniotic fluids. Amer. J. Physiol. 194 (1958) 44–46.
10. Feige, A., W. Künzel, M. Cornely, H. J. Mirzkat: Die Beziehung zwischen Glukosekonzentration und Säure-Basen-Status im maternen und fetalen Blut während der Geburt. Z. Geburtsh. Perinat. 180 (1976) 106.
11. Feige, A., W. Künzel, H. J. Mitzkat: Fetal and maternal blood glucose, insulin, and acid-base observations following maternal glucose infusion. J. perinat. Med. 5 (1977) 84–92.
12. Fisher, S. E., P. I. Karl: Histidine transfer across the human placenta: characteristics in the isolated perfused human placenta and the effect of ethanol. Placenta 11 (1990) 157–165.
13. Gips, H.: Die Funktion der mütterlichen Nebennierenrinde in der Schwangerschaft und im Wochenbett. Habilitationsschrift, Gießen 1983.
14. Grumbach, M. M., S. C. Werner: Transfer of thyroid hormone across the human placenta at term. J. clin. Endocr. 16 (1956) 1392.
15. Hill, F. P., G. G. Power, L. D. Longo: A mathematical model of placental O_2 transfer with consideration of hemoglobin reaction rates. Amer. J. Physiol. 222 (1972) 721.
16. Hull, D., M. Elphick: Transfer of fatty acids. In: Chamberlain, G. V. P., A. W. Wilkinson (eds.): Placental Transfer, p. 159. Pitman Medical, Tunbridge Wells 1979.
17. Hutchinson, D. L., M. J. Gray, A. A. Plentl, H. Alvarez, R. Caldeyro-Barcia, B. Kaplan: The role of the fetus in the water exchange of the amniotic fluid of normal and hydramniotic patients. J. clin. Invest. 38 (1959) 971.
18. Hytten, F. E.: Water Transfer. In: Chamberlain, G. V. P., A. W. Wilkinson (eds.): Placental Transfer, p. 90. Pitman Medical, Tunbridge Wells 1979.
19. Kazzi, N. J., N. B. Ilagan, K. C. Liang, G. M. Kazzi, L. A. Grietsell, Y. W. Brans: Placental transfer of vitamin K_1 in preterm pregnancy. Obstet. and Gynec. 75 (1990) 334–337.
20. Künzel, W.: Die Beziehung zwischen der Herzfrequenz des Feten und dem pO_2, pCO_2 und pH im fetalen Blut während der Eröffnungsperiode und am Ende der Austreibungsperiode. Z. Geburtsh. Perinat. 176 (1972) 275–285.
21. Künzel, W.: Transfermechanismen in der Plazenta. In: Künzel, W., K.-H. Wulf (Hrsg.): Die normale Schwangerschaft. Klinik der Frauenheilkunde und Geburtshilfe, Bd. 4, 2. Aufl. Urban & Schwarzenberg, München–Wien–Baltimore 1986.
22. Lauwerys, R., J. P. Buchet, H. Roels, G. Hubermont: Placental transfer of lead, mercury, cadmium, and carbon monoxide in women. I. Comparison of the frequency distributions of the biological indices in maternal and umbilical cord blood. Environ. Res. 15 (1978) 278.
23. Lin, D. S., R. M. Pitkin, W. E. Connor: Placental transfer of cholesterol into the human fetus. Amer. J. Obstet. Gynec. 128 (1977) 735.
24. Longo, L. D., M. Delivoria-Papadopoulos, R. E. Forster: Placental CO_2 transfer after fetal carbonic anhydrase inhibition. Amer. J. Physiol. 226 (1974) 703.
25. Mann, L. I., A. Bhakthavathsalan, M. Liu, P. Makowski: Placental transport of alcohol and its effect on maternal and fetal acid-base balance. Amer. J. Obstet. Gynec. 122 (1975) 837.
25a. Moll, W.: Physiologie der maternen plazentaren Durchblutung. In: Becker, V., T. H. Schiebler, F. Kubli (Hrsg.): Die Plazenta des Menschen. Thieme, Stuttgart–New York 1981.
26. Moll, W., E. Kastendieck: Transfer of CO, N_2O and HTO in the artificially perfused guinea-pig placenta. Respir. Physiol. 29 (1977) 283.

27. Mukherjee, A. B.: In vitro human placental model to study transfer of thiamin from the mother to the fetus: effect of ethanol in this system (Editorial). J. lab. clin. Med. 116 (1990) 6–7.
28. Page, K. R., D. R. Abramovich, P. J. Aggott, A. Todd, C. G. Dacko: The transfer of zinc across the term dually perfused human placental lobule. Quart. J. exp. Physiol. 73 (1988) 585–593.
29. Parer, J. T.: Reversed relationship of oxygen affinity in maternal and fetal blood. Amer. J. Obstet. Gynec. 108 (1970) 323.
30. Pasqualini, J. R., F. A. Kincl: Hormones and the Fetus, vol. I, p. 335–357. Pergamon, Oxford–New York–Toronto–Sydney–Frankfurt 1985.
31. Power, G. G., E. P. Hill, L. D. Longo: Analysis of uneven distribution of diffusing capacity and blood flow in the placenta. Amer. J. Physiol. 222 (1972) 240.
32. Power, G. G., E. P. Hill, L. D. Longo: A mathematical model of carbon dioxide transfer in the placenta. In: Longo, L. D., H. Bartels (eds.): Respiratory Gas Exchange and Blood Flow in the Placenta. Department of Health. Education, and Welfare, Bethesda, Maryland 1972.
33. Roughton, F. J. W.: Kinetics of gas transport in the blood. Brit. med. Bull. 19 (1963) 80.
34. Schenker, S., J. M. Dicke, R. F. Johnson, S. E. Hayes, G. I. Henderson: Effect of ethanol on human placental transport of model amino acids and glucose. Alcoholism (NY) 13 (1989) 112–119.
35. Schneider, H., M. Proegler, R. Sodha, J. Dancis: Asymmetrical transfer of alpha-aminoisobutyric acid (AIB), leucine and lysine across the in vitro perfused human placenta. Placenta 8 (1987) 141–151.
36. Schneider, H., R. J. Sodha, M. Prögler, M. P. A. Young: Permeability of the human placenta for hydrophilic substances studied in the isolated, in vitro perfused lobe. In: Schneider, H., J. Dancis (eds.): In vitro Perfusion of Human Placental Tissue, p. 99. Contributions to Obstetrics and Gynecology, Vol. 13. Karger, Basel 1985.
37. Schroeder, H. J.: Basics of placental structures and transfer functions. In: Brace, A., M. G. Ross, J. E. Robillard (eds.): Fetal and Neonatal Body Fluids: The Scientific Basis for Clinical Practice, pp. 187–226. Perinatology Press, Ithaca/NY 1989.
38. Siggaard-Andersen, O.: The Acid-Base Status of the Blood. Munksgaard, Kopenhagen 1974.
39. Soothill, P. W., K. H. Nicolaides, C. H. Rodeck, S. Campbell: Effect of gestational age on fetal and intervillous blood gas and acid-base values in human pregnancy. Fetal Ther. 1 (1986) 168–175.
40. Truska, P., L. Rosival, G. Balasova et al.: Blood and placental concentrations of cadmium, lead and mercury in mothers and their newborns. J. Hyg. Epidem. (Praha) 33 (1989) 141–147.
41. Wannag, A., J. Skjaeråsen: Mercury accumulation in placenta and foetal membranes. A study of dental workers and their babies. Environm. Physiol. Biochem. 5 (1975) 348.
42. Wilkening, R. B.: The role of uterine blood flow and fetal oxygen and nutrient delivery. In: Rosenfeld, C. R.: The Uterine Circulation, pp. 191–205. Perinatology Press, Ithaca/NY 1989.
43. Wulf, H., W. Künzel, V. Lehmann: Vergleichende Untersuchungen der aktuellen Blutgase und des Säure-Basen-Status im fetalen und maternen Kapillarblut während der Geburt. Z. Geburtsh. Gynäk. 167 (1967) 113.

Beratungen und Untersuchungen in der Schwangerschaft

5 Gesetzliche und soziale Grundlagen der Schwangerenvorsorge. Qualitätskontrolle

K. W. Tietze

Inhalt

1	Schwangerenberatung	88
1.1	Die gesetzliche Verankerung der Schwangerenberatung	88
1.2	Zeittafel	89
1.2.1	Erste Vorsorgeuntersuchung	90
1.2.2	Weitere Vorsorgeuntersuchungen	90
1.2.3	Untersuchungen der Spätschwangerschaft	91
1.3	Mutterschutz der erwerbstätigen Frau	91
2	Qualität und Qualitätskontrolle	93
2.1	Bedeutung des ersten Arztkontaktes	93
2.2	Sicherung der Kontinuität	94
2.3	Qualitätskontrolle und Vorsorge	95
2.4	Regionale Qualitätskontrolle	96
2.4.1	Perinatalsterblichkeit und differenzierte Betrachtung der Säuglingssterblichkeit	96
2.4.2	Müttersterblichkeit als Indikator	98

1 Schwangerenberatung

Gesundheitssicherung von Mutter und Kind in der Schwangerschaft hat zum Ziel, die Gesundheit und das Leben der Mutter zu erhalten sowie die perinatale Sterblichkeit und auch die Spät- und Nachsterblichkeit zu vermindern [5]. Andere, nichtmedizinische, die Säuglingssterblichkeit ebenso beeinflussende Kräfte werden seltener diskutiert:

- Soziale Normen und Einstellungen in einer Bevölkerung können die Aufzucht von Kindern begünstigen oder ihr entgegenstehen. Sozialhistoriker [23, 39] haben vermutet, daß langfristige Trends in der Kindersterblichkeit ebensogut von religiösen oder weltanschaulichen Haltungen wie von hygienischen Verhältnissen und medizinischer Versorgung abhängig sein können.
- Niedrige oder hohe Geburtenraten können die Diskussion und die Maßnahmen in der Gesundheitspolitik beeinflussen.

Im Ersten Weltkrieg z.B. begann ein anhaltender Rückgang der Geburtenziffern. Das führte zu lebhaften Auseinandersetzungen im Reichstag [40], in denen geburtsfördernde Maßnahmen verlangt wurden. In den Jahren zwischen 1920 und 1930 lagen die Geburtsziffern noch niedriger. Zusätzlich hatte soziale Not zu einer hohen Säuglingssterblichkeit in bestimmten Bereichen der Gesellschaft geführt. Im Jahr 1920 betrug die Säuglingssterblichkeit 13%. Heute liegt die Ziffer für die Bundesrepublik unter 10‰. Vorsorge in der Schwangerschaft bedeutet also zunächst einmal soziale Daseinsvorsorge. Die ärztliche Schwangerenvorsorge entwickelte sich parallel und wurde erst später zum Schwerpunkt in der Betreuung der Schwangeren [41, 42].

Man findet in den Lehrbüchern meist keine Antwort auf die Frage, welches eigentlich die Prinzipien der ärztlichen Schwangerenvorsorge sind. Berg [4] sieht die Kenntnis spezieller Risiken und die Anwendung moderner Methoden als Leitgedanken der heutigen Schwangerenberatung an und teilt demzufolge diesen Wissensbereich in zwei Abteilungen, „Klinik" und „Methodik", ein. Knörr [25] sieht dagegen in schlechten sozialen Bedingungen ein leitendes Risiko in der Schwangerschaft und widmet der Beratung einen wesentlichen Teil seiner Ausführungen. Unseres Erachtens sind die Hygiene und Diätetik, die Früherkennung und die Prognostik als historisch gewachsene Prinzipien der Schwangerenvorsorge zu benennen [41].

Hygiene und Diätetik (primäre Prävention in der Schwangerenvorsorge): Beides bezieht sich am stärksten auf den lebensweltlichen, alltäglichen Bereich der Schwangeren. Das Bewußtsein für Hygiene und gesundes Verhalten regelt und bestimmt eine angemessene Lebensweise im Gesunden [28]. Die Sozialhygiene berücksichtigt die besonderen Umstände, unter denen schwangere Frauen leben und arbeiten. Diätetik hat teils gesundheitsvorsorgliche Ziele (möglichst Vermeidung des Rauchens und des Alkoholkonsums, Förderung der körperlichen Bewegung), teils bezieht sie sich auch auf die Bekämpfung von Krankheiten, z.B. hinsichtlich der Diätvorschriften bei drohender Gestose oder bei diabetischen Müttern. In der Sozialmedizin werden heute diese beiden Bereiche auch als „Verhältnisprävention" und „Verhaltensprävention" bezeichnet.

Früherkennung (sekundäre Prävention in der Schwangerenvorsorge): Die Forderung nach Früherkennung von Krankheiten in der Schwangerschaft schließt die Forderung nach frühzeitigen und häufigen Arztkontakten ein und hat zunehmend zu verfeinerten Untersuchungsmethoden geführt.

Prognostik (Risikofaktorenprinzip in der Schwangerenvorsorge): Dieses Prinzip wurde 1928 in der Frage Hausgeburt/Anstaltsgeburt erstmals ausführlich dargelegt [21]; es umfaßt auch die von Berg [4] erwähnte Kenntnis spezieller Risiken. Es soll besonders dann wirksam werden, wenn es darum geht, als gefährdet erkannte Schwangere in eine entsprechend gut eingerichtete Entbindungsabteilung zu leiten (siehe auch Mutterschaftsrichtlinien im Anhang zu diesem Kapitel, Allgemeines, 1, Abs. 2).

1.1 Die gesetzliche Verankerung der Schwangerenberatung

Schwangerenvorsorge als Leistung der gesetzlichen Krankenkassen gibt es erst seit 1966. Die zugrundeliegenden Bestimmungen der sozialen Krankenversicherung sind im Sozialgesetzbuch V (SGB V) verankert.

Bereits vor 1966 ist ärztliche Schwangerenvorsorge systematisch durchgeführt worden. Von 1966 an kann man die von der Wissenschaft gegebenen Standards an der Entwicklung der Mutterschaftsrichtlinien verfolgen [45]. Unter den Erhebungs- und Abfragekategorien der ersten Dokumentationsform zu den Mutterschaftsrichtlinien („Sprechstundenblatt") befanden sich 16 mit der Schwangeren zu besprechende Themen aus den Bereichen Lebensführung und Alltagstätigkeit. 1968 wurde der Mutterpaß eingeführt, den nun die Schwangere mit sich führen konnte, in dem jedoch die soeben genannten sozialmedizinischen Belange gestrichen waren. 1972 sind amnioskopische, kardiotokographische und Ultraschalluntersuchungen in den Katalog der Mutterschaftsrichtlinien aufgenommen worden. 1985 heißt es in der Neufassung der Mutterschaftsrichtlinien, daß die ärztliche Betreuung auch die frühzeitige Erkennung und besondere Überwachung von Risikoschwangerschaften umfaßt (Wortlaut der Mutterschaftsrichtlinien, Stand 1989, Anhang zu diesem Kapitel). 1980 enthalten die Mutterschaftsrichtlinien als Erweiterung den Hinweis auf eine humangenetische Beratung, wenn der Verdacht auf ein genetisches Risiko besteht. Gleichzeitig war je eine Ultraschalluntersuchung in der 16. bis 20. und in der 32. bis 36. Schwangerschaftswoche zur Sicherung des Schwangerschaftsalters bzw. von Wachstumsretadierung vorgesehen. Am 27. März 1986 wurde im Bundesanzeiger die fünfte Neufassung veröffentlicht. Zu den damals durchgeführten Änderungen sind in der geänderten Fassung vom 26. August 1986 vor allem durch die AIDS-Epidemiologie weitere Änderungen hinzugekommen, ein neu aufgenommener Punkt ist wieder weggefallen (Abschn. G: Vaginale Soorprophylaxe vor der Geburt).

Die rechtlichen Grundlagen für die zu erbringenden Leistungen in der Schwangerenvorsorge sind die *Mutterschaftsrichtlinien*. Nach ihnen sind für den Zeitraum der Schwangerschaft insgesamt zehn Untersuchungen vorgesehen, wobei bis zum achten Monat monatlich eine Untersuchung und in den letzten zwei Schwangerschaftsmonaten jeweils zwei Untersuchungen im Abstand von 14 Tagen stattfinden sollen. Die ärztliche Betreuung umfaßt dabei die folgenden Maßnahmen:

— Untersuchungen zum Zweck der Feststellung der Schwangerschaft sowie Untersuchungen und Beratungen während der Schwangerschaft
— frühzeitige Erkennung und insbesondere Überwachung von Risikoschwangerschaften (z. B. Ultraschalldiagnostik, Fruchtwasseruntersuchungen, kardiotokographische und amnioskopische Untersuchungen)
— serologische Untersuchungen auf Infektionen wie Lues und Röteln sowie – bei begründetem Verdacht – auf Toxoplasmose, Hepatitis B oder andere latente Infektionen. Der HIV-Test soll auf freiwilliger Basis nach vorheriger ärztlicher Beratung der Schwangeren durchgeführt werden. Dem Vernehmen nach wird von dieser Möglichkeit in hohem Maße Gebrauch gemacht
— blutgruppenserologische Untersuchungen während der Schwangerschaft
— blutgruppenserologische Untersuchungen und gegebenenfalls Anti-D-Immunglobulin-Prophylaxe nach Geburt oder Fehlgeburt
— Untersuchungen und Beratungen der Wöchnerin
— medikamentöse Maßnahmen sowie Verordnung von Verbands- und Heilmitteln
— Aufzeichnungen und Bescheinigungen

1.2 Zeittafel

Bei der Berechnung der Tragzeit wird übereinkunftsgemäß der Beginn der Schwangerschaft mit dem ersten Tag der letzten Regelblutung gleichgesetzt. Nur ein

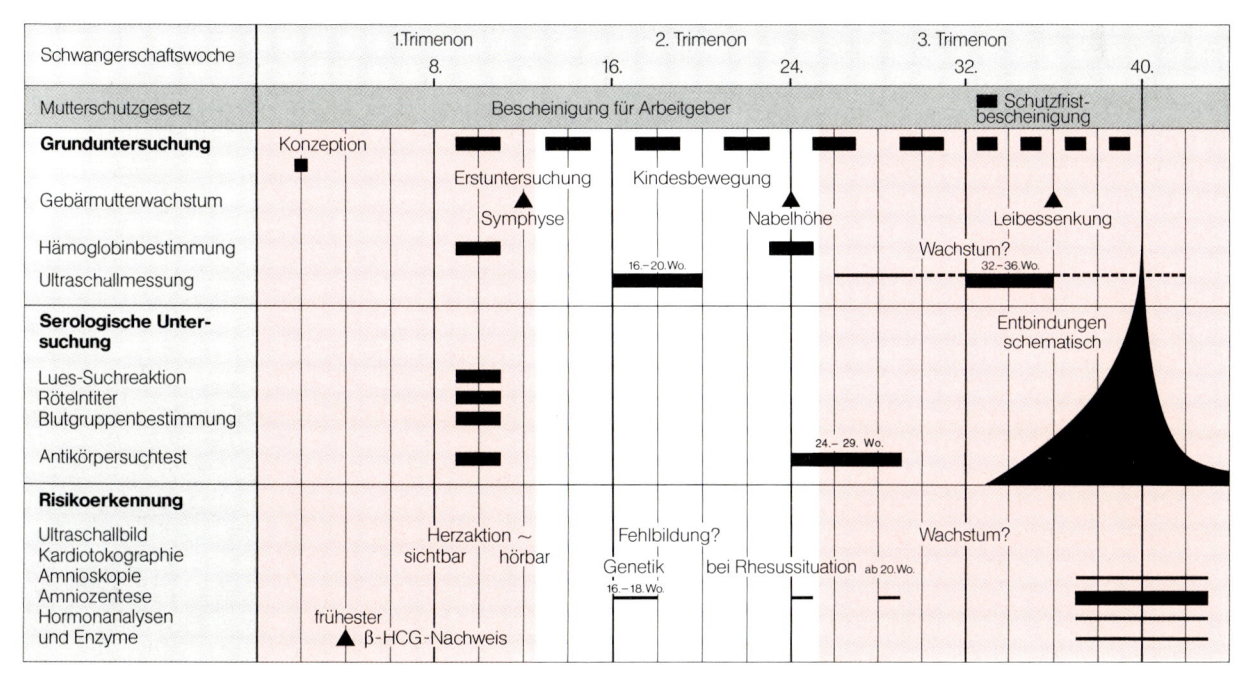

Abb. 5-1 Zeittafel der wichtigsten Untersuchungen und Ereignisse während einer normalen Schwangerschaft. Konventionsgemäß wird das Gestationsalter ab dem ersten Tag der letzten Regelblutung berechnet. Zur Durchführung des weiteren Antikörpersuchtests bei Rh-negativen Frauen siehe Text (Abschn. 1.2.2) und den Anhang zu diesem Kapitel, Abschnitt C.2.

Teil der Frauen sucht den Arzt bereits zum Zeitpunkt des Ausbleibens der Regel auf; der Träger der gesetzlichen Krankenversicherung bezahlt den Schwangerschaftstest nicht in jedem Fall. In seinem Sinne muß die Schwangerschaft durch die körperliche Untersuchung festgestellt und gesichert werden. Die Ausnahme bildet der Verdacht auf eine Extrauteringravidität oder andere atypische Schwangerschaftsverläufe. Betrachtet man Versicherungsblätter der allgemeinen Ortskrankenkassen, so kann man erkennen, daß eine Schwangerschaft erst dokumentiert wird, wenn feststeht, daß sie auch ausgetragen wird [49].

Die folgenden Ausführungen über die Untersuchungsinhalte beschränken sich auf die Vorschriften der Mutterschaftsrichtlinien und nehmen Bezug auf die Eintragungen im Mutterpaß (Abb. 5-1). Eine detailliertere Diskussion der einzelnen Untersuchungen findet sich in Kapitel 6.

1.2.1 Erste Vorsorgeuntersuchung

Die erste Untersuchung verlangt die Erhebung der Anamnese (Katalog A im Mutterpaß). Nur an dieser Stelle wird in einigen Punkten (Punkt 6 und 7 des Kataloges und „Beratung der Schwangeren") durch Fragen und Beratung die Tradition der sozialen Schwangerenfürsorge wiederaufgenommen.

Die Mutterschaftsrichtlinien sehen bei der Erstuntersuchung der Schwangeren außer der gründlichen Anamnese und der allgemeinen körperlichen Untersuchung die folgenden Punkte vor:

− Feststellung des Körpergewichts
− Messung des Blutdrucks
− Urinuntersuchung auf Zucker- und Eiweißausscheidung, mikroskopische Sedimentbeurteilung, gegebenenfalls Ansetzen einer bakteriellen Kultur
− „kleines Blutbild" (Hämoglobinbestimmung, Erythrozytenzählung bei einem Hämoglobinwert von weniger als 11,2 g/dl)
− Beurteilung des Uterus (Größe, Lage, Beschaffenheit) durch bimanuelle Palpation; bei Erstuntersuchung einer fortgeschrittenen Schwangerschaft Feststellen der Herztöne und der Lage des Kindes.

Über die Ergebnisse der genannten Untersuchungen werden Eintragungen in das Gravidogramm des Mutterpasses (Seite 7 und 8 bzw. Seite 23 und 24) gemacht.

− Serologische Untersuchungen: Lues-Suchreaktionen, Rötelnantikörper, bei begründetem Verdacht auf Toxoplasmose oder andere latente Infektionen die entsprechenden Untersuchungen, Feststellung der Blutgruppe und Suchtest nach irregulären Antikörpern. Gegebenenfalls soll ein HIV-Test durchgeführt werden.

Diese Untersuchungen werden an Laborärzte delegiert. Eintragungen erfolgen auf den Seiten 2 und 3 bzw. 18 und 19 des Mutterpasses. Zur Lues-Suchreaktion wird nur die Tatsache der Durchführung dokumentiert und nicht das Ergebnis. Der HIV-Test ist fakultativ und wird nur nach vorheriger ärztlicher Beratung bei der Schwangeren durchgeführt. Auch sein Ergebnis wird nicht dokumentiert.

Im ersten Drittel einer normalen Schwangerschaft sind Ultraschalluntersuchungen zunächst nicht vorgesehen. Ergeben sich Anhaltspunkte für ein genetisch bedingtes Risiko, so ist eine humangenetische Beratung zu veranlassen (siehe Kap. 10). Über Methoden der pränatalen Diagnostik im ersten und zweiten Trimenon gibt Kapitel 16 Auskunft.

1.2.2 Weitere Vorsorgeuntersuchungen

Mit Ausnahme der serologischen Untersuchungen gehören die in Abschnitt 1.2.1 hervorgehobenen diagnostischen Maßnahmen zu den im vierwöchentlichen Abstand durchzuführenden körperlichen Kontrollen des Zustandes der Schwangeren (Eintrag in das Gravidogramm).

Ein Teil dieser Untersuchungen darf auf Anordnung des Arztes im Einzelfall auch von einer Hebamme durchgeführt werden. 1987 hat der Bundesausschuß der Ärzte und Krankenkassen den Text der Mutterschaftsrichtlinien an dieser Stelle geändert: „Die Delegierung der Untersuchungen an die Hebamme entbindet den Arzt nicht von der Verpflichtung zur Durchführung der von ihm vorzunehmenden Untersuchungen (Untersuchung des Urinsediments, gegebenenfalls bakteriologische Untersuchung, Hämoglobinbestimmung, Ultraschalluntersuchung sowie die Untersuchung bei Risikoschwangerschaft)." Die Ultraschalluntersuchung wird in der 16. bis 20. Woche zur Bestätigung des Schwangerschaftsalters und gegebenenfalls zur Diagnostik von Fehlbildungen vorgenommen (siehe auch Kap. 16). Zur Zeit ist (bei Rh-positiven Schwangeren) die Durchführung eines zweiten Antikörpersuchtestes in der 24. bis 29. Schwangerschaftswoche vorgesehen. „Bei Rh-negativen Schwangeren ist der weitere Antikörpersuchtest in der 28. oder 29. Schwangerschaftswoche durchzuführen. Bei diesen Schwangeren soll unmittelbar im Anschluß an die Blutentnahme für den Antikörpersuchtest Immunglobulin injiziert werden, um möglichst bis zur Geburt eine Sensibilisierung der Schwangeren zu verhindern. Das Datum der präpartalen Anti-D-Prophylaxe ist im Mutterpaß auf S. 3 bzw. 19 zu vermerken" (neu; siehe Anhang zu diesem Kapitel).

Kardiotokographische Untersuchungen können bei vorzeitiger Wehentätigkeit und auch medikamentöser Hemmung der Wehen schon in dieser Phase der Schwangerschaft durchgeführt werden (Indikationen zur Kardiotokographie, Anlage 2 zum Anhang).

1.2.3 Untersuchungen der Spätschwangerschaft

Mit fortschreitender Schwangerschaft müssen die Grunduntersuchungen mit der gleichen Sorgfalt durchgeführt werden. Sie werden nach der 32. Woche im Abstand von 14 Tagen vorgenommen. Mit Blick auf die Geburt ist die Feststellung der Lage des Kindes besonders wichtig. Die *zweite Routine-Ultraschalluntersuchung* in der 32. bis 36. Woche dient der Kontrolle der Lage und des Wachstums. Die erneute Überprüfung der Bildung von Antikörpern im Blutgruppensystem wurde im Abschnitt 1.2.2 beschrieben. Bei Risikopatientinnen sind *kardiotokographische* und *hormonanalytische Untersuchungen* sowie die *Amnioskopie* indiziert, wenn es um die Beurteilung des intrauterinen Zustandes des Kindes und der Plazentafunktion geht. Als Routinemaßnahmen sind sie nicht vorgesehen. Die Untersuchungen bei Risikoschwangerschaften (siehe Kap. 6, Abschn. 4) sind in kürzeren Abständen als bei normal verlaufenden Schwangerschaften erforderlich. Der Eintrag erfolgt im Gravidogramm. Nach Abschluß jeder Untersuchung soll entsprechend dem Katalog B „besondere Befunde im Schwangerschaftsverlauf" beim Vorliegen eines oder mehrerer der dort aufgeführten Risiken die entsprechende Nummer in der vorletzten, rot markierten Spalte des Gravidogramms eingetragen werden – ein Vorschlag, dessen Durchführung sicherlich die Aufmerksamkeit gegenüber Risikofaktoren schärfen würde, wenn ihm nur gefolgt würde. Im übrigen sind die Indikationen zu Ultraschalluntersuchungen und zur Kardiotokographie bei der Risikodiagnostik in der Anlage 1 und 2 zu den Mutterschaftsrichtlinien aufgelistet (siehe Anhang zu diesem Kapitel).

Zusammenfassend kann gesagt werden, daß die Mutterschaftsrichtlinien zusammen mit der Dokumentation im Mutterpaß ein hochentwickeltes Instrument zur effektiven Durchführung der Schwangerenvorsorge darstellen. Die Dokumentation hat sich offenbar im letzten Jahrzehnt deutlich verbessert, nachdem vielfach Kritik geübt wurde [3, 11, 46]. Im derzeitigen Mutterpaß wird die Körpergröße der Schwangeren abgefragt. Diese sehr nützliche Angabe (siehe auch Kap. 6) wird in den Mutterschaftsrichtlinien nicht gefordert. Im Gravidogramm der aktuellen Ausgabe des Mutterpasses ist der zweite Antikörpersuchtest noch für die 25. bis 32. Schwangerschaftswoche vorgesehen. Der Vermerk zur Durchführung der Soorprophylaxe auf dem Gravidogramm entfällt. Der Mutterpaß ist Grundlage der vom Arzt vorzunehmenden Eintragungen (Abschn. H. 2 der Mutterschaftsrichtlinien), soweit eine Eintragung durch die Richtlinien selbst nicht ausgeschlossen ist (Lues-Suchreaktion, AIDS-Beratung).

1.3 Mutterschutz der erwerbstätigen Frau

Die über 100 Jahre alte Geschichte des Mutterschutzes in Deutschland hat im Mutterschutzgesetz vom 17. 5. 1952 („Gesetz zum Schutze der erwerbstätigen Mutter") die auch heute noch bestehende arbeitsrechtliche Struktur und versicherungsrechtliche Einbindung erhalten (Wortlaut u. a. in [43]).

Informationsgebote, Mutterschutzfrist

Im Zusammenhang mit der Schwangerenvorsorge muß der Arzt zwei formale Bestimmungen beachten:

– die Information des Arbeitgebers über die Schwangerschaft
– die Ausstellung der Bescheinigung über die Schutzfrist vor der Entbindung (§ 3 Abs. 2 des Mutterschutzgesetzes: Werdende Mütter dürfen in den letzten sechs Wochen vor der Entbindung nicht beschäftigt werden, es sei denn, daß sie sich zur Arbeitsleistung ausdrücklich bereit erklären...). Nach § 5 Absatz 1 des Mutterschutzgesetzes sollen werdende Mütter dem Arbeitgeber ihre Schwangerschaft und den mutmaßlichen Tag der Entbindung mitteilen, sobald ihnen ihr Zustand bekannt ist.

Diese Mitteilung verpflichtet den *Arbeitgeber*, die zuständige Aufsichtsbehörde zu unterrichten. Er kann von der Schwangeren das Zeugnis eines Arztes oder einer Hebamme verlangen. Die Kosten dafür trägt er selbst. Gegenüber Dritten besteht die Pflicht zur Geheimhaltung seiner Kenntnis von der Schwangerschaft.

Die Ausstellung der *Bescheinigung für die Schutzfrist* soll unmittelbar vor Beginn der Schutzfrist erfolgen –

also sieben Wochen vor dem errechneten Entbindungstermin. Entsprechend den wissenschaftlich-technischen Möglichkeiten (Ultraschall) ist dieses Datum heute genauer bestimmbar als früher.

Im Gegensatz zum Beschäftigungsverbot in der Schutzfrist vor der Entbindung, das Ausnahmen zuläßt, wenn die Schwangere die Weiterarbeit wünscht oder sich damit einverstanden erklärt, ist nach § 6 Absatz 1 das Beschäftigungsverbot während acht Wochen nach der Entbindung zwingend. Ausnahmen dürfen nicht gemacht werden.

Definitionen und Geltungsbereich

In seinem ersten Abschnitt enthält das Mutterschutzgesetz einige juristische *Definitionen*, wie z. B. die Frage, was unter einem Arbeitsverhältnis einer Arbeitnehmerin zu verstehen sei und wie besondere Beschäftigungsverhältnisse (Ausbildung, soziales Jahr) bewertet werden müssen.

Schließlich wird der *Geltungsbereich* angegeben: Unabhängig von der Staatsangehörigkeit der Arbeitnehmerin und des Arbeitgebers gilt der Arbeitsort als verbindlich. Liegt der Arbeitsort in der Bundesrepublik Deutschland, so wird das Mutterschutzgesetz angewandt, liegt er im Ausland, so wird es nicht angewandt – es sei denn, die Tätigkeit der Arbeitnehmerin erfolgt nur vorübergehend an einem Ort außerhalb der Bundesrepublik. Es gilt für ausländische Arbeitnehmerinnen, daß sie vor unterschiedlicher Behandlung im Rahmen des Mutterschutzgesetzes ausdrücklich geschützt sind. Im Bereich der europäischen Gemeinschaft ist dies durch den Artikel 48 des EG-Vertrages (Diskriminierungsverbot) geregelt.

Auch die *Gestaltung des Arbeitsplatzes* ist im ersten Abschnitt angesprochen. Dazu gehört die Art und Weise der Beschäftigung, die von der Aufsichtsbehörde für die einzelne Frau oder den einzelnen Betrieb besonders geregelt werden kann.

Beschäftigungsverbote

Der zweite Abschnitt enthält die Beschäftigungsverbote (siehe auch „Informationsgebote, Mutterschutzfrist" oben), unter denen die individuellen Verbote für den Arzt deswegen Bedeutung haben, weil hierfür ein ärztliches Zeugnis über die Gefährdung von Mutter und Kind erforderlich ist (Beschäftigungsverbot § 3 Abs. 1). Weitere allgemeine Beschäftigungsverbote, darunter auch der Umgang mit gefährlichen Arbeitsstoffen (wie etwa mit radioaktiven Stoffen) sind in § 4 beschrieben.

Wie dabei die Bestimmungen konkret angewandt werden können, zeigen die regelmäßig *neu bearbeiteten Erläuterungen* zum Mutterschutzgesetz [54]:

„Als schwere Arbeit (§ 4 Abs. 1) ist z. B. das Austragen von Zeitungen wegen des Treppensteigens anzusehen, der Postzustell-, Päckchenverteil-, Verlade- und Briefkastenentleerungsdienst, der Reinigungs- und Küchendienst verbunden mit Heben und Tragen schwerer Lasten …" Dagegen ist Bildschirmarbeit auch unter Strahlenschutzgesichtspunkten zunächst nicht verboten.

Allerdings kann das Aufkommen neuer Erkenntnisse auch zu einem Wandel in der Anwendung der Mutterschutzbestimmungen führen. Dies läßt sich am Beispiel des Mutterschutzes im Krankenhaus verdeutlichen.

Die Anwendung des § 4 Absatz 2 Nr. 6 („werdende Mütter dürfen nicht mit Arbeiten, bei denen Berufserkrankungen im Sinne der Vorschriften, … entstehen können, … beschäftigt werden") auf die Möglichkeit der Übertragung des Hepatitis-B-Virus von der erkrankten Mutter auf die Leibesfrucht ist hier in zweifacher Hinsicht ein Beispiel: Erstens bezieht sich die Anwendung auf die besondere Gefährdung der Mutter durch die Schwangerschaft, und zweitens auf die Möglichkeit einer intrauterinen Erkrankung des Kindes.

Erziehungsgeld, Erziehungsurlaub

1979 ist mit dem § 8a im Abschnitt 2a der Mutterschaftsurlaub eingeführt worden. Das Gesetz über die Einführung eines Mutterschaftsurlaubes ist 1985 durch das umfassendere Gesetz über die Gewährung von Erziehungsgeld und Erziehungsurlaub abgelöst worden. Dieses räumt inzwischen nicht nur den leiblichen Müttern, sondern allen Müttern und wahlweise den Vätern den Anspruch auf Geld und Urlaub bis zu dem Tage ein, an dem das Kind 18 Monate alt wird. Für die neuen Bundesländer gelten Übergangsbestimmungen.

Kündigungsverbot

Im dritten Abschnitt des Mutterschutzgesetzes regeln die §§ 9 und 9a das Kündigungsverbot in der Schutzfrist und beim Erziehungsurlaub. Unter den im Mutterschutzgesetz festgelegten Leistungen (4. Abschnitt) sei hier der Inhalt des § 16, „Freizeit für Untersuchungen" genannt, der bereits für die Untersuchung zur Feststellung der Schwangerschaft gilt. Er verpflichtet die Frau, bei Vereinbarung des Termins mit dem Arzt die Belange des Betriebes zu berücksichtigen und den Untersuchungstermin so früh wie möglich dem Arbeitgeber mitzuteilen. Im Zusammenhang mit Leistungen (aber nicht nur dort) besteht eine enge Verbindung zwischen dem Mutterschutzgesetz, der gesetzlichen Krankenversicherung und dem Bundeserziehungsgeldgesetz, die der sozialen und finanziellen Sicherung der Familie während der Schwangerschaft und nach der Geburt dient.

Auswirkungen

Die positiven Auswirkungen des Mutterschutzgesetzes sind unbestritten. Jedoch können Arbeitsmarktbedingungen und/oder das Aufeinandertreffen von Familiengründung und Weiterbildungszeit auch einmal negative soziale Folgen, zumindest aber Konflikte für die Schwangere, nach sich ziehen.

Beispielsweise trifft dies bei formaler Anwendung der Beschäftigungsverbote durch den zuständigen Landesgewerbearzt für schwangere Frauen im Anästhesiebereich zu, wenn durch die undifferenzierte Anwendung des § 4 des Mutterschutzgesetzes die Anästhesistinnen in ihrer Weiterbildung unverhältnismäßig stark gegenüber ihren männlichen Kollegen behindert werden [37a, 44].

Überwiegend ist festzuhalten, daß Erwerbsarbeit unter den Bedingungen des Mutterschutzes offenbar eher Vorteile für die Schwangere und das Neugeborene bringt. Dies haben einige epidemiologische Studien der letzten Zeit ergeben (zusammengefaßt bei [48]). Auch im Hinblick auf das Leben mit einem Kind (und gegebenenfalls mit einem zweiten Kind) sind soziale Lösungen gefunden worden: Die zunehmenden Erwerbstätigkeitsquoten der (verheirateten) Frauen beziehen sich vor allem auf Teilzeitarbeit. Diese hat bei den Männern noch nicht zugenommen. Das lange ungeprüft gebliebene „Gesetz der Unvereinbarkeit von Erwerbsarbeit und Mutterschaft" [20] hat für heutige Verhältnisse in dieser Rigorosität keine Gültigkeit mehr.

2 Qualität und Qualitätskontrolle

2.1 Bedeutung des ersten Arztkontaktes

Wie aus den Mutterschaftsrichtlinien hervorgeht, wird der Erstuntersuchung der Schwangeren eine besondere Bedeutung beigemessen. Dies gilt in mehrfacher Hinsicht. Zuallererst kommt es natürlich auf die vollständig durchzuführende anamnestische Befragung und auf die körperlichen und Laboruntersuchungen an. Entsprechend dem Punkt A, Abschnitt 2 der Mutterschaftsrichtlinien soll „ ... die erste Untersuchung ... möglichst frühzeitig erfolgen". Wenn eine Frau bemerkt, daß sie schwanger ist, ist sie mit ihren weiteren Entscheidungen meist auf sich selbst gestellt und der erste Schritt zu einer präventiven Gesundheitssicherung muß von ihr ausgehen. Damit wird der erste Arztkontakt in der Schwangerschaft zuvorderst ein Indikator für mögliche Hemmungen und Konflikte auf der einen Seite oder für die positive Einstellung zur Schwangerschaft auf seiten der Frau. Der Zeitpunkt des ersten Aufsuchens des Arztes ist also eher ein Hinweis auf die sozialen Gegebenheiten vor der Schwangerschaft und die Einstellung der Frau zur Schwangerschaft, wenn sie diese bemerkt. Eine epidemiologische Untersuchung zur Schwangerschaft wies nach, daß der Arztbesuch bei Frauen mit einem „Vorwegrisiko" (z. B. jugendliches Alter, nicht abgeschlossene Schulbildung, ungewollte Schwangerschaft) später erfolgt als bei den anderen Frauen [45]. Im Zusammenhang mit der Verwendung des Zeitpunktes „erster Arztkontakt" als Indikator für die Qualität der Schwangerenvorsorge ist die Frage aufgetaucht, ob tatsächlich der erste Kontakt mit dem Arzt in der Schwangerschaft schon auf dem Mutterschaftsschein und im Mutterpaß dokumentiert wird. Im Hinblick auf die epidemiologische Evaluation und auf die medizinischen Erfordernisse muß man der Forderung nach einer einheitlichen und eindeutigen Definition [11] beipflichten.

Aufgrund von Untersuchungen an Daten der gesetzlichen Krankenversicherung wurde festgestellt, daß häufig die zu erwartenden Leistungen (Erstuntersuchung, serologische Untersuchung) nicht über den Mutterschaftsvorsorgeschein abgerechnet werden, obwohl aufgrund begleitender Eintragungen zu erkennen war, daß eine Schwangerschaft vorliegt [49]. Schließlich erfolgte die Erstuntersuchung zu einem späteren Zeitpunkt. Solche „dysphasischen Muster" fanden sich in den Prozeßdaten der gesetzlichen Krankenversicherung bei Verläufen von älteren Schwangeren mit mehreren Kindern, so daß die Hypothese zulässig erscheint, daß die Einstellung zur Schwangerschaft bei der Schwangeren in bestimmten Lebenslagen besonders ambivalent ist und erst der Entschluß, die Schwangerschaft auszutragen, in der Interaktion zwischen der ratsuchenden Frau und dem Arzt dazu führt, daß über den Mutterschaftsvorsorgeschein abgerechnet wird.

Durchschnittlich verstreicht mehr als ein Monat zwischen der „Entdeckung der Schwangerschaft" durch die Schwangere und der ersten Untersuchung

[28]. Geht man vom Vorherrschen ambivalenter Einstellungen in Problemlagen aus, so läßt sich der oben genannte sozialschichtenspezifisch unterschiedliche Beginn von Schwangerschaftsvorsorgeuntersuchungen in dem Sinne interpretieren, daß Schwangere mit Problemen mehr Zeit für die Bewältigung ihrer neuen Situation benötigen als andere. Aber auch bei denjenigen, die rechtzeitig und mit einer positiven Einstellung die Schwangerenvorsorge aufsuchen, ist der Erstbesuch entscheidend für die weitere Kontinuität der Versorgung [6, 13]. Nicht nur die sorgfältige Untersuchung durch den Arzt, sondern auch die sorgfältige Information entscheiden über die Compliance der tatsächlich gesunden Frau in der Schwangerenvorsorge.

Daß ein frühzeitiger Beginn für die Erfüllung der Aufgaben der Schwangerenvorsorge notwendig ist, geht unter anderem aus den folgenden, sehr einleuchtenden Gründen hervor:

- Je früher der erste Arztkontakt stattfindet, desto häufiger sind Vorsorgeuntersuchungen möglich. Zahlreichen denkbaren Störungen der Schwangerschaft kann man nur mit frühzeitigen Untersuchungen begegnen.
- Die genaue Voraussage des mutmaßlichen Entbindungstermins ist an eine frühzeitige körperliche Untersuchung, an die rechtzeitige Sicherung des Datums der letzten Regel und an das Ergebnis der darauffolgenden Ultraschallmessung gebunden.

Der erste Indikator für die Qualität der Schwangerenvorsorge ist der Zeitpunkt ihres Beginns. Er wird von der Schwangeren selbst bestimmt und ist somit hinweisend auf sie selbst und die Lage, in der sie sich zu Beginn der Schwangerschaft befindet. Damit werden aber auch die guten oder schlechten Voraussetzungen geschaffen, die zur Erfüllung der Aufgaben einer Schwangerenvorsorge notwendig sind.

2.2 Sicherung der Kontinuität

Die Mutterschaftsrichtlinien sehen zehn Untersuchungen vor (Abschn. 3). Es wurden sogar schon 15 Untersuchungen für die normal verlaufende Schwangerschaft gefordert [36]. Aus größeren Studien [11, 24, 26, 45] geht hervor, daß die Schwangere während der Schwangerschaft durchschnittlich acht- bis neunmal den Arzt aufsucht. Eigene retrograde Erhebungen zu einem Problembereich (plötzlicher Kindstod) haben den Eindruck hervorgerufen, daß die Teilnahme an den Schwangerenvorsorgeuntersuchungen sich gegenüber der Zeit vor 20 Jahren wesentlich verbessert hat. Dies wird auch anderenorts bestätigt.

Bei der Häufigkeit der Inanspruchnahme von Schwangerenvorsorgeuntersuchungen wirken ebenso wie beim Zeitpunkt des ersten Arztkontaktes die *prägravidale Situation der Frau* und ihre Einstellung zur Schwangerschaft. Es folgt eine sozialschichtenspezifische Inanspruchnahme in dem Sinne, daß Frauen in schlechten sozialen Verhältnissen den Arzt weniger häufig aufsuchen als andere [11, 45, 53]. Soziale Bedingungen schlagen sich unter anderem in gesundheitlichen Verhältnissen (z. B. Wohnsituation) und in gesundheitlichem Verhalten (z. B. Tagesablauf, Ausmaß familiärer und beruflicher Konflikte, Rauchen, Alkohol) nieder. Der Indikator „Sozialschicht" (etwa gemessen am Ausbildungsstand der Schwangeren) wirkt sich also sowohl auf den Indikator „Häufigkeit der Inanspruchnahme" als auch auf das Gedeihen des Kindes im Mutterleib aus. Wir haben früher behauptet [45], der Zusammenhang zwischen der Häufigkeit der Inanspruchnahme und dem Schwangerschaftsergebnis (fetal outcome) sei ein Scheinzusammenhang, weil eigentlich die übergeordnete Variable, „soziale Schicht", die Inanspruchnahme *und* das Schwangerschaftsergebnis bestimme. In unserer Arbeitsgruppe hat diese Erkenntnis sogar zur Ansicht geführt, daß Schwangerenvorsorge überhaupt nichts nützt. Formalstatistisch läßt sich diese Ansicht belegen [14]. Inzwischen hat es weitere Untersuchungen gegeben, welche die Erklärung erlauben, daß zunächst einmal schlechte soziale Verhältnisse den Zugang erschweren und verhindern, daß Schwangerenvorsorge überhaupt greifen kann. In solchen Fällen ist also die schon vielfach vorgeschlagene und auch praktizierte *soziale Intervention* (nachgehende Vorsorge, Hebammenmodell [13]) der primäre Schritt, der erst die medizinische Intervention ermöglicht. Mehrere Bundesländer haben sich inzwischen zu diesem Schritt entschlossen.

Bevor im nächsten Abschnitt von bisher durchgeführten inhaltlichen Qualitätskontrollen zur Schwangerenvorsorge berichtet wird, muß zusammenfassend noch darauf hingewiesen werden, daß „Zeitpunkt des ersten Arztkontaktes" und „Häufigkeit der Inanspruchnahme" als Indikatoren für eine angemessene (oder unzureichende) Schwangerenvorsorge immer im Hinblick auf die schließlich erreichte Tragzeit beurteilt werden müssen und auch beurteilt werden. Das US-amerikanische National Center for Health Statistics (NCHS) verwendet in seiner Gesundheitsberichterstattung den sogenannten Kessner-Index für diese komplexen Zusammenhänge [34].

2.3 Qualitätskontrolle und Vorsorge

Ähnlich wie in dem in Abschnitt 2.2 erwähnten Bericht des NCHS ist auch in der Münchner Perinatalstudie ein Bewertungsmaß für die Intensität aus der Differenz zwischen *Ist-Anzahl und Soll-Anzahl der Untersuchungen* gebildet worden [38]. Mit diesem Maß ergab sich eine nach Sozialschichten unterschiedliche Bewertung der Schwangerenvorsorge, wobei die Versorgung von Schwangeren mit niedrigem Sozialstatus am schlechtesten war. Gemessen an der Zahl der Grunduntersuchungen und der Zusatzuntersuchungen bestehen auch qualitative Mängel.

Beispielsweise war die Versorgung der Schwangeren mit Risiken in der Schwangerschaft in den letzten vier Wochen vor der Geburt deutlich schlechter, für die ganze Schwangerschaft jedoch besser als bei den Schwangeren ohne Risiko [12].

Nach den Ergebnissen dieser Studie haben die im engen Zusammenhang mit perinatalen Verlusten stehenden anamnestischen Risiken nicht dazu geführt, die betreffenden Schwangeren so zu leiten, daß eine Risikoversorgung wirksam werden konnte (geringere Wiedereinbestellung, geringere Häufigkeit von Voranmeldungen in Kliniken). Darüber hinaus beschrieb die Sekundäranalyse einer sehr umfangreichen Datensammlung die Durchführung von Grund- und Zusatzuntersuchungen bei Schwangeren mit anamnestischen Risiken als unterdurchschnittlich [12]. Diese Versorgungsungleichheiten aufzudecken bedarf komplexer und sehr ins einzelne gehender epidemiologischer Methoden. Es sollten weitere Untersuchungen mit dem Ziel verlangt werden, über gut erfaßbare Kriterien qualitative Verbesserungen herbeizuführen. Es wurde wiederholt gezeigt (z. B. [27]), daß eine gezielte Prävention als Programm bei sozial schlechter gestellten Frauen mit einer Risikoschwangerschaft besonders erfolgreich sein kann.

In Anbetracht der oben gemachten Überlegungen zu den sozialen und medizinischen Komponenten bei der Effektivität von Schwangerenvorsorge muß man jedenfalls die These zurückweisen, daß die Schwangere allein „für eine große Zahl von untergewichtigen Kindern ... verantwortlich [zeichne]", wie es in einer Publikation zur Münchner Perinatalstudie heißt [38].

Erst kürzlich wurde anhand der Daten der Bayerischen Perinatalerhebung 1987 der *Zusammenhang zwischen der Intensität und Güte der Schwangerenvorsorge* und dem Schwangerschaftsergebnis überprüft [53]. Als Maß für die Intensität der Schwangerenüberwachung wurde die Anzahl der Untersuchungen und der Zeitpunkt der Erstuntersuchung gewählt. Als Endpunkte galten:

- die Verlegungsrate in die Kinderklinik
- die Frühgeborenenrate
- die Totgeburtenhäufigkeit
- die Neugeborenensterblichkeit

Die Auswahl von Morbiditäts- und Mortalitätskriterien als Endpunkte erlaubte eine differenzierte Interpretation der Ergebnisse, die nachgelesen werden müssen. Sie kommen jedenfalls zu dem Schluß: „Das Instrumentarium der Vorsorgemaßnahmen im Rahmen der Mutterschaftsrichtlinien ist prinzipiell effektiv." Dem ist durchaus zuzustimmen, wenngleich dieser Satz auch vor dem Hintergrund der im vorigen Abschnitt gemachten Überlegungen zunächst eine Differenzierung nach dem Sozialstatus verlangte, um sich als richtig zu erweisen. Diese Differenzierung wird in der genannten Untersuchung zur Überprüfung der zweiten These, „Die Intensität der Schwangerenvorsorge ist nicht risikoorientiert", vorgenommen. Es ergab sich eine deutliche Unterversorgung in den gefährdeten Alters- und Paritätengruppen sowie bei niedrigem Sozialstatus – wohlgemerkt gemessen am Erstuntersuchungstermin und an der Untersuchungsdichte, beide abhängig vom Sozialstatus. Deswegen ist die in dieser Arbeit vorgenommene Differenzierung der Ergebnisse nach den verschiedenen oben genannten Endpunkten besonders aufschlußreich. Die Totgeburtlichkeit ist in allen Risikogruppen durch Intensivierung der Vorsorge günstig zu beeinflussen, nicht dagegen die Neugeborenensterblichkeit.

Es kommt also weiterhin darauf an, bei den besonders gefährdeten Risikogruppen einen durchschnittlich früheren Termin für die Erstuntersuchung zu erreichen und durch eine entsprechende Führung in sozialer und medizinischer Hinsicht die Dichte der Vorsorgeuntersuchungen zu verstärken. Der Entschluß, zur Erstuntersuchung zum Arzt zu gehen, kann bei der Frau vom Arzt gewöhnlich nicht gefördert werden. Das liegt außerhalb ärztlicher Reichweite. Aber die Häufigkeit der Inanspruchnahme hängt zum Teil vom Verhalten des Arztes ab (nicht nur von seinen Ermahnungen).

Bei der Versorgung von *Ausländerinnen* wird diese Wechselwirkung zwischen Häufigkeit der Inanspruchnahme und Ärzteverhalten ebenfalls deutlich. Nach den Ergebnissen, der Perinatalstudie Bremen und Niedersachsen [11] wird die Schwangerenvorsorge von Türkinnen nur in 20% entsprechend den Mutterschaftsrichtlinien zehnmal in Anspruch genommen.

Bei deutschen Frauen liegt dieser Wert bei 55%. Die Autoren stellen jedoch fest, daß weder die späte noch die zu seltene Inanspruchnahme der Schwangerenvorsorge die Unterversorgung der Türkinnen erklärt, selbst wenn mögliche verzerrende Einflüsse berücksichtigt wurden. So gilt hier in besonderem Maße, was bisher schon über Risikoschwangerschaften gesagt wurde. Die eigene Analyse von Daten einer Berliner Ortskrankenkasse [26] bestätigt die in der Bremer Studie gemachten Erfahrungen, daß Ausländerinnen als Risikogruppe primär zu geringe Leistungen bei der Schwangerenvorsorge erhalten: Blutentnahmen, Harnuntersuchungen, Bestimmung des Hämoglobinwerts, Testung auf Blutgruppenunverträglichkeit und die Bestimmung der Rötelnantikörper werden bei ausländischen Frauen um ein Drittel bis zur Hälfte seltener vorgenommen als bei deutschen Frauen.

Die *Perinatalerhebungen* in der Bundesrepublik Deutschland dienen zunächst einmal der *Selbstkontrolle jeder teilnehmenden geburtshilflichen Einrichtung*. Die Rückmeldung über speziell entwickelte Diagramme an die jeweiligen Kliniken (und nur an diese) ermöglicht die Bestimmung des eigenen Standortes und die Überprüfung des eigenen Handelns. Dieses System hat dazu beigetragen, die in der Perinatalperiode erzielten Ergebnisse zu verbessern. In den neuen Ländern gibt es entsprechende Einrichtungen und vor allem eine große Bereitschaft zur Dokumentation. Die Perinatalerhebungen sollten daher noch verbessert werden, zumal sich über die unmittelbare Qualitätskontrolle hinaus weitere Möglichkeiten der Analyse ergeben (siehe auch Abschn. 2.2). Solange nicht analog den Fachkommissionen in der ehemaligen DDR Perinatalkonferenzen für eine bessere Beurteilung des Leistungsgeschehens sorgen, bleibt die Perinatalerhebung das einzige Instrument einer vernünftigen Qualitätskontrolle in der Geburtshilfe.

2.4 Regionale Qualitätskontrolle

Seit einigen Jahren ist in den Bundesländern mit dem Aufbau einer (verbesserten) Berichterstattung begonnen worden, deren Aufgabe es ist, den Gesundheitszustand der Bevölkerung („Gesundheitsberichterstattung"), aber auch Risiken und regionale Einrichtungen der Versorgung zu erfassen. Ähnlich wie bei den Perinatalerhebungen liegt der Zweck darin, durch Information und Einsicht in Zahlen und Zusammenhänge zu einer Verbesserung der gesundheitlichen Verhältnisse in der Bevölkerung zu gelangen.

In der Gesundheitsberichterstattung sind Kennziffern der Mütter- und Säuglingssterblichkeit für den Geburtshelfer und natürlich auch für die Gesundheitsverwaltung von besonderer Bedeutung.

Eine ausführliche Darstellung des Standes und der Entwicklung der Sterblichkeitsziffern enthält Band 7 [20]. Im folgenden wird vornehmlich auf die Indikatorfunktion der Mütter- und Säuglingssterbeziffern eingegangen.

2.4.1 Perinatalsterblichkeit und differenzierte Betrachtung der Säuglingssterblichkeit

Es ist notwendig, anzugeben, für welchen Bereich der Indikator gelten soll und vor allem welchen Zweck er erfüllen soll.

Als *Bereich* gilt die Bevölkerung der Region, in der die einzelnen Todesfälle während eines bestimmten Zeitabschnittes gezählt werden, aber auch Untergruppen in der Bevölkerung einer oder verschiedener Regionen. Der Indikator als Maßzahl setzt sich aus dem Zähler (Todesfälle) und dem Nenner zusammen. Der Nenner, die Bezugszahl, ist bei der Säuglingssterbeziffer die Anzahl aller Lebendgeborenen der Region oder aller Lebendgeborenen der jeweiligen Untergruppen in einer Region. Die Vergleichbarkeit wird dadurch hergestellt, daß die Rate der Gestorbenen meist auf 1000 Lebendgeborene berechnet wird. Damit wird der Indikator zu einem Schätzwert, dessen Genauigkeit wesentlich von der Größe des Bereiches abhängt, auf den er sich bezieht.

Befragt, welchem *Zweck* der Indikator „Säuglingssterbeziffer" dienen soll, würde man antworten, daß er Abbild der Güte der medizinischen Versorgung von Mutter und Kind in dem betreffenden Bereich ist. Wie noch weiter ausgeführt werden soll, spiegelt der Indikator auch im Bereich „Gesundheit von Mutter und Kind" sehr viel komplexere Einflüsse wider als nur die medizinische Versorgung. Es sollte nicht vergessen werden, daß er auch in anderen Wissenschaftsbereichen, wie z.B. in der Sozial- und Mentalitätsgeschichtsforschung, benutzt wird [23, 39].

Die *Perinatalsterblichkeit* umfaßt die Totgeburtlichkeit und die Sterblichkeit der ersten sieben Tage. Die *Sterblichkeitsziffern* nennt die in diesem Zeitraum gestorbenen Feten (1000 g und mehr) und Neugeborenen bezogen auf 1000 Lebend- *und* Totgeborene. Auf diese Zeit wurde in den vorigen Abschnitten schon eingegangen (siehe auch [52, 53]).

Gesundheitspolitisch interessiert der Stand und die Entwicklung. Die Säuglingssterbeziffer ist in der Bundesrepublik Deutschland seit 1950 von ca. 50 bis 60 gestorbenen Säuglingen auf unter 10 pro 1000 Lebendgeborene gesenkt worden. Trotz regionaler Unterschiede ist die Entwicklungstendenz in den Bundesländern gleich gewesen.

Die regional bestehenden Unterschiede werden seit Jahren durch Rangplätze wiedergegeben, die jeweils den Ländern durch die Höhe ihrer Säuglingssterbeziffer zugewiesen werden. Diese Gewohnheit trägt jedoch nichts zu einer weiteren Senkung der Säuglingssterblichkeit und damit zur Verbesserung der Verhältnisse bei. Erst die *differentielle Betrachtung der Säuglingssterbeziffern* ist geeignet, Erklärungen zu geben und Ansätze für Maßnahmen zu eröffnen. Dies wird im folgenden begründet.

Die Möglichkeiten einer differentiellen Analyse von Säuglingssterbeziffern sind zahlreich (z. B. „white", „black", „others" in den Publikationen des National Center for Health Statistics der USA). Für das Folgende wird die Einteilung nach dem Todeszeitpunkt zugrunde gelegt, die somit den Rahmen für die weiteren zu betrachtenden Einflüsse darstellt. Nach den Empfehlungen der Weltgesundheitsorganisation [9, 51] unterscheidet man:

— Frühsterblichkeit (1.–7. Lebenstag) ⎫ Neonatal-
— Spätsterblichkeit (8.–28. Lebenstag) ⎬ sterblichkeit
— Nachsterblichkeit
   (29. Tag–Ende des ersten Lebensjahres)

(Wer nachliest: Verwirrung stiftet die Tatsache, daß der vollendete 7. Tag bereits der Anfang des 8. Tages ist usw. Es heißt deswegen in den angegebenen Quellen „bis unter sieben Tage". Auch die Angabe „0–27 days of life" für die Neonatalperiode, z. B. [33], kann auf diese Weise erklärt werden.)

Dabei wird die *Neonatalsterblichkeit* (bis zum 28. Tag) von der *Postneonatalsterblichkeit* abgegrenzt. Man kann daraus schließen, daß es bei der scheinbar willkürlichen Auswahl der Trennpunkte 7. und 28. Lebenstag mehr auf die Unterscheidung zwischen „früh" und „spät" im ersten Lebensjahr ankommt. Die „Spätsterblichkeit" (8. bis 28. Lebenstag) bildet eine Grauzone, deren Zuordnung zur frühen Periode der Säuglingszeit inzwischen meist mit dem eben genannten Begriff der Neonatalsterblichkeit erfolgt ist.
Die hier beschriebene Einteilung nach „neonatal" und „postneonatal" erfährt zusätzlich noch durch die Häufigkeitsverteilung der Säuglingssterblichkeit eine formalstatistische Begründung: Es sterben im ersten Monat – also in kurzer Zeit – ebensoviel Säuglinge wie in den weiteren elf Monaten des ersten Lebensjahres.

Auch inhaltliche Begründungen rechtfertigen die dargelegte Unterscheidung. Mit dem Begriff „Neonatalsterblichkeit" wird deutlich, daß die Todesfälle dieser Zeit der Geburt, dem Übergang vom intrauterinen Leben in das extrauterine Leben zugerechnet werden, darüber hinaus auch Schädigungen während des intrauterinen Lebens widerspiegeln. Dies gilt um so mehr, je früher der Tod erfolgte. Die postneonatale Sterbeziffer läßt sich einer Zeit zuordnen, in der viele zentrale Funktionen noch ausreifen müssen und der Säugling häufig aufgrund diskordanter Entwicklungen dieser Funktionen vulnerabel ist. Ihren besonderen Ausdruck findet diese Vulnerabilität im Auftreten des plötzlichen Kindstodes; diese Diagnose macht etwa die Hälfte der Postneonatalsterblichkeit aus.

Welchen schädigenden Belastungen der verletzliche Säugling ausgesetzt sein kann, ist Tabelle 5-1 zu entnehmen.

Tabelle 5-1 Risikofaktoren für Säuglingssterblichkeit

Risikofaktoren aus biologischem Zusammenhang
— Geschlecht
— chromosomale Aberrationen
— intrauterine Schädigung
  (auch daraus entstehende Fehlbildungen)
— verkürzte Tragzeit
— Erkrankungen
— Immunitätslage (Stillen)

Risikofaktoren aus sozialem Zusammenhang
— Legitimität des Kindes
— Migrantenstatus der Mutter
— Alter der Mutter
— Ordnungszahl der Geburt (Parität)
— Bildungsgrad der Mutter
— Ausbildung der Mutter

Risikofaktoren struktureller Bestimmungsgrößen
— medizinische Versorgung
— Umwelt
— Demographie

Ein Risiko in der *Neonatalperiode* wird (mehr) durch biologische Faktoren und durch die Faktoren einer fehlenden oder nicht in Anspruch genommenen medizinischen Versorgung bestimmt. Die Charakteristika der *Postneonatalsterblichkeit* sind:

— Haupttodesursachen: Infekte und der plötzliche Kindstod [16a]
— starke Abhängigkeit von der Sozialschicht [15]
— geringere Zugänglichkeit für die medizinische Versorgung (siehe unten)

Welche Todesursachen entsprechen den oben genannten zeitlich differenzierbaren ätiologischen Belastungen? Aus der Todesursachenstatistik der Säuglingssterblichkeit sind drei Diagnosegruppen herausgegriffen worden und in der Tabelle 5-2 für zwei verschiedene Jahrgänge (1976, 1988) zusammengestellt worden. Bei den Infektionen handelt es sich im wesentlichen um die Dysenterie, möglicherweise auch um gewisse Affektionen der oberen Luftwege. Die Lungenaffektionen sind unter der Diagnose „Pneumonie" zusammengefaßt. Für beide Diagnosegruppen gilt, daß sie in der Neonatalperiode eine geringere Rolle spielen, dagegen bedeutsam in der Postneonatalperiode sind. In der vierten Gruppe sind die Todesursachen zusammengefaßt, die mit dem Perinatalgeschehen zusammenhängen. Dementsprechend liegt ihr Schwergewicht in der Neonatalperiode. Sie haben aber auch in der Postneonatalperiode noch eine Bedeutung. Das gilt sowohl für Früh- und Mangelgeburten als auch für die Krankheiten des respiratorischen Systems.

So müssen wir feststellen, daß die Verminderung der Häufigkeit von Säuglingssterbefällen vor allem im Bereich der Neonatalsterblichkeit stattgefunden hat und daß die rückläufige Tendenz der Postneonatalsterblichkeit seit den siebziger Jahren stagniert, ja sogar gelegentlich zuzunehmen scheint [15]. Diese Beobachtung führt zur Feststellung, daß nunmehr die Ressourcen gesundheitspolitisch mehr auf die Zeit der *Nachsterblichkeit* gelegt werden müssen. Die quantitative Bewertung unter differenzierter Betrachtung der Säuglingssterbeziffer muß im Sinne von Einzelfallanalysen durch eine qualitative Analyse derjenigen Strukturen ergänzt werden, die zum Tod des einzelnen Kindes geführt haben. Hierin liegt eine Chance zur Vermeidung solcher Todesfälle; schon jetzt kann man sagen, daß den medizinischen Vorsorgeuntersuchungen auch eine *nachgehende Säuglingsfürsorge* zur Seite gestellt werden müßte, ähnlich dem Vorgehen in der Schwangerschaft.

Es wird versucht, die medizinische Versorgung und ihre Auswirkungen auf die Perinatalsterblichkeit und die Säuglingssterblichkeit direkt [2] und auch komplementär zu den *Sozialfaktoren* [1, 7, 17] abzuschätzen. Hierfür eignen sich sowohl Studien, die zeitliche Entwicklungen einbeziehen [7, 35] als auch solche aus Ländern verschiedener Entwicklungsstufen [17, 19, 30]. Die folgenden Erkenntnisse lassen sich aus diesen Studien ableiten:

– Die Einführung medizinischer Technologien einschließlich öffentlich gesundheitlicher Maßnahmen setzt die Neugeborenensterblichkeit herab. Dabei wirken allgemeine Gesundheitsmaßnahmen (sozialhygienische Maßnahmen) vorwiegend auf die Postneonatalsterblichkeit [19, 33] und die Perinatalmedizin vorwiegend auf die Neonatalsterblichkeit [19, 29, 33] bzw. auf die Totgeburtlichkeit. Obwohl differenzierte Sterbeziffern erst in neuerer Zeit vorliegen ist es sicher, daß entsprechend den Entwicklungsphasen medizinischer Versorgung der Bevölkerung in Industrieländern zunächst Erfolge in der Postneonatalsterblichkeit und danach die großen Erfolge in der Neonatalsterblichkeit erzielt wurden [31].
– Medizinische Maßnahmen wirken sich besonders günstig auf die Ergebnisse bei Risikogruppen aus, z. B. jugendliche Schwangere [27, 32].
– Die Wirksamkeit der medizinischen Einrichtungen ist von ihrer Verfügbarkeit und geographischen Lage abhängig [19].
– Medizinische Versorgung wirkt sich besonders auf die Überlebenschancen von Frühgeborenen aus [27].

2.4.2 Müttersterblichkeit als Indikator

Die Höhe der Müttersterbeziffern ist in der Größenordnung von 150 auf 100 000 Lebendgeborene in der Zeit nach dem zweiten Weltkrieg auf 8 pro 100 000 Lebendgeborene im Jahre 1988 in der Bundesrepublik Deutschland gesenkt worden. Im Bereich der ehemaligen DDR hat sich eine ähnliche Entwicklung vollzo-

Tabelle 5-2 Säuglingssterblichkeit: Alter und Todesursachen insgesamt auf 100 000 Lebendgeborene (Daten des Statistischen Bundesamtes [8, 10])

Todesursache nach Pos.-Nr. ICD 9	Jahr	gesamt	≥ 7 Tage	8–28 Tage	> 29 Tage
001–139 Infektiöse und parasitäre Krankheiten	1976 1988	86,4 11,1	15,9 1,0	16,8 0,7	53,7 9,3
480–486 Pneumonie	1976 1988	38,1 4,9	4,5 0,2	5,8 0,1	27,9 4,4
740–759 Kongenitale Anomalien	1976 1988	373,7 205,4	173,3 93,5	67,8 34,4	132,5 77,5
760–779 Affektionen Perinatalzeit	1976 1988	945,4 279,8	766,6 182,4	88,7 56,7	90,1 40,8
764–765 Mangel-/Frühgeburt	1976 1988	256,6 93,9	230,0 68,8	19,1 17,9	7,5 7,2
768–770 Asphyxia/ Respiratory Distress	1976 1988	348,0 101,4	293,4 65,7	34,5 17,9	20,1 17,9

gen [16]. Wegen der Seltenheit der Ereignisse stößt die statistische Darstellung und Bewertung an methodische Grenzen, besonders dann, wenn – wie innerhalb der Gesundheitsberichterstattung der Bundesländer – eine aktuelle regionale Bewertung erfolgen soll. Im „European Community Atlas of Avoidable Death" sind längere Zeiträume miteinander verglichen worden, um regionale Interpretationen zu ermöglichen [22]. Mit der Benutzung der Müttersterbeziffern in einem solchen Rahmen wird deutlich, daß auf den statistischen Indikator „Müttersterbeziffer" nicht verzichtet werden soll. Neben gleichen Definitionen (die z. B. hinsichtlich des Vergleichs zwischen der ehemaligen DDR und der Bundesrepublik Deutschland nicht gegeben sind [47]) ist allerdings die Vollständigkeit der Erfassung eine notwendige Voraussetzung. In der ehemaligen DDR wurde diese Vollständigkeit durch ein doppeltes Erfassungssystem [16] erreicht.

Auf der 47. Tagung der Deutschen Gesellschaft für Gynäkologie und Geburtshilfe 1988 empfahlen Ärzte aus vier europäischen Ländern (die damals noch bestehende DDR, England und Wales, Österreich, die Bundesrepublik Deutschland) neben der Verbesserung der Vorsorge zur wirksameren Auswertung der Todesfälle die genaue und vollständige *Dokumentation über die letzten sechs Wochen vor dem Tod* und die Möglichkeit zu Rückfragen bei fehlenden oder ungenügenden Angaben. Auch sollten möglichst alle Todesfälle von Frauen in dem definierten Zeitraum (Definitionen siehe [9]) obduziert werden. Schließlich sollen auch in der Bundesrepublik Deutschland, wie in den anderen drei Ländern, durch regionale Fachgesellschaften Einzeluntersuchungen (Fallkonferenzen) durchgeführt werden und die Ergebnisse in einer die Beteiligten schützenden Form veröffentlicht und zur Fortbildung genutzt werden. Auch ein *zweites Erfassungssystem* wurde als unabdingbar bezeichnet [50]. Einzeluntersuchungen von 1983 bis 1987 haben in Bayern 83 mütterliche Todesfälle ergeben – gegenüber 80, die in der amtlichen Statistik verzeichnet waren. Seit dem 1. Januar 1987 wird daher ein anonymer Datenvergleich zwischen den Daten der bayerischen Perinatalerhebung und der amtlichen Statistik durchgeführt.

Trotz zurückhaltender Beurteilung der Konferenzen zur mütterlichen Mortalität durch US-amerikanische Autoren [18, 37] muß gesagt werden, daß solche Zusammenkünfte aller Beteiligten die Analyse des Todesfalles weitertreiben könnten. Man braucht sich nicht mit der klinischen oder anatomisch-pathologischen Diagnose begnügen, sondern kann das soziale Umfeld, das Verhalten der Gestorbenen, ihrer Angehörigen und ihrer Ärzte einbeziehen, so daß die fatale Verkettung besonderer sozialer Umstände mit pathophysiologischen Folgen einer möglichen Prävention zugänglich wird. So jedenfalls war das Verfahren in der ehemaligen DDR. Wenn strukturelle Mängel neben den fachlich-medizinischen aufgedeckt werden sollen, so muß einer quantitativ orientierten Berichterstattung die qualitative Analyse der Einzelfälle zur Seite gestellt werden. Eine solche Strategie fördert Erkenntnisse, von denen auch andere Teile der medizinischen Versorgung profitieren können.

Literatur

1. Antonovsky, A., J. Bernstein: Social class and infant mortality. Soc. Sci. Med. 11 (1977) 453–470.
2. Bakketeig, L. S., H. J. Hoffmann, P. M. Sternthal: Obstetrical service and perinatal mortality in Norway. Acta obstet. gynec. scand. Suppl. 77 (1978).
3. Behrens, O.: Die Schwangerenvorsorge und ihre Dokumentation im Mutterpaß. Med. Diss., Hannover 1981.
4. Berg, D.: Schwangerenberatung und Perinatologie. Moderne Betreuung des Feten und Neugeborenen. Thieme, Stuttgart–New York 1976.
5. Berg, D.: Die Schwangerenbetreuung auf der Basis der Mutterschaftsrichtlinien in der Praxis. Verhandlungen der Deutschen Gesellschaft für Gynäkologie und Geburtshilfe, 43. Versammlung. Arch. Gynec. 232 (1981) 406–413.
6. Bergmann, H., K. W. Tietze: Kontinuität als Ziel von Schwangerenvorsorge und Früherkennungsuntersuchungen für das Kind in der Bundesrepublik Deutschland. Bundesgesundheitsblatt 27 (1984) 106–110.
7. Brooks, C. H.: The changing relationship between socioeconomic status and infant mortality: an analysis of state characteristics. J. Hlth soc. Behav. 16 (1975) 291–303.
8.*Bundesminister für Jugend, Familie, Frauen und Gesundheit (Hrsg.): Daten des Gesundheitswesens. Schriftenreihe des BJFFG, Bd. 152, S. 179. Kohlhammer, Köln 1983.
9.*Bundesminister für Jugend, Familie, Frauen und Gesundheit (Hrsg.): Internationale Klassifikation der Krankheiten, Verletzungen und Todesursachen (ICD), 9. Revision. Band I, Teil B. Zusätzliche Systematiken und Klassifizierungsregeln. Kohlhammer, Köln 1987.
10.*Bundesminister für Jugend, Familie, Frauen und Gesundheit (Hrsg.): Daten des Gesundheitswesens. Schriftenreihe des BJFFG, Bd. 159, S. 205, Kohlhammer, Köln 1989.
11. Collatz, J.: Inanspruchnahme und Auswirkungen der medizinischen Versorgung in der Schwangerschaft. In: Hellbrügge, T. (Hrsg.): Perinatalstudie Niedersachsen und Bremen, S. 128. Fortschritte der Sozialpädiatrie, Bd. 7. Urban & Schwarzenberg, München–Wien–Baltimore 1983.
12. Collatz, J.: Analysen zur „Mutterschaftsvorsorge": Prozesse der Versorgung und ihre Beeinflussung durch psychosoziale und biomedizinische Faktoren. Humanbiol. Diss., Hannover 1983.

---

* Übersichtswerke

13.*Collatz, J., J.-J. Rohde (Hrsg.): Ergebnisse der Aktion. Familien-Hebamme im Überblick. Evaluation eines Modellversuches zur Verbesserung der medizinischen Versorgung und gesundheitsdienlicher Lebensweisen in der Schwangerschaft und im Säuglingsalter. Gesellschaft für Strahlen- und Umweltforschung (GSF), München 1986.
14. Durin, E.: Die Inanspruchnahme und der Nutzen der Schwangerenvorsorge. Planung, Durchführung und Wendungen eines Forschungsprojektes zu den sozialen Bedingungen der Inanspruchnahme der Schwangerenvorsorge in der Bundesrepublik Deutschland. Soz. Ep. Hefte 1/1987. Bundesgesundheitsamt, Berlin 1988.
15.*Elkeles, T.: Säuglingssterblichkeit und Prävention. Zur Bedeutung der Postneonatal-Sterblichkeit und der Effektivität von Präventionsstrategien. Veröffentlichungsreihe der Forschungsgruppe Gesundheitsrisiken und Präventionspolitik. Wissenschaftszentrum für Sozialforschung, Berlin 1990.
16. Fritsche, U., H. Knopf: Stand und Entwicklung der peripartalen Mortalität in der DDR. Zbl. Gynäk. 111 (1989) 1160–1168.
16a.*Golding, J., S. Limerick, A. Macfarlane: Sudden Infant Death. Patterns, Puzzles and Problems. Open Books, West Compton House, England 1985.
17. Gortmaker, S.: The effect of prenatal care upon the health of the newborn. Amer. J. publ. Hlth 69 (1979) 653–660.
18. Grimes, D. A., W. Cates: The impact of State maternal mortality study committees on maternal death in the United States. Amer. J. publ. Hlth 67 (1967) 830–833.
19. Haines, M. R., R. C. Avery: Differential infant and child mortality in Costa Rica: 1968–1973. Pop. Stud. 36 (1982) 31–43.
20. Hirsch, M.: Die Gefährdung von Schwangerschaft, Geburt und Wochenbett durch die Erwerbsarbeit der Frau, mit besonderer Berücksichtigung der Textilindustrie. Zentralbl. Gynäk. 49 (1925) 1793–1796.
21. Hirsch, M.: Über die Arbeitsteilung der Geburtshilfe in häuslich-normale und klinisch-operative Bereiche. Zbl. Gynäk. 52 (1928) 1377–1384 und 1434–1447.
22.*Holland, W. W. (Hrsg.): European Community Atlas of Avoidable Death. Oxford University Press. Oxford 1988.
23. Imhof, A. E.: Unterschiedliche Säuglingssterblichkeit in Deutschland, 18. bis 20. Jahrhundert – Warum? Z. Bevölkerungsw. 7 (1981) 343–382.
24. Infratest Gesundheitsforschung: Geburtsverlauf und frühkindliche Entwicklung. Basiserhebung. Bundesminister für Arbeit und Sozialordnung. Gesundheitsforschung Nr. 76, Bonn 1982.
25.*Knörr, K.: Schwangerenvorsorge – Prävention für Mutter und Kind. Urban & Schwarzenberg, München–Wien–Baltimore 1983.
26. Korporal, J., K. W. Tietze, A. Zink (Hrsg.): Schwangerenvorsorge: Ausländische Schwangere – Vorsorge, Diagnosen und Therapie am Beispiel der Versicherten einer Ortskrankenkasse. deGruyter, Berlin 1985.
27. Kotelchuck, M., J. B. Schwartz, M. T. Anderka, K. S. Finison: WIC participation and pregnancy outcomes: Massachusetts statewide evaluation project. Amer. J. Publ. Hlth 74 (1984) 1086–1092.
28.*Künzel, W. (Hrsg.): Gesunde Lebensweise während der Schwangerschaft. Ratgeber für Ärzte. Springer, Berlin–Heidelberg–New York 1988.
29. Kyriakos, S. M., C. McFarland: A note on recent trends in the infant mortality-socioeconomic status. Soc. Forces 61 (1982) 268–276.
30.*The Lancet (Hrsg.): Better Perinatal Health: A Survey. Lancet, London 1980.
31.*Maier, W.: Perinatale Mortalität und Müttersterblichkeit. In: Käser, O., V. Friedberg, K. G. Ober, K. Thomsen, J. Zander (Hrsg.): Gynäkologie und Geburtshilfe, 1. Aufl. Bd. II, Teil 2, 20. 1.–20.17. Thieme, Stuttgart–New York 1981.
32.*McCormick, M. C., S. Shapiro, B. Starfield: High-risk young mothers: infant mortality and morbidity in four areas in the United States, 1973–1978. Amer. J. publ. Hlth 74 (1984) 18–23.
33.*McCormick, M.: The contribution of low birth weight to infant mortality and childhood morbidity. New Engl. J. Med. 312 (1985) 82–90.
34.*National Center for Health Statistics: advanced report of final fatality statistics 1988. Monthly vital statistics report 39, No. 4 (suppl.) 1990.
35.*Rumeau-Rouquette, C., C. DuMazaubrun, J. Arklipoff, G. Breart, M. Crost, J.-F. Hennequin: Naître en France. Enquêtes nationales sur la grossesse et l'accouchement 1972–1976. INSERM, Paris 1979.
36. Saling, E.: Prämaturitäts- und Dysmaturitäts-Präventionsprogramm (PDP) Z. Geburtsh. Perinat. 176 (1972) 70–80.
37. Schaffner, W., C. F. Federspiel, M. L. Fulton, D. G. Gilbert: Maternal mortality in Michigan, an epidemiologic analysis 1950–1971. Amer. J. publ. Hlth 67 (1977) 821–829.
37a. Schwartz, J. J.: The pregnant anesthesiologist. Occupational risks to mother and fetus Anesth. Rep. 2 (1990) 367–374.
38.*Selbmann, H. K., M. Brack, H. Elser, K. Holzmann, J. Johannigmann, E. Riegel (Hrsg.): Münchner Perinatal-Studie 1975–1977. Wissenschaftliche Reihe des Zentralinstituts für die Kassenärztliche Versorgung in der Bundesrepublik Deutschland, Bd. 17. Deutscher Ärzte-Verlag, Köln 1980.
39. Spree, R.: Die Entwicklung der differentiellen Säuglingssterblichkeit in Deutschland seit der Mitte des 19. Jahrhunderts (ein Versuch zur Mentalitätsgeschichte). In: Imhof, A. E. (Hrsg.): Mensch und Gesundheit in der Geschichte. Abhandlungen zur Geschichte der Medizin und der Naturwissenschaften. Matthiesen, Husum 1980.
40. Stürzbecher, M.: Geburtenrückgang und Säuglingssterblichkeit im Spiegel der Reichstagsdebatten. Phil. Diss., Berlin 1959.
41. Tietze, K. W.: Entstehung und Inhalte ärztlicher Betreuung in der Schwangerschaft. In: Korporal, J., K. W. Tietze, A. Zink (Hrsg.): Schwangerenvorsorge. de Gruyter, Berlin 1985.
42. Tietze, K. W.: Die Entstehung der Schwangerenvorsorge im Spiegel der Kongreßberichte der Deutschen Gesellschaft für Gynäkologie. In: Beck, L. (Hrsg.): Zur Geschichte der Gynäkologie und Geburtshilfe, S. 159–167. Springer, Berlin–Heidelberg–New York 1986.
43. Tietze, K. W.: Gesetzliche und soziale Grundlagen der Schwangerenvorsorge. In: Künzel, W., K.-H. Wulf (Hrsg.): Die normale Schwangerschaft. Klinik der Frauenheilkunde und Geburtshilfe, Bd. 4, 2. Aufl. Urban & Schwarzenberg, München–Wien–Baltimore 1986.
44. Tietze, K. W.: Faktisches Berufsverbot bei schwangeren Anästhesistinnen durch das Mutterschutzgesetz? Tätigkeitsbericht Bundesgesundheitsamt 1990, S. 239–241. MMV Medizin Verlag, München 1990.
45. Tietze, K. W., E. Bartholomeyczik, S. Bartholomeyczik, P. Jaedicke, U. Jaensch, H. Trull: Epidemiologische und sozialmedizinische Aspekte der Schwangerschaft. Eine Untersuchung zu den sozialen und regionalen Bedingungen von Schwangerenvorsorge. Der Bundesminister für Arbeit und Sozialordnung. Gesundheitsforschung Bd. 70. Bonn 1982.
46. Tietze, K. W., M. Claren, G. Fisch, P. Jaedicke: Ergebnisse aus der Dokumentation im Mutterpaß. Fortschr. Med. 97 (1979) 1127–1131.
47. Tietze, K. W., H. Knopf, U. Fritsche: Müttersterblichkeit – Entwicklung und Indikatorfunktion in Deutschland. Bundesgesundhbl. 34 (1991) 47–49.
48.*Tietze, K. W., R. Menzel, H. Busse: Erwerbstätigkeit und Schwangerschaft. In: Künzel, W. (Hrsg.): Gesunde Lebensweise während der Schwangerschaft. Springer, Berlin–Heidelberg–New York 1988.
49. Tietze, K. W., W. Thiele: Schwangerschaftsvorsorge, Schwangerschaftsversorgung und Betreuungsbedarf Schwangerer – Status quo, Defizite und Möglichkeiten der Verbesserung. In:

Albrecht-Richter, J., W. Thiele (Hrsg.): Prävention bei Schwangeren und Säuglingen, S. 210. Berliner Arbeitsgruppe für Strukturforschung im Gesundheitswesen (BASiG). TU Berlin 1984.
50. Welsch, H.: Mütterliche Mortalität. Arch. Gynec. 245 (1989) 321–329.
51.*World Health Organization (Hrsg.): Manual of Mortality Analysis. A Manual of Methods of Analysis of National Mortality Statistics for Public Health Purposes. Geneva 1977.

52.*Wulf, K.-H.: Die geburtshilfliche Situation in Deutschland. In: Künzel, W., K.-H. Wulf (Hrsg.): Physiologie und Pathologie der Geburt I, 2. Aufl. Klinik der Frauenheilkunde und Geburtshilfe, Band 7/I. Urban & Schwarzenberg, München 1986.
53. Wulf, K.-H., C. Thieme: Schwangerenvorsorge und „fetal outcome". BPE-Nachrichten, Bayerische Landesärztekammer, Nov. 1991.
54.*Zmarzlik, J., M. Zipperer, H. P. Viethen: Mutterschutzgesetz, Mutterschaftsleistungen, Erziehungsgeld, Erziehungsurlaub; 6. Aufl. Heymanns, Köln 1991.

Anhang zu Kapitel 5

Richtlinien über die ärztliche Betreuung während der Schwangerschaft und nach der Entbindung (Mutterschaftsrichtlinien)

In der Fassung vom 10. Dezember 1985 (BAnz. 1986 Nr. 60 S. 2321, Beilage Nr. 60a S. 6), geändert durch Bek. vom 3. 7. 1987 (BAnz. 1987 Nr. 156 Beilage Nr. 156a) und vom 12. 1. 1989 (BArbBl. Nr. 3 S. 68).

Die vom Bundesausschuß der Ärzte und Krankenkassen gemäß § 368 p Abs. 1 in Verbindung mit § 196 der Reichsversicherungsordnung (RVO) bzw. § 23 des Gesetzes über die Krankenversicherung der Landwirte (KVLG) beschlossenen Richtlinien dienen der Sicherung einer nach den Regeln der ärztlichen Kunst zweckmäßigen, ausreichenden und wirtschaftlichen ärztlichen Betreuung (§ 182 Abs. 2 RVO bzw. § 13 Abs. 2 KVLG und § 368e RVO) der Versicherten und ihrer Angehörigen während der Schwangerschaft und nach der Entbindung. Die Kosten trägt die Krankenkasse. Zur sinnvollen Verwendung der Mittel sollen die folgenden Richtlinien beachtet werden.

Allgemeines

1. Durch die ärztliche Betreuung während der Schwangerschaft und nach der Entbindung sollen mögliche Gefahren für Leben und Gesundheit von Mutter oder Kind abgewendet sowie Gesundheitsstörungen rechtzeitig erkannt und der Behandlung zugeführt werden.
Vorrangiges Ziel der ärztlichen Schwangerenvorsorge ist die frühzeitige Erkennung von Risikoschwangerschaften und Risikogeburten.
2. Zur notwendigen Aufklärung über den Wert dieser den Erkenntnissen der medizinischen Wissenschaft entsprechenden ärztlichen Betreuung während der Schwangerschaft und nach der Entbindung sollen Ärzte, Krankenkassen und Hebammen zusammenwirken.
3. Die an der kassenärztlichen Versorgung teilnehmenden Ärzte treffen ihre Maßnahmen der ärztlichen Betreuung während der Schwangerschaft und nach der Entbindung nach pflichtgemäßem Ermessen innerhalb des durch Gesetz bestimmten Rahmens. Die Ärzte sollen diese Richtlinien beachten, um den Versicherten und ihren Angehörigen eine nach den Regeln der ärztlichen Kunst zweckmäßige und ausreichende ärztliche Betreuung während der Schwangerschaft und nach der Entbindung unter Vermeidung entbehrlicher Kosten zukommen zu lassen.
4. Die Maßnahmen nach diesen Richtlinien dürfen nur diejenigen Ärzte ausführen, welche die vorgesehenen Leistungen aufgrund ihrer Kenntnisse und Erfahrungen erbringen können, nach der ärztlichen Berufsordnung dazu berechtigt sind und über die erforderlichen Einrichtungen verfügen. Sofern ein Arzt Maßnahmen nach Abschnitt A 5 sowie Einzelmaßnahmen nach Abschnitt B, C und D nicht selbst ausführen kann, sollen diese von solchen Ärzten ausgeführt werden, die über die entsprechenden Kenntnisse und Einrichtungen verfügen.
5. Die an der kassenärztlichen Versorgung teilnehmenden Ärzte haben darauf hinzuwirken, daß für sie tätig werdende Vertreter diese Richtlinien kennen und beachten.
6. Es sollen nur Maßnahmen angewendet werden, deren diagnostischer und vorbeugender Wert ausreichend gesichert ist; eine Erprobung auf Kosten der Versichertengemeinschaft ist unzulässig.
7. Ärztliche Betreuung im Sinne der §§ 196 RVO und 23 KVLG sind solche Maßnahmen, welche der Überwachung des Gesundheitszustandes der Schwangeren bzw. Wöchnerinnen dienen, soweit sie nicht ärztliche Behandlung im Sinne der §§ 182 RVO und 13 KVLG darstellen. Im einzelnen gehören zu der Betreuung:
a) Untersuchungen zum Zwecke der Feststellung der Schwangerschaft sowie Untersuchungen und Beratungen während der Schwangerschaft (s. Abschnitt A)
b) Frühzeitige Erkennung und besondere Überwachung von Risikoschwangerschaften – amnioskopische und kardiotokographische Untersuchungen, Ultraschalldiagnostik, Fruchtwasseruntersuchungen usw. – (s. Abschnitt B)
c) Serologische Untersuchungen auf Infektionen
– z. B. Lues, Röteln
– bei gefährdeten Personen auf Hepatitis B
– bei begründetem Verdacht auf Toxoplasmose und andere Infektionen
– zum Ausschluß einer HIV-Infektion; auf freiwilliger Basis nach vorheriger ärztlicher Beratung der Schwangeren
sowie
– blutgruppenserologische Untersuchungen während der Schwangerschaft (s. Abschnitt C)
d) Blutgruppenserologische Untersuchungen nach Geburt oder Fehlgeburt und Anti-D-Immunglobulin-Prophylaxe (s. Abschnitt D)
e) Untersuchungen und Beratungen der Wöchnerin (s. Abschnitt F)
f) Medikamentöse Maßnahmen und Verordnungen von Verband- und Heilmitteln (s. Abschnitt C)
g) Aufzeichnungen und Bescheinigungen (s. Abschnitt H)

A. Feststellung der Schwangerschaft, Untersuchungen und Beratungen sowie sonstige Maßnahmen während der Schwangerschaft

1. Die Feststellung der Schwangerschaft soll in der Regel durch die bimanuelle Untersuchung erfolgen. Ein immunochemischer Schwangerschaftsnachweis soll nur bei medizinischer Indikation durchgeführt werden.

Nach Feststellung der Schwangerschaft soll die Schwangere in ausreichendem Maße ärztlich untersucht und beraten werden. Die Beratung soll sich auf die Risiken einer HIV-Infektion bzw. AIDS-Erkrankung erstrecken. Dabei soll der Arzt auch über die Infektionsmöglichkeiten und deren Häufung bei bestimmten Verhaltensweisen informieren.

2. Die erste Untersuchung nach Feststellung der Schwangerschaft sollte möglichst frühzeitig erfolgen. Sie umfaßt:
   a) die Familienanamnese,
      die Eigenanamnese,
      die Schwangerschaftsanamnese,
      die Arbeits- und Sozialanamnese;
   b) die Allgemeinuntersuchung,
      die gynäkologische Untersuchung
      und weitere diagnostische Maßnahmen:
      Blutdruckmessung,
      Feststellung des Körpergewichts,
      Untersuchung des Mittelstrahlurins auf Eiweiß, Zucker und Sediment, ggf. bakteriologische Untersuchungen (z.B. bei auffälliger Anamnese, Blutdruckerhöhung, Sedimentbefund),
      Hämoglobinbestimmung und – je nach dem Ergebnis dieser Bestimmung (bei weniger als 11,2 g pro 100 ml = 70% Hb) – Zählung der Erythrozyten.

3. Ergeben sich im Rahmen der Mutterschaftsvorsorge Anhaltspunkte für ein genetisch bedingtes Risiko, so ist der Arzt gehalten, die Schwangere über die Möglichkeiten einer humangenetischen Beratung und/oder humangenetischen Untersuchung aufzuklären.

4. Die nachfolgenden Untersuchungen sollen – unabhängig von der Behandlung von Beschwerden und Krankheitserscheinungen – im allgemeinen im Abstand von 4 Wochen stattfinden und umfassen:
      Gewichtskontrolle,
      Blutdruckmessung,
      Untersuchung des Mittelstrahlurins auf Eiweiß, Zucker und Sediment, ggf. bakteriologische Untersuchungen (z.B. bei auffälliger Anamnese, Blutdruckerhöhung, Sedimentbefund),
      Hämoglobinbestimmung – im Regelfall ab 6. Monat, falls bei Erstuntersuchung normal –; je nach dem Ergebnis dieser Bestimmung (bei weniger als 11,2 g je 100 ml = 70% Hb) Zählung der Erythrozyten,
      Kontrolle des Standes der Gebärmutter,
      Kontrolle der kindlichen Herzaktionen,
      Feststellung der Lage des Kindes.
   In den letzten zwei Schwangerschaftsmonaten sind im allgemeinen je zwei Untersuchungen angezeigt.

5. Es sollen zwei Ultraschalluntersuchungen (Sonographie) zur Beurteilung der Schwangerschaft (Entwicklung der Schwangerschaft, intrauteriner Sitz der Schwangerschaft, Abortivei, Kindslage, Mehrlinge, Plazentasitz usw.) durchgeführt werden; diese Untersuchungen sollen möglichst in der 16. bis 20. Schwangerschaftswoche und in der 32. bis 36. Schwangerschaftswoche erfolgen. Über diesen Rahmen hinaus sind weitere Ultraschalluntersuchungen nur nach Abschnitt B 4 berechtigt.

6. Untersuchungen nach Nr. 4 können auch von einer Hebamme im Umfang ihrer beruflichen Befugnisse (Gewichtskontrolle, Blutdruckmessung, Urinuntersuchung auf Eiweiß und Zucker, Kontrolle des Standes der Gebärmutter, Feststellung der Lage, Stellung und Haltung des Kindes, Kontrolle der kindlichen Herztöne sowie allgemeine Beratung der Schwangeren) durchgeführt und im Mutterpaß dokumentiert werden, wenn der Arzt dies im Einzelfall angeordnet hat oder wenn der Arzt einen normalen Schwangerschaftsverlauf festgestellt hat und daher seinerseits keine Bedenken gegenüber weiteren Vorsorgeuntersuchungen durch die Hebamme bestehen. Die Delegation der Untersuchungen an die Hebamme entbindet den Arzt nicht von der Verpflichtung zur Durchführung der von ihm vorzunehmenden Untersuchungen (Untersuchung des Urinsediments, ggf. bakteriologische Untersuchung, Hämoglobinbestimmung, Ultraschalluntersuchung sowie die Untersuchungen bei Risikoschwangerschaft).

B. Erkennung und besondere Überwachung der Risikoschwangerschaften und Risikogeburten

1. Risikoschwangerschaften sind Schwangerschaften, bei denen auf Grund der Vorgeschichte oder erhobener Befunde mit einem erhöhten Risiko für Leben und Gesundheit von Mutter oder Kind zu rechnen ist. Dazu zählen insbesondere:
I. Nach Anamnese
   a) Schwere Allgemeinerkrankungen der Mutter (z.B. an Niere und Leber oder erhebliche Adipositas)
   b) Zustand nach Sterilitätsbehandlung, wiederholten Aborten oder Frühgeburten
   c) Totgeborenes oder geschädigtes Kind
   d) Vorausgegangene Entbindungen von Kindern über 4000 g Gewicht, hypotrophen Kindern (small for date babies), Mehrlingen
   e) Zustand nach Uterusoperationen (z.B. Sectio, Myom, Fehlbildung)
   f) Komplikationen bei vorangegangenen Entbindungen (z.B. Placenta praevia, vorzeitige Lösung der Placenta, Rißverletzungen, Atonie oder sonstige Nachgeburtsblutungen, Gerinnungsstörungen, Krämpfe, Thromboembolie)
   g) Erstgebärende unter 18 Jahren oder über 35 Jahre
   h) Mehrgebärende über 40 Jahre, Vielgebärende mit mehr als 4 Kindern (Gefahren: genetische Defekte, sog. Placenta-Insuffizienz, geburtsmechanische Komplikationen).
II. Nach Befund (jetzige Schwangerschaft)
   a) EPH-Gestose (d.h. Blutdruck 140/90 oder mehr, Eiweißausscheidung 1‰ bzw. 1 g/24 Std. oder mehr. Ödeme oder Gewichtszunahme von mehr als 500 g je Woche im letzten Trimenon); Pyelonephritis (Keimzahlen über 100000 im Mittelstrahlurin)
   b) Anämie unter 10 g/100 ml (g%)
   c) Diabetes mellitus
   d) Uterine Blutung
   e) Blutgruppen-Inkompatibilität (Früherkennung und Prophylaxe des Morbus haemolyticus fetalis bzw. neonatorum)
   f) Diskrepanz zwischen Uterus- bzw. Kindsgröße und Schwangerschaftsdauer (z.B. fraglicher Geburtstermin, retardiertes Wachstum, Riesenkind, Gemini, Molenbildung, Hydramnion, Myom)
   g) Drohende Frühgeburt (vorzeitige Wehen, Zervixinsuffizienz)
   h) Mehrlinge; pathologische Kindslagen
   i) Überschreitung des Geburtstermins bzw. Unklarheit über den Termin

2. Aus Risikoschwangerschaften können sich Risikogeburten entwickeln. Bei folgenden Befunden ist mit einem erhöhten Risiko unter der Geburt zu rechnen:
   a) Frühgeburt
   b) Placenta praevia, vorzeitige Placentalösung
   c) jede Art von Mißverhältnis Kind/Geburtswege

3. Bei Risikoschwangerschaften können häufigere als vierwöchentliche Untersuchungen (bis zur 32. Woche) bzw. häufigere als zweiwöchentliche Untersuchungen (in den letzten 8 Schwangerschaftswochen) angezeigt sein.

4. Bei Risikoschwangerschaften können neben den üblichen Untersuchungen noch folgende in Frage kommen:
   a) Ultraschalluntersuchungen (Sonographie)
      (Über Abschnitt A 5 hinausgehende Ultraschalluntersuchungen sind nur nach Maßgabe des Indikationskataloges nach Anlage 1 der Richtlinien angezeigt)
   b) Tokographische Untersuchungen vor der 28. Schwangerschaftswoche bei Verdacht auf vorzeitige Wehentätigkeit oder bei medikamentöser Wehenhemmung.

c) Kardiotokographische Untersuchungen (CTG)
   (Kardiotokographische Untersuchungen können in der Schwangerenvorsorge nicht routinemäßig durchgeführt werden. Sie sind nur nach Maßgabe des Indikationskataloges nach Anlage 2 der Richtlinien angezeigt)
d) Amnioskopien
e) Fruchtwasseruntersuchungen nach Gewinnung des Fruchtwassers durch Amniozentese
f) Hormonanalysen bei Verdacht auf Placenta-Insuffizienz (z. B. Östrogenbestimmungen im Urin oder Plasma)

5. Von der Erkennung eines Risikomerkmals ab soll der Arzt die Betreuung einer Schwangeren nur dann weiterführen, wenn er die Untersuchungen nach Nummer 4a) bis d) erbringen oder veranlassen und die sich daraus ergebenden Maßnahmen durchführen kann. Andernfalls soll er die Schwangere einem Arzt überweisen, der über solche Möglichkeiten verfügt.

6. Der betreuende Arzt soll die Schwangere bei der Wahl der Entbindungsklinik unter dem Gesichtspunkt beraten, daß die Klinik über die nötigen personellen und apparativen Möglichkeiten zur Betreuung von Risikogeburten und/oder Risikokindern verfügt. Er soll die Risikoschwangere rechtzeitig, spätestens vier Wochen vor der zu erwartenden Geburt, in der Entbindungsklinik vorstellen, damit diese die erhobenen Befunde so früh wie möglich vorliegen hat.

C. Serologische Untersuchungen und Maßnahmen während der Schwangerschaft

1. Bei jeder Schwangeren sollte in einem möglichst frühen Zeitpunkt aus einer Blutprobe
   a) der TPHA (Treponema-pallida-Hämagglutinationstest) als Lues-Suchreaktion (LSR),
   b) der Röteln-Hämagglutinationshemmungstest (Röteln-HAH),
   c) gegebenenfalls ein HIV-Test,
   d) die Bestimmung der Blutgruppe und des RH-Faktors D,
   e) ein Antikörper-Suchtest (AK)
   durchgeführt werden.

Zu a): Ist die Lues-Suchreaktion positiv, so sollen aus derselben Blutprobe die üblichen serologischen Untersuchungen auf Lues durchgeführt werden. Bei der Lues-Suchreaktion ist lediglich die Durchführung und nicht das Ergebnis der Untersuchung im Mutterpaß zu dokumentieren.

Zu b): Immunität und damit Schutz vor Röteln-Embryopathie für die bestehende Schwangerschaft ist anzunehmen, wenn spezifische Antikörper rechtzeitig vor Eintritt dieser Schwangerschaft nachgewiesen worden sind und der Befund ordnungsgemäß dokumentiert worden ist. Der Arzt ist gehalten, sich solche Befunde vorlegen zu lassen und sie in den Mutterpaß zu übertragen. Auch nach erfolgter Rötelnschutzimpfung ist der Nachweis spezifischer Antikörper zu erbringen und entsprechend zu dokumentieren. Liegen Befunde aus der Vorschwangerschaftszeit vor, die auf Immunität schließen lassen (s. Abs. 2), so besteht Schutz vor einer Röteln-Embryopathie.

Liegen entsprechende Befunde nicht vor, so ist der Immunstatus der Schwangeren unverzüglich mittels des HAH-Tests zu bestimmen. Ein positiver Antikörpernachweis gilt ohne zusätzliche Untersuchungen als erbracht, wenn der HAH-Titer mindestens 1:32 beträgt. Bei niedrigeren HAH-Titern ist die Spezifität des Antikörpernachweises durch eine andere geeignete Methode zu sichern, für welche die benötigten Reagenzien staatlich zugelassen* sind. Bestätigt diese Untersuchung die Spezifität des Ergebnisses, kann auch dann Immunität angenommen werden. Im serologischen Befund ist wörtlich auszudrücken, ob Immunität angenommen werden kann oder nicht.

---

*Zulassung der Reagenzien durch das Bundesamt für Sera und Impfstoffe (Paul-Ehrlich-Institut), Frankfurt a. M.

Wird Immunität erstmals während der laufenden Schwangerschaft festgestellt, kann Schutz vor Röteln-Embryopathie nur dann angenommen werden, wenn sich aus der gezielt erhobenen Anamnese keine für diese Schwangerschaft relevanten Anhaltspunkte für Röteln-Kontakt oder eine frische Röteln-Infektion ergeben. Der Arzt, der die Schwangere betreut, ist deshalb gehalten, die Anamnese sorgfältig zu erheben und zu dokumentieren sowie Auffälligkeiten dem Serologen mitzuteilen. Bei auffälliger Anamnese sind weitere serologische Untersuchungen erforderlich (Nachweis rötelnspezifischer IgM-Antikörper und/oder Kontrolle des Titerverlaufs). Die weiterführenden serologischen Untersuchungen sind nicht notwendig, wenn innerhalb von 11 Tagen nach erwiesenem oder vermutetem Röteln-Kontakt spezifische Antikörper nachgewiesen werden.

Schwangere, bei denen ein Befund vorliegt, der nicht auf Immunität schließen läßt, sollen aufgefordert werden, sich unverzüglich zur ärztlichen Beratung zu begeben, falls sie innerhalb der ersten vier Schwangerschaftsmonate Röteln-Kontakte haben oder an rötelnverdächtigen Symptomen erkranken. Auch ohne derartige Verdachtsmomente soll bei diesen Schwangeren in der 16. bis 17. Schwangerschaftswoche eine erneute Antikörper-Untersuchung gemäß Abs. 2 durchgeführt werden.

Wird bei einer Schwangeren ohne Immunschutz oder mit ungeklärtem Immunstatus Röteln-Kontakt nachgewiesen oder vermutet, so sollte der Schwangeren zur Vermeidung einer Röteln-Embryopathie unverzüglich Röteln-Immunglobulin injiziert werden. Die Behandlung mit Röteln-Immunglobulin ist aber nur sinnvoll bis zu sieben Tagen nach der Exposition.

Eine aktive Rötelnschutzimpfung soll während der Schwangerschaft nicht vorgenommen werden.

Zu c): Aus dem Blut der Schwangeren ist ein immunochemischer Antikörper-Test vorzunehmen, für welchen die benötigten Reagenzien staatlich zugelassen* sind. Ist diese Untersuchung positiv, so muß das Ergebnis mittels Immuno-Blut aus derselben Blutprobe gesichert werden. Alle notwendigen weiterführenden Untersuchungen sind Bestandteil der kurativen Versorgung.

Die AIDS-Beratung und die sich gegebenenfalls daran anschließende HIV-Untersuchung werden im Mutterpaß nicht dokumentiert.

Zu d): Ergibt sich die Blutgruppe 0, so soll bei der im Rahmen der AB0-Bestimmung notwendigen Kontrolle der Serum-Eigenschaften auf Hämolysine geachtet werden. Der einsendende Arzt soll auf einen positiven Hämolysinbefund schriftlich aufmerksam gemacht werden. Weitere Untersuchungen zur Erkennung der AB0-Unverträglichkeit sind nicht indiziert – ausgenommen bei Verdacht auf bereits abgelaufene AB0-Unverträglichkeit (Anamnese, frühere AK-Befunde).

Ist bei Rh-(D-)negativen Blutproben das Merkmal C und/oder E vorhanden (positive Reaktion mit dem als zweiten Anti-D-Serum mitzuführenden Testserum Anti-CDE), so muß auf D^u untersucht werden.

Wird D^u nachgewiesen, so ist dieser Befund durch Feststellung des gesamten Rh-Untergruppen-Bildes zu sichern.

Die Bestimmung der Blutgruppe und des Rh-Faktors entfällt, wenn entsprechende Untersuchungsergebnisse bereits vorliegen und von einem Arzt bescheinigt wurden.

Zu e): Der Antikörpersuchtest wird mittels des indirekten Antiglobulintests gegen zwei Test-Blutmuster mit den Antigenen D, C, c, E, e, Kell, Fy und S durchgeführt. Bei Nachweis von Antikörpern sollen möglichst aus derselben Blutprobe deren Spezifität und Titerhöhe bestimmt werden.

Gegebenenfalls müssen in solchen Fällen auch das Blut des Kindesvaters und die Bestimmung weiterer Blutgruppen-Antigene der Mutter in die Untersuchung einbezogen werden. Eine schriftliche Erläuterung der Befunde an den überweisenden Arzt kann sich dabei als notwendig erweisen.

Auch nicht zum Morbus haemolyticus neonatorum führende Antikörper (IgM und/oder Kälte-Antikörper) sind in den Mutterpaß einzutragen, da sie ggf. bei einer Bluttransfusion für die Schwangere wichtig sein können.

2. Ein weiterer Antikörpersuchtest ist (bei Rh-positiven Schwangeren) in der 24. bis 29. Schwangerschaftswoche durchzuführen. Bei Rh-negativen Schwangeren ist der weitere Antikörpersuchtest in der 28. oder 29. Schwangerschaftswoche durchzuführen. Bei diesen Schwangeren soll unmittelbar im Anschluß an die Blutentnahme für diesen Antikörpersuchtest Anti-D-Immunglobulin injiziert werden, um möglichst bis zur Geburt eine Sensibilisierung der Schwangeren zu verhindern. Das Datum der präpartalen Anti-D-Prophylaxe ist im Mutterpaß zu vermerken.
3. Gehört die Schwangere einem Personenkreis an, der in bezug auf eine Infektion mit Hepatitis B als besonders gefährdet anzusehen ist (s. Anlage 4), ist nach der 32. Schwangerschaftswoche, möglichst nahe am Geburtstermin, ihr Blut auf HBsAg* zu untersuchen. Dabei ist eine immunchemische Untersuchungsmethode zu verwenden, die mindestens 5 ng/ml HBsAg nachzuweisen in der Lage ist. Ist das Ergebnis positiv, soll das Neugeborene unmittelbar post partum gegen Hepatitis B aktiv/passiv immunisiert werden.
Die Untersuchung auf HBsAg entfällt, wenn Immunität (z.B. nach Schutzimpfung) nachgewiesen ist.

D. Blutgruppenserologische Untersuchungen nach Geburt oder Fehlgeburt und Anti-D-Immunglobulin-Prophylaxe

1. Bei jedem Kind einer Rh-negativen Mutter ist unmittelbar nach der Geburt der Rh-Faktor D unter Beachtung der Ergebnisse des direkten Coombstests zu bestimmen. Ist dieser Rh-Faktor positiv, so ist aus derselben Blutprobe auch die Blutgruppe des Kindes zu bestimmen. Ist das Neugeborene Rh-positiv und sind bei der Rh-negativen Mutter keine oder erst am Tage der Geburt schwache Antikörper gefunden worden, so soll der Wöchnerin innerhalb von 72 Stunden post partum Anti-D-Immunglobulin injiziert werden, um einen schnellen Abbau der insbesondere während der Geburt in den mütterlichen Kreislauf übergetretenen fetalen Rh-positiven Erythrozyten zu bewirken und die Bildung von Antikörpern zu verhindern.
2. Rh-negativen Frauen mit Fehlgeburt bzw. Schwangerschaftsabbruch sollte so bald wie möglich, jedoch innerhalb 72 Stunden post partum Anti-D-Immunglobulin injiziert werden. Entsprechende blutgruppenserologische Untersuchungen sind erforderlichenfalls durchzuführen.

E. Voraussetzungen für die Durchführung serologischer Untersuchungen

Die serologischen Untersuchungen nach den Abschnitten C und D sollen nur von solchen Ärzten durchgeführt werden, die über die entsprechenden Kenntnisse und Einrichtungen verfügen. Dieselben Voraussetzungen gelten für Untersuchungen in Instituten.

F. Untersuchungen und Beratungen der Wöchnerin

1. Eine Untersuchung soll innerhalb der ersten Woche nach der Entbindung vorgenommen werden. Dabei soll das Hämoglobin bestimmt werden.
2. Eine weitere Untersuchung soll etwa 6 Wochen, spätestens jedoch 8 Wochen nach der Entbindung durchgeführt werden. Die Untersuchung umfaßt:
Allgemeinuntersuchung (falls erforderlich, einschl. Hb-Bestimmung),
Feststellung des gynäkologischen Befundes,
Blutdruckmessung,

---
* HBsAg = Hepatitis B surface antigen.

Untersuchung des Mittelstrahlurins auf Eiweiß, Zucker und Sediment, ggf. bakteriologische Untersuchungen (z.B. bei auffälliger Anamnese, Blutdruckerhöhung, Sedimentbefund) sowie Beratung der Mutter.

G. Medikamentöse Maßnahmen und Verordnung von Verband- und Heilmitteln

Medikamentöse Maßnahmen sowie die Verordnung von Verband- und Heilmitteln sind im Rahmen der Mutterschaftsvorsorge nur zulässig zur Behandlung von Beschwerden, die schwangerschaftsbedingt sind, aber noch keinen Krankheitswert haben. Bei Verordnungen wegen Schwangerschaftsbeschwerden und im Zusammenhang mit der Entbindung ist die Versicherte von der Entrichtung der Verordnungsblattgebühr befreit.

H. Aufzeichnungen und Bescheinigungen

1. Nach Feststellung der Schwangerschaft stellt der Arzt der Schwangeren einen Mutterpaß (Anlage 3) aus, sofern sie nicht bereits einen Paß dieses Musters besitzt.
2. Nach diesem Mutterpaß richten sich auch die vom Arzt vorzunehmenden Eintragungen der Ergebnisse der Untersuchungen im Rahmen der ärztlichen Betreuung während der Schwangerschaft und nach der Entbindung. Darüber hinausgehende für die Schwangerschaft relevante Untersuchungsergebnisse sollen in den Mutterpaß eingetragen werden, soweit die Eintragung durch die Richtlinien nicht ausgeschlossen ist (Lues-Suchreaktion, AIDS-Beratung sowie HIV-Untersuchung).
3. Die Befunde der ärztlichen Betreuung und der blutgruppenserologischen Untersuchungen hält der Arzt für seine Patientenkartei fest und stellt sie bei evtl. Arztwechsel dem anderen Arzt auf dessen Anforderung zur Verfügung, sofern die Schwangere dem zustimmt.
4. Beim Anlegen eines weiteren Mutterpasses sind die Blutgruppenbefunde zu übertragen. Die Richtigkeit der Übertragung ist ärztlich zu bescheinigen.
5. Der Arbeitsausschuß Mutterschaftsrichtlinien des Bundesausschusses der Ärzte und Krankenkassen ist berechtigt, Änderungen am Mutterpaß vorzunehmen, deren Notwendigkeit sich aus der praktischen Anwendung ergibt, soweit dadurch der Mutterpaß nicht in seinem Aufbau und in seinem wesentlichen Inhalt verändert wird.

I. Inkrafttreten

Die Richtlinien in der geänderten Fassung treten am Tage nach der Bekanntmachung im Bundesanzeiger in Kraft.[1]

Der neugefaßte Mutterpaß gemäß Anlage 3 soll zum 1. April 1986 eingeführt werden. Vorhandene Bestände des bisherigen Musters können längstens bis zum 30. Juni 1986 aufgebraucht werden.

[1] In Kraft getreten am 26. 8. 1987.

Anlage 1 zu den Mutterschaftsrichtlinien (Abschnitt B 4a)

Indikationen zur Ultraschalluntersuchung in der Schwangerschaft (Sonographie)

Über die regelmäßig durchzuführenden Ultraschalluntersuchungen in der 16. bis 20. Schwangerschaftswoche und in der 32. bis 36. Schwangerschaftswoche hinaus können unter den nachfolgend aufgeführten Voraussetzungen weitere Ultraschalluntersuchungen angezeigt sein, sofern der Befund durch andere klinische Untersuchungsmethoden nicht zu klären ist und eine der nachfolgend aufgeführten Indikationen vorliegt:

A. *I. Trimenon*
1. Verdacht auf gestörte intrauterine Frühschwangerschaft (z. B. bei liegendem IUP, Uterus myomatosus, Adnextumor, uteriner Blutung)
2. Nachweis einer intrauterinen Schwangerschaft bei zwingendem Verdacht auf extrauterine Schwangerschaft (EU)
3. Diskrepanz zwischen Uterusgröße und Gestationsalter
4. Schwangerschaftsgefährdende Unfälle und Verletzungen sowie Intoxikationen

B. *II. Trimenon*
5. Als notwendige Ergänzung zu anderen diagnostischen Maßnahmen (z. B. Amniozentese)
6. Bei Verdacht auf intrauterinen Fruchttod

C. *III. Trimenon*
7. Rh-Inkompatibilität (Placenta-Diagnostik)
8. Verdacht auf intrauterine Retardierung (z. B. EPH-Gestose)
9. Verdacht auf Hydramnion
10. Diabetes mellitus
11. Drohende Frühgeburt (vorzeitige Wehen, Zervixinsuffizienz)
12. Lageanomalien (nur nach Durchführung der zweiten Routineuntersuchung)

D. *Unabhängig vom Schwangerschaftszeitraum*
13. Uterine Blutung

Anlage 2 zu den Mutterschaftsrichtlinien (Abschnitt B 4b)

Indikationen zur Kardiotokographie (CTG) während der Schwangerschaft

Die Kardiotokographie ist im Rahmen der Schwangerenvorsorge nur angezeigt, wenn eine der nachfolgend aufgeführten Indikationen vorliegt:

A. *Indikationen zur erstmaligen CTG*
– in der 26. und 27. Schwangerschaftswoche:
  Drohende Frühgeburt
– ab der 28. Schwangerschaftswoche
  a) Auskultatorisch festgestellte Herztonalterationen
  b) Verdacht auf vorzeitige Wehentätigkeit.

B. *Indikationen zur CTG-Wiederholung*
CTG-Alterationen
  a) Anhaltende Tachykardie (> 160/Minute)
  b) Bradykardie (< 100/Minute)
  c) Dezeleration(en) (auch wiederholter Dip null)
  d) Hypooszillation, Anoszillation
  e) Unklarer Kardiotokogramm-Befund bei Verdacht auf vorzeitige Wehentätigkeit
  f) Mehrlinge

g) Intrauteriner Fruchttod bei früherer Schwangerschaft
h) Verdacht auf Placenta-Insuffizienz nach klinischem oder biochemischem Befund
i) Verdacht auf Übertragung
j) Uterine Blutung
   Medikamentöse Wehenhemmung

Anlage 3 zu den Mutterschaftsrichtlinien (Mutterpaß)

Anlage 4 zu den Mutterschaftsrichtlinien (Abschnitt C 3)

Untersuchung auf HBsAg* in der Schwangerschaft

Die Untersuchung auf HBsAg ist nur bei Schwangeren durchzuführen, die in bezug auf das Infektionsrisiko mit Hepatitis B einem besonders gefährdeten Personenkreis angehören.

Im folgenden sind die Personengruppen aufgeführt, die als besonders infektionsgefährdet gelten können. Schwangere, die Immunität (z. B. nach Schutzimpfung) nachweisen, gelten nicht mehr als Angehörige der besonders gefährdeten Personenkreise.

1. Personen, die durch ihre medizinische und zahnmedizinische Tätigkeit infektionsgefährdet sind, einschließlich derer in psychiatrischen Anstalten, und zwar:
   a) Beschäftigte, die bei ihrer Arbeit Kontakt mit Blut, Serum, Gewebsflüssigkeit usw. haben, z. B. beim Blutabnehmen, beim Verbandwechsel, bei medizinischen Laboratoriumsarbeiten
   b) Beschäftigte, die kontaminierte, nicht wirksam desinfizierte Gegenstände reinigen oder entsorgen
   c) Beschäftigte in anderen Arbeitsbereichen, in denen ein besonders hohes Hepatitisrisiko besteht, unabhängig vom Kontakt gemäß Buchstabe a) oder b), z. B.:
      – Dialysestationen (alle Beschäftigten)
      – medizinische Laboratorien (alle Beschäftigten)
      – OP-Einrichtungen (Behandlungs- und Pflegepersonal)
      – Intensivstationen (Behandlungs- und Pflegepersonal)
      – Infektionsabteilungen (Behandlungs- und Pflegepersonal)
2. Personen, die aus Hepatitis-B-Endemiegebieten stammen, oder Personen, die sich dort aufgehalten haben, sofern bei ihnen ein enger Kontakt zur einheimischen Bevölkerung bestanden hat
3. Personen, die regelmäßigen engen körperlichen Kontakt (wie er z. B. zwischen Familienmitgliedern üblich ist) mit Hepatitis-B-Virus-positiven (HBsAg oder HBeAg**) Personen haben
4. Personen, denen häufig Blut oder Blutbestandteile übertragen werden
5. Patienten in psychiatrischen Anstalten oder vergleichbaren Einrichtungen mit erhöhtem Auftreten von Hepatitis-B-Infektionen
6. Dialysepatienten und Partner bei der Durchführung von Heimdialysen
7. Personen mit häufigem Wechsel der Sexualpartner
8. Drogenabhängige
9. Länger einsitzende Strafgefangene in Strafvollzugsanstalten mit erhöhter Häufigkeit von Hepatitis-B-Erkrankungen.

---

* HBsAg = Hepatitis B surface antigen.

** HBeAg = Hepatitis-Be-Antigen.

6 Untersuchungen während der Schwangerschaft. Risikoschwangerschaften

K.-H. Wulf

Inhalt

1	Einleitung	108	3.1.3.5	Hämoglobinbestimmung – Erythrozytenzählung – Hämatokritmessung	121
2	Arzt-Patientin-Kontakt	108	3.1.3.6	Urinuntersuchungen	123
2.1	Das ärztliche Gespräch	108	3.1.3.7	Serologische Untersuchungen	123
2.2	Erhebung der Vorgeschichte	109	3.2	Folgeuntersuchungen im zweiten und dritten Trimenon	125
2.2.1	Familienanamnese	109			
2.2.2	Eigenanamnese	109	3.2.1	Uterusgröße – Fundusstand – Zervixbefund	125
2.2.3	Sozialanamnese	109			
2.2.3.1	Alter	109	3.2.2	Kindsmaße – Reifegrad	126
2.2.3.2	Parität – Geburtenzahl – Geburtenabstand	110	3.2.3	Kontrolle der kindlichen Herzaktionen	126
2.2.3.3	Familienstand – Legitimität	111	3.3	Zusatzuntersuchungen	126
2.2.3.4	Staatsangehörigkeit – Nationalität	111	4	Risikoschwangerschaften – Risikogeburten	127
2.2.3.5	Sozialstatus – Berufstätigkeit	111			
3	Untersuchung der Schwangeren	112	4.1	Zielsetzung und Konzept der Überwachung	127
3.1	Untersuchungen im ersten Trimenon	112	4.2	Definition und Gewichtung des Risikos	127
3.1.1	Allgemeinuntersuchung	113	4.3	Gliederung von Risikofaktoren	128
3.1.2	Gynäkologisch-geburtshilfliche Untersuchungen	113	4.3.1	Anamnestische Schwangerschaftsrisiken	128
3.1.3	Weitere diagnostische Maßnahmen	114	4.3.2	Befundete Schwangerschaftsrisiken	129
3.1.3.1	Körpergröße	115	4.3.3	Geburtsrisiken	129
3.1.3.2	Körpergewicht	115	4.4	Zeitlicher Ablauf der Risikomerkmale und Risikostruktur	129
3.1.3.3	Ödeme	118			
3.1.3.4	Blutdruck	119			

1 Einleitung

Die Untersuchungen der Schwangeren sind wesentlicher Bestandteil der ärztlichen Betreuung im Rahmen der sogenannten Mutterschaftsrichtlinien (Wortlaut in Anhang zu Kapitel 5). Dabei zeigt sich, daß Mutterschaftsvorsorge nicht erst in der Schwangerschaft beginnen sollte, sondern viel früher. Das gilt heute um so mehr, als mit genereller Abnahme der Sterbe- und Krankheitsziffern die Einflußnahme durch den Geburtshelfer geringer wird, das heißt die Problematik sich zunehmend in den allgemeinmedizinischen und sozialmedizinischen Bereich verlagert und sich auch um Fragen der Bevölkerungsstruktur konzentriert. Am Anfang stehen sollte ein umfassendes Präventivprogramm allgemeiner Gesundheitspflege und Eheberatung, das auch mit dem Schlagwort „Familienplanung" umschrieben werden könnte, vergleichbar dem angloamerikanischen Modell der *prepregnancy* oder *preconceptional care* [1, 19, 32, 61, 67]. Wesentliche Bestandteile dieses Vorsorgekomplexes sind eine genetische Beratung, Schutzimpfungen sowie Fragen der Familienplanung, wie Gebäralter, Geburtenzahl, Geburtenabstand und andere potentielle Risikofaktoren. Versäumnisse in dieser Phase sind während der Schwangerschaft nicht mehr nachzuholen.

2 Arzt-Patientin-Kontakt

2.1 Das ärztliche Gespräch

Der erste Arzt-Patientin-Kontakt sollte gerade auch bei Schwangeren mit dem Gespräch beginnen und nicht mit der Untersuchung. Der Eingangsdialog und die abschließende Besprechung schaffen erst die erforderliche Vertrauensbasis, ein Vertrauen, das auf Gegenseitigkeit beruhen sollte. Es versteht sich von selbst, daß diese Kontaktaufnahme mit der noch bzw. wieder bekleideten Patientin erfolgen sollte und nicht während die Patientin sich auf dem Untersuchungsstuhl befindet. Nur so läßt sich eine entspannte Atmosphäre der gleichberechtigten „Gesprächspartnerschaft" erzielen als Voraussetzung für eine optimale Betreuung.

Selbstverständlich muß dem Frage-Antwort-Spiel eine Systematik zugrunde liegen. Diese sollte aber vor allem eine intellektuelle Leistung des Arztes sein und nicht zu einem „Verhör" nach Muster einer abzufragenden Checkliste verführen. Die werdende Mutter ist verständlicherweise auch begieriger, zunächst einmal die für sie selbst wichtig erscheinenden Sorgen und Zweifel vorzubringen, als auf die Vergangenheit angesprochen zu werden. Schwangere sind im allgemeinen erfreulich gegenwartsbezogen und zukunftsorientiert.

Für uns beginnt das Gespräch mit der möglichst suggestionsfreien Frage nach dem Befinden. Meist gelingt es sehr schnell, die schwangerschaftstypischen Beschwerden von den übrigen Klagen zu unterscheiden. Letztere sind oft Ausdruck einer Kompensationsschwäche aufgrund präexistenter Leiden gegenüber dem schwangerschaftsbedingten „Leistungszuwachs". Die Übergänge zur reinen Adaptationsstörung können fließend sein. Das Beschwerdebild „Schwangerschaft" ist, abhängig vom Tragezeitalter, durch bestimmte Störungsfelder gekennzeichnet: Dyspnoe, Dysurie, Hypersalivation, Übelkeit, Obstipation, Varikosis.

Die Schwangerschaft stellt fraglos auch erhöhte Anforderungen an die Psychodynamik. Der Geburtshelfer sollte gegenüber psychosozialen Problemen besonders aufgeschlossen sein. Dabei mag es aus didaktischen Gründen ratsam erscheinen, die psychische Beratung von der somatischen zu trennen. Für die Praxis der Schwangerenvorsorge sollten beide eine Einheit bilden. Der Frauenarzt sollte sich gerade in der Schwangerenberatung immer zugleich auch als Psychosomatiker verstehen. Das schließt natürlich nicht aus, daß Schwangere mit schweren, anhaltenden psychischen Problemen gemeinsam mit einem kompetenten Fachmann betreut werden müssen. Für eine intensive Psychotherapie ist in der Schwangerensprechstunde weder Zeit noch Platz.

Gerade das erste Gespräch mit der schwangeren Frau ist für die Atmosphäre der weiteren Betreuung und die Motivation der Schwangeren außerordentlich wichtig.

2.2 Erhebung der Vorgeschichte

2.2.1 Familienanamnese

Die Familienvorgeschichte soll insbesondere Auskunft geben über familiär gehäuft auftretende Erkrankungen, die für den Schwangerschafts- und Geburtsverlauf bedeutend sein können, wie Diabetes mellitus, Hypertonie, Psychosen und Fehlbildungen. Darüber hinaus sollen bei näheren Familienangehörigen (Großmutter, Mutter, Schwestern) geburtshilfliche Besonderheiten aufgedeckt werden, die zur Wiederholung neigen, z. B. Mehrlingsgeburten, Gestosen, Koagulopathien und auch protrahierte Geburtsverläufe. Bei Hinweis auf eine familiäre Disposition für angeborene Entwicklungsstörungen oder Fehlbildungen gilt es, das Rezidivrisiko im Rahmen einer genetischen Beratung abzuschätzen (siehe Kap. 10). Die Bereitwilligkeit, auch über erbliche Belastungen zu sprechen, ist heute aufgrund der allgemeinen Aufgeschlossenheit und auch der vielseitigen Möglichkeiten der pränatalen Diagnostik und Therapie ungleich größer als früher. Diese Unbefangenheit sollte genutzt werden, auch im Interesse der Effektivität präventiver Leistungen. Eine wesentliche Senkung der perinatalen Mortalität wird in Zukunft nur dann möglich sein, wenn es gelingt, die Geburt von Kindern mit schweren Fehlbildungen zu vermeiden.

2.2.2 Eigenanamnese

Die *allgemeine Vorgeschichte* soll über präexistente Leiden, insbesondere auch über vorausgegangene Operationen und Krankenhausaufenthalte informieren. Frühere Erkrankungen, vor allem Herz-Kreislauf- und Nierenleiden, können Restschäden hinterlassen, die zu einer eingeschränkten Belastbarkeit führen. Nicht selten sind solche „Hypotheken" aus der Vorgeschichte auslösendes Moment für Komplikationen. Die Anzahl befundeter Schwangerschafts- und Geburtsrisiken ist nach präexistenten Grund- und Begleitleiden deutlich erhöht [54]. Im Grunde geht es um die Frage der wechselseitigen Beeinträchtigung von Erkrankung und Schwangerschaft.

Wichtiger noch für die prognostische Beurteilung der bestehenden Schwangerschaft ist die *gynäkologisch-geburtshilfliche Vorgeschichte*. Mögliche gynäkologische Risikofaktoren sind vornehmlich:

- vorausgegangene Laparotomien, insbesondere Operationen am Uterus
- vorausgegangene Sterilitätsbehandlungen

Aus früheren Schwangerschaften und Geburtsverläufen interessieren:

- Aborte und Frühgeburten (Zahl, Schwangerschaftsalter, Ursache, Ausgang)
- Geburten (Anzahl, Verlauf und Dauer, Geburtsmodus, Plazentarperiode, Wochenbett, Komplikationen bei Mutter und Kind)

Zur übersichtlichen Dokumentation gerade der gynäkologisch-geburtshilflich relevanten Daten im Verlauf empfehlen sich vorgefertigte Formulare in Form eines *Gravidogramms*, in das zahlenmäßige Befunde in eine Graphik eingetragen werden, die auch die Normalverteilung des jeweiligen Parameters enthält (sonographische Meßdaten, Gewicht usw.).

2.2.3 Sozialanamnese

Zu den sozial bedeutsamen Faktoren für Schwangerschaft und Geburt zählen das Alter, die Parität, der Familienstand sowie der sozioökonomische Status einschließlich der Berufstätigkeit.

2.2.3.1 Alter

Für den Geburtshelfer ist das Alter der Schwangeren meist eine vorgegebene Größe. Nur im Rahmen einer rechtzeitigen Familienplanung kann der Arzt Einfluß nehmen auf Erstgeburt, Geburtenfolge und Geburtenabstand und somit indirekt auch auf das Alter. Das optimale Gebäralter liegt zwischen 25 und 29 Jahren. Diese Lebensphase ist mit dem geringsten Risiko für Mutter und Kind belastet [4, 5]. Das gilt sowohl für die feto-infantile als auch für die mütterliche *Mortalität* [8]. Bei stärkeren Abweichungen von dem idealen Gebäralter nach unten (weniger als 20 Jahre) und nach oben (mehr als 35 Jahre) nimmt die Gefährdung deutlich zu [7, 43]. Das betrifft vor allem die Kinder. Auch die perinatale *Morbidität* ist abhängig vom Gebäralter. Sowohl die Anzahl der Frühgeburten (vor der 37. Schwangerschaftswoche) als auch die Verlegungsrate in die Kinderklinik sind bei niedrigem und bei hohem Alter der Schwangeren deutlich erhöht (Bayerische Perinatalerhebung [BPE] 1988, n = 79 661 [3]):

Alter der Mutter (Jahre)	*Frühgeburtlichkeit* (%)	*Verlegungsrate* (%)
> 17	7,12	11,15
18–34	4,39	8,60
35–39	5,58	10,01
> 39	9,18	12,42
alle	4,56	8,76

Das kann auch Folge einer unzureichenden Schwangerenvorsorge sein. Offenbar werden gerade die besonders gefährdeten Altersgruppen nicht ausreichend betreut (BPE 1988, n = 79 661 [3]):

Alter der Mutter (Jahre)	Vorsorge unter Standard bei:
< 17	58,7%
18–24	29,4%
25–29	21,7%
30–34	24%
35–39	29,2%
> 39	40,5%

Von amerikanischen Geburtshelfern wird das Problem der zunehmenden Teenager-Schwangerschaften besonders hervorgehoben. Bei uns hat die Zahl der sehr jungen Schwangeren nicht entsprechend zugenommen. Der Anteil der Frauen unter 18 Jahren an allen Gebärenden liegt konstant zwischen 1 und 2% [28, 33, 41, 53, 54, 60].

Die geburtshilfliche Einflußgröße „Alter" ist sicherlich nicht in erster Linie isoliert zu betrachten, sondern im Zusammenhang vor allem mit den sozialen Faktoren. Ob es überhaupt altersspezifische Zeichen der Unreife oder der Alterung der Reproduktionsorgane der Frau mit Disposition zu Schwangerschaftskomplikationen gibt, ist letztlich umstritten. Denkbar wäre eine mangelhafte Adaptation des Organismus bei sehr jungen Schwangeren mit unzureichender uteriner Durchblutung. Umgekehrt könnten degenerative Gefäßveränderungen bei älteren Schwangeren die Geburtsprognose beeinträchtigen.

Wichtiger als ein altersabhängiger direkter somatischer Reifefaktor ist wohl der Einfluß der mittelbar mit dem Alter gekoppelten nachteiligen sozioökonomischen und demographischen Komponenten. Dafür spricht auch der fast exponentielle Anstieg der Summe aller anamnestischen Schwangerschaftsrisiken mit zunehmendem Alter, was vor allem Komplikationen bei früheren Schwangerschaften und Geburten betrifft. Dagegen zeigt die Kurve der befundeten Schwangerschaftsrisiken und auch der Geburtsrisiken im Prinzip einen zweiphasigen, mehr U-förmigen Verlauf mit Risikohäufung bei sehr jungen und älteren Schwangeren. Häufigstes Einzelrisiko ist die Frühgeburtlichkeit.

2.2.3.2 Parität – Geburtenzahl – Geburtenabstand

Eng assoziiert mit der Geburtsprognose ist auch die *Parität*. Das ist logischerweise zugleich eine Altersabhängigkeit. Die geringste Gefährdung besteht in der zweiten Schwangerschaft. Das gilt sowohl für die Mutter als auch für das Kind. Die perinatale *Mortalität* ist leicht erhöht bei Primigravidae, vor allem durch eine höhere Totgeburtlichkeit. Sie steigt stärker an bei den Vielgebärenden [4, 5, 53, 54]. Grund dafür ist, wie bei der Altersabhängigkeit, die Häufung von Schwangerschafts- und Geburtsrisiken mit der Parität. Das bezieht sich vor allem auf vermehrte Komplikationen bei vorausgegangenen Schwangerschaften und auf eine Zunahme der maternen Erkrankungen in und e graviditate [7, 8, 36]. Diese Korrelation bleibt auch nach statistischer Eliminierung der Alterseinflüsse erhalten.

Wie beim Gebäralter ist auch bei der *Geburtenzahl* eine Korrelation zur perinatalen *Morbidität* nachzuweisen. Sowohl die Frühgeburtenfrequenz als auch die Verlegungsrate ist am niedrigsten bei der Zweitgebärenden (BPE 1988, n = 79 661 [3]):

Parität	Frühgeburtlichkeit	Verlegungsrate
I.-Para	5,12%	10,53%
II.-Para	3,65%	6,49%
III.-Para	4,25%	7,27%
> III.-Para	6,28%	9,59%
alle	4,56%	8,76%

Der Anteil unzureichend versorgter Schwangerschaften dagegen nimmt mit der Parität kontinuierlich zu (BPE 1988, n = 79 661 [3]):

Parität	Vorsorge unter Standard bei:
Primipara	21,3%
1 Kind	24,1%
2 Kinder	32,1%
> 3 Kinder	48,2%

Ein vielseitig verflochtener Einfluß von Alter und Parität ist auch für den *Entbindungsmodus* zu erkennen. Die Häufigkeit von Spontangeburten nimmt deutlich mit der Geburtenfolge zu. Erstgebärende können nur in 63,9%, Zweitgebärende in 79,9% und Mehrgebärende in 84,0% aller Geburten mit einer spontanen Entbindung rechnen. Dagegen steigt die Sectiofrequenz in den einzelnen Paritätsklassen mit dem Gebäralter kontinuierlich an [5, 53, 54].

Bemerkenswert ist auch der Einfluß des *Geburtenabstands* auf die Überlebenschancen der Kinder. Eine schnellere Geburtenfolge (kürzer als zwei Jahre) belastet die Sterblichkeitsziffern ebenso wie sehr lange Zeitintervalle (mehr als sieben Jahre). Die niedrigste perinatale Mortalität ist nach Geburtsabständen von zwei bis drei Jahren zu erwarten [4, 5, 53, 54].

2.2.3.3 Familienstand – Legitimität

Ledige oder alleinstehende Mütter und ihre nicht ehelich geborenen Kinder haben bei uns auch heute noch eine vergleichsweise schlechtere Geburtsprognose. Das betrifft sowohl die Müttersterblichkeit als auch die feto-infantile Mortalität [4, 5, 8, 53, 54]. Ursache hierfür ist vor allem die höhere Frühgeburtenrate, zum Teil wohl als Folge der allgemein geringeren Nutzung der Schwangerenvorsorgemöglichkeiten durch alleinstehende Mütter [7, 36]. In Schweden ist der mit der Legitimität gekoppelte Effekt schon seit Jahren nicht mehr nachweisbar. Auch in der Bundesrepublik ist der Einfluß deutlich geringer geworden (Tab. 6-1), obwohl der Anteil der unehelich geborenen Kinder an der Gesamtgeburtenzahl seit etwa 1975 von ca. 6 auf 9% wieder zugenommen hat. Diese Entwicklung hat sowohl präventivmedizinische als auch soziodemographische Gründe. Zum einen werden gefährdete Randgruppen in unserer Gesellschaft heute offenbar durch die Schwangerenfürsorge besser erreicht als früher. Zum anderen hat sich der Stellenwert des Ehestandes im allgemeinen Verständnis vieler Bevölkerungsteile offenbar verändert. Unehelichkeit wird heute nicht mehr in gleicher Weise als diskriminierend empfunden wie früher, und sie ist auch nicht mehr zwangsläufig mit einem niedrigeren Sozialstatus verbunden.

Tabelle 6-1 Legitimität und Sterblichkeit

Säuglingssterblichkeit auf 1000 Lebendgeborene

	1960	1982	1987
ehelich	32,0	10,5	7,8
nichtehelich	61,9	15,8	13,3
			(Bundesrepublik [58])
	1973	1980/81	1985/86
ehelich	20,9	11,0	7,1
nichtehelich	39,1	19,1	12,2
			(Bayern [4, 5])

Perinatale Sterblichkeit auf 1000 Lebend- und Totgeborene

	1973	1980/81	1985/86
ehelich	22,2	10,5	6,8
nichtehelich	40,6	15,3	12,9
			(Bayern [4, 5])

2.2.3.4 Staatsangehörigkeit – Nationalität

Die *Zahl der Ausländergeburten* und ihr Anteil an der Gesamtgeburtenzahl in den „alten Bundesländern" hat in den letzten Jahren deutlich abgenommen [53, 54]: Von 15,9% in 1975 fiel sie auf 10,3% in 1984 und 9,5% in 1988 ab.

Dagegen haben sich die *Unterschiede in den Überlebenschancen* für deutsche und nichtdeutsche Neugeborene kaum verändert. Die Säuglingssterblichkeit liegt für Ausländerkinder nach wie vor um ca. ein Drittel, und die perinatale Sterblichkeit um gut die Hälfte höher als für einheimische Kinder, unabhängig von Alter und Parität der Mütter (Tab. 6-2) [4, 5]. Ausschlaggebend hierfür ist, wie bei der Legitimität, vor allem die höhere Frühgeburtenrate und der niedrigere soziale Status. Der Bayerischen Perinatalerhebung 1988 zufolge (n = 79 661) ist die Schwangerenvorsorge bei Ausländerinnen viel häufiger unzureichend (bei 39,7%) als bei deutschen Frauen (23,2%) [3]:

Tabelle 6-2 Staatsangehörigkeit und Sterblichkeit (Statistisches Landesamt Bayern [3, 4])

Säuglingssterblichkeit auf 1000 Lebendgeborene

	1973	1980/81	1985/86
Deutsche	21,8	11,3	7,3
Nichtdeutsche	26,1	14,9	11,2

Perinatale Sterblichkeit auf 1000 Lebend- und Totgeborene

	1973	1980/81	1985/86
Deutsche	23,0	10,4	7,0
Nichtdeutsche	28,5	16,1	11,6

Schwangerschaften von Ausländerinnen sollten besonders sorgfältig überwacht werden. Oftmals fehlt es auch an der notwendigen Motivation für eine regelmäßige Schwangerenvorsorge.

2.2.3.5 Sozialstatus – Berufstätigkeit

Der Einfluß der sozialen Schichtung auf Schwangerschafts- und Geburtsverlauf ist lange bekannt, er besteht noch heute. Nach den Ergebnissen der britischen Perinatalstudie von 1958 steigt die perinatale Mortalität mit Abnahme des Sozialstatus auf fast das Doppelte an [7, 8, 40]. Auch aus der Bayerischen Perinatalerhebung geht die besondere Gefährdung der unteren Sozialgruppe hervor:

Sozialstufe	*Totgeborene* (%)	*Neugeborenentodesfälle* (%)
I	3,3	5,5
II	3,3	2,8
III	2,2	1,5
IV	1,8	1,3
V	1,0	1,6

Diese mit dem Sozialstatus gekoppelten Unterschiede sind in allen Nationalitätsgruppen nachweisbar, unabhängig vom Familienstand. Ursache der erhöhten Sterblichkeit in den unteren Sozialgruppen ist die Risikohäufung, insbesondere die erhöhte Rate an Früh- und Mangelgeburten [53]:

Sozialstufe	Frühgeburten (<37. SSW, %)
I	6,7
II	5,5
III	4,5
IV	4,1
V	3,8

Es zeigt sich auch ein deutliches Defizit der besonders gefährdeten Sozialschichten bei der Schwangerenbetreuung [3]:

	Vorsorge unter Standard bei:
alleinstehenden Frauen	43,6%
Auszubildenden	33,7%
Sozialhilfeempfängern	51,9%
Arbeiterinnen	34,3%
Facharbeiterinnen	23,8%
qualifizierten Facharbeiterinnen	19,9%
Beamtinnen	20,6%

Durch eine intensivere Schwangerenvorsorge, die besonders die schwächeren Sozialgruppen anspricht, sind diese Unterschiede weitgehend auszugleichen [10, 11].

Mütter der sozialen Oberschichten wiederum haben das höchste Gebäralter und dementsprechend kurze Geburtenabstände und reproduktive Lebensphasen [18]:

	mittleres Lebensalter (Jahre) bei der:		
	1. Geburt	2. Geburt	3. Geburt
soziale Oberschicht	29	31	33
soziale Mittelschicht	26	28	32
untere Sozialschicht	22	26	30

Die Bedeutung der Mehrfachbelastung durch Beruf, Haushalt und Familie ist umstritten. Eindeutig erhöht ist wiederum die Frühgeborenenrate bei *Berufstätigen* [7, 53, 54]. Das gilt vor allem für andauernd schwere Arbeit im Stehen und bei besonderer seelischer Anspannung, z. B. durch Doppelbelastungen. Soziale Unterstützungen durch vorzeitige Herausnahme aus dem Arbeitsprozeß oder Gewährung von Haushaltshilfen sind für diese Schwangeren dringend geboten [40].

3 Untersuchung der Schwangeren

3.1 Untersuchungen im ersten Trimenon

Die Erstuntersuchung durch den Arzt dient der Feststellung der Schwangerschaft bzw. ihrer Bestätigung. Meistens äußert die Patientin selbst die Vermutung, schwanger zu sein, aufgrund eines unbestimmten „Schwangerschaftsgefühls". Ein sehr verläßlicher Hinweis ist die sekundäre Amenorrhö. Das Ausbleiben der Menstruationsblutung bei vorher regelmäßigem Zyklus besitzt eine große medizinische und soziale Relevanz. Die definitive Diagnose „Schwangerschaft" fügt sich mosaikartig zusammen aus anamnestischen und befundeten Daten zunehmender Sicherheit:

– Zyklusanamnese (evtl. Basaltemperaturkurve)
– gynäkologischer Befund (evtl. Ultraschalldiagnostik)
– Chorionhormonnachweis (Schwangerschaftstest)

Eine verläßliche klinische Diagnose aufgrund von Scheidenzeichen und Uteruszeichen ist frühestens von der achten Woche post menstruationem an zu erwarten; der sonographische Nachweis gelingt oft schon in der fünften bis sechsten Woche. Am sichersten für die Frühdiagnose ist die Bestimmung von Beta-hCG. Mit Hilfe der hochempfindlichen und sehr spezifischen radioimmunologischen Nachweismethoden unter Verwendung monoklonaler Antikörper ist eine Diagnose günstigstenfalls schon vor Ausbleiben der ersten Menstruationsblutung (weniger als vier Wochen post menstruationem) möglich. Es ist vielfach einfacher und sicherer, eine Frühschwangerschaft zu bestätigen, als eine solche bei fortbestehender Konzeptionsmöglichkeit auszuschließen.

Die genaue Festlegung des Schwangerschaftsbeginns hat große Bedeutung für die Errechnung des Schwangerschaftsendes. Die Kenntnis des *Geburtstermins* liegt im verständlichen Interesse der Schwangeren selbst. Sie ist aber auch geburtshilflich wichtig für die rechtzeitige Erfassung der mit verlängerter Tragzeit und Terminüberschreitung verbundenen Risiken. Zur Bestimmung des Geburtstermins eignen sich die nachfolgenden Bezugsgrößen:

- Menstruationstermin
- Ovulationstermin
- Konzeptionstermin
- Uterusgröße und Fundusstand
- sonographische Fetometrie

Die einzelnen Methoden sind unterschiedlich genau. Bei verläßlichen Menstruationsangaben und regelmäßigem Zyklus ist der erste Tag der letzten Blutung nach wie vor ein sicheres Bezugsdatum (± 10,8 Tage). Die Aussage kann in ihrer Variationsbreite um einige Tage eingeengt werden, wenn der genaue Konzeptionstermin bekannt ist oder eine Basaltemperaturkurve geführt wurde (± 7,6 Tage). Uterusgröße bzw. Fundusstand sind demgegenüber weniger geeignet. Sie können nur als Zusatzparameter gelten.

Von überragender Bedeutung für die Bestimmung von Schwangerschaftsalter und Geburtstermin ist heute die Ultraschallbiometrie (siehe Kap. 16, Abschn. 3). Bei frühzeitiger Sonographie und laufender Kontrolle ist die Genauigkeit auch bei fehlenden Menstruationsangaben groß (± sechs Tage). Trotzdem sollte nicht vergessen werden, daß die Korrelation zwischen Größe (Fruchtblase, Fetus) und Zeit (Schwangerschaftsdauer) keine direkte ist, sondern zusätzlich bestimmt wird von zahlreichen anderen Faktoren, wie Alter, Parität, Körpergröße und Gewichtsverhalten. *Vor der leichtfertigen Korrektur eines errechneten Geburtstermins allein aufgrund von Ultraschalldaten ist zu warnen.* Das gilt sowohl für Plus- als auch für Minusabweichungen.

3.1.1 Allgemeinuntersuchung

Erstuntersuchung

Die Allgemeinuntersuchung der Schwangeren wird heute im Zeitalter der zunehmenden Spezialisierung vom Geburtshelfer vielfach weitgehend verdrängt oder schlicht vergessen. Die Allgemeinuntersuchung ist mit Recht ausdrücklicher Bestandteil der Mutterschaftsrichtlinien (siehe Kap. 5, Anhang, Abschn. A) [6, 12, 63]. Dabei ist nicht an eine umfassende systematische Untersuchung nach internistischem Muster gedacht, sondern eher an eine Stichprobenexploration.

Ziel dieser Untersuchung ist die rechtzeitige Aufdeckung solcher präexistenter Leiden oder Erkrankungen, die vermehrt Schwangerschaftskomplikationen hervorrufen oder sich durch den Einfluß der Schwangerschaft verschlimmern können. Die endgültige Beurteilung des Krankheitswertes und die Behandlung sollte gemeinsam mit den zuständigen Fachdisziplinen erfolgen.

Kurzprogramm für Allgemeinuntersuchung:

Körperbau	– Konstitutionstyp
Haut	– Ekzeme, Varizen
Lunge	– Perkussion, Auskultation, Seitendifferenzen
Herz	– Geräusche, Rhythmus, Frequenz
Abdomen	– Palpation, Druckpunkte

Gegebenenfalls wird schon durch die anamnestischen Angaben die Aufmerksamkeit auf bestimmte Organsysteme gelenkt.

Mit der Verbesserung der Schwangerenbetreuung und dem Rückgang der eigentlichen geburtshilflichen Risiken gewinnen Komplikationen durch Grund- und Begleitleiden in graviditate an Bedeutung.

3.1.2 Gynäkologisch-geburtshilfliche Untersuchungen

Im Mittelpunkt der ärztlichen Betreuung stehen natürlich die gynäkologisch-geburtshilflichen Untersuchungen der Schwangeren. Das Untersuchungsprogramm ist abhängig vom Schwangerschaftsalter, von der Anamnese und vom Beschwerdebild. Im ersten Trimenon stehen die vier folgenden Komplexe im Vordergrund:

- Brustdrüsen
- Becken
- Vagina – Zervix – Uterus
- Adnexe

Hinsichtlich Einzelheiten der geburtshilflichen Untersuchung wird auf propädeutische Darstellungen verwiesen.

Brustuntersuchung

Die Inspektion und Palpation der Brustdrüsen sollte zum festen Bestandteil der Schwangerenvorsorge gehören. Sie dient der Tumorsuche, der Erörterung der Brustpflege und der Stillprognose. Bei Tumorverdacht ist auch in der Schwangerschaft die gezielte Sonographie oder Mammographie indiziert.

Beckenbeurteilung

Die sogenannten äußeren und inneren Beckenmessungen sind weitgehend verlassen. Die Verwendung des Beckenzirkels führt ohnehin nur zu groben Schätzwerten. Beckendeformitäten erkennt man bei der allgemeinen Inspektion (Michaelis-Raute). „Absolute Kaiserschnittbecken" sind heute selten, relative Mißverhältnisse geben sich rechtzeitig bei sorgfältiger Kontrolle des Geburtsverlaufs zu erkennen. Für die Röntgenpelvimetrie besteht selten noch eine zwingende Notwendigkeit, die Ultraschallpelvimetrie bleibt schon von ihrer Leistungsfähigkeit her problematisch. Vielleicht ergibt sich ein neuer Aufgabenbereich durch die digitale Projektionsradiographie oder die Kernspintomographie; erste Ergebnisse sind ermutigend (siehe auch Kap. 14).

Routinemäßig sollte vor allem bei Erstschwangeren eine vaginale Beckenaustastung erfolgen unter Beachtung folgender Kriterien:

- Beckeneingang (Promontorium)
- Beckenmitte (Interspinalabstand)
- Beckenausgang (Schambeinwinkel, Steißbein)

Gynäkologische Untersuchung

Zervix: Zur Erstuntersuchung gehört immer auch die Spekulumeinstellung; später genügt die bimanuelle Exploration. Karzinom-Früherkennungsmaßnahmen sind erforderlich, soweit keine jüngeren Ergebnisse vorliegen. Auf vaginale Fehl- und Doppelbildungen ist zu achten. Wichtig ist die Beurteilung der Portio vaginalis uteri und der Zervix, vor allem bei Mehrgebärenden, zumal nach vaginalen, auch geburtshilflichen Operationen und nach schweren Geburten. Für den Zervixverschluß in der Schwangerschaft ist die Funktionstüchtigkeit des inneren Muttermundes entscheidend. Der äußere Muttermund kann weit klaffen (Emmet-Riß) oder fehlen (Zustand nach Konisation), der Zervikalkanal eingängig sein, ohne daß eine akute Gefahr für eine Verschlußinsuffizienz bestehen muß. Die Beurteilung der Zervix im Hinblick auf die Schwangerschaftsprognose erfordert viel Erfahrung. Eine frühzeitige Befunderhebung und sorgfältige Befundkontrollen helfen unnötige therapeutische Maßnahmen (Tokolyse, Cerclage) vermeiden.

Uterus: Die Uterusgröße wird mit dem Schwangerschaftsalter verglichen und, falls nötig, sonographisch kontrolliert und dokumentiert. Die mobile Retroflexio uteri hat auch in der Schwangerschaft keinen Krankheitswert; symptomlose kleinere Myomknoten wird man beobachten. Wichtig ist die Erkennung und Differenzierung uteriner Blutungen (siehe Bd. 5, Kap. 11).

Blutungen während der Schwangerschaft werden etwa von 10% aller Gebärenden angegeben. Die weitaus meisten Blutungen erfolgen in der Frühschwangerschaft als Ausdruck einer drohenden Abortsituation. Aber auch nach Sistieren der Blutung und Fortbestehen der Schwangerschaft über die 28. Woche hinaus hat das anamnestische Symptom „Blutung ex utero" vorausweisende Bedeutung. So ist in gut einem Drittel der Schwangerschaftsblutungen mit vorzeitigen Wehen zu rechnen. Das führt zu einer erhöhten Frühgeburtenrate und zu einer Verkürzung der mittleren Schwangerschaftsdauer um ca. zwei Wochen. Deutlich erhöht ist auch die Sectiofrequenz und die perinatale Mortalität [53].

Adnexe: Zystische Vergrößerungen der Ovarien sind in der Frühschwangerschaft nicht selten. Die Differentialdiagnose kann schwierig sein. Trotzdem muß nicht immer sofort interveniert werden. Vor allem bei einseitigem „Tumor" handelt es sich meistens um zystische Funktionsgebilde, vornehmlich um Corpora lutea. Solche Gelbkörperzysten können auch bei intakten intrauterinen Schwangerschaften apfelgroß und größer werden, ohne operativ entfernt werden zu müssen. Eine zuwartende Haltung erscheint aus mehreren Gründen gerechtfertigt:

- Die Kombination von Schwangerschaft und malignem Ovarialtumor ist selten.
- Die Corpus-luteum-Zysten bilden sich bei intakter Schwangerschaft regelmäßig spontan zurück.
- Das Abortrisiko nach Adnexoperation nimmt mit dem Schwangerschaftsalter ab (zunehmende hormonelle Autonomie der Plazenta).

In Zweifelsfällen sollte ein laparoskopischer Befund erhoben werden.

3.1.3 Weitere diagnostische Maßnahmen

Für die geburtshilfliche Prognose wichtige *Körpermaße* der Schwangeren sind ihre Größe, ihr Gewicht und das Gewichtsverhalten. Diese Parameter sollten in jeder Schwangerschaft regelmäßig kontrolliert werden. Die generelle Messung des Leibesumfangs wurde weitgehend aufgegeben, sie bringt keine zusätzlichen Informationen [13]. Für den Geburtsjahrgang 1980 der Universitäts-Frauenklinik Würzburg ergaben sich folgende Durchschnittswerte für Körpergröße und Gewicht der Mütter:

Körpergröße	165 ± 6,2 cm
Ausgangsgewicht	58,2 ± 8,6 kg
Endgewicht	71,1 ± 9,1 kg
Gewichtszunahme	12,9 ± 3,9 kg

Der mittlere Gewichtszuwachs pro Woche stieg mit der Tragzeit an:

I. Trimenon	169 g/Woche
II. Trimenon	369 g/Woche
III. Trimenon	446 g/Woche

Es bestand eine Tendenz zu größeren Gewichtszunahmen nach niedrigerem Ausgangsgewicht. Der Gewichtsindex (Ausgangsgewicht/Zuwachs) nahm mit den Gewichtsklassen zu von 3,5 auf 6,6. Mütter mit Frühgeborenen haben auch ein signifikant geringeres Ausgangsgewicht (55,9 kg gegenüber 58,2 kg).

Grundsätzlich sind alle Körpermaße der Schwangeren mit den Kindsmaßen assoziiert. Diese wiederum beeinflussen die perinatale Mortalität und auch die Geburtsprognose für die Mutter. Für den Einfluß auf das Geburtsgewicht gilt die allgemeine Faustregel: große (schwere) Mutter – großer Uterus – großes Kind. Dagegen haben die Körpermaße des Vaters nur eine untergeordnete Bedeutung [38].

3.1.3.1 Körpergröße

Die Körperlänge des Menschen ist genetisch vorgezeichnet und durch Umwelteinflüsse modifiziert. Die Größe der Schwangeren korreliert gut mit dem Neugeborenengewicht trotz erheblicher Streuung der Einzelwerte. Das gilt innerhalb der Tragzeitklassen von der 36. bis 42. Schwangerschaftswoche sowohl für die Medianwerte als auch für die zehnte bzw. 90. Perzentilgrenze. Die Variationsbreite der Kindsgewichte in Abhängigkeit von der Körperlänge der Mutter (unter 150 bis über 175 cm) schwankt zwischen 160 und 390 g.

Die direkten ätiologischen Zusammenhänge sind im einzelnen unklar. Zu beachten sind auch Interaktionen durch den Sozialstatus. Schwangere aus niedrigeren Sozialschichten sind durchschnittlich kleiner als gleichaltrige mit höherem Lebensstandard. Der Sozialstatus aber ist, wie die Körpergröße auch, zu den Kindsmaßen und dem Schwangerschaftsausgang in gleicher Weise korreliert.

Der Einfluß der Größe der Mutter auf Schwangerschafts- und Geburtsverlauf geht auch aus einer Sonderauswertung (1980–1982) der Bayerischen Perinatalerhebung hervor [3]. Dabei zeigen sich folgende statistisch signifikante Veränderungen mit abnehmender Körpergröße der Mütter (Abb. 6-1):

– vermehrt Wachstumsretardierungen und Mangelgeburten
– vermehrt untergewichtige Kinder (< 2500 g)
– weniger große Kinder (> 4000 g)
– weniger Gestosen (Blutdruck > 140/90, Proteinurie)
– häufiger Kaiserschnitte
– höhere Neugeborenenmorbidität (Verlegungsrate in die Kinderklinik)

Dagegen war die perinatale Mortalität nicht eindeutig von der Körperlänge der Mutter abhängig. Das spricht für eine sorgfältige Schwangerenvorsorge und Geburtsleitung.

Die größere Anzahl der per definitionem gewichtsretardierten Neugeborenen (zehnte Perzentile) bei kleineren Schwangeren ist wohl nur zum Teil Folge gehäufter Plazentainsuffizienzen, sondern vielmehr auch der generellen Verknüpfung von mittleren Geburtsgewichten und Muttergröße zuzuschreiben. Die standardisierten intrauterinen Wachstumskurven berücksichtigen die Körpermaße der Schwangeren nicht [31]. Die Differenzierung der mittleren Geburtsgewichte in den einzelnen Tragzeitklassen nach der Muttergröße zeigt, daß bei kleineren Schwangeren die Perzentilengrenze mehrfach unterschritten wird. Man darf annehmen, daß in diesen Fällen keine echten Wachstumsretardierungen als Ausdruck manifester Plazentainsuffizienzen vorliegen. Um die Diagnose einer intrauterinen Wachstumsretardierung zu erhärten, müssen dann Zusatzparameter herangezogen werden. Nur so lassen sich voreilige therapeutische Folgerungen vermeiden. Entsprechendes gilt auch für die untergewichtige Schwangere.

3.1.3.2 Körpergewicht

Sowohl das Ausgangsgewicht vor der Schwangerschaft als auch der Gewichtszuwachs in der Schwangerschaft sind mit den Kindsmaßen assoziiert. Beide Gewichtsfaktoren sind voneinander abhängig. Ihr isolierter Einfluß ist größer als der der Körperlänge. Die Einzelwirkungen über die Körpermaße können sich addieren. Wachstumsretardierungen z. B. sind am häufigsten bei der kleinen Schwangeren mit niedrigem Ausgangsgewicht und geringer bzw. fehlender Gewichtszunahme zu erwarten [42, 45, 46, 49].

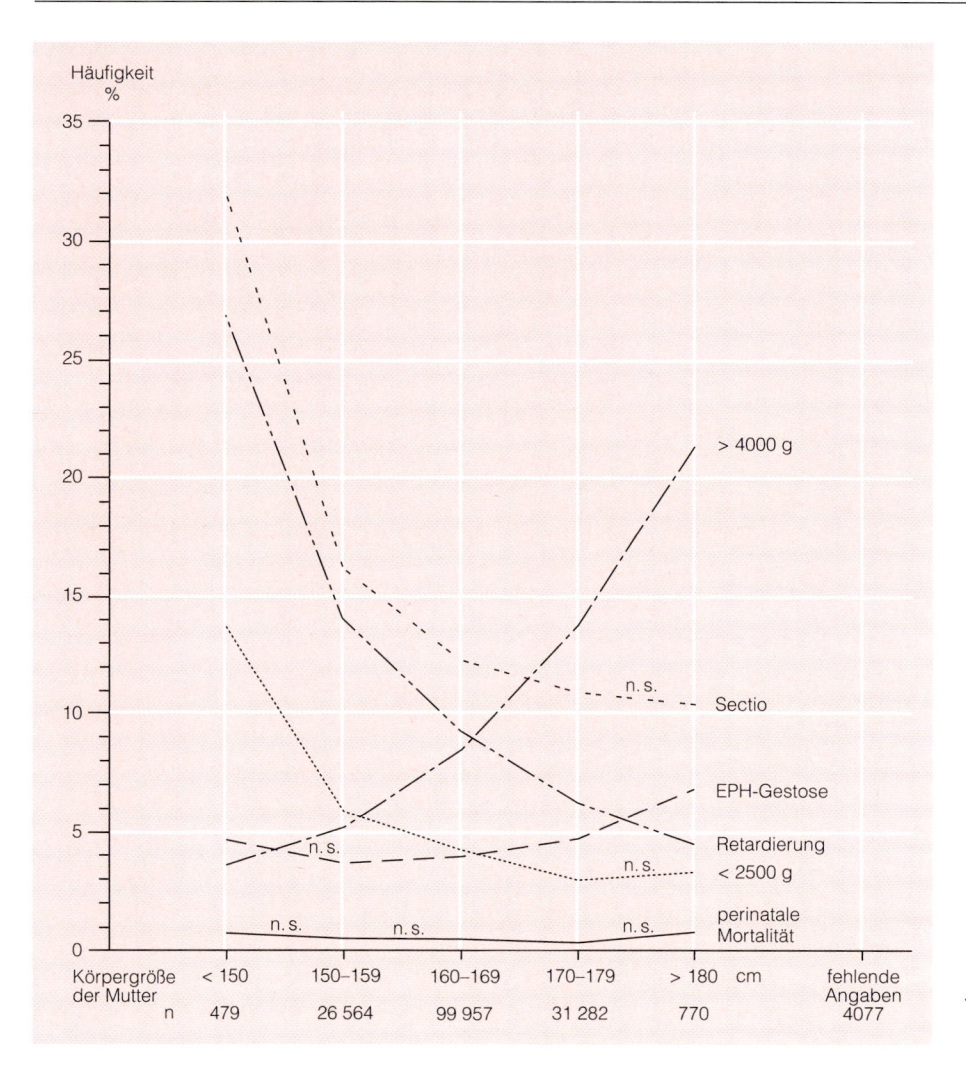

Abb. 6-1 Schwangerschaftsverlauf und Geburtsprognose in Abhängigkeit von der *Körpergröße der Mutter* (Sonderauswertung der Bayerischen Perinatalerhebung 1982/83 [3, 68]).

Höheres *Ausgangsgewicht* ist auch unabhängig vom weiteren Gewichtsverlauf mit einem höheren Geburtsgewicht der Kinder verbunden (Abb. 2-9 in [69]). Das bedeutet jedoch nur in mittleren Gewichtsbereichen gleichzeitig auch eine Verbesserung der Überlebenschancen für die Kinder. Bei stärkerer Übergewichtigkeit (Anfangs- und Endgewicht) treten zunehmend Geburtskomplikationen auf, die ihrerseits die Prognose wieder beeinträchtigen [30, 34].

Bei *schwerer Adipositas* (20% über Sollgewicht) – beobachtet in 2,5% aller Geburten, gehäuft bei Ausländerinnen – ist nur in 60,5% mit einer Spontangeburt zu rechnen gegenüber 72,2% im Vergleichskollektiv, bei einer erhöhten Sectiorate von 20,7%. Die perinatale Mortalität war um den Faktor 3 erhöht; die Kinder starben vor allem ante partum [53].

Für die Geburtenjahrgänge 1982/83 konnten diese Zusammenhänge im Rahmen der Bayerischen Perinatalerhebung bestätigt werden [3]. Es fanden sich mit zunehmendem Sollgewicht (Körperlänge in Zentimeter minus 100):

– weniger Wachstumsretardierungen bzw. „Mangelgeburten" (< 10. Perzentile)
– weniger „Frühgeborene" (< 2500 g)
– mehr große Kinder (> 4000 g)
– mehr PH-Gestosen (Blutdruck > 140/90, Proteinurie)
– mehr Kaiserschnitte

Die perinatale Morbidität (Verlegungen in die Kinderklinik) und die einschlägige Mortalität waren bei stärkerem Übergewicht erhöht (Abb. 6-2).

Zu beachten ist auch die *Untergewichtigkeit* der Mutter, gleich welcher Ursache. Untergewichtigkeit ist bei stärkerer Ausprägung mit einer erhöhten Frühgeburtenrate und mit mehr Mangelgeburten belastet. Der

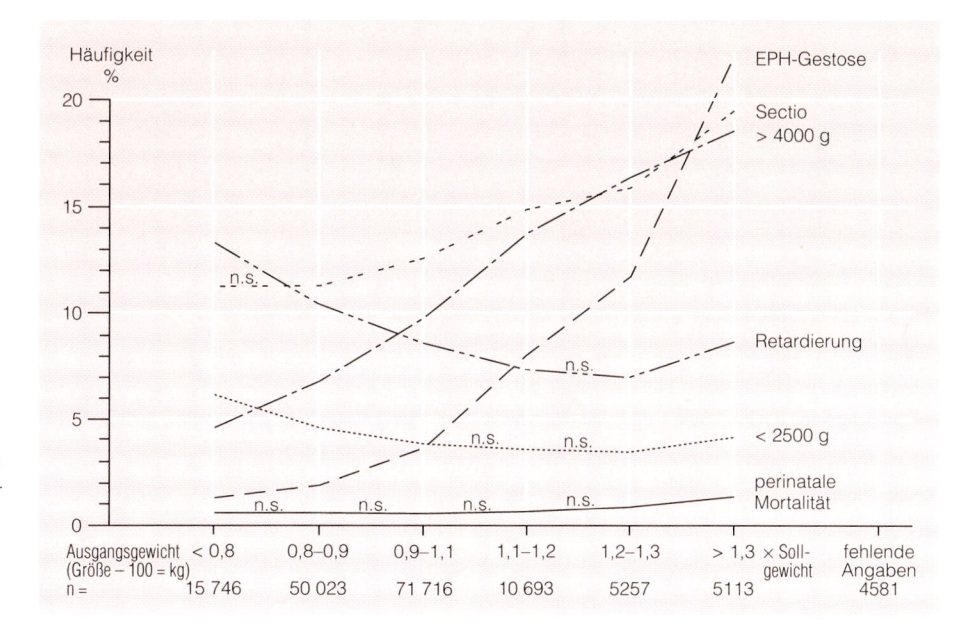

Abb. 6-2 Schwangerschaftsverlauf und Geburtsprognose in Abhängigkeit vom *relativen Ausgangsgewicht* der Mutter nach Broca (Größe in Zentimeter minus 100) (Sonderauswertung der Bayerischen Perinatalerhebung 1982/83 [3, 68]).

primär nachteilige Einfluß des geringen Ausgangsgewichts auf die Kindsmaße kann durch entsprechende Gewichtszunahme während der Schwangerschaft vollständig kompensiert werden. Umgekehrt wirkt sich ein mangelnder Gewichtszuwachs gerade bei primär untergewichtigen Schwangeren besonders ungünstig aus.

Das betont schon die überragende prognostische Bedeutung des *Gewichtsverhaltens* während der Schwangerschaft. Für die ernährungsbedingte Gewichtszunahme der Schwangeren besteht offenbar eine direkte ätiologische Verknüpfung zur somatischen Entwicklung des Feten und damit indirekt auch zu der mit dem Geburtsgewicht gekoppelten feto-infantilen Morbidität und Mortalität [51, 55, 56].

Im eigenen Geburtengut besteht eine signifikante Beziehung zwischen dem Gewichtszuwachs der Schwangeren bis zum Geburtstermin und dem Kindsgewicht (Abb. 2-11 in [69]). Dagegen ist das Gewichtsverhalten während des ersten und zweiten Trimenons ohne bedeutsamen Einfluß auf das Geburtsgewicht.

In der Beurteilung der *Gewichtskurve* von Schwangeren hat sich im letzten Jahrzehnt ein deutlicher Wandel vollzogen. Früher galt ein Gewichtszuwachs von insgesamt 10 bis 11 kg bzw. bis zu 500 g pro Woche im dritten Trimenon als normal. Bei Überschreiten dieser Grenzwerte wurden zur Gewichtsreduzierung diätetische Maßnahmen empfohlen oder sogar zusätzlich Diuretika verordnet. Heute wissen wir vor allem aus angloamerikanischen Studien, daß selbst eine Gewichtszunahme von 12 bis 15 kg noch als normal gelten kann, ja möglicherweise sogar eine protektive Wirkung im Hinblick auf Kindsentwicklung und Schwangerschaftsausgang haben kann. Erst bei extremen Veränderungen mit raschem Gewichtsanstieg oder Steigerung von 20 kg und mehr ist mit nachteiligen Auswirkungen, z. B. dem gehäuften Auftreten von Gestosen, zu rechnen [45, 46].

Mit steigendem Gewichtszuwachs sind folgende Veränderungen zu erwarten:

– Zunahme des mittleren Geburtsgewichts um 200 bis 500 g, unabhängig von allen anderen Variablen, vor allem nach niedrigem Ausgangsgewicht
– Abnahme der Frühgeborenenrate (< 2500 g), am deutlichsten nach niedrigem Ausgangsgewicht
– Abnahme der Wachstumsretardierungen (umgekehrt besteht vergleichsweise ein nur geringer Gewichtszuwachs bei Schwangeren mit Small-for-dates-Kindern)
– Zunahme von Lage- und Einstellungsanomalien
– Zunahme der Kaiserschnittfrequenz
– entsprechend höhere Morbidität (fetal distress)
– höhere perinatale Mortalität
– besseres somatisches Wachstum und günstigere psychomotorische Entwicklung im ersten Lebensjahr

Diese zum Teil älteren Literaturangaben werden durch jüngste Daten aus der Bayerischen Perinatalerhebung

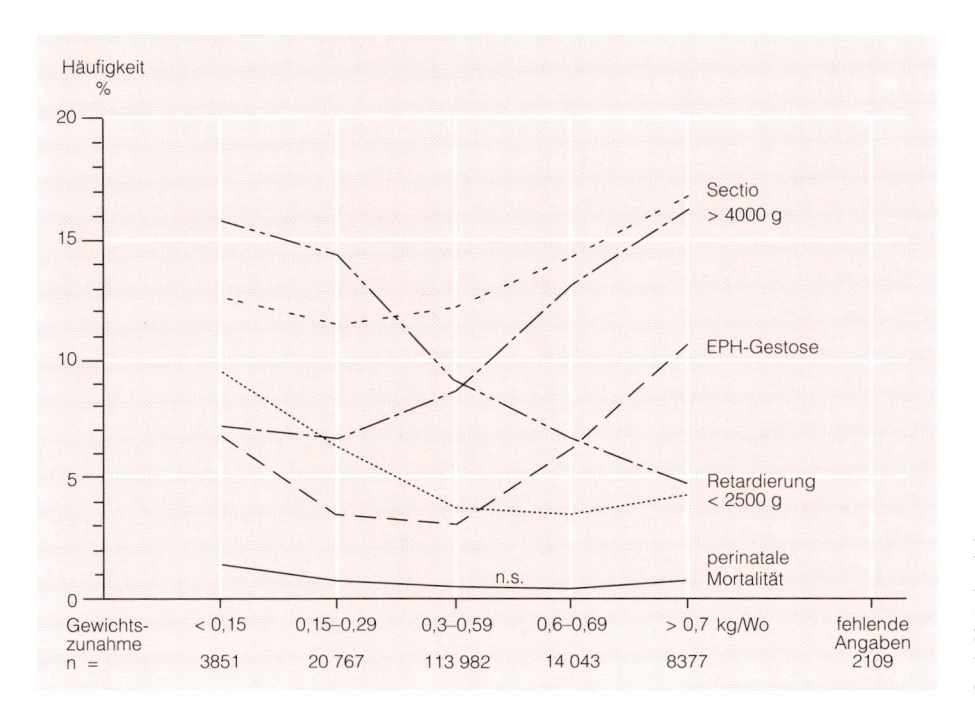

Abb. 6-3 Schwangerschaftsverlauf und Geburtsprognose in Abhängigkeit von der *wöchentlichen Gewichtszunahme* der Schwangeren (Sonderauswertung der Bayerischen Perinatalerhebung 1982/83 [3, 68]).

auf der Basis des Gewichtszuwachses pro Schwangerschaftswoche grundsätzlich bestätigt. Die Zahlen zeigen jedoch auch, daß trotz protektiver Wirkung der Gewichtszunahme auf die somatische Entwicklung des Feten das Optimum im Hinblick auf die Geburtsprognose im mittleren Gewichtsbereich liegt. Bei exzessiv hohem Gewichtszuwachs (mehr als 0,7 kg pro Woche) nehmen die Gestosehäufigkeit und auch die perinatale Mortalität wieder zu (Abb. 6-3).

Die Ergebnisse über den Zusammenhang von Gewichtsfaktoren und Geburtsprognose sind ein starkes Argument für eine sorgfältige Registrierung des Gewichtsverlaufs bei Schwangeren.

3.1.3.3 Ödeme

Eng verknüpft mit dem Gewichtsverhalten in der Schwangerschaft ist auch die Ödembildung (interstitielle Flüssigkeitsansammlung). Normalerweise verteilt sich der Gewichtszuwachs in der Schwangerschaft etwa zu gleichen Teilen auf die Mutter und den Fetus (einschließlich Uterus und Plazenta). Bei der Schwangeren selbst steht offenbar die Aufstockung der Fettgewebe im Vordergrund und erst in zweiter Linie die Erweiterung der Flüssigkeitsdepots. Das interstitielle Wasservolumen nimmt um zwei bis vier Liter zu, vornehmlich im letzten Trimenon. Diese universelle Flüssigkeitsanreicherung ist mit aufwendigen Farbstoffverdünnungsmethoden direkt meßbar; sie imponiert klinisch als allgemein gesteigerter Gewebsturgor – ein typisches Schwangerschaftszeichen. Von Ödemen sprechen wir erst dann, wenn deutlich sichtbare Flüssigkeitsansammlungen erscheinen (Gesicht, Bauchdecken, Extremitäten). Nur diese *generalisierten* Ödeme sind für Schwangerschaftsverlauf und Kindsentwicklung erheblich, nicht dagegen die *lokalisierten* Ödeme – eine Folge des erhöhten Venendrucks, vornehmlich in den unteren Extremitäten. Ausgeprägte Ödeme verraten sich stets auch durch einen raschen Gewichtsanstieg.

Im Rahmen des Gestosegeschehens hat die Ödembildung kaum prognostische Bedeutung. Unabhängig davon sind die generalisierten Ödeme allerdings zur Gestosesymptomatik streng assoziiert. Schon die klassischen Untersuchungen aus dem Jahre 1967 zeigten eine signifikante Häufung von generalisierten klinisch nachweisbaren Ödemen bei hypertensiven (diastolischer Blutdruck > 90 mm Hg) und ausgeprägter noch bei präklamptischen (Hypertonie plus Proteinurie) Schwangeren (Abb. 6-4).

Diese Befunde werden durch die Bayerische Perinatalerhebung erneut bestätigt [3, 68]: Schwangerschaftshypertonien sind in 28,7% mit mittelgradigen bis schweren Ödemen vergesellschaftet gegenüber nur 2,4% bei normotensiven Schwangeren. Außerdem zeigt sich eine signifikante Zunahme der Ödembil-

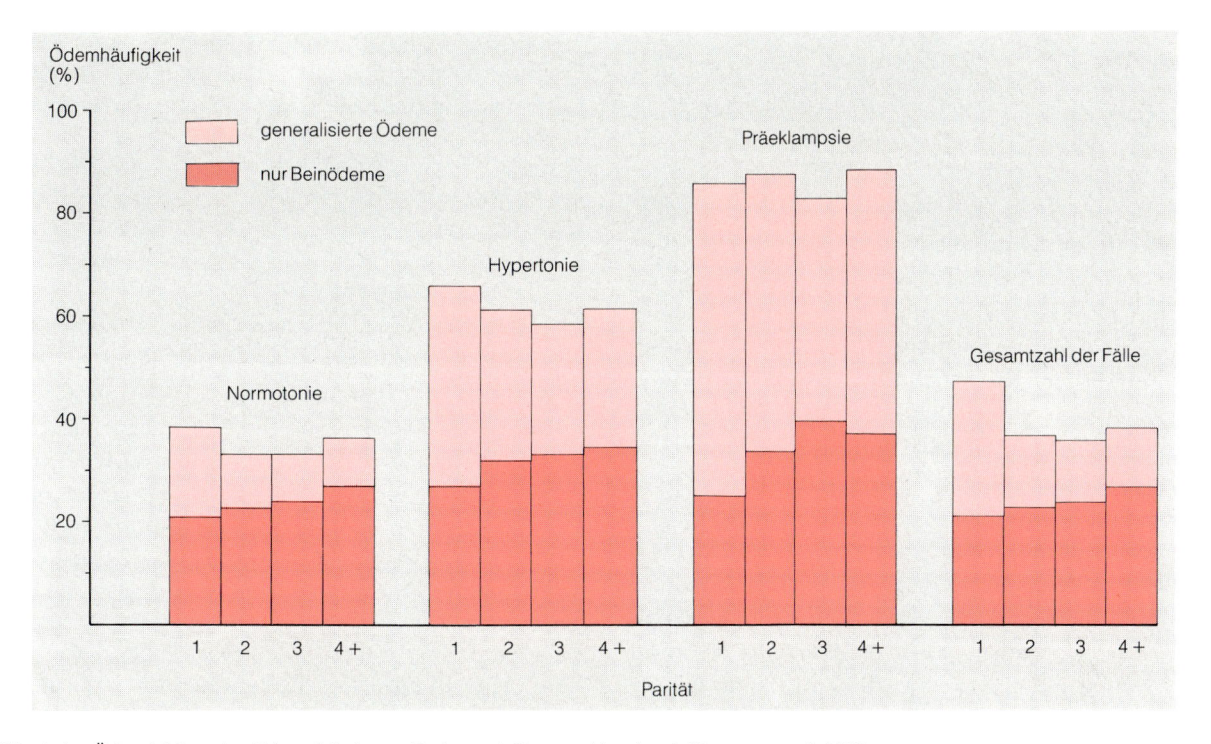

Abb. 6-4 Ödembildung in Abhängigkeit von *Parität und Gestosezeichen* (nach Thomsen et al. [42]).

dung von 0,7 auf 7,7% mit dem Ausgangsgewicht der Schwangeren und von 1,2 auf 7,5% mit steigendem wöchentlichem Gewichtszuwachs.

Ausgeprägte generalisierte Ödeme sind somit nach wie vor als ein Hinweis auf die Notwendigkeit einer intensivere Schwangerenkontrolle zu werten.

3.1.3.4 Blutdruck

Der Blutdruck ist die wichtigste und zugleich eine einfach zu bestimmende Herz-Kreislauf-Größe bei Schwangeren. Der arterielle Mitteldruck wird im wesentlichen vom Herzzeitvolumen und vom peripheren Gesamtwiderstand bestimmt. Beide Regelgrößen verändern sich im Zuge des Herz-Kreislauf-Adaptation während der Schwangerschaft gegenläufig. Das Herzzeitvolumen steigt frühzeitig um 20 bis 30% an, während der Gefäßwiderstand um etwa 20% abfällt. Die Rückwirkungen dieser Kreislaufumstellung auf den arteriellen Blutdruckwert bleiben weitgehend kompensiert. Frühere Langzeitmessungen haben einen leichten Druckabfall im zweiten Trimenon mit einem überschießenden Wiederanstieg bis zur Geburt um etwa den gleichen Betrag (5 bis 10 mmHg) gezeigt, ein Ergebnis, das sich in neueren Studien jedoch nicht hat bestätigen lassen (Abb. 6-5). Abweichungen von dieser Norm nach oben und nach unten bedeuten eine Gefährdung für den Schwangerschaftsverlauf. Die Grenzwerte liegen für den systolischen Druck bei 100 bzw. 140 mm Hg und für den diastolischen Druck bei 60 bzw. 90 mm Hg.

Hypertonie: Eine für den Schwangerschaftsausgang relevante Hypertonie liegt dann vor, wenn die Blutdruckgrenzwerte von 140/90 mmHg überschritten werden. Das wird bei 5 bis 8% aller Schwangeren beobachtet. Von einigen Autoren wird der sogenannte

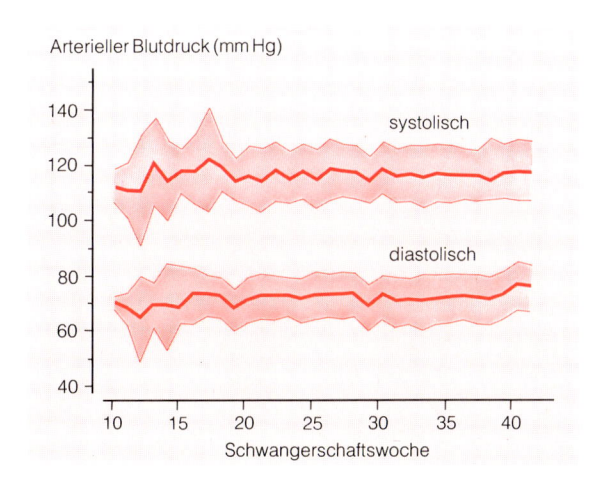

Abb. 6-5 Veränderungen des systolischen und diastolischen Blutdrucks während der Schwangerschaft bei 131 Probandinnen (Daten der Universitäts-Frauenklinik Gießen [21]).

mittlere arterielle Druck (MAD) als Maßstab für die Gefährdung bevorzugt. Der MAD wird aus systolischem (S) und diastolischem (D) Druck berechnet:

$$MAD = \frac{S + 2D}{3}$$

Dieser Blutdruckparameter soll besser vergleichbar und strenger zur Schwangerschaftsprognose von Mutter und Kind korreliert sein. Als *Grenzwerte* gelten für das zweite Trimenon „MAD-II" ≥ 90 mm Hg und für das dritte Trimenon „MAD-III" ≥ 105 mm Hg. Höhere MAD-Werte werden bei 2,4% aller Graviden beobachtet [47, 48]. Ein Nomogramm zur Bestimmung des MAD findet sich in Band 5 (Kap. 1.3).

Die Blutdruckerhöhung besitzt hohen prädiktiven Wert. Schwangerschaftshypertonien sind gehäuft mit Früh- und Mangelgeburten und mit Präeklampsien assoziiert, die Sectiofrequenz ist ebenso erhöht wie die perinatale Morbidität und Mortalität. Die Verknüpfung zwischen den genannten Risikofaktoren und der Hypertonie ist auch heute noch hoch signifikant (Abbildung 6-6) [8, 69].

Bei hypertonen Schwangeren besteht auch eine erhöhte Ödemneigung und eine signifikante Disposition zu verstärkter Eiweißausscheidung mit dem Urin.

	RR > 140/90	*RR < 140/90*
A Ödeme	28,7%	2,4%
B Proteinurie (> 1 g/l)	5,7%	0,3%
A + B	23,6%	0,3%

Hypotonie: Auch die Hypotonie bei Schwangeren sollte stärkere Beachtung finden. Der Krankheitswert hypotoner Regulationsstörungen ist grundsätzlich unbestritten [23, 24, 25, 53]. Offen bleibt die Frage nach dem Ausmaß der Gefährdung und nach den Therapiemöglichkeiten. Häufigkeitsangaben zur Hypotonie sind natürlich von der Definition und gemäß der adaptiven Kreislaufveränderungen auch vom Schwangerschaftsalter abhängig.

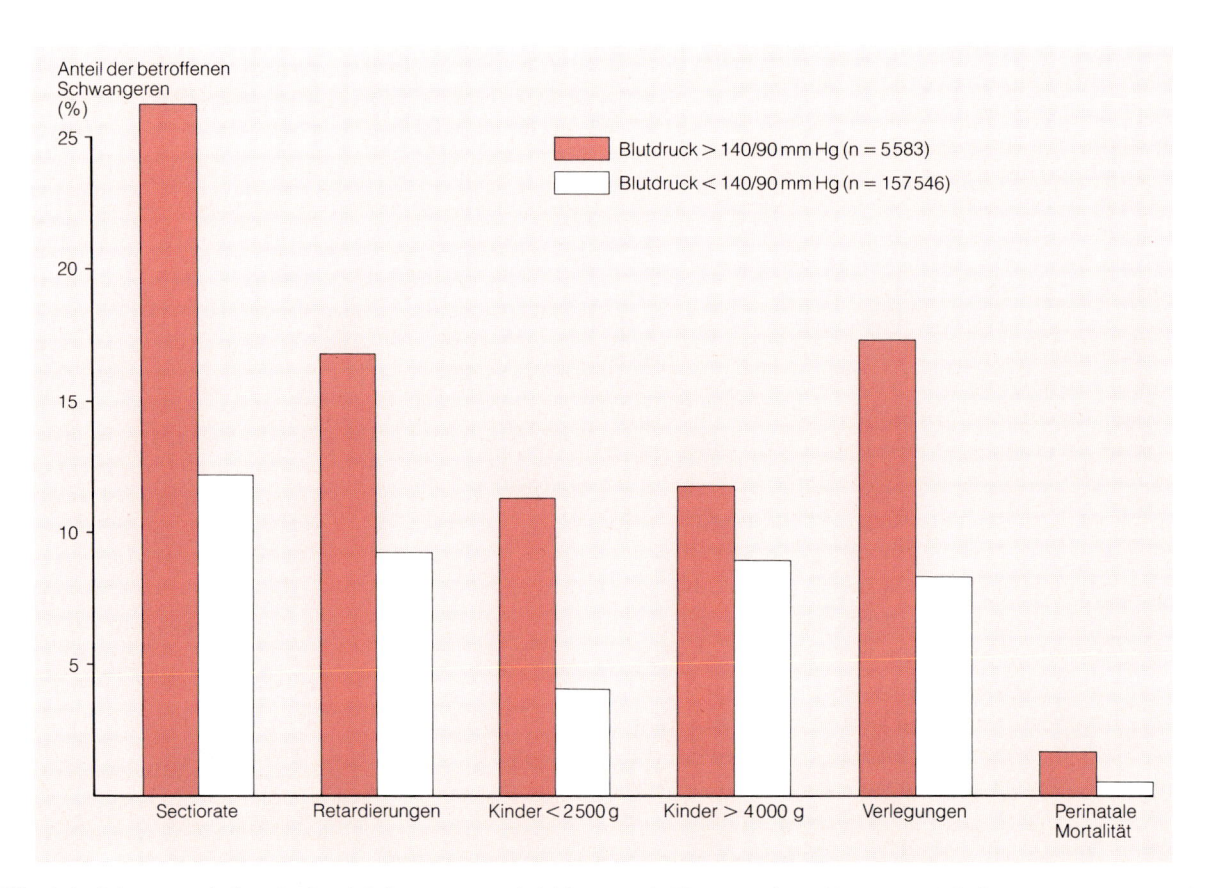

	Zweites Trimenon	*Drittes Trimenon*
systolischer Blutdruck		
≤ 110 mm Hg	34,0%	15%
≤ 100 mm Hg	8,7%	2%

Abb. 6-6 Schwangerschaftsverlauf und Geburtsprognose bei Müttern mit *Hypertonie bzw. Normotonie*. Bei allen Wertepaaren war der Unterschied statistisch hoch signifikant (p < 0,001) (Sonderauswertung der Bayerischen Perinatalerhebung 1982/83 [68]).

Nicht alle Schwangeren mit niedrigem Blutdruck entwickelten einen „Symptomenkomplex Hypotonie" mit Augenflimmern, Schwindelanfällen, Kopfschmerzen, Müdigkeit und Parästhesien.

Die Bedeutung der Hypotonie für die Schwangerenvorsorge liegt in der Voraussage von Gefährdungsmomenten. Folgende Komplikationen werden bei Hypotonie gehäuft beobachtet:

- höhere Frühgeburtenrate (< 2500 g)
- mehr Wachstumsretardierung (< 10. Perzentile)
- mehr protrahierte Geburtsverläufe (> 12 Stunden)
- mehr operative Entbindungen
- verstärkte Nachgeburtsblutungen
- erhöhte perinatale Morbidität und Mortalität

Diese Risikofaktoren bei Hypotonie werden durch neuere Daten eindrucksvoll bestätigt (Abb. 6-7) [68].

Hypotone Schwangere neigen darüber hinaus zur Ödembildung. Auch kann sich im Verlauf der Schwangerschaft eine Gestose mit erhöhten Blutdruckwerten entwickeln.

Bei rechtzeitiger Erkennung, Behandlung und sorgfältiger Überwachung der Schwangerschaft sind schwerere Komplikationen, die die perinatale Morbidität und Mortalität belasten, offenbar zu vermeiden. Trotzdem bleibt die Hypotonie ein potentielles Risiko.

Die überragende Bedeutung der Blutdruckmessung mit der Suche nach hypotonen und hypertonen Regulationsstörungen ist unumstritten. Voraussetzung für eine sorgfältige Kontrolle ist natürlich eine solide Technik.

Die Messungen sollten unter vergleichbaren Bedingungen erfolgen. Die Phänomene der Vena-cava-Okklusion und Druckdifferenzen zwischen oberer und unterer Körperhälfte bei aortokavaler Kompression sollten bedacht werden (siehe auch Kap. 13, Abschn. 1.3.1.4).

3.1.3.5 Hämoglobinbestimmung – Erythrozytenzählung – Hämatokritmessung

Die Aufnahme des sogenannten „roten Blutbildes" gehört zu den Routinemaßnahmen im Programm der Schwangerenvorsorge. Bei der Beurteilung der Normwerte müssen schwangerschaftstypische Veränderungen berücksichtigt werden (siehe auch Bd. 5, Kap. 3.1). Während des normalen Schwangerschaftsverlaufs entsteht bis zur 25. bis 28. Woche eine Hydrämie infolge Zunahme des Plasmavolumens um ca. 35% bei einem Anstieg der Erythrozytenmenge von nur 25%. Diese Blutverdünnung führt im gleichen Zeitraum zu charakteristischen Veränderungen:

- einer Abnahme des Hämoglobingehalts von 12 bis 16 g/dl auf 11,3 bis 13,5 g/dl
- einer gleichzeitigen Verringerung der Erythrozytenzahl von 4,2 bis $4,8 \times 10^6$/mm^3 auf 3,5 bis $4,5 \times 10^6$/mm^3
- einem Hämatokritabfall von 37 bis 44% auf 34 bis 41%

Bei einem Hämoglobingehalt unter 11 g/dl oder einem Hämatokritwert unter 30% sprechen wir auch

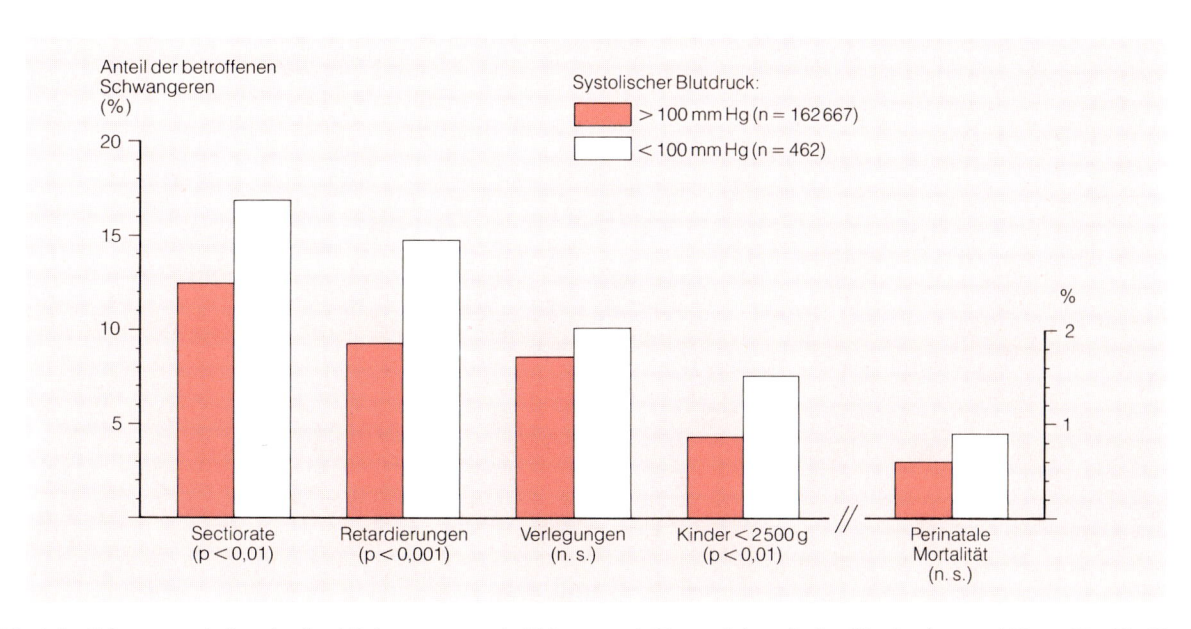

Abb. 6-7 Schwangerschaftsverlauf und Geburtsprognose bei Müttern mit *Hypotonie* (systolischer Blutdruck unter 100 mm Hg. Die Hypotoniefälle stellten 0,3% des Kollektivs dar (Sonderauswertung der Bayerischen Perinatalerhebung 1982/83 [68]).

in der Schwangerschaft von einer *Anämie*. Die Häufigkeitsangaben schwanken sehr, je nach Herkunftsland der Schwangeren und natürlich entsprechend der Definition. In der Bundesrepublik ist mit ungefähr 1% (0,3 bis 2,2%) schwerer (unter 10 g/dl Hb) Schwangerschaftsanämien (meistens Eisenmangelanämien) zu rechnen. Der Anteil liegt für Ausländerinnen deutlich höher (Thalassämie, Sichelzellanämie).

Die Rückwirkungen einer manifesten Anämie auf Schwangerschaftsverlauf und Kindesentwicklung sind mannigfach. Für die Schwangere selbst stehen eine größere Schockbereitschaft bei Blutungen und die reduzierte Infektabwehr im Vordergrund. Die Kinder sind vor allem durch Unreife, Wachstumsretardierung und Asphyxie gefährdet. Entsprechend erhöht ist die Frequenz geburtshilflicher Operationen wie die Morbiditäts- und Mortalitätsziffern [27, 35, 50, 64].

Bei sorgfältiger Schwangerschafts- und Geburtsüberwachung ist das Risiko „Anämie" heute offenbar überschaubar. Das zeigen wiederum jüngste Ergebnisse der Bayerischen Perinatalerhebung 1982/83 (Abb. 6-8). Bestätigt wurden die Neigung zur Ödembildung (6,5% gegenüber 2,3%) und die Häufung von Gestosen bei anämischen Schwangeren (9,1% gegenüber 3,9%) [68].

Pathophysiologie der Schwangerschaftsanämie

Der wesentliche pathophysiologische Mechanismus bei Anämien ist die Reduzierung der Sauerstofftransportkapazität des Blutes. Das gefährdet bei Schwangeren nicht nur die Sauerstoffversorgung der eigenen Organe einschließlich der Plazenta, sondern auch den Sauerstofftransfer zum Feten. Dagegen werden durch das verringerte Erythrozytenvolumen die Fließeigenschaften des Blutes und somit auch die Mikrozirkulationsbedingungen verbessert. Die physiologische Blutverdünnung ist insofern ein sinnvoller Vorgang. Fehlt die Hydrämie von Anfang an, so ist wegen mangelnder Adaptation und Störung der embryonalen Entwicklung mit Aborten zu rechnen [10]. Entwickelt sich gar während der Schwangerschaft eine Polyglobulie (EPH-Gestose), so ist die plazentare Durchblutung ebenfalls nachhaltig gestört.

Im Tierexperiment (Schaf) ist die uteroplazentare Durchblutung im Hinblick auf den Sauerstoffaustausch am wirkungsvollsten bei Hämatokritwerten zwischen 32 und 38 Vol.-% [22]. Eine Beeinträchtigung der Sauerstoffversorgung des Feten ist demnach sowohl bei stärkerer Anämie als auch bei stärkerer Polyglobulie zu erwarten.

Demgegenüber nimmt die Sauerstofftransportkapazität des Blutes mit dem Schweregrad der Anämie linear ab. Die Sauerstofftransportkapazität wird definiert als das Produkt aus Durchblutung und dem sogenannten effektiven Sauerstoffgehalt, d. h. der Menge Sauerstoff, die unter physiologischen Diffusionsbedingungen vom Blut abgegeben bzw. aufgenommen werden kann [65, 66]. Für die Plazentaatmung beträgt

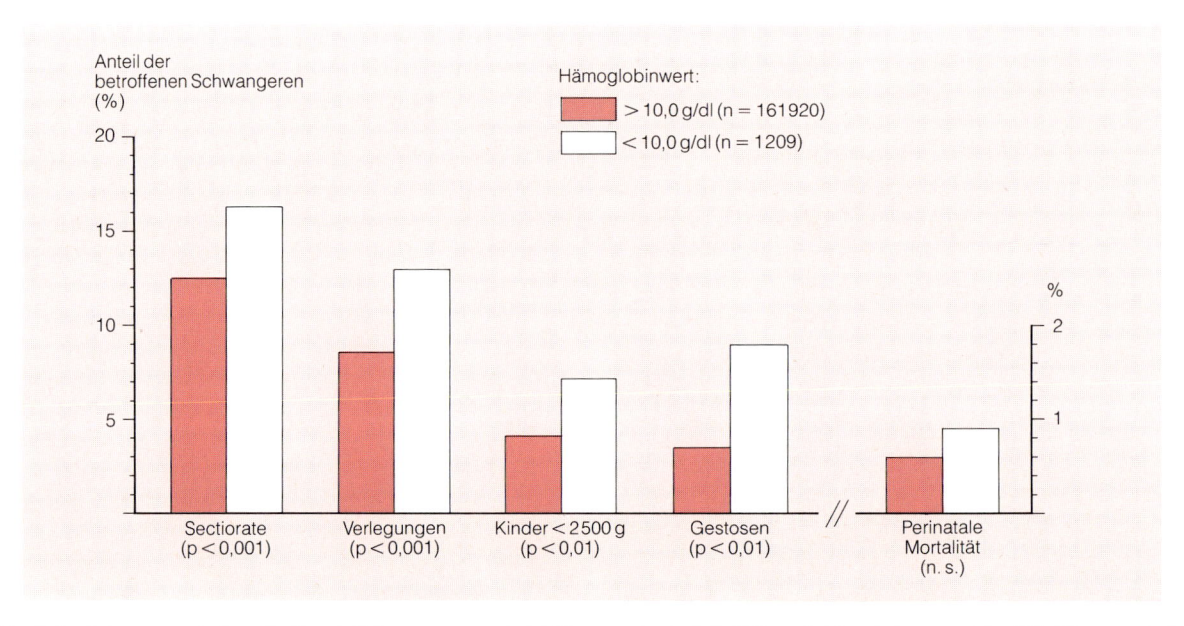

Abb. 6-8 Schwangerschaftsverlauf und Geburtsprognose bei Müttern mit *Anämie* (Hämoglobingehalt unter 10 g/dl). Die anämischen Frauen stellten 0,74% des Kollektivs dar (Sonderauswertung der Bayerischen Perinatalerhebung 1982/83 [68]).

diese arteriovenöse Differenz im Sauerstoffgehalt etwa 8 Vol.-% [69].

Der effektive Sauerstoffgehalt ist eine geregelte Größe aus Sauerstoffkapazität und Sauerstoffsättigung. Die Sauerstoffkapazität errechnet sich ihrerseits aus dem Hämoglobingehalt (Hb × Hüfnerzahl), die Sauerstoffsättigung läßt sich aus den Variablen Sauerstoffdruck und Sauerstoffaffinität bestimmen. Für die normale Schwangerschaft ergibt sich hieraus bei Annahme einer plazentaren Durchblutung am Ende der Tragzeit von 500 ml/min eine Sauerstofftransportkapazität von ca. 40 ml/min.

Veranschlagt man den Sauerstoffminutenbedarf eines ausgewachsenen Feten mit 20 ml/min, so betragen die *hämatogenen Atmungsreserven* ungefähr 50%. Dieses Reservevolumen ist eingeschränkt bei Hypoxämien (Untersättigung des Blutes) und/oder bei Anämien (verminderter Hämoglobingehalt) sowie bei Ischämie (Minderdurchblutung). Unter physiologischen Bedingungen besteht eine funktionelle Reservekapazität des Blutes. Bei einem Hämoglobingehalt von < 8 g/dl bzw. einer Sättigung von < 70% kann jedoch die Sauerstoffversorgung zum Feten nur durch Kompensationsmechanismen (größere Ausschöpfung der Sauerstoffreserven, größere Durchblutung) aufrechterhalten werden, bei schwerer Anämie (Hämoglobinwert < 5 g/dl) oder Hypoxämie (Sauerstoffsättigung < 50%) ist eine Sauerstoffnot des Feten unvermeidlich. Diese Berechnungen entsprechen auch den klinischen Erfahrungen; die kritische Asphyxiegrenze wird mit 7,5 bis 8,8 g/dl Hämoglobin angegeben; die vitale Gefährdung liegt bei 6,0 g/dl.

3.1.3.6 Urinuntersuchungen

Zur Schwangerenbetreuung gehört routinemäßig auch laut Text der Mutterschaftsrichtlinien (siehe Kap. 5, Anhang): die Untersuchung des Mittelstrahlurins auf Eiweiß, Zucker und Sediment, gegebenenfalls bakteriologische Untersuchungen (z. B. bei auffälliger Anamnese, Blutdruckerhöhung, Sedimentbefund).

Zweck dieser sinnvollen Maßnahmen ist die rechtzeitige Erkennung von befundeten Schwangerschaftsrisiken (siehe Abschn. 4.3.2), insbesondere der Präeklampsie, der Pyelonephritis und des Diabetes mellitus. Bei Versagen der Uringewinnung durch Mittelstrahltechnik sollte vor allem für die Beurteilung des Harnsediments und für die bakteriologischen Untersuchungen Katheterurin gewonnen werden.

Die Nachweismethoden sind im einzelnen nicht vorgeschrieben. Bewährt haben sich die Teststreifen bzw. die Schnellkulturmedien. Die Empfindlichkeit für den Glukosenachweis sollte bei 40 bis 50 mg/dl liegen und für die Albuminbestimmung bei 6 mg/dl.

Auf Proteinurie und Glukosurie sollte bei jeder Schwangerschaftskontrolle geachtet werden. Ob gleichzeitig immer eine Untersuchung des Harnsediments erfolgen muß, bleibt zumindest im Hinblick auf die Dynamik von Harnwegsinfekten zweifelhaft. Wahrscheinlich würden bei fehlender klinischer Symptomatik langfristigere Kontrollen genügen.

3.1.3.7 Serologische Untersuchungen

Umfangreich und aufwendig sind die serologischen Untersuchungen und Maßnahmen während der Schwangerschaft. Nach dem Text der Mutterschaftsrichtlinien sollen zu einem möglichst *frühen* Zeitpunkt aus *einer* Blutprobe die folgenden Bestimmungen durchgeführt werden:

– der TPHA-Test (Treponema-pallidum-Hämagglutinationstest) als Luessuchreaktion (LSR)
– der Röteln-Hämagglutinationshemmungstest (Röteln-HAH)
– gegebenenfalls HIV-Test
– die Bestimmung der Blutgruppe und des Rh-Faktors D
– ein Antikörpersuchtest

Serologische Tests auf Hepatitis B werden in besonderen Fällen empfohlen.

Zeitpunkt und nähere Umstände der Blutentnahme sind ein Kompromiß zwischen medizinischer Notwendigkeit und organisatorisch-methodischem Aufwand. Für die Blutgruppenserologie, vor allem für die Antikörperbestimmung zur Erfassung von Erstsensibilisierungen, wäre ein späterer Termin (20. bis 24. Woche) vorteilhafter, während für die Erkennung von Embryopathien ein möglichst früher Zeitpunkt anzustreben ist.

TPHA-Test

Als *Luessuchreaktion* hat sich der TPHA-Test bewährt; er ist älteren Verfahren überlegen. Ein negativer TPHA-Test in der Frühschwangerschaft kann jedoch eine frische Luesinfektion nicht sicher ausschließen. Schon aus diesem Grunde sollte der betreuende Arzt immer auch auf klinische Zeichen einer syphilitischen Infektion achten und im Zweifelsfall eine serologische Kontrolle veranlassen. Bei positiver Suchreaktion auf Lues sollen weiterführende serologische Untersuchungen vorgenommen werden. Im Mutterpaß muß nur die Durchführung, nicht aber das Ergebnis der Suchreaktion dokumentiert werden. (Näheres zu diesem Thema siehe Bd. 5, Kap. 5.3).

Röteln-Hämagglutinationshemmtest

Die Diskussion um die „Rötelnserologie" im Rahmen der Mutterschaftsvorsorge ist bis heute nicht abgeschlossen. Letztlich geht es um die Frage der Immunität in der vorliegenden Schwangerschaft. Schutz vor einer Rötelnembryopathie ist dann anzunehmen, wenn mindestens acht Wochen vor Beginn der Schwangerschaft spezifische Antikörper nachgewiesen wurden. Als ausreichend gilt ein HAH-Titer von 1:32. Bei niedrigeren Titerangaben ist die Spezifität der Antikörper durch weitere Methoden zu sichern. Der Nachweis einer Rötelnschutzimpfung allein genügt zur Annahme einer ausreichenden Immunität nicht.

Bei einem erstmals in der Schwangerschaft nachgewiesenen Rötelnantikörpertiter muß eine frische Infektion ausgeschlossen werden. Entscheidend sind die gezielte Anamnese (Rötelnkontakt, verdächtige Symptome, der Nachweis spezifischer IgM-Antikörper und der HAH-Titerverlauf). Im Zweifelsfall soll Rötelnimmunglobulin verabreicht werden. Eine aktive Rötelnschutzimpfung ist in der Schwangerschaft nicht indiziert.

Bei fehlender Immunität sollte im Verdachtsfall auf eine frische Infektion der HAH-Antikörpernachweis wiederholt werden.

(Zu diesem Thema siehe auch Bd. 5, Kap. 5.3)

HIV-(Human Immunodeficiency Virus-)Test

In den Mutterschaftsrichtlinien ist auch ein immunochemischer HIV-Antikörpersuchtest vorgesehen. Die Untersuchung sollte nur nach Einwilligung der Schwangeren erfolgen. Die AIDS-Beratung und der HIV-Test werden im Mutterpaß nicht dokumentiert. Das HIV-Testangebot haben 1989 ca. 40% wahrgenommen.

Blutgruppenbestimmung

Die Bestimmung der Blutgruppe und des Rhesusfaktors gehören zum Standardprogramm der serologischen Untersuchungen während der Schwangerschaft. Auf die Blutgruppenbestimmung kann nach den Mutterschaftsrichtlinien verzichtet werden, wenn entsprechende, von einem Arzt bescheinigte Ergebnisse vorliegen. Offen bleibt, welche Ärzte zur Ausstellung von Blutgruppenzertifikaten befugt sind. Wünschenswert erscheint zumindest ein Originaleintrag im Mutterpaß.

Im Zweifelsfall wird man kontrollieren, schon um Verwechslungen oder Fehlbestimmungen auszuschließen. In den „Richtlinien zur Blutgruppenbestimmung und Bluttransfusion" des wissenschaftlichen Beirats der Bundesärztekammer und des Bundesgesundheitsamtes sind die Mindestanforderungen für blutgruppenserologische Vorsorgeuntersuchungen genannt. Sie beziehen sich auf die Identitätssicherung der Blutproben, die serologischen Methoden und die Qualifikation des Arztes. Zur letzteren heißt es pauschal: Der für die Untersuchung verantwortliche Arzt muß ausreichende Spezialkenntnisse auf dem Gebiet blutgruppenserologischer Untersuchungen besitzen.

Suchtests auf Blutgruppenantikörper

Die Mutterschaftsrichtlinien empfehlen unabhängig von dem Ergebnis der Blutgruppenbestimmung, also auch bei Rhesusfaktor-positiven Schwangeren, die Durchführung eines Antikörpersuchtests zu einem *möglichst frühen Zeitpunkt*. Auch nicht zum Morbus haemolyticus neonatorum führende Antikörper (z. B. Kälteantikörper) sind zu dokumentieren.

Nach der geänderten Fassung der Mutterschaftsrichtlinien vom 4. Dezember 1990 ist ein *weiterer Antikörpersuchtest* bei allen Schwangeren (Rh-positiven und Rh-negativen) *in der 24. bis 27. Woche* durchzuführen. Bei Rh-negativen Schwangeren ohne Anti-D-Antikörper soll in der 28. bis 30. Woche eine Standarddosis Anti-D-Immunglobin gegeben werden, um eine Sensibilisierung bis zur Geburt zu verhindern.

Zur weiteren Überwachung der Rh-negativen Schwangeren sagen die Mutterschaftsrichtlinien nichts aus (hierzu siehe Bd. 5, Kap. 6).

Hepatitis-B-Prophylaxe

In der Bundesrepublik werden jährlich ca. 3000 bis 6000 Kinder geboren, deren Mütter HBsAg-Trägerinnen sind. Diese Neugeborenen sind infektionsgefährdet. Sie können zu chronischen Hepatitis-B-Trägern werden, eine fulminante Hepatitis oder eine Leberzirrhose mit nachfolgendem Leberzellkarzinom entwickeln. Die perinatale Infektion oder zumindest ihre Komplikationen können durch eine passiv-aktive Immunisierung verhindert werden. Empfohlen wird daher auch vom wissenschaftlichen Beirat der Bundesärztekammer ein serologisches Suchprogramm zur Entdeckung HBsAg- bzw. HBeAg-positiver Schwangerer im letzten Drittel der Tragzeit (siehe auch Kap. 11, Abschn. 11 und Bd. 5, Kap. 5.3).

Die uneingeschränkte Aufnahme dieser Vorsorgemaßnahmen in die Mutterschaftsrichtlinien scheiterte bisher vor allem wohl an den hohen Kosten. Sie wurde auch verzögert durch die Diskussion um eine mögliche Übertragung des Immundefektsyndroms (AIDS) durch den Impfstoff. Letztere Befürchtungen haben sich jedoch bei den heutigen Herstellungsverfahren als nicht berechtigt erwiesen.

In die Neufassung der Mutterschaftsrichtlinien ist jetzt ein Antikörpersuchtest für einen besonders gefährdeten Personenkreis aufgenommen worden. Der Katalog umfaßt neun Risikogruppen mit schätzungsweise 100 000 Schwangeren pro Jahr. Dagegen steht eine Zahl von nur ca. 20 000 abgerechneten HBsAg-Untersuchungen für das Jahr 1989. Offensichtlich werden selbst die besonders gefährdeten Schwangeren nicht ausreichend erfaßt. Das liegt zum Teil sicher an der oft schwierigen Zuordnung zu den einzelnen Personengruppen. Solange noch kein generelles HBsAg-Screening besteht, sollte der Indikationsbereich großzügig abgesteckt werden. (Siehe auch Kap. 5, Anhang, Anlage 4.)

Toxoplasmose und andere Infektionen

Bei begründetem Verdacht auf Toxoplasmose oder andere frische Infektionen sind entsprechende serologische Untersuchungen zu veranlassen. Die Aufnahme der „Toxoplasmoseserologie" als Regelleistung im Rahmen der Mutterschaftsvorsorge ist bei uns bislang an der mangelnden Spezifität der zahlreichen angebotenen Testverfahren gescheitert. Es gibt zu viele falsch- oder fraglich-positive Ergebnisse. Hier ist eine umfangreiche Qualitätssicherung mit Registrier- und Prüfpflicht erforderlich (siehe auch Bd. 5, Kap. 5.3).

3.2 Folgeuntersuchungen im zweiten und dritten Trimenon

Die Folgeuntersuchungen konzentrieren sich über das Erstuntersuchungsprogramm hinaus auf drei geburtshilfliche Komplexe im Zusammenhang mit Kindsentwicklung und Tragzeit:

- Uterusgröße – Fundusstand – Zervixbefund
- Kindsmaße – Reifegrad
- Herzaktionen

3.2.1 Uterusgröße – Fundusstand – Zervixbefund

Die Kontrolle der *Uterusgröße* (Fruchtraumvolumen) ist ein guter und zugleich einfach zu erbringender Hinweis auf ein normales Wachstum des Feten. Abweichungen von der Norm werden vor allem bei Plazentainsuffizienz mit Wachstumsretardierungen, bei Fruchtwasseranomalien und natürlich bei Mehrlingen beobachtet. Die Gebärmuttergröße läßt sich nicht direkt messen. Anhaltspunkte für das Volumen geben die Höhenposition des Fundus uteri, der Symphysen-Fundus-Abstand und der Leibesumfang.

Bei der Palpation des *Fundusstands* ergeben sich drei wichtige Markierungspunkte:

Ende der 12. Woche: Symphysenhöhe
Ende der 24. Woche: Nabelhöhe
Ende der 36. Woche: Rippenbogen

Besser vergleichbare Werte für Verlaufskontrollen ergeben sich sicher bei der Messung des *Symphysen-Fundus-Abstands* nach Westin [62] (Abb. 6-9). Ob damit auch eine genauere Tragzeitbestimmung möglich ist, bleibt umstritten. Westin selbst gibt eine hohe Genauigkeit bei der Voraussage des Kindsgewichts von 80 bis 84% an. Wachstumsretardierungen konnten mit dieser Methode zu 75% erfaßt werden. Die Längenangaben des Symphysen-Fundus-Abstands in Zentimetern darf nicht darüber hinwegtäuschen, daß es sich bei der Tragzeit- und Kindsgewichtsbestimmung unter

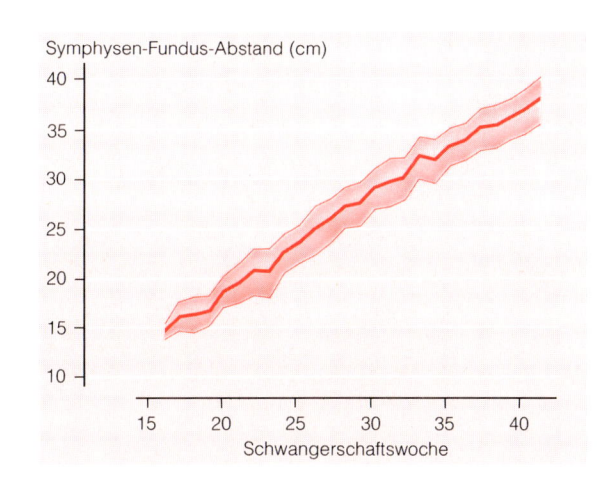

Abb. 6-9 Verlauf des Symphysen-Fundus-Abstandes während der Schwangerschaft bei einem Geburtsgewicht der Kinder zwischen 3000 und 4000 g (n = 131; Daten der Universitäts-Frauenklinik Gießen [21]).

Verwendung dieser Hilfsparameter immer nur um Schätzungen handeln kann.

Die Messung des Leibesumfangs kann auch nur eine Pseudogenauigkeit vermitteln. Die Bedeutung dieses sehr einfachen Verfahrens liegt vielmehr in der kurzfristigen Kontrolle des Bauchumfangs, etwa bei Polyhydramnion oder Überschreitung des Geburtstermins, als in der primären Aufdeckung von Wachstumsretardierungen.

Zu den geburtshilflichen Folgeuntersuchungen gehört immer auch die palpatorische Kontrolle des *Zervixbefundes*. Für die Dokumentation der Einzelkriterien hat sich der Bishop-Score (Zervixbeschaffenheit, Zervixlänge, Zervixrichtung, Muttermundsweite, Höhenstand des kindlichen Kopfes) bewährt. Vornehmliches Ziel der Zervixbeurteilung ist die rechtzeitige Erkennung der isthmozervikalen Insuffizienz mit Gefahr des vorzeitigen Blasensprungs und der drohenden Frühgeburt. Wir haben von der regelmäßigen vaginalen Untersuchung mit sterilen Handschuhen keine Nachteile gesehen.

3.2.2 Kindsmaße – Reifegrad

Die genaue Inspektion des Leibes und die Palpation des Kindes sollen Auskunft geben vor allem über die Kindsgröße, die Kindslage und die Fruchtwassermenge. Auch auf Mehrlingsschwangerschaften und grobe Fehlbildungen wird geachtet. Bei Verdacht auf Besonderheiten sind Zusatzuntersuchungen zur Biometrie angezeigt (siehe Kap. 12, Abschn. 3, und Kap. 14, Abschn. 5), zur Funktionsanalyse der feto-plazentaren Einheit oder zur Lungenreifebestimmung (siehe auch die Kap. 4 und 15).

3.2.3 Kontrolle der kindlichen Herzaktionen

Die Beurteilung der Herztätigkeit des Feten steht ganz im Vordergrund der Zustandsdiagnostik. Sie dient vornehmlich dem Nachweis kindlichen Lebens und der Beurteilung des „Wohlbefindens". Die Registrierung der Herzaktionen kann akustisch, sonographisch oder elektrokardiographisch erfolgen (siehe Kap. 13, Abschn. 1.2). Im Routinebetrieb hat sich das Ultraschall-Doppler-Verfahren durchgesetzt. Die Sicherheit ist groß, die Handhabung leicht erlernbar, Kosten und Zeitaufwand sind gering. Die akustische Wiedergabe der Herzaktionen hat meist auch einen psychologisch positiven Effekt für die mithörende Schwangere. Trotz dieser Vorteile sollte man schon aus didaktischen Gründen und um weitgehend apparativ unabhängig zu bleiben, auf die Auskultation mit dem Stethoskop nicht ganz verzichten.

Der Einsatz der Kardiotokographie in der Schwangerenvorsorge erfolgt nur bei bestimmten Indikationen (siehe Abschn. 3.3 und Kap. 13).

3.3 Zusatzuntersuchungen

Das Grundprogramm der Schwangerenvorsorge erfordert keine umfangreichen Labormöglichkeiten und ist auch an keinen größeren apparativen Aufwand gebunden. Es besteht vielmehr aus einfachen klinischen Untersuchungsmaßnahmen und dem Repertoire eines „Sprechstundenlabors". Erst bei Verdacht auf Abweichungen von der Norm und in Risikosituationen sind differenzierte Zusatzmethoden erforderlich.

Ultraschallechographie

Die Sonographie nimmt einen überragenden Platz in der Schwangerenberatung ein (siehe Kap. 12). Sie hat ältere bildgebende Verfahren weitgehend verdrängt und darüber hinaus ein umfangreiches neues Aufgabengebiet erschlossen. Hauptanwendungsbereiche sind die Abortdiagnostik, die Fehlbildungsdiagnostik und die Fetometrie. Nach den Mutterschaftsrichtlinien sollen regelmäßig zwei Ultraschalluntersuchungen möglichst in der 16. bis 20. und in der 32. bis 36. Schwangerschaftswoche durchgeführt werden. Für darüber hinausgehende Ultraschalluntersuchungen besteht ein Indikationskatalog (siehe Kap. 5, Anhang, Anlage 1). Zur Anwendung der Doppler-Sonographie siehe Kapitel 13, Abschnitt 2.

Kardiotokographie

Die Kardiotokographie gehört nicht zum Grundprogramm der Schwangerenvorsorge. Ihr Einsatz erfordert eine besondere Indikation (siehe Kap. 5, Anhang, Anlage 2). Sie eignet sich sicherlich auch nicht als Suchmethode oder für eine Stichprobenkontrolle, sondern eher für Langzeitüberwachungen. Die Kardiotokographie ist unter Belastungsbedingungen (Oxytocin, Streßtest) auch geeignet, die Reservekapazität der uteroplazentaren Funktionseinheit zu testen und gegebenenfalls schon latente Versorgungsstörungen aufzudecken (siehe Kap. 13, Abschn. 1.3.3).

Biochemische Überwachungsmethoden

Kein biochemisches Verfahren zum Nachweis von Hormonen, Proteinen und Fermenten im Serum oder

Urin der Schwangeren hat sich bisher als Routinemethode überzeugend bewährt. Eine Ausnahme könnte vielleicht die Alpha-Fetoproteinbestimmung werden bei der Suche nach Neuralrohrdefekten und dem Morbus Down (siehe auch Kap. 17).

Mit der technischen Weiterentwicklung der Kardiotokographie und der Sonographie und dem besseren Verständnis ihrer Befunde haben die biochemischen Überwachungsmethoden eher an Bedeutung verloren. Ihr Wert liegt allenfalls in der Absicherung verdächtiger klinischer Befunde und in der Verlaufskontrolle (siehe die Kap. 12, 13 und 15).

4 Risikoschwangerschaften – Risikogeburten

4.1 Zielsetzung und Konzept der Überwachung

Schwangerschaften und Geburten sind immer mit einer diesem Geschehen eigenen gesundheitlichen Gefährdung für Mutter und Kind verbunden (Basisrisiko). Darüber hinaus können zusätzliche Gefährdungsmomente das Basisrisiko eindeutig erhöhen (Zusatzrisiko). Das gängige Risikokonzept besteht darin, die besonders gefährdeten Schwangeren rechtzeitig zu erkennen (Selektion), den Schweregrad der Gefährdung abzuschätzen (Gewichtung) und eine weitergehende Betreuung einzuleiten (Intensivüberwachung) [2, 8, 9, 26, 29, 37, 53, 54, 57].

Die Überwachung von Risikoschwangerschaften ist an bestimmte organisatorische, apparative und auch personelle Voraussetzungen geknüpft; sie erfordert zudem eine große Erfahrung. Den differenzierten Aufgaben gemäß sollte das Untersuchungsprogramm ausgelegt sein.

Hier gibt es offenbar noch erhebliche Defizite. Die Betreuung von Risikoschwangerschaften ist nicht adäquat. Weder die Anzahl der Untersuchungen noch der Zeitpunkt der Erstuntersuchungen sind risikoadaptiert. Der Anteil „unter Standard" betreuter Schwangerschaften ist vielmehr bei Anamnese- und Befundrisiken am höchsten:

Vorsorge unter Standard bei:

risikofreien Schwangeren	24,0%
Schwangeren mit Anamneserisiko	27,7%
Schwangeren mit Befundrisiko	25,4%
Schwangeren mit Anamnese- *und* Befundrisiko	30,8%

Die rechtzeitige Erkennung und besondere Überwachung von Risikoschwangerschaften ist auch erklärtes Ziel der Mutterschaftsrichtlinien (siehe Kap. 5, Anhang). Danach ist der Arzt auch gehalten, gegebenenfalls konsiliarische Hilfe in Anspruch zu nehmen und die Risikoschwangere bei der Auswahl einer für sie geeigneten Entbindungsklinik zu beraten. Trotzdem halten wir die Einrichtung von „Risikosprechstunden" schon aus optischen und psychohygienischen Gründen nicht für empfehlenswert. Der Risikobegriff, an sich eine unglückliche Bezeichnung, ist zwar im geburtshilflichen Schrifttum so fest verankert und in unserer Umgangssprache so geläufig, daß es müßig erscheint, ihn auszumerzen. Für die Schwangere selbst ist jedoch schon das Wort „Risiko" emotional negativ besetzt. Es gehört viel Einfühlungsvermögen dazu, hier den richtigen Weg zwischen gebotener Aufmerksamkeit und Beunruhigung der Schwangeren zu finden.

4.2 Definition und Gewichtung des Risikos

Wo beginnt das erhöhte Risiko; Die Antwort ist zunächst abhängig davon, was man als Basisrisiko noch billigen will. In der repräsentativen britischen Perinatalstudie von 1958 wurde als Maßstab für die Gefährdung der Kinder die sogenannte *Mortality-Ratio* bestimmt, d. h. das Verhältnis der Häufigkeit eines Risikofaktors bei allen Neugeborenen zu der Gruppe der perinatal Verstorbenen [7, 8]. Eine Mortality-Ratio von 100 bedeutet ein mittleres Risiko (moderate risk), Werte darüber zeigen ein erhöhtes (high risk) und solche darunter ein erniedrigtes Risiko (low risk) an. In der Münchner Perinatalstudie wurde als Grenzwert die *mittlere perinatale Mortalitätsziffer* errechnet und danach der Risikograd und der Schweregrad der Einzelrisiken bestimmt [53, 54]. Für die Berichtsjahre 1975 bis 1977 betrug diese Mortalitätsleitziffer 14,9‰ [53]. Die Sterblichkeitsrate steigt mit der Anzahl der Risikofaktoren stark an. Bei fehlendem Risiko liegt die Mortalität mit 3,7 bzw. 4,3‰ deutlich unter dem Mittelwert [69].

Im Rahmen der Bayerischen Perinatalerhebung wurde jetzt für die vergleichende Gewichtung von Risikofaktoren das sogenannte *relative Risiko* bestimmt. Dazu wurde die Mortalität und Morbidität nach risikofreiem Schwangerschafts- bzw. Geburtsverlauf mit 1,00 angesetzt und danach die Risikofaktoren im mathematischen Sinn berechnet. Die höchste *Mortalität* ist demnach bei befundeten Schwangerschaftsrisiken mit einem mittleren Risikofaktor von 3,67 und die höchste *Morbidität* bei Geburtsrisiken mit einem Faktor von 3,17 zu erwarten (Tab. 6-3).

Bei der Bewertung von Einzelrisiken sollte man zwischen individueller und genereller (sozialer) Bedeutung differenzieren. Der Nabelschnurvorfall z. B. ist individuell mit einem hohen Sterbeindex von 13,7 belastet. Er ist zugleich aber unter den Geburtsrisiken mit 0,1% ein seltenes Ereignis und somit im Gesamtrahmen der perinatalen Sterblichkeit nur von untergeordneter Bedeutung. Das höchste soziale Risiko betrifft die Frühgeburt.

Mit Hilfe der vorgenannten Sterblichkeitsleitziffern lassen sich *Risikokataloge* aufstellen und *Rangfolgen* für Einzelrisiken nach Häufung und Schweregrad entwerfen (Tab. 6-4). In Zukunft wird man sicher auch computergesteuerte Datenerfassungs- und -verarbeitungsprogramme entwickeln [2, 9, 44]. Dabei sollte einerseits die Verwässerung des Risikobegriffs durch zu umfangreiche Kataloge vermieden werden, andererseits aber auch die Unterschiede in den Manifestationszeiträumen und in der therapeutischen Beeinflußbarkeit Berücksichtigung finden. Alter und Parität sind wie die meisten anderen anamnestischen Risikofaktoren unveränderliche Größen, deren Einfluß vom Beginn der Schwangerschaft bis zur Geburt bestehen

Tabelle 6-3 Gewichtung von Risikofaktoren (Bayerische Perinatalerhebung 1987 [3])

		Mortalität		Morbidität	
		verstorben (%)	relatives Risiko	verlegt (%)	relatives Risiko
Schwangerschaft					
– risikofrei	45,6	0,3	1,00	5,8	1,00
– Anamneserisiko	33,5	0,8	2,66	12,7	2,19
– Befundrisiko	33,9	1,1	3,67	15,9	2,74
Geburt					
– risikofrei	35,9	0,3	1,00	4,1	1,00
– Folge-/ Verlaufsrisiko	64,1	0,9	3,00	13,0	3,17

Tabelle 6-4 Gewichtung der wichtigsten anamnestischen Risikofaktoren (Bayerische Perinatalerhebung 1987 [3])

Risikofaktor	Häufigkeit (%)	perinatale Mortalität (%)	relatives Risiko
Diabetes mellitus	0,3	1,9	6,33
Zustand nach Totgeburt	2,0	1,6	5,33
Zustand nach Mangel- bzw. Frühgeburt	2,2	1,5	5,00
besondere psychische oder soziale Belastung	2,5	1,15	3,83
Adipositas	3,7	1,0	3,33
Alter < 18 J.	0,8	0,9	3,00
Alter > 35 J.	7,0	0,9	3,00

bleibt. Hypertonien dagegen werden meist erst in der zweiten Schwangerschaftshälfte beobachtet. Sie sind einer Behandlung zugänglich und gelten als unmittelbar mit den Sterblichkeitsziffern verknüpft. Risikokataloge sollten von Zeit zu Zeit auch dem verbesserten geburtshilflichen Standard angepaßt werden, wobei das Bewußtsein für potentielle Risikofaktoren erhalten bleiben sollte.

4.3 Gliederung von Risikofaktoren

Für die Praxis der Schwangerenvorsorge hat sich eine Differenzierung in anamnestische und befundete Risikofaktoren bewährt. Diese Einteilung lag schon der britischen Perinatalstudie zugrunde [7, 8]. Sie wurde bei uns vor allem von K. A. Hüter vertreten und ist jetzt auch offiziell in den „Mutterschaftsrichtlinien" übernommen.

4.3.1 Anamnestische Schwangerschaftsrisiken

Eine erhöhte Gefährdung kann sich sowohl aus der allgemeinen als auch aus der speziell gynäkologisch-geburtshilflichen Vorgeschichte der Schwangeren ergeben. Neben medizinischen Einflüssen sind auch psychosoziale und demographische Aspekte zu berücksichtigen. Anamnestische Risiken sind quasi Hypotheken aus der Vorgeschichte, die mit in die Schwangerschaft eingebracht werden. Ihr Einfluß bleibt während des ganzen Schwangerschaftsverlaufs unverändert bestehen und ist auch unter der Geburt noch nachweisbar. Anamneserisiken werden mit einer Häufigkeit von ca. 30 bis 35% angegeben. Sie nehmen mit dem Alter und der Parität der Schwangeren zu. Tabelle 6-4 zeigt die wichtigsten anamnestischen Risikomerkmale.

4.3.2 Befundete Schwangerschaftsrisiken

Befundete Risiken (Tab. 6-5) werden in etwa 35% aller Schwangerschaften beobachtet. Sie sind weniger alters- und paritätsabhängig als die anamnestischen Merkmale. Sie unterscheiden sich von diesen auch im Hinblick auf den Zeitpunkt ihres Auftretens, die Dauer ihres Nachweises, ihre Behandelbarkeit und ihre Beziehung zum Geburtstermin. So ist etwa das Risikomerkmal „Harnwegsinfekte" charakterisiert durch bevorzugtes Auftreten in der zweiten Schwangerschaftshälfte (70%), durch eine mittlere Nachweisdauer von acht Wochen (vier bis 14 Wochen) und ein Fortbestehen bis zur Geburt in über der Hälfte der Fälle. Demgegenüber sind Blutungen ausgesprochen kurzfristige (Mediandauer eine Woche) Frühsymptome (Median in der elften Woche) und folglich nur noch in 4% zu Beginn der Geburt nachweisbar [16].

Tabelle 6-5 Gewichtung der wichtigsten Befundrisikomerkmale (Bayerische Perinatalerhebung 1987 [3])

Risikofaktor	Häufigkeit (%)	perinatale Mortalität (%)	relatives Risiko
Hydramnion	0,3	11,8	39,3
Oligohydramnie	0,2	10,6	35,3
Placenta praevia	0,3	4,1	13,6
Plazentainsuffizienz	2,2	2,3	7,7
EH-Gestose	4,5	1,9	6,3
Blutungen	4,6	1,5	5,0
vorzeitige Wehen	10,0	1,4	4,7
Anämie	1,3	0,5	1,7

4.3.3 Geburtsrisiken

Risikoschwangerschaften werden zu Risikogeburten. Diese alte geburtshilfliche Erfahrung gilt im Prinzip auch heute noch. Viele Schwangerschaftsrisiken bleiben bis zur Geburt wirksam. Sie werden dann als Vorbelastungen für den Geburtsverlauf mit eingebracht, sie können zu Folgerisiken werden. Typische Verlaufsrisiken kommen hinzu (Tab. 6-6). Insgesamt ist die Anzahl von Geburtsrisiken mit 55 bis 60% am höchsten.

Tabelle 6-6 Gewichtung der wichtigsten Risikofaktoren im Verlauf der Geburt (Bayerische Perinatalerhebung 1987 [3])

Risikofaktor	Häufigkeit (%)	Operation (%)	perinatale Mortalität (%)	relatives Risiko
Ablatio placentae	0,5	74,8	10,2	34,0
Frühgeburt	4,2	17,4	4,7	15,7
Amnioninfektion/ Fieber	1,0	46,0	4,5	15,0
Querlage	0,3	90,2	4,4	14,7
Nabelschnurvorfall	0,1	84,9	4,1	13,7
Beckenendlage	4,1	79,6	2,5	8,3
vorzeitiger Blasensprung	19,2	7,5	0,6	2,0
Asphyxie (pathologisches CTG)	19,5	39,8	0,5	1,7
protrahierte Geburt	13,8	34,9	0,35	1,2
Mehrlinge (insgesamt)	1,1		4,6	15,4

4.4 Zeitlicher Ablauf der Risikomerkmale und Risikostruktur

Die Risikodiagnostik folgt einem Stufenplan. Er beginnt mit den anamnestischen Merkmalen, später kommen die befundeten Schwangerschaftsrisiken hinzu, schließlich folgen die Geburtsrisiken. Die Bedeutung des Risikokonzepts auch für die praktische Geburtshilfe besteht darin, daß sich in Abhängigkeit vom jeweiligen Risikopotential weitere Gefährdungsmomente voraussagen lassen. Das ermöglicht eine echte Vorsorge durch Selektion, Intensivüberwachung und gezielte Zuweisung zu entsprechenden geburtshilflichen Kliniken (Regionalisierung).

Mit der Risiko-Zeit-Struktur hat sich vornehmlich die Arbeitsgruppe um Elser [14, 15, 16, 17] im Rahmen der Münchner Perinatalstudie befaßt (Abb. 6-10). Bei jeder fünften Schwangeren (20,9%) war schon mindestens ein Risikomerkmal (A) zu Beginn der Schwangerschaft nachweisbar; bei fast der Hälfte von ihnen (9,5%) kam während des Schwangerschaftsverlaufs mindestens ein Befundrisiko (B) hinzu. Aus dieser Gruppe erwarb gut jede zweite Frau (5,5%) zusätzlich ein Geburtsrisiko (G). Waren dagegen keine anamnestischen Risiken nachweisbar (79,1%), so ist nur in etwa einem Drittel der Fälle (24,7%) mit befundeten Schwangerschaftsrisiken zu rechnen, und bei risikofreiem Verlauf bis zur Geburt (54,4%) kommt auch nur bei knapp einem Drittel (17,0%) der Gebärenden ein

Tabelle 6-7 Risikostruktur der Patientinnen bezogen auf Verlegungsrate und perinatale Mortalität (Daten der Münchner Perinatalstudie 1975 bis 1977 [54])

	A + B + G	B + G	A +G	G	A + B	B	A	ohne Risiko
Verlegungsrate (%)	34,0	29,0	11,7	8,8	7,9	5,7	4,7	3,7
perinatale Mortalität (‰)	73,8	54,5	15,3	7,2	7,6	6,1	4,4	2,3

Geburtsrisiko hinzu. Bis zur Geburt waren noch 37,3% aller Schwangeren risikofrei.

Grundsätzlich ist offenbar bei schon bestehendem Risiko auf jeder nachfolgenden Zeitstufe (Schwangerschaftsverlauf, Geburtsverlauf) bei jeder zweiten Schwangeren ein weiteres Risiko zu erwarten, während nach bislang risikofreiem Verlauf nur jede dritte Schwangere mit einem Erstrisiko rechnen muß. Generell prädestiniert offenbar ein vorhandenes Risiko zu weiteren Risikofaktoren.

Die Befundstruktur hat Rückwirkungen auch auf die Frequenz operativer Entbindungen und auf das Schicksal der Kinder. Geht man von den vorskizzierten acht Risikogruppen aus, so nimmt der Grad der Gefährdung mit dem Risikopotential zu: Die Verlegungsrate der Kinder als Maßstab für die Morbidität steigt von 3,7 bis 34,0%, und die perinatale Mortalität von 2,3‰ auf 73,8‰ (Tab. 6-7). Grundsätzlich gilt die Aussage: Anamnestische Risikofaktoren prädestinieren mehr zum abdominalen, befundete Schwangerschafts- und Geburtsrisiken mehr zum vaginalen Operationsmodus (Abb. 6-10).

Eine abschließende Beurteilung des Risikosystems in der Geburtshilfe ist heute noch nicht möglich. Die vorliegenden Ergebnisse reichen nicht aus für eine detaillierte Risiko-Wertskala. Auch fehlt es an syste-

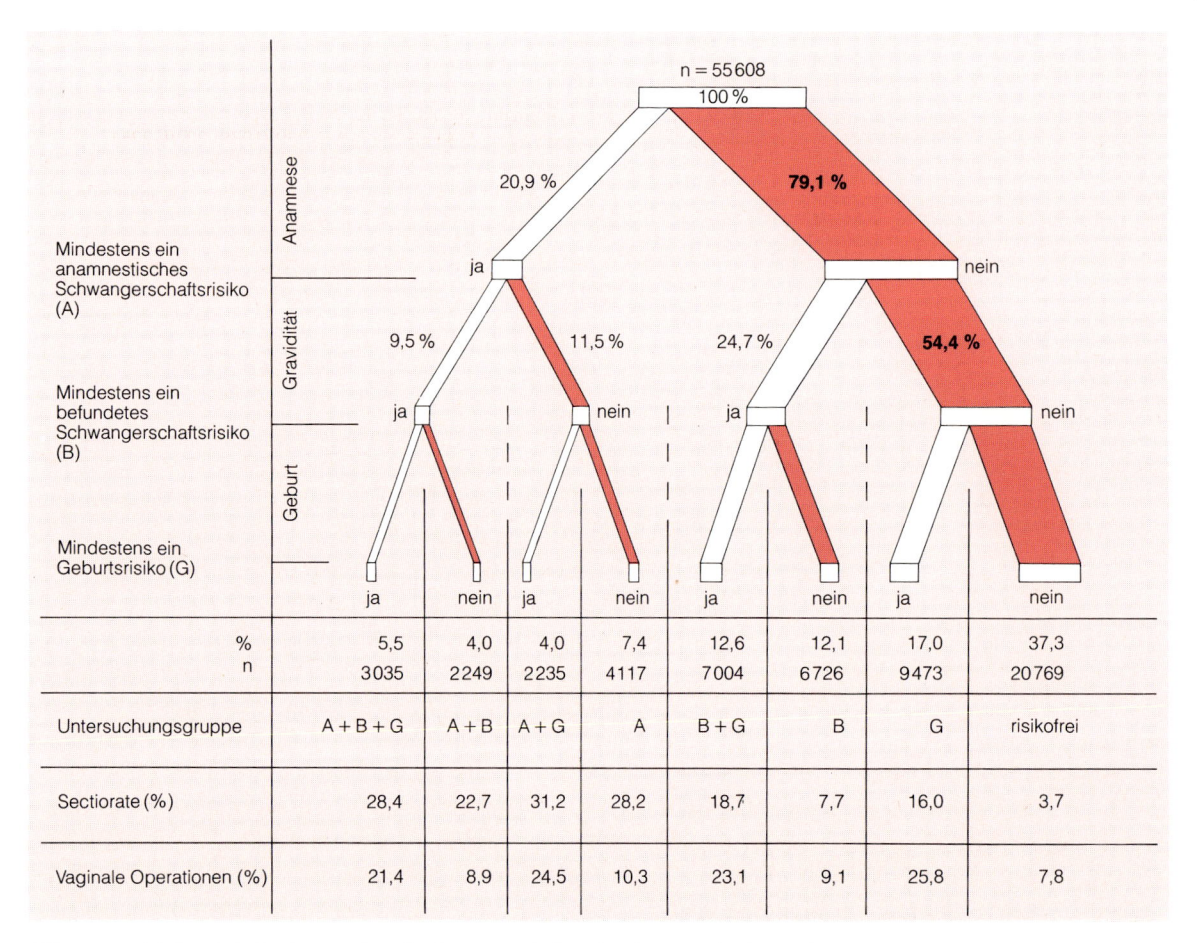

Abb. 6-10 Risiko-Zeit-Struktur während Schwangerschaft und Geburt (nach Elser [14], unter Verwendung von Daten aus der Münchner Perinatalstudie 1975/77).

matischen Varianzanalysen zur Erfassung der zahlreichen Interaktionen. Wir können heute nur Anhaltspunkte mit Richtzahlen geben. Rechnergesteuerte Risikoprogramme sind in Erprobung. Die Verläßlichkeit auch ihrer Aussage bleibt abhängig von der Sorgfalt bei der primären Datenerhebung und Dokumentation durch den betreuenden Arzt. Eine zentralisierte Datenverarbeitung sollte angestrebt werden. Vorerst bleibt jedoch die Risikoabschätzung Aufgabe des einzelnen Geburtshelfers in der Peripherie. Risikokataloge sind für seinen Entscheidungsprozeß ebenso nützlich wie persönliche Erfahrung. In die Urteilsfindung werden sowohl objektivierbare als auch subjektiv gefärbte Parameter einfließen. Das grundsätzliche Konzept der Risikoschwangerschaften wird durch diese Einschränkungen nicht berührt, es sollte beibehalten und nach Möglichkeit verbessert werden.

Literatur

1. Altmann, P., H. Kucera: Über den Einfluß des Alters auf Risikofaktoren während Schwangerschaft, Geburt und Wochenbett von Erstgebärenden. Geburtsh. u. Frauenheilk. 35 (1975) 218.
2. Aubry, R. H., J. C. Pennington: Identification and evaluation of high-risk pregnancy: the perinatal concept. Clin. Obstet. Gynec. 15 (1973) 3.
3. Bayerische Perinatalerhebung der Kassenärztlichen Vereinigung Bayerns, München. Noch unveröffentlichte Daten aus laufenden Erhebungen.
4.*Bayerisches Landesamt für Statistik und Datenverarbeitung (Hrsg.): Säuglingssterblichkeit und Müttersterblichkeit in Bayern 1974. München 1975.
5.*Bayerisches Landesamt für Statistik und Datenverarbeitung (Hrsg.): Säuglingssterblichkeit und Müttersterblichkeit in Bayern 1982. München 1984.
6.*Berg, D.: Untersuchung und Beratung der schwangeren Frau, Risikoschwangerschaften, Nachweis kindlichen Lebens. In: Käser, O., V. Friedberg, K. G. Ober, K. Thomsen, J. Zander (Hrsg.): Gynäkologie und Geburtshilfe, Bd. II, Teil 1, S. 5.1. Thieme, Stuttgart–New York 1981.
7.*Butler, N. R., E. D. Albermann: Perinatal Problems. Livingstone, Edinburgh–London 1969.
8.*Butler, N. R., D. G. Bonham: Perinatal Mortality. Livingstone, Edinburgh–London 1963.
9. Coopland, A. T., L. J. Peddle, T. F. Baskott, R. Rollwagen, A. Simpson, E. Parker: A simplified antepartum high-risk pregnancy scoring form: statistical analysis of 5459 cases. Canad. med. Ass. J. 116 (1977) 999.
10. Deutsche Forschungsgemeinschaft (Hrsg.): Schwerpunktprogramm „Schwangerschaftsverlauf und Kindesentwicklung". Boldt, Boppard 1977.
11. Donalson, P. J., J. O. G. Billy: The impact of prenatal care on birth weight. Med. Care 22 (1984) 177.
12.*Dudenhausen, J. W.: Praxis der Perinatalmedizin. Thieme, Stuttgart–New York 1984.
13. Elder, M. G., E. R. Burton, H. Gordon, D. F. Hawkins, J. C. McClure Browne: Maternal weight and girth changes in late pregnancy and the diagnosis of placental insufficiency. J. Obstet. Gynaec. brit. Cwlth. 77 (1970) 481.
14. Elser, H., L. Badmann: Unvorhergesehene Geburtsrisiken nach risikofreier Schwangerschaft. Geburtsh. u. Frauenheilk. 42 (1982) 431.
15. Elser, H., H.-J. Eißner, A. Hinz: Beobachtungen zur zeitlichen Aufeinanderfolge befundeter Schwangerschaftsrisiken. Geburtsh. u. Frauenheilk. 44 (1984) 659.
16. Elser, H., H.-J. Eißner, A. Hinz: Die prognostische Bedeutung von Risikofaktoren während der Schwangerschaft. – I. Beobachtungen zu Beginn und Dauer befundeter Schwangerschaftsrisiken. Z. Geburtsh. Perinat. 188 (1984) 201.
17. Elser, H., H.-J. Eißner, A. Hinz: die prognostische Bedeutung von Risikofaktoren während der Schwangerschaft. – II. Der Risikostatus am Beginn der Geburt. Z. Geburtsh. Perinat. 188 (1984) 209.
18. Elser, H., H. K. Selbmann: Der Einfluß von Alter und Parität auf Schwangerschafts- und Geburtsrisiken sowie Sektiofrequenz und perinatale Mortalität. Geburtsh. u. Frauenheilk. 42 (1982) 188.
19.*Enkin, M., I. Chalmers: Effectiveness and Satisfaction in Antenatal Care. Lavenham Press, Lavenham 1982.
20. Friedmann, E. A., R. K. Neff: Hypertension-hypotension in pregnancy. J. Amer. med. Ass. 239 (1978) 2249–2251.
21. Friedrich, H.: Die Hypotonie als Ursache von Wachstumsstörungen der Frucht und deren Diagnose durch Messung des Symphysen-Fundus-Abstands und Ultraschallbiometrie. Inauguraldissertation, Universität Gießen 1986.
22. Fumia, F. D., D. I. Edelstone, I. R. Holzmann: Blood flow and oxygen delivery to fetal organs as functions of fetal hematocrit. Amer. J. Obstet. Gynec. 150 (1984) 274.
23. Goeschen, K., M. Pluta, M. Meyer-Wilmes, E. Saling: Hypotonie in der Schwangerschaft: Krankheitswert, Differentialdiagnose, Konsequenzen. Geburtsh. u. Frauenheilk. 42 (1982) 84.
24. Goeschen, K., E. Saling, H. Wiktor: Fetale Gefährdungszeichen bei mütterlicher Hypotonie im CTG und therapeutische Konsequenzen. Geburtsh. u. Frauenheilk. 43 (1983) 417.
25. Grünberger, W., S. Leodolter, O. Parschalk: Maternal hypotension: Fetal outcome in treated and untreated cases. Gynec. obstet. Invest. 10 (1979) 32.
26. Harper, R. G., M. M. Sokal, S. Sokal, V. F. Mastrota, J. G. Davis: The high-risk perinatal registry. A systematic approach for reducing perinatal mortality. Obstet. and Gynec. 50 (1977) 264.
27. Harrison, K. A., P. A. Ibeziako: Maternal anaemia and fetal birthweight. J. Obstet. Gynaec. brit. Cwlth. 80 (1973) 798.
28. Hiersche, H. D., S. Prillwitz, R. Müller, K. W. Tietze: Schwangerschaft bei Jugendlichen und Heranwachsenden. Geburtsh. u. Frauenheilk. 35 (1975) 112.
29. Hobel, C. J.: Risk assessment in perinatal medicine. Clin. Obstet. Gynec. 21 (1978) 287.
30. Höhn, N., P. Hohlweg-Majert, H. Wittlinger, H. Schwab: Übergewichtige Frauen in der Geburtshilfe. Fortschr. Med. 94 (1976) 1458.
31. Hohenauer, L.: Intrauterine Wachstumskurven für den deutschen Sprachraum. Z. Geburtsh. Perinat. 184 (1980) 167.

* Übersichtswerke

32. Hollingsworth, D. R., O. W. Jones, R. Resnik: Expanded care in obstetrics for the 1980s: preconception and early postconception counseling. Amer. J. Obstet. Gynec. 149 (1984) 811.
33. Kaiser, R., M. Gaethgens: Schwangerschaft und Schwangerschaftsverhütung bei Jugendlichen. Dtsch. Ärztebl. 20 (1975) 1417.
34. Kidess, E., M. Mabrouk: Schicksal der Früchte bei Überernährung der Mütter. Geburtsh. u. Frauenheilk. 33 (1973) 1004.
35. Klein, L.: Premature birth and maternal prenatal anemia. Amer. J. Obstet. Gynec. 83 (1962) 588.
36.*Knörr, K., H. Knörr-Gärtner: Umwelteinflüsse auf die Kindesentwicklung. In: Käser, O., V. Friedberg, K. G. Ober, K. Thomsen, J. Zander (Hrsg.): Gynäkologie und Geburtshilfe, Bd. II, Teil 1, S. 130. Thieme, Stuttgart–New York 1981.
37.*Koller, S.: Risikofaktoren der Schwangerschaft. Springer, Berlin–Heidelberg–New York–Tokyo 1983.
38. Lazar, P., J. Dreyfus, E. Papiernik-Berkhauer: Individual correction of birth weight for parental stature with special reference to small-for-date and large-fordate infants. J. perinat. Med. 3 (1975) 242.
39.*Martius, G., M. Schmidt-Gollwitzer: Differentialdiagnose in Geburtshilfe und Gynäkologie. Thieme, Stuttgart–New York 1984.
40. Mau, G., P. Netter: Die Bedeutung sozio-ökonomischer Faktoren für den Schwangerschaftsausgang. Gynäkologe 10 (1977) 41.
41. Miller, K. A., C. S. Field: Adolescent pregnancy: a combined obstetric and pediatric management approach. Mayo Clin. Proc. 59 (1984) 311–317.
42. Moghissi, K. S.: Maternal nutrition in pregnancy. Clin. Obstet. Gynec. 21 (1978) 297.
43. Morrison, J.: The elderly primigravida. Amer. J. Obstet. Gynec. 121 (1975) 465.
44. Nesbitt, R. E. L., R. H. Aubry.: High-risk obstetrics. II. Value of semiobjective grading system in identifying the vulnerable group. Amer. J. Obstet. Gynec. 103 (1969) 972.
45. Niswander, K., E. C. Jackson: Physical characteristics of the gravida and their association with birth weight and perinatal death. Amer J. Obstet. Gynec. 119 (1974) 306.
46. Niswander, K. R., J. Singer, M. Westphal, W. Weiss: Weight gain during pregnancy and prepregnancy weight. Obstet. and Gynec. 33 (1969) 482.
47. Page, E. W., R. Christianson: The impact of mean arterial pressure in the middle trimester upon the outcome of pregnancy. Amer. J. Obstet. Gynec. 125 (1976) 740.
48. Page, E. W., R. Christianson: Influence of blood pressure changes with and without proteinuria upon outcome of pregnancy. Amer. J. Obstet. Gynec. 126 (1976) 821.
49. Pitkin, R. M., H. A. Kaminetzky, M. Newton, J. A. Pritchard: Maternal nutrition. A selective review of clinical topics. Obstet. and Gynec. 40 (1972) 773.
50. Ratten, G. J., N. A. Beischer: The significance of anaemia in an obstetric population in Australia. J. Obstet. Gynaec. brit. Cwlth. 79 (1972) 228.
51. Schneider, H.: Schwangerschaft und Ernährung. Geburtsh. u. Frauenheilk. 45 (1985) 135.
52. Scholtes, G.: Schwangerschaft und Geburt bei Frauen über Vierzig. Dtsch. Ärztebl. 20 (1976) 1377.
53.*Selbmann, H. K. (Hrsg.): Münchner Perinatal-Studie 1975. Deutscher Ärzte-Verlag, Köln 1977.
54.*Selbmann, H. K. (Hrsg.): Münchner Perinatal-Studie 1975 bis 1977. Daten, Ergebnisse, Perspektiven. Deutscher Ärzte-Verlag, Köln 1980.
55. Showstack, J. A., P. P. Budetti, D. Minkler: Factors associated with birthweight: An exploration of the roles of prenatal care and length of gestation. Amer. J. publ. Hlth. 74 (1984) 1003.
56. Singer, J. E., M. Westphal, K. Niswander: Relationship of weight gain during pregnancy to birth weight and infant growth and development in the first year of life. Obstet. and Gynec. 31 (1968) 417.
57. Sokol, R. J., M. G. Rosen, J. Stojkov, L. Chik: Clinical application of high risk scoring on an obstetric service. Amer. J. Obstet. Gynec. 128 (1977) 652.
58. Statistisches Bundesamt (Hrsg.): Bevölkerung und Erwerbstätigkeit, Fachserie 1. Reihe 1. Gebiet und Bevölkerung 1983. Kohlhammer, Mainz 1985.
59. Thomson, A. M., F. E. Hytten, W. Z. Billewicz: The epidemiology of oedema during pregnancy. J. Obstet. Gynaec. brit. Cwlth. 74 (1967) 1.
60. Tietze, K. W.: Schwangerschaft und Antikonzeption bei Jugendlichen und Heranwachsenden. Gynäkologe 6 (1973) 84.
61. Wallace, H. M.: Prenatal care and child health. Paediatrician 11 (1982) 4.
62. Westin, B.: Gravidogram and fetal growth. Acta obstet. gynaec. scand. 56 (1977) 273.
63.*Wilken, H.: Diagnostik und ärztliche Beratung in der Schwangerschaft. In: Döderlein, G., K.-H. Wulf (Hrsg.): Klinik der Frauenheilkunde und Geburtshilfe, 1. Aufl., Bd. IV, S. 585. Urban & Schwarzenberg, München–Wien–Baltimore 1979.
64. Wingerd, J., R. Christianson, W. V. Lovitt, E. J. Schoen: Placental ratio in white and black women: Relation to smoking and anemia. Amer. J. Obstet. Gynec. 124 (1976) 671.
65. Wulf, H.: Störungen der intrauterinen Atmung. Arch. Gynec. 128 (1962) 40.
66. Wulf, H.: Der Gasaustausch in der Placenta. Mschr. Kinderheilk. 115 (1967) 130.
67. Wulf, K.-H.: Geburtshilfe heute. Geburtsh. u. Frauenheilk. 37 (1977) 357.
68. Wulf, K.-H.: Die Bedeutung von Risikofaktoren für den Verlauf von Schwangerschaft und Geburt. In: Beck, L., H. Hepp, P. Knappstein, R. Kreienberg, F. Melchert (Hrsg.): Aktuelle Probleme in Geburtshilfe und Gynäkologie. Springer, Berlin–Heidelberg 1986.
69. Wulf, K.-H.: Untersuchungen während der Schwangerschaft. In: Künzel, W., K.-H. Wulf (Hrsg.): Die normale Schwangerschaft. Klinik der Frauenheilkunde und Geburtshilfe, 2. Aufl., Bd. 4. Urban & Schwarzenberg, München–Wien–Baltimore 1986.

7 Allgemeine Schwangerenberatung

J. W. Dudenhausen

Inhalt

1	Einleitung ... 134		5.1	Sport und körperliche Belastung ... 137
			5.2	Reisen ... 138
2	Ernährung ... 134		5.3	Geschlechtsverkehr ... 138
3	Genußmittel ... 135		6	Einige typische Schwangerschaftsbeschwerden ... 138
4	Substitution von Vitaminen und Mineralien ... 136		6.1	Emesis, Nausea ... 138
4.1	Eisen und Folsäure ... 136		6.2	Haar- und Hautveränderungen ... 138
4.2	Kalzium, Zink, Magnesium ... 136		6.3	Hämorrhoiden ... 139
4.3	Jod ... 136		6.4	Varikosis ... 139
4.4	Vitamine ... 137		6.5	Wadenkrämpfe ... 139
			6.6	Karies ... 139
5	Lebensführung ... 137		6.7	Obstipation ... 139

1 Einleitung

Der Schwangeren stehen verschiedene Möglichkeiten der Information über Schwangerschaft, Geburt und Wochenbett zur Verfügung: Ärzte, Hebammen, Elternzeitschriften, Elternschulen, Radio- und Fernsehsendungen, Selbsthilfeorganisationen und -gruppen und anderes mehr. Unter diesen stellt der Frauenarzt den am häufigsten genannten Berater dar [35]. Die Vorbereitung der Schwangerschaft und die Beratung sind wichtige Aufgaben der ärztlichen Schwangerenbetreuung. Hierbei ist auf Schwangerschafts- und Geburtsablauf, auf die Methoden der Geburtsvorbereitung, auf die Anzeichen der Geburt, eventuell die Methoden der Geburtserleichterung sowie die Methoden der Geburtsüberwachung und auf die Auswahl der Entbindungsabteilung [5] besonders einzugehen. Daneben sind Fragen der Ernährung der Schwangeren, der Substitution von Eisenverlusten oder von Mineralienmangel, der Lebensführung, des Alkohol- und Nikotingenusses, des Reisens sowie über typische Schwangerschaftsbeschwerden wie Emesis, Obstipation oder Varikosis häufig zu beantworten.

2 Ernährung

Eine *abwechslungsreiche Ernährung* mit hochwertigen Proteinen, Kohlenhydraten und eingeschränkter Fettzufuhr wird empfohlen. Für den Tagesbedarf gilt die allgemeine Richtlinie:

– etwa 300 g Kohlenhydrate
– etwa 80 g Eiweiß
– etwa 75 g Fett

Tabelle 7-1 Empfehlungen der Deutschen Gesellschaft für Ernährung für die Nährstoff- und Energiezufuhr für erwachsene Frauen und Schwangere ab dem vierten Monat (aus Kasper [21])

	Empfehlungen		mittlere Zufuhr 1980/81*	Hauptquellen
	Frauen mit leichter Tätigkeit	Schwangere ab 4. Monat	Frauen 19–50 Jahre	
Energie (kcal)	2000–2200	+ 300	2876	
(kJ)	8400–9240	+ 1260	12079	
Protein (g)	45–50	+ 30	79	Fleisch, Fisch, Milch, Getreideprodukte, Hülsenfrüchte
Fett (g)	60–70	+ 20	116	Butter, Pflanzenfette, Speck, Wurst, Käse, Eier
essentielle FS (g)	10	+ 1	16,5	Diätmargarine u. -öle, Getreidekeime, Nüsse, Fisch
Kohlenhydrate (g)	300–330		293	Brot, Nährmittel, Obst, Gemüse, Kartoffeln, Zucker
Ballaststoffe (g)	30		19,1	Vollkornprodukte, Hülsenfrüchte, Trocken-, Schalenobst
Vitamin A (mg-Äquivalent)	0,8	+ 0,3	1,5	Fleisch, Leber, Gemüse, Eier, Margarine, Fettfische
Vitamin D (µg)	5	+ 5	keine Angaben	Eier, Fleisch, Leber, Milch, Margarine
Vitamin E (mg)	12	+ 2	12,7	Speiseöl, Margarine, Gemüse, Getreideprodukte
Vitamin B_1 (mg)	1,1–1,2	+ 0,3	1,3	Vollkornprodukte, Schweinefleisch, Kartoffeln
Vitamin B_2 (mg)	1,5	+ 0,3	1,9	Milch, Eier, Innereien, Getreideprodukte, Blattgemüse
Vitamin B_6 (mg)	1,6	+ 1,0	1,7	Fleisch, Eier, Kartoffeln, Blattgemüse, Getreideprodukte
Vitamin B_{12} (µg)	5,0	+ 1,0	8,2	Fleisch, Innereien, Milch, Eier
Folsäure (µg)	400	+ 400	699,5	Blattgemüse, Zitrusfrüchte, Milch, Vollkornprodukte
Vitamin C (mg)	75	+ 25	88	Obst, Gemüse, Kartoffeln

*Ernährungsbericht 1984

Der *Energiebedarf* der Schwangeren ist gegenüber dem der Nichtschwangeren erhöht. Dies ergibt sich aus dem Wachstum von Kind, Plazenta und mütterlichem Gewebe, auch aus dem steigenden Aufwand für körperliche Arbeit, der sich teilweise aus Bewegung des schwereren mütterlichen Körpers ergibt [24, 42].

Die empfohlene tägliche *Kalorienzufuhr* beträgt für Schwangere bis etwa zur 26. Woche 2200 kcal, später dann 2500 kcal, für die Stillende 3000 kcal (= 9210, 10470 bzw. 12560 kJ).

Tabelle 7-1 zeigt die empfohlene mittlere tägliche Nährstoffzufuhr. Sicherlich werden diese Richtwerte bei der Ernährung heute nicht immer erreicht, da die empfohlenen Mengen über dem täglichen Bedarf liegen. Abweichungen bedeuten daher nicht, daß eine Mangelversorgung mit Krankheitswert auftritt. Die Folgen von Mangelernährung bzw. die Folgen des Mangels einzelner Nährstoffe während der Schwangerschaft sind nicht gesichert. Das Problem eines Nährstoffdefizits stellt sich in Mitteleuropa im allgemeinen nicht.

Häufig sind Ernährungsprobleme durch niedrigen Sozialstatus, schlechte Schulbildung, häufige Infektionen und chronische Erkrankungen überlagert. Einige *Belastungsfaktoren* lassen eine unzureichende Ernährungszufuhr vermuten (Tab. 7-2). Patientinnen dieser Belastungsgruppen sollten vom betreuenden Arzt frühzeitig erkannt und besonders sorgfältig beraten werden [37].

Die Gewichtszunahme während der Schwangerschaft beträgt normalerweise ca. 12 kg; die Zunahme ist nicht linear.

Die normale *wöchentliche Gewichtszunahme* in der Schwangerschaft wird in Tabelle 7-3 aufgelistet (siehe auch Kap. 6, Abschn. 3.1.3.2). In Mitteleuropa stellt nicht die Erkennung einer mangelnden Gewichtszunahme, sondern häufiger die Früherkennung der übermäßigen Gewichtszunahme das wichtige Problem dar.

Tabelle 7-2 Risikofaktoren für eine unzureichende Ernährung in der Schwangerschaft (zitiert nach [37])

Teenager (≤ 15 Jahre)
3 oder mehr Schwangerschaften in den vorausgegangenen 2 Jahren
belastete geburtshilfliche Anamnese (Mangelentwicklung, intrauteriner Tod, Frühgeburt)
ungünstige sozialökonomische Begleitumstände
Konsum von Nikotin, Alkohol, Drogen
spezielle Diät bei chronischen Systemerkrankungen
Ausgangsgewicht von < 85% oder > 120% des Standardgewichts

Tabelle 7-3 Wöchentliche Gewichtszunahme in Gramm in Abhängigkeit vom Schwangerschaftsalter [18]

1.–12. Woche	0
13.–15. Woche	250
16.–22. Woche	300–350
23.–26. Woche	400–450
27.–38. Woche	500
39. Woche	250
40. Woche	0

Häufig handelt es sich um pathologische Wassereinlagerungen, die nach Möglichkeit ohne Medikamente therapiert werden sollen, z. B. durch vermehrte körperliche Ruhe. Bei echtem Übergewicht sollte die Schwangere vermehrt Eiweiß, Vitamine und mineralhaltige Nahrungsmittel unter reduziertem Fett- und Kohlenhydratgehalt zu sich nehmen. Drastische Nahrungseinschränkungen verbieten sich wegen der Gefährdung des Eiweißbestandes von Mutter und Kind. Unbedenklich erscheint noch eine Reduktionsdiät von 1800 kcal (7536 kJ) bei eiweiß-, vitamin- und mineralstoffreicher Mischkost [22].

Auch eine Unterversorgung mit *Spurenelementen* ist bei landesüblicher Ernährung in Mitteleuropa nicht zu erwarten.

3 Genußmittel

Ein Zusammenhang zwischen Genußmittelkonsum (Nikotin, Alkohol) und perinataler Mortalität, Morbidität und Frühgeburtenrate ist bisher statistisch nicht ausreichend gesichert, da der Genußmittelkonsum und andere Umwelteinflüsse wie Sozialstatus und Alter sich überlagern. Unstreitig ist allerdings die Zunahme intrauterin mangelentwickelter Neugeborener bei steigendem Zigarettenkonsum in der Schwangerschaft; die Kinder rauchender Mütter sind im Durchschnitt 150 bis 250 g leichter [29]; darüber hinaus werden vereinzelt somatische und intellektuelle Entwicklungsrückstände im Alter von einem Jahr bei Kindern von Raucherinnen berichtet [4].

Wenngleich gegen geringen Alkoholkonsum in der Schwangerschaft wenig einzuwenden ist, findet sich bei chronischen Alkoholikerinnen mit einem Risiko von 30 bis 50% ein embryo-fetales Alkoholsyndrom mit Untergewicht, Mikrozephalie, somatischer und psychischer Retardierung sowie typischen Gesichts- und anderen Mißbildungen [6]. Über die Größenordnung einer möglichen Dosis-Wirkungs-Beziehung ist Sicheres nicht bekannt. Als gefährlich wird der tägliche Konsum von mehr als 40 g Alkohol angesehen. Auch die Abort- und Frühgeborenenrate ist bei Alkoholabusus erhöht.

Zusammenfassend sollte der Schwangeren außer Nikotingenuß nichts vollständig verboten werden; der Alkoholkonsum sollte reduziert werden (siehe auch Kap. 4, Abschn. 3.3.1).

4 Substitution von Vitaminen und Mineralien

4.1 Eisen und Folsäure

Die Frage nach einer in der Schwangerschaft notwendigen Substitution von *Eisen* wird unterschiedlich beantwortet. Schwangerschaftsanämien (Hämoglobin < 11 g/dl) treten bei 11% der Schwangeren im zweiten Trimenon auf [22]. Sichere Folgen von Schwangerschaftsanämien sind verminderte Eisenreservoire des Neugeborenen mit einer Neigung zu früher einsetzenden Eisenmangelanämien sowie anhaltende Anämien bei den Müttern (siehe Kap. 4, Abschn. 2.6.1; Kap. 6, Abschn. 3.1.3.5; und Bd. 5, Kap. 3.1). Wichtig ist, daß die in der Schwangerschaft auftretenden Anämien weit überwiegend Eisenmangelanämien sind. Nur etwa 20% des Nahrungseisens werden resorbiert, und nur etwa 10% der Frauen besitzen zum Zeitpunkt der Geburt ein ausreichendes Eisenreservoir im Knochenmark. Daher wird im allgemeinen die *prophylaktische Eisensubstitution* ab dem dritten Schwangerschaftsmonat empfohlen. Es sind etwa 25 mg elementares Eisen täglich erforderlich [28]. Der schlüssige Beweis, daß die Prophylaxe besser sei als die gezielte Therapie bei nachgewiesener Eisenmangelanämie, ist bisher jedoch noch nicht erbracht. Behandlungsbedürftig ist eine Schwangere mit einem Hämoglobinwert unter 12 g/dl.

In diesem Zusammenhang ist auf die unter Alltagsbedingungen nicht ausreichende *Folsäureversorgung* (Bedarf in der Schwangerschaft 800 bis 1000 µg/Tag) hinzuweisen [14]. Daher wird eine Substitution von etwa 500 µg/Tag empfohlen [28].

4.2 Kalzium, Zink, Magnesium

Der *Kalziumbedarf* in der Schwangerschaft (1200 mg/Tag) ist durch eine sachgemäße Ernährung möglichst zu decken (Milch und Milchprodukte). Mangelsituationen mit Krankheitswert in der Schwangerschaft sind nicht bekannt. Eine generelle Substitution wird nicht empfohlen (siehe auch Kap. 5, Abschn. 3.3.4).

Tierexperimentelle Studien zeigten, daß bei *Zinkmangel* die Mißbildungsrate erhöht ist und die Geburtsgewichte der Neugeborenen erniedrigt sind. Auch beim Menschen wurden bei vorzeitigen Wehen, Blutungen, Frühgeburten, hypertensiver Schwangerschaftserkrankung und Mangelentwicklung erniedrigte Zinkserumspiegel gefunden [36]. Ein täglicher Bedarf in der Schwangerschaft von 4 bis 15 mg wird angenommen; eine Substitution mit 20 mg Zinkaspartat pro Tag oral wurde vorgeschlagen [36]. Bei Zink-Blutspiegeluntersuchungen von Schwangeren mit und ohne Zinksubstitution sind keine signifikanten Unterschiede festgestellt worden [15].

Der tägliche *Magnesiumbedarf* des Menschen wird mit 10 mg/kg Körpergewicht angegeben [40]; andere Autoren geben 450 mg täglich an [28]. Neben der heute magnesiumarmen Ernährung soll innerhalb der Schwangerschaft das Wachstum des Feten und die gesteigerte Stoffwechseltätigkeit der Mutter zu einem abfallenden Magnesiumspiegel im Serum führen, auch bei normalem Schwangerschaftsverlauf. Frauen mit hypertensiver Schwangerschaftserkrankung, vorzeitiger Wehentätigkeit, drohender Frühgeburt oder Wadenkrämpfen sollen darüber hinaus signifikant niedrigere Magnesiumspiegel im Serum haben [2]. Eine prophylaktische Magnesiumsubstitution bei jeder Schwangeren (15 mmol Magnesium pro Tag) wird – auch aufgrund prospektiver Studien – empfohlen [20].

4.3 Jod

In der Schwangerschaft ist der Jodbedarf erhöht; er wird mit 230 µg pro Tag angegeben [9, 30]. Bei einer verminderten Jodzufuhr wurden Schilddrüsenhyperplasien bei den Müttern und neurologische Behinderungen bei den Kindern festgestellt [30]. Es wird daher die regelmäßige Verwendung von jodiertem Speisesalz oder die tägliche Substitution mit Jod (150 µg/Tag) empfohlen [33, 34].

4.4 Vitamine

Aus der tierexperimentellen und veterinärmedizinischen Literatur gibt es Hinweise, daß Vitaminmangel den Schwangerschaftsverlauf und die Entwicklung des Feten beeinträchtigen. Beim Menschen sind sichere Fakten über Auswirkungen von Vitaminmangelzuständen nicht bekannt. Mehrgebärende, Übergewichtige, Frauen mit hohem Genußmittelkonsum und Frauen aus der sozialen Unterschicht werden häufiger eine nicht gesicherte Vitamin- und Mineralstoffversorgung aufweisen [7]. Eine Unterversorgung sei insbesondere bei *Thiamin und Vitamin B$_6$* zu erwarten. Der Nutzen einer prophylaktischen Vitamingabe ist daher nicht erwiesen (siehe auch Kap. 4, Abschn. 3.3.6).

5 Lebensführung

5.1 Sport und körperliche Belastung

Es gibt nur wenige Fakten über die Risiken *körperlicher Belastungen* für die Schwangerschaft, die Geburt und das Kind. Sicherlich fühlt sich die Schwangere mit zunehmendem Schwangerschaftsalter immer weniger in der Lage, körperliche Arbeit zu leisten. Andererseits erhöht sich der Sauerstoffverbrauch und der Energieverbrauch bei körperlicher Arbeit der Schwangeren nur unwesentlich [25]. Darüber hinaus kann durch Training der Sauerstoffbedarf für eine zu leistende Arbeit reduziert werden [10]. Es wurde bei trainierten und bei nicht trainierten Schwangeren gezeigt, daß mütterliche und fetale pH-Werte signifikant mit steigendem Trainingsgrad anstiegen [11]. Diese Umstände sprechen an sich für die Empfehlung körperlicher Belastungen und auch eines körperlichen Trainings während der Schwangerschaft. Die Schwangerschaft bedeutet für die Frau also nicht die völlige Umstellung von normalen Lebensgewohnheiten; lediglich Spitzenleistungen sollen vermieden werden. Eine Frau mit normaler Schwangerschaft kann eine nicht überlastende Tätigkeit durchaus fortsetzen. Streßsituationen sind wegen ihrer wehenanregenden Wirkung zu vermeiden (siehe auch Kap. 4, Abschn. 2.7).

Eine Untersuchung über den Einfluß der *Berufstätigkeit* auf den Schwangerschaftsverlauf hat deutlich gezeigt, daß die Berufstätigkeit an sich überwiegend positive Auswirkungen hatte, daß aber bestimmte Berufe oder bestimmte Arbeitsplätze gefährdend sein können [3]. Für den die Schwangere beratenden Arzt kommt es wohl darauf an, durch Befragung der Schwangeren die konkrete Belastung durch den Arbeitsplatz und dessen ökologische Bedingungen zu erkennen.

Sportliche Aktivitäten mit gleichmäßiger, geringer Belastung, die große Muskelgruppen beanspruchen und rhythmisch ausgeübt werden, sind für die Schwangere geeignet, z. B. Schwimmen, Radfahren, Skilanglauf und Jogging. Sportarten mit plötzlichen Leistungsspitzen oder Ballspiele mit der Möglichkeit der Traumatisierung des Bauches sind für Schwangere eher ungeeignet.

Die Angst vor aszendierender Infektion beim Schwimmen ist nicht begründet, da beim Schwimmen kein Wasser in die Scheide gelangt. Aus sportphysiologischer Sicht ist Schwimmen eine sehr geeignete sportliche Betätigung für Schwangere.

Die *Auswirkungen mütterlicher Belastungen auf den Feten* bzw. die fetale Herzfrequenz sind mehrfach untersucht worden [16, 19, 26]. Die verschiedenen Befunde ergeben zusammenfassend, daß bei mäßiger Belastung keine Veränderungen der fetalen Herzfrequenz, bei stärkeren Belastungen leichte Tachykardien auftreten.

Der Fetus scheint sich einer körperlichen Belastung der Mutter anzupassen, wie bei einem zehnwöchigen Schwimmkonditionstraining während der Schwangerschaft durch Herzfrequenzaufzeichnungen des Feten gezeigt wurde [41].

Die plazentare Reservekapazität muß ausreichend sein, um die Adaptation des fetalen Herz- und Kreislaufsystems zuzulassen. Bei maximaler körperlicher Belastung der Mutter sind Berichte über schwere Herzfrequenzänderungen des Feten veröffentlicht worden [1]. Daher ist die Empfehlung an Schwangere berechtigt, exzessive Spitzenbelastungen während der Arbeit oder im Sport zu vermeiden.

5.2 Reisen

Häufig wird nach dem Reisen in der Schwangerschaft gefragt und die Erlaubnis zum Fliegen in der Schwangerschaft eingeholt. Es werden Befürchtungen geäußert, das Fliegen könne einen Sauerstoffmangel des Feten verursachen, oder der Streß der Mutter führe zu einer ungünstigen Blutverteilung im mütterlichen Organismus. Die Arbeitsgruppe um R. und A. Huch hat zu dieser Frage interessante Befunde vorgelegt [17]:

Auf 20 Europaflügen in modernen Düsenflugzeugen mit einem Kabinendruck entsprechend Höhen zwischen 2000 und 2500 m wurden die mütterlichen und fetalen kardiopulmonalen Reaktionen auf die unterschiedlichen Flugphasen, den möglichen Streß und die Höhe untersucht. Die Ergebnisse zeigten, daß die schwangere Frau nicht anders als eine nichtschwangere Erwachsene auf die Höhe mit einem Abfall des Sauerstoffdrucks im Mittel um 25%, mit einem kompensatorischen Anstieg der Herzfrequenz und des Blutdrucks ohne Änderung des Atemzugvolumens und der -frequenz reagierte. Darüber hinaus scheint der Fetus einer normalen Schwangerschaft das Fliegen, zumindest die Höhe, kaum wahrzunehmen; er änderte den Typ der fetalen Herzfrequenz gegenüber dem Pattern vor dem Start in der Start- und Steigphase oder nach Erreichen der Flughöhe nicht. Die Untersucher sahen einige Akzelerationen, besonders in der Start- und Steigphase, jedoch niemals Bradykardien oder Abnahme der Oszillationen.

Gegen das Fliegen bei unumgänglich notwendigen Reisen in der Schwangerschaft – vor allem bei weiteren Entfernungen – gibt es nach diesen Ergebnissen keine Argumente.

Zum Fragenkomplex „Reisen" gehört auch die Empfehlung, daß Schwangere Reisegebiete meiden sollten, in denen eine Impfung mit Lebendviren verlangt wird (siehe auch Kap. 11).

Eine häufig gestellte Frage ist, ob Schwangere selbst Auto fahren dürfen oder ob durch den Sicherheitsgurt der Fetus gefährdet würde. Schwangere Frauen zeichnen sich nicht durch eine größere Unfallhäufigkeit aus als Nichtschwangere; es gibt daher wohl kaum Gründe, Schwangeren generell vom Autofahren abzuraten. Vor allem ist ihnen das korrekte Anlegen eines Dreipunkt-Sicherheitsgurtes zu empfehlen [38, 39].

Dabei sollte darauf geachtet werden, daß der Gurt nicht lose getragen und der horizontale Gurtteil nicht über dem Bauch, sondern über dem knöchernen Becken angelegt werden soll. Darüber hinaus soll die Rückenlehne des Sitzes nicht zu schräg gestellt werden, da somit bei einem Unfall das „Hindurchtauchen" der Schwangeren gefördert wird.

5.3 Geschlechtsverkehr

Die Grundlagen für die Beratung über den Geschlechtsverkehr während der Schwangerschaft sind nicht einheitlich. Kasuistiken über die „Luftembolie beim Koitus in der Schwangerschaft" [23] sind zur Ableitung einer allgemeingültigen Empfehlung nicht geeignet. Es überwiegen Ratschläge, daß gegen den Geschlechtsverkehr während der Schwangerschaft, auch während der letzten Wochen, nichts einzuwenden sei [31]. Es muß daran gedacht werden, daß jeder Orgasmus Wehen auslösen kann [27]. Ein Zusammenhang zwischen Koitusfrequenz und Frühgeburt hat sich allerdings nicht ergeben [32]. Welche Rolle bei der häufig angegebenen Geburts- bzw. Frühgeburtsauslösung intravaginal applizierte Prostaglandine aus der Samenflüssigkeit spielen, ist ungewiß.

Sicherheitshalber wird man Frauen mit Frühgeburtsgefährdungen oder frühgeburtsbelasteter Anamnese empfehlen, den Geschlechtsverkehr stark einzuschränken.

6 Einige typische Schwangerschaftsbeschwerden

6.1 Emesis, Nausea

Morgendliches Unwohlsein und Erbrechen sind für die Frühschwangerschaft nahezu typisch. Diese Beschwerden finden sich verstärkt bei Zwillingsschwangerschaften und Blasenmole. Die Ursachen sind nicht geklärt; die Zusammenhänge mit ungewünschter, ungeplanter Schwangerschaft oder mit einem eigenen schwierigen Mutterverhältnis sind häufig in längeren Gesprächen aufzudecken [12]. Eine Therapie ist oft erfolglos. Wichtig ist die Verordnung von Ruhe und Schonung und das Vermeiden eines raschen Lagewechsels sowie – für die klinische Therapie – die Abgrenzung zur Hyperemesis mit Gewichtsabnahme und Störung des Wasser- und Elektrolythaushalts (siehe auch Kap. 8, Abschn. 4.1, und Bd. 5, Kap. 4.1).

6.2 Haar- und Hautveränderungen

Nicht selten kommt es in der Schwangerschaft, noch häufiger im Wochenbett, zu vermehrtem Haarausfall und zu Hautveränderungen im Sinne eines Chloasmas. Die Pathogenese ist ungeklärt; eine vermehrte Produktion des melanozytenstimulierenden Hormons aus der Hypophyse wird diskutiert. Die Veränderungen bedürfen keiner Therapie und bilden sich Wochen oder Monate nach der Entbindung spontan zurück (siehe auch Bd. 5, Kap. 9).

6.3 Hämorrhoiden

Infolge der Hypervolämie in der Schwangerschaft, der Vasodilatation und des erschwerten Abflusses des venösen Blutes und schließlich des Pressens während der Geburt bilden sich während der Geburt und des Wochenbetts häufig Hämorrhoiden, die beträchtliche Beschwerden verursachen können. Meist ist eine Lokalbehandlung mit Sitzbädern, Salben und Zäpfchen ausreichend; auf weichen Stuhlgang sollte geachtet werden.

6.4 Varikosis

Grundsätzlich ist zwischen einer primären Varikosis als Folge einer in der Anlage angeborenen Wanddysplasie, deren Träger auch häufig andere Zeichen der Mesenchymschwäche wie Hernien und Hämorrhoiden aufweisen, und einer sekundären Varikosis als Folge einer ausgeheilten Thrombose zu unterscheiden. Abflußbehinderungen durch den in der Schwangerschaft vergrößerten Uterus, stehend ausgeübte Berufe und strangulierende Kleidungsstücke wirken begünstigend. Die Hypervolämie und die allgemeine Vasodilatation in der Schwangerschaft tragen außerdem zur Erhöhung des Venendrucks in den Beinvenen bei.

Medikamentöse Maßnahmen haben im allgemeinen wenig Erfolg. Von größter prophylaktischer und therapeutischer Bedeutung sind das frühzeitige Anlegen von Stützstrumpfhosen der Kompressionsstärke II, die bei gegebener Indikation großzügig zu verordnen sind, sowie tägliche Hochlagerung der Beine, Beingymnastik und Schwimmen. Bei ausgeprägter Varikosis ist eine Low-dose-Heparinisierung mit 3×5000 IE Heparin subkutan in Erwägung zu ziehen. Über die Indikation operativer Maßnahmen ist die Meinung nicht einheitlich. Nach einigen Autoren sollten sie im allgemeinen bis einige Monate nach der Entbindung zurückgestellt werden. Andere halten eine Venensklerosierung im siebten bis achten Schwangerschaftsmonat für günstig [13].

6.5 Wadenkrämpfe

Ihre Ätiologie ist nicht sicher bekannt. Möglicherweise spielt ein Mangel an Mineralien oder an Pantothensäure eine Rolle. Therapeutisch werden Vitamin B und Magnesium- oder Kaliumpräparate eingesetzt.

6.6 Karies

Der gesteigerte Kalziumbedarf des Feten führt häufig zu einer gewissen Kalziumverarmung der Schwangeren und damit zu Zahnerkrankungen. Als die wirksamste Maßnahme gegen Karies in der Schwangerschaft sind der Besuch bei einem Zahnarzt und das regelmäßige Zähneputzen zu empfehlen.

6.7 Obstipation

Die in der Schwangerschaft häufige Obstipation soll auf dem Einfluß vermehrt gebildeter Gestagene und der dadurch bedingten Tonusverminderung der glatten Muskulatur beruhen. Die Behandlung besteht in einer schlackenreichen Ernährung. Günstig ist eine Kost mit reichlich Obst und Gemüse, Milchprodukten, Vollkornbrot, Dörrfrüchten und Fruchtsäften. Empfehlenswert sind über Nacht in Wasser eingeweichte Feigen oder Zwetschgen. Sollten diese Maßnahmen nicht ausreichen, sind milde Laxanzien zu verordnen, die durch Quellung die Obstipation beheben.

Literatur

1. Artal, R., H. P. Richard, Y. Romem, R.W. Swell: Fetal bradycardia induced by maternal exercise. Lancet II (1984) 258.
2. Barth, W., P. Riss: Orale Magnesiumsubstitution bei normalen und pathologischen Schwangerschaften. In: Weidinger, H. (Hrsg.): Magnesium und Schwangerschaft. Beltz, Weinheim–Basel 1983.
3. Bartholomeyczik, E., B. Rasper: Berufstätigkeit und Schwangerschaft. Gynäkologe 12 (1979) 151.
4. Becker, V., T. H. Schiebler, F. Kubli: Die Plazenta des Menschen. Nikotin und Alkohol. Huber, Bern 1981.
5. Berg, D.: Schwangerschaftsbetreuung in der Praxis. 1. Screening-Programm. Gynäk. Prax. 5 (1981) 393.

6. Bierich, J. R., F. Majewski, R. Michaelis, I. Tillner: Über das embryo-fetale Alkoholsyndrom. Europ. J. Pediat. 121 (1976) 155.
7. Deutsche Forschungsgemeinschaft (Hrsg.): Forschungsbericht über Schwangerschaftsverlauf und Kindesentwicklung. Boldt, Boppard 1977.
8. Deutsche Gesellschaft für Ernährung (Hrsg.): Empfehlung für die Nährstoffzufuhr. Umschau, Frankfurt/M. 1975.
9. Disch, G., H. G. Classen, L. Spätling: Ernährung in der Schwangerschaft mit besonderer Berücksichtigung von Magnesium und Eisen. Frauenarzt 32 (1991) 69.
10. Erkkola, R.: The influence of physical training during pregnancy on physical work capacity and circulatory parameters. Scand. J. clin. Lab. Invest. 36 (1976) 747.
11. Erkkola, R., L. Rauramo: Correlation of maternal physical fitness during pregnancy to maternal and fetal pH and lactic acid at delivery. Acta obstet. gynaec. scand. 55 (1976) 441.
12. Fitzgerald, C. M.: Nausea and vomitig in pregnancy. Brit. J. med. Psychol. 57 (1984) 159.
13. Güss, H.: Die Behandlung der Varikosis in der Schwangerschaft. Fortschr. Med. 99 (1981) 62.
14. Hages, M., M. Jenke, C. Mirgel, K. Pietrzik: Bedeutung einer Folsäuresubstitution während der Schwangerschaft. Geburtsh. u. Frauenheilk. 49 (1989) 523.
15. Hambidge, K. M., N. F. Krebs, M. A. Jakobs, A. Favier, L. Guyette, D. N. Iklé: Zinc nutritional status during pregnancy: a longitudinal study. Amer. J. clin. Nutr. 37 (1983) 429.
16. Hauth, J. C., L. C. Gilstrap, K. Widmer: Fetal heart rate reactivity before and after maternal jogging during the third trimester. Amer. J. Obstet. Gynec. 142 (1982) 545.
17. Huch, R., H. Baumann, F. Fallenstein, K. T. N. Schneider, F. Holdener, A. Huch: Physiologic changes in pregnant women and their fetuses during jet air travel. Amer. J. Obstet. Gynec. 154 (1986) 996–1000.
18. Hüter, K. A., H. Buchenau: Ernährung der werdenden Mutter. Bundesausschuß für volkswirtschaftliche Aufklärung, Köln 1960.
19. Jakobovits, A.: The effects of maternal physical activity on fetal breathing movements. Arch. Gynec. 234 (1983) 47.
20. Jaspers, V., L. Spätling, F. Fallenstein, K. Quakernack: Magnesium, Kalzium, Hämoglobin, Hämatokrit, Östriol und HPL unter Magnesiumsubstitution in der Schwangerschaft. Geburtsh. u. Frauenheilk. 50 (1990) 628.
21. Kasper, H.: Ernährungsmedizin und Diätetik, 7. Aufl. Urban & Schwarzenberg, München–Wien–Baltimore, 1991.
22. Kübler, W.: Zum Einfluß von Ernährungsfaktoren auf den Schwangerschaftsverlauf. Gynäkologe 10 (1977) 35.
23. Lifschultz, B. D., E. R. Donoghue: Air embolism during intercourse in pregnancy. J. forens. Sci. Soc. 28 (1983) 1021.
24. Link, G.: Die Ernährung während der Schwangerschaft und die intrauterine Entwicklung des Feten. Gynäkologe 23 (1990) 253.
25. Lotgering, F. K., R. D. Gilbert, L. D. Longo: The interactions of exercise and pregnancy: a review. Amer. J. Obstet. Gynec. 149 (1984) 560.
26. Marsal, K., O. Loefgren, G. Gennser: Fetal breathing movements and maternal exercise. Acta obstet. gynaec. scand. 58 (1979) 197.
27. Masters, M. H., V. E. Johnson: Human sexual response. Little, Brown, New York 1966.
28. Matzkies, F., B. Webs, M. Baumann, H. Holzinger, H. Dorguth, V. Claus: Tagespläne zur Ernährung während Schwangerschaft und Stillzeit sowie unter Normalbedingungen. Fortschr. Med. 101 (1977) 678.
29. Mau, G.: Genußmittelkonsum während der Schwangerschaft. Gynäkologe 10 (1977) 45.
30. Meden, H., W. Rath: Die Bedeutung der Schilddrüsenerkrankungen in der Gynäkologie und Geburtshilfe. Gynäk. Prax. 12 (1988) 419.
31. Nijs, P., H. van Dorpe: Partnerverhältnis und Sexualität während der Schwangerschaft. Gynäkologe 15 (1982) 228.
32. Perkins, R. P.: Sexual behavior and response in relation to complications of pregnancy. Amer. J. Obstet. Gynec. 134 (1979) 488.
33. Pfannenstiel, P.: Therapie von Schilddrüsenerkrankungen. 3. Aufl. Grosse, Berlin 1982.
34. Romano, R., E. A. Jannini, M. Pepe et al.: The effects of iodoprophylaxis on thyroid size during pregnancy. Amer. J. Obstet. Gynec. 164 (1991) 482.
35. Saling, E., J. Gesche, K. Langner: Aufklärung und Verunsicherung von Schwangeren. Ergebnisse einer Umfrageaktion. In: Dudenhausen, J. W., E. Saling (Hrsg.): Perinatale Medizin Band IX. Thieme, Stuttgart–New York 1982.
36. Saling, E., G. Kynast: The relevance of zinc in pregnancy. J. perinat. Med. 8 (1980) 171.
37. Schneider, H.: Schwangerschaft und Ernährung. Geburtsh. u. Frauenheilk. 45 (1985) 135.
38. Schumann, K.: Sicherheitsgurt und Schwangerschaft. Fortschr. Med. 94 (1976) 1496.
39. Schumann, K., H. Riedel, L. Nevermann: Gebrauch des Sicherheitsgurtes durch Schwangere. Fortschr. Med. 94 (1976) 1757.
40. Seelig, M. S.: Magnesium requirements in human nutrition. Magnesium-Bulletin 1 a (1981) 26.
41. Sibley, M. S., R. O. Ruhling, J. Cameron-Foster, C. Christensen, T. Bolen: Swimming and physical fitness during pregnancy. J. Nurse/Midwifery 26 (1981) 3.
42. Stoll, W., T. Schmid, G. Sander: Ernährung in der Schwangerschaft. Enke, Stuttgart 1986.

8 Psychosoziale Schwangerenberatung

M. Stauber

Inhalt

1	Einleitung	142	4.3 Eingebildete Schwangerschaft	144
			4.4 EPH-Gestose	144
2	Adaptation an die Schwangerschaft	142	4.5 Drohende Frühgeburt	144
3	Reale und neurotische Ängste	142	4.6 Sucht und Schwangerschaft	145
4	Psychosomatische Störungen	143	5 Psychosoziale Aspekte der Geburtsvorbereitung	146
4.1	Schwangerschaftserbrechen	143	5.1 Die Arzt-Patientin-Beziehung	146
4.2	Spontanaborte	144	5.2 Erwartungen an die Geburt	147

1 Einleitung

Im Rahmen der Schwangerenberatung sollten die Frauen auch damit vertraut gemacht werden, daß bereits intrauterin eine psychosomatische Wechselwirkung zwischen Mutter und Fetus besteht. So bestätigen mehrere Untersuchungen, daß psychisch belastete Schwangerschaften, etwa durch sozialen oder psychischen Streß, ein somatisches Risiko für Mutter und Kind darstellen [1, 4, 8, 15, 35].

Weiterhin sollten wir jeder schwangeren Frau den Eindruck vermitteln, daß eine Ambivalenz gegenüber dem zu erwartenden Kind nichts Verwerfliches ist. So wissen wir selbst von langjährigen Kinderwunschpatientinnen, daß sie in der Schwangerschaft aggressive Impulse gegen ihr Kind hegen, die bis hin zum Schwangerschaftsabbruch gehen können. Ebenso gibt es Frauen, die nach einer Abruptio erst bemerken, daß sie einen unbewußten Kinderwunsch verdrängt haben. Es liegt in der Natur der Schwangerschaft, daß jede Frau zumindest an einer Ecke Gefühle der Ambivalenz entwickelt. Äußere und innere Faktoren sind in Tabelle 8-1 zusammengefaßt.

Tabelle 8-1 Einige Faktoren, die Ambivalenz im Schwangerschaftserleben bedingen können

Äußere Faktoren
- Neuorientierung im Beruf
- Veränderung in der Partnerbeziehung
- soziale Probleme

Innere Faktoren
- Überlagerung des bewußten Kinderwunsches durch unbewußte Ablehnung (Ängste!)
- psychisch unausgewogene Struktur eines oder beider Partner
- Anpassungsschwierigkeiten an die neue Lebensperspektive

2 Adaptation an die Schwangerschaft

Die Adaptation an die Schwangerschaft beinhaltet körperliche und seelische Entwicklungsschritte, die individuell sehr verschieden erlebt werden. So bedeutet die Schwangerschaft für viele Frauen eine veränderte Wahrnehmung des Körpers und der sexuellen Bedürfnisse. Dies wird im Einzelfall durch Symptome wie das Erbrechen oder völlige Erschöpfung deutlich. Bei manchen Frauen äußert sich dies auch gelegentlich in einem emotionellen Rückzug. Auf der psychischen Ebene aktualisiert der Eintritt der Schwangerschaft häufig die Bindung zur Mutter. Auch die eigene Mutterrolle wird definiert. Weiterhin gewinnt die Zukunftsperspektive in bezug auf den Beruf und die Partnerschaft an Bedeutung.

Alle diese Adaptationsvorgänge bleiben dem Arzt im einzelnen verborgen. Er kann jedoch aus den Berichten seiner Patientinnen oft Schwierigkeiten erkennen, die er wiederum durch seine Empathie und seine Beratung günstig beeinflussen kann. Ein Schlüssel für das Verstehen der schwangeren Patientinnen kann die Konfrontation der Patientin mit ihren Schwangerschafts- und Geburtsängsten sein.

3 Reale und neurotische Ängste

Wenn man Erstgravidae nach ihren Ängsten im Zusammenhang mit der Geburt befragt, berichten sie von verschiedenartigsten Formen, die teilweise real, teilweise aber auch neurotisch und damit verzerrt und schwer einfühlbar erscheinen. Diese Frauen erzählen von Ängsten, in die man sich gut einfühlen kann, so allen voran die Angst vor einer Mißbildung beim Kind, die Angst vor Komplikationen, vor Schmerzen. Man kann diese Ängste als Realängste bezeichnen, wenn sie auch manchmal auf der Basis neurotischer Persönlichkeiten übersteigert empfunden werden. Solche realen Ängste, die teilweise auch auf falschen Vorstellungen beruhen, lassen sich durch eine fachgerechte Schwangerenberatung sowie durch sicherheitsgebende Untersuchungen abbauen. So erscheint es sinnvoll, wenn man die Angst einer älteren Schwangeren vor einem mongoloiden Kind durch eine Amniozentese und eine zytogenetische Untersuchung beseitigt. Ähnlich kann man einer Frau durch wiederholte echographische Untersuchungen Sicherheit geben, wenn sie befürchtet, daß sich ihr Kind nicht termingerecht entwickelt. Allgemein sollten positive Auskünfte bei Schwangeren überwiegen, da die Frau in dieser Zeit besonders sensibel für Ängste ist. Eine Angsthierarchie bei Schwangeren, die an der Universitätsfrauenklinik Berlin-Charlottenburg erstellt wurde, ist in Abb. 8-1 dargestellt [28].

Schwieriger wird es, wenn die Schwangeren vermehrt neurotische Ängste in den Vordergrund rücken, so z. B. die Angst vor dem Verlust der Selbstkontrolle, die Angst vor dem Ausgeliefertsein oder die Angst vor dem eigenen Tod. Meist handelt es sich um Patientinnen, bei denen man Schwierigkeiten bei der Anpassung an die Mutterschaft findet. Eine ambivalente Einstellung zur Schwangerschaft läßt sich hierbei nicht selten bei tieferer Exploration finden. Mit Fortschreiten der Schwangerschaft und positiver Identifikation mit ihr lassen diese Ängste meist jedoch nach.

Ebenso verschwinden mit zunehmender Schwangerschaftsdauer Symptome, die oft mit dem Stichwort

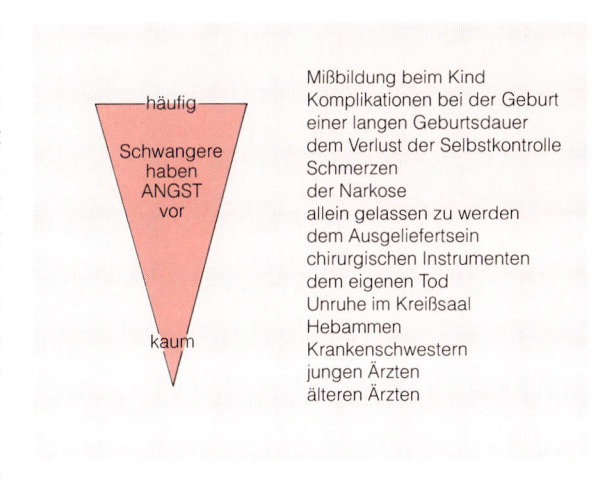

```
häufig        Mißbildung beim Kind
              Komplikationen bei der Geburt
              einer langen Geburtsdauer
Schwangere    dem Verlust der Selbstkontrolle
haben         Schmerzen
ANGST         der Narkose
vor           allein gelassen zu werden
              dem Ausgeliefertsein
              chirurgischen Instrumenten
              dem eigenen Tod
              Unruhe im Kreißsaal
              Hebammen
kaum          Krankenschwestern
              jungen Ärzten
              älteren Ärzten
```

Abb. 8-1   Angsthierarchie bei Schwangeren.

„Impulsneurosen" subsumiert werden. Es handelt sich dabei um die Abfuhr oraler Bedürfnisse. Abnorme Gelüste, Hypersalivation, Heißhunger, Fettsucht und Stehlen spiegeln solche nur kurzdauernden Krisen im Erleben der Schwangerschaft wider. Was das Stehlen betrifft, so hat der Gesetzgeber in einigen Ländern bei Schwangeren das Strafmaß dieses oralen Impulses entsprechend gemindert [35].

4 Psychosomatische Störungen

4.1 Schwangerschaftserbrechen (Hyperemesis gravidarum)

Die Hyperemesis gravidarum ist wohl das bekannteste psychosomatische Symptom in der Schwangerschaft, das vor allem im ersten Trimenon auftritt. Definitionsgemäß erbricht die Schwangere mehr als zehnmal täglich und ist somit der Gefahr der Elektrolytstörung und der Mangelernährung der Frucht ausgesetzt. Der psychodynamische Hintergrund wurde in umfassender Weise von Molinski beschrieben [17].

Er hat auf die Schwierigkeiten hingewiesen, in die eine Frau geraten kann, wenn sie mit der Rolle der Mutter konfrontiert wird. Er beschreibt vor allem Ängste bei Frauen, die im Bereich des oralen und aggressiven Erlebens gehemmt sind. So können verdrängte orale und aggressive Impulse durch die Schwangerschaft aktualisiert werden und verhindern, daß eine befriedigende Symbiose zwischen Mutter und Kind entsteht. Diese Frauen müssen deshalb den Fetus als oralen Konkurrenten, als „Mitesser" erleben. Die mobilisierten oralen und aggressiven Impulse können so z. B. als somatisches Korrelat zu einem verstärkten Schwangerschaftserbrechen führen.

Ein Hinweis auf eine orale Störung dieser Schwangeren ist auch der immer wieder verblüffende therapeutische Effekt durch die alleinige stationäre Aufnahme. Über 90% der Frauen, die wegen einer Hyperemesis gravidarum stationär aufgenommen werden, hören unmittelbar nach der Aufnahme auf zu erbrechen. Die Last ihres oralen Konkurrenten, „ihres Mitessers", wird durch die „Mutter" Klinik – sprich Ärzte und Schwestern – deutlich erleichtert; sie dürfen hier selbst wieder Kind sein, das versorgt wird. Das therapeutische Vorgehen zeichnet sich hierdurch bereits ab. Es besteht primär in einer haltenden, unterstützenden Zuwendung, die innerhalb der geburtshilflichen Praxis in der Regel gut geleistet werden kann (siehe auch Kap. 7, Abschn. 6.1, und Bd. 5).

4.2 Spontanaborte

Obwohl das Abortgeschehen meist organische Ursachen hat, so gibt es doch auch psychische Belastungen, die hierfür Risikofaktoren darstellen. Wie Prill [19] sowie Hertz und Molinski [10] ausführen, handelt es sich bei solchen Frauen meist um eine ambivalente Gefühlseinstellung. Einerseits wünschen sich solche Frauen zur Bestätigung ihrer Weiblichkeit auf der bewußten Ebene ein Kind, andererseits fühlen sie sich dieser Aufgabe nicht gewachsen. Als pathogenetischer Weg werden aufgrund chronifizierter Streßsituationen vegetative Fehlregulationen (Sympathikotonie) angenommen, die zu Uteruskontraktionen und schließlich zu einer Ablösung der Plazenta führen können. Eine vorangegangene Fehlgeburt kann auch eine ängstliche Erwartungshaltung bedingen, die diesen Mechanismus verstärkt. Therapeutisch empfiehlt sich hier – wie meist in der Schwangerschaft – kein aufdeckendes Verfahren, sondern mehr eine unterstützende, ichstärkende Arzt-Patientin-Beziehung in der Schwangerenvorsorge.

4.3 Eingebildete Schwangerschaft

Die eingebildete Schwangerschaft oder Grosesse nerveuse sehen wir nur noch selten. Der Grund hierfür dürfte in der freizügigeren Handhabung emotional stark verwobener Themen wie Sexualität, Schwangerschaft und Geburt sein. So fällt auch auf, daß dieses Phänomen, das in der Regel mit allen objektiven Schwangerschaftszeichen (Amenorrhö, Vergrößerung des Leibesumfangs und der Brüste) und auch subjektiven Zeichen (Übelkeit, Erbrechen, Spannen der Brüste) einhergeht, vorwiegend bei Frauen aus Entwicklungsländern beobachtet wird. Es besteht dabei nahezu immer ein überwertiger Kinderwunsch. Bei der Betreuung solcher Patientinnen ist ein einfühlsamer Umgang besonders wichtig. Als Einstieg empfiehlt sich die vorsichtige Konfrontation mit dem Leidensdruck, der durch den frustranen Kinderwunsch hervorgerufen wird. Es sollte angeboten werden, mit beiden Partnern die Möglichkeiten einer gezielten Kinderwunschbehandlung durchzusprechen. Integrativ könnte während einer solchen Behandlung auch die Kinderwunschmotivation bearbeitet und der überwertige Kinderwunsch abgebaut werden [28]. Auch durch die Überlegung einer möglichen Adoption läßt sich der umschriebene Konflikt mildern.

4.4 EPH-Gestose

Bei der EPH-Gestose (hypertensive Schwangerschaftserkrankung) werden neben organischen auch psychische Faktoren diskutiert. Es fällt nämlich auf, daß man durch Schaffung einer ausgewogenen emotionalen Situation dieses Leiden positiv beeinflussen kann. Das Selbstwertgefühl der schwangeren Frau mit EPH-Gestose wird durch die Konfrontation mit der Schwangerschaft in unterschiedlicher Weise in Frage gestellt [12]. Diese Erschütterung des Narzißmus mobilisiere eine narzißtische Wut, die entweder auf zwanghafter oder auf depressiver Ebene abgewehrt wird. Der Bluthochdruck könne so im Sinne einer Dennoch-Wirksamkeit des aggressiven Impulses als Korrelat zum Trieb oder Impuls angesehen werden. Bei inkompletter, dauernd in Gang befindlicher Abwehr wird er eher als ein Korrelat zur Abwehr des Impulses angesehen.

Jäschke hat bei 44 Patientinnen folgende sich wiederholende Konstellation beschrieben [12]: das Spiel zwischen der seelische Kraft verzehrenden Abwehr und dem unvollkommen abgewehrten Impuls von Ärger und Affekten des Gekränktseins. Diese bringe die Gestosepatientin in eine charakteristische Spannung. Diese „gestotische Beziehung", also die Konstellation von Affekt und Abwehr, könne sich so über humorale und vasomotorische Veränderungen auf das Kind auswirken.

Berger-Oser und Richter [2] haben zehn Patientinnen mit EPH-Gestose nach psychoanalytischen Kriterien untersucht. Bei allen Patientinnen wurde eine „maligne" Symbiose zur Mutter eruiert, die sich real auf einer mangelhaft vorhandenen, aber stark idealisierten Mutter gründet. In der Persönlichkeitsstruktur fiel auf, daß diese Patientinnen häufig Züge einer gestörten Persönlichkeitsentwicklung aufweisen. Die Einstellung zur Schwangerschaft wird als ambivalent beschrieben. Die vom bewußten Erleben ferngehaltenen Gefühle (Enttäuschung, Verlassenheit, Schuldgefühle, ohnmächtige Wut) würden in solchem Maße verstärkt, daß die psychische Abwehr zusammenzubrechen drohe. Die Verlagerung der Psychodynamik in den körperlichen Bereich verhelfe zur seelischen Entlastung und Stabilisierung, schlage sich aber somatisch in der EPH-Gestose nieder. Aus der gleichen Arbeitsgruppe wurden nun Nachuntersuchungsergebnisse vorgelegt, die den zuvor beschriebenen psychodynamischen Hintergrund bestätigen [25]. Da es sich insgesamt noch um eine kleine Gruppe von Patientinnen handelt, soll gleichzeitig darauf hingewiesen werden, daß im Bereich der Gestosenforschung der psychosomatische Aspekt weiter wissenschaftlich verfolgt werden sollte.

4.5 Drohende Frühgeburt

Auch bei Frühgeburtsbestrebungen imponieren immer wieder leib-seelische Wechselwirkungen. Psychosomatisch orientierte Geburtshelfer betonen wiederholt emotionelle Faktoren, die wehenauslösend sind. Gehäuft wurden soziale Risikofaktoren wie jugendliches Alter, Unverheiratetsein und ein niedriger Sozialstatus beschrieben [7, 11, 16]. Auf tiefenpsychologischer Ebene wurden unbewältigte Ängste und Ambivalenzen, die bis in das dritte Trimenon der Schwangerschaft persistieren, bei solchen Patientinnen aufgedeckt [21].

Eine prospektive Studie zeigte, daß Berufstätige – besonders wenn es sich um qualifizierte Berufe handelte – eher zur Frühgeburt neigten als die familienorientierten Frauen [9]. Frauen mit Frühgeburten hatten eine höhere Rate an psychosomatischen Symptomen wie Migräne, gastrointestinale Beschwerden und Schlaflosigkeit. Vor allem wurden depressive Persönlichkeitsstrukturen beschrieben [5]. Teichmann hat in einer sehr umfangreichen Studie die folgende Schlußfolgerung gezogen [34]:

Die Frühgeburtlichkeit sei eine sehr unspezifische Antwort auf eine allgemeine Überforderung – es gebe keinen spezifischen seelischen Konflikt. Die Frühgeburtlichkeit trage akzidentellen Charakter, sei also nicht persönlichkeitsspezifisch.

Im Rahmen des Deutschen Kongresses für psychosomatische Geburtshilfe und Gynäkologie wurden neuere psychoanalytische Ansätze vorgetragen [6, 36]. Das individuelle Gespräch mit der betreffenden Patientin steht dabei im Mittelpunkt, wobei über den Weg der Konfrontation, Klärung und Deutung des Konfliktstoffes auch innerhalb der klinischen Arbeit ein Zugang möglich wird. Der integrative Ansatz, d. h. die direkte Einbeziehung psychosomatischer Aspekte in die Stationsarbeit der geburtshilflichen Klinik erscheint dabei besonders wichtig.

Therapeutisch wird von den meisten Autoren als wesentliches Ziel die Hilfe bei der Anpassung an die Schwangerschaft und deren Bewältigung gesehen. Das einfühlsame Visitengespräch steht dabei an erster Stelle. Je nach Indikationskriterien werden noch Einzelgespräche, autogenes Training, Hypnose und das respiratorische Biofeedback empfohlen.

4.6 Sucht und Schwangerschaft

Suchterkrankungen sind in der Schwangerschaft nicht selten. Obwohl bei den Patientinnen häufig sekundäre Amenorrhöen in der Anamnese sind, kommen zwischenzeitlich doch Ovulationen und somit Schwangerschaften vor. Psychosomatische Kenntnisse, wie z. B. das Zugrundeliegen einer depressiven Persönlichkeitsstruktur bei Suchtkranken, sind für die individuelle Behandlung wichtig.

Unter den Drogen spielt *Heroin* eine übergeordnete Rolle. Man kann aber davon ausgehen, daß diese Patientengruppe meist polytoxikoman ist, d. h. daß noch weitere Suchtmittel wie Alkohol, Kokain, LSD, Psychopharmaka usw. bei einer Entzugsproblematik eingenommen werden. Wenn man ein Mittelwertsprofil der heroinkranken schwangeren Frau zu erstellen versucht, so fällt auf, daß sie im Schnitt 24 Jahre alt und in der Regel ledig oder geschieden sowie arbeitslos ist. In der Anamnese findet man häufig das Problem der Beschaffungskriminalität bzw. der Prostitution. Die Abhängigkeit besteht in der Regel zuvor schon fünf Jahre lang. Typische Auffälligkeiten in der Biographie sind neurosenrelevante Daten, frustrane Entzugsversuche und Behandlungsversuche wegen Depression und Suizidalität [32].

Häufige *Begleiterscheinungen* in der Schwangerschaft sind bei den Patientinnen venerische und parasitäre Erkrankungen, Abszesse, Thrombophlebitiden, Hepatitiden, Anämie, ungenügende Gewichtszunahme sowie Gestosen. Weiterhin treten vermehrt fetale Retardierungen und ein intrauteriner Fruchttod auf. Auch vorzeitige Wehen mit einer erhöhten Frühgeburtlichkeit ergeben sich aus den Arbeiten der anglo-amerikanischen Literatur sowie aus eigenen Erfahrungen.

Die Frage, ob man in der Schwangerschaft mit Levomethadon (Polamidon®) *substituieren* soll, muß aufgrund der drohenden intrauterinen Asphyxie, die durch einen Entzug hervorgerufen werden kann, sowie aus suchtbewältigenden Überlegungen bejaht werden. Ein individuelles Polamidon®-Entzugsprogramm mit täglicher ärztlicher Kontrolle und wöchentlicher Urinuntersuchung bietet sich vor allem im zweiten und dritten Trimenon der Schwangerschaft an.

Ein abrupter *Entzug* ist zu vermeiden, da eine intrauterine Asphyxie möglich ist. Eine tägliche Reduktion der Polamidon®-Dosis über Wochen bis Monate wird von den Patientinnen am besten vertragen. Dabei spielt aber die psychosomatische Begleitbetreuung für den Erfolg eine große Rolle. Das ärztlich-psychotherapeutische Gespräch („Holding") ist nahezu täglich bis zum Abschluß des Wochenbettes notwendig.

Bei einer nicht selten gleichzeitig vorliegenden HIV-Problematik empfiehlt sich eine Betreuung in einer psychosozialen Einheit, die seit 1988 vermehrt im deutschen Raum aufgebaut werden.

5 Psychosoziale Aspekte der Geburtsvorbereitung

5.1 Die Arzt-Patientin-Beziehung

Im Rahmen der Schwangerenberatung lassen sich meist alle hier angeführten Symptomgruppen durch eine intensivere Arzt-Patientin-Beziehung verdeutlichen und in Grenzen halten [3, 20, 22, 23, 26, 27, 29, 30]. Man spricht hier auch gerne vom „tender loving care", das vor allem für die psychosomatischen Störungen in der Schwangerschaft empfehlenswert erscheint. Die Schwangere erwartet vom behandelnden Arzt Sicherheit und Vertrauen. Erweitert kann dieses Vertrauen durch die Einbeziehung geburtsvorbereitender Personen werden. In Abbildung 8-2 wird hierzu eine kurze Übersicht gegeben.

Eine psychosomatische Geburtsvorbereitung beschränkt sich nicht nur auf entspannende und atemtechnische Übungen, sondern beginnt bereits mit einer gelungenen Arzt-Patientin-Beziehung in der Sprechstunde für Schwangere [14, 18, 21, 24, 28] Bewährt hat sich auch eine Kreißsaalbegehung. Das Kennenlernen von Hebamme und Räumlichkeiten wirkt angstmindernd, da sich die Patientin später nicht mehr an eine völlig fremde Situation adaptieren muß. Auch der Besuch eines Säuglingskurses und die Einbeziehung des Partners in die Geburtsvorbereitung sind präventivmedizinische Schritte in Richtung auf eine gelungene Mutter-Kind-Beziehung, die von psychosomatischer Seite als zentrale Säule perinataler Psychohygiene angesehen wird. Ganz allgemein sollte man bei jeder Schwangeren ein positives individuelles Schwangerschaftserleben unterstützen, da sie hierdurch unbewußt für die spätere Mutter-Kind-Beziehung positiv motiviert wird.

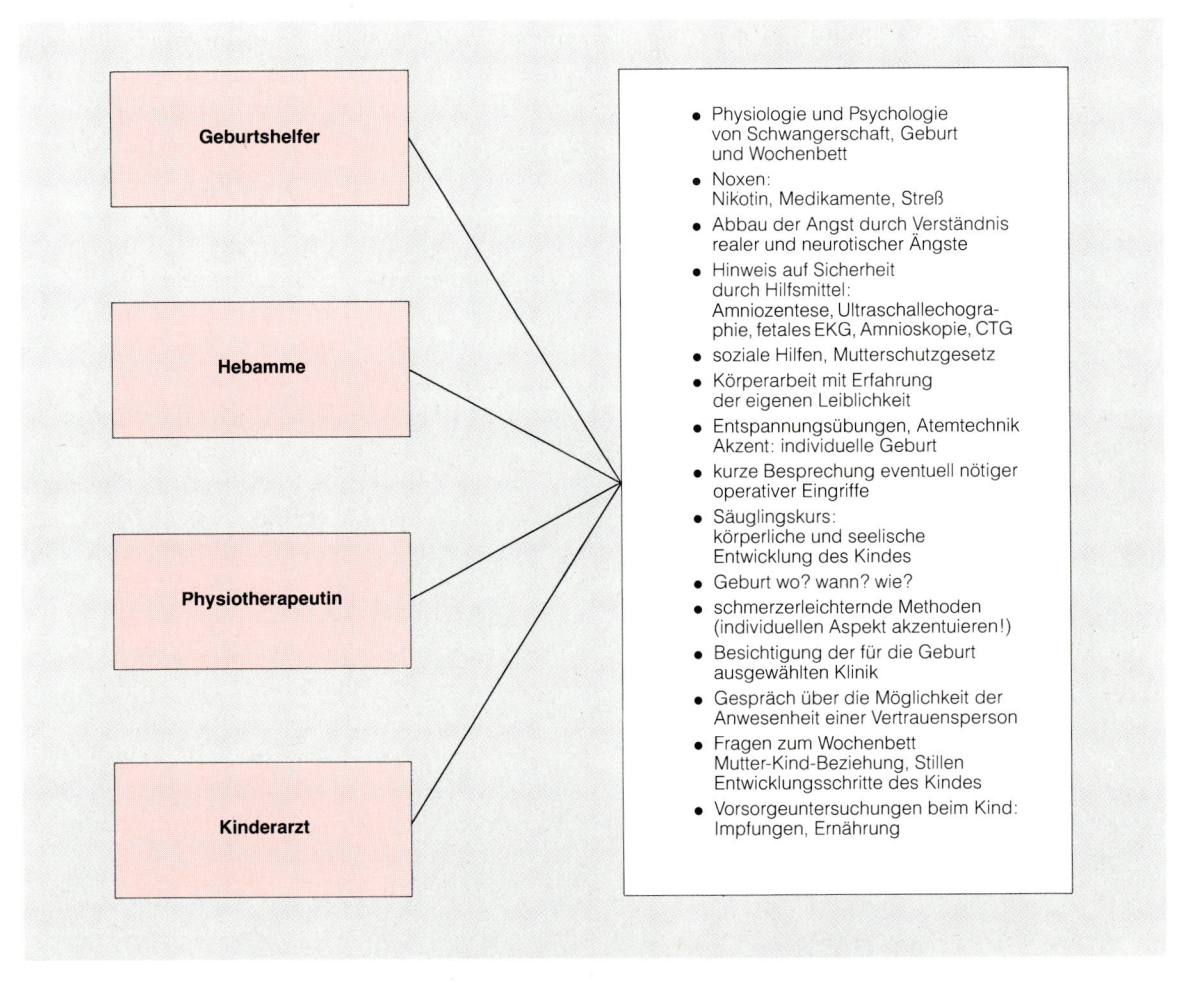

Geburtshelfer
Hebamme
Physiotherapeutin
Kinderarzt

- Physiologie und Psychologie von Schwangerschaft, Geburt und Wochenbett
- Noxen: Nikotin, Medikamente, Streß
- Abbau der Angst durch Verständnis realer und neurotischer Ängste
- Hinweis auf Sicherheit durch Hilfsmittel: Amniozentese, Ultraschallechographie, fetales EKG, Amnioskopie, CTG
- soziale Hilfen, Mutterschutzgesetz
- Körperarbeit mit Erfahrung der eigenen Leiblichkeit
- Entspannungsübungen, Atemtechnik Akzent: individuelle Geburt
- kurze Besprechung eventuell nötiger operativer Eingriffe
- Säuglingskurs: körperliche und seelische Entwicklung des Kindes
- Geburt wo? wann? wie?
- schmerzerleichternde Methoden (individuellen Aspekt akzentuieren!)
- Besichtigung der für die Geburt ausgewählten Klinik
- Gespräch über die Möglichkeit der Anwesenheit einer Vertrauensperson
- Fragen zum Wochenbett Mutter-Kind-Beziehung, Stillen Entwicklungsschritte des Kindes
- Vorsorgeuntersuchungen beim Kind: Impfungen, Ernährung

Abb. 8-2 Psychosomatische Geburtsvorbereitung. Ziel: sichere Geburt in emotionaler Ausgewogenheit.

5.2 Erwartungen an die Geburt

Die Frage nach dem „Wo, dem Wann und dem Wie" der bevorstehenden Geburt wird in den Geburtsvorbereitungskursen besonders häufig gestellt.

Zur Hausgeburt: Da der Akzent einer realitätsgerechten psychosomatischen Geburtshilfe immer auch auf einer sicheren Geburt liegen muß, führt kein Weg daran vorbei, den Wunsch nach einer Hausgeburt zu problematisieren. Es gelingt meist durch den Hinweis auf Untersuchungen, die eine deutlich (vierfach) höhere perinatale Mortalität für den Fall ergeben, daß eine ernste, nicht vorhersehbare Komplikation (z. B. vorzeitige Plazentalösung, echter Nabelschnurknoten, drohende intrauterine Asphyxie) auftritt.

Mit Hilfe der „ambulanten Klinikgeburt" wurde der Ruf: „zurück zur Hausgeburt" in den letzten Jahren wieder zurückgedrängt. In einer Untersuchung über zehn Jahre Erfahrung mit der ambulanten Geburt wurde deutlich, daß es sich bei richtiger Indikation dieser Methode um ein sowohl sicheres als auch familienorientiertes Vorgehen handelt [33]. Dieses Verfahren, das z. B. in Berlin von ca. 10% der Mütter in Anspruch genommen wird, sollte nur dann zum Einsatz kommen, wenn es den individuellen Wünschen der Frauen entspricht und gleichzeitig alle organischen Voraussetzungen erfüllt sind. Es würde dann auch das psychosomatische Ziel verfolgen, der Mutter zu einem möglichst positiven Erleben von Schwangerschaft, Geburt und Wochenbett zu verhelfen, das individuell sehr unterschiedlich sein kann.

Zur Geburtseinleitung: Die Frage, ob man die spontane Wehentätigkeit abwarten oder programmiert entbinden soll, hat sich aufgrund der Erfahrungen der letzten Jahre zur konservativen Seite hin verschoben. Es bleibt zwar ein Indikationsbereich für die Einleitung einer Geburt, der jedoch deutlich kleiner geworden ist.

Zur Position: Das „Wie" der Geburtshilfe stellt die Frage nach der liegenden, der sitzenden oder stehenden Position. Soweit die Sicherheit der Geburt nicht beeinflußt wird und eine gute Überwachung möglich ist, wird man hier die Wünsche der Frau weitgehend berücksichtigen können.

Zur Schmerzlinderung: Ein individuelles Vorgehen erscheint auch vor allem für die schmerzerleichternden Methoden sinnvoll. Dabei sollte ein Augenmerk immer darauf gelegt werden, das Geburtserleben nicht zu stark durch Sedativa oder etwa einen Durchtrittsrausch einzuschränken. Man würde die Patientin um den Lohn ihrer Arbeit (englisch „labour") bringen, der für sie oft einen ekstatischen Moment darstellt und die Mutter-Kind-Beziehung positiv einleiten kann [31].

In Abbildung 8-3 werden zusammenfassend die Wünsche aufgezeigt, die Berliner Frauen für ihre nächste Geburt verbalisierten [13].

Im psychosomatischen Sinn sollten wir jeder Mutter zu einer sicheren und emotionell ausgewogenen Geburt verhelfen, da sie durch dieses glückvolle Erlebnis befähigt wird, mehr „positive psychische Energie" für ihr Kind aufzubringen. Dabei ist es nicht unwichtig, die individuellen Wünsche dieser Frauen zu berücksichtigen. Man sollte den Frauen in der Geburtshilfe auf vorgetragene Wünsche so antworten, daß man ihnen gerne entgegenkomme, solange nicht die Grenze der Sicherheit überschritten wird.

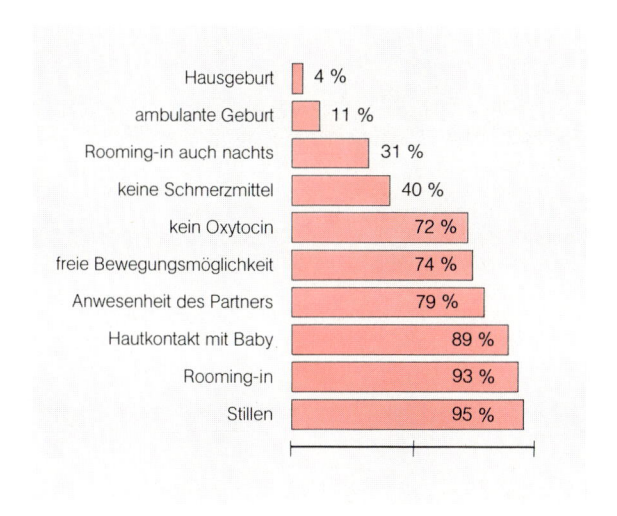

Wunsch	%
Hausgeburt	4 %
ambulante Geburt	11 %
Rooming-in auch nachts	31 %
keine Schmerzmittel	40 %
kein Oxytocin	72 %
freie Bewegungsmöglichkeit	74 %
Anwesenheit des Partners	79 %
Hautkontakt mit Baby	89 %
Rooming-in	93 %
Stillen	95 %

Abb. 8-3 Wunschäußerungen Berliner Frauen für ihre nächste Entbindung (nach Kentenich und Stauber [13]).

Literatur

1. Benedek, T.: Die Funktionen des Sexualapparates und ihre Störungen. In: Alexander, F.: Psychosomatische Medizin, S. 170–218. DeGruyter, Berlin–New York 1971.
2. Berger-Oser, R., D. Richter: Zur Psychosomatik der EPH-Gestose. In: Jürgensen, O., D. Richter (Hrsg.): Psychosomatische Probleme in der Gynäkologie und Geburtshilfe 1984. Springer, Berlin–Heidelberg–New York–Tokio 1985.
3. Clyne, M.: Änderung des ärztlichen Umgangs mit Patienten durch Balint-Gruppen. In: Prill, H. J., D. Langen (Hrsg.): Der

psychosomatische Weg zur gynäkologischen Praxis. Schattauer, Stuttgart 1983.
4. Davids, P. D., W. R. Rosengren: Social stability and psychological adjustment during pregnancy. Psychosom. Med. 24 (1962) 579–583.
5. Dmoch, W., C. Osorio: Untersuchungen zur Psychodynamik und Persönlichkeitsstruktur bei Frauen mit vorzeitigen Wehen. In: Frick-Bruder, V., P. Platz (Hrsg.): Psychosomatische Probleme in der Gynäkologie und Geburtshilfe. Springer, Berlin–Heidelberg–New York–Tokio 1984.
6. Freud, W. E.: Das „Whose-Baby-Syndrom", ein Beitrag zum psychodynamischen Verständnis der Perinatologie. In: Stauber, M., F. Conrad, G. Haselbacher (Hrsg.). Psychosomatische Gynäkologie und Geburtshilfe, 1990/91. Springer, Berlin–Heidelberg–New York–Tokio 1992.
7. Haldemann, R., U. Gigon, B. Baur, E. Pusterla, D. Sidiropoulos: Statistische Auswertung bei einem Frühgeburtenkollektiv von 245 Fällen. Zbl. Gynäk. 98 (1976) 468.
8. Heinrichs, O.: Die Relevanz psychosozialer Faktoren für die Schwangerschaft und die perinatale Periode bei ledigen und geschiedenen Müttern. Dissertation, Freie Universität Berlin 1977.
9. Herms, V., J. Gabelmann, F. Kubli: Psychosomatic aspects of premature labor. In: Prill, H. J., M. Stauber (eds.): Advances in Psychosomatic Obstetrics and Gynecology. Springer, Berlin–Heidelberg–New York 1982.
10. Hertz, D. G., H. Molinski: Psychosomatik der Frau. Entwicklungsstufen der weiblichen Identität in Gesundheit und Krankheit. Springer, Berlin–Heidelberg–New York 1980.
11. Hoyer, H., O. Thalhammer: Geburtshilfliche und sozioökonomische Faktoren in der Genese der Frühgeburt. Geburtsh. u. Frauenheilk. 28 (1968) 709.
12. Jäschke, B.: Der psychische Befund bei Frauen mit verschiedenen Formen der EPH-Gestose. Dissertation, Universität Düsseldorf 1984.
13. Kentenich, H., M. Stauber: Die individuelle Geburt. Ergebnisse aus einer Longitudinal-Untersuchung. Geburtsh. u. Frauenheilk. 45 (1985) 153–160.
14. Krebs, G.: Die Geburtsvorbereitung nach G. Dick-Read und ihre Weiterentwicklung bis in die Gegenwart. In: Prill, H. J., D. Langen (Hrsg.): Der psychosomatische Weg zur gynäkologischen Praxis. Schattauer, Stuttgart 1983.
15. Lukesch, H.: Der Einfluß sozialer Beziehungen auf das Schwangerschaftserleben. In: Prill, H. J., D. Langen (Hrsg.): Der psychosomatische Weg zur gynäkologischen Praxis. Schattauer, Stuttgart 1983.
16. Mau, G., P. Netter: Die Bedeutung sozio-ökonomischer Faktoren für den Schwangerschaftsausgang. Gynäkologe 10 (1977) 41.
17. Molinski, H.: Die unbewußte Angst vor dem Kind. Kindler, München 1972.
18. Perez-Gay, B.: Was bedeutet Schwangerschaftsbetreuung aus psychosomatischer Sicht? In: Richter, D., M. Stauber (Hrsg.): Psychosomatische Probleme in der Geburtshilfe und Gynäkologie. Kehrer, Freiburg 1983.
19. Prill, H. J.: Psychologie der Schwangeren, Gebärenden und Wöchnerin. In: Käser, O., V. Friedberg, K. G. Ober, K. Thomsen, J. Zander (Hrsg.): Gynäkologie und Geburtshilfe, 1. Aufl., Bd. II, Teil 1: Schwangerschaft und Geburt, S. 270. Thieme, Stuttgart 1967.
20. Prill, H. J.: Neuere Erkenntnisse der Mutter-Kind-Beziehung nach der Geburt. Vortrag auf der 41. Tagung der Deutschen Gesellschaft für Gynäkologie und Geburtshilfe, Hamburg, 1. 10. 1976.
21. Prill, H. J.: Psychosomatik der vorzeitigen Wehentätigkeit. In: Grospietsch, G., W. Kuhn (Hrsg.): Tokolyse mit Betastimulatoren. Thieme, Stuttgart–New York 1983.
22. Richter, D.: Geburtsvorbereitung – eine präventiv psychologische Aufgabe familienorientierter Geburtshilfe. Therapiewoche 30 (1980) 612.
23. Richter, D.: Was bedeutet Geburtsvorbereitung aus psychosomatischer Sicht? In: Richter, D., M. Stauber (Hrsg.): Psychosomatische Probleme in Geburtshilfe und Gynäkologie. Vorträge und Diskussionen des 11. Seminarkongresses 1982. Kehrer, Freiburg 1983.
24. Richter, D.: Was bedeutet umfangreiche Geburtsvorbereitung? In: Prill, H. J., D. Langen (Hrsg.): Der psychosomatische Weg zur gynäkologischen Praxis. Schattauer, Stuttgart–New York 1983.
25. Richter, D.: Ist die EPH-Gestose eine psychosomatische Krankheit? Vortrag auf der 48. Tagung für Gynäkologie und Geburtshilfe, Hamburg 11. 9.–15. 9. 1990.
26. Stauber, M.: In: Prill, H. J.: Das Sprechstundengespräch, ein schriftliches Symposion. Geburtsh. u. Frauenheilk. 36 (1976) 461–473.
27. Stauber, M.: Psychosomatik der sterilen Ehe. Grosse, Berlin 1979.
28. Stauber, M.: Psychosomatische Aspekte in der Geburtshilfe. Dtsch. Ärztebl. 12 (1979) 797–802.
29. Stauber, M.: Psychosomatische Forderungen an das Geburtsgeschehen. In: Richter, D., M. Stauber (Hrsg.): Psychosomatische Probleme in der Geburtshilfe und Gynäkologie. Kehrer, Freiburg 1983.
30. Stauber, M.: Psychohygienische Forderungen an die heutige Geburtshilfe. In: Hillemanns, H.-G., H. Steiner, D. Richter (Hrsg.): Die humane, familienorientierte und sichere Geburt. Thieme, Stuttgart–New York 1983.
31. Stauber, M.: Theorie und Praxis der Geburtsvorbereitung. Gynäkologe 22 (1989) 84–89.
32. Stauber, M.: Heroinabhängigkeit in Schwangerschaft und Wochenbett. Ärztliche Fortbildungsreihe des ÄKBV, München 1989.
33. Stauber, M., H. Kentenich: Die ambulante Geburt 10 Jahre nach Einführung. Deutsche Hebammenzeitschrift, Heft 6/89, 208.
34. Teichmann, A. T.: Vorkommen und psychosoziale Bedingungen der vorzeitigen Wehentätigkeit. Gynäkologe 20 (1987) 14–19.
35. Weingart, B.: Schwangerschaft und Geburt bei inhaftierten Frauen in Berlin (West). Dissertation, Freie Universität Berlin 1983.
36. Winkler, L., K. T. M. Schneider, H. Graeff: Beobachtungen zur psychotherapeutischen Betreuung von Frauen mit vorzeitiger Wehentätigkeit. In: Stauber, M., F. Conrad, G. Haselbacher: Psychosomatische Gynäkologie und Geburtshilfe 1990/91. Springer, Heidelberg–New York–Tokio 1992.

9 Ökologische Schwangerenberatung

D. Neubert

Inhalt

1	Einleitung 150		3	Spezielle Aspekte der Pränataltoxikologie 161
2	Allgemeine Probleme der Pränataltoxikologie 150		3.1	Teratogene Risiken durch Arzneimittel 161
2.1	Hauptphasen der prä- und perinatalen Entwicklung 150		3.2	Teratogene Risiken durch Vitamine ... 162
2.2	Ursachen einer abnormen Pränatalentwicklung................. 153		3.3	Teratogene Risiken durch Alkohol und Drogen 165
2.3	Einige Definitionen 155		3.3.1	Alkohol 165
2.4	Spektrum embryotoxischer Wirkungen 155		3.3.2	Drogen..................... 166
2.5	Dosis-Wirkungs-Beziehungen und Risikoabschätzungen in der Pränataltoxikologie 157		3.4	Teratogene Risiken durch Umweltchemikalien 166
2.6	Exposition gegenüber Chemikalien oder Strahlen als Indikation zum Schwangerschaftsabbruch 160		3.5	Teratogene Risiken durch ionisierende Strahlen 168
			3.5.1	Strahlenexposition von außen........ 168
			3.5.2	Strahlenexposition von innen 171
2.7	Einnahme von Arzneimitteln in der Schwangerschaft 160		4	Schlußbetrachtung 171

1 Einleitung

Zu den größten Wundern in der Natur gehört auch heute noch die Entstehung eines vollständigen, lebensfähigen menschlichen – oder auch, allgemeiner betrachtet, tierischen – Organismus aus einer befruchteten Eizelle.

Offensichtlich wird die pränatale Entwicklung von zwei Grundphänomenen beherrscht:

- Proliferationsvorgänge und
- Differenzierungen, die morphogenetische Differenzierungen einschließen

Trotz intensiver Forschung über viele Jahrzehnte verstehen wir heute weder die fundamentalen Aspekte der Kontrolle von Proliferationsvorgängen noch die Zusammenhänge zwischen einer normalen morphogenetischen Entwicklung und den zugrundeliegenden Differenzierungsvorgängen, den entsprechenden zellulären Wechselwirkungen sowie Kontrollmechanismen. Warum wird aus zwei sehr ähnlich (um nicht zu sagen identisch) aussehenden Zygoten im einen Fall eine Maus und im anderen ein Mensch? Wie oft in einer solchen Situation benutzen wir auch im vorliegenden Fall die „Ausrede", es handle sich um einen in der DNS festgelegten, genetisch gesteuerten Vorgang. Diese Feststellung ist nach unseren heutigen Kenntnissen grundsätzlich richtig; sie erklärt jedoch wenig – um nicht zu sagen nichts.

Was können wir über die Mechanismen einer abnormen Pränatalentwicklung aussagen, wenn wir bereits so wenig über die normale Entwicklung wissen? Ohne jede Frage sind auch unsere Kenntnisse über die Ursachen einer abnormen pränatalen, tierischen Entwicklung heute noch sehr rudimentär. Es ist zu erwarten, daß die Analyse abnormer Entwicklungsvorgänge auch dazu beitragen wird, die normale Entwicklung zu verstehen und umgekehrt.

Im folgenden Beitrag können die Prinzipien der normalen pränatalen Entwicklung nur angedeutet und die verschiedenartigen Aspekte der abnormen Pränatalentwicklung nur beispielhaft und unvollständig wiedergegeben werden. Eine auch nur annähernd vollständige Zusammenstellung unseres heutigen Wissensstandes würde ein eigenes Buch erfordern.

Folgende Aspekte sollen näher erläutert und diskutiert werden:

- Hauptphasen der prä- und perinatalen Entwicklung
- Ursachen einer abnormen Pränatalentwicklung
- einige Definitionen
- Spektrum embryotoxischer Wirkungen
- Quellen zur Erlangung einer Information über embryotoxische Wirkungen
- Ausführungen über einige spezielle Gruppen teratogener Substanzen

Die ersten fünf genannten Aspekte werden unter der Überschrift „Allgemeine Probleme der Pränataltoxikologie" zusammengefaßt. Der letzte Punkt behandelt dann spezielle Aspekte der Pränataltoxikologie.

2 Allgemeine Probleme der Pränataltoxikologie

Zum besseren Verständnis der Zusammenhänge bei einer abnormen pränatalen Entwicklung und insbesondere auch der Schwierigkeiten, die sich bei einer Risikoabschätzung pränataltoxischer Effekte ergeben, sollen zunächst einige allgemeine Tatsachen und Probleme diskutiert werden.

2.1 Hauptphasen der prä- und perinatalen Entwicklung

Auch unter toxikologischen Gesichtspunkten ist es zweckmäßig, die Entwicklung des Säugetiers (und damit auch des menschlichen Organismus) in mehrere Phasen zu unterteilen:

- Entwicklung und Zustand der Keimzellen
- Präimplantationsphase
- Implantationsphase
- Embryonalphase (Phase der Organogenese)
- Fetalphase
- Perinatalphase und
- frühe Postnatalphase

Die Empfindlichkeit des sich entwickelnden Kindes gegenüber Substanzen ist in diesen verschiedenen Phasen der Entwicklung durchaus unterschiedlich, und

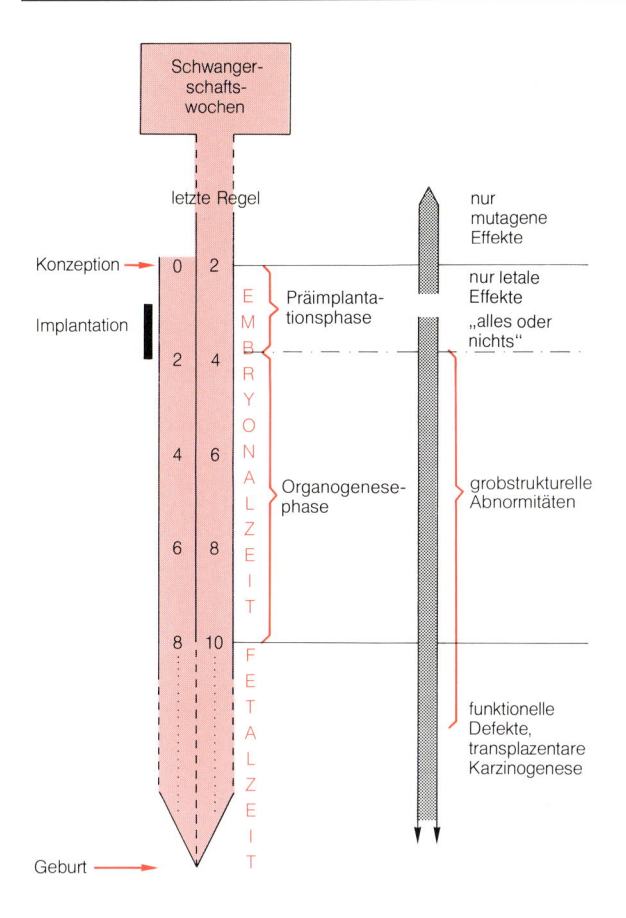

Abb. 9-1 „Empfindliche" Entwicklungsphasen und resultierende toxische Manifestationen.

lich. Beim Mann werden etwa 24 Tage zur Meiosis benötigt, und es dauert neun Wochen, bis sich aus einer Spermatogonie vier reife Spermien gebildet haben. Am Ende der Reproduktionszeit einer Frau war eine Eizelle, die zu diesem Zeitpunkt ovuliert wird, über 40 Jahre im Diktyotän arretiert.

Das lange Verweilen in diesem Zustand scheint häufiger dazu zu führen, daß sich die zwei homologen Schwesterchromatiden, z. B. des Chromosoms 21, bei der anschließenden Zellkernteilung nicht trennen, so daß eine Trisomie (in diesem Fall eine Trisomie 21) entsteht. Dieses Down-Syndrom (Mongolismus) tritt bei etwa 1 bis 2% der Kinder auf, deren Mütter bei der Konzeption älter als 40 Jahre waren, jedoch bei Müttern im Alter von weniger als 30 Jahren in nur etwa 0,1% [32]. Beim Down-Syndrom, das grundsätzlich auch von einem abnormen Spermium verursacht sein kann, handelt es sich damit nie um einen „embryotoxischen" Effekt, da das Ereignis während der Reifeteilungen (vor der Bildung des Embryos) induziert wurde.

Toxische Wirkungen, die Gameten vor der Befruchtung treffen, können zu *Mutationen* führen, die sich in Genmutationen oder Chromosomenaberrationen äußern. Bestimmte Mutationen können zu einer abnormen Pränatalentwicklung Anlaß geben. Bis heute sind jedoch eindeutig exogen (d. h. durch Chemikalien oder Strahlung) ausgelöste kongenitale Abnormitäten auf der Grundlage solcher Mutationen in den Keimzellen beim Menschen nicht nachgewiesen worden. Man geht zur Zeit davon aus, daß genetisch bedingte (durch Punktmutationen oder Chromosomenaberrationen induzierte) abnorme pränatale Entwicklungen „spontan" entstanden sind.

eine toxische Einwirkung führt in den verschiedenen Phasen auch zu recht unterschiedlichen Folgezuständen (Abb. 9-1). Für die Überlegungen, die hier angestellt werden sollen, sind die Effekte, welche die Phase der Organogenese und der Fetalzeit sowie die Perinatalphase betreffen, am interessantesten und wichtigsten.

Toxische Effekte auf die Keimzellen

Wie alle anderen Körperzellen teilen sich auch die Keimzellen zunächst mitotisch. Sowohl die männlichen als auch die weiblichen Gameten machen dann jedoch zwei Reifeteilungen durch. Diese Vorgänge spielen sich bei männlichen und weiblichen Gameten zeitlich völlig verschieden ab. Bei der Geburt eines Mädchens haben die Eizellen die erste Reifeteilung bereits begonnen, und sie verharren im Diplotänstadium der meiotischen Prophase bis zur Ovulation. Andererseits verläuft die Spermiogenese kontinuier-

Pränataltoxische Effekte während der Präimplantationsphase

Der Keim wandert durch die Tube zum Uterus. Während der Passage entwickelt sich die befruchtete Eizelle zur Blastozyste; aus dem Embryonalknoten (inner cell mass) differenziert sich später der Embryo (siehe auch Bd. 3, Kap. 1). In diesem Präimplantationsstadium hat der Keim keinen direkten Kontakt mit dem mütterlichen Organismus. Selbstverständlich kann der Keim jedoch im Präimplantationsstadium aus dem Tubensekret Nährstoffe aufnehmen – und auch Chemikalien, wenn sich diese in diesem Sekret befinden. Pharmakokinetisch ist der Keim also auch in diesem Stadium mit der Mutter verbunden. Es ist bereits vor vielen Jahren nachgewiesen worden, daß z. B. Nikotin und andere Substanzen ohne weiteres auf den Präimplantationskeim übergehen können. Nach heutiger allgemeiner Ansicht kann ein bleibender toxischer Effekt (außer einem Letaleffekt) am Keim in dieser Phase nicht ausgelöst werden. Die Reaktion auf einen toxischen Effekt folgt vielmehr dem *Alles-oder-*

Nichts-Gesetz – d. h., entweder überlebt der Keim die Läsion, oder er stirbt (unter Umständen erst nach der Implantation) ab. Grobstrukturelle Abnormitäten (teratogene Effekte) können jedenfalls in diesem Stadium offenbar nicht ausgelöst werden. Man könnte höchstens vermuten, daß prinzipiell mutagene Effekte in einigen Zellen des Embryonalknotens induziert werden könnten. Die Wahrscheinlichkeit der Auslösung einer spezifischen strukturellen oder funktionellen Läsion in diesem Stadium wäre aber auch in diesem Fall außerordentlich gering, da es sich pro Genlokus um statistisch seltene Ereignisse handeln muß.

Pränataltoxische Effekte auf die Implantation

Beim Menschen beginnt am Ende der ersten Woche nach der Befruchtung, nachdem die Blastozyste den Uterus erreicht hat, die Implantation (siehe auch Bd. 3, Kap. 1). Die Blastozyste ist zunächst nur locker an das Endometrium angeheftet. Im Laufe der zweiten Schwangerschaftswoche dringt der Keim dann tiefer in die Schleimhaut ein, und er ist am Tag 10 post conceptionem (p. c.) ganz vom Endometrium umgeben. Am Ende der zweiten Schwangerschaftswoche p. c. stellt der Embryo eine bilaminare Scheibe dar.

In diesem frühen Stadium der Implantation besteht ebenfalls offenbar *keine* ausgeprägte Empfindlichkeit des Keims gegenüber toxischen chemischen Substanzen. Eine Ausnahme bildet die Auslösung einer hormonellen Imbalance, die z. B. durch hohe Dosen von Östrogenen (Morning-after-Pille) ausgelöst werden kann (z. B. 5 mg Ethinylestradiol fünf Tage lang). Diese Kontraimplantation, bei der der Keim zum Absterben gebracht wird, hat gegenüber einer Kontrazeption erhebliche Nachteile.

Pränataltoxische Effekte während der Organogenese

Die Zeit vom Beginn der dritten Woche p. c. bis zum Ende der achten Woche bezeichnet man beim Menschen in der Regel als *Embryonalzeit*. Nach der Ausbildung der Primitivorgane am Beginn der dritten Woche kommt es in den nächsten Wochen zu einer dramatischen Differenzierung und Bildung der verschiedenen Organanlagen (Organogenesephase), gekoppelt mit exzessiven Wachstumsvorgängen. Am Ende der vierten Woche sind bereits viele wichtige Grundstrukturen an dem etwa 5 mm langen Embryo erkennbar, und das Herz führt koordinierte Kontraktionen aus.

Diese Organogenesephase ist die Periode, in der grobstrukturelle Abnormitäten *(teratogene Effekte)* ausgelöst werden können. Störungen der sehr frühen Entwicklung bis zum Beginn der dritten Woche, also während der Bildung des Primitivstreifens, können offenbar zur Bildung von Teratomen führen. Auch ausgeprägte Fehlbildungen des Zentralnervensystems – wie z. B. ein Anenzephalus – werden wahrscheinlich in dieser frühen Phase der Entwicklung induziert, in der sich das Neuralrohr ausbildet und rostraler und kaudaler Neuroporus sich schließen.

Pränataltoxische Effekte während der Fetalphase

Die Embryonalzeit geht natürlich kontinuierlich in die Fetalperiode über. In der Regel rechnet man die Fetalperiode vom Beginn der neunten Woche p. c. bis zum Ende der Schwangerschaft. Während der Fetalzeit kommt es überwiegend zu einem Wachstum des Organismus und zur „Reifung" der bis dahin angelegten Organe. Es wäre jedoch falsch anzunehmen, daß sämtliche Entwicklungsvorgänge zu dieser Zeit bereits abgeschlossen seien. So findet z. B. die Verschmelzung der Gaumenplatten beim Menschen erst in der neunten Woche statt, und die Fehlbildung einer Gaumenspalte kann daher durchaus noch in der Fetalzeit induziert werden. Manche Forscher rechnen darum die Embryonalzeit beim Menschen auch bis einschließlich der neunten Woche. Grundsätzlich kann man davon ausgehen, daß die üblichen grobstrukturellen Abnormitäten vor dem Beginn der Fetalzeit induziert worden sind. Die vielen Reifeprozesse, die sich während der Fetalentwicklung abspielen und die bei den Säugetieren (so auch beim Menschen) selbst bei der Geburt noch nicht vollständig abgeschlossen sind, betreffen Organsysteme wie das Gehirn, das endokrine System, das Immunsystem und viele weitere Organe. Obgleich während der Fetalzeit typische grobstrukturelle Abnormitäten nicht mehr induziert werden können, ist es ohne weiteres möglich, während dieser Phase *funktionelle Anomalien* auszulösen, die sich oft erst im Kindesalter manifestieren.

Die Ansicht, daß eine Schädigung des Ungeborenen nur im ersten Trimenon stattfinden kann, ist darum grundsätzlich falsch. Lediglich die Auslösung grobstruktureller Abnormitäten ist an die Embryonalperiode – und hier an die spezifische Organogenesephase der speziellen Organsysteme – gebunden. Die Tatsache, daß pränatal induzierten funktionellen Abnormitäten bisher beim Menschen eine geringere Aufmerksamkeit geschenkt wird als grobstrukturellen Fehlbildungen, liegt nur daran, daß solche Störungen beim Menschen kaum systematisch untersucht wurden, und nicht daran, daß sie nicht zu erwarten wären.

Pränataltoxische Effekte während der Perinatalphase

Den Zeitraum um die Geburt herum (vom Beginn der 29. Schwangerschaftswoche bis zum Ende der ersten Postnatalwoche) bezeichnet man aus praktischen Erwägungen heraus häufig als *Perinatalperiode*. Diese Periode besitzt auch eine spezielle toxikologische Bedeutung, weil die Mutter in dieser Zeit oft charakteristische Typen von Medikamenten erhält, denen dann auch das Ungeborene oder das Neugeborene (über die Milch) ausgesetzt ist. Da es verhältnismäßig einfach ist, Nabelschnurblut bei der Geburt zu gewinnen, verfügen wir in dieser Periode über die meisten pharmakokinetischen Daten – z. B. in bezug auf einen Übergang von Substanzen von der Mutter auf das Kind.

Pränataltoxische Effekte mit postnataler Manifestation

Die Kapazität des Neugeborenen zur Metabolisierung von Fremdstoffen (z. B. Oxidationen, Glukuronidierungen) ist, verglichen mit älteren Kindern oder Erwachsenen, für eine ganze Reihe von Substraten reduziert. Darum kann eine pränatale Applikation von Substanzen durchaus zur Persistenz dieser Verbindungen und zu entsprechenden Wirkungen in die Neugeborenenperiode hineinführen.

2.2 Ursachen einer abnormen Pränatalentwicklung

Wie bereits erwähnt, kann eine abnorme Pränatalentwicklung durch endogene (ausschließlich genetische) oder exogene Faktoren verursacht sein. Es handelt sich damit um die Folge entweder einer Mutation oder einer embryotoxischen Wirkung.

Fehlbildungen durch Mutationen

Da vom Genom gesteuerte Differenzierungsvorgänge ganz offensichtlich für eine normale pränatale Entwicklung von entscheidender Bedeutung sind, ist es nicht verwunderlich, daß es bei genetischen Störungen (Punktmutationen oder Chromosomenveränderungen) zu Fehlentwicklungen kommen kann. Die entsprechende Mutation ist in solchen Fällen praktisch immer vor der Befruchtung aufgetreten. Sie kann entweder eine Neumutation in einer der beteiligten Keimzellen darstellen oder aber bereits in früheren Generationen entstanden und auf die entsprechenden Keimzellen vererbt worden sein. Nur im letzteren Fall wäre damit zu rechnen, daß die resultierende Abnormität auch bei weiteren Kindern auftreten kann. Die spontane Mutation in den Keimzellen der Elterngeneration (nach der embryonalen Entwicklung der Keimzellen) führt mit größter Wahrscheinlichkeit nicht dazu, daß auch weitere Kinder betroffen sind, da sich die spezifische Läsion zunächst auf die Keimzelle beschränkt, die zu der abnormen Entwicklung Anlaß gegeben hat.

Eine Punktmutation ist grundsätzlich ein statistisches Ereignis, das das Genom an einer willkürlichen Stelle trifft. Mutagene Substanzen führen daher in verschiedenen Zellen zu Mutationen an ganz verschiedenen Stellen der DNS. Damit ist es unwahrscheinlich, daß durch ein mutagenes Ereignis die Häufigkeit einer *bestimmten* Abnormität wesentlich erhöht wird. Es wird vielmehr der „Background" aller möglichen Abnormitäten etwas angehoben. Diese Erhöhung verschwindet in der Regel in der allgemeinen Variation der „Spontanrate".

Fehlbildungen durch embryo-/fetotoxische Noxen

Die zweite Möglichkeit zur Auslösung einer abnormen pränatalen Entwicklung – der embryotoxische Effekt – besteht im direkten Eingriff in die Differenzierungs- und Entwicklungsvorgänge des Embryos oder des Feten. Die auslösende Noxe muß also nach der Befruchtung – sogar erst nach der Implantation – einwirken. Noxen, die in dieser Phase irgendeine Form einer toxischen Wirkung auslösen können, nennen wir embryotoxische Agenzien. Im Prinzip können vier Typen von Einwirkungen zu einer solchen Fehlentwicklung Anlaß geben:

– einige belebte Ursachen (z. B. Viren)
– andere Erkrankungen oder Umstände während der Schwangerschaft (z. B. Diabetes mellitus)
– Strahlen
– bestimmte chemische Substanzen

Aus der experimentellen Forschung ist bekannt, daß das Ausmaß einer exogen ausgelösten abnormen Pränatalentwicklung entscheidend vom genetischen „Background" abhängen kann (Spezies- und Stammunterschiede, z. B. bei teratogenen Wirkungen). Bei einer derartigen Kombination von endogenen und exogenen Ursachen spricht man von einer *multifaktoriellen Auslösung* der Fehlentwicklung. Inwieweit sie auch beim Menschen eine Rolle spielen, ist unbekannt. Dies gilt auch für andere kombinierte Effekte, etwa eine Erkrankung der Mutter bei gleichzeitiger Einwirkung eines teratogenen Agens.

"Spontanes" Auftreten von Fehlbildungen

Es ist heute weitgehend unbekannt, in welchem Prozentsatz die aufgeführten möglichen Ursachen zum Auftreten von abnormen pränatalen Entwicklungen in einer Population beitragen. Alle Zahlenangaben zu diesem Thema sind reine Spekulationen, und ein Autor schreibt entsprechende Zahlen vom anderen ab. Wir müssen bei unserem heutigen Erkenntnisstand davon ausgehen, daß wahrscheinlich der größte Teil von abnormen Pränatalentwicklungen „spontan" zustande kommt und nicht unbedingt exogene Ursachen hat – auch wenn von Betroffenen immer wieder versucht wird, einen Kausalzusammenhang mit Medikamenteneinnahmen oder Expositionen gegenüber Umweltchemikalien herzustellen.

Es gehört wohl zur Biologie von Primaten, daß die vorgeburtliche Entwicklung häufig nicht „normal" verläuft. Bei den komplizierten Vorgängen, die – ausgehend von einer befruchteten Eizelle – zur Bildung eines intakten Organismus führen, ist es eher verwunderlich, daß die Entwicklung so oft ungestört abläuft, als daß gelegentlich auch spontan Fehler auftreten.

Bei unserem heutigen Kenntnisstand müssen wir akzeptieren, daß beim Menschen – und das gilt offenbar auch für andere Primaten – sich eine befruchtete Eizelle in einem hohen Prozentsatz *nicht* zu einem gesunden Nachkommen entwickelt. Wenn man die beginnende Implantation als Zeitpunkt zur Beurteilung wählt, muß man damit rechnen, daß etwa 35% der entsprechenden Keime absterben, ohne daß es zu klinisch sichtbaren Symptomen kommt [33]. Bei weiteren 10 bis 15% der Keime kommt es zu einem klinisch verifizierbaren Abort. Damit würden nur rund 50% der Blastozysten vom Beginn der Implantation bis zum Ende der Schwangerschaft überleben. Diese Überlegungen schließen noch keine Zahlen für den Präimplantationsverlust ein und für Verluste im frühen Stadium der Implantation, bevor es zu eindeutigen Zeichen der Implantation (Anstieg des β-hCG) gekommen ist. Für diese Phase kann man sicher noch 10% oder sogar mehr Verluste annehmen (siehe auch Bd. 3, Kap. Berle).

Auf der Basis dieser Erkenntnisse muß dann auch das Vorhandensein eines fehlgebildeten Kindes nach der Geburt betrachtet werden. Auch die nach der Geburt erkennbaren grobstrukturellen Abnormitäten stellen offenbar nur die sichtbare Spitze eines Eisbergs dar. Japanische Untersuchungen an über 10 000 Embryonen und Feten, die nach legalen Interruptiones untersucht wurden, haben gezeigt, daß die Fehlbildungsrate während der Embryonalzeit oder frühen Fetalzeit wesentlich größer ist als der Prozentsatz am Ende der Schwangerschaft [38, 39]. Offenbar erreichen viele fehlgebildete Embryonen nicht das Ende der Schwangerschaft. Untersuchungen in Paris und anderswo haben darüber hinaus gezeigt, daß bei den spontanen Aborten über 50% der Embryonen Chromosomenaberrationen aufweisen [6]. Diese Chromosomenveränderungen gestatten offenbar keine normale pränatale Entwicklung, und der abnorme Embryo stirbt dann früher oder später während der Embryonal- oder Fetalzeit ab.

Nach diesen heutigen Erkenntnissen müssen wir daher zu dem Schluß kommen, daß beim Menschen – und soweit wir das heute beurteilen können, auch bei anderen Primaten – die vorgeburtliche Entwicklung in einem erheblichen Prozentsatz fehlerhaft verläuft. Ein hoher Prozentsatz dieser abnormen Entwicklung ist offenbar nicht mit dem Leben vereinbar, und es kommt zum pränatalen Absterben. Damit stellt sich auch die Frage, ob es wünschenswert wäre, den Versuch zu unternehmen, solche Schwangerschaften zu erhalten. Warum der Prozentsatz abnormer Entwicklungen bei anderen Spezies, wie z. B. bei Nagetieren, wesentlich niedriger liegt, ist nicht bekannt.

Tabelle 9-1 Häufigkeit von Fehlbildungen nach Beobachtungen in einer Westberliner Klinik (Zeitraum: 1971–1976/11 216 Entbindungen) (nach Karkut [26])

Fehlbildungen	Anzahl	Häufigkeit (%, abgerundet)
Azephalus bzw. Anenzephalus	5	0,04
Mikrozephalus	1	0,01
Hydrozephalus	15	0,13
Turmschädel	3	0,03
Spaltbildung der Wirbelsäule	11	0,10
Herzfehler	37	0,33
fehlende Gliedmaßen	2	0,02
Handfehlbildungen (z. B. Syndaktylie)	12	0,11
Fußfehlbildungen	19	0,17
Hüftgelenkluxation	6	0,05
sonstige Gliedmaßenfehlbildungen	3	0,03
Spaltbildung des Gesichts	25	0,33
Spaltbildung des Rumpfes	2	0,02
Schiefhals	6	0,05
Ösophagusatresie	3	0,03
Analatresie	12	0,11
Hypospadie	16	0,11
sonstige Fehlbildungen	35	0,31
Down-Syndrom	7	0,06
Summe der Fehlbildungen	220	1,96

Alle exogen ausgelösten Fehlbildungen müssen also gegen die spontane Grundrate beurteilt werden. Diese Grundrate schwankt in verschiedenen Populationen (ethnische und andere Faktoren). Ein Beispiel für die in einer deutschen Klinik beobachtete Häufigkeit von Fehlbildungen ist in Tabelle 9-1 wiedergegeben.

2.3 Einige Definitionen

Embryotoxisch ist der übergeordnete Begriff, mit dem jede Art eines toxischen Effekts auf den Embryo bezeichnet wird. Analog kann man toxische Effekte auf den Feten, d. h. nach Abschluß der Organogenesephase, *fetotoxisch* nennen. Embryotoxische Effekte können gekennzeichnet sein durch das Auftreten von:

- pränataler (eventuell auch erst postnataler) Mortalität
- retardierter Entwicklung
- teratogenen Wirkungen
- funktionellen Defekten
- transplazentarer Karzinogenese

Ein *Teratogen* ist ein Agens, das angeborene Fehlbildungen (grobstrukturelle Abnormitäten)* auslösen kann. Ein Teratogen wirkt also immer auf ein Entwicklungsstadium nach der Implantation und vor der Geburt (pränatal) ein. Damit ist eine teratogene Wirkung ein spezieller Fall eines embryotoxischen Effekts. Die oben erwähnten Manifestationen embryo- oder fetotoxischer Wirkungen können einzeln oder zusammen auftreten.

Die *Pränataltoxikologie* ist ein Teil der Reproduktionstoxikologie, zu der zusätzlich noch Beeinflussungen der Fertilität sowie Schädigungen in der Perinatalperiode und in der Stillzeit gerechnet werden.

2.4 Spektrum embryotoxischer Wirkungen

Das Resultat embryo- oder fetotoxischer Wirkungen kann sehr mannigfaltig sein. Viele unserer Erfahrungen stammen aus experimentellen Untersuchungen; es ist jedoch nicht zu bezweifeln, daß entsprechende Effekte auch beim Menschen auftreten können.

Welche Art einer abnormen Entwicklung nach Einwirkung eines embryotoxischen Agens resultiert,

---

* Der Ausdruck „Mißbildung" ist diskriminierend und herabsetzend und sollte vermieden werden.

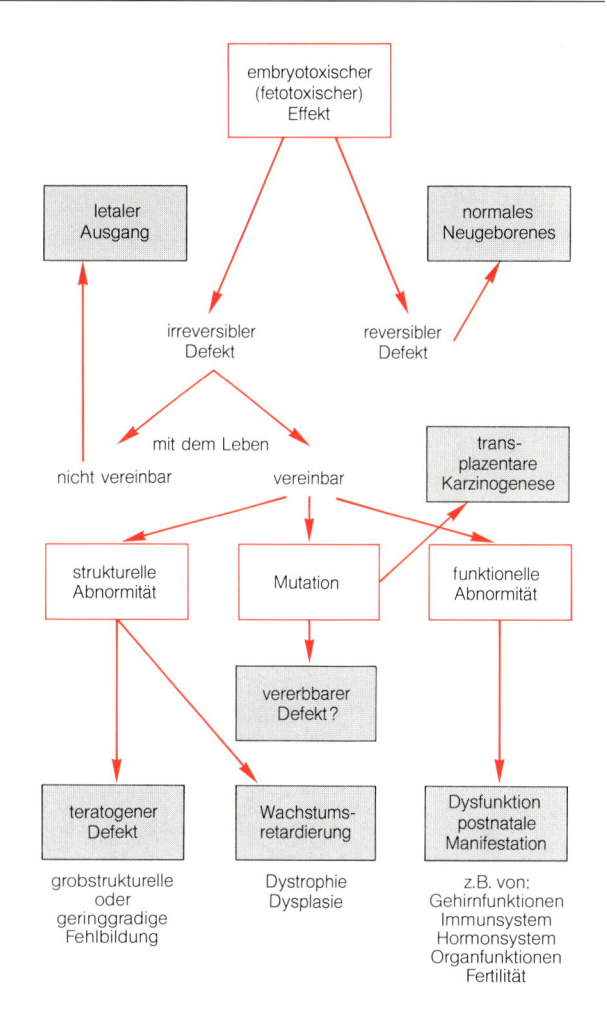

Abb. 9-2 Verschiedene Manifestationen einer embryo-/fetotoxischen Wirkung.

hängt davon ab, ob der gesetzte Defekt reversibel ist oder irreversibel und ob er mit dem Leben vereinbar ist oder nicht (Abb. 9-2).

Teratogene Effekte

Angeborene (kongenitale) grobstrukturelle Abnormitäten (teratogene Wirkungen) können – von wenigen Ausnahmen abgesehen – nur während der Organogenesephase ausgelöst werden. Teratogene Agenzien greifen in der Regel in Wachstums- und Differenzierungsvorgänge ein, und sie stören häufig den Nukleinsäure- oder Proteinstoffwechsel, d. h. sie interferieren mit Vorgängen der Replikation, Transkription oder Translation. Wird bei einer solchen Störung eine Vielzahl von Defekten ausgelöst (häufig auch über einen großen Teil der Organogenesephase verteilt), so spricht man von einem *universellen* Teratogen; resultiert nur ein einzelner typischer und definierter Defekt (meist während einer vergleichsweise kurzen Zeit der Gestation auslösbar), so spricht man von einem *spezifischen* Teratogen [37].

Ein teratogener Effekt weist drei spezielle Eigenheiten auf:

- *Phasenspezifität:* Definierte grobstrukturelle Abnormitäten können oft nur während einer begrenzten Phase der Embryonalentwicklung ausgelöst werden (Thalidomid induzierte z. B. Fehlbildungen der Extremitäten nur dann, wenn es zwischen Tag 20 und 35 p.c. eingenommen wurde).
- *Pharmakonspezifität:* Teratogene Agenzien lösen oft nicht alle während der empfindlichen Phase möglichen Abnormitäten aus, sondern nur bestimmte Muster von Fehlbildungen.
- *Dosisspezifität:* Das Muster ausgelöster Fehlbildungen kann sich in Abhängigkeit von der Dosis ändern.

Pränatale Mortalität

Exogen ausgelöste pränatale Schädigungen können zu einer abnormen Entwicklung führen, die mit dem Leben nicht vereinbar ist. Der letale Effekt kann in jedem Stadium der Pränatalentwicklung ausgelöst werden, bald nach der Schädigung eintreten oder aber erst nach einer längeren Latenzzeit.

Tierexperimentell kann eine Embryomortalität mit vielen Substanzen ausgelöst werden. Der Nachweis embryo- oder fetoletaler Wirkungen beim Menschen durch embryo- bzw. fetotoxische Agenzien ist bisher überzeugend nur ausnahmsweise gelungen. Hierfür sind vor allem drei Gründe verantwortlich zu machen:

- Die Häufigkeit von Aborten ist beim Menschen schwer vollständig zu erfassen, und die Dunkelziffer ist sicher hoch. Frühe Aborte werden häufig nicht als solche erkannt.
- Aborte treten bereits spontan auf, und diese Häufigkeit zeigt – wie alle spontanen Veränderungen – eine gewisse Variabilität.
- Die Häufigkeit der „spontanen" pränatalen Mortalität wird durch Faktoren wie sozialer Status, Alter der Schwangeren und bereits durchgemachte Aborte stark beeinflußt.

Diese „Confounding factors" erschweren es häufig oder machen es sogar unmöglich, einen Kausalzusammenhang mit einer exogenen Noxe überzeugend nachzuweisen.

Retardierte Entwicklung

Wie beim Tier in experimentellen Untersuchungen können exogene Noxen (Glukokortikoide, Alkohol und andere mehr) auch beim Menschen eine Retardierung der Entwicklung auslösen. Theoretisch kann man unterscheiden zwischen:

- wachstumsretardierten reifen Neugeborenen (small-for-date babies) und
- unreifen (untergewichtigen) Neugeborenen

Unter praktischen Gesichtspunkten spielt diese Differenzierung keine große Rolle, und man spricht häufig von „dystrophen Säuglingen". Ähnlich wie bei der pränatalen Mortalität kommen beim Menschen auch Wachstumsretardierungen „spontan" vor. Der Verdacht auf einen Kausalzusammenhang mit exogenen Noxen ist darum auch bei dieser abnormen pränatalen Entwicklung häufig nicht leicht zu erhärten. Bei einer Reihe von Substanzgruppen – wie z. B. den Glukokortikoiden – oder auch dem Rauchen während der Schwangerschaft gilt es heute jedoch als ziemlich sicher, daß der Prozentsatz an untergewichtigen Kindern erhöht ist.

Funktionelle Abnormitäten

Nach experimentellen Untersuchungen kann kein Zweifel daran bestehen, daß pränatal durch chemische Noxen auch funktionelle Abnormitäten induziert werden können, die sich häufig erst spät postnatal manifestieren. Charakteristisch ist für derartige funktionelle Abnormitäten, daß sie mit geringgradigen oder kaum nachweisbaren morphologischen Veränderungen korreliert sein können. Solche funktionellen Defekte können im Prinzip jedes Organsystem betreffen. Besonders wesentlich könnten in diesem Zusammenhang sein:

- Verhaltensänderungen als Ausdruck einer Läsion des zentralen Nervensystems
- Beeinträchtigungen von Funktionen des Immunsystems
- Veränderungen hormoneller Funktionen
- permanente Veränderungen des Blutdrucks
- Störungen der Funktion der Leber und der Niere

Ein Kausalzusammenhang von solchen funktionellen Abnormitäten mit pränatalen Noxen wurde beim Menschen im Fall von Arzneimitteln bisher noch in keinem Fall überzeugend nachgewiesen; sorgfältige Untersuchungen wurden bisher auch noch nicht durchgeführt. Es ist jedoch damit zu rechnen, daß solche pränatal induzierten funktionellen Abnormitäten auch beim Menschen auftreten können. Dies ist nach entsprechend ausgeprägter pränataler Strahlenexposition sowie nach Vergiftung mit Methylquecksilber in utero nachgewiesen.

Transplazentare Karzinogenese

In der experimentellen Forschung wurde für zahlreiche Substanzen nachgewiesen, daß sie auch pränatal karzinogene Wirkungen auslösen können, die sich häufig erst spät postnatal manifestieren [23a]. Alle diese Substanzen sind auch für den erwachsenen Organismus karzinogen – aber nicht alle für den erwachsenen Organismus karzinogenen Substanzen wirken transplazentar, da fetales Gewebe bestimmte metabolische Aktivierungen nur schlecht (oder gar nicht) durchführen kann.

In den USA wurde 1971 der erste transplazentare karzinogene Effekt beim Menschen (durch Diethylstilbestrol) beobachtet [22, 23].

Ob die frühkindlichen Tumoren wie Wilms-Tumor und Neuroblastom ebenfalls durch pränataltoxische Noxen ausgelöst werden, ist heute noch völlig unklar.

2.5 Dosis-Wirkungs-Beziehungen und Risikoabschätzungen in der Pränataltoxikologie

Nicht jede Noxe, die auf den sich entwickelnden Embryo oder Fetus einwirkt, führt zu bleibenden Schäden. Wahrscheinlich ist das Gegenteil der Fall; embryonale Entwicklungs- und Wachstumsvorgänge sind durch eine hohe Reparaturfähigkeit ausgezeichnet.

Dosis-Wirkungs-Beziehungen

Genau wie alle anderen toxischen Effekte treten auch pränatal induzierte toxische Wirkungen dosisabhängig auf. Eine sorgfältige Untersuchung dieser Dosisabhängigkeit erfolgte bisher allerdings nur in wenigen Fällen. Ein Beispiel für die Dosis-Wirkungs-Beziehung eines definierten teratogenen Effekts aus der experimentellen Forschung ist in der Abbildung 9-3 wiedergegeben.

Die grundsätzliche Dosisabhängigkeit embryotoxischer Effekte (einschließlich teratogener Wirkungen) ist im Experiment an inzwischen vielen hundert Beispielen und ohne Ausnahme ganz eindeutig belegt, meist jedoch nur mit wenigen Dosen getestet. Für den Menschen gibt es – aus naheliegenden Gründen – bis heute praktisch keine Belege für eine Abhängigkeit der Inzidenz teratogener Effekte von der Dosis. Man ist in der Regel zufriedengestellt, wenn überhaupt die Frage eines teratogenen Potentials aus Beobachtungen beim Menschen geklärt werden kann.

Es gibt keinen vernünftigen Grund, daran zu zweifeln, daß auch beim Menschen pränataltoxische Effekte dosisabhängig auftreten. Dies bedeutet, daß bei einer Verringerung der Exposition (ganz gleich ob gegenüber Chemikalien oder Strahlen) auch eine Verminderung des Risikos resultiert.

Problem des „akzeptablen" Risikos

Wir sind im täglichen Leben ständig bestimmten Risiken ausgesetzt. Die Frage, welches Risiko wir als akzeptabel ansehen, wird individuell recht verschieden beantwortet. Wahrscheinlich sind sich viele Menschen gar nicht bewußt, daß sie ständig Risiken eingehen; man ist geneigt, diese Frage zu verdrängen (z. B. im Umgang mit Messern, Leitern, Autos) – oder aber auch für bestimmte Risiken maßlos zu übertreiben

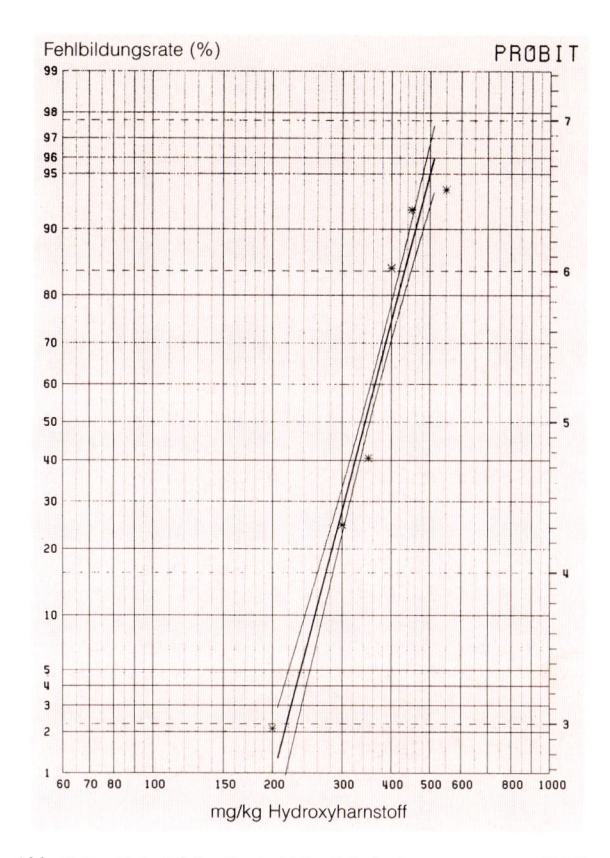

Abb. 9-3 Beispiel der Dosisabhängigkeit eines teratogenen Effekts aus der experimentellen Forschung (Auslösung von Veränderungen an den Wirbelkörpern – Fehlbildungen bei der Ratte mit Hydroxyharnstoff; eigene Daten).

(Angst vor Strahlen oder bestimmten Umweltchemikalien).

Unter dem Eindruck der Thalidomid-Katastrophe mit weltweit mindestens 5000 fehlgebildeten Kindern ergab sich die — zunächst berechtigte — Angst, daß die Einnahme von Medikamenten oder die Exposition gegenüber anderen Chemikalien oder Strahlen in einem hohen Prozentsatz zu Fehlbildungen führen könnte. Obgleich genaue Abschätzungen über die Häufigkeit des Auftretens von Fehlbildungen nach Einnahme von Thalidomid in der kritischen Phase der Schwangerschaft nicht möglich sind (es existieren nur retrospektive Beobachtungen mit entsprechender Unsicherheit der Aussage), nimmt man an, daß es unter diesen Bedingungen in 30 bis 100% zum Auftreten von Fehlbildungen gekommen ist. In Experimenten beim Affen lassen sich äquivalente Fehlbildungen mit nahezu 100%iger Sicherheit auslösen. Das Risiko einer Einnahme von Thalidomid in der vierten oder fünften Woche der Schwangerschaft (p. c.) wird damit völlig unakzeptabel.

Man muß immer wieder betonen, daß Thalidomid eher als Ausnahme angesehen werden muß, obgleich inzwischen Hunderte von Substanzen experimentell untersucht worden sind. Auch beim Menschen ist in den vergangenen 30 Jahren seit dem Thalidomid-Unglück die Wirkung kaum einer Substanz mit einer vergleichbaren teratogenen Potenz beobachtet worden, insbesondere auch nicht bei therapeutischer Dosierung oder einer vergleichbaren Dosis im Experiment. Unter Tausenden von Substanzen scheint Thalidomid damit eine Sonderstellung im Hinblick auf die teratogene Potenz beim Menschen einzunehmen. Wir wissen bis heute nicht warum, da der Wirkungsmechanismus dieser Substanz nach wie vor unbekannt ist. Eine ausgeprägte teratogene Potenz ist experimentell auch von Retinoiden (bestimmten Vitamin-A-Derivaten) seit langem bekannt. Nach neueren Befunden können Substanzen aus dieser Gruppe (Isotretinoin oder Etretinat) auch nach Gabe von therapeutischen Dosen beim Menschen in einem hohen Prozentsatz Fehlbildungen auslösen. Die Inzidenz scheint hoch zu sein, wenn die Medikamente im ersten Trimenon eingenommen wurden (siehe Abschn. 3.2).

Die *Inzidenz des Auftretens* von embryotoxischen Effekten bei allen anderen bis heute bekannten oder vermuteten Teratogenen ist beim Menschen verhältnismäßig klein. Es ist keineswegs die Regel, daß in jedem Fall einer Exposition gegenüber einem Agens mit teratogenem Potential eine Fehlbildung auftritt; das Gegenteil ist der Fall, und fast immer ist ein entsprechender Effekt nur schwer gegen den vorhandenen „Background" der zu erwartenden Fehlbildungen (von insgesamt 3% der Lebendgeborenen) abzugrenzen.

Damit stellt sich die bis heute nicht eindeutig beantwortete Frage nach dem akzeptablen Risiko. Man kann dieses Problem unter drei verschiedenen Gesichtspunkten betrachten, nämlich als:

– Risiko für das Individuum
– Risiko für die Gesellschaft
– Problem für Betroffene

Risiko für das Individuum: Nehmen wir an, es könnte als erwiesen gelten, daß nach Exposition gegenüber einer bestimmten Substanz das Risiko des Auftretens einer seltenen Fehlbildung (etwa mit einer spontanen Rate von 0,3%) verdoppelt wäre. Dies würde für jede exponierte Frau bedeuten, daß das Risiko des Auftretens einer Fehlbildung bei ihrem Kind statt 3% (die „Background-Rate" für Fehlbildungen) nunmehr 3,3% wäre – ein zusätzliches Risiko, das wahrscheinlich kleiner ist als die normale zu erwartende Fluktuation der Spontanrate. Die Chance, ein gesundes Kind zur Welt zu bringen, wäre damit statt 97% nunmehr 96,7%. Damit ist das zusätzliche Risiko so klein, daß es für jede Frau *individuell* „akzeptabel" erscheint.

Risiko für die Gesellschaft: Anders mag sich das Problem für eine ganze Population (z. B. unter gesundheitspolitischen Gesichtspunkten) stellen. Nehmen wir an, bei dem oben erwähnten Beispiel würden 10% aller Schwangeren exponiert. Bei einer Geburtenrate von etwa 500000 wären dies 50000 Geburten und zusätzlich 150 Fälle dieses Fehlbildungstyps pro Jahr. Dies mag durchaus „unakzeptabel" sein.

Problem für Betroffene: Wieder völlig anders stellt sich das Problem für Betroffene. Zunächst besteht in diesen Fällen eine – wohl verständliche – Tendenz, das Unglück auf eine exogene Ursache zurückzuführen. Diese Problematik wurde bereits in Abschnitt 2.2 angeschnitten. Nur für die in unserem Beispiel erwähnte *spezielle* Fehlbildung (von 0,3%) wäre jedoch eine solche Diskussion über einen eventuellen Kausalzusammenhang überhaupt berechtigt (jedoch nicht im Fall der anderen 1500 Frauen, die ebenfalls exponiert waren, aber Kinder mit anderen Fehlbildungen – „Spontanrate" von 3% – geboren haben). Und selbst bei den speziellen Fehlbildungen, bei denen ein Kausalzusammenhang mit der Exposition angenommen wurde, liegt nur eine 5%ige Wahrscheinlichkeit vor (es wurde eine Verdopplung des „spontanen" Risikos angenommen), daß die Fehlbildung durch die Exposition induziert wurde.

Dieser bereits komplizierte Sachverhalt wird noch undurchsichtiger – und letztendlich wissenschaftlich gar nicht mehr beurteilbar –, wenn nicht, wie hier angenommen, ein Kausalzusammenhang akzeptiert werden kann, sondern nur vermutet wird.

Das Beispiel zeigt, welche Schwierigkeiten bei gerichtlichen Auseinandersetzungen auftreten, und es wird verständlich, daß in der Regel von einem solchen Prozeß abgeraten werden sollte, da der Nachweis eines Kausalzusammenhangs mit auch nur hinreichender Wahrscheinlichkeit kaum zu erbringen ist. Die Wahrscheinlichkeit, daß eine Fehlbildung „spontan" verursacht wurde, ist nie auszuschließen und meist größer als eine Ursache durch exogene Exposition.

Risikoabschätzung nach Beobachtungen beim Menschen

Beobachtungen beim Menschen werden von Unerfahrenen immer als die Information mit der größten Aussagekraft angesehen. Für sehr sorgfältige und umfangreiche Beobachtungsreihen ist die Annahme auch meist richtig. Leider sind jedoch viele Studien am Menschen auf dem Gebiet der Teratoepidemiologie weder sorgfältig durchgeführt und gut dokumentiert noch umfangreich, und es gehört eine erhebliche medizinische Sachkenntnis dazu, den Aussagewert von solchen Beobachtungen beim Menschen zu beurteilen. Die spezielle Problematik bei der Beurteilung potentieller pränataltoxischer Effekte ist zweifach, nämlich:

– es existiert eine „Spontanrate" und
– es müssen seltene Ereignisse (meist weit unter 1%) beurteilt werden.

Der Beurteilung einer möglichen Assoziation zwischen einer Arzneimitteleinnahme und dem Auftreten von Fehlbildungen können verschiedene Arten von Beobachtungen zugrunde gelegt werden:

– Kasuistiken (Fallbeschreibungen)
– retrospektive Studien (case control studies)
– prospektive Studien (cohort studies)

Die Aussagekraft dieser drei Typen von Beobachtungen ist sehr verschieden.

Einzelne Fallbeschreibungen besitzen für die Beurteilung einer Assoziation zwischen Exposition und Fehlbildung praktisch keine Bedeutung. Eine Zufallsassoziation ist nie auszuschließen. Gehäufte Kasuistiken können dagegen einen ersten Hinweis für einen Verdacht auf einen möglichen Kausalzusammenhang liefern. Im Fall einer Fehlbildungsinduktion muß dann jedoch ein *bestimmter* Typ von Fehlbildungen oder ein bestimmtes, typisches Syndrom gehäuft beobachtet werden.

Der Aussagewert retrospektiver Studien – d. h. von Studien, die *nach* der aufgetretenen Schädigung begonnen wurden – ist begrenzt. Dies liegt vor allem daran, daß das Erinnerungsvermögen der Patienten viele Monate nach der Einnahme von Medikamenten oder nach einer Schadstoffexposition oft nicht mehr zuverlässig ist. Diese Art der Analyse ist gegenüber vielen anderen Faktoren, die als Erklärung für die Schädigung in Frage kommen (confounding factors), sehr anfällig. Auch einzelne retrospektive Studien können deshalb lediglich einen Verdacht aufwerfen, d.h. es kann eine Hypothese formuliert werden. Solche Studien können nie einen Kausalzusammenhang beweisen oder sehr wahrscheinlich machen. Einzelne Studien benötigen immer eine Bestätigung durch weitere, unabhängige Studien.

Die größte Aussagekraft besitzen prospektive Studien. In diesem Fall wird die Beobachtung *vor* dem vermuteten Ereignis – also vor dem Auftreten der zu erwartenden Schädigung – begonnen, und die Risikopopulation (Kohorte) wird mit einer Kontrollpopulation verglichen. *Einzelne* prospektive Studien sind ebenfalls nicht für einen bestimmten Kausalzusammenhang beweiskräftig. Auch bei solchen epidemiologischen Studien wächst die Wahrscheinlichkeit, daß eine beobachtete Assoziation wirklich kausal ist, mit zunehmender Zahl von unabhängigen Studien mit gleichartigen Befunden.

Durch Beobachtungen am Menschen lassen sich ausgeprägte Risikoerhöhungen insbesondere bei an sich („spontan") seltenen kongenitalen Abnormitäten erkennen. Geringgradige Risikoerhöhungen bei an sich seltenen Fehlbildungen sind nur in riesigen Studien nachweisbar.

Die zur Beurteilung solcher Risiken notwendigen Zahlen von Mutter/Kind-Paaren gehen aus der Tabelle 9-2 hervor. Die Annahme von 3% entspricht

Tabelle 9-2 Minimum registrierter pathologischer Fälle (halbfett) und minimales erkennbares Risiko (in Klammern) nach einer Exposition (einseitiger, Ein-Stichproben-Binominaltest bei 5% Fehler 1. und 2. Art)

Größe der untersuchten behandelten Gruppe (n)	Belastung der Normalpopulation* („spontane" Fehlbildungen pro Lebendgeborene)		
	0,05%	0,8%	3%
	benötigte pathologische Fälle und erkennbares Risiko		
25	3 (240×)	4 (20×)	6 (8×)
50	4 (160×)	5 (13×)	8 (5,3×)
100	4 (80×)	7 (8,8×)	11 (3,7×)
200	4 (40×)	8 (5×)	17 (2,8×)
400	4 (20×)	13 (4,1×)	26 (2,2×)
800	6 (15×)	20 (3,1×)	44 (1,8×)

* Es wird unterstellt, daß die Belastung der Normalpopulation *genau* bekannt ist, sonst werden *noch mehr* pathologische Fälle zur Risikoabschätzung benötigt.

Beispiel: Bei 100 untersuchten Kindern behandelter Mütter und einem Grundrisiko von 0,05% würde ein 80fach erhöhtes Risiko erkennbar sein (4 pathologische Fälle/100); bei drei beobachteten pathologischen Fällen (Risiko ≙ 60×) kann kein signifikanter Unterschied zur Kontrollpopulation angenommen werden.
Daten berechnet von Dr. R. Meister, Institut für Toxikologie und Embryopharmakologie, Freie Universität Berlin.

etwa der gesamten Spontanrate aller Fehlbildungen; 0,8% entsprechen z. B. etwa der Summe aller spontanen Fehlbildungen des Herzens; 0,05% entsprechen der spontanen Häufigkeit von definierten Einzelfehlbildungen. Es ergibt sich ganz klar, daß viele bisher publizierte Studien viel zu klein angelegt wurden, um vergleichsweise geringgradige Risikoerhöhungen zu erkennen.

Risikoabschätzung nach experimentellen Daten

Auf diese Problematik soll hier nicht ausführlich eingegangen werden. Die entsprechenden Prinzipien wurden an anderer Stelle dargestellt [4]. Einige Vor- und Nachteile sind in der Tabelle 9-3 wiedergegeben.

Tabelle 9-3 Vorteile und Limitierung einer Abschätzung embryotoxischer Risiken nach experimentellen Daten

Vorteile	Limitierung
ermöglicht: – Feststellung des teratogenen Potentials (Effekt hoher Dosen) – eine primäre Prävention (im Gegensatz zu epidemiologischen Studien) – Analyse von Dosis-Wirkungs-Beziehungen – Analyse des Wirkungsmechanismus	– qualitative Extrapolation auf den Menschen schwierig – einige, wahrscheinlich wenige, embryotoxische Substanzen mögen nicht erkannt werden

2.6 Exposition gegenüber Chemikalien oder Strahlen als Indikation zum Schwangerschaftsabbruch

Eine eindeutige Indikation zum Schwangerschaftsabbruch wird sich aus medizinisch-toxikologischen Gründen nur äußerst selten ergeben. In der Regel wird auch bei einer entsprechenden Exposition diese Indikation mit psychologischen Gründen motiviert werden.

Außer möglicherweise Thalidomid führt kaum eine Substanz bei therapeutischer Dosierung im konkreten Fall einer Patientin mit Sicherheit zum Auftreten von Fehlbildungen bei den in utero exponierten Kindern. Eine klare Indikation zur Interruptio ergibt sich z. B. nach der Einnahme einiger Retinoide und bei ausgeprägter chronischer Alkoholerkrankung. In anderen Fällen einer Medikation während der Schwangerschaft kann überwiegend mit einem gesunden Kind gerechnet werden. Dies gilt für Dikumarine, Antiepileptika, Progestagene, Zytostatika und andere nachgewiesene Teratogene für den Menschen.

Auch die Möglichkeit der pränatalen Initiation einer Leukämie nach Strahlenbelastung ist – falls überhaupt vorhanden – so klein, daß sie keine Interruptio aus medizinischer Indikation rechtfertigt.

In jedem Einzelfall ist eine spezielle Abwägung notwendig, und die Entscheidung für einen Schwangerschaftsabbruch muß letztlich die betroffene Frau fällen.

Es ist möglich, das Problem der Indikation zum Schwangerschaftsabbruch auch unter dem Aspekt der Schädigungswahrscheinlichkeit und einer gerichtlichen Auseinandersetzung zu diskutieren. Die Schwierigkeit liegt hier immer in der Abgrenzung zum spontanen Auftreten der betreffenden Fehlbildung. Wird bei Exposition gegenüber einer Substanz eine Verdopplung der entsprechenden Spontanrate einer bestimmten Fehlbildungsrate als wahrscheinlich akzeptiert, besteht bei einer aufgetretenen Fehlbildung und nachgewiesener Einnahme der betreffenden Substanz natürlich eine 5%ige Wahrscheinlichkeit, daß ein Kausalzusammenhang mit der Substanzeinnahme gegeben ist. Bei einem geringeren akzeptierten relativen Risiko für eine bestimmte Substanz überwiegt die Wahrscheinlichkeit, daß kein Kausalzusammenhang besteht.

2.7 Einnahme von Arzneimitteln in der Schwangerschaft

Trotz der Erfahrung mit Thalidomid ist die Einnahme von Arzneimitteln während der Schwangerschaft nicht zurückgegangen. Ärzte verschreiben weiterhin großzügig Medikamente – auch bei Frauen im gebärfähigen Alter –, und viele Frauen nehmen auch von sich aus rezeptfreie Mittel ein. Die Häufigkeit der Einnahme für bestimmte Arzneimittel schwankt mit der Mode, und es gibt kaum allgemeingültige Zahlen für die Einnahmefrequenz. In Tabelle 9-4 sind Zahlen aus der prospektiven Studie der Deutschen Forschungsgemeinschaft wiedergegeben.

Besonders ernüchternd ist die Erfahrung, daß selbst ausgedehnte an Ärzte und Patientinnen gerichtete Warnhinweise die Einnahme von gefährlichen und als teratogen erkannten Medikamenten auch in der Schwangerschaft nicht verhindern können. Dies ist gerade wieder im Falle der Retinoide – insbesondere in den USA – demonstriert worden.

Tabelle 9-4 Häufigkeit von Medikamenteneinnahme im ersten Trimenon. Insgesamt 7870 Schwangere zwischen 1964 und 1970 der Deutschen Prospektiven Untersuchungsreihe (DFG) wurden ausgewertet; die Tabelle enthält Mehrfachzählungen; 21% der Frauen haben keine Mittel eingenommen (Angaben nach Koller [27])

Arzneimittel	Prozentsatz der Frauen mit entsprechender Arzneimitteleinnahme	Arzneimittel	Prozentsatz der Frauen mit entsprechender Arzneimitteleinnahme
Laxanzien	21,1%	Glukokortikoide	2,6%
Analgetika/Antipyretika	12,1%	Sulfonamide	7,0%
Morphinderivate	1,4%	Antibiotika	6,4%
„Schnupfenmittel"	6,8%	Sekalepräparate	1,0%
Sympathikomimetika	6,8%	Herzglykoside/Koronartherapeutika	3,2%
Antiemetika/Antihistaminika	17,0%		
Tranquilizer	12,5%	Antidiabetika	0,7%
Neuroleptika/Thymoleptika	1,0%	Antikonvulsiva	0,3%
(weibliche Sexualhormone)	(23,0%)	„Vaginalstoffe"	2,8%

( ): die Gabe von weiblichen Sexualhormonen spielt heute eine untergeordnete Rolle

Wir sollten beachten, daß die effektivste und sicherste Methode zur Reduzierung von Arzneimittelnebenwirkungen die Beschränkung der Arzneimittelverordnung auf die *medizinisch notwendigen Fälle* ist. Leider wird von dieser an sich so selbstverständlichen Möglichkeit heute kaum Gebrauch gemacht.

3 Spezielle Aspekte der Pränataltoxikologie

Pränataltoxische Effekte können durch recht verschiedene Typen von chemischen und physikalischen Agenzien ausgelöst werden. Hierzu gehören

- Arzneimittel
- Genußmittel
- Umweltchemikalien
- ionisierende Strahlen

Wie alle toxischen Effekte treten auch embryotoxische Wirkungen streng dosisabhängig auf. Mit einer Verminderung der Dosis wird sich daher immer auch das Risiko vermindern, und es stellt sich die Frage, ob bei einer bestimmten Dosierung oder einer bestimmten Exposition überhaupt noch mit einer signifikanten Vermehrung von Fehlbildungen (über die spontane Rate hinaus) gerechnet werden muß. Viele Substanzen mit einem *teratogenen Potential* werden deshalb beim Menschen keine embryotoxische Wirkung entfalten, weil eine ausreichend hohe Konzentration im menschlichen Organismus nicht erreicht wird. Dem teratogenen Potential (d. h. der grundsätzlichen Fähigkeit, eine Fehlbildung auszulösen) muß daher die *teratogene Potenz* gegenübergestellt werden (das Risiko des Auftretens einer Abnormität in einer bestimmten Häufigkeit bei einer gegebenen Exposition).

Leider ist eine genaue quantitative Risikoabschätzung mit Relevanz für den Menschen heute in der Mehrzahl der Fälle noch sehr schwierig oder sogar unmöglich.

Es ist bemerkenswert, daß Fehlbildungen immer – von Laien wie von Ärzten – mit der Einnahme von Arzneimitteln assoziiert werden und nie mit der Krankheit oder den Beschwerden, derentwegen die Medikamente eingenommen wurden (Tab. 9-5).

3.1 Teratogene Risiken durch Arzneimittel

Es ist völlig unmöglich, in diesem kurzen Beitrag eine vollständige Darstellung der heute bekannten Wirkungen von Arzneimitteln in der Pränatalperiode zu geben. Unser Wissen auf diesem Gebiet ist zudem auch noch ziemlich fragmentarisch. Gute epidemiologische Untersuchungen liegen nur für wenige Substanzen vor, und bei den älteren Arzneimitteln ist noch nicht einmal eine den heutigen Ansprüchen genügende experimentelle Untersuchung durchgeführt worden.

Aus diesem Grunde sollen hier nur Arzneimittelgruppen diskutiert werden, bei denen sich entweder eine Problematik bei der Gabe während der Schwan-

Tabelle 9-5 Korrelation der Häufigkeit grober Fehlbildungen mit mütterlichen Erkrankungen und Geburtskomplikationen (nach Heinonen und Mitarbeitern [21])

	standardisiertes * relatives Risiko (srR)
einfache Nabelarterie	4,1
Geburtsgewicht < 1500 g	3,1
bereits drei oder mehrere abnorme Kinder	2,9
Hydramnion	2,4
Diabetes seit mehr als fünf Jahren	2,4
Krampfleiden	1,7
Blutgerinnungsstörung	1,7
schwere Zeichen einer Toxämie	1,6
hämorrhagischer Schock	1,6
Schwangerschaftsdauer mehr als elf Monate	1,6
mütterliches Alter über 40 Jahre	1,5
Vena-cava-Syndrom	1,5
bakterielle Infektion	1,4
mütterliches Alter < 14 Jahre	1,4
vorzeitige Plazentalösung	1,3
Blutung im ersten Trimester	1,1
Hyperemesis gravidarum	1,0
Röntgen, abdominal	1,1
> 30 Zigaretten/Tag	0,8

* srR von 2,0 bedeutet z. B. eine Verdopplung des Risikos gegenüber Kontrollen

gerschaft ergeben hat oder die häufig benutzt werden und deswegen auch oft zu einer Einwirkung während der Schwangerschaft führen. Die folgende Diskussion kann daher auch keinen Anspruch auf Vollständigkeit erheben; es handelt sich vielmehr um eine willkürliche Auswahl von Arzneimittelgruppen.

In Tabelle 9-6 wurden einige Daten aus der größten heute vorliegenden Studie zusammengestellt. Es ist jedoch zu bedenken, daß diese Daten heute bereits über 25 Jahre alt sind und daß viele moderne Arzneimittel nicht in der Zusammenstellung enthalten sind. Deshalb sind einige neuere Daten aus kleineren Erhebungen in Tabelle 9-7 beigefügt. Die Daten sollten im Zusammenhang mit Angaben der Tabelle 9-2 beurteilt werden. Es ist bemerkenswert, daß das *relative Risiko* für die Gesamtfehlbildungen bei allen „positiven" Substanzen höchstens etwa 2 beträgt.

Eine ausführlichere Darstellung der Embryo-/Fetotoxizität der wesentlichen Klassen von Arzneimitteln findet sich in Tabelle 9-6 [36a].

3.2 Teratogene Risiken durch Vitamine

Zu den am meisten während der Schwangerschaft eingenommenen Substanzen gehören Vitaminpräparate. Obgleich mehrfach der Verdacht ausgesprochen wurde, daß ein Folsäuremangel die Ursache einer abnormen pränatalen Entwicklung sein könnte, sind entsprechende Hinweise beim Menschen nicht überzeugend. Inwieweit teratogene Effekte von Kumarinen über einen Vitamin-K-Mangel erklärt werden können, ist unklar.

Retinoide

Eine Überdosis von *Vitamin A* kann im Tierexperiment eine Vielzahl teratogener Effekte auslösen. All-trans-Retinolsäure wird daher in der experimentellen Forschung häufig als teratogene Modellsubstanz benutzt.

Vitamin A ist damit ein weiteres typisches Beispiel für eine lebensnotwendige Substanz, die bei Überdosierung ausgeprägte pränataltoxische Wirkungen entfaltet.

Die allgemein für den Erwachsenen empfohlene Dosis von 1000 bis 10 000 IE in Form von Retinolpalmitat besitzt sicher auch während der Schwangerschaft beim Menschen keine teratogene Potenz. Wann das teratogene Risiko nach Einnahme des natürlichen Vitamins meßbar wird, ist nicht bekannt. Dosen über 20 000 IE sollten deshalb während der Schwangerschaft nicht eingenommen werden. Eine Überdosierung von Vitaminpräparaten ist also durchaus denkbar.

In den letzten Jahren ist eine Reihe von Vitamin-A-Derivaten (Retinoide) als Arzneimittel – insbesondere zur Therapie von Akne und Psoriasis – in den Handel gekommen. *Isotretinoin* wird therapeutisch in Dosen von 0,5 bis 1,5 mg/kg Körpergewicht täglich angewandt. Bis Anfang 1986 wurden über 50 Fälle von ungünstigen Schwangerschaftsausgängen beschrieben [18,42,46]. Da es sich um ein relativ einheitliches Fehlbildungsmuster (Tab. 9-8) handelt, das zudem tierexperimentell ausgelösten Abnormitäten ähnelt, ist es unwahrscheinlich, daß es sich um eine Zufallsassoziation handelt. Über die Häufigkeit des Auftretens der Fehlbildungen nach der beschriebenen Medikation kann keine Aussage gemacht werden.

Kongenitale Fehlbildungen wurden inzwischen auch nach therapeutischer Anwendung (0,3 bis 1 mg/kg Körpergewicht täglich) eines anderen Retinoids, nämlich dem *Etretinat,* beschrieben [20]. Bei 19 Schwangeren, die das Präparat im ersten Trimenon eingenommen hatten, wurden drei Kinder mit Fehlbildungen des Skeletts (nach Interruptio) beobachtet.

Die Halbwertszeiten der beiden Retinoide sind sehr unterschiedlich; es wird empfohlen, nach Beendigung

Tabelle 9-6 Einige Daten aus der größten prospektiven Studie (Collaborative Perinatal Project), zusammengestellt nach Daten von Heinonen und Mitarbeitern [21]. Erhebung der Daten: 1959 bis 1965; Kollektiv insgesamt: 50 282 Mutter/Kind-Paare.
Bewertet wurde eine Exposition während der ersten vier Schwangerschaftsmonate nach der letzten Menstruation. (()) bedeutet, daß die betreffenden Fehlbildungen während der *ganzen* Dauer der Schwangerschaft ausgelöst werden können und eine Exposition während der gesamten Schwangerschaft berücksichtigt wurde. Bei einem srR über 1,5 (in der Tabelle kursiv geschrieben) kann ein Verdacht auf einen substanzbedingten Effekt nicht ausgeräumt werden, insbesondere wenn eine Signifikanzberechnung nicht vorgelegt wurde.

Arzneimittel	exponierte Mutter/Kind-Paare	Kinder mit Fehl-bildungen	standardisiertes relatives Risiko (srR)*	Ergebnis der Multiplen-Logistischen Risiko-Analyse
Σ Analgetika/Antipyretika	15 463	704	0,97	(–)
Azetylsalizylsäure	14 864	683	0,98	(–)
Phenacetin	5 546	250	0,96	(–)
Acetaminophen	226	14	1,30	
Codein	563	32	1,22	(+) R: *2,6* (1,12–5,08)
Meperidin (Pethidin)	268	12	0,96	
Morphin	70	3	0,94	
Opium	36	3	*1,84*	
Σ Antibiotika	4 444	197	0,96	(–)
Penizilline	3 546	153	0,94	(–)
Tetrazykline	341	16	1,00	(–)
(Oxytetracyclin)	119	7	1,28	
Chloramphenicol	98	5	1,07	
Erythromycin	79	5	1,37	
Σ Sulfonamide	1 455	92	0,97	(–)
Sulfisoxazol	796	38	1,04	
Sulfamethoxazol	46	2	0,96	
Isoniazid	85	7	*1,91*	
Nitrofurantoin	83	5	1,31	
((Nitrofurantoin))	((590))	((14))	((1,30))	(–)
Methenamin	49	3	1,32	
((Methenamin))	((299))	((12))	((*2,25*))	(+) (1,17–3,87)
PAS	43	4	*2,20*	
Metronidazol	31	2	*1,39*	
Tetanustoxoid	337	17	1,11	(–)
Poliovakzine parenteral	6 774	324	1,02	(–)
oral	1 628	77	1,05	(–)
Influenzavakzine	650	27	0,92	(–)
Doxylamin	1 169	55	0,97	(–)
Meclizin	1 014	50	0,98	(+) AO: *2,79* (1,12–5,73)
Pheniramin	831	43	1,10	(–)
Diphenhydramin	595	32	1,17	
Σ Phenothiazine	1 309	66	1,07	(+) KV: *1,68* (1,00–1,94)
Prochlorperazin	877	47	1,13	(+) KV: *1,85* (0,99–3,15)
Promethazin	114	7	1,35	
Σ Barbiturate	2 413	122	1,08	(+) KV: *1,40* (1,05–1,86)
Phenobarbital	1 415	74	1,14	(–)
Meprobamat	356	20	1,18	(+) Hy: *3,37* (1,10–7,72)
Chlordiazepoxid	257	11	0,88	(–)
((Chlormezanon))	((26))	((3))	((*7,47*))	(+) (1,58–19,42)
Chloralhydrat	71	7	*2,19*	
Σ Sympathomimetika	3 082	159	1,09	(+) Mi: *1,35* (1,11–1,64)
Ephedrin	373	17	0,98	(–)
Adrenalin	189	14	*1,57*	
Σ Parasympatholytika	2 323	114	1,03	(+) Mi: *1,31* (1,03–1,66)
Atropin	401	17	0,91	(–)
Scopolamin	309	14	0,97	
„Belladonna"	554	34	1,32	(+) Mi: *1,84* (1,06–2,86) AO: *4,64* (1,70–10,03)

Tabelle 9-6 Fortsetzung

Arzneimittel	exponierte Mutter/Kind-Paare	Kinder mit Fehlbildungen	standardisiertes relatives Risiko (srR)*	Ergebnis der Multiplen-Logistischen Risiko-Analyse
Σ Lokalanästhetika	2 165	87	0,84	(−)
Procain	1 340	49	0,77	(−)
Lidocain	293	8	0,54	(−)
Mepivacain	82	8	1,96	
Σ Allgemeinnarkose	98	3	0,66	(−)
Stickoxidul	76	3	0,83	
Halothan	25	2	1,80	
Σ Antiepileptika	151	11	1,64	(−) !**
Phenytoin	132	8	1,35	
Ergotamin	25	2	1,74	
Ethylnitrit	24	2	1,82	
((Ethylnitrit))	((98))	((7))	((3,15))	(+) (1,28−6,24)
Σ Diuretika	280	15	1,13	(−)
Hydrochlorothiazid	107	7	1,37	
Chlortalidon	20	2	2,17	
Herzglykoside	52	2	0,84	
Σ Expektoranzien	864	40	0,98	(−)
Ammoniumchlorid	365	15	0,86	(−)
Σ Antitussiva	344	20	1,24	(−)
((Σ Antitussiva))	((867))	((26))	((1,59))	(+) (1,17−2,15)
Dextromethorphan	300	17	1,21	(−)
Schilddrüsenhormone	560	35	1,33	(−)
Antidiabetika	139	18	3,17	(−) !**
Jodide	489	27	1,07	(+) Ma: 1,47 (1,08−2,00) AO: 3,55 (1,15−8,22)
Bromide	986	54	1,13	(−)
Kalzium	1 007	42	0,89	(+) ZNS: 2,11 (1,02−3,87)
Tetradecylsulfat-Na***	95	10	2,36	
Koffein	5 378	239	0,95	(−)
Theophylline	516	22	0,90	(−)

Die Multiple-Logistische-Risiko-Analyse (MLRA) versucht, zusätzliche Faktoren weitgehend auszuschließen. Wenn in der Publikation angegeben, wurden die 95% Vertrauensgrenzen berücksichtigt (in Klammern in der letzten Spalte). Ist die untere 95%-Vertrauensgrenze des relativen Risikos > 1,0, gilt es als unwahrscheinlich, daß die Assoziation zufallsbedingt ist [in der Tabelle mit (+) bezeichnet].
Angegeben ist das standardisierte relative Risiko (gleichmäßige Verteilung in den Krankenhäusern) für die Summe aller Fehlbildungen. Falls eine Erhöhung *spezieller* Fehlbildungen gefunden wurde (+), sind in der letzten Spalte der Typ der betreffenden Fehlbildung und die Vertrauensgrenzen angegeben. (−) bedeutet, daß keine signifikante Erhöhung der Inzidenz gefunden wurde (untere Vertrauensgrenze < 1,0 oder χ^2-Test: > 3,8). Dies kann auch bedeuten, daß die untersuchte Zahl von Mutter/Kind-Paaren zu klein ist.

* srR ist das Verhältnis der Raten von exponierten zu nichtexponierten Mutter/Kind-Paaren; ein srR von beispielsweise 2,0 bedeutet eine Verdopplung des Risikos gegenüber Kontrollen.
!** Die Erhöhung der Inzidenz von Fehlbildungen ist auf die Grunderkrankung zurückzuführen.
*** benutzt zur Verödung von Varizen.

R = Respirationstrakt
AO = Auge − Ohren
KV = kardiovaskuläres System
Hy = Hypospadie
Mi = geringgradige Fehlbildungen
Ma = grobe Fehlbildungen

der Therapie beim Etretinat erst nach zwei Jahren, beim Isotretinoin erst nach vier Wochen eine Konzeption eintreten zu lassen.

Eine kurze Übersicht über die heute bekannten Arzneimittel mit eindeutiger oder vermuteter teratogener Potenz findet sich in Tabelle 9-9.

Tabelle 9-7 Einige Daten aus neueren Studien, zusammengestellt aus [1]Jick und Mitarbeitern [24] und [2]Aselton und Mitarbeitern [2]

Arzneimittel	exponierte Mutter/Kind-Paare	Kinder mit Fehlbildungen	Rate (%)*	geschätztes relatives Risiko
Kollektive	6 837[1]	80	1,2	–
	6 509[2]	105	1,6	–
Ampicillin[1]	821	8	1,0	0,8
Ampicillin	409	3	0,7	0,5
Penicillin V[1]	349	6	1,7	1,5
Phenoxymethyl-Penicillin	297	2	0,7	0,4
Dicloxacillin	86	2	2,3	1,4
Cephradin	54	0		
Erythromycin	260	6	2,3	1,4
Sulfisoxazol	215	1	0,5	0,3
Nystatin[1]	225	5	2,2	1,9
Nystatin	176	3	1,7	1,1
Tetracyclin	174	2	1,2	0,7
Metronidazol	151	3	2,0	1,2
Metronidazol[1]	360	1	0,3	
Acetaminophen[1]	821	8	1,0	0,8
Acetaminophen	697	5	0,7	0,4
Indomethacin	50	1	2,0	1,2
Ibuprofen	51	1	2,0	1,2
Diphenhydramin[1]	361	1	0,3	
Diphenhydramin	270	4	1,5	0,9
Pseudoephedrin[1]	481	2	0,4	0,4
Pseudoephedrin	421	7	1,7	1,0
Xylometazolin	207	5	2,5	1,5
Oxymetazolin	155			
Digoxin	142	0		

* verglichen mit dem Gesamtkollektiv; die mit [1] bezeichneten Werte beziehen sich auf die [1]-Kontrollen, alle anderen Werte auf die [2]-Kontrollen.

Tabelle 9-8 Fälle von Fehlbildungen nach Einnahme von Isotretinoin im ersten Trimenon

Auswertung	exponierte Schwangere	normale Kinder	spontane Aborte	Kinder mit Fehlbildungen
prospektiv	18	4	13	1
retrospektiv	16	1	6	9

Das Fehlbildungsmuster schließt ein:

Mikrotie	8/10
(mit oder ohne Agenesie des Ohrkanals)	
ZNS-Fehlbildungen	9/10
(Hydrozephalus, Mikrozephalie usw.)	
Herzfehlbildungen	5/10
(konotrunkale Fehlbildung, Aortenbogenatresie, Ventrikelseptumdefekt)	
weitere beobachtete Fehlbildungen	
faziale Dysmorphie	
Mikrophthalmie	
Mikrognathie	
Gaumenspalten	

3.3 Teratogene Risiken durch Alkohol und Drogen

3.3.1 Alkohol

Der Alkoholkonsum in den Industrienationen ist erheblich (Jahresverbrauch pro Kopf in der Bundesrepublik Deutschland etwa 13 Liter reinen Ethanols). In zunehmendem Maße finden sich unter den Alkoholkranken auch weibliche Jugendliche (geschätzt etwa 30 000 unter 25 Jahren in der Bundesrepublik unter den insgesamt etwa 1,5 Millionen Alkoholkranken).

Obgleich eine Schädigung der Nachkommen bei alkoholkranken Müttern prinzipiell seit langer Zeit bekannt ist bzw. vermutet wurde, stammen die ersten wissenschaftlich begründeten Beobachtungen erst aus den Jahren 1967/1968 [28, 29]; der Begriff „fetales Alkoholsyndrom" oder „Alkoholembryopathie" wurde für dieses Dysmorphiesyndrom erst 1973 geprägt [25]. Bis 1978 wurden etwa 400 Fälle solcher Kinder publiziert [10].

Die Symptome der typischen und ausgeprägten Alkoholembryopathie sind in Tabelle 9-10 aufgeführt. Sie können in vier Kategorien unterteilt werden:

– zentralnervöse Dysfunktionen
– Dystrophie (Wachstumsdefizit)
– kraniofaziale Dysmorphien
– zusätzliche (fakultative) Fehlbildungen

Die Alkoholembryopathie existiert in verschiedenen Schweregraden (Tab. 9-11). Die Diagnose des ausgeprägten Fehlbildungsmusters ist für den Erfahrenen leicht; es gibt jedoch alle Übergänge zum Normalen.

Es kann als erwiesen gelten, daß zur Auslösung einer Alkoholembryopathie nicht allein der Alkoholkonsum während der Schwangerschaft ausschlaggebend ist. In praktisch allen heute beschriebenen Fällen handelt es sich um einen *chronischen* Alkoholismus, der bereits Monate vor der Schwangerschaft bestanden hat. Einige Daten über die Beziehung zwischen Alkoholkonsum und dem Auftreten der Alkoholembryopathie sind in Tabelle 9-12 zusammengestellt. Nachdem das Bestehen der Schwangerschaft bekannt geworden ist, wird der Alkoholkonsum offenbar in der Regel reduziert.

Tabelle 9-9 Arzneimittel mit eindeutiger oder mit vermuteter pränataltoxischer Potenz

	1. Trimenon*		2. und 3. Trimenon**		perinatal	
	Mensch	Tierversuch	Mensch	Tierversuch	Mensch	Tierversuch
Eindeutige pränataltoxische Wirkung						
Thalidomid	++	++	(−)	(−)	?	?
Folsäureantagonisten	+	+	?	?	?	?
Vitamin-A-Derivate	+	++	?	+	?	?
Kumarinderivate	+	?	(+)	?	?	?
Diethylstilbestrol	+	?	+	?	?	+
Androgene	(+)	?	+	+	?	?
Alkylanzien, Antimetabolite	(+)	++	?	+	?	+
Tetrazykline	?	?	+	+	+	+
Vermutete pränataltoxische Wirkung						
Thyreostatika	(+)	?	(+)	?	?	?
Phenytoin	(+)	+	?	?	?	?
Valproinsäure	(+)	+	?	?	?	?
Trimethadion	(+)	?	?	?	?	?
Lithium	(+)	?	?	?	?	?
Glukokortikoide	(−)	+	(−)	?	?	?
Azetylsalizylsäure	(−)	+	?	?	+	+
Trimethoprim-Sulfamethoxazol (Co-trimoxazol)	(−)	+	?	?	?	?
Fungistatika (systemisch)	?	+	?	?	?	?
Narkose	(−)	(−)	(−)	?	?	?

* bzw. Organogenesephase
** Fetalphase

++ = sicher teratogen (Risiko hoch)
+ = erwiesen pränataltoxisch (Risiko deutlich erhöht)
(+) = begründeter Verdacht (Risiko gering)
(−) = falls embryotoxisch, dann von sehr geringer Potenz
? = nicht ausreichend untersucht oder Daten umstritten

3.3.2 Drogen

Probleme bei Frauen, die während der Schwangerschaft einen Drogenabusus durchführen, sind in den letzten Jahrzehnten sehr eingehend diskutiert worden. Zunächst stand die Einnahme von Heroin ganz im Vordergrund [14, 44], und es wurde in den USA auf die Vorteile einer Umstellung dieser Patientinnen auf Methadon während der Schwangerschaft hingewiesen [3, 15]. Auch bei dieser abhängigkeitserzeugenden Substanz kommt es allerdings beim Neugeborenen zu Abstinenzerscheinungen [14]. In den letzten Jahren ist, insbesondere wiederum in den USA, das Problem des Kokainabusus während der Schwangerschaft weitgehend in den Vordergrund getreten, und es existiert bereits eine riesige Literatur zu diesem Thema [1, 5, 7, 9].

Bei allen diesen Abhängigkeiten ist der Prozentsatz von Geburtskomplikationen wesentlich erhöht. Dies ist nicht nur auf die direkte Wirkung der Drogen zurückzuführen, sondern ist in hohem Maße auch Folge der schlechten sozialen Verhältnisse der Betroffenen und einer fehlenden oder ungenügenden Schwangerschaftsvorsorge [14, 15]. Von der Europäischen Gemeinschaft wird zur Zeit eine Dokumentation über den Einfluß von abhängigkeitserzeugenden Substanzen während der Schwangerschaft erstellt.

Obgleich bisher beim Opiatabusus während der Schwangerschaft keine erhöhte Rate an Fehlbildungen beschrieben wurde, ist ein entsprechendes Risiko nach Kokainabusus nach den vorliegenden Daten möglicherweise vorhanden [5, 8].

3.4 Teratogene Risiken durch Umweltchemikalien

Mögliche teratogene Effekte von sogenannten Umweltchemikalien sind noch schwerer zu beurteilen als entsprechende durch Arzneimittel ausgelöste Effekte. Zu den bereits beschriebenen Schwierigkeiten kommt

Tabelle 9-10 Symptome der Alkoholembryopathie (nach Majewski und Mitarbeitern [31] und Löser [30])

Symptome der Alkoholembryopathie	ungefähre Häufigkeit bei Syndromträgern
Prä- und postnataler Minderwuchs (Dystrophie)	98%
statomotorische und geistige Retardierung	89%
Mikrozephalie	84%
Dysproportionierte Verminderung des Fettgewebes	80%
Hyperaktivität	68%
Muskelhypotonie	58%
Kraniofaziale Dysmorphie	95%
Stirn (fliehend, schmal)	
Haare (tiefer Haaransatz)	
Augen (Epikanthus, Ptosis, Blepharophimose, antimongoloide Lidachse, Strabismus)	60%
Ohr (Dysplasie)	39%
Nase (Nasenrücken verkürzt)	53%
Philtrum (verlängert, konvex)	80–90%
Kiefer (Mikrogenie, Retrogenie)	74%
Zähne (Hypoplasie)	
Fakultative Fehlbildungen	
Herzfehler	29%
Extremitäten- und Skelettfehlbildungen	bis 50%
Handlinienveränderungen	69%
Hernia inguinalis	12%
Hämangiome	11%

Tabelle 9-11 Stadieneinteilung der Alkoholembryopathie (Vorschläge von Majewski und Mitarbeitern [31])

Der Schweregrad wird nach einer Punktebewertung für die einzelnen Symptome bestimmt. Minderwuchs und Gewichtsverminderung sind immer vorhanden.

Grad I: (milde Form)
– neurologische und geistige Entwicklung häufig nahezu normal
– keine oder wenige kraniofaziale oder innere Fehlbildungen

Grad II: (mittelschwere Form)
– Mikrozephalie
– milde neurologische Auffälligkeiten
– mäßige statomotorische und geistige Entwicklungsverzögerung
– innere Fehlbildungen selten

Grad III: (schwere Form)
– Gesichtsfehlbildungen sehr typisch
– alle oder fast alle Symptome der Tabelle 9-10

Tabelle 9-12 Beziehung zwischen maternem Alkoholkonsum und dem Auftreten einer Alkoholembryopathie (AE) (nach Hanson und Mitarbeitern [19]), n = insgesamt 163 Mutter/Kind-Paare

	täglicher Alkoholkonsum (in g reinem Äthanol)				
	vor Kenntnis der Schwangerschaft			in den ersten fünf Monaten der Schwangerschaft	
Kinder	> 60 g	> 30–60 g	> 30 g	≥ 30 g	< 30 g
mit typischen Zeichen einer AE	3 (19%)	6 (11%)	2 (2%)	3 (10%)	8 (6%)
ohne typische Zeichen einer AE	13	48	91	27	125

noch hinzu, daß das Ausmaß der Exposition fast nie zu ermitteln ist; meist ist noch nicht einmal zu beurteilen, ob überhaupt eine Exposition stattgefunden hat.

Fast alle bis heute bekanntgewordenen Risiken durch Umweltchemikalien sind nach akuten Vergiftungen nach Unfällen beschrieben worden. Es gibt bis heute kein Beispiel für ein eindeutig nachgewiesenes teratogenes Risiko durch „übliche" Expositionen, denen große Bevölkerungskreise ausgesetzt sind.

Die wesentlichen heute abschätzbaren und voraussehbaren Aspekte der Pränataltoxikologie von sogenannten Umweltsubstanzen lassen sich folgendermaßen zusammenfassen:

– Das *pränataltoxische Risiko* durch die gängigen und beurteilbaren Umweltsubstanzen ist nach unserem heutigen Wissensstand offenbar gering. Aus der Fülle der bekannten Chemikalien ist jedoch nur eine kleine Auswahl ausreichend gut untersucht. Falls eine neue Fehlbildungskatastrophe (ähnlich der durch Thalidomid ausgelösten) eintreten sollte, ist sie eher durch eine Umweltchemikalie (in einer bestimmten Risikopopulation) als durch ein Arzneimittel zu erwarten.

– Daten zur Reproduktionstoxikologie von Umweltchemikalien stammen fast ausnahmslos aus *Tierversuchen*. Epidemiologische Untersuchungen, auch über eine mögliche Gefährdung durch Exposition am Arbeitsplatz, existieren nur ausnahmsweise, und viele Daten sind (wegen kaum lösbarer methodischer Probleme) von schlechter Qualität. Daran wird sich auch in nächster Zeit kaum etwas ändern.

– Nach *Exposition des Vaters* gegenüber Teratogenen ist nach unserem heutigen Wissensstand nicht mit dem Auftreten kongenitaler Fehlbildungen zu rechnen. Das entsprechende Risiko ist selbst bei mutagenen Substanzen beim Menschen praktisch nicht nachweisbar.

Tabelle 9-13 Einige Umweltchemikalien mit eindeutiger oder mit vermuteter pränataltoxischer Potenz

Stoffklasse	akute Vergiftung („Unfall")	stärkere Exposition	„übliche" Exposition
Schwermetalle			
Methylquecksilber	+	?	(–)
Kadmium	?	(–)	(–)
Bleiverbindungen	+?	?	(–)
Lösungsmittel:	+?	+?	(–)
Verbrennungsprodukte:			
Kohlenmonoxid	+	?	(–)
Verunreinigungen:			
Polyzyklische aromatische Kohlenwasserstoffe	?	(–)	(–)
PCDD und PCDF	+?	?	(–)
in die Umwelt gelangte Chemikalien:			
Polychlorierte Biphenyle (PCB)	+	+?	(–)
Pestizide:			
2,4,5-T	+?	?	(–)
„Holzschutzmittel"*	+?	?	(–)

+ = embryotoxisches Risiko eindeutig vorhanden
+? = gewisses embryotoxisches Risiko zur Zeit nicht auszuschließen
(–) = falls embryotoxisch, dann von sehr geringer Potenz
? = nicht ausreichend untersucht oder kontroverse Daten
* Die variable und häufig undefinierte Zusammensetzung erschwert eine Beurteilung; Beobachtungen beim Menschen fehlen

Tabelle 9-14 Ungefähre natürliche Strahlenexposition in der Bundesrepublik Deutschland für den erwachsenen Menschen

	µSv/ Woche
kosmische Strahlung (Meereshöhe)	ca. 6
terrestrische Strahlung (bei 80% Aufenthalt im Haus)	ca. 11*
Σ Strahlung von außen	ca. 18
+ inkorporierte Strahlung	ca. 8
ΣΣ natürliche Strahlenexposition	ca. 25**

10 µSv/Woche = 1 mrem/Woche
* in manchen Gegenden auf der Erde (Indien, Brasilien) bis zu 200 µSv (20 mrem)/Woche
** im Verhältnis hierzu wird die zusätzliche Belastung in der Nähe von Kernkraftanlagen mit < 0,2 µSv (0,02 mrem)/Woche veranschlagt

– Zur Zeit wird intensiv an dem Problem der Entwicklung *einfacherer Testsysteme* gearbeitet, die gerade auf diesem Gebiet (weniger auf dem der Arzneimittelsicherheit) Vorteile versprechen könnten. Keine dieser (In-vitro-)Methoden ist heute einsetzbar und ausreichend aussagekräftig. Eine erhöhte Sicherheit kann in der nächsten Zukunft nur durch eine Vermehrung experimenteller Versuche oder eine Reduktion von Verbindungen, gegenüber denen der Mensch exponiert ist, erreicht werden.

Aus der Fülle möglicher Schadstoffe kann hier nur eine kleine Auswahl von Substanzklassen aufgeführt werden (schematische Übersicht in Tab. 9-13).

3.5 Teratogene Risiken durch ionisierende Strahlen

Embryotoxische und speziell auch teratogene Effekte durch ionisierende Strahlen sind aus der experimentellen Forschung seit langer Zeit bekannt. Auch für den Menschen verfügen wir über eine größere Zahl von Daten.

Genau wie die durch Chemikalien ausgelösten embryotoxischen Wirkungen sind auch die durch Strahlen induzierten entsprechenden Effekte streng dosisabhängig. Es stellt sich damit auch hier wie in der gesamten Toxikologie nicht allein die Frage nach dem embryotoxischen oder teratogenen Potential, sondern insbesondere die Frage nach der Höhe des bei einer bestimmten Strahlendosis vorhandenen Risikos, d. h. nach der teratogenen *Potenz*.

Strahlen können von außen auf den Organismus einwirken oder – bei Aufnahme von Radioisotopen in den Organismus – von innen, direkt auf bestimmte Zelltypen. Bei beiden Arten von Expositionen gibt es für den Menschen einen „Background", d. h., wir sind immer einer bestimmten Strahlenbelastung ausgesetzt (Tab. 9-14). Diskutiert werden kann daher nur eine Erhöhung der Exposition über diese Grundbelastung hinaus. Dabei ist es zweckmäßig, die zusätzliche Exposition in Relation zu der natürlichen zu betrachten (siehe auch Kap. 14).

3.5.1 Strahlenexposition von außen

Als mögliche Belastungen mit ionisierenden Strahlen kommen für den Menschen im wesentlichen in Frage:

– Röntgenstrahlen
– Gammastrahlen
– Neutronenstrahlen

Weitere, auch während der Schwangerschaft mögliche physikalische Belastungen, deren Problematik hier jedoch nicht eingehend abgehandelt werden soll, können theoretisch gegeben sein durch:

- Ultraschall
- Mikrowellen
- Magnetfelder
- starke Radiowellen usw., ja sogar
- Lärm und vieles mehr

Obgleich exzessiv in der Klinik benutzt, ist die Harmlosigkeit von *Ultraschall* bis heute noch nicht in befriedigenden epidemiologischen Untersuchungen, die Zeitpunkt, Intensität, Häufigkeit und Dauer der Einwirkung berücksichtigen, belegt worden. Als Schädigungsmöglichkeiten könnte man insbesondere an thermische Effekte und das Auftreten von Kavitationen denken. Nach tierexperimentellen Untersuchungen [43] ist die übliche klinische Dosis (z. B. etwa 20 mW/cm^2 bei einer CW-Doppler-Untersuchung) offenbar weit von Belastungen entfernt, bei denen entsprechende biologische Effekte zu erwarten sind.

Weitgehend unklar ist zur Zeit auch noch die mögliche Auswirkung *starker Magnetfelder* (wie sie etwa bei NMR-Untersuchungen auftreten) auf den sich entwickelnden Keim.

Untersuchungen bei *Lärmeinwirkungen* (z. B. an Flugschneisen) haben bisher keine schädigende Wirkung auf die Embryonalentwicklung erkennen lassen [13].

Röntgenstrahlen, Gammastrahlen, Neutronenstrahlen

Ältere Beobachtungen am Menschen [11, 16, 17, 36, 45, 47], in denen ein eindeutiger teratogener Effekt oder eine Dysfunktion durch Röntgenbestrahlungen gefunden wurde, sind von sehr hohen Strahlendosen ausgegangen – mindestens 250 cGy.

Weitere Daten stammen aus sorgfältigen Untersuchungen nach dem Abwurf der Atombomben in Hiroshima und Nagasaki. Auch hier handelte es sich um die Einwirkungen extremer Strahlendosen. Obgleich diese Beobachtungen wenig Relevanz zu den heute für diagnostische Zwecke benutzten Dosen aufweisen, haben sie das pränataltoxische Potential dieser ionisierenden Strahlen klar aufgezeigt.

Es ist auffällig, daß eine Vermehrung der „üblichen" grobstrukturellen Abnormitäten (der Extremitäten, des Herzens usw.) *nicht* beobachtet wurde. Dagegen ist offenbar die Häufigkeit von Mikrozephalien und geistiger Retardierung deutlich erhöht [34, 41]. Auch der Anteil untergewichtiger Kinder ist vermehrt. Nachuntersuchungen von Kindern, die in utero exponiert wurden, scheinen eine klare Dosisabhängigkeit der erwähnten Veränderungen aufzuzeigen (Tab. 9-15); Effekte traten anscheinend bei Strahlendosen oberhalb von 0,05 Gy auf.

Diese Befunde über Einschränkungen der geistigen Fähigkeiten stellen beim Menschen das erste Beispiel eines pränatal erzeugbaren *funktionellen* Defekts dar. Die größte Empfindlichkeit zur Auslösung von Defekten, die zur geistigen Retardierung führen, besteht nach diesen Untersuchungen ganz offenbar in der 8. bis 15. Gestationswoche. In diesem Entwicklungsstadium kommt es beim Menschen zur Ausbildung der Neurone (Abb. 9-4); nach der 18. Gestationswoche findet überwiegend nur noch die Teilung von Gliazel-

Tabelle 9-15 Geistige Retardierung nach Strahlenexposition in utero durch Atombomben in Hiroshima und Nagasaki (nach Otake und Schull [40])

Exposition cGy (rad)	Gestationswochen bei Exposition in utero							
	0–7		8–15		16–25		> 26	
	unter- sucht (n)	geistig retardiert	unter- sucht (n)	geistig retardiert	unter- sucht (n)	geistig retardiert	unter- sucht (n)	geistig retardiert
Kontrollgruppe	156	0,6%	253	0,4%	324	0,9%	352	1,1%
1–9	42	0	64	3,1%	94	2,1%	92	0
10–49	19	0	48	6,3%	49	2,0%	53	0
50–99	2	0	11	36,4%	14	14,3%	7	0
> 100	1	0	8	62,5%	6	16,7%	4	(25%)

exponiert: < 2000 m vom Hypozentrum
nicht exponiert (Kontrolle): > 3000 m vom Hypozentrum (Exposition sicher < 1 cGy)

geistige Retardierung:
– unfähig, einfache Rechenaufgaben zu lösen
– unfähig zur einfachen Konversation
– kann sich nicht selbst versorgen
– nicht beeinflußbar oder institutionalisiert

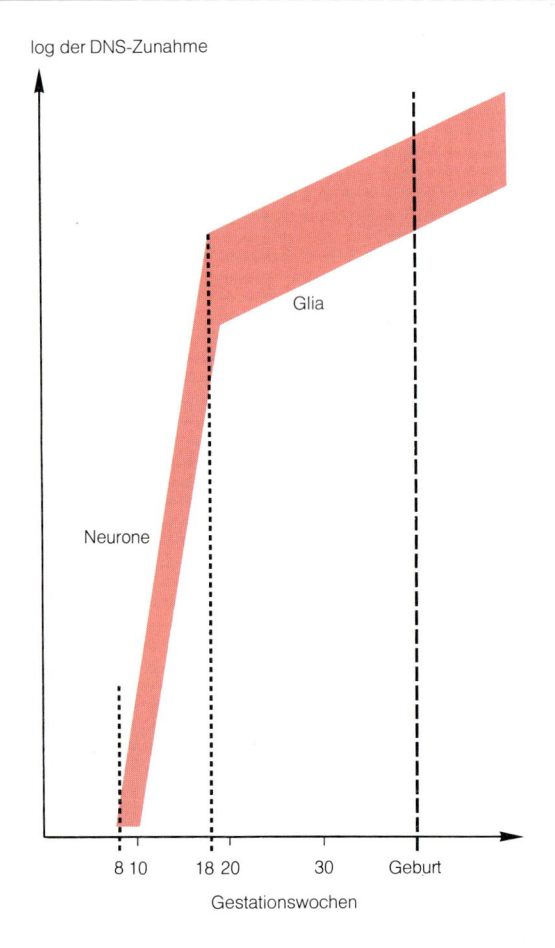

Abb. 9-4 Zeitliche Abhängigkeit der Proliferation von präsumptiven Ganglienzellen und der Ausbildung von Neuronen sowie der Vermehrung von Gliazellen beim Menschen. Am Ende der 18. Gestationswoche ist die logarithmische Proliferation der Neurone weitgehend abgeschlossen (nach Dobbing und Sands [12]).

len statt. Warum diese Proliferation der präsumptiven Ganglienzellen und die Ausbildung der Neurone das gegenüber ionisierenden Strahlen empfindlichste pränatale Ereignis unter den vielen anderen Proliferations- und Differenzierungsvorgängen darstellt, ist nicht bekannt (siehe auch Kap. 17).

Alle bis heute verfügbaren Daten (tierexperimentelle Studien und Beobachtungen beim Menschen) sprechen dagegen, daß bei einer Belastung mit locker ionisierenden Strahlen (niedriger linearer Energieumsatz) im ersten Trimenon eine akute Dosis von weniger als 0,05 Gy zu einem nachweisbaren erhöhten Risiko für grobstrukturelle Abnormitäten (teratogene Effekte) oder zu einem nennenswerten Risiko für funktionelle Defekte führt. Damit scheint für die Mehrzahl der röntgenologischen Untersuchungen das teratogene Risiko klein zu sein.

Sowohl in dem großen amerikanischen prospektiven Collaborative Perinatal Project (CPP [21]) als auch in der deutlich kleineren prospektiven DFG-Studie aus der Bundesrepublik ergab sich kein signifikant erhöhtes Risiko für grobstrukturelle Abnormitäten (Fehlbildungen) nach Röntgenuntersuchungen des Abdomens oder Beckens (Tab. 9-16).

Als einzige Ausnahme war in dem CPP aus den USA die Rate an benignen und malignen *Tumoren* bei den in utero gegenüber Röntgenstrahlen exponierten Kindern signifikant erhöht. Im Fall der malignen Tumoren handelt es sich um vier zusätzliche Neoplasmen pro 10 000 Kinder (Verdopplung gegenüber den Kontrollen) in der Beobachtungsperiode. Ob hier ein Kausalzusammenhang besteht, kann nur durch weitere, unabhängige Studien geklärt werden.

Die Befunde verschiedener Studien zur Frage der durch Strahlen ausgelösten pränatalen Initiation von Neoplasmen sind bisher noch recht umstritten. In einer größeren retrospektiven Untersuchung (Oxford-Studie) wurde jedoch ebenfalls über eine Zunahme von malignen Tumoren und insbesondere von Leukämiefällen nach Röntgenuntersuchungen der Mütter (überwiegend Pelvimetrie) berichtet. Die Kinder wurden bis zum Alter von zehn Jahren beurteilt, und die mütterliche Strahlendosis mag zwischen 1 und 5 cGy gelegen haben. Nach den vorliegenden Untersuchungen ist der Verdacht auf eine pränatale Induktion von Neoplasmen nach Exposition der Mutter mit mehr als 10 mGy nicht ausgeräumt worden. Es ist ebenfalls natürlich nicht abzuschätzen, welches pränatale Entwicklungsstadium besonders empfindlich gegenüber einer solchen Strahlenexposition sein könnte.

Nach tierexperimentellen Studien scheint die während der Embryo- und Fetalzeit ablaufende Oogenese besonders empfindlich auf eine Strahlenexposition zu reagieren. Tägliche Dosen von 0,2 bis 0,5 cGy können offenbar die Zahl der postnatal nachweisbaren primären Oozyten deutlich reduzieren; Untersuchungen zum Problem einer Schwellendosis wurden nicht durchgeführt. Die praktische Bedeutung dieser Befunde für den Menschen ist bisher nicht abzuschätzen.

Es ist mehrfach die Forderung erhoben worden, röntgendiagnostische Untersuchungen des Abdomens (wenn möglich und medizinisch vertretbar) in die ersten zehn Tage des menstruellen Zyklus zu legen. Obgleich diese Regel inzwischen von mehreren Autoren [35] als überflüssig kritisiert wurde, da das entsprechende Risiko als sehr klein eingestuft wird, scheint jede Vermeidung einer zusätzlichen Exposition sinnvoll.

Tabelle 9-16 Beobachtete Fehlbildungen nach Exposition der Mutter gegenüber Röntgenstrahlen (Becken und Abdomen) in den ersten vier Schwangerschaftsmonaten (Daten zusammengestellt nach Heinonen und Mitarbeitern [21])

Gesamtzahl	exponiert: 11 400		nicht exponiert: 38 882			
Art der Fehlbildungen	Kinder mit Fehlbildungen exponiert/nicht exponiert		Rate/1000 exponiert/nicht exponiert		relatives Risiko	
insgesamt	590	1687	52	43	1,2	
schwere	377	1016	33	26	1,3	
geringgradige	111		97		1,4	
ZNS	63	203	5,5	5,2	1,1	
kardiovaskulär	111	293	9,7	7,5	1,3	
muskuloskeletal	115	280	10,1	7,2	1,4	(−)
gastrointestinal	81	220	7,1	5,2	1,3	
urogenital	56	128	4,9	3,3	1,5	(−)
Auge/Ohr	35	86	3,1	2,2	1,4	
Down-Syndrom	36	79	3,2	2,0	1,6	(−)
Tumoren gutartige	50	90	4,4	2,3	1,9	(+)
bösartige	9	15	0,8	0,4	2,0	(+)

(−) = nicht signifikant
(+) = signifikant } nach multivariater logistischer Analyse der Risikofunktion

3.5.2 Strahlenexposition von innen

Alle Menschen sind einer natürlichen Basisstrahlung durch aufgenommene Radionuklide ausgesetzt. Diese Radioisotope (z. B. ^{40}K, ^{14}C) haben einen natürlichen Ursprung. Hinzu kommt ein variabler Anteil an künstlichen Radioisotopen (etwa durch „Fallout" von Atomexplosionen oder Unfällen). In der Bundesrepublik Deutschland konnte man vor dem Tschernobyl-Unglück eine mittlere inkorporierte Strahlung von etwa 0,004 bis 0,008 mSv (0,4 bis 0,8 mrem) pro Woche annehmen.

Für den Fetus würden ähnliche Bedingungen gelten; das genaue Ausmaß der Exposition ist jedoch schwer abzuschätzen, da es vom Entwicklungsstadium und anderen Faktoren abhängen mag. Es gibt keinen Anhalt dafür, daß die natürliche Strahlenbelastung nennenswert zur Spontanrate der Fehlbildungen beiträgt.

Der Mutter applizierte Radionuklide werden auch auf den Embryo oder Fetus übergehen und dort wirken können. Bei Substanzen, die sich weitgehend gleichmäßig im Körper verteilen (z. B. ^{137}Cs, ^{40}K, ^{3}H$_2$O) wird eine entsprechende Konzentration auch im Embryo bzw. im Fetus zu erwarten sein. Bei Substanzen mit einer ausgeprägten Organotropie (^{131}J, ^{90}Sr, ^{59}Fe) wird die Verteilung auch im Fetus ungleichmäßig sein müssen und zudem erheblich vom Entwicklungsstadium abhängen. Geringere Konzentrationen als bei der Mutter – aber auch höhere – sind grundsätzlich möglich; die biologischen Halbwertszeiten werden in der Regel im Embryo kürzer sein.

Zusätzlich zu Gammastrahlen emittieren viele der Isotope auch die stärker ionisierenden Betastrahlen. Die Applikation von Radioisotopen in diagnostischer oder therapeutischer Dosierung kann daher bei genügend langer biologischer und physikalischer Halbwertszeit durchaus zu pränataltoxischen Problemen führen. Die Gabe von ^{99m}Tc ist darum wesentlich günstiger zu beurteilen als z. B. die von ^{131}J.

4 Schlußbetrachtung

Die Pränataltoxikologie ist das jüngste Gebiet der Toxikologie. Unsere Kenntnisse über die Vorgänge, die sich bei einer normalen Pränatalentwicklung abspielen und die bei einer abnormen Entwicklung gestört ablaufen, sind heute noch höchst unvollkommen.

Sogenannte teratoepidemiologische Untersuchungen beim Menschen sind aufwendig und häufig wenig aussagekräftig. Die Notwendigkeit einer Intensivierung dieser Forschung ist jedoch unbestreitbar. Erhöhungen der Inzidenz seltener Fehlbildungen können mit den heute üblichen Methoden nur in Ausnahmefällen erkannt werden. Ein letztes Restrisiko ist darum heute für keine Substanz völlig auszuschließen.

Ein ähnlich ausgeprägtes und für den erwachsenen Organismus weitgehend ungefährliches Teratogen wie Thalidomid ist bis heute weder experimentell noch epidemiologisch noch einmal gefunden worden; Thalidomid stellt offenbar einen extremen Sonderfall dar. Nach therapeutischer Gabe einiger Retinoide ist die Inzidenz von Fehlbildungen allerdings beim Menschen auch erheblich.

Es ist denkbar, daß die heute vorgeschriebene Testung von Arzneimitteln vor der Ausbietung das Auftreten massiver teratogener Wirkungen verhindert hat. Da Umweltchemikalien weniger strikt oder gar nicht auf mögliche pränataltoxische Effekte getestet werden, ist eine neue Katastrophe eher durch eine solche Substanz zu erwarten.

Verdachtsmomente für teratogene Wirkungen betreffen fast ausnahmslos Risiken, die höchstens eine Verdopplung oder eventuell Verdreifachung des spontanen, immer vorhandenen Risikos für die Summe der Fehlbildungen ausmachen.

Literatur

1. Amaro, H., B. Zuckerman, H. Cabral: Drug use among adolescent mothers: profile of risk. Pediatrics 84 (1989) 144–151.
2. Aselton, P., H. Jick, A. Milunsky, J. R. Hunter, A. Stergachis: First-trimester drug use and congenital disorders. Amer. J. Obstet. Gynec. 65 (1985) 451–455.
3. Aylward, G. P.: Methadone outcome studies: Is it more than the methadone? J. Pediatr. 101 (1982) 214–215.
4. Bass, R., D. Neubert: Reproduktionstoxikologie: Bewertung der Wirkung von Arzneimitteln in der Schwangerschaft. In: Dölle, W., B. Müller-Oerlinghausen, U. Schwabe (Hrsg.): Grundlagen der Arzneitherapie: Entwicklung, Beurteilung und Anwendung von Arzneimitteln, S. 390–411. Bibliographisches Institut, Mannheim–Wien–Zürich 1986.
5. Bingol, N., M. Fuchs, V. Diaz, R. K. Stone, D. S. Gromisch: Teratogenicity of cocaine in humans. J. Pediatr. 110 (1987) 93–96.
6. Boue, J., A. Boue, P. Lazar: Retrospective and prospective epidemiological studies of 1500 karyotyped spontaneous human abortions. Teratology 12 (1975) 11–26.
7. Burkett, G., S. Yasin, D. Palow: Perinatal implications of cocaine exposure. J. Reproduct. Med. 35 (1990) 35–42.
8. Chasnoff, I. J., G. M. Chisum, W. E. Kaplan: Maternal cocaine use and genitourinary tract malformations. Teratology 37 (1988) 201–204.
9. Chasnoff, I. J., D. R. Griffith, S. MacGregor, K. Dirkes, K. A. Burns: Temporal pattern of cocaine use in pregnancy. J. Amer. med. Ass. 261 (1989) 1741–1744.
10. Clarren, S. K., D. W. Smith: The fetal alcohol syndrome. Experience with 65 patients and a review of the world literature. New Engl. J. Med. 298 (1978) 1063.
11. Dekaban, A. S.: Abnormalities in children exposed to X-radiation during various stages of gestation: tentative timetable of radiation injury to the human fetus, Part. I. J. nucl. Med. 9 (1968) 471–477.
12. Dobbing, J., J. Sands: Quantitative growth and development of human brain. Arch. Dis. Childh. 48 (1973) 757–767.
13. Edmonds, L. D., P. M. Layde, J. D. Erickson: Airport noise and teratogenesis. Arch. environm. Hlth 34 (1979) 243–247.
14. Finnegan, L. P.: Effect of maternal opiate abuse on the newborn. Fed. Proc. 44 (1985) 2314–2317.
15. Giles, W., T. Patterson, F. Sanders, R. Batey, D. Thomas, J. Collins: Outpatient methadone programme for pregnant heroin using women. Austr. N. Z. J. Obstet. Gynaec. 29 (1989) 225–229.
16. Goldstein, L., D. P. Murphy: Microcephalic idiocy following radium therapy for uterine cancer during pregnancy. Amer. J. Obstet. Gynec. 18 (1929) 189–195.
17. Goldstein, L., D. P. Murphy: Etiology of ill health in children born after maternal pelvic irradiation. II. Defective children born after post-conceptional maternal irradiation. Amer. J. Roentg. 22 (1929) 322–331.
18. Hansen, L. A., G. S. Pearl: Isotretinoin teratogenicity: case report with neuropathologic findings. Acta neuropath. 65 (1985) 335–337.
19. Hanson, J. W., A. Pytkowicz-Streissguth, D. W. Smith: The effects of moderate alcohol consumption during pregnancy on fetal growth and morphogenesis. J. Pediat. 92 (1978) 457–460.
20. Happle, R., H. Traupe, Y. Bounameaux, T. Fisch: Teratogene Wirkung von Etretinat beim Menschen. Dtsch. med. Wschr. 109 (1984) 1476–1480.
21. Heinonen, D. P., D. Slone, S. Shapiro: Birth Defects and Drugs in Pregnancy. Publ. Sciences Group, Littleton/Mass. 1977.
22. Herbst, A. L.: Diethylstilbestrol exposure 1984. New Engl. J. Med. 311 (1984) 1433–1435.
23. Herbst, A. L., H. Ulfelder, D. C. Poskanzer: Adenocarcinoma of the vagina: association of maternal stilbestrol therapy with tumor appearance in young women. New Engl. J. Med. 284 (1971) 878–881.
23a. International Programme on Chemical Safety (IPCS) (Hrsg.): Principles for Evaluating Health Risks to Progeny Associated with Exposure to Chemicals During Pregnancy, Chap. 4.4, pp. 78–89. Environmental Health Criteria 30. World Health Organization, Genf 1984.
24. Jick, H., L. B. Holmes, J. R. Hunter, S. Madsen, A. Stergachis: First-trimester drug use and congenital disorders. J. Amer. med. Ass. 246 (1981) 343–346.
25. Jones, K. L., D. W. Smith: Recognition of the fetal alcohol syndrome in early infancy. Lancet II (1973) 999.
26. Karkut, G.: Häufigkeit menschlicher Mißbildungen in einer Berliner Universitätsklinik. In: Schnieders, B., G. Stille, P. Grosdanoff (Hrsg.): Embryotoxikologische Probleme in der Arzneimittelforschung. AMI-Berichte 1/1978, S. 30–32. Reimer, Berlin 1978.
27. Koller, S.: Risikofaktoren der Schwangerschaft. Springer, Berlin–Heidelberg–New York–Tokio 1983.
28. Lamache, A. M.: Réflexions sur la descendance des alcooliques. Bull. Acad. Natl. Méd. 151 (1967) 517.
29. Lemoine, P., H. Harousseau, J. P. Boteyru, J. C. Menuet: Les enfants de parents alcooliques: Anomalies observées, a propos de 127 cas. Quest. Med. 25 (1968) 477.
30. Löser, H.: Erkennungsmerkmale der Alkoholembryopathie. Dtsch. Ärztebl. 37 (1982) 34–39.
31. Majewski, F., J. R. Bierich, H. Löser, R. Michaelis, B. Leiber, F. Bettekken: Zur Klinik und Pathogenese der Alkoholembryopathie (Bericht über 68 Patienten). Münch. med. Wschr. 118 (1976) 1635–1642.

32. Mikkelsen, M.: Epidemiology of trisomy 21: population, peri- and antenatal data. In: Burgio, G. R., M. Fraccaro, L. Tiepolo, U. Wolf (Hrsg.): Trisomy 21, pp. 211–226. Springer, Berlin–Heidelberg–New York 1981.
33. Miller, J. F., E. Williamson, J. Glue, Y. B. Gordon, J. G. Grudzinskas, A. Sykes: Fetal loss after implantation, a prospective study. Lancet II (1980) 554–556.
34. Miller, R. W.: Delayed radiation effects in atomic bomb survivors. Science 166 (1969) 569–574.
35. Mossman, K. L.: Medical radiodiagnosis and pregnancy: Evaluation of options when pregnancy status is uncertain. Hlth Phys. 48 (1985) 297–301.
36. Murphy, D. P.: The outcome of 625 pregnancies in women subjected to pelvic radium or roentgen irradiation. Amer. J. Obstet. Gynec. 18 (1929) 179–187.
36a. Neubert, D.: Arzneimittel, Umweltchemikalien, ionisierende Strahlen und Schwangerschaft. In: Künzel, W., K.-H. Wulf (Hrsg.): Die normale Schwangerschaft. Klinik der Frauenheilkunde und Geburtshilfe, Bd. 4, 2. Aufl. Urban & Schwarzenberg, München–Wien–Baltimore 1986.
37. Neubert, D., H.-J. Barrach, H.-J. Merker: Drug-induced damage to the embryo or fetus (Molecular and multilateral approach to prenatal toxicology). In: Grundmann, E. (Hrsg.): Current Topics in Pathology, Vol. 69, pp. 241–331. Springer, Berlin–Heidelberg–New York 1980.
38. Nishimura, T.: Incidence of malformations in abortions. In: Fraser, F. C., V. A. McKusick (Hrsg.): Congenital Malformations, Proc. of the 3rd. Internat. Congress pp. 275–283. Excerpta Medica, Princeton 1971.
39. Nishimura, H., K. Takano, T. Tanimura, M. Yasuda, T. Uchida: High incidence of several malformations in the early human embryos as compared with infants. Biol. Neonat. 10 (1966) 93–107.
40. Otake, M., W. J. Schull: In-utero exposure to A-bomb radiation and mental retardation; a reassessment. Brit. J. Radiol. 57 (1984) 409–414.
41. Plummer, G.: Anomalies occuring in children exposed in utero to the atomic bomb in Hiroshima. Pediatrics 10 (1952) 687–693.
42. Rosa, F. W.: Isotretinoin – A newly recognized human teratogen. Münch. med. Wschr. 33 (1984) 171 bis 173.
43. Sikov, M. R., B. P. Hildebrand: Effects of prenatal exposure to ultrasound. In: Persaud, T. V. N. (ed.): Teratological Testing, Advances in the Study of Birth Defects, Vol. 2, pp. 267–291. MTP Press, Lancaster/UK 1979.
44. Stauber, M., M. Schwerdt: Schwangerschaft, Geburt und Wochenbett bei heroinabhängigen Müttern. Dtsch. Ärztebl. 3 (1983) 178–187.
45. Stettner, E.: Ein weiterer Fall einer Schädigung einer menschlichen Frucht durch Röntgenbestrahlung. Jb. Kinderheilk. Phys. Erzieh. 95 (1921) 43–51.
46. Turnier, V.: The isotretinoin teratogen syndrome. J. Amer. med. Ass. 251 (1984) 3267–3269.
47. Zappert, J.: Über röntgenogene fetale Microcephalie. Mschr. Kinderheilk. 34 (1926) 490–493.

Übersichtswerke zum Thema

Barlow, S. M., F. M. Sullivan: Reproductive Hazards of Industrial Chemicals. An Evaluation of Animal and Human Data. Academic Press, London 1982.

Brent, R. L.: Effects of ionizing radiation on growth and development. In: Klingberg, M. A., J. A. C. Weatherall (Hrsg.): Epidemiologic Methods for Detection of Teratogens, S. 147–183. Karger, Basel 1979.

Heinonen, D. P., D. Slone, S. Shapiro: Birth Defects and Drugs in Pregnancy. Publ. Sciences Group, Littleton/Mass. 1977.

Henke, M. von, W. F. Schräder: Das Verordnungsverhalten niedergelassener Ärzte bei Schwangeren. In: Bochert, G., R. Bass (Hrsg.): AMI-Hefte 2/1985. Institut für Arzneimittel des Bundesgesundheitsamtes, Berlin 1985.

International Programme on Chemical Safety (IPCS): Principles for Evaluating Health Risks to Progeny Associated with Exposure to Chemicals During Pregnancy. Environmental Health Criteria 30. World Health Organization, Genf 1984.

Koller, S.: Risikofaktoren der Schwangerschaft. Springer, Berlin–Heidelberg–New York–Tokyo 1983.

Korporal, J., A. Zink. Epidemiologie der Säuglingssterblichkeit. In: Merker, H.-J., D. Neubert, A. Bedürftig (Hrsg.): Sfb 29-Publikationen (Sonderforschungsbereich 29 der Deutschen Forschungsgemeinschaft). Thieme, Stuttgart–New York 1978.

Neubert, D.: The use of culture techniques in studies on prenatal toxicity. Pharmacol. and Ther. 18 (1982) 397–434.

Neubert, D.: Effects of drug abuse on prenatal and early postnatal development. Commission of the European Communities, Health and Safety Directorate, Luxembourg 1991.

Neubert, D., H.-J. Barrach, H.-J. Merker: Drug-induced damage to the embryo or fetus (Molecular and multilateral approach to prenatal toxicology) In: Grundmann, E. (Hrsg.): Current Topics in Pathology, Vol. 69, pp. 241–331. Springer, Berlin–Heidelberg–New York 1980.

Schardein, J. L.: Congenital abnormalities and hormones during pregnancy: a clinical review. Teratology 22 (1980) 251–270.

Shepard, T. H.: Catalog of Teratogenic Agents. Johns Hopkins University Press, Baltimore–London 1983.

10 Humangenetische Beratung

W. Fuhrmann

Inhalt

1 Einleitung.......................... 176
1.1 Ablauf der humangenetischen Beratung 176
1.2 Zeitpunkt der Beratung............. 176
1.3 Überschneidungsbereiche 177

2 Erbleiden im engeren Sinn 177
2.1 Erkrankung bei einem Elternteil 177
2.2 Erkrankung bei nahen Verwandten; Eltern gesund 178
2.3 Vorangegangenes krankes Kind gesunder Eltern 178

3 Häufigere Fehlbildungen und Krankheiten – Allgemeine Risiken 179
3.1 Verwandtenehe..................... 179
3.2 Risikogruppen 180

3.3 Geistige Behinderung 180
3.4 Mutagene Belastung................. 180

4 Invasive pränatale Diagnostik im zweiten Trimenon 181
4.1 Humangenetische Beratung vor pränataler Diagnostik 181
4.2 Indikationen zur pränatalen zytogenetischen Untersuchung 182
4.2.1 Alter der Eltern..................... 182
4.2.2 Vorausgehendes Kind mit Chromosomenanomalie 183
4.2.3 Geschlechtsdiagnostik 184
4.2.4 Andere Indikationen 184

5 Ausblick........................... 185

1 Einleitung

Der heutige Wissensstand der Humangenetik erlaubt es in vielen Fällen, eine sehr genaue Aussage über die Gefährdung von Nachkommen eines Paares durch Erbleiden oder Chromosomenanomalien zu machen. Es lassen sich besondere Risiken erkennen, in ihrem Umfang abschätzen oder auch weitgehend ausschließen. In der humangenetischen Beratung wird dieses Wissen Ratsuchenden vermittelt, damit sie für sich selbst sinnvolle Entscheidungen fällen können. Das kann sowohl zum überlegten Annehmen eines bestimmten Risikos führen, wie im anderen Fall zum Wunsch nach speziellen Untersuchungen und in seltenen Fällen auch zum Verzicht auf (weitere) Kinder oder zum Abbruch einer bestehenden Schwangerschaft. Viel öfter dient die Beratung dazu, unbegründete oder übertriebene Ängste abzubauen und Fehlreaktionen oder überflüssige Eingriffe vermeiden zu helfen.

Die humangenetische Beratung ist nicht scharf von der allgemeinen Beratung bei Kinderwunsch oder in der Schwangerschaft zu trennen, da auch in jeder solchen allgemeinen Beratung genetische Fragen angesprochen werden müssen und in jeder humangenetischen Beratung auch allgemeine Probleme berührt werden. In der Beratung sollen den Ratsuchenden nicht Handlungsdirektiven gegeben werden, sondern es sollen ihnen die notwendigen Informationen und das Verständnis vermittelt werden, das sie für eine eigenverantwortliche Entscheidung brauchen.

1.1 Ablauf der humangenetischen Beratung

Man kann den Ablauf einer humangenetischen Familienberatung in drei Abschnitte gliedern:

- *Klärung der Voraussetzungen,* d. h. eine exakte medizinische und genetische Diagnostik und die Erfassung der Familiendaten: Während für praktische medizinische Zwecke oft eine allgemeine Diagnose ausreicht, erfordert die genetische Analyse auch die Abgrenzung von Unterformen innerhalb einer Krankheitsgruppe oder die ätiologische Klärung im Einzelfall bei dem Betroffenen; das kann die Ratsuchende selbst, der Partner, ein betroffenes Kind oder ein anderer Verwandter sein. Für diese spezielle Diagnostik sind häufig zusätzliche Untersuchungen erforderlich. Die Familiendaten sind in Stammbaumform aufzunehmen und sollen im allgemeinen bis zu den Verwandten dritten Grades reichen (Cousins und Cousinen). Sie sollten in der Regel drei Generationen umfassen und gegebenenfalls, z.B. bei Verwandtenehe, auch weiter zurückreichen.
- *Ermittlung des genetischen Risikos* und dessen Bewertung unter Berücksichtigung der Schwere des Krankheitsbildes, vorhandener Behandlungsmöglichkeiten und Konsequenzen: Der Berater muß für sich selbst die notwendigen Überlegungen und Berechnungen durchführen, um zu einem wissenschaftlich begründeten Urteil zu gelangen.
- *Die eigentliche Beratung,* d. h. die Übermittlung und Erläuterung des Ergebnisses in einer für die Ratsuchende und ihren Partner verständlichen Form, die sie zu einer eigenen Entscheidung befähigt. Diese kann der Berater den Ratsuchenden nicht abnehmen, er sollte aber einer eigenen Stellungnahme und Entscheidungshilfe nicht ausweichen, wenn sie gewünscht wird. Dabei sind die möglichen Optionen zu besprechen, das weitere Vorgehen zu erläutern und Empfehlungen, etwa zur pränatalen Diagnostik, zu geben. Schließlich sollte das Ergebnis der genetischen Beratung in einem Brief schriftlich für die Ratsuchenden fixiert werden.

Es hat sich gezeigt, daß nur mündliche Mitteilungen oft ungenügend verstanden oder später auch in der Erinnerung umgedeutet werden. Die Schriftform hilft dem Patienten als Gedächtnisstütze und dient auch der Sicherung des Beraters. Es ist sinnvoll, bei der Beratung ausdrücklich zu erwähnen, daß die Feststellung eines gering oder auch nicht erhöhten Risikos für eine spezielle Krankheit oder Anomalie das allgemeine Risiko für irgendwelche Fehlbildungen oder Störungen, das für jedes Neugeborene besteht, nicht ausschließt.

Dieser kurze Abschnitt soll dem Frauenarzt und Geburtshelfer Hinweise geben, wann eine spezialisierte humangenetische Beratung veranlaßt werden sollte, und soll allgemein die Inhalte einer solchen Beratung umreißen.

1.2 Zeitpunkt der Beratung

Prinzipiell sollte eine humangenetische Beratung nach Möglichkeit *nicht erst in, sondern vor Eintritt einer*

Schwangerschaft erfolgen, da in wenigen Fällen die Konsequenz der Beratung der Verzicht auf eigene Kinder sein kann und dann schon die Zeugung verhütet werden sollte. Mitunter sind auch zeitraubende Ermittlungen, etwa über Diagnosen von erkrankten Verwandten, oder spezielle Untersuchungen notwendig, für die nach festgestellter Schwangerschaft die Zeit knapp wird. Auch wegen der speziellen psychischen Situation der Schwangeren ist es besser, die Klärung solcher Fragen vor einer Schwangerschaft abzuschließen. Da dies aber häufig nicht geschehen sein wird, sollte jeder Arzt beim ersten Besuch einer Schwangeren auch nach Fehlbildungen, Entwicklungsstörungen oder möglicherweise erblichen Leiden bei Kindern oder näheren Verwandten beider Eltern sowie nach anderen möglichen Risikofaktoren fragen und die Indikation einer pränatalen Diagnostik prüfen (siehe Mutterschaftsrichtlinien, Teil A.1, im Anhang zu Kap. 5). Das Ergebnis sollte in der Patientenakte festgehalten werden. Der Arzt muß dann entscheiden, ob er eine vollständige Beratung selbst durchführen kann und will oder ob eine Überweisung zur speziellen humangenetischen Beratung angezeigt ist. Hierbei ist auch die Erwägung einzubeziehen, ob nach der Gesamtsituation und nach der Art der zur Frage stehenden Belastungen überhaupt praktische Konsequenzen aus einer genetischen Beratung bei bereits bestehender Schwangerschaft resultieren können. Auch wenn das nicht der Fall ist, wird oft aus psychologischen Erwägungen oder rechtlichen Gründen eine solche Beratung ratsam sein.

Auf eine sorgfältige humangenetische Beratung sollte nie verzichtet werden, wenn ein *Schwangerschaftsabbruch* aus genetischer Indikation erwogen wird. Auch sollte nach jedem Abbruch aus derartiger Indikation eine abschließende Beratung erfolgen, zumal unter dem Eindruck der notwendigen Entscheidung vor einem Abbruch manche für die Zukunft wichtige Information nicht aufgenommen wird. Frauen klagen häufig über eine ungenügende Nachbetreuung in dieser Situation.

1.3 Überschneidungsbereiche

Der Humangenetiker muß sich zur Aufklärung genetischer Grundlagen von Entwicklungsstörungen aller Art auch mit der Abgrenzung und Diagnose von exogen bedingten Störungen und mit der allgemeinen Teratologie befassen. Solche Fragen sind oft Gegenstand der humangenetischen Beratung und Schwangere werden ihm bei bekannter Medikamenten- oder Chemikalienexposition, bei Infektion in der Schwangerschaft oder nach Belastung mit ionisierenden Strahlen mit der Frage einer Gefährdung des erwarteten Kindes häufig zugewiesen. Die meisten humangenetischen Berater haben diese Aufgabe akzeptiert. Diesen Fragen sind aber in diesem Band Spezialkapitel gewidmet (siehe die Kap. 9, 11, 14 sowie Bd. 5, Kap. 5.3).

2 Erbleiden im engeren Sinn

Im Vordergrund stehen hier die Situationen, bei denen

– ein Elternteil selbst krank ist
– beide Eltern gesund, aber nahe Verwandte erkrankt sind oder
– bereits ein krankes Kind geboren wurde

2.1 Erkrankung bei einem Elternteil

Voraussetzung für eine richtige und zuverlässige Beratung ist eine sichere Diagnose des Leidens beim Betroffenen. Liegt ein Leiden mit bekanntem monogenem Erbgang vor, so kann sich die Voraussage auf die Mendelschen Erbregeln stützen. Im ersten Fall (betroffener Elternteil) wird bei einer *autosomal-rezessiv-erblichen* Krankheit für das Kind in der Regel kein erhebliches Erkrankungsrisiko bestehen. Der erkrankte Elternteil trägt dann zwar das betreffende Gen in doppelter Dosis (homozygot) und gibt die Anlage in einfacher Dosis an jedes Kind weiter, jedoch erkrankt ein Kind nur, wenn es die gleiche Anlage auch vom anderen Elternteil erhält. Dafür aber ist die Wahrscheinlichkeit bei seltenen Genen gering. Eine andere Bewertung könnte sich im Fall einer Verwandtenehe ergeben (siehe Abschn. 3.1). Ist die Mutter selbst erkrankt, so ist auch die Möglichkeit zu bedenken, daß sie durch ihre eigene Krankheit das Kind direkt schädigen kann. Beispiele sind der mütterliche Diabetes oder die Schädigung der Kinder von Frauen mit Phenylketonurie durch den Stoffwechseldefekt der Schwangeren selbst.

Bei einem *dominant-erblichen* Leiden eines Elternteils würde das Kind mit *50%iger* Wahrscheinlichkeit das krankhaft veränderte Gen vom betroffenen Elternteil erhalten und das gleiche Leiden entwickeln. Dabei sind zusätzliche Informationen aber sorgfältig zu verwerten; so finden sich z. B. bei manchen Leiden intrafamiliär meist ähnliche, in anderen oft unterschiedliche Ausprägungen (Expressivität). Dadurch kann sich eine unterschiedliche Beurteilung des Krankheitswertes ergeben. Auch kann ein Genträger das Merkmal nicht ausprägen (unvollständige Penetranz).

Hat der Vater ein *X-chromosomal-rezessiv-erbliches* Leiden, so werden – sofern die Mutter nicht auch Genträgerin ist – alle Kinder gesund, aber alle Töchter heterozygote Genträger sein. Da Söhne vom Vater das Y-Chromosom erhalten, können sie von ihm keine X-chromosomale Anlage erben.

2.2 Erkrankung bei nahen Verwandten; Eltern gesund

Sind beide Eltern selbst gesund, aber nahe Verwandte betroffen, so wird wiederum die Diagnose und Erbinformation entscheiden. Bei einem autosomal-rezessiven Leiden wird das Risiko gering sein, sofern keine Verwandtenehe vorliegt. Auch im Fall eines dominanten Leidens ist, wenn keiner der Eltern das Leiden aufweist, mit keiner nennenswerten Gefährdung zu rechnen, jedoch kann bei einem dominanten Erbleiden mit unvollständiger Penetranz dennoch ein nicht unerhebliches Risiko für das Kind vorliegen. Es kann dann nämlich ein Elternteil Genträger ohne oder mit schwer erkennbarer Manifestation des Leidens sein. Hier kann mitunter eine sorgfältige Untersuchung beider Eltern weiterhelfen.

Ein Beispiel bietet die tuberöse Hirnsklerose, bei der in bisher unbelasteten Familien aufgetretene Patienten („sporadische Fälle") in 80% Neumutanten sind. Genträgerschaft eines klinisch gesunden Elternteils kann aber nicht selten an wenig auffälligen Hauterscheinungen oder durch ein zerebrales Computertomogramm erkannt werden.

Kritisch ist die Situation, wenn ein naher männlicher Verwandter der Schwangeren an einem X-chromosomal-rezessiven Leiden, wie z. B. der Muskeldystrophie, Typ Duchenne, erkrankt ist. Dann ist es notwendig, exakte Stammbaumdaten zu erheben und weitere spezielle Untersuchungen zur Klärung einer Genträgerschaft der Schwangeren durchzuführen. Die hier wichtige Bestimmung der Kreatinphosphokinase im Serum ist aber in der Schwangerschaft nur eingeschränkt verwertbar. Neue Wege eröffnet die Molekulargenetik. Bei manchen anderen X-chromosomalen Leiden kann Heterozygotie mit anderen Methoden auch in der Schwangerschaft uneingeschränkt nachgewiesen werden, z. B. beim Lesch-Nyhan-Syndrom. Für wieder andere gibt es überhaupt keine verläßlichen Bestimmungsmethoden.

2.3 Vorangegangenes krankes Kind gesunder Eltern

Der wohl häufigste Anlaß zur Beratung ist ein vorangegangenes krankes Kind gesunder Eltern. Wiederum ist zunächst die *Klärung der Diagnose* notwendig. Das Wiederholungsrisiko kann zwischen nahezu 0 und 50%, im seltenen Extremfall sogar bei 100% liegen.

Im Fall eines bekannten *autosomal-rezessiv-erblichen* Leidens muß man beide Eltern als obligate Heterozygote einstufen. Das Wiederholungsrisiko beträgt für jedes weitere Kind 25%. Bei einem *dominanten* Leiden muß geprüft werden, ob aus allgemeiner Kenntnis oder der weiteren Stammbauminformation im Einzelfall Hinweise darauf bestehen, daß ein Elternteil Genträger bei ausgebliebener Manifestation sein kann (unvollständige Penetranz), oder ob vielleicht eine minimale Ausprägung übersehen wurde. Ist das nicht der Fall, so kann das Kind als Neumutante eingestuft werden; das Wiederholungsrisiko entspricht dann der Mutationsrate für den betreffenden Genort in der Bevölkerung und ist äußerst gering, d. h. in der Größenordnung 1:10000 bis 1:100000. Ein bekanntes Beispiel für diese Situation ist die Akrozephalosyndaktylie, Typ Apert. Man muß jedoch wieder sehr sorgfältig prüfen, ob die Diagnose sicher ist und ob nicht lediglich ein nur sehr ähnliches autosomal-rezessives Leiden vorliegt. Das ist besonders schwierig, wenn das kranke Kind ohne sehr genaue Untersuchung und Dokumentation früh verstarb. Diagnostische Irrtümer sind hier aus dem Formenkreis Achondroplasie, Chondrodystrophie und thanatophorer Zwergwuchs gut bekannt. *Daher ist der dringende Wunsch an den Geburtshelfer zu richten, auch totgeborene und früh verstorbene Säuglinge einer sorgfältigen Diagnostik und Dokumentation (Foto, Röntgen, unter Umständen Fibroblastenkultur aus Gewebe) zuzuführen (siehe auch die Kap. 19 bis 22).*

Besonders schwierig ist wiederum die Beratung, wenn bereits ein an einem *X-chromosomal-vererbten* Leiden erkrankter Sohn vorhanden ist. Sind weitere Söhne oder männliche Verwandte der Ratsuchenden erkrankt, ist sie mit Sicherheit Genträgerin. Dann beträgt die Erkrankungsgefahr für Söhne 50%. Bei einem so schweren Leiden wie der Muskeldystrophie, Typ Duchenne, zogen daraus viele Patientinnen und Ärzte die Konsequenz, in weiteren Schwangerschaften eine pränatale Geschlechtsdiagnostik durchzuführen und, solange keine verläßliche pränatale Diagnostik der Krankheit zur Verfügung stand, eine Schwangerschaft mit einer männlichen Frucht abzubrechen. Ist der Kranke aber der einzige, so kann auch eine Neumutation vorliegen, das Wiederholungsrisiko wäre entsprechend vernachlässigenswert gering.

Die Isolierung des Gens für die Muskeldystrophie, Typ Duchenne, ermöglicht heute in vielen Fällen eine Diagnose durch Nachweis des Gens bzw. einer Deletion des Gens; in anderen Situationen kann ein indirekter Nachweis geführt werden. Ähnlich ist die Lage bei anderen Erbkrankheiten. Diese Molekulargenetische Abklärung braucht oft längere Zeit.

Stoffwechselanomalien bei einem vorhergehenden Kind erfordern einerseits die Abschätzung des Wiederholungsrisikos entsprechend den Mendel-Erbregeln, andererseits in besonderem Maß die Prüfung der Möglichkeit der pränatalen Diagnostik (siehe Abschn. 4), der Frühdiagnose und der Frühtherapie.

Dies unterstreicht die Wichtigkeit einer frühzeitigen Beratung vor der Schwangerschaft.

3 Häufigere Fehlbildungen und Krankheiten – Allgemeine Risiken

Viele häufigere Fehlbildungen und Krankheiten sind nicht durch Einzelgenveränderungen verursacht, sondern durch nicht näher geklärtes Zusammenwirken von Erbanlagen und Umweltfaktoren bedingt. Das Modell dafür ist die *multifaktorielle Vererbung*. Kennzeichen ist das Fehlen einer eindeutigen Segregation im Sinne der Mendel-Erbregeln bei familiärem Auftreten sowie bei Zwillingserhebungen eine weit höhere Konkordanz (gleichartiges Betroffensein beider Partner) bei eineiigen Zwillingen als bei zweieiigen Zwillingen. Die Prognose für weitere Kinder nach der Geburt eines kranken Kindes (oder auch für Nachkommen selbst betroffener Eltern) kann dann nur aus empirischen Daten abgeleitet werden. Häufig ist das Wiederholungsrisiko relativ niedrig. Es genügt hier aber nicht, bekannte Tabellen oder Faustregeln anzuwenden; vielmehr ist gerade bei dieser Gruppe von Störungen die Voraussage erst nach Berücksichtigung aller Befunde des Betroffenen, der verfügbaren Daten der Familie und nach sorgfältigem Ausschluß von anders begründeten Sonderformen möglich. Erinnert sei an die Tatsache, daß beispielsweise die Lippen-Kiefer-Gaumenspalte in diese Gruppe gehört, die aber auch Teil eines von etwa 70 bekannten Syndromen mit zum Teil gänzlich anderer Grundlage sein kann. Phänotypisch durchaus ähnliche Fehlbildungen können auf rein exogener Grundlage entstehen oder auch einem einfachen Erbgang folgen.

Vor allem bei multiplen Fehlbildungen ist es auch notwendig zu prüfen, ob eine Chromosomenaberration Grundlage der Anomalie sein kann, da sich hieraus eine Möglichkeit und Indikation zur pränatalen zytogenetischen Diagnostik ergeben kann. Ebenso wird man überlegen müssen, ob andere Möglichkeiten der pränatalen Diagnostik zum Nachweis oder Ausschluß ähnlicher Störungen beim erwarteten Kind bestehen.

3.1 Verwandtenehe

Zu den Faktoren, die ein genetisches Risiko erhöhen, gehören Verbindungen zwischen näheren Verwandten. Die Gefahr einer Verwandtenehe besteht ganz allgemein in der erhöhten Wahrscheinlichkeit des Zusammentreffens ungünstiger Gene von gemeinsamen Vorfahren in doppelter Dosis (Homozygotie) und damit des Auftretens von Krankheiten mit autosomal-rezessivem Erbgang. In geringem Maße und eher theoretisch könnte auch das Auftreten multifaktorieller Leiden begünstigt werden.

Der bei uns hier bedeutsamste Ehetyp ist die Ehe zwischen Vettern und Kusinen ersten Grades. Jede geplante Verwandtenehe sollte vor der Eheschließung Anlaß sein, die Familien sehr sorgfältig auf das Vorkommen möglicher Erbleiden zu überprüfen. Sofern das nicht schon früher geschehen ist, wäre bei einer

Schwangeren eine besonders sorgfältige Familienanamnese beider Elternteile angezeigt. Finden sich hier Kranke, so erfolgt die weitere Auswertung und Beratung nach den im Abschnitt 2.2 angeführten Regeln. Spezielle Aufmerksamkeit ist pränatal erkennbaren Stoffwechselkrankheiten und Fehlbildungssyndromen bei Verwandten zu widmen. Im Spezialfall könnten hier auch einmal Tests auf Heterozygotie bei autosomal-rezessiven Erbleiden Bedeutung haben. Dies gilt vor allem, wenn entsprechende Risiken in der Familie bekannt sind. Für einen allgemeinen Einsatz als Suchtest sind diese zu aufwendig und meist auch zu unzuverlässig.

3.2 Risikogruppen

Eine Sondersituation kann für Schwangere aus Bevölkerungsgruppen mit bekannt erhöhtem Risiko für bestimmte Krankheiten bestehen. Für einige dieser Erkrankungen sind Heterozygotentests und auch die Möglichkeit pränataler Diagnostik verfügbar. Beispiele sind der Morbus Tay-Sachs (M_2-Gangliosidose) bei Aschkenasi-Juden, Sichelzellanämie bei Negern und Thalassämie bei einigen Völkern des Mittelmeerraums und Asiens. Bei manchen dieser Bevölkerungen werden in den Heimatländern Heterozygotentests routinemäßig durchgeführt. Falls dies nicht geschehen oder das Ergebnis nicht bekannt ist, sollte bei solchen Paaren bei beiden Partnern ein Heterozygotentest erwogen und über die Möglichkeit oder Notwendigkeit einer pränatalen Diagnostik entschieden werden.

3.3 Geistige Behinderung

Häufiger Anlaß zu genetischer Beratung vor und in der Schwangerschaft ist das Vorkommen geistiger Behinderung in der Familie. Deshalb wird diese Gruppe besonders erwähnt. Hierher gehört der seltene Fall, daß die Schwangere selbst behindert ist, wie auch die viel häufigere Situation behinderter Kinder oder anderer Verwandter. Auch heute noch bleibt etwa die Hälfte aller geistigen Behinderungen ätiologisch ungeklärt; es gelingt jedoch immer häufiger, eine spezifische Ursache aufzudecken. Bereits die sorgfältige Familienanamnese kann hier sehr wichtige Hinweise geben, etwa auf autosomal-rezessiven Erbgang, wie wir ihn besonders bei metabolischem Schwachsinn oft finden, oder auf X-chromosomale Vererbung. In beiden Gruppen finden sich Störungen, die heute schon einer pränatalen Diagnostik zugänglich sind. Mitunter weist auch die Verteilung mehrerer Kranker in der Familie auf eine strukturelle Chromosomenaberration als wahrscheinliche Ursache hin.

Häufig wird von Angehörigen als Verdachtsdiagnose „*Mongolismus*" genannt, wenn eine völlig andere Entwicklungsstörung vorliegt. Deshalb ist es oft wünschenswert, die betroffenen Verwandten selbst zu untersuchen, um Hinweise auf die Ursache der Störung und eventuelle Untersuchungsmöglichkeiten bei der Schwangeren zu erhalten. So kann es die Aufdeckung einer Translokation bei einem Erkrankten ermöglichen, die Ratsuchende als Trägerin zu identifizieren und ihr eine gezielte pränatale Diagnostik anzubieten, oder aber deren Ausschluß zeigt, daß für sie kein erhöhtes Risiko und kein Anlaß zu irgendwelchen Maßnahmen besteht. Entsprechende Untersuchungen kommen für den Vater des Kindes in Frage, wenn die Störung in seiner Familie auftrat. Der Nachweis einer *freien* Trisomie 21 als Ursache der Störung bei einem entfernteren Verwandten kann das befürchtete familiäre Risiko eliminieren und den Verzicht auf eine pränatale Diagnostik begründen. Steht der kranke Verwandte nicht zur Untersuchung zur Verfügung und sind exakte Befunde nicht zu erhalten, so kann die Chromosomenuntersuchung des betreffenden Elternteils selbst ausschließen, daß er Träger einer familiären Translokation ist.

Ein besonderes Problem stellt gegenwärtig die Form des X-chromosomal-erblichen Schwachsinns dar, die bei betroffenen Männern mit einem sogenannten *fragilen X-Chromosom* einhergeht. Weibliche Überträgerinnen sind oft daran zu erkennen, daß ein kleiner Prozentsatz ihrer X-Chromosomen unter geeigneten Kulturbedingungen die gleiche Störung zeigt. Der Nachweis dieses fragilen X gelingt jedoch auch bei den betroffenen Männern nicht in allen Kulturen und nicht regelmäßig. Deshalb kann ein negatives Ergebnis die Anomalie nicht mit Sicherheit ausschließen. Noch unsicherer ist die Beurteilung der potentiellen Überträgerinnen. Die Störung wurde schon pränatal aus Amnionzellen diagnostiziert, aber wiederum ist die Zuverlässigkeit der Bestimmung noch ungewiß. Bei „informativen" Familien kann eine molekulargenetische Analyse weiterhelfen. Ein direkter Nachweis des betroffenen Gens wird in Kürze möglich sein.

3.4 Mutagene Belastung

Bei der Belastung mit ionisierenden Strahlen, Chemikalien und Medikamenten müssen wir unterscheiden zwischen einer Belastung vor Eintritt der Schwangerschaft (Belastung der Keimzellen) und der Exposition nach der Konzeption (Belastung der Zygote und der Frucht). An dieser Stelle soll nur die mögliche mutagene Einwirkung auf die Keimzellen kurz behandelt werden. (Bezüglich der eventuellen teratogenen Belastung in der Schwangerschaft siehe die Kap. 9, 11 und 14.)

Wir wissen seit den zwanziger Jahren, daß Röntgenstrahlen Erbänderungen (Mutationen) auslösen können, und seit den vierziger Jahren, daß eine Reihe von Chemikalien dies ebenfalls kann. Von praktischer Bedeutung sind die diagnostische und therapeutische Anwendung von Röntgenstrahlen oder anderen ionisierenden Strahlen und die Anwendung von Medikamenten, die auf die Zellteilung wirken (Zytostatika).

Trotz jahrzehntelanger intensiver Forschung ist unsere Kenntnis auf beiden Gebieten unvollständig, für praktische Entscheidungen lassen sich jedoch einige Aussagen ausreichend belegen:

Es ist nicht zu bezweifeln, daß sowohl ionisierende Strahlen als auch einige Zytostatika Mutationen auslösen können. Als praktisch brauchbares Maß verwendet man die sogenannte *Verdopplungsdosis;* darunter versteht man die Strahlendosis, der die Gonaden ausgesetzt sind, die die spontane Mutationsrate (die Mutationsrate, die unter „natürlichen" Umständen, also ohne bekannte Belastung, auftritt) gerade verdoppelt. Unmittelbare Daten haben wir für beide Parameter beim Menschen nicht. Aus Versuchen an der Maus und aus Berechnungen aus Beobachtungsdaten, einschließlich der Untersuchungen an den Nachkommen von Überlebenden der Atombombenabwürfe in Hiroshima und Nagasaki, läßt sich die Verdopplungsdosis für den Menschen auf etwa 50 bis 200 cGy schätzen. Sie ist bei gleicher Gesamtdosis bei akuter Bestrahlung niedriger als bei chronisch verzettelter Strahlenexposition.

Speziell im niedrigen Dosisbereich wird die Fähigkeit der Zelle zur *Reparatur von Schäden an der DNS* wirksam. Diese Reparaturfähigkeit ist in unreifen Keimzellen besser ausgeprägt als in späteren Stadien. Sie ist speziell bei Spermien nicht mehr nachweisbar, aber auch bei reifen Oozyten geringer als bei unreifen Vorstufen. Daraus folgt der Rat, zwischen einer Röntgenexposition, speziell mit höherer Dosis, und der Zeugung bzw. Konzeption eine Karenzzeit von möglichst drei Monaten einzuhalten. Verschiedene Versuchsreihen zeigen, daß diese Stadienabhängigkeit der Häufigkeit von Mutationen für eine Reihe von Zytostatika ebenfalls gilt und damit bei diesen eine entsprechende Karenzzeit ebenfalls angezeigt ist. Während dieser präventive Rat allgemein sinnvoll ist, ist jedoch festzustellen, daß es bisher beim Menschen keine harten Daten gibt, die die theoretisch erwarteten mutagenen Wirkungen der Röntgenexpositionen oder Medikamentenexpositionen mit klinischen Beobachtungen beweisen.

Auch die späteren (nicht selbst exponierten) Nachkommen der Überlebenden von Hiroshima und Nagasaki zeigten keine im Einzelfall nachweisbaren, sichtbaren Folgen von Mutationen. Das gleiche gilt für die Untersuchungen an Kindern von Männern und Frauen, die aus verschiedener Indikation zytostatisch behandelt wurden. Das berechtigt uns nicht, mit diesen Substanzen oder Strahlen leichtfertig umzugehen, heißt aber doch, daß eine übertriebene Beunruhigung fehl am Platze ist. Im konkreten Fall der Schwangeren, die selbst oder deren Mann vor der Zeugung entsprechenden Noxen ausgesetzt war, sollte stets eine sorgfältige Prüfung und Bewertung der speziellen Situation erfolgen; sie wird aber kaum je einen Schwangerschaftsabbruch begründen können. Das gilt vor allem für diagnostische Maßnahmen einschließlich nuklearmedizinischer Untersuchungen, aber auch für die weitaus meisten therapeutischen Anwendungen. Inwieweit im Hinblick auf mögliche Chromosomenveränderungen eine zytogenetische pränatale Diagnostik dann angezeigt ist, wenn die Exposition relativ kurz (innerhalb von etwa sechs Wochen) vor der Zeugung bzw. Konzeption erfolgte, ist umstritten. Bei Untersuchungen aufgrund dieser Indikation wurden nur sehr selten Chromosomenanomalien gefunden. Deren Zusammenhang mit der Strahlenbelastung blieb fraglich.

4 Invasive pränatale Diagnostik im zweiten Trimenon

4.1 Humangenetische Beratung vor pränataler Diagnostik

Die meisten humangenetischen Zentren vertreten die Auffassung, daß vor jeder invasiven Maßnahme zur pränatalen Diagnostik, also auch vor der Fruchtwasser- oder Gewebsentnahme für die pränatale Zytogenetik oder Alpha-Fetoproteindiagnostik, eine vollständige genetische Beratung erfolgen sollte. Die Schwangere sollte nicht nur über die möglichen Risiken des Eingriffs informiert werden, was gegebenenfalls der Gynäkologe übernehmen kann, sondern auch über die Möglichkeiten und Grenzen der diagnostischen Methoden. Auch sollten die ethischen Aspekte der pränatalen Diagnostik und ihrer möglichen Konsequenzen angesprochen und je nach individuellem Bedürfnis ausreichend diskutiert werden. Viele Mißverständnisse, falsche Erwartungen, Ängste oder auch spätere Beschwerden sind durch eine solche ausführliche Beratung zu vermeiden. Wichtiger noch ist die Möglichkeit, bei der humangenetischen Beratung und Familienanamnese gegebenenfalls andere Risiken aufzudecken, die Anlaß zu zusätzlichen Untersuchungen oder Maßnahmen sein können. Auch zeigt sich immer wieder, daß das in einer solchen Beratung aufgebaute Vertrauensverhältnis von großem Wert ist, wenn später eventuell problematische Ergebnisse einer Untersuchung zu erörtern und gemeinsam Entscheidungen zu treffen sind.

Pränatale Diagnostik ist keine einfache Laborleistung im üblichen Sinn, sondern sollte in enger Zusammenarbeit zwischen dem Geburtshelfer und dem Humangenetiker möglichst an Zentren durchgeführt werden, an denen eventuell notwendige ergänzende Methoden zur Verfügung stehen.

4.2 Indikationen zur pränatalen zytogenetischen Untersuchung

Die häufigsten Fragen in der genetischen Beratung Schwangerer betreffen die Indikation zur pränatalen Diagnostik. Diese hängt eng von den Möglichkeiten und Grenzen der verschiedenen Methoden ab und von den Risiken, die mit invasiven Verfahren verbunden sind. Beides wird in Kapitel 16 eingehender besprochen. In der humangenetischen Beratung ist andererseits zu prüfen, mit welcher Wahrscheinlichkeit eine befürchtete Anomalie beim erwarteten Kind vorliegen wird und welchen Krankheitswert sie haben könnte. Weiter ist zu fragen, welche Konsequenzen eine Diagnose haben könnte, ob z. B. die pränatale Diagnostik Möglichkeiten der Therapie eröffnete oder andererseits die Störung so schwerwiegend sein könnte, daß ein Abbruch der Schwangerschaft zu rechtfertigen wäre. Dabei ist auch die persönliche Einstellung der Schwangeren und ihres Partners zu berücksichtigen.

Diese Prüfung vorausgesetzt, ergeben sich für die pränatale zytogenetische Untersuchung hauptsächlich die Indikationen: Alter der Eltern, vorausgegangenes Kind mit einer Chromosomenanomalie und Geschlechtsdiagnostik.

4.2.1 Alter der Eltern

Die Zunahme von numerischen Chromosomenanomalien beim Kind mit dem *Alter der Mutter* ist seit langem bekannt und statistisch gut gesichert. Seit eine pränatale Diagnostik in größerem Umfang bei Frauen über 35 Jahren durchgeführt wird, hat sich gezeigt, daß Anomalien im zweiten Trimenon noch deutlich häufiger gefunden werden, als sie nach den (älteren) Statistiken an Neugeborenen erwartet wurden. Dies wird teilweise dadurch erklärt, daß Feten mit einer Trisomie oder anderen schwerwiegenden Chromosomenanomalien noch zwischen dem Zeitpunkt der pränatalen Diagnostik und der Geburt spontan abortiert werden.

Diese Erklärung trifft vor allem für das 45,X-(Turner-)Syndrom zu. Sie ist möglicherweise nicht ausreichend für die größere Häufigkeit der Trisomie 21. Die größere Prävalenz könnte hier auch eine echte Zunahme der Häufigkeit dieser Anomalien in neuerer Zeit widerspiegeln.

Die Häufigkeit der Trisomie 21, der Grundlage des Down-Syndroms, steigt in den Altersgruppen von 35 bis 46 Jahren exponentiell an.

Für höhere Altersgruppen sind die Zahlen zu klein und noch widersprüchlich. In den Daten der Europäischen Gemeinschaftsstudie war in der Altersgruppe jenseits von 46 Jahren ein weiterer Anstieg nicht erkennbar, in den kombinierten kanadischen und US-amerikanischen Daten aber doch [2, 7].

Für die Trisomie 13 (Pätau-Syndrom) und die Trisomie 18 (Edwards-Syndrom) ist ein entsprechender Anstieg bis zum mütterlichen Alter von 42 oder 43 Jahren gesichert, der sich später nach den beschränkten verfügbaren Zahlen anscheinend nicht fortsetzt. Für das Tripel-X-Syndrom (47,XXX) und das Klinefelter-Syndrom (47,XXY) reicht der exponentielle Anstieg auch in die höheren Altersklassen. Das Turner-Syndrom (45,X) wie übrigens auch strukturelle Anomalien zeigen keine Zunahme der Häufigkeit mit dem mütterlichen Alter, eher sogar eine leichte Abnahme. Tabelle 10-1 gibt gekürzt die von Ferguson-Smith und Yates [2] ausgewerteten Ergebnisse von pränatalen Untersuchungen an knapp 53 000 Frauen aus der Europäischen Gemeinschaftsstudie wieder.

In die Überlegungen muß aber neben der altersabhängigen Häufigkeit der Chromosomenanomalien und dem mit der Probenentnahme verbundenen Risiko auch die Verfügbarkeit der *Laborkapazität* einbezogen werden. Erste Priorität für die pränatale zytogenetische Diagnostik besteht zweifellos für Frauen von 38 Jahren und darüber; die Untersuchungsmöglichkeit sollte aber zumindest auch Schwangeren ab dem 35. Lebensjahr angeboten werden.

Es ist schwierig, eine scharfe Altersgrenze zu begründen, sofern nicht die beschränkte Laborkapazität dazu zwingt. Man wird dann gegebenenfalls an ein anderes Labor zu vermitteln versuchen. Nach Auffassung einiger Gerichte steht *unabhängig vom Vorliegen einer medizinischen Indikation* der Schwangeren selbst die Entscheidung zu, ob sie nach Aufklärung über Grenzen und Risiken der Methode die Diagnostik wünscht oder nicht.

Tabelle 10-1 Häufigkeit (in Prozent) von Chromosomenanomalien bei Feten in der pränatalen Diagnostik von Frauen über 35 Jahren (Ergebnisse der Europäischen Gemeinschaftsstudie, modifiziert nach Ferguson-Smith und Yates [2])

Alter der Mutter	Zahl der Schwangerschaften	autosomale Trisomien			gonosomale Aberrationen (%)				gesamt anomal*(%)
		+21	+18	+13	XXX	XXY	XYY	YO	
35	5 409	0,35	0,07	0,05	0,07	0,09	0,05	0,05	0,91
36	6 103	0,57	0,08	0,03	0,08	0,08	0,02	0,10	1,09
37	6 956	0,68	0,09	0,03	0,07	0,04	0,03	0,06	1,24
38	7 926	0,81	0,15	0,04	0,08	0,08	0,02	0,08	1,39
39	7 682	1,09	0,19	0,06	0,12	0,16	0,04	0,03	1,87
40	7 174	1,23	0,25	0,12	0,06	0,15	0,03	0,04	2,13
41	4 763	1,47	0,36	0,17	0,15	0,29	0,04	–	2,64
42	3 156	2,19	0,63	0,19	0,28	0,35	0,03	0,03	3,77
43	1 912	3,24	0,78	0,05	0,31	0,31	–	–	5,02
44	1 015	2,95	0,49	–	0,49	0,39	–	–	4,33
45	508	4,53	0,39	0,20	0,39	0,98	0,20	–	7,28
46	232	8,19	0,43	–	0,43	1,29	–	–	10,34
>46	129	2,33	0,77	–	1,55	1,55	0,77	–	6,98
≥35	52 965	1,16	0,23	0,07	0,12	0,16	0,03	0,04	2,01

* Ohne Mosaike, balancierte strukturelle Anomalien, Inversionen und ähnliche, die wahrscheinlich ohne klinische Bedeutung sind.

In diesem Zusammenhang sind auch die neueren Methoden zu erwähnen, die es gestatten, nicht invasiv und unabhängig vom mütterlichen Altersfaktor eine weitere Gruppe von Schwangeren mit einem erhöhten Risiko für ein Kind mit einer Chromosomenanomalie, speziell der Trisomie 21, zu erkennen und der pränatalen Diagnostik zuzuführen. Als ein solcher Indikator wurde zunächst eine stark erniedrigte maternale AFP-Konzentration ermittelt. Andere Faktoren, wie z. B. die Konzentration von Beta-hCG, Estriol, SP1, sind in der Erprobung (siehe Kap. 16).

Frühere Berechnungen aus den Daten der deutschen und Europäischen Gemeinschaftsstudie führten Stene und Mitarbeiter [8, 9] zu dem Schluß, daß auch mit einem *höheren Alter des Vaters* ein steigendes Risiko für Chromosomenanomalien des Kindes verbunden sei. Daraus resultierte die Empfehlung, eine pränatale Diagnostik auch bei jungen Müttern durchzuführen, wenn der Vater des Kindes das 39. oder 40. Lebensjahr überschritten habe. Umfangreiche Nachuntersuchungen an erweiterten Daten aus der pränatalen Diagnostik sowie aus Neugeborenenstatistiken konnten keinen väterlichen Alterseffekt bestätigen; allerdings waren die Zahlen für ein väterliches Alter von 45 und mehr Jahren auch nicht ausreichend, um einen Effekt in höheren Altersgruppen sicher auszuschließen. Es gibt aber auch keine überzeugende biologische Hypothese, die einen Effekt des väterlichen Alters plausibel erscheinen ließe. Ein erhöhtes väterliches Alter allein wird deshalb heute nicht mehr als Indikation zur pränatalen Diagnostik angesehen [2, 4].

4.2.2 Vorausgehendes Kind mit Chromosomenanomalie

In einer Schwangerschaft, der die Geburt eines Kindes mit einer *numerischen Chromosomenanomalie,* insbesondere aber einer Trisomie 21 oder 18, vorausgegangen ist, besteht unabhängig vom Typ der Anomalie ein erhöhtes Risiko für das Wiederauftreten einer Chromosomenanomalie beim Feten. Das Risiko beträgt nach den Daten der Europäischen Gemeinschaftsstudie 1,3%, wenn die Schwangere, bezogen auf den Zeitpunkt der Amniozentese, 34 Jahre oder jünger ist, und 1,8% für ältere Schwangere [10]. Eine pränatale Diagnostik ist deshalb angezeigt.

Für seltenere Anomalien, aber auch für Indexfälle mit dem Typ 45,X oder für De-novo-Translokationen reicht die Zahl der Beobachtungen nicht für eine verläßliche Aussage. Man kann für die letzteren eher vermuten, daß kein erhöhtes Wiederholungsrisiko besteht, wird aber auch schon aus allgemeinen Gründen in einer nächsten Schwangerschaft eine pränatale Untersuchung anbieten.

Da bekannt ist, daß ein großer Teil aller, insbesondere früher Aborte, auf Chromosomenanomalien beruht, stellen auch vorausgegangene *wiederholte, ungeklärte Aborte* eine Indikation zur pränatalen Diagnostik dar. Dies gilt vor allem dann, wenn außerdem ursächlich nicht näher geklärte Totgeburten oder früh verstorbene Kinder mit Fehlbildungen aufgetreten sind.

Eine pränatale Diagnostik ist natürlich auch immer dann angezeigt, wenn ein Elternteil Träger einer strukturellen Aberration ist, die zu Imbalance im Karyotyp des Feten führen kann. Das gilt für fast alle strukturellen Abweichungen; mögliche Ausnahmen betreffen unter anderem häufiger vorkommende perizentrische Inversionen in einigen Chromosomen.

4.2.3 Geschlechtsdiagnostik

Die Diagnose des fetalen Geschlechts kann mit zytogenetischen Methoden sicher gestellt werden (siehe Kap. 16). Neben der Chromosomenanalyse aus den Zellen des Fruchtwassers kann auch der Nachweis des Y-Chromosoms mit gentechnologischen Methoden schnell und sicher erfolgen. Benutzt man hierfür Chorionzotten, so ist dies zu einem frühen Zeitpunkt möglich (etwa in der zehnten Woche). Eine solche Bestimmung ist bedeutsam bei schweren, schlecht therapierbaren X-chromosomalen (geschlechtsgebunden vererbten) Leiden, die einer insbesondere molekulargenetischen pränatalen Diagnostik noch nicht zugänglich sind. Die *Geschlechtsdiagnose* wird in der Regel auch als Nebenergebnis einer aus anderen Gründen erfolgten Untersuchung gestellt und mitgeteilt. Der Wunsch nach einer Geschlechtsbestimmung ohne strikte medizinische Indikation stellt keine Indikation zur pränatalen Diagnostik dar und wird von deutschen Humangenetikern generell abgelehnt. Wenn keine medizinischen Gründe vorliegen, wird deshalb entsprechend einer Empfehlung der Gesellschaft für Humangenetik nach einer Chorionzottenbiopsie den Eltern das Geschlecht nicht vor der 14. Schwangerschaftswoche mitgeteilt.

4.2.4 Andere Indikationen

Die *Exposition gegenüber Mutagenen* (Strahlen oder Chemikalien; siehe auch Abschn. 3.4) ist als Indikation zur pränatalen zytogenetischen Untersuchung aus dem Fruchtwasser umstritten. Sie sollte allenfalls erwogen werden, wenn eine stärkere Belastung wenige Wochen vor oder um den Zeitpunkt der Befruchtung stattfand.

Erbliche Stoffwechselanomalien: Die Indikation zur pränatalen Diagnostik ist gegeben, wenn eine Stoffwechselanomalie aus dem Fruchtwasser selbst oder durch biochemische Analyse der fetalen Zellen in Kultur erkannt werden kann und wenn diese Störung schwer genug ist, um gegebenenfalls eine Indikation zum Abbruch der Schwangerschaft zu begründen, oder wenn, was bislang die Ausnahme darstellt, eine bereits in der Schwangerschaft durchführbare und notwendige Therapie bekannt ist.

Eine solche biochemische Diagnostik kann nicht als Suchtest durchgeführt werden, sondern erfordert, daß der biochemische Defekt bekannt ist, der nachgewiesen oder ausgeschlossen werden soll. Das erfordert in der Regel vollständige biochemische Diagnostik bei dem betroffenen Verwandten oder, in besonderen Fällen, Nachweis der Heterozygotie bei den Eltern. Eine solche Untersuchung kommt bei familiärer Belastung, hier insbesondere bei Verwandtenehe, oder im Rahmen eines allgemeinen Suchtests in belasteten Bevölkerungsgruppen in Betracht.

Die Zahl der auf diese Weise nachweisbaren Krankheiten nimmt ständig zu. Auf eine tabellarische Aufstellung wird daher verzichtet. Da jede einzelne Krankheit selten ist und die Nachweismethoden nur bei großer Erfahrung zuverlässig sind, ist es ratsam, diese Untersuchungen auf wenige spezialisierte Laboratorien zu konzentrieren. In den meisten Fällen ist der Versand von Fruchtwasser oder Zellkulturen ohne Gefahr möglich; andernfalls muß die Schwangere zur Diagnostik überwiesen werden. Auf die Möglichkeit der Diagnostik aus Blut- und Hautproben des Feten wird in Kapitel 16, Abschn. 2.4 und 2.5 eingegangen.

Molekulargenetische Diagnostik: In zunehmendem Maße wird insbesondere die Chorionzottenbiopsie für die Probengewinnung zur molekulargenetischen Diagnostik eingesetzt (siehe auch Kap. 16, Abschn. 2.2.3.1).

Offene Neuralrohrdefekte (Anenzephalie, Spina bifida): Bei der Erhebung der Anamnese und der Beratung einer Schwangeren ist auch zu prüfen, ob ein erhöhtes Risiko für einen Neuralrohrdefekt des Feten besteht. Das ist besonders wichtig, solange kein allgemeines Screening auf solche Defekte durchgeführt wird. Auf die Möglichkeiten und Grenzen der in der Schwangerschaft routinemäßig durchgeführten Ultraschalldiagnostik in dieser Hinsicht wird in Kapitel 12 eingegangen.

Für die Frühdiagnose offener Neuralrohrdefekte kommt als nicht-invasive und auch als Suchtest geeignete Methode die *Alpha-Fetoproteinbestimmung* im mütterlichen Serum in Betracht. Wenn eine höhere Wahrscheinlichkeit für das Vorliegen eines Neuralrohrdefekts besteht, die das Risiko der Fruchtwasserentnahme rechtfertigt, kann die sicherere Alpha-Fetoproteinbestimmung im Fruchtwasser in Kombination mit dem Nachweis der nervengewebsspezifischen *Acetylcholinesterase* (ACHE-Test im Gel) eingesetzt werden. Daneben wird man die Alpha-Fetoproteinbestimmung als Suchtest in allen Fällen durchführen, in denen Fruchtwasser aus anderen Gründen gewonnen wird. Die methodischen Aspekte werden in Kapitel 17, Abschn. 2.2.2, gesondert behandelt.

Die humangenetische Beratung erstreckt sich auf die Prüfung der Indikation und die Interpretation der Befunde. Anlaß zur Bestimmung von Alpha-Fetoprotein im Fruchtwasser und nach Möglichkeit auch der Durchführung des ACHE-Tests ist insbesondere in den folgenden Situationen gegeben:

– bei erhöhter Konzentration von Alpha-Fetoprotein im Serum der Schwangeren
– beim Vorliegen eines Neuralrohrdefekts (Anenzephalie oder Spina bifida) bei einem Elternteil oder bei einem vorangehenden Kind
– bei Verdachtsmomenten bei der Ultraschalluntersuchung
– beim Polyhydramnion oder Oligohydramnion

Zu erwägen ist die Fruchtwasseruntersuchung auch bei:
– Vorliegen eines Neuralrohrdefekts bei Verwandten zweiten Grades (z. B. Geschwistern eines Elternteils)
– Vorliegen von Spina bifida occulta oder, insbesondere ausgedehnteren, Wirbelfehlbildungen bei einem Elternteil
– Anwendung von Medikamenten mit erhöhtem Risiko für einen Neuralrohrdefekt, wie etwa einigen Antikonvulsiva, vor allem Valproinsäure, in der Frühschwangerschaft

Wird die Fruchtwasserentnahme abgelehnt, so ist in diesen Fällen neben der speziellen Ultraschalluntersuchung die Bestimmung von Alpha-Fetoprotein im Serum angezeigt; sie wäre hier dann als diagnostische Maßnahme und nicht als allgemeines Screening zu bewerten. Sie kommt alternativ vor allem für die Fälle der zweiten Gruppe in Betracht und für Gruppen mit geringerem Risiko, für die die Fruchtwasseruntersuchung generell nicht indiziert erscheint. Hier zu nennen wären Indikationen wie z. B. Diabetes mellitus der Schwangeren oder Auftreten von Neuralrohrdefekten bei entfernteren Verwandten.

Weitere Indikationen für die Alpha-Fetoproteinbestimmung im Fruchtwasser sind Verdacht oder familiäres Risiko für Bauchwanddefekte oder Omphalozele, für Harnwegsverschluß (Prune-belly-Syndrom), für Nephrose vom finnischen Typ oder für eine Ösophagusatresie.

5 Ausblick

In der Diagnostik von Erbleiden, der Erkennung von Genträgern und in der pränatalen Diagnostik sind in jüngster Zeit erhebliche Fortschritte gemacht worden; neue Methoden sind in der Entwicklung und Erprobung. Verfahren der DNS-Analyse („gentechnologische Verfahren") eröffnen ganz neue diagnostische Möglichkeiten.

Diese rasche Entwicklung erfordert für die Beratung jeweils den Rückgriff auf die aktuelle wissenschaftliche Literatur oder Rückfrage bei Instituten, die über diese Information verfügen. Diese Fortschritte werfen aber auch neue ethische Probleme auf: wenn die pränatale Diagnostik von im Prinzip therapierbaren Krankheiten möglich wird, die Konsequenzen der Früherkennung sich wandeln, oder wenn es z. B. möglich ist, eine Chorea Huntington oder die Anlage für polyzystische Nieren vom Erwachsenentyp pränatal zu erkennen und man fragen muß, ob ein Schwangerschaftsabbruch für ein Leiden, das vor seinem Ausbruch über Jahrzehnte ein normales Leben ermöglicht, gerechtfertigt ist. Gleichzeitig muß man die Konsequenzen prüfen, die entstehen können, wenn im Zuge der pränatalen Diagnostik der Elternteil, der bis dahin nur von einer eigenen Gefährdung weiß, erfährt, daß er mit Sicherheit an diesem bisher unbehandelbaren Leiden erkranken wird. Auf jeden Fall führen auch solche Entwicklungen dazu, daß die Anforderungen an die genetische Beratung weiter wachsen werden.

Literatur

1. *Emery, A. E. H., D. L. Rimoin (eds.): Principles and Practice of Medical Genetics, Vols. 1 and 2, 2nd. ed. Churchill Livingstone, Edinburgh–London–Melbourne–New York 1990.
2. Ferguson-Smith, M. A., J. R. W. Yates: Maternal age specific rates for chromosome aberrations and factors influencing them: report of a collaborative European study on 52,965 amniocenteses. Prenat. diagn. 4 (Spring 1984, special Issue) 5–44.
3. *Fuhrmann, W., F. Vogel: Genetische Familienberatung. Springer, Berlin–Heidelberg–New York–Tokio 1982.
4. Flatz, G., K. Miller: Gibt es einen väterlichen Alterseffekt bei Down-Syndrom und anderen chromosomalen Trisomien? Dtsch. Ärztebl. 82 (1985) 1354–1356.
5. *Galjaard, H.: Genetic Metabolic Diseases. Elsevier/North Holland Biomedical Press, Amsterdam–New York–Oxford 1980.
6. *Harper, P. S.: Practical Genetic Counselling, 3rd ed. Wright, Bristol 1990.
7. Hook, E. B., P. K. Cross, R. R. Regal: The frequency of 47, + 21, 47, + 18, and 47, + 13 at the uppermost extremes of maternal ages: results on 56,094 fetuses studied prenatally and comparisons with data on live births. Hum. Genet. 68 (1984) 211–220.
8. Stene, J., G. Fischer, E. Stene, M. Mikkelsen, E. Petersen: Paternal age effect in Down's syndrome. Ann. hum. Genet. 40 (1977) 299–306.
9. Stene, J., E. Stene, S. Stengel-Rutkowski, J.-D. Murken: Paternal age and Down's syndrome. Data from prenatal diagnosis (DFG). Hum. Genet. 59 (1981) 119–124.
10. Stene, J., E. Stene, M. Mikkelsen: Risk for chromosome abnormality at amniocentesis following a child with a non-inherited chromosome aberration. Prenat. diagn. 4 (Spring 1984, special Issue) 81–95.

* weiterführende Literatur

11 Schutzimpfungen in der Schwangerschaft

G. Enders

Inhalt

1	Einleitung 188		12	Hepatitis-A-Impfung 193
2	Poliomyelitisimpfung 188		13	Impfungen gegen durch Zecken übertragene Erkrankungen 193
3	Masern- und Mumpsimpfung 189		13.1	Frühsommermeningoenzephalitis...... 193
4	Rötelnimpfung 189		13.2	Borrelieninfektion 193
5	Varizellenimpfung................... 190		14	Tetanus- und Diphtherieimpfung...... 194
6	Gelbfieberimpfung 190		14.1	Tetanusimpfung 194
			14.2	Diphtherieimpfung................. 195
7	Pockenimpfung.................... 190		15	Typhusimpfung.................... 195
8	Tuberkuloseimpfung 191		16	Choleraimpfung 195
9	Influenzaimpfung 191		17	Meningokokkenimpfung............. 196
10	Tollwutimpfung 191		18	Pneumokokkenimpfung 196
11	Hepatitis-B-Impfung 192		19	Zukünftige Impfungen 196

1 Einleitung

Die empfohlenen Schutzimpfungen sowie Auffrischimpfungen sollten *vor* der Schwangerschaft durchgeführt und bei einem Beratungsgespräch vom behandelnden Arzt anhand der Impfausweise überprüft worden sein [14]. Da die Impfunterlagen aber häufig unvollständig sind und der Schutz der schwangeren Frau vor drohenden Infektionskrankheiten vor allem auch bei unaufschiebbaren Auslandsreisen notwendig wird, ist die Kenntnis über Schädlichkeit und Unschädlichkeit von Impfungen in der Schwangerschaft, über Ausweichmöglichkeiten mit der passiven Prophylaxe und über Risiken verschiedener Antibiotika in der Schwangerschaft [4, 11] für den Arzt wichtig.

Prinzipiell gilt, daß Impfungen mit Lebendimpfstoffen, die vermehrungsfähiges Virus oder mikrobielle Erreger enthalten, in der Schwangerschaft kontraindiziert sind, während Impfungen mit Totimpfstoffen, Subunit-Impfstoffen oder Toxoiden durchgeführt werden dürfen (Tab. 11-1).

Tabelle 11-1   Schutzimpfung in der Schwangerschaft

Lebendimpfstoffe	Schwangerschaftsmonat			Tot- bzw. Subunit-Impfstoffe oder Toxoide	Schwangerschaftsmonat		
	I–III	IV–VIII	IX–X		I–III	IV–VIII	IX–X
Poliomyelitis	+	+	–	Poliomyelitis (Salk)	+	+	+
Masern	–	–	–	Influenza	+	+	+
Mumps	–	–	–	Tollwut	(+)	(+)	(+)
Röteln	–	–	–	Hepatitis B	(+)	(+)	(+)
Varizellen	–	–	–	Zeckenenzephalitis (FSME)	(+)	(+)	(+)
Gelbfieber	(+)	(+)	(+)	Tetanus	+	+	+
Pocken	–	–	–	Diphtherie	(+)	(+)	(+)
Tuberkulose	–	–	–	Typhus (oral)	(+)	(+)	(+)
				Cholera	(+)	(+)	(+)
				Meningokokken, Pneumokokken	(+)	(+)	(+)

+ unbedenklich, (+) bei Reisen in Endemiegebiete oder Kontakt, – keine Impfung bei Graviden

2 Poliomyelitisimpfung

Die Polioschluckimpfung ist eine Kassenleistung; die Durchimpfung in Deutschland ist auch bei den jüngeren Erwachsenen zur Zeit gut [13, 27].

Für Schwangere mit früheren Schluckimpfungen wird bei Schluckimpfung der Kleinkinder in der Familie sowie bei Reisen in Endemiegebiete mit erhöhtem Infektionsrisiko (Zentralafrika, Südamerika, Südostasien) eine Auffrischimpfung angeraten. Die Schwangerschaft stellt keine Kontraindikation für die Polioschluckimpfung dar. Allerdings wird man im letzten Schwangerschaftsmonat keine Schluckimpfungen durchführen, um eine Viruskontamination auf den Entbindungsstationen zu vermeiden, da das Impfvirus im Stuhl oft für mehrere Wochen ausgeschieden wird [7].

Bei schwangeren Frauen ohne frühere Schluckimpfungen sollte man zunächst die Immunitätslage im Neutralisationstest bestimmen lassen. Falls gegen keine der drei Poliotypen Antikörper vorliegen, wird folgendes *Impfschema* empfohlen:

– Zwei Salk-Impfungen (inaktiviert) im Abstand von vier Wochen, anschließend dreimal Schluckimpfung oder
– drei Salk-Impfungen im Abstand von vier bis acht Wochen; vierte Salk-Impfung sechs bis zwölf Monate später

Dieses Impfschema gilt generell für Erwachsene ohne frühere Schluckimpfung zur Vermeidung von Impfschädigungen. Nach Erhebungen der WHO traten in den letzten zehn Jahren nur eine paralytische Erkrankung pro 6,7 Millionen Impfstoffdosen bei Impflingen und eine Erkrankung pro fünf Millionen Dosen bei Kontaktpersonen auf [6, 27].

3 Masern- und Mumpsimpfung

Die Masern- und Mumpsimpfungen werden mit einem abgeschwächten Lebendimpfstoff parenteral (i.m.) durchgeführt. Sie sind deshalb in der Schwangerschaft *kontraindiziert* [12].

Masern- und Mumpsinfektionen und -erkrankungen in der Schwangerschaft kommen hierzulande nur selten vor, da zur Zeit 96 bis 98% der Frauen die natürlichen Infektionen vor der Schwangerschaft durchgemacht haben. Mit zunehmender Durchimpfung der Kleinkinder muß bis zur Ausrottung der natürlichen Infektion überwacht werden, ob die Schutzlage im gebärfähigen Alter nach Impfung ebenso zuverlässig ist wie nach natürlicher Infektion.

Bei Masern- und Mumpskontakt in der Schwangerschaft sollte schnell die Immunitätslage im empfindlichen ELISA-Test bestimmt und bei den seronegativen Schwangeren die passive Prophylaxe mit normalem Immunglobulin durchgeführt werden. Durch die frühzeitige Gabe von Immunglobulin wird eine im Erwachsenenalter und besonders in der Schwangerschaft oft schwer verlaufende Masernerkrankung entweder vollkommen verhütet oder stark mitigiert. Fruchtschädigungen und kindliche Schädigungen nach Masern in der Schwangerschaft wurden zwar früher vereinzelt beschrieben, sind aber in den letzten Jahren nicht beobachtet worden [14]. Das gleiche gilt für Mumpsinfektionen in der Schwangerschaft. Die Verhütung von Mumps durch die Gabe von Mumps-Hyperimmunglobulin oder normalem Immunglobulin ist im Vergleich zu Masern wegen des weniger sicher festzustellenden Kontaktzeitpunkts meist nicht so erfolgreich wie bei Masern.

Im Fall einer unbeabsichtigten Impfung mit Masern- oder Mumps-Lebendimpfstoff bei bestehender Gravidität sieht man keine Indikation zur Interruptio, da keine schädlichen Effekte der Impfung für die kindliche Frucht zu erwarten sind (siehe auch Bd. 5, Kap. 5.3, Abschn. „Masern" und „Mumps").

4 Rötelnimpfung

Die Rötelnimpfung mit Lebendimpfstoff ist kurz vor und in der Schwangerschaft *kontraindiziert*. Dies gilt weiterhin, obwohl die bisherigen Ergebnisse der Überwachungsstudien mit insgesamt 1686 Schwangeren in den USA (n = 1176) [2, 3] und in Stuttgart, Labor Enders (n = 510; eigene Daten aus laufenden Studien) gezeigt haben, daß keine der bei Impfung seronegativen Frauen (n = 452), die null bis drei Monate vor oder in der Schwangerschaft geimpft wurden, ein Kind mit rötelnembryopathieverdächtigen Symptomen geboren hat. In ca. 2% wurde allerdings festgestellt, daß es zur Infektion der Frucht kommen kann, wie die Virusisolierungen aus Abortmaterial bzw. der Nachweis von rötelnspezifischen IgM-Antikörpern im kindlichen Blut zeigen [15].

Aufgrund dieser Beobachtungen [3, 9, 39] besteht keine Indikation zur Interruptio. Allerdings sollte weiterhin bei solchen in der Schwangerschaft geimpften Frauen der Schwangerschaftsausgang überwacht werden, um eventuelle, durch andere Ursachen bedingte kindliche Schädigungen oder Auffälligkeiten nicht der Rötelnimpfung anzulasten (siehe auch Bd. 5, Kap. 5.3, Abschn. „Röteln").

Um seronegative Schwangere vor Rötelninfektion in den ersten 17 Schwangerschaftswochen zu schützen, kann die passive Prophylaxe mit Röteln-Hyperimmunglobulin (0,2 ml/kg) in Abständen von sechs bis acht Wochen durchgeführt werden. Danach müssen aber jeweils Antikörperkontrollen erfolgen, um eine dennoch subklinisch abgelaufene akute Rötelninfektion zu entdecken. Bei Kontakt zu Röteln in der Frühschwangerschaft wird für Frauen mit seronegativem oder unbekanntem Immunstatus die Immunglobulinprophylaxe (0,3 ml/kg) bis zum achten Tag nach Kontaktbeginn empfohlen [22]. Zweimalige Antikörperkontrollen sind bei seronegativen Schwangeren bis sechs Wochen nach Immunglobulinprophylaxe erforderlich.

5 Varizellenimpfung

Der Varizellenimpfstoff enthält abgeschwächtes Lebendvirus und ist deshalb für die Anwendung in der Schwangerschaft kontraindiziert [21]. Sein Einsatz ist bis jetzt vor allem auf die noch empfänglichen, durch Krankheit und Therapie immunsupprimierten Kinder und Erwachsenen beschränkt (z.B. Leukämie- und Tumorpatienten), die durch eine natürliche Varizelleninfektion schwer gefährdet sind. Weitere Zielgruppen sind seronegatives Pflegepersonal und seronegative Frauen im gebärfähigen Alter mit Kinderwunsch. Bei akzidenteller Varizellenimpfung besteht kein Grund zur Interruptio [14].

Zur Zeit haben in der Bundesrepublik Deutschland 94,5% der Frauen im gebärfähigen Alter Antikörper und sind dadurch bei Kontakt mit Varizellen in der Schwangerschaft gegen eine Primärinfektion mit Varizellen geschützt. Das gleiche gilt bei Zosterkontakt.

Bei Kontakt sollte deshalb schnell der Immunstatus (IgG-Antikörper) bestimmt werden, da für seronegative Schwangere bis zur 24. Schwangerschaftswoche die Gabe von Varizellen-Hyperimmunglobulin (Varicellon® i.m. oder Varitect® i.v.) bis zum dritten oder vierten Tag nach Kontakt empfohlen wird. Dies geschieht wegen des kleinen Risikos eines kongenitalen Varizellensyndroms.

Dieses Risiko liegt nach unserer prospektiven Studie bei mütterlichen Varizellen in der 1. bis 25. Schwangerschaftswoche (n = 530) bei 1,7% (neun Fälle mit kongenitalem Varizellensyndrom) und bei mütterlichen Varizellen in der 26. bis 38. Schwangerschaftswoche (n = 202) bei 0% (Stand Feb. 1992). Bei Zoster in der Schwangerschaft (n = 189) waren alle Kinder bei Geburt unauffällig.

Selbst bei rechtzeitiger Gabe und richtiger Dosierung des Zoster-Immunglobulins werden die Varizellen nicht immer verhindert; sie bewirkt aber meist einen abgeschwächten Verlauf [10]. Bei Auftreten von Varizellen der Mutter vier Tage vor bis zwei bis vier Tage nach der Entbindung sollten dem Kind sofort 2 ml Varizellen-Hyperimmunglobulin verabreicht werden (siehe auch Bd. 5, Kap. 5.3, Abschn. „Varizellen-Zoster").

6 Gelbfieberimpfung

Der Gelbfieberimpfstoff enthält ein abgeschwächtes, auf Hühnerembryonen gezüchtetes Lebendvirus. Dieser Impfstoff wird vor allem in den Gelbfieberzonen Afrikas und Südamerikas auch bei Schwangeren angewendet. Abgesehen von Personen mit Eiallergie, die als Kontraindikation gilt, wird die Impfung im allgemeinen anstandslos vertragen. Vorsichtshalber wird bei uns empfohlen, Schwangere *erst nach dem ersten Trimenon* zu impfen.

Über geschädigte Kinder nach Impfung von Schwangeren gibt es keine zuverlässigen Berichte. Der schwangeren Frau sollte also zunächst geraten werden, die Reise bis nach dem ersten Trimenon zu verschieben. Ist dies nicht möglich, sollte die Impfung auch im ersten Trimenon durchgeführt werden, da eine Reise in Endemiegebiete ohne Gelbfieberschutz für die Schwangere und die Frucht schwerwiegende Erkrankungsfolgen haben kann [25].

7 Pockenimpfung

Von der WHO wurden die Pocken im Dezember 1979 für ausgerottet erklärt und die gesetzliche Pockenerst- und -wiederimpfung bei uns aufgehoben. Sie wird auch im Reiseverkehr nicht mehr gefordert. Damit ist auch das Problem der Pockenimpfung für Schwangere hinfällig geworden.

8 Tuberkuloseimpfung

Die Tuberkulose war bis 1985 ständig im Rückgang begriffen, doch wird dieser rückläufige Trend durch Reaktivierungen bereits abgelaufener Prozesse bei HIV-infizierten Personen unterbrochen.

Die rechtzeitige Entdeckung einer Tuberkulose und ihre konsequente Chemotherapie ist augenblicklich der wichtigste Punkt in der Tuberkulosebekämpfung. In der Schwangerschaft kann eine aktive Tuberkulose ohne größere Gefährdung des Feten mit Isoniazid (INH) und Ethambutol behandelt werden, in der zweiten Schwangerschaftshälfte auch mit Rifampicin. Die Tuberkuloseschutzimpfung (BCG) wird bei uns zur Zeit nur noch als Indikationsimpfung (Leben oder Arbeiten im Tuberkulosemilieu, schlechte Lebensbedingungen, Regionen mit überdurchschnittlichen Tuberkulose-Infektionsraten) empfohlen. Da die Impfung mit einer Lebendvakzine durchgeführt wird, ist sie in *der Schwangerschaft kontraindiziert* [37]. Bei Tuberkulosekontakt in der Schwangerschaft kann ein Tuberkulintest zur Feststellung der Immunitätslage durchgeführt werden.

Bei geschlossener Form der Tuberkulose und Behandlung der Mutter in der Schwangerschaft sollte das Kind sofort nach der Geburt ohne vorherige Tuberkulintestung mit 0,1 ml BCG-Impfstoff streng intrakutan am linken Oberarm geimpft werden. Das Stillen des Kindes ist möglich. Auch bei Tuberkulose eines engen Familienangehörigen ist die BCG-Impfung indiziert.

Bei offener Form der Tuberkulose und Behandlung der Mutter in der Schwangerschaft wird zur besseren Kontrolle von Therapie und Prophylaxe eine gemeinsame Hospitalisierung von Mutter und Kind diskutiert. Beim Kind sollte zunächst eine INH-Prophylaxe über zwei Monate und dann erst die BCG-Impfung erfolgen. Falls die Mutter stillt (individuelle Entscheidung), sollte sie einen Mundschutz tragen. Vorsichtiger ist es jedoch, das Neugeborene bis zur Tuberkulinkonversion von der Mutter zu trennen [8].

9 Influenzaimpfung

Die Influenzaschutzimpfung wird gegenwärtig mit inaktivierten Vollvirus- oder Subunit-Impfstoffen durchgeführt. Diese enthalten die Antigene der jeweils zirkulierenden Influenza-A- und -B-Subtypen. Die epidemiologische Lage wird diesbezüglich von den Weltinfluenzazentren und der WHO sorgfältig überwacht [24].

Die Zielgruppen für die Influenzaimpfung sind vor allem Erwachsene und Kinder, die wegen ihrer Grundleiden durch die Influenzaerkrankung besonders gefährdet sind, sowie beruflich stark exponierte Personen und ältere Menschen. Bei Schwangeren besteht (außer bei der Pandemie 1918/1919 und der Epidemie 1957/1958) kein erhöhtes Risiko für schwere Influenzaerkrankungen und erhöhte Abortraten. Kindliche Schädigungen durch Influenzaerkrankungen der Mutter und Medikamenteneinnahme werden jedoch immer wieder diskutiert.

Die Schwangerschaft ist keine Kontraindikation für die Influenzaschutzimpfung. Kontraindikation ist vor allem *Eiallergie*. Eine einmalige Impfung mit 0,5 ml des Impfstoffes wird als ausreichend angesehen. Jährliche Auffrischimpfungen werden empfohlen. Die Impfung ist im allgemeinen gut verträglich. An der Injektionsstelle können leichte Rötungen und Schwellungen auftreten, die rasch wieder abklingen. Stärkere Allgemeinreaktionen werden nur in 2 bis 3% beobachtet.

Für die spezifische Prophylaxe und Therapie gegen Influenza-A-Infektionen, nicht aber gegen Influenza-B-Infektion, ist das Amantadinhydrochlorid (Symmetrel®) verfügbar. Dieses Medikament kann in 70 bis 90% die Erkrankung verhüten, wenn es bei epidemischer Häufung von Influenza A *vor* Erkrankungsbeginn eingenommen wird. Durch Einnahme 24 bis 48 Stunden nach Krankheitsbeginn wird eine Verkürzung der Krankheitsdauer und Milderung der Symptome bewirkt. In der Schwangerschaft wird man vorsichtshalber von dieser Symmetrel®-Prophylaxe und -Therapie Abstand nehmen, da bisher keine kontrollierten Untersuchungen in der Schwangerschaft vorliegen.

10 Tollwutimpfung

Für die Tollwutschutzimpfung stehen heute aus menschlichen Diploidzellkulturen (HDC) gewonnene inaktivierte Antigene zur Verfügung. Dieser Impfstoff ist im Gegensatz zu dem früheren Impfstoff aus tierischem Hirngewebe in bezug auf zentralnervöse Komplikationen ungefährlich und gut wirksam. Er wird zur präexpositionellen Impfung für Risikopersonen (Forst-/Waldarbeiter, Laborpersonal) sowie postexpositionell nach Tierbiß empfohlen.

Bei Reisen der Schwangeren in Länder mit besonderer Tollwutverbreitung oder bei entsprechendem Kontaktrisiko ist deshalb die Möglichkeit einer präexpositionellen Impfung mit drei Dosen in Abständen von einem Monat gegeben. Bei Tierbiß ist die gleichzeitige, örtlich getrennte Verabreichung von humanem Hyperimmunglobulin (HIG) und Impfung mit dem HDC-Impfstoff, wie in Tabelle 11-2 angegeben, auch in der Schwangerschaft notwendig, da die Erkrankung an Tollwut ausnahmslos tödlich verläuft.

Tabelle 11-2 Prophylaxe gegen Tollwut

Nach der Exposition

Alle Verletzungen durch Wildtiere oder verdächtige Haustiere
  HIG (human) 20 IE/kg Körpergewicht einmal
- 50% um Wunde infiltrieren
- 50% intragluteal
- simultan mit: Tollwut HDC-Vakzine
  6 × 1 ml 0, 3, 7, 14, 30, 90 Tage

Vor der Exposition

Tierärzte, Jäger, Laborpersonal
- nur Tollwut HDC-Vakzine
- 3 × 1 ml 1., 2., 3. Monat
- Auffrischimpfung nach 1, 2 und 5 Jahren

11 Hepatitis-B-Impfung

Die Hepatitis-B-Impfung wird seit 1982 mit einem aus Plasma von HBsAg-Trägern gewonnenen Antigen, das mit zuverlässigen Verfahren inaktiviert wird, und seit 1988 auch mit einem gentechnologisch hergestellten Impfstoff durchgeführt. Die Impfung wird in westlichen Ländern nur für Risikogruppen empfohlen [5].

Die Grundimmunisierung wird bei anti-HBc- und anti-HBs-antikörper-negativen Personen z. B. mit dem Impfstoff Gen-HB-Vax® zweimal im Abstand von vier Wochen durchgeführt und eine dritte Impfung nach sechs Monaten angeschlossen. Die Impfung sollte in den Oberarm i. m. durchgeführt werden. Danach werden die gegen das Anti-HBs-Antigen sich entwickelnden Anti-HBs-Antikörper quantitativ bestimmt und entsprechend den festgestellten Antikörperkonzentrationen Antikörperkontrollen und eventuell Auffrischimpfungen innerhalb von drei Monaten bis fünf Jahren empfohlen [20].

Primärimpfungen in der Schwangerschaft oder in der Stillperiode, die vor allem bei Intimkontakt mit HBsAg- und besonders HBeAg-positiven Partnern in Betracht zu ziehen sind, wurden bisher noch nicht öffentlich empfohlen, können aber durchgeführt werden. Man weiß, daß die natürliche Hepatitis-B-Infektion nur selten transplazental übertragen wird [28] und keine fruchtschädigende Wirkung hat, jedoch als perinatale Infektion für das Kind von großer Bedeutung ist. Deshalb ist bei Impfung in der Schwangerschaft keine Schädigung der Frucht oder des Feten zu erwarten. Eine Interruptio ist bei Hepatitis-B-Impfung in der Schwangerschaft nicht indiziert. Bei besonderem Expositionsrisiko ist die Impfung sogar eher zu empfehlen.

Zum Schutz einer anti-HBc-negativen Schwangeren mit Intimkontakt zu einem HBsAg- und HBeAg-positiven Partner steht auch das Hepatitis-B-Hyperimmunglobulin (HBIG) zur Verfügung. Dieses kann jedoch nur zu 70 bis 80% eine Hepatitis-B-Infektion verhüten. Außerdem sind HBs-Antigen- und Antikörperkontrollen sowie wiederholte Gaben von HBIG bis zum Ende der Schwangerschaft erforderlich. Wirksamer ist die *Simultanimpfung*. Hierbei werden das HBIG (0,1 ml/kg) und die aktive Impfung an verschiedenen Orten, jedoch gleichzeitig verabreicht und vier bis sechs Wochen später die zweite aktive Impfung durchgeführt. Dieses Verfahren ist auch für Schwangere möglich.

Zum Schutz des Neugeborenen vor einer perinatalen Hepatitis-B-Infektion wird die Hepatitis-B-(HBsAg-)Bestimmung in der Schwangerschaftsvorsorge (ca. 30. bis 33. Schwangerschaftswoche) durchgeführt [22]. Bei positivem HBsAg-Befund wird das Kind sofort nach Geburt simultan geimpft und erhält die zweite aktive Impfung vier bis sechs Wochen und die dritte Impfung sechs Monate später [16]. Unter diesen Voraussetzungen kann gestillt werden.

Sinnvoll ist die Neugeborenenimpfung auch dann, wenn sich in der Familie ein chronischer HBsAg-Träger befindet. In den USA und in Italien gehört die Hepatitis-B-Impfung auch für Nichtrisikokinder bereits zu den empfohlenen Standardimpfungen für Kinder und Jugendliche.

12 Hepatitis-A-Impfung

Zur aktiven Impfung gegen Hepatitis A sind sowohl abgeschwächte Lebendimpfstoffe zur oralen und parenteralen Applikation als auch inaktivierte Vakzine in Entwicklung. Bis heute steht uns jedoch nur eine gut wirksame *passive Prophylaxe* mit konventionellem, auf Hepatitis-A-Antikörpergehalt geprüftem Immunglobulin zur Verfügung. Bei Kontakt einer Schwangeren mit Hepatitis-A-Erkrankten oder fraglich Infizierten im Haushalt, in Heimen und Schulen sollte sofort 0,02 ml/kg Körpergewicht Immunglobulin verabreicht werden. Zur Präexpositionsprophylaxe bei Reisen in Endemiegebiete für ein bis zwei Monate genügen 0,02 ml/kg. Bei längerem Aufenthalt empfiehlt sich eine höhere Dosis von 0,06 ml/kg alle fünf Monate [14].

13 Impfungen gegen durch Zecken übertragene Erkrankungen

13.1 Frühsommermeningoenzephalitis

Für die Impfung gegen durch die Zecke Ixodes ricinus übertragene virale Infektion (FSME), die von der banalen grippalen Erkrankung über Meningitis bis zur Meningoenzephalitis reichen kann, steht ein aus Hühnerembryonen gewonnener, formalininaktivierter, gereinigter Impfstoff zur Verfügung. Über die gute Verträglichkeit und Wirksamkeit liegen besonders aus Österreich, wo große Teile der Bevölkerung geimpft werden, millionenfache Erfahrungen vor [23]. Nebenwirkungen mit bleibenden Folgen werden gelegentlich beschrieben, doch hält die Mehrzahl näherer Prüfung nicht stand. Bezogen auf die Zahl der Impflinge läge die Häufigkeit derartiger nervaler Nebenwirkungen unter 1 : 100000 [32].

In Deutschland wird die Impfung für besonders Exponierte (Förster, Lager-, Waldarbeiter, Landwirte) und für die Bevölkerung empfohlen, die in der Nähe von Naturherden lebt, und für Urlauber, die häufig in FSME-Gebiete in Südost- und Südwestdeutschland, Österreich und der Tschechoslowakei und in den Balkanländern reisen und sich bevorzugt in der Natur aufhalten. In Deutschland ist es schwierig, die Endemiegebiete klar zu umreißen. In jedem Fall kommen in Süddeutschland immer wieder Erkrankungsfälle vor, wobei ein Zeckenbiß keineswegs regelmäßig erinnerlich ist. In einem Risikogebiet in Deutschland ist jedoch höchstens jede neunhundertste Zecke infektiös. Für den Ungeimpften läßt sich das Risiko, durch den Stich einer Zecke infiziert zu werden, auf 1 : 900, das zu erkranken, auf 1 : 5400, und das bleibender Schäden auf allenfalls 1 : 78000 schätzen [32].

Bei *Reisen in Endemiegebiete* ist die Impfung auch in der Schwangerschaft ratsam. Zur Erzielung eines schnell eintretenden Schutzes wird mit dem seit Mai 1991 zugelassenen FSME-Impfstoff (formaldehydinaktivierte FSME-Viren) an den Tagen 0, 7 und 21 geimpft. Bereits 14 Tage nach der zweiten Teilimpfung kommt es in 90% und 14 Tage nach der dritten Teilimpfung in 99% der Fälle zu einer Serokonversion. Mit dem bisherigen Impfstoff waren zwischen erster und zweiter Impfung vier bis acht Wochen und eine Auffrischimpfung acht bis zwölf Monate später vorgesehen.

Bei erfolgtem Zeckenbiß in einem Risikogebiet sollte bei ungeimpften Schwangeren in den ersten drei Tagen die passive Prophylaxe mit FSME-Immunglobulin durchgeführt werden. Am ersten und zweiten Tag nach Zeckenbiß genügen 0,1 ml/kg Körpergewicht i.m., am dritten Tag 0,2 ml/kg. Ab dem vierten Tag nach Zeckenbiß gilt die passive Prophylaxe als kontraindiziert, da in solchen Fällen die FSME-Erkrankung schwerer verlaufen kann als ohne rechtzeitige passive Prophylaxe. Das FSME-Immunglobulin verhindert etwa sechs von zehn Erkrankungen, wenn es als Postexpositionsprophylaxe gegeben wird [32].

13.2 Borrelieninfektion

Neben dem FSME-Virus können die Zecken Ixodes ricinus in Europa und Ixodes damini in den Vereinigten Staaten auch Borrelia burgdorferi übertragen, ein Spirochät, der die Erythema-migrans-(Lyme-)Borreliose verursacht [34]. Im Gegensatz zur FSME ist die

Borreliose in der gesamten Bundesrepublik Deutschland verbreitet [1]. Bei Infektionen in der Schwangerschaft kann es zur transplazentaren Infektion der Frucht und kindlichen Schäden kommen [33].

Die aktive und passive Prophylaxe gegen FSME schützt nicht vor einer Borrelieninfektion.

Nach Ablauf von drei bis vier Wochen nach Zeckenbiß kann durch Antikörperbestimmung festgestellt werden, ob eine Infektion mit dem FSME-Virus oder mit Borrelia burgdorferi stattgefunden hat.

Bei begründetem Verdacht auf Borreliose in der Schwangerschaft sollte sofort behandelt werden. Hier erwiesen sich orales Amoxicillin oder parenterales Ceftriaxon als gut verträglich und plazentagängig.

14 Tetanus- und Diphtherieimpfung

Tetanus und Diphtherie sind nicht wie die Pocken durch Impfungen ausrottbar. Gegen Tetanus gibt es keine natürliche Durchseuchung, und eine Immunität kann nur durch Impfung erzielt werden. Der Erreger selbst kann nicht bekämpft werden, denn seine Sporen befinden sich im Erdboden auf der ganzen Welt. Diphtheriekeime können, ähnlich wie die Polioviren, eingeschleppt werden und sich ausbreiten, bis ein mangelhaft Geschützter erkrankt. Toxoidimpfstoffe erzeugen eine antitoxische Immunität, die dem Geimpften einen Individualschutz verleiht.

14.1 Tetanusimpfung

Nach den Zahlen der verkauften Impfstoffdosen und der Antitoxinbestimmungen ist bei uns die Schutzlage gegen Tetanus bei den Kindern und jugendlichen Männern sehr gut. Im allgemeinen sind Frauen weniger ausreichend gegen Tetanus geschützt als Männer, da sie nicht obligatorisch im Wehrdienst oder Beruf Tetanusimpfungen erhalten [31]. Daraus ergibt sich die Notwendigkeit, in der Schwangerschaftsvorsorge gezielt auf einen Impfschutz der Frauen hinzuwirken [7]. Prinzipiell werden nach der im Kindesalter erfolgten Grundimmunisierung mit DPT- bzw. DT-Impfstoffen alle zehn Jahre *Auffrischimpfungen* mit T- oder Td-Impfstoffen empfohlen (siehe Abschn. 14.2). Sind also seit der Kindheit keine Auffrischimpfungen mehr erfolgt, kann eine solche durchaus in der Schwangerschaft durchgeführt werden.

Bei gegen Tetanus völlig ungeschützten Schwangeren sollte die *Grundimmunisierung* durchgeführt werden. Diese erfolgt durch zweimalige Impfung i.m. in den Deltoidbereich im Abstand von zehn bis zwölf Wochen und einer dritten Impfung zwölf Monate später. Bei bereits Teilimmunen (zwei Dosen Tetanustoxoid) genügt eine Auffrischimpfung spätestens sechs Wochen vor der Entbindung. Bei diesem Vorgehen dürfte ein schützender Antitoxintiter beim Neugeborenen erzielt werden. Obwohl bei uns ein Tetanus neonatorum praktisch nicht mehr vorkommt, ist diese Erkrankung in Ländern der dritten Welt mit einer Sterberate von 6 bis 7% noch immer ein Problem [7].

Im *Verletzungsfall* muß man nach den hierfür entsprechenden Richtlinien vorgehen (Tab. 11-3).

Wegen mangelnder Impfdokumente und längerer Abstände in der Grundimmunisierung werden Kinder und junge Personen eher zuviel als zuwenig geimpft. Dadurch nehmen *Unverträglichkeitsreaktionen* zu. Die Stärke der lokalen Nebenreaktionen korreliert mit der Antitoxinhöhe vor der Impfung, der Antigendosis und dem Adjuvansgehalt [31]. Im Zweifelsfall kann die Immunitätslage durch Bestimmung des Antitoxinspiegels im Laboratorium festgestellt werden. Ein Antitoxintiter von 0,01 IE/ml stellt einen Schutzgrenzwert, und ein Wert von 0,1 IE/ml, der angestrebt werden sollte, einen guten Schutz dar.

Tabelle 11-3 Tetanusprophylaxe bei Verletzung

Vorgeschichte der Tetanusimmunisierung (Dosen Impfstoff)	saubere, geringfügige Wunden		alle anderen Wunden	
	T oder Td***	TIG	T oder Td***	TIG
unbekannt	ja	nein	ja	ja
0–1	ja	nein	ja	ja
2	ja	nein	ja	nein**
3 oder mehr	ja+	nein	ja*	nein

TIG = Tetanusimmunglobulin

* = nein, wenn seit der letzten Impfstoffinjektion weniger als fünf Jahre vergangen sind

** = ja, wenn die Verletzung länger als 24 Stunden zurückliegt

*** = bei Kindern, die das 7. Lebensjahr nicht vollendet haben, DT anstelle Td

+ = nein, wenn seit der letzten Impfstoffinjektion weniger als zehn Jahre vergangen sind

14.2 Diphtherieimpfung

Zur Zeit ist eine Rückkehr der Diphtherie in seuchenhafter Dimension durchaus denkbar, wie die Erfahrungen seit 1975 in der Bundesrepublik Deutschland zeigen [30].

Nach vorliegenden Untersuchungen haben nur 51% der 2- bis 14jährigen Kinder und nur 23% der 18- bis 40jährigen Erwachsenen einen schützenden Antitoxintiter von 0,1 IE/ml [30, 31]. Dies liegt daran, daß die ursprüngliche hohe Impfimmunität von geringer Stabilität und Permanenz ist [5]. Deshalb sind *Auffrischimpfungen* wichtig. Für Auffrischimpfungen nach dem zwölften Lebensjahr stehen Impfstoffe mit geringerer Dosierung des Toxoids (5 IE = d) zur Verfügung, die auch im Erwachsenenalter eine gute Verträglichkeit haben. Am besten sollte die Auffrischimpfung gegen Diphtherie zusammen mit Tetanus (Td) vor der Schwangerschaft durchgeführt werden.

Bei Schwangeren mit Diphtheriekontakt muß eine Auffrischimpfung mit d-Impfstoff bzw. bei solchen ohne Vorimmunisierung die Grundimmunisierung mit d-Impfstoff durchgeführt werden. Gegebenenfalls muß bei Nachweis von Diphtheriebakterien im Rachenabstrich eine antibakterielle Therapie mit 1,2 Megaeinheiten Benzathin-Benzylpenicillin oder Erythromycin oral erfolgen [30].

Bei klinischem Verdacht auf Diphtherieerkrankung in der Schwangerschaft muß neben der Therapie leider auch das heterologe antitoxische Diphtherieserum vom Pferd eingesetzt werden, das in 7% zur Serumkrankheit und zum anaphylaktischen Schock führen kann. Ein homologes Diphtherieserum fehlt immer noch.

15 Typhusimpfung

Ein Typhus bei Schwangerschaft kann durch die typhöse Septikämie zu einem Abort führen. Obwohl heute die Erkrankung besser therapiert werden kann als früher, ist der Schutz vor Typhus in Entwicklungsländern, vor allem bei längerem Aufenthalt, auch für Schwangere ratsam. Die parenteral zu verabreichende inaktivierte Typhusvakzine ist mit einer höheren Quote an Nebenreaktionen und damit einem größeren Abortrisiko verbunden als die seit kurzem verfügbare orale Typhus-Lebendimpfung mit dem S. typhi Typ 21a (Typhoral L®) [7, 17, 36]. Je eine Kapsel am ersten, dritten und fünften Tag reichen für die Schutzimpfung aus. Letzterer Impfstoff soll eine ebenso gute Schutzwirkung (ca. 87%) wie die inaktivierte Typhusvakzine haben. Der Typhoral L® kann im Gegensatz zur inaktivierten Vakzine nur gegen die klassische Typhuserkrankung, nicht aber gegen Paratyphus A oder B schützen.

Die Typhusimpfung wird augenblicklich von der WHO für einige Länder empfohlen, ist aber für die Einreise nicht obligatorisch.

16 Choleraimpfung

Die Cholera war früher bei Schwangeren mit einer Letalität von 10 bis 25% behaftet [7]. Dies hat sich grundlegend geändert, doch können Aborte nicht immer verhütet werden. Schwangere, die in die Choleraendemiegebiete Südostasiens oder in afrikanische und südamerikanische Länder reisen, müssen sich überlegen, ob sie sich auf eine antibiotische Behandlung verlassen sollen (Antibiotikaresistenz) oder ob sie sich mit dem zur Zeit zur Verfügung stehenden Ganzzellimpfstoff aus abgetöteten Vibrionen der zwei Serotypen Inaba und Ogava impfen lassen sollen [17].

Der Schutz ist nicht vollständig und nur kurzfristig. Bei der parenteralen Impfung in der üblichen Dosierung gibt es eine beachtliche Quote von Allgemeinreaktionen. Bei der intrakutanen Impfung mit 0,15 ml sind Nebenreaktionen sehr viel seltener. Die regelmäßige Einnahme von Enzynorm®-Dragees bei jeder Mahlzeit reduziert das Infektionsrisiko. Die Choleraimpfung wird ebenso wie die Typhusimpfung von der Weltgesundheitsorganisation für einige Länder empfohlen, ist aber nicht obligatorisch.

17 Meningokokkenimpfung

Die prophylaktische *Meningokokkenimpfung* (bivalente und tetravalente Polysaccharid-Subunit-Impfstoffe gegen die Typen A und C [18] bzw. A + C + W135 + J-Meningokokken, nicht aber gegen B-Meningokokken) ist auch bei schwangeren Frauen *bei längeren Reisen* in die Hauptendemiegebiete (Afrika, Sahelzone, Südamerika) zu erwägen, nicht dagegen bei kurzen Reisen. Die Impfung induziert bei älteren Kindern und Erwachsenen Antikörper und bietet Schutz gegen eine massive Meningokokkenerkrankung. Die Schutzwirkung einer einmaligen Impfung ist jedoch auf zwei bis drei Jahre begrenzt und die Frage der Boosterung ist noch nicht gelöst. Auch wenn es bisher keine Anhaltspunkte für teratogene Schädigungen gibt, sollte in der Schwangerschaft *nur bei zwingender Indikation* geimpft werden. Das gleiche gilt für die postexpositionelle Prophylaxe, die nur in Kombination mit einer Chemotherapie (Rifampicin) sinnvoll ist. Auch über die Unschädlichkeit von Rifampicin in der Schwangerschaft ist noch nicht genügend bekannt.

18 Pneumokokkenimpfung

Zu den häufigsten Erregern bakterieller Infekte gehören in der Praxis die Pneumokokken, die in 84 Serogruppen eingeteilt werden. Weltweit werden 80 bis 90% aller Pneumokokkeninfektionen jedoch nur von etwa 20 Serotypen verursacht. Zur Impfung stehen in der Bundesrepublik Deutschland Subunit-Impfstoffe (Pneumovax 23®, Mencevax® ACW135Y) zur Verfügung [19].

Eine eindeutige Schutzwirkung konnte bisher nur bei gesunden jungen Erwachsenen unter epidemischen Bedingungen, nicht aber bei den stark gefährdeten, schwer immunabwehrgeschwächten Patienten nachgewiesen werden, für die vor allem bei uns eine Indikation zur Pneumokokkenschutzimpfung besteht. Von sonst gesunden Personen werden Antikörper gebildet, die aber nur einen Teil der Immunabwehr darstellen. Die Dauer des Impfschutzes wird mit fünf bis acht Jahren angegeben. Von einer Booster-Impfung wird zur Zeit streng abgeraten.

In der Schwangerschaft sollte nur unter zwingender Indikation geimpft werden. Diese besteht z. B. bei Schwangeren mit Asplenie (einschließlich der Sichelzellanämie), bei Status nach Splenektomie wegen des Risikos foudroyanter Infektverläufe, bei nephrotischem Syndrom vor Splenektomie, vor Therapiebeginn bei Lymphomen und vor Beginn der Langzeitimmunsuppression bei Organtransplantation. Trotz Pneumokokkenimpfung ist jedoch die Weiterführung einer Penizillinprophylaxe angebracht.

19 Zukünftige Impfungen

Die Entwicklung weiterer oder besserer Impfstoffe gegen bakterielle, parasitäre und Virusinfektionen ist mit Hilfe der Bio- und Gentechnologie in vollem Gange [26, 29]. Nach wie vor müssen die Gefahren einer Infektion oder Erkrankung, die es zu verhüten gilt, sorgfältig gegen Nutzen und Risiko einer Impfung abgewogen werden.

Auf der Liste stehen Impfstoffe gegen Zytomegalie, Herpes simplex, Parvovirus B19 (Ringelröteln), HIV, Hepatitis C, Hepatitis E, Malaria.

Die primäre und reaktivierte Zytomegalieinfektion und die primäre und reaktivierte Herpes-simplex-Infektion im Genitalbereich, die HIV- und Parvovirus-B19-Infektion in der Schwangerschaft sind im Hinblick auf die Gefährdung der Frucht und des Kindes ein noch ungelöstes Problem [14]. Falls Impfstoffe gegen diese Erreger verfügbar werden, sind sie nicht für die Impfung schwangerer Frauen, sondern für die Impfung seronegativer Frauen *vor* der ersten Schwangerschaft vorgesehen. Das neuentdeckte, vorwiegend parenteral übertragene Hepatitis-C-Virus [40] und das fäkal-oral übertragene Hepatitis-E-Virus [41] sind beide Ursachen der sogenannten Non-A-Non-B-Hepatitis. Auch sie haben für die Schwangerschaft Bedeutung. So wird die Hepatitis-C-Virusinfektion [38], ähnlich wie die Hepatitis B [28], seltener intrauterin als perinatal auf das Kind übertragen. Die Folgen sind noch unbekannt. Die Hepatitis-E-Virusinfektion, die zunächst nur in fernöstlichen Ländern, aber jetzt auch als Einschleppinfektion in westlichen Ländern eine Rolle spielt, verursacht bei schwangeren Frauen eine Mortalität von 18 bis über 40%.

Literatur

1. Ackermann, R.: Erythema chronicum migrans und durch Zecken übertragene Meningopolyneuritis (Garin-Bujadoux-Bannwarth): Borrelien-Infektionen? Dtsch. med. Wschr. 108 (1983) 577.
2. Bart, S. W., H. C. Stetler, S. R. Preblud et al.: Fetal risk associated with rubella vaccine: an update. Rev. Inf. Dis. 7 Suppl. 1 (1985) 95–102.
3. Centers for Disease Control: Rubella vaccination during pregnancy – United States, 1971–1985. MMWR 35 (1986) 275–284.
4. Chow, A. W., P. J. Jewsson: Antibiotic therapy during pregnancy. Rev. inf. Dis. 7 (1985) 287.
5. Deutsche Vereinigung zur Bekämpfung der Viruskrankheiten e.V. (DVV): Stellungnahme des Immunisierungsausschusses der DVV zur voraussichtlichen Schutzdauer und Empfehlungen zur Wiederimpfung: Impfung gegen Hepatitis B. Dtsch. Ärztebl. 82 (1985) 1866–1867.
6. Deutsches Grünes Kreuz (Hrsg.): Schutzimpfung gegen Kinderlähmung: Richtlinien der Deutschen Vereinigung zur Bekämpfung der Viruskrankheiten e.V. für den Arzt. Ärztemerkblatt Ausgabe 1987/88. Deutsches Grünes Kreuz, Marburg.
7. Ehrengut, W.: Schutzimpfungen bei Schwangeren. Med. Klin. 77 (1982) 204–206.
8. Ehrengut, W.: Infektionen bei Schwangeren und ihren Neugeborenen: Tuberkulose. In: Burmeister, W., G. Heimann, F. C. Sitzmann (Hrsg.): Bücherei des Pädiaters. Beihefte zur Klinischen Pädiatrie, S. 108–110. Enke, Stuttgart 1984.
9. Enders, G.: Akzidentelle Rötelnschutzimpfung in der Schwangerschaft. Dtsch. med. Wschr. 109 (1984) 1806–1809.
10. Enders, G.: Management of varicella-zoster contact and infection in pregnancy using a standardized varicella-zoster ELISA test. Postgrad. med. J. 61 (Suppl. 4) (1986) 23–30.
11. Enders, G.: Impfungen vor und in der Schwangerschaft und prophylaktische Maßnahmen bei Kontakt und Reisen. Arch. Gynec. 241 (1987) 29–45.
12. Enders, G.: Stand der Masern-, Mumps- und Rötelnschutzimpfung in der Bundesrepublik. Öff. Gesundh.-Wes. 49 (1987) 418–425.
13. Enders, G.: Schutzimpfungen. Ärztl. Prax. 41 (1989) 301–302.
14. Enders, G.: Infektionen und Impfungen in der Schwangerschaft, 2. Aufl. Urban & Schwarzenberg, München–Wien–Baltimore 1991.
15. Enders, G.: Diagnostik von Rötelninfektionen in der Schwangerschaft durch konventionelle, immunologische und molekular-biologische Methoden. In: Deinhardt, F., G. Maass, H. Spiess (Hrsg.): Neues in der Virusdiagnostik, S. 133–152. Deutsches Grünes Kreuz Förderergesellschaft mbH, Marburg 1991.
16. Enders, G., L. Lindemann: Nutzeffekt der Hepatitis B-Mutterschaftsvorsorge. Z. Geburtsh. u. Perinat., im Druck.
17. Germanier, R.: Oral vaccination against enteric bacterial infections: An overview. In: Spiess, H. (Hrsg.): Schutzimpfungen. Bericht von der Tagung des Deutschen Grünen Kreuzes in Verbindung mit der Deutschen Vereinigung zur Bekämpfung der Viruskrankheiten e.V., S. 195–203. Medizinische Verlagsgesellschaft, Marburg 1985.
18. Herzog, C.: Meningokokken-Impfung. Dtsch. Ärztebl. 82 (1985) 2717–2718.
19. Herzog, C.: Pneumokokken-Impfung. Dtsch. Ärztebl. 82 (1985) 2719–2721.
20. Jilg, W.: Impfung gegen Hepatitis B: Voruntersuchung, Kontrolle des Impferfolges, Wiederimpfung. Diagnose & Labor (Behringwerke) 40/1 (1990) 10–16.
21. Just, M., R. Berger: Impfstoff gegen Varizellen: Neu lizenziert und frei erhältlich. Dtsch. Ärztebl. 82 (1985) 2817–2819.
22. Kassenärztliche Bundesvereinigung: Neue Aspekte in der gesetzlichen Mutterschaftsvorsorge. Dtsch. Ärztebl. 87 (1990) 2735–2738.
23. Kunz, C.: FSME-Schutzimpfung. In: Spiess, H. (Hrsg.): Schutzimpfungen. Bericht von der Tagung der Deutschen Vereinigung zur Bekämpfung der Viruskrankheiten, S. 111–117. Medizinische Verlagsgesellschaft, Marburg/Lahn 1985.
24. Lange, W.: Empfehlungen für die Zusammensetzung der Influenza-Impfstoffe für die Saison 1990/91. Bundesgesundhbl. 33 (1990) 219–220.
25. Leading article: Yellow fever – cause for concern? Brit. med. J. I (1981) 1735–1736.
26. Löwer, J., R. Kurth: Möglichkeiten zur Impfstoffentwicklung gegen HTLV III/LAV. Umweltmedizin 9 (1986) 3–6.
27. Maass, G., B. Weber, H. W. Doerr: Untersuchungen zur Immunitätslage gegen Poliomyelitis. Dtsch. med. Wschr. 116 1991 1457–1462
28. Mitsuda, T., S. Yokota, T. Mori et al.: Demonstration of mother-to-infant transmission of hepatitis B virus by means of polymerase chain reaction. Lancet II (1989) 886–888.
29. Modern vaccines. Lancet 335 (1990) 8688–8703.
30. Naumann, P., G. Nemes: Die Diphtherie und ihre aktuelle Bedeutung. Dtsch. Ärztebl. 79 (1982) 21–28.
31. Pilars de Pilar, C. E.: Schutzimpfungen gegen Diphtherie und Tetanus. In: Spiess, H. (Hrsg.): Schutzimpfungen. Bericht von der Tagung des Deutschen Grünen Kreuzes in Verbindung mit der Deutschen Vereinigung zur Bekämpfung der Viruskrankheiten. Medizinische Verlagsgesellschaft, Marburg 1985.
32. Roggendorf, M., D. Neumann-Haefelin, R. Ackermann: Prophylaxe der Frühsommer-Meningoenzephalitis. Dtsch. Ärztebl. 86 (1989) 1992–1998.
33. Schlesinger, P. A., P. H. Duray, B. A. Burke, A. C. Steere, M. T. Stillman: Maternal-fetal transmission of the Lyme disease, Borrelia burgdorferi. Ann. intern. Med. 103 (1985) 67–68.
34. Steere, A. C., L. Grodzicki, A. N. Kornblatt et al.: The spirochetal etiology of Lyme disease. New Engl. J. Med. 308 (1983) 733.
35. Stehr, K.: Schutzimpfungen gegen Diphtherie und Tetanus. Dtsch. Ärztebl. 82 (1985) 2619–2620.
36. Stickl, H.: Impfungen in der Schwangerschaft. Geburtsh. u. Frauenheilk. 45 (1985) 347–350.
37. Styblo, K.: Schutzimpfungen gegen Tuberkulose. In: Spiess, H. (Hrsg.): Schutzimpfungen, S. 187–193. Medizinische Verlagsgesellschaft, Marburg 1985.
38. Wejstal, R., S. Hermodsson, S. Iwarson, G. Norkrans: Mother

to infant transmission of hepatitis C virus infection. J. Med. Virol. 30 (1990) 178–180.
39. Wissenschaftlicher Beirat der Bundesärztekammer: Stellungnahme zur Röteln-Impfung in der Schwangerschaft. Dtsch. Ärztebl. 82 (1985) 417–418.
40. Zuckerman, A. J.: The elusive hepatitis C virus. Brit. med. J. 299 (1989) 871–872.
41. Zuckerman, A. J.: Hepatitis E virus. Brit. med. J. 300 (1990) 1475–1476.

Überwachung der Schwangerschaft. Pränatale Diagnostik

12 Ultraschall-Screening

K.-H. Schlensker

Inhalt

1	Einleitung	202	3.2.1	Kopf	215
			3.2.2	Rumpf	216
2	Ultraschalldiagnostik in der Frühgravidität	202	3.2.3	Extremitäten	219
			3.3	Kindslage	220
2.1	Sonographisches Bild der Frühgravidität	203	3.4	Intrauteriner Fruchttod	221
			3.5	Mehrlingsschwangerschaft	221
2.2	Treffsicherheit der Sonographie in der Frühgravidität	206	3.6	Plazentographie	223
			3.6.1	Indikationen	223
2.2.1	Fruchtsacknachweis	207	3.6.2	Sonographische Plazentastruktur	223
2.2.2	Embryonachweis	207	3.6.3	Plazentalokalisation	224
2.2.3	Nachweis von Herzaktionen und Bewegungen des Embryos	207	3.6.4	Vorzeitige Lösung der normalsitzenden Plazenta	225
2.3	Biometrie in der Frühgravidität	208	3.6.5	Hydrops placentae	225
2.4	Transvaginale Sonographie in der Frühgravidität	209	3.6.6	Plazentawachstum	226
			3.7	Biometrie des Feten	226
3	Ultraschalluntersuchungen im zweiten und dritten Trimenon	213	3.7.1	Messung der Scheitel-Steiß-Länge	227
			3.7.2	Kephalometrie	227
3.1	Allgemeiner Untersuchungsgang	214	3.7.3	Rumpfmessungen	229
3.2	Sonographische Beurteilung der Anatomie und Physiologie des Feten	215			

1 Einleitung

Die Ultraschalluntersuchung ist seit nunmehr zwei Jahrzehnten ein fester Bestandteil der Diagnostik in Geburtshilfe und Gynäkologie geworden. Die rasche Fortentwicklung der Ultraschallgeräte hat zu einer stetigen Verbesserung der diagnostischen Aussagemöglichkeiten geführt. Die Bedienungsfreundlichkeit und günstige Kostengestaltung der heutigen Real-time-Geräte haben zu ihrer weiten Verbreitung, auch in den Praxen niedergelassener Ärzte, beigetragen. Wesentliche Fortschritte in der Geburtshilfe sind dem breiten Einsatz der Ultraschalldiagnostik zu verdanken. Dem wurde in der Bundesrepublik Deutschland als erstem Land der Welt 1979 Rechnung getragen, indem in den Mutterschaftsrichtlinien zwei routinemäßige Ultraschalluntersuchungen verankert wurden (siehe auch Anhang zu Kap. 5). Es ist zu erwarten, daß sich die Forderung nach einer weiteren Screening-Untersuchung im Rahmen der Mutterschaftsrichtlinien im ersten Trimenon (8. bis 12. Woche) durchsetzen wird.

Im folgenden Beitrag wird vornehmlich auf routinemäßig in der normalen Schwangerschaft erhebbare Befunde eingegangen; spezielle Krankheitsbilder sind in den Kapiteln 17 bis 23 gesondert abgehandelt.

2 Ultraschalldiagnostik in der Frühgravidität

Die folgenden Ausführungen betreffen die transabdominale Sonographie; die zusätzlichen Aussagemöglichkeiten der transvaginalen Sonographie werden im Abschnitt 2.4 behandelt.

Schon 1958 beschrieben Donald und Mitarbeiter die sonographische Diagnose einer Frühschwangerschaft, indem sie den Gestationssack als „Ring" im Uterus nachwiesen.

Die *Beurteilung einer Frühschwangerschaft* stützt sich zunächst auf die Anamnese und klinische Untersuchung. Die früheste Sicherung eines Schwangerschaftsgeschehens ist durch den Nachweis von β-hCG im Serum oder Urin möglich, mit heutigen Methoden bereits vor dem Ausbleiben der Menstruationsblutung. Nur wenig später gelingt sonographisch die bildliche Darstellung der Fruchtanlage. Wenn im Ultraschallbild der Fruchtsack erkennbar ist, verliert die Bestimmung des β-hCG an Bedeutung, erübrigt sich weitgehend beim Nachweis eines Embryos und ist bei sichtbaren Herzaktionen unnötig. Läßt sich bei hormonell nachgewiesener Schwangerschaft spätestens in der sechsten Schwangerschaftswoche sonographisch kein intrauteriner Fruchtsack erkennen, muß an eine gestörte oder extrauterine Gravidität gedacht werden.

Aufgrund sehr zahlreicher Untersuchungen (Übersicht bei [21]) wurde die Harmlosigkeit des diagnostischen Ultraschalls belegt, meistens jedoch nur für Frequenzen zwischen 1 und 3 MHz.

Die Ultraschalluntersuchung in der Frühschwangerschaft erlaubt vielfältige *Aussagen* (Tab. 12-1).

Tabelle 12-1 Anforderungen an eine mögliche Screening-Untersuchung im ersten Trimenon (8. bis 12. Schwangerschaftswoche)

- Uterus- und Adnexdarstellung
- intrauterine Gravidität?
- Embryonachweis
- Vitalitätsnachweis (Herzaktionen, Bewegungsabläufe)
- Mehrlingsgravidität?
- Biometrie (Scheitel-Steiß-Länge, Kephalometrie)
- Festlegen des Gestationsalters
- Auffälligkeiten?
- Befunddokumentation

Zunächst läßt sich durch den Nachweis des Fruchtsackes eine *Schwangerschaft erkennen*. Wenn ein Embryo mit Herzaktionen sichtbar ist, ist die Gravidität stets intakt oder noch intakt. Findet sich ein für das angegebene Gestationsalter zu kleiner Fruchtsack oder Embryo, kann aufgrund einer einmaligen Sonographie die Diagnose einer *definitiv gestörten Schwangerschaft* oftmals nicht gestellt werden, da in 15 bis 20% die Regelangaben unsicher sind oder fehlen. Klare Aussagen werden meist durch Wiederholungsuntersuchungen in geeigneten Zeitabständen (eine Woche) möglich, auch wenn klinische oder hormonelle Untersuchungen dies nicht gestatten. Findet sich ein Fruchtsack ohne Embryo, bei dessen Größe normalerweise ein Embryonachweis stets gelingt, liegt eine eindeutige Störung vor. Differentialdiagnostisch müßte an eine monoamniotische Mehrlingsgravidität gedacht werden, bei der die Früchte noch dem sonographischen Nachweis entgehen können.

Die Diagnose eines *Fruchttodes* wird gestellt, wenn keine Herzaktionen nachweisbar sind, obwohl der Embryo eine Größe aufweist, bei der Herzbewegungen zu sehen sein müßten. Bevor in solchen Fällen die Schwangerschaft beendet wird, besonders, wenn keinerlei klinische Abortsymptomatik vorliegt, empfiehlt sich eine Wiederholung der Untersuchung nach einigen Tagen oder durch einen zweiten, erfahrenen Untersucher.

Aufgrund einer einmaligen Ultraschalluntersuchung ergeben sich oftmals *charakteristische Befunde* bei Abortus incompletus, Blasenmole, Mehrlingsgravidität, Doppelbildung des Uterus, Uterus myomatosus, Intrauterinpessar und Ovarialtumor. Extrauteringraviditäten lassen sich meist schwieriger erkennen. Auf die Möglichkeiten der Sonographie zur Erkennung gestörter Schwangerschaften und zur Bestimmung des Gestationsalters wird auf Band 3 verwiesen.

Die *Indikation* zu einer Sonographie im ersten Trimenon ergibt sich aufgrund der Mutterschaftsrichtlinien bislang nur, wenn ein klinischer Verdacht auf eine gestörte intrauterine oder auf eine extrauterine Gravidität besteht, bei einer klinischen Diskrepanz zwischen Uterusgröße und Gestationsalter sowie bei schwangerschaftsgefährdenden Noxen (Tab. 12-2). Darüber hinaus sind Ultraschalluntersuchungen angezeigt bei Frauen mit habituellen Aborten, Blasenmole und Extrauteringraviditäten in der Vorgeschichte, bei Sterilitätspatientinnen und vor einer Chorionbiopsie (siehe Kap. 16). Bedenkt man, daß es in 10 bis 15% aller klinisch festgestellten Schwangerschaften zu einer Fehlgeburt kommt, wäre eine routinemäßige Ultraschalluntersuchung in der Frühgravidität unbedingt wünschenswert, zeitlich in der 8. bis 12. Woche.

Bei eigenen Untersuchungen ergab eine einmalige Sonographie in 294 klinisch völlig intakten Frühschwangerschaften eine definitive Störung in 6,5%. Die Diagnosen lauteten: Abortus incompletus (1,5%), Embryonalmole (1,5%), Windmole (0,5%), intrauteriner Fruchttod (1%) und Extrauteringravidität, Verdacht auf Extrauteringravidität bzw. Abortus incompletus (2%). In allen Fällen wurde die Diagnose bestätigt. Klinisch unerkannt fanden sich zusätzlich einfache Ovarialzysten in 7%, Zwillingsschwangerschaften in 1,4% und ein Uterus myomatosus in 1%. Bei den sonographisch intakten Graviditäten kam es nur in 3% später zu einem Abort. Durch die einmalige Ultraschalluntersuchung konnten den meisten Frauen die Gefahren und Unannehmlichkeiten eines unerwarteten Abortgeschehens erspart werden.

2.1 Sonographisches Bild der Frühgravidität

Die Aussagemöglichkeiten der Sonographie sind besonders in der Frühgravidität sehr von der Art und Qualität des Gerätes und der Erfahrung des Untersuchers abhängig. In der Beurteilung des kleinen Beckens sind die Sektor-Scanner und die kaum noch benutzten Compound-Scanner den Linear-Scannern überlegen. Die Untersuchungen in der frühen Gravidität werden erschwert durch Adipositas, starke Schambehaarung und Lageanomalien des Uterus. Eine wichtige Voraussetzung ist eine gut gefüllte Harnblase; sie verdrängt störende Darmschlingen, eleviert den Uterus, bietet geringen Schallwiderstand und läßt an ihrer Hinterfläche den Uterus sehr gut erkennen. Im Untersuchungsablauf sollte der Uterus sowohl längs als auch quer bis an seine Grenzen in Serienschnitten dargestellt werden. Dies ist besonders wichtig für die Erkennung der sehr frühen Schwangerschaft, da die Implantation meist exzentrisch im fundalen Uterusabschnitt erfolgt. Weiter empfiehlt sich eine Beurteilung der Adnexe (Tumor, Corpus luteum, Luteinzyste, Extrauteringravidität) und des Douglas-Raumes (Flüssigkeit als Hinweis für eine Zystenruptur oder Extrauteringravidität).

Fruchtsack

Die sonographische Erstdiagnose einer Gravidität wird durch den Nachweis des Fruchtsackes oder Gestationssackes – auch als Fruchtblase oder Fruchthöhle bezeichnet – erbracht.

Der sonographisch dargestellte Fruchtsack entspricht anatomisch dem Chorion und der Chorionhöhle. In der Chorionhöhle befindet sich der Embryo mit dem ihn umgebenden Amnion in der Amnionhöhle (Abb. 12-1 bis 12-4). Die Amnionhöhle dehnt sich in den ersten Schwangerschaftswochen rasch aus, so daß sich etwa in der 10. bis 12. Woche das Amnion von innen an das Chorion anlegt. Bis zu diesem Zeitpunkt kann mit hochauflösenden Ultraschallgeräten das dünne Amnion innerhalb der Chorionhöhle linienförmig abgebildet werden (Abb. 12-4). Von der Implantationsstelle der Fruchtanlage ausgehend, wird das Cho-

Tabelle 12-2 Indikationen zur Sonographie im ersten Trimenon der Schwangerschaft laut Mutterschaftsrichtlinien. (Wortlaut im Anhang zu Kap. 5, Anlage 1 zu Abschn. B 4a)

- Verdacht auf gestörte intrauterine Frühschwangerschaft (z.B. bei liegendem IUP, Uterus myomatosus, Adnextumor, uteriner Blutung)
- Nachweis einer intrauterinen Schwangerschaft bei zwingendem Verdacht auf extrauterine Schwangerschaft
- Diskrepanz zwischen Uterusgröße und Gestationsalter
- Schwangerschaftsgefährdende Unfälle und Intoxikationen

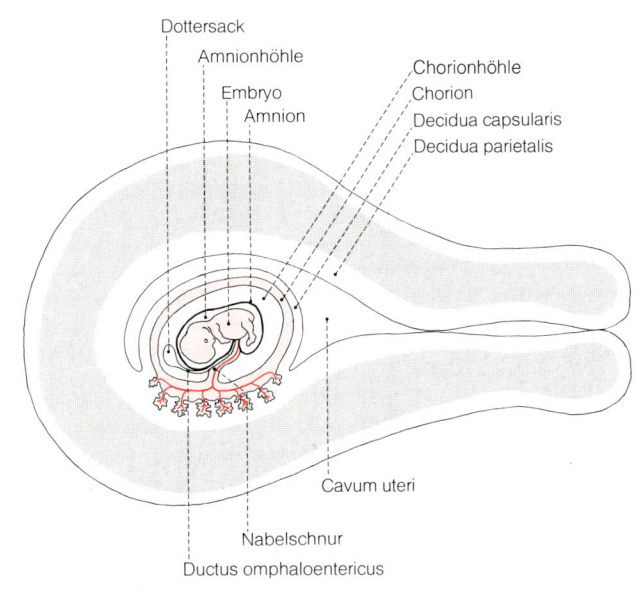

rion von der Decidua capsularis überzogen. Zwischen der den Uterus innen auskleidenden Decidua parietalis und der Decidua capsularis findet sich in den ersten Schwangerschaftswochen noch spaltförmig das Cavum uteri, welches sich manchmal sonographisch erkennen läßt (siehe auch Kap. 3, Abb. 3-1). Dies ist besonders der Fall, wenn sich im Cavum uteri etwas Sekret befindet oder geringste Blutmengen, die im Zusammenhang mit der Implantation oder bei Störungen der Gravidität auftreten können (Abb. 12-5). Am Ende des dritten Schwangerschaftsmonats verkleben Decidua capsularis und parietalis; der uterine Spalt verschwin-

◁ Abb. 12-1 Schematische Darstellung des Fruchtsackes mit Inhalt im Uterus, etwa 10. Schwangerschaftswoche.

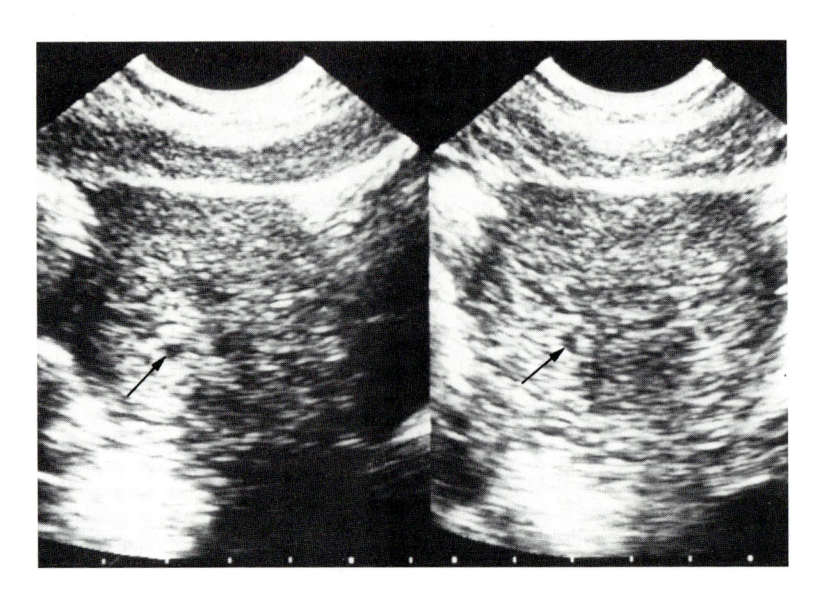

Abb. 12-2 Gravidität zu Beginn der 5. Amenorrhöwoche. Fruchtsack (→) mit einem Durchmesser von 3 mm eben erkennbar, β-hCG im Serum 200 mIE/ml. Links: Längsschnitt, rechts: Querschnitt. Harnblase kaum gefüllt.

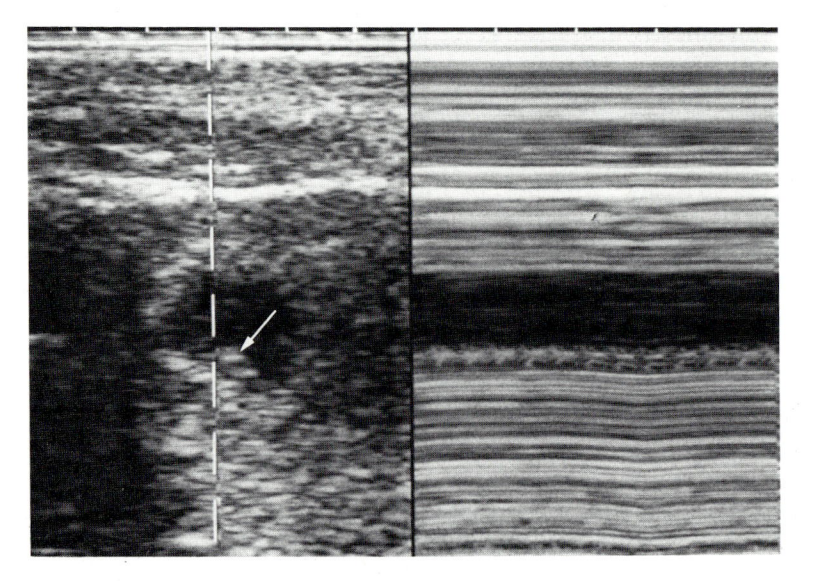

Abb. 12-3 Gravidität am Ende der 6. Amenorrhöwoche.
Links: Fruchtsack mit Embryo (→) im Linear-Scan. Die gestrichelte senkrechte Linie bezeichnet die Schnittebene des Time-motion-Bildes. Rechts: Registrierung der Herzaktionen im gleichzeitigen Time-motion-Bild.

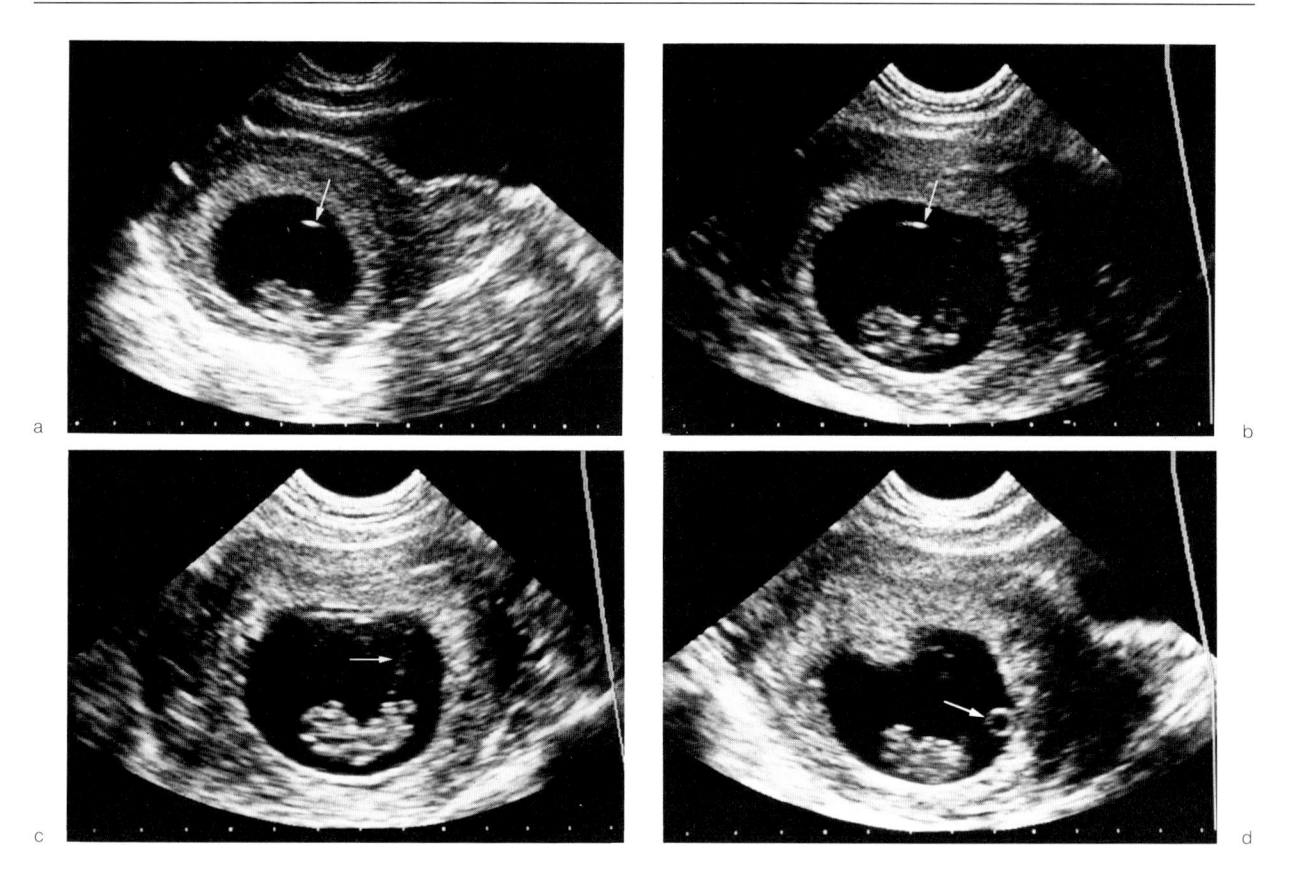

Abb. 12-4 Zehnte Amenorrhöwoche, Fruchtsack mit Embryo, Amnion, Nabelschnur und Dottersack.
a) und b) Amnion (→) nahe dem Chorion auf kurzer Strecke linienförmig im Längsschnitt (a) und auch im Querschnitt (b) abgebildet
c) Embryo leicht gebeugt; Nabelschnur → d) Dottersack →, dem Chorion anliegend, kreisrund, Durchmesser 6 mm

det. Etwa ab der zehnten Woche beginnt die Rückbildung des Chorion frondosum und die Entwicklung der Plazenta. Im sonographischen Bild wird die bis dahin relativ breite, hell leuchtende und bei guter Geräteauflösung locker erscheinende Begrenzung des Fruchtsackes schmaler. Der mit Flüssigkeit gefüllte Binnenraum des Fruchtsackes läßt sich weiterhin sonographisch scharf abgrenzen, so daß auch nach der zehnten Woche Messungen gut möglich sind. Bei tiefer Implantation kommt es gehäuft zu Aborten und Frühgeburten. Die extremste Form der tiefen Implantation als Zervixhöhlengravidität kann sonographisch vor dem Auftreten klinischer Symptome diagnostiziert werden (Abb. 12-6).

In den ersten Schwangerschaftswochen ist der Gestationssack kugelig; im Schnittbild entsteht ein kreis- oder ringförmiges Bild. Im weiteren Wachstum paßt er sich den vorgegebenen räumlichen Verhältnissen des Cavum uteri an, so daß er nach der sechsten Woche eine mehr birnenförmige Gestalt annimmt. Entsprechend verhalten sich die verschiedenen Fruchtsackdurchmesser (Tab. 12-3). Der Längsdurchmesser ist meistens auch der größte; in fast allen Fällen ist der anteroposteriore Durchmesser am kleinsten. Nach der

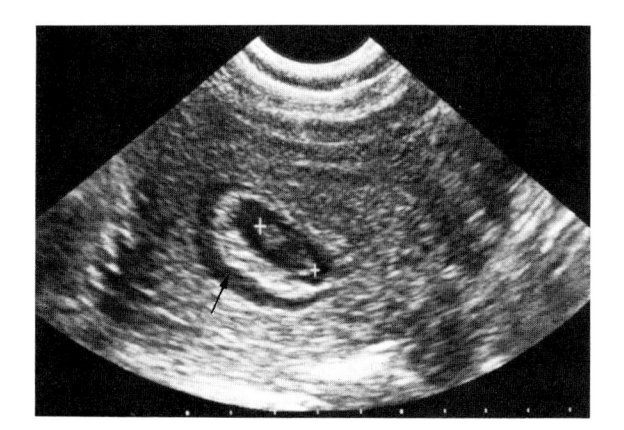

Abb. 12-5 Leichte Blutung in der 8. Schwangerschaftswoche p.m. Fruchtsack mit Embryo. Herzaktionen nachweisbar. Darstellung des Cavum uteri (→) aufgrund einer Blutansammlung zwischen Fruchtsack und Uteruswand. Absterben des Embryos nach sechs Tagen mit nachfolgendem Abort.

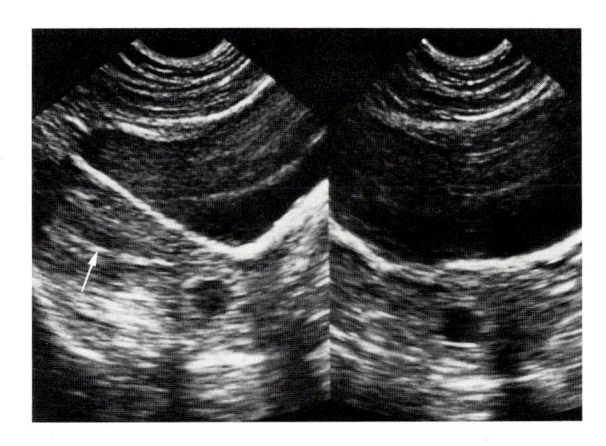

Abb. 12-6 Zervixgravidität in der 6. Amenorrhöwoche; Zufallsbefund bei fehlender klinischer Symptomatik. Problemlose Kürettage.
Links: Längsschnitt (vereinbarungsgemäß ist der kaudale Pol rechts, der kraniale Pol links dargestellt).
Rechts: Querschnitt. Fruchtsack mit kräftiger Struktur des Chorions in der Zervix. Im Korpus hochaufgebaute Dezidua (→).

zehnten Woche ist die Form des Fruchtsackes oft weniger gleichmäßig, so aufgrund der verstärkten hormonellen Auflockerung der Uterusmuskulatur im Bereich der Plazenta, lokaler uteriner Kontraktionen, stark gefüllter Harnblase und von Myomen.

Embryo

Ab der sechsten bis siebten Schwangerschaftswoche erkennt man im Gestationssack embryonale Strukturen, zunächst punkt- oder fleckförmig, dann walzenförmig. Wenig später gelingt eine Differenzierung zwischen Kopf und Rumpf. Bei guter Auflösung kann die Extremitätenentwicklung etwa ab der zehnten Woche beobachtet werden, besonders bei Bewegungen. Etwas früher gelingt der Nachweis von Rumpfbewegungen. Die Nabelschnur wird zwischen der achten und zehnten Woche sichtbar (Abb. 12-4c).

Dottersack

Der Dottersack läßt sich bei gezielter Suche zwischen der achten und zehnten Woche aufgrund seiner kräftigen Kontur regelmäßig finden. Er ist kugelig und dementsprechend im Schnittbild kreisrund; sein Durchmesser beträgt 3 bis 6 mm. Er liegt zwischen Amnion und Chorion und wird bei embryonalen Bewegungen meist mitbewegt. Wichtig ist, daß der Dottersack nicht verwechselt wird mit dem Kopf eines Embryos, einer Mißbildung (Meningozele, Omphalozele) oder mit einem zweiten Embryo und daß er bei Bestimmungen der Scheitel-Steiß-Länge nicht mitgemessen wird (Abb. 12-4d) [16, 20].

2.2 Treffsicherheit der Sonographie in der Frühgravidität

Entwicklung und Wachstum der Fruchtanlage bzw. des Embryos verlaufen in den ersten Schwanger-

Tabelle 12-3 Mittelwerte und doppelte Standardabweichung ($\bar{x} \pm 2s$) in mm der verschiedenen Fruchtsackdurchmesser und der Scheitel-Steiß-Länge in Abhängigkeit von der Schwangerschaftswoche (SSW). Benutzte Schallgeschwindigkeit 1540 m/s; transabdominale Messung

SSW	Fruchtsackdurchmesser										Scheitel-Steiß-Länge	
	längs ($\bar{x} \pm 2s$)		quer ($\bar{x} \pm 2s$)		a-p ($\bar{x} \pm 2s$)		größter ($\bar{x} \pm 2s$)		mittlerer ($\bar{x} \pm 2s$)		($\bar{x} \pm 2s$)	
5	8	4	8	4	8	4	8	4	8	4		
6	16	4	15	4	14	7	18	4	15	5		
7	25	11	22	9	17	8	25	10	21	7	9	4
8	31	11	29	10	21	9	33	14	27	9	14	8
9	37	11	35	14	24	11	39	12	32	12	19	6
10	44	16	41	16	27	13	45	18	37	14	26	7
11	52	15	46	16	30	10	53	16	43	12	36	9
12	59	12	51	17	34	16	60	16	48	13	49	10
13	66	14	61	17	36	15	66	16	54	11	60	11
14											70	8
15											84	10
16											98	14

schaftswochen äußerst rasch. So verdoppelt sich der mittlere Fruchtsackdurchmesser zwischen der sechsten und achten Woche oder die Scheitel-Steiß-Länge zwischen der siebten und neunten Woche. Für die Praxis der Ultraschalldiagnostik ergibt sich daraus, daß Untersuchungen in relativ kurzen zeitlichen Abständen zuverlässigere und gegebenenfalls auch völlig neue Aussagen erbringen können.

Bedeutungsvoll ist die Kenntnis des Gestationsalters, bei dem Aussagen frühestens oder immer erbracht werden können. Allerdings hängt die Treffsicherheit der Sonographie nicht nur vom Gestationsalter ab, sondern auch von der Qualität des benutzten Gerätes und der Erfahrung des Benutzers.

2.2.1 Fruchtsacknachweis

Bei eingehenden Untersuchungen kamen die meisten Arbeitsgruppen zu dem Ergebnis, daß die Fruchthöhle *frühestens in der fünften,* meistens in der sechsten und sicher in der siebten Amenorrhöwoche nachweisbar ist. In der sehr frühen Gravidität erweisen sich Sektor-Scanner im Vergleich zu Linear-Scannern meist als etwas vorteilhafter.

Bei eigenen Untersuchungen mit einem mechanischen Sektor-Scanner (Combison 100; Kretz-Technik, 3,5 MHz) gelang der Nachweis normal verlaufender Schwangerschaften in der fünften Amenorrhöwoche sicher in 76%, fraglich in 8% und nicht in 16%. Nach Abschluß der fünften Woche ließ sich der Fruchtsack in allen Fällen erfassen (Tab. 12-4). Mit einem modernen Sektor-Scanner (Sonoline SL; Siemens, 5 MHz) gelang uns der früheste Schwangerschaftsnachweis bei einem Fruchtsackdurchmesser von 3 mm und einem β-hCG-Wert im Serum von 200 mIE/ml.

Tabelle 12-4 Zeitpunkt der sonographischen Nachweisbarkeit des Fruchtsackes, Embryos und embryonalen Lebens in 223 normalen Graviditäten

Ultraschalluntersuchung	Amenorrhöwoche					
	5	6	7	8	9	10
Fruchtsacknachweis (%)						
negativ	16	–	–	–	–	–
fraglich positiv	8	–	–	–	–	–
positiv	76	100	100	100	100	100
Embryonachweis (%)						
negativ	100	40	27	7	3	–
fraglich positiv	–	53	50	19	–	–
positiv	–	7	23	74	97	100
Lebensnachweis (%)						
negativ	100	81	45	11	3	–
fraglich positiv	–	19	37	19	–	–
positiv	–	–	18	70	97	100

2.2.2 Embryonachweis

Der Nachweis von embryonalen Strukturen bereits in der achten Woche post menstruationem wurde schon 1964 von Sunden angegeben. 1973 erbrachte Robinson den Embryonachweis bereits eine Woche früher und entwickelte die Messung der Scheitel-Steiß-Länge (crown-rump length) und erzielte damit eine damals kaum glaubhafte Sicherheit in der Beurteilung des Gestationsalters von ± zwei Tagen. Hackelöer und Hansmann gaben 1976 als *frühesten Zeitpunkt* für den Embryonachweis die *siebte Woche* an und konnten ihn in der achten Woche meistens und in der neunten Woche stets erbringen. Dies entspricht auch eigenen Erfahrungen. Es kann jedoch auch später gelegentlich schwierig sein, den Embryo sichtbar zu machen, so bei Retroflexio uteri, Uterus myomatosus, adipöser Patientin, unzureichenden Untersuchungsbedingungen (leere Harnblase, Wiederholungsechos, Gerätestörung) und bei ruhendem Embryo (Literatur bei [25]).

2.2.3 Nachweis von Herzaktionen und Bewegungen des Embryos

Zur Sicherung einer intakten oder noch intakten Schwangerschaft steht der Nachweis embryonaler Herzaktionen oder Bewegungen ganz im Vordergrund. Weniger aussagekräftig sind die Darstellung und Messung des Fruchtsackes sowie des Embryos.

Der fehlende Nachweis von *Herzaktionen* berechtigt jedoch erst dann zu einem Schwangerschaftsabbruch, wenn der Embryo eine Größe aufweist, bei der in intakten Schwangerschaften stets Herzaktionen registriert werden können. Um jeden Irrtum auszuschließen, sollte die Diagnose durch einen zweiten Untersucher oder eine Kontrolluntersuchung nach einigen Tagen gesichert werden, vor allem, wenn klinisch keine Abortsymptomatik besteht.

Das Herz beginnt am 21. Tag nach der Konzeption zu schlagen. Ein sonographischer Lebensnachweis des Embryos ist somit *frühestens zu Beginn der sechsten Amenorrhöwoche* möglich.

Über die Beobachtung aktiver embryonaler *Bewegungen* im Real-time-Schnittbild wurde Anfang der siebziger Jahre berichtet. Verschiedene Untersuchergruppen stimmten darin überein, daß Bewegungen *frühestens ab der achten Woche p.m.* nachweisbar oder durch Stoßpalpation provozierbar sind und sich ab der zehnten Woche bei allen intakten Graviditäten darstellen lassen [26].

Bei den ersten Bewegungen handelt es sich um komplexe Rumpfbewegungen; Extremitätenbewegungen sind erst ab der neunten Woche nach Ausbildung der entsprechenden Muskelgruppen zu beobachten.

Mit den Bewegungsmustern des Kindes in der frühen Schwangerschaft beschäftigten sich besonders Haller und Mitarbeiter, Reinold und Schmidt und Mitarbeiter (Literatur in [25]).

Reinold unterscheidet zwischen verschiedenen Bewegungstypen, um Prognosen zum Schwangerschaftsausgang zu machen: 1. starke ruckartige Bewegungen mit Beteiligung des gesamten Körpers und Lageänderung des Embryos, 2. fluktuierende Bewegungen, und 3. träge Bewegungen. Wenn trotz Stoßpalpation der Embryo in seinem Bewegungsverhalten nicht aktiviert werden konnte, ergab sich bei fehlenden oder bei trägen Bewegungen gehäuft eine Störung der Schwangerschaft.

Es muß jedoch betont werden, daß sich aufgrund eines gestörten Bewegungsverhaltens oder auch fehlender Spontanbewegungen bei nachweisbaren Herzaktionen keine klinischen Konsequenzen im Sinne des Schwangerschaftsabbruches ergeben.

2.3 Biometrie in der Frühgravidität

Sobald sich eine Schwangerschaft im Ultraschallschnittbild darstellen läßt, können auch Messungen der erkennbaren Strukturen durchgeführt werden. Die Biometrie in der frühen Gravidität erlaubt vor allem eine äußerst exakte Beurteilung des Gestationsalters, Verlaufsmessungen tragen zur Differenzierung zwischen intakter und gestörter Gravidität bei. Messungen der Scheitel-Steiß-Länge sind frühestens am Ende der sechsten Woche möglich, Messungen des Kopfes und Rumpfes ab der neunten bis zehnten (siehe auch Abschn. 3.7).

Messungen des *Fruchtsackes* (Chorionhöhle) erfolgen an der inneren Begrenzung, die sich sonographisch stets gut abgrenzen läßt (Abb. 12-7). Der größte Fruchtsackdurchmesser ist meist mit dem Längsdurchmesser identisch; am kleinsten ist fast immer der anteroposteriore Durchmesser. Gemessen wird weiter der quere Fruchtsackdurchmesser. Aus den drei verschiedenen Durchmessern läßt sich der mittlere Fruchtsackdurchmesser errechnen, der die beste Beurteilung des Gestationsalters erlaubt. Nur wenig ungenauer ist die Terminvorhersage unter Verwendung des größten Fruchtsackdurchmessers. Die Bestimmung des Fruchtsackvolumens mittels mehrerer Serienschnitte konnte sich wegen des großen Aufwandes nicht durchsetzen (Literatur bei [25]).

Zur *Terminvorhersage* sollten nicht die Wachstumstabellen oder -kurven verwendet werden, sondern

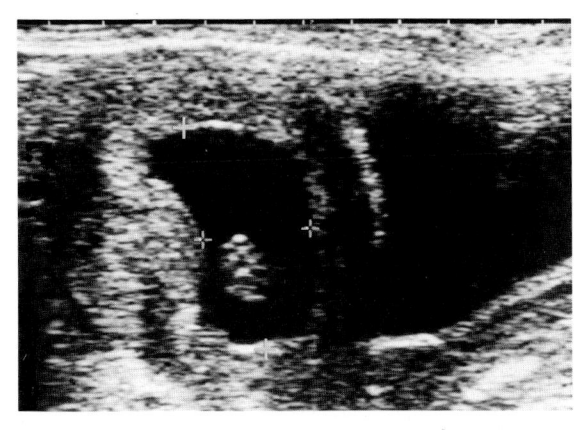

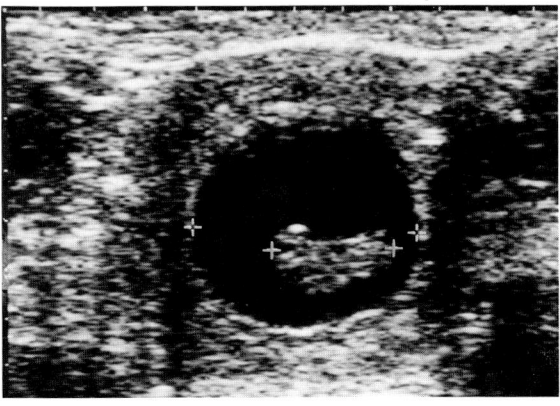

Abb. 12-7 Biometrie in der 10. Amenorrhöwoche; Linear-Scan.
a) Längsschnitt. Messung des Längs- (+ – +) und a.-p.-Durchmessers (-|- – -|-) des Gestationssackes, 47 bzw. 22 mm.
b) Querschnitt. Messung des queren Fruchtsackdurchmessers (-|- – -|-, 46 mm) und der Scheitel-Steiß-Länge (+ – +, 25 mm)

Normwerttabellen, die das Gestationsalter in Abhängigkeit vom Meßwert angeben.

Mit der Darstellung des Embryos und Messung der Scheitel-Steiß-Länge (Abb. 12-7) tritt die Bestimmung der Fruchtsackgröße in den Hintergrund. Die Scheitel-Steiß-Länge nimmt im Vergleich zum mittleren Fruchtsackdurchmesser sehr viel rascher zu und ermöglicht daher eine bessere Bestimmung des Gestationsalters. In der Tabelle 12-3 sind die Normwerte für die Fruchtsackdurchmesser und Scheitel-Steiß-Länge in der Frühgravidität zusammengestellt. Die Wachstumskurve des mittleren Fruchtsackdurchmessers und der Scheitel-Steiß-Länge zeigen die Abbildungen 12-8 und 12-9.

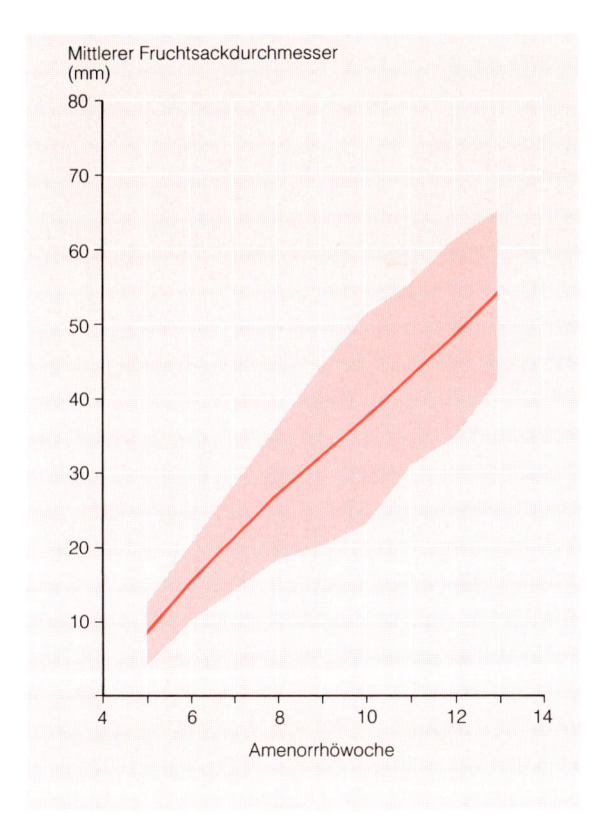

Abb. 12-8 Mittlerer Fruchtsackdurchmesser in Abhängigkeit von der Amenorrhödauer (Mittelwerte und doppelte Standardabweichung); benutzte Schallgeschwindigkeit 1540 m/s.

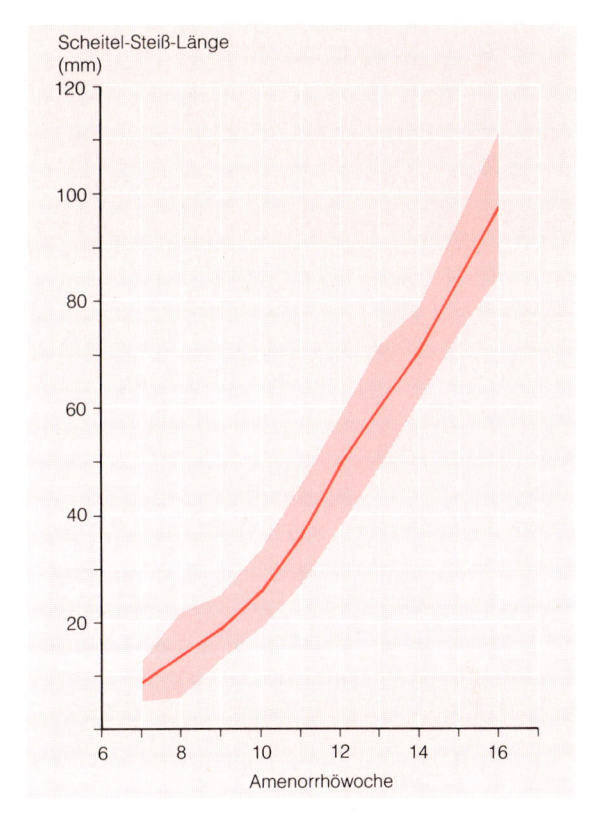

Abb. 12-9 Scheitel-Steiß-Länge in Abhängigkeit von der Amenorrhödauer (Mittelwerte und doppelte Standardabweichung); benutzte Schallgeschwindigkeit 1540 m/s.

2.4 Transvaginale Sonographie in der Frühgravidität

Die transabdominale Sonographie wird in der Frühgravidität und der Diagnostik im kleinen Becken zunehmend ergänzt und deutlich verbessert durch die transvaginale Sonographie. Bei der transvaginalen Sonographie kann der Schallkopf relativ nahe an die Organe des kleinen Beckens herangeführt werden, so daß sie in seinem Fokusbereich liegen und besonders klar zur Abbildung gelangen. Im Vergleich zur transabdominalen Sonographie können höhere Schallfrequenzen eingesetzt werden, wodurch das Auflösungsvermögen deutlich größer wird.

Da die Untersuchung *bei leerer Harnblase* vorteilhaft ist, entfallen Wartezeiten bis zur Füllung der Harnblase wie bei der transabdominalen Sonographie; die Untersuchung kann somit auch unmittelbar im Anschluß an eine gynäkologische Untersuchung erfolgen. Dabei kann das zu beurteilende Organ mit dem Schallkopf verschoben oder gedrückt werden, so daß zusätzlich Aussagen zur Mobilität oder Schmerzhaftigkeit des untersuchten Organs möglich sind. Aufgrund dieser Vorteile setzt sich die transvaginale gegenüber der transabdominalen Sonographie immer mehr durch.

Die *Untersuchung* erfolgt in Rückenlage der Patientin mit angewinkelten Beinen oder auf dem gynäkologischen Untersuchungsstuhl. Der Schallkopf wird mit Kontaktgel bedeckt und mit einem Kondom überzogen, auf welches ebenfalls Ultraschallgel aufgetragen wird. Bereits beim Einführen der Ultraschallsonde läßt sich schon die Zervix darstellen, vorteilhaft in Sagittalschnitten. Es folgt die Erfassung des Corpus uteri mit seinem Inhalt in Sagittal- und Querschnitten; zusätzlich werden die Adnexe und der Douglas-Raum untersucht. Veränderte Adnexe, die sich oberhalb des kleinen Beckens befinden, können sich der transvaginalen Untersuchung entziehen, so daß die kombinierte Untersuchung mit der transabdominalen Sonographie ratsam erscheint. Bei der *Bildanordnung* bevorzugen wir folgende Darstellung: Im Aufblick auf den Monitor erscheint bei Sagittalschnitten kranial oben, ventral links und dorsal rechts; bei Querschnitten kranial oben, rechts links und links rechts (Abb. 12-10).

12 Ultraschall-Screening

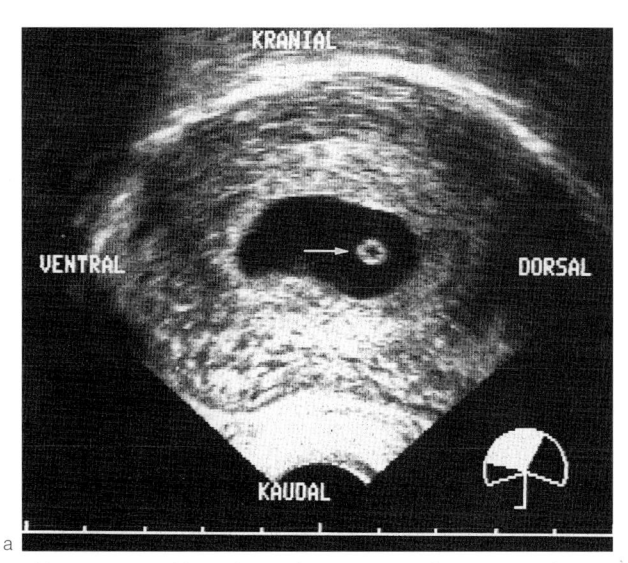

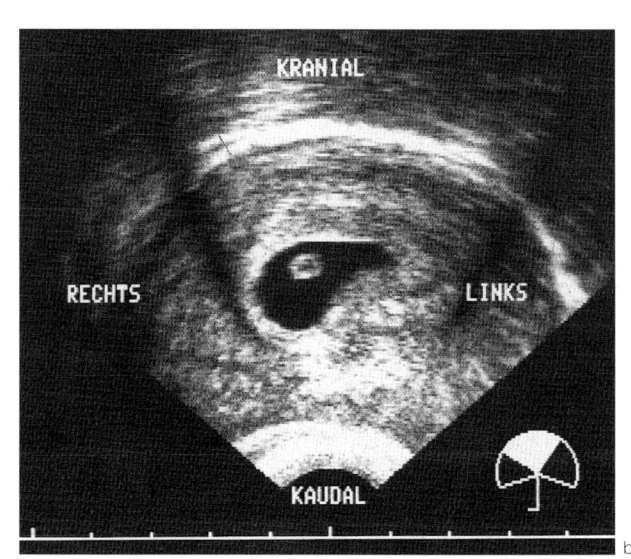

Abb. 12-10 Bildanordnung bei transvaginaler Sonographie. Frühgravidität, 47. Tag. Mittlerer Fruchtsack-(Chorion-)Durchmesser 18 mm. → Dottersack.
a) Sagittalschnitt; b) Querschnitt

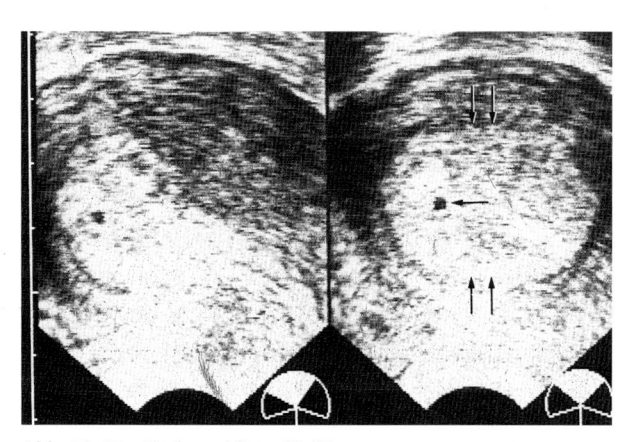

Abb. 12-11 Frühgravidität, 32. Tag.
↑ = Chorionhöhle, Durchmesser 2 mm;
↑↑ = kräftig entwickelte Schwangerschaftsdezidua
Links Sagittalschnitt, rechts Querschnitt.

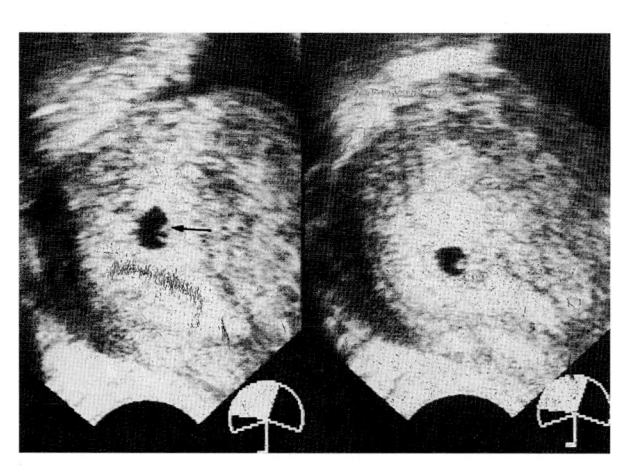

Abb. 12-12 Frühgravidität, 37. Tag; → = Chorionhöhle mit soeben erkennbarem Dottersack.

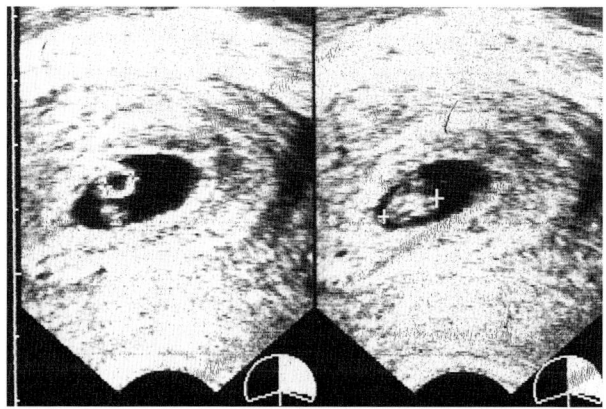

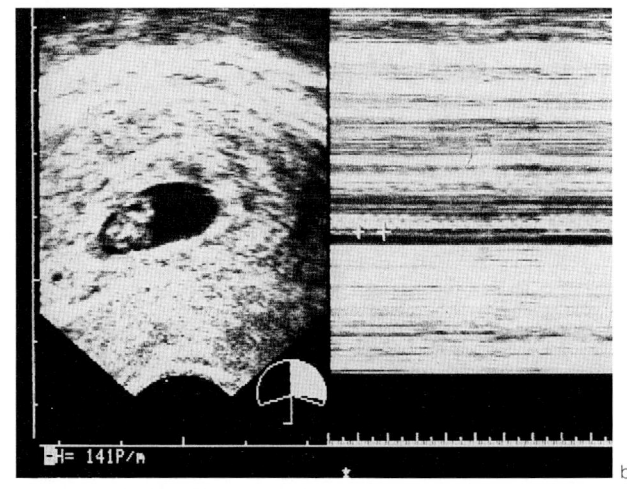

Abb. 12-13 Frühgravidität, 48. Tag.
a) Chorionhöhle mit Dottersack, Dottersackdurchmesser 4,6 mm; Embryo mit Scheitel-Steiß-Länge von 8,9 mm
b) Bestimmung der embryonalen Herzfrequenz bei gleichzeitiger Darstellung der Herzaktionen im Schnittbild und im Time-motion-Verfahren, 141/min

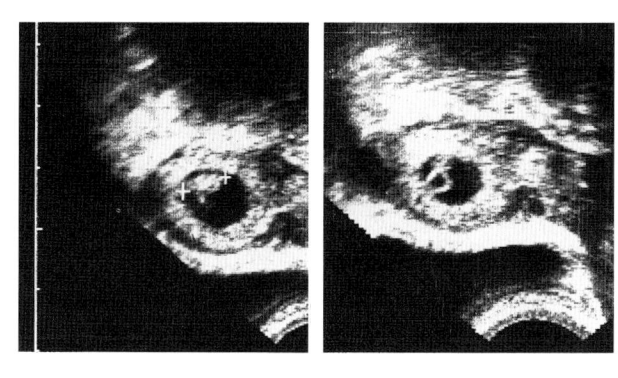

Abb. 12-14 Intakte Tubargravidität, 46. Tag, Serum-β-hCG 11 480 mIE/ml.
Im ampullären Tubenabschnitt ist das Chorion typisch ringförmig dargestellt. In der Chorionhöhle sind das Embryo (mit Herzaktionen, SSL 7 mm) und der Dottersack nachweisbar.

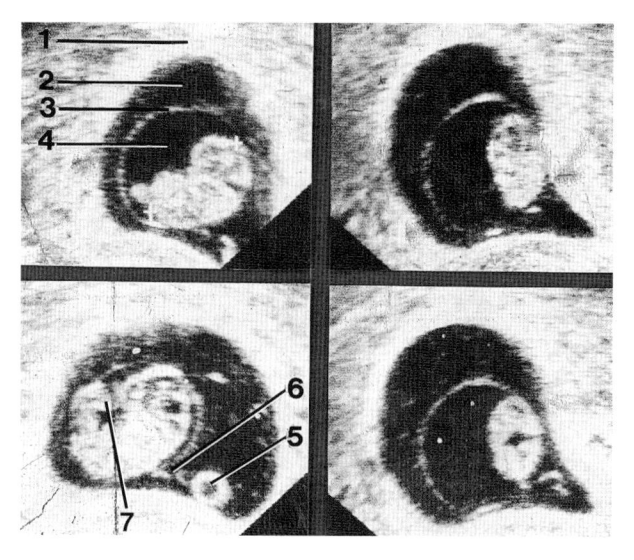

Abb. 12-16 Frühgravidität, 59. Tag. Chorion = 1, Chorionhöhle = 2, Amnion = 3, Amnionhöhle = 4, Dottersack = 5, Ductus omphaloentericus = 6, Nabelschnur = 7.
Obere Bildhälfte: Messung der Scheitel-Steiß-Länge (19 mm) und des biparietalen Durchmessers (9 mm)
Untere Bildhälfte: Im embryonalen Köpfchen echoleere Anlage der Hirnventrikel erkennbar. Das dem Köpfchen und Rücken eng anliegende Amnion (Bild unten links) darf nicht mit einer „Nackenblase" verwechselt werden.

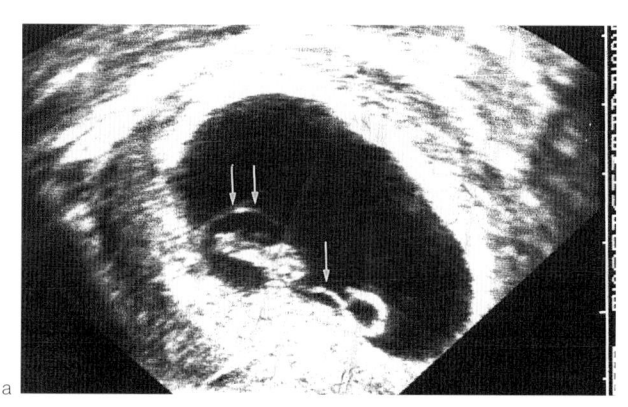

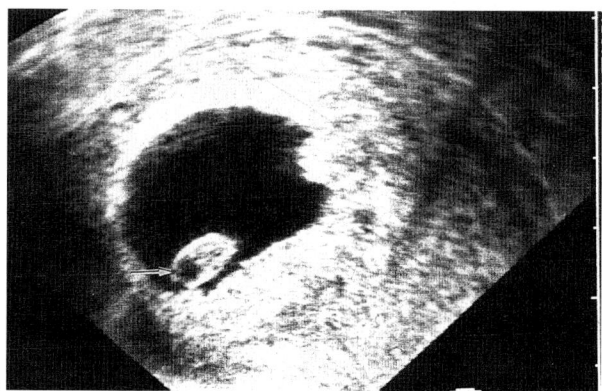

Abb. 12-15 Frühgravidität, 54. Tag.
a) Amnionhöhle im Vergleich zur Chorionhöhle noch relativ klein, Amnion (↑↑) dem Embryo (SSL 14 mm) noch eng anliegend. Darstellung des Dottersacks mit Ductus omphaloentericus (↑)
b) Fruchthöhle mit Kopf des Embryos (biparietaler Durchmesser 6 mm): Deutlich abgegrenztes, echoleeres Endhirnbläschen (single ventricle) (↑)

Die in der Frühgravidität mit der transabdominalen Sonographie erhebbaren Befunde (siehe Abschn. 3.2 und 3.3) lassen sich durch die Vaginosonographie in der Regel früher, genauer und leichter erkennen.

Die *Chorionhöhle* ist ein bis drei Tage nach Ausbleiben der Periode mit einem Durchmesser von 2 bis 3 mm sichtbar (Abb. 12-11). Gegen Ende der 5. Amenorrhöwoche läßt sich in ihr der Dottersack (Abb. 12-10 und 12-12) erkennen, wodurch eine eindeutige Abgrenzung gegenüber einem „Pseudogestationssack" ermöglicht wird.

Der *Embryo* mit Herzaktionen wird gegen Ende der 6. Amenorrhöwoche nachweisbar; damit gelingt erstmals auch die Scheitel-Steiß-Messung (Abb. 12-13 und 12-14). Die Herzaktionen sollten in normalen Schwangerschaften spätestens nach sechs Wochen plus zwei Tagen erfaßbar sein (Abb. 12-13). Die Amnionhöhle wird erst nach der 7. Woche sichtbar, da vorher das Amnion dem Embryo zu dicht anliegt (Abb. 12-15 und 12-16). Ab der 8. Woche kann die Entwicklung der Hirnventrikel beobachtet werden; dabei kommt zunächst das noch ungeteilte Endhirnbläschen zur Darstellung. Bereits wenig später haben sich die Seitenventrikel entwickelt; zusätzlich können der Plexus chorioideus und die Falx cerebri abgebildet werden (Abb. 12-15 bis 12-19). Die Messung des biparietalen Durchmessers gelingt ab der 7. bis 8. Woche (Abb. 12-15 und 12-16); zum gleichen Zeitpunkt läßt sich bereits die Wirbelsäule erkennen. Die physiologische Nabelschnurhernie (Abb. 12-17) wird ab der 7. bis 8. Woche sichtbar und bildet sich im Regelfall bis zur 12. Woche zurück [3, 5, 6, 8, 15, 16, 18, 19, 20, 27].

Abb. 12-17 Frühgravidität, 64. Tag.
a) Embryo längs, Scheitel-Steiß-Länge 26 mm
b) Kopf mit Anteilen des Ventrikelsystems; physiologischer Nabelschnurbruch (↑↑); Nabelschnur (↑)
c) obere Pfeile wie 12-17b; der untere Pfeil bezeichnet den dem Nacken des Embryos angelagerten Dottersack

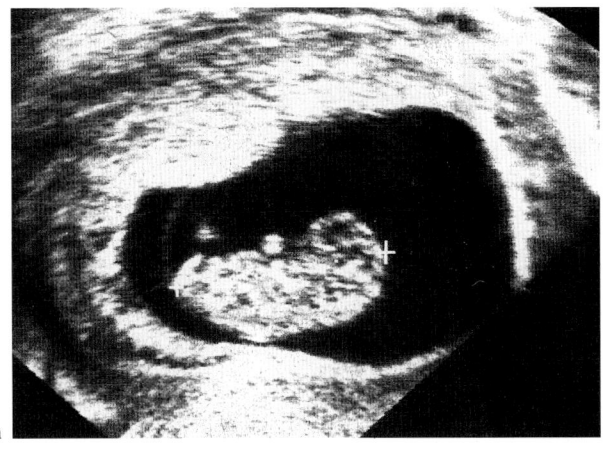

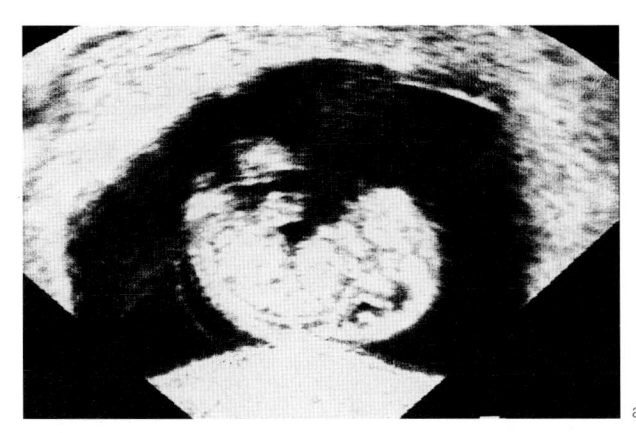

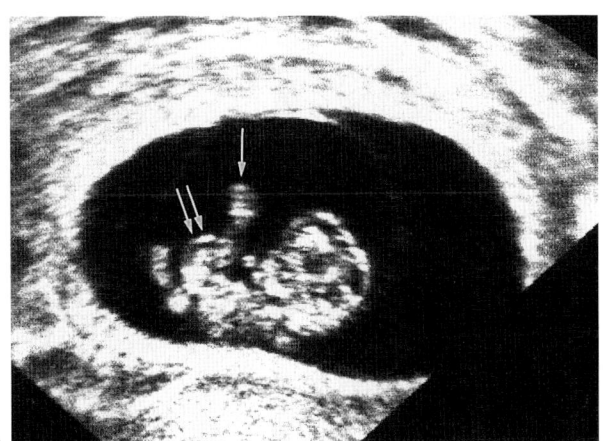

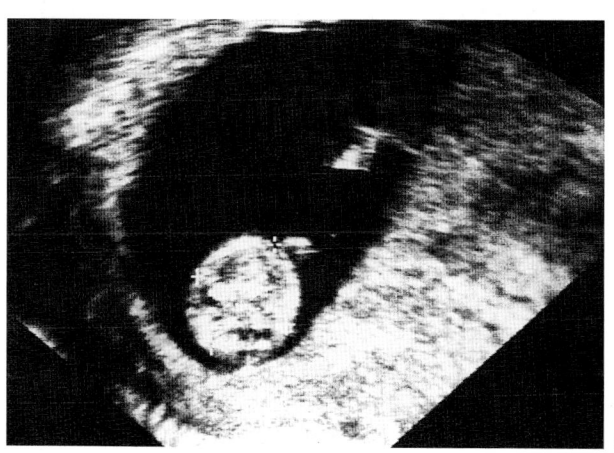

Abb. 12-18 Frühgravidität, 71. Tag.
a) Embryo median längs geschnitten mit gut erkennbarem Neuralrohr und Nabelschnuransatz
b) Kopf mit Anteilen des Ventrikelsystems; biparietaler Durchmesser 14 mm, frontookzipitaler Durchmesser 16 mm

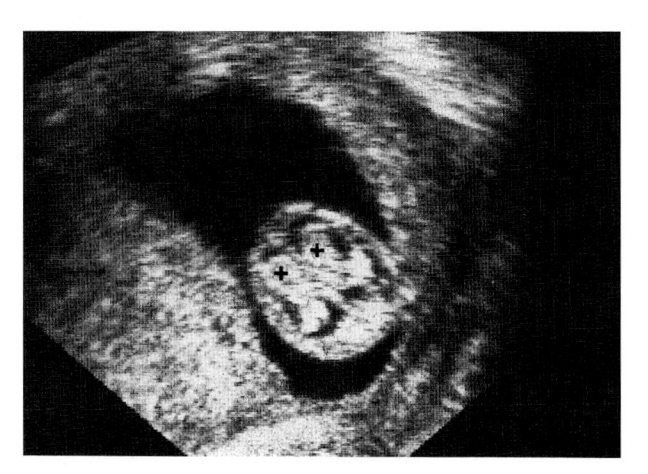

Abb. 12-19 Frühgravidität, 78. Tag.
Kopf mit Seitenventrikel, Plexus chorioideus (+) und Falx cerebri. Biparietaler Durchmesser 18 mm, frontookzipitaler Durchmesser 22 mm.

3 Ultraschalluntersuchungen im zweiten und dritten Trimenon

Nach den Mutterschaftsrichtlinien (Wortlaut im Kap. 5, Anhang) sollen durch die ärztliche Betreuung während der Schwangerschaft und nach der Entbindung mögliche Gefahren für Leben und Gesundheit von Mutter oder Kind abgewendet sowie Gesundheitsstörungen rechtzeitig erkannt und der Behandlung zugeführt werden. In diesem Rahmen war die Bundesrepublik Deutschland 1979 das erste Land, in dem zwei routinemäßige Ultraschalluntersuchungen in der Schwangerschaft eingeführt wurden.

Um eine gewisse *Qualitätssicherung* zu erreichen, wurden auf Empfehlung der kassenärztlichen Bundesvereinigung regional Verordnungen über die Durchführung und Abrechnung von Ultraschalluntersuchungen in der Kassenpraxis beschlossen. Es wurden sowohl fachliche als auch apparative Mindestvoraussetzungen sowie eine sachgerechte Dokumentation festgelegt [12].

Aufgrund von Abschnitt A, Nummer 5 der Mutterschaftsrichtlinien sollen die zwei sonographischen *Standarduntersuchungen* möglichst in der *16. bis 20.* und in der *32. bis 36. Schwangerschaftswoche* erfolgen. Als Aufgabe wird die Beurteilung der Schwangerschaft hinsichtlich „Entwicklung der Schwangerschaft, intrauterinem Sitz der Schwangerschaft, Abortivei, Kindslage, Mehrlinge, Plazentasitz usw." aufgeführt. Damit sind die wichtigsten Forderungen einer sonographischen Screening-Untersuchung zwar angesprochen, jedoch nicht näher abgegrenzt. Ein in der Praxis zu forderndes und wohl auch realisierbares Standard-Screening-Programm zeigt Tabelle 12-5. Bewußt wird nur eine orientierende Gesamtuntersuchung des Feten zum Aufspüren von Anomalien gefordert, um nicht den Rahmen einer routinemäßigen Vorsorgeuntersuchung in der Praxis zu sprengen. Eine weitergehende Untersuchung mit exakter Darstellung der einzelnen Organe oder Körperabschnitte ist jedoch angezeigt, wenn Risikofaktoren für kindliche Fehlentwicklungen bestehen oder bei der Standarduntersuchung Auffälligkeiten gefunden wurden.

Neben den regelmäßig durchzuführenden Ultraschalluntersuchungen sehen die Mutterschaftsrichtlinien in *Risikofällen* noch weitere Untersuchungen vor (Tab. 12-6). Diese Liste gibt die wichtigsten Indikationen an, ist aber sicher unvollständig. Mehrere Untersuchungen sind nahezu bei allen Risikoschwangerschaften angezeigt, sei es aufgrund der Anamnese oder

Tabelle 12-5 Ultraschall-Standarduntersuchungen im Rahmen der Mutterschaftsvorsorge

Erstuntersuchungen (16.–20. SSW)	Zweituntersuchungen (32.–36. SSW)
Uterusdarstellung	Lagediagnostik
orientierende Gesamtuntersuchung des Feten – Anomaliehinweise?	orientierende Gesamtuntersuchung des Feten – Anomaliehinweise?
Ausschluß grober Fehlbildungen	Ausschluß grober Fehlbildungen
Vitalitätsnachweis – Herzaktionen, Bewegungsabläufe	Vitalitätsnachweis – Herzaktionen, Bewegungsabläufe
Mehrlingsgravidität?	Mehrlingsgravidität?
Plazentographie	Plazentographie
Beurteilung der Fruchtwassermenge	Beurteilung der Fruchtwassermenge
Biometrie – Kephalometrie, Trunkometrie, evtl. Scheitel-Steiß-Länge, Femurlänge	Biometrie – Kephalometrie, Trunkometrie, Femurlänge
Befunddokumentation	Befunddokumentation

Tabelle 12-6 Indikationen zur Sonographie im zweiten und dritten Trimenon der Schwangerschaft außerhalb der regelmäßig durchgeführten zwei Untersuchungen laut Mutterschaftsrichtlinien

Zweites Trimenon
- als notwendige Maßnahme zu anderen diagnostischen Maßnahmen (z. B. Amniozentese)
- bei Verdacht auf intrauterinen Fruchttod
- uterine Blutungen

Drittes Trimenon
- Rh-Inkompatibilität (Plazentadiagnostik)
- Verdacht auf intrauterine Retardierung (z. B. EPH-Gestose)
- Verdacht auf Hydramnion
- Diabetes mellitus
- drohende Frühgeburt (vorzeitige Wehen, Zervixinsuffizienz)
- Lageanomalien (nur nach Durchführung der zweiten Routineuntersuchung)
- uterine Blutungen

erhobener Befunde. Die Häufigkeit richtet sich nach der Art der vorliegenden Störung.

So sind bei vermuteten Wachstumsstörungen erneute Messungen des biparietalen Durchmessers oder des Rumpfes vor Ablauf von 10 bis 14 Tagen nicht sinnvoll, da sonst die Wachstumsrate noch innerhalb des Meßfehlerbereichs liegt. Andererseits können Untersuchungen im Abstand von einigen Tagen, z. B. bei Rh-Inkompatibilität oder schweren Herz-Rhythmus-Störungen, rasch auftretende Wassereinlagerungen im Feten oder der Plazenta erfassen und eine unmittelbare Gefährdung des Feten anzeigen.

Tabelle 12-7   Gründe für eine gezielte oder weiterführende sonographische Mißbildungssuche

- genetische Belastung
- teratogene Noxen
- habituelle Aborte
- therapieresistente vorzeitige Wehen
- erhöhtes Alpha-Fetoprotein im Serum
- extrem niedrige Östrogenwerte
- Poly- oder Oligohydramnie
- fetale Bewegungsabnormitäten
- fetale Makro- oder Mikrozephalie
- frühe fetale Retardierung
- anomale fetale Körperform
- anomale Flüssigkeit im Feten
- fetale Herzrhythmusstörungen
- Plazenta- und Nabelschnuranomalien
- Mehrlingsgravidität

Auch im Rahmen eines Screenings sollte die Sonographie möglichst nicht ohne *Kenntnis der Anamnese* und des klinischen Befunds durchgeführt werden. Sowohl anamnestische Risiken als auch Risiken aufgrund des klinischen Befunds müssen ebenso wie Auffälligkeiten bei der Standarduntersuchung zu einer weitergehenden sonographischen Diagnostik Anlaß geben, wobei die Kenntnis der normalen Anatomie und Physiologie des Feten (siehe Abschn. 3.2) Voraussetzung ist. Wichtig ist es, Hinweisen für fetale Mißbildungen und Erkrankungen bereits im mittleren Trimenon sorgfältig nachzugehen, nicht nur, um gegebenenfalls einen Schwangerschaftsabbruch durchzuführen, sondern auch, um eine rechtzeitige Therapie einleiten zu können. Die wichtigsten Indikationen für eine gezielte Mißbildungsdiagnostik sind in Tabelle 12-7 zusammengestellt.

Für einen Untersucher mit weniger Erfahrung oder Zeit empfiehlt es sich, die Patientin an einen erfahrenen Kollegen mit guter apparativer Ausstattung bzw. an ein entsprechendes Zentrum weiterzuleiten. Aus diesen Gründen hat Hansmann ein *diagnostisches Mehrstufenkonzept* empfohlen [9]. Stufe I umfaßt Kollegen in der Praxis, die minimal in der Lage sein müssen, Hinweiszeichen für eine normale fetale Entwicklung im Rahmen des Screenings zu erkennen, um – wenn erforderlich – eine weiterführende Untersuchung zu veranlassen. Stufe II betrifft Fachärzte in Krankenhäusern oder Praxen, die mindestens fünf Jahre lang Erfahrungen auf dem Gebiet der Ultraschalldiagnostik besitzen. Stufe III sollten Zentren sein, deren Ärzte praktisch und wissenschaftlich tätig sind und sich im Gebiet der Sonographie habilitiert oder eine vergleichbare Leistung erbracht haben.

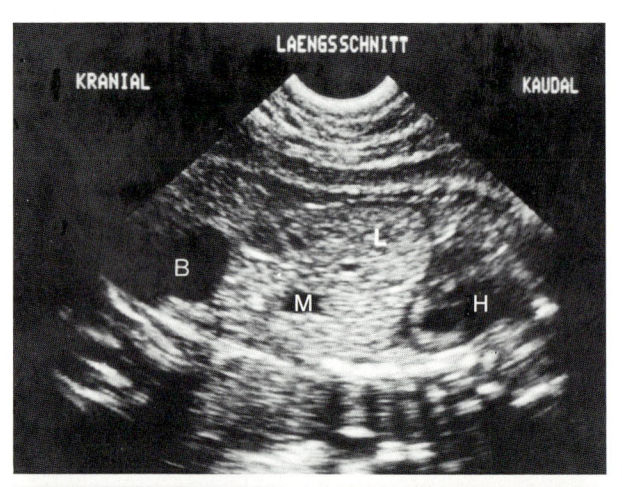

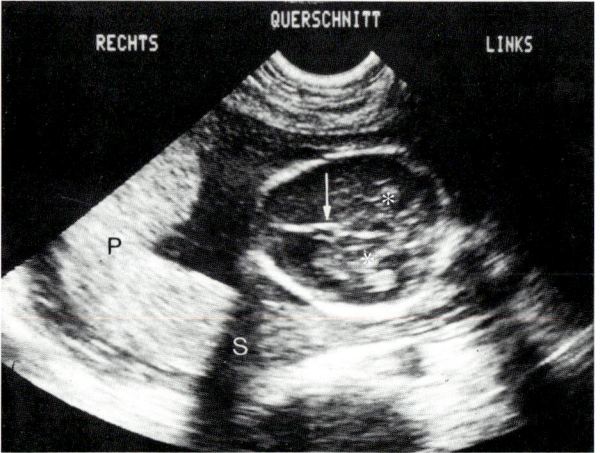

Abb. 12-20   Übliche Seitenzuordnung im Schnittbild.
a) Längsschnitt durch das mütterliche Abdomen, 33. Schwangerschaftswoche. Kranial links und kaudal rechts im Bild. Fetus ebenfalls längs getroffen, Kopf nicht erfaßt. Rechts Thorax mit Herz (H). Unterhalb des bogenförmig dargestellten Zwerchfells ist die Leber (L) erkennbar. Der echoleere Magen (M) ist in geringer Ausdehnung getroffen. Links im Bild die kräftig gefüllte Harnblase (B)
b) Querschnitt durch das mütterliche Abdomen, 19. Schwangerschaftswoche. Typische Seitenzuordnung: *Rechte* Seite links im Bild, *linke* Seite rechts. Fetaler Schädel horizontal geschnitten mit den kräftig reflektierenden Plexus chorioidei (*). Frontal ist das mäßig weite Cavum septi pellucidi (→) im Verlauf des Mittelechos zu erkennen. Plazenta rechts und hinten mit ausgeprägtem Schallschatten (S) hinter der Stirn des Feten

3.1 Allgemeiner Untersuchungsgang

Vor Beginn der Ultraschalluntersuchung empfiehlt es sich, zunächst das Abdomen kurz abzutasten, um bereits *klinisch* einen Eindruck von der Lage und Größe des Uterus oder des Kindes zu gewinnen.

Die sonographische Untersuchung sollte systematisch in zwei Schritten erfolgen. Der erste Schritt dient durch kontinuierliches Abtasten des Abdomens in

Längs- und Querschnitten der *Orientierung* über Lage, Form und Größe des Uterus und läßt etwaige Myome oder Veränderungen der Nachbarorgane erkennen. Erfaßt werden weiter: Zahl der Feten, Lage, Bewegungen und Herzaktionen des Feten, Plazentasitz und Fruchtwassermenge. In den ersten beiden Schwangerschaftsdritteln bieten sich zuerst Längsschnitte an, da sich der Uterus oftmals noch in seiner Gesamtlänge abbilden läßt. Im letzten Trimenon ist mit den üblichen Real-time-Scannern ein gesamter Längsschnitt des Uterus nicht mehr möglich. Wir beginnen dann bevorzugt mit Querschnitten am Oberrand der Symphyse, mit denen sich meist sofort das Köpfchen darstellen läßt, so daß eine rasche Orientierung gewährleistet ist.

Vereinbarungsgemäß muß der Schallapplikator so geführt werden, daß bei Aufsicht auf den Bildschirm in Längsschnitten *links der kraniale und rechts der kaudale Körperpol* erscheint und bei Querschnitten links die rechte Seite der Mutter und rechts die linke (Abbildung 12-20).

In der zweiten Phase der Untersuchung erfolgt die Durchmusterung des Feten und das Aufsuchen der Meßebenen. Hier ist als erstes die Gesamtdarstellung des Feten in Längsschnitten angebracht, die von Kopf, Wirbelsäule und Steiß nach ventral kontinuierlich verschoben werden. Anschließend erfolgt die Durchmusterung in Querschnitten. Zur Detailerkennung sind zusätzliche Schrägschnitte erforderlich, die durch leichtes Drehen oder Kippen des Schallkopfes erzielt werden.

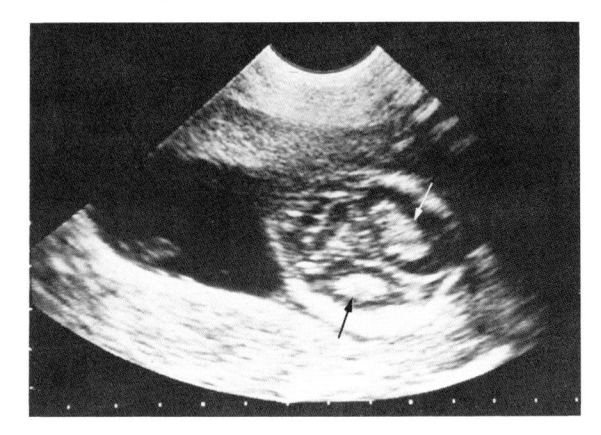

Abb. 12-21 Fetaler Kopf in der 16. Schwangerschaftswoche. Schnitt etwas schräg zu der Frontalebene. In den weiten, echofreien vorderen Ventrikelabschnitten heben sich die Plexus choroidei (→) deutlich ab. Gesichtsschädel ebenfalls getroffen.

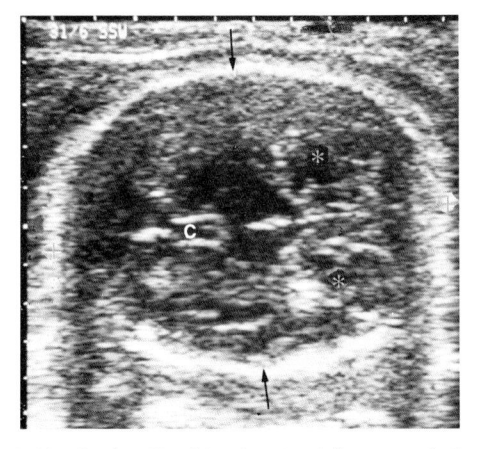

Abb. 12-22 Fetaler Kopf in der 16. Schwangerschaftswoche. Frontal Cavum septi pellucidi (C) okzipital Hinterhörner des Ventrikelsystems (*) angeschnitten. Biparietaler Durchmesser = 79 mm (→ - ←) frontookzipitaler Durchmesser = 99 mm (+ - +), Messung von Konturmitte zu Konturmitte.

3.2 Sonographische Beurteilung der Anatomie und Physiologie des Feten

Mit Fortschreiten der Schwangerschaft ermöglicht die Sonographie die Darstellung zahlreicher anatomischer Strukturen des Feten und die Beobachtung verschiedener physiologischer Vorgänge. Ab der neunten bis zehnten Schwangerschaftswoche können Kopf, Rumpf und Gliedmaßen voneinander unterschieden werden, bei der transvaginalen Sonographie bereits etwas früher (Abschn. 2.4).

3.2.1 Kopf

Der *Hirnschädel* imponiert auf Querschnitten typisch als Ovoid; an der Basis können bald die Schädelgruben voneinander abgegrenzt werden. Das Foramen magnum wird besonders auf Sagittal- und Frontalschnitten erkennbar. Mit der Darstellbarkeit des Kopfes werden schon Mittelstrukturen sichtbar, besonders bedingt durch die Falx cerebri und das Septum pellucidum (siehe auch Abb. 12-20). Unter Verwendung gut auflösender Geräte wird beiderseits der Falx cerebri der bogenförmig begrenzte Thalamus sichtbar. In der Gehirnentwicklung spielt zunächst raummäßig das Ventrikelsystem eine dominierende Rolle und wird von einem verhältnismäßig dünnen Hirnmantel umgeben. Das Ventrikelsystem ist in Quer-, Frontal- und Sagittalschnitten erkennbar; mit geeigneten Geräten ist innerhalb der Liquorräume der Plexus chorioideus zu sehen (Abb. 12-21). Mehr frontal gelegen kommt regelmäßig das Cavum septi pellucidi zur Abbildung (Abb. 12-22).

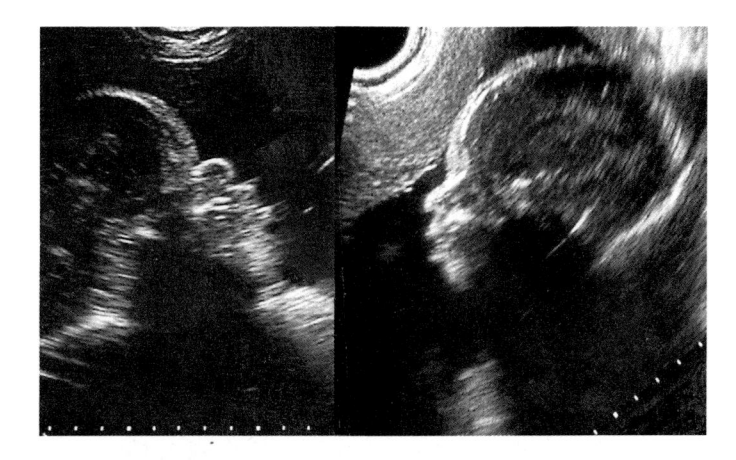

Abb. 12-23 Sagittalschnitt durch den fetalen Kopf. Links: typisches Profil bei thanatophorem Zwergwuchs mit vorspringender Stirn (Makrozephalie) und stark eingezogener Nasenwurzel (32. Schwangerschaftswoche). Rechts: normales Gesichtsprofil mit Stirn, Nase, Ober- und Unterlippe sowie Kinn (28. Schwangerschaftswoche).

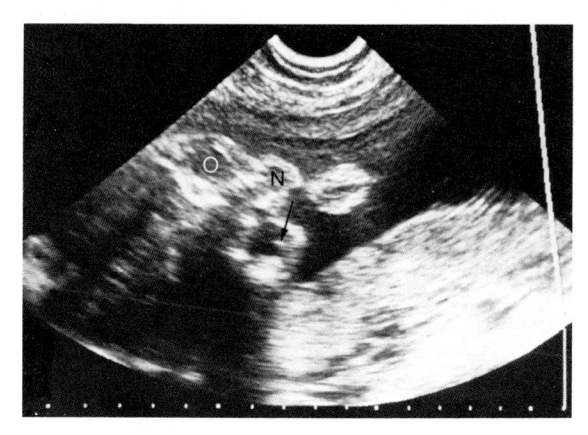

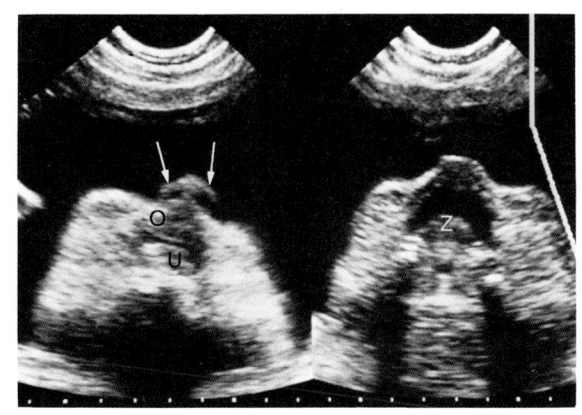

Abb. 12-24 Fetales Gesicht, 24. Schwangerschaftswoche.
a) Schnitt durch die Nase (N) und beide Orbitae (O). Linse (→) punktförmig im hinten gelegenen Auge erkennbar
b) Nase mit Nasenlöchern (→), Ober- und Unterlippe (O, U), Kinn und Wangen dargestellt. Rechts: gleiche Schnittebene bei Schluck- bzw. Gähnbewegungen des Mundes. Mund weit geöffnet, Schnitt durch die Zungenwurzel (Z) und beide Unterkieferäste.

Weitergehende Ultraschalluntersuchungen des Ventrikelsystems wurden von Denkhaus und Winsberg sowie Garrett durchgeführt (Literatur bei [25]). Hinsichtlich der Hydrozephalusdiagnostik ist die Relation der Ventrikelweite zur Dicke des Hirnmantels von Bedeutung. Die genannten Autoren haben das Verhältnis der Ventrikelweite zum halben inneren biparietalen Durchmesser in Abhängigkeit von der Schwangerschaftsdauer ermittelt und Normwerte erstellt. Aufgrund etwas unterschiedlicher Meßebenen variieren die Quotienten, die normalerweise jedoch unter 0,5 liegen.

Wir benutzten die Methode von Garrett zur Ermittlung der „lateral ventricular ratio" (LVR), wobei der Quotient aus der Weite des Seitenventrikelkörpers zum halben inneren biparietalen Durchmesser ermittelt wird. Nach den Angaben von Garrett beträgt die LVR normalerweise bis 0,50 und bei Neugeborenen 0,24 bis 0,36.

Im Bereich des *Gesichtsschädels* können oft mühelos die Orbitae, Nase, Ober- und Unterkiefer sowie Ober- und Unterlippe dargestellt werden (Abb. 12-23 und 12-24). Gelegentlich sind auch die Ohren zu erkennen. Die Orbitae lassen sich gut ausmessen, ebenso der Abstand zwischen ihnen. Solche Messungen können wertvoll sein bei einer gezielten Mißbildungsdiagnostik. Normwerte wurden unter anderem von den Gruppen um Mayden [13] sowie Jeanty [11] angegeben. Obgleich das Auge weitgehend echoleer erscheint, sind Bewegungen aufgrund von Schallschattenphänomenen bei der Real-time-Untersuchung erkennbar. Bei gut auflösenden Geräten kann die Linse kreisförmig oder als weißer Fleck erfaßt werden.

Im *Bereich des Mundes* lassen sich Lippen-, Zungen- und Schluckbewegungen sowie Gähnen und Daumenlutschen erkennen. Durch die Schluckbewegungen kommt es zur Füllung des *Magens* mit Fruchtwasser, so daß er etwa ab der 15. Woche darstellbar ist.

3.2.2 Rumpf

Die *Wirbelsäule* ist einfach zu erkennen (Abb. 12-25). In Längsschnitten ergibt sich ein typisches, reißverschlußähnliches Bild aufgrund der segmentartigen Anordnung. Während sich anfänglich noch die gesam-

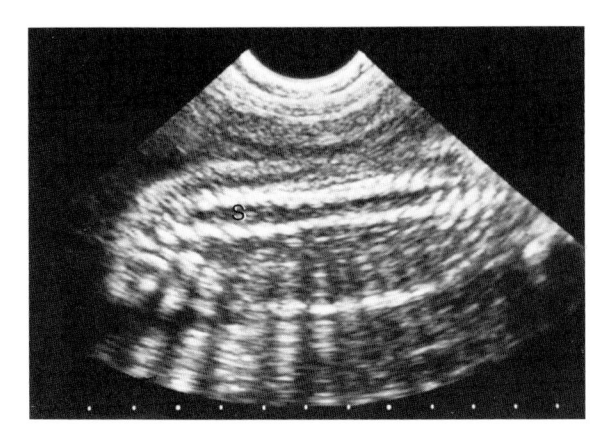

Abb. 12-25 Fetale Wirbelsäule, Längsschnitt mit Erfassung des Spinalkanals (S), 22. Schwangerschaftswoche.

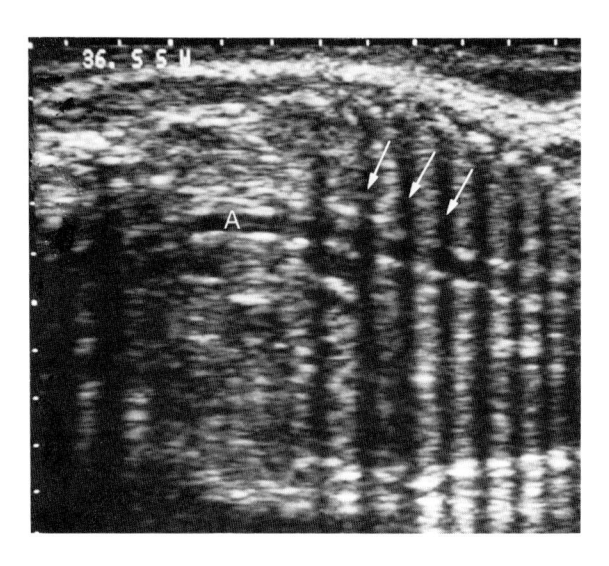

Abb. 12-26 Aorta des Feten im Längsschnitt (A), 36. Schwangerschaftswoche. Im Thoraxbereich typischer Schallschatten der Rippen (→).

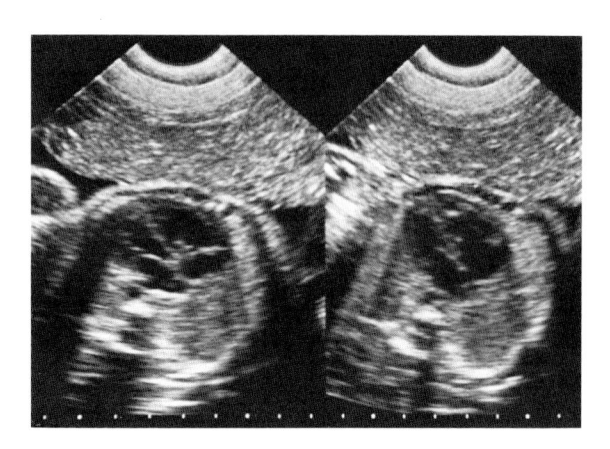

Abb. 12-27 Fetales Herz in verschiedenen Bewegungsphasen („Vierkammerblick"), 20. Schwangerschaftswoche. Vorderwandplazenta.

te Wirbelsäule in einem Längsschnitt erfassen läßt, können mit Fortschreiten der Schwangerschaft nur noch Einzelabschnitte mit den üblichen Real-time-Scannern gesehen werden. Abhängig von der gewählten Schnittebene sind die Reihe der Wirbelkörper, der Spinalkanal, die Dornfortsatz- und Querfortsatzreihen erkennbar. Während die einzelnen Wirbelelemente, je nach Ossifikation, kräftige Schallschatten geben, sind die Zwischenwirbelscheiben anhand ihrer geringeren Schallschattengebung identifizierbar.

Der *Thorax* weist in Längsschnitten die Form einer Kegelstumpfpyramide auf. Die Rippen werden meist schräg oder quer getroffen und erzeugen typische Schallschatten (Abb. 12-26). Bei entsprechender Schnittführung sind die Rippen, die Schlüsselbeine und das Sternum in voller Länge abbildbar. Die Lunge bietet in der Regel keine auffälligen Binnenstrukturen; eine Abgrenzung zur Leber ist gelegentlich durch die Erfassung des Zwerchfells möglich, welches sich bogenförmig als echofreies Band darstellt (siehe auch Abb. 12-20a) und besonders bei Atmungsbewegungen zu beobachten ist.

Fetale *Respirationsbewegungen* lassen sich bereits ab der zwölften Woche registrieren, die im Verlauf der Schwangerschaft regelmäßiger und häufiger werden. Für eine Reihe von Pharmaka konnte eine Beeinflussung der fetalen Atembewegungen nachgewiesen werden; so kommt es bei Rauchen und Alkoholgenuß zu einem Absinken der Atemfrequenz, ebenso wie bei Hypoxämie und Azidose der Mutter (Literatur bei [25]). Eine klinische Relevanz zur Erfassung fetaler Gefahrenzustände hat die Registrierung der fetalen Atembewegungen bislang noch nicht erlangt.

Das *Herz* ist frühestens ab der sechsten bis siebten Woche aufgrund seiner Aktionen erkennbar, weitere Einzelheiten im mittleren Trimenon. Bei geeigneter Schnittführung lassen sich im sogenannten Vierkammerblick die Vorhöfe und Kammern sowie Septen zeigen (Abb. 12-27). Gut zu beobachten sind Bewegungen der Segelklappen sowie der Valvula foraminis ovalis. Mit hochfrequenten Transducern werden auch die großen abgehenden Gefäße sichtbar. Aorta und V. umbilicalis sind immer zugänglich (Abb. 12-28, 12-29, 12-30). Die V. umbilicalis läuft typisch vom Nabel in einem Winkel von ca. 45° nach dorso-kranial (Abb. 12-28).

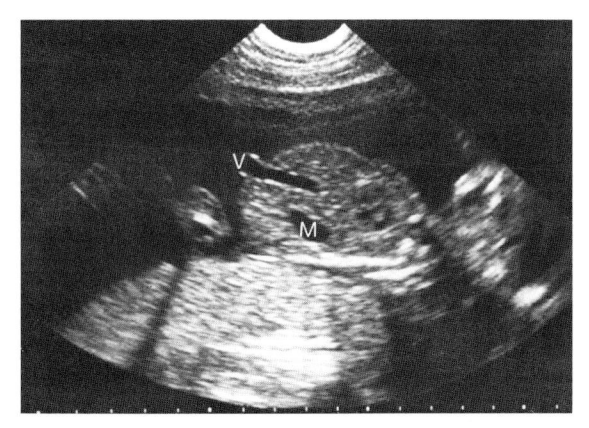

Abb. 12-28 V. umbilicalis (V) vom Nabel nach kranial-dorsal ansteigend. Magen (M) echoleer angeschnitten. Hinterwandplazenta, 20. Schwangerschaftswoche.

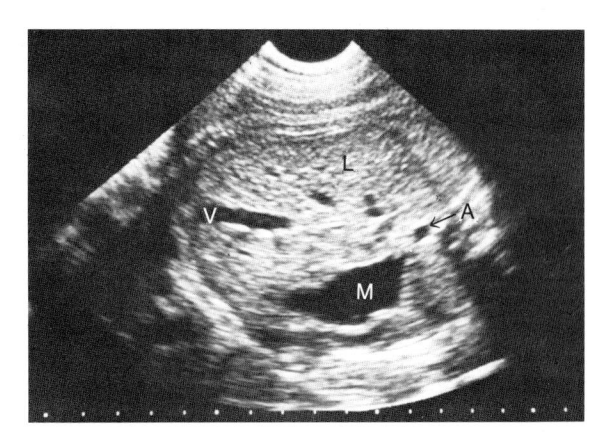

Abb. 12-29 Fetales Abdomen, Schrägschnitt durch Ober- und Mittelbauch, 36. Schwangerschaftswoche. V. umbilicalis (V) längs, Aorta (A) vor der Wirbelsäule quer getroffen. Leber (L) und kräftig gefüllter Magen (M) sichtbar.

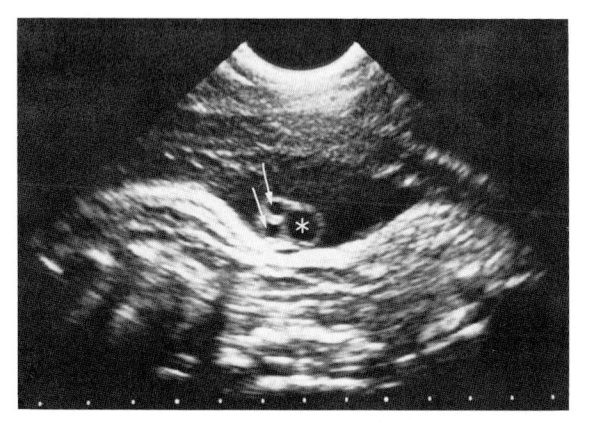

Abb. 12-30 Nabelschnur mit beiden Aa. (→) und der V. umbilicalis (*) im Querschnitt, 36. Schwangerschaftswoche. Nabelschnurumschlingungen des Halses bei Schädellage, Kopf bereits im Beckeneingang. Längsschnitt am Oberrand der Symphyse.

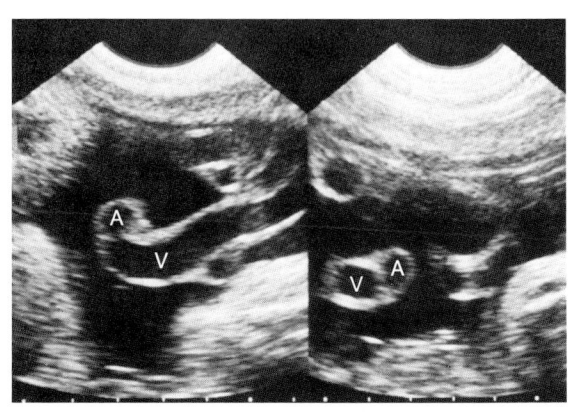

Abb. 12-31 Nabelschnur mit nur einer Arterie (A), 35. Schwangerschaftswoche. V = Nabelvene.

Die fetale Herzfrequenz erhöht sich zwischen der 7. und der 10. Schwangerschaftswoche von etwa 150 auf 180 Schläge/min und sinkt dann bis zur 16. Woche wieder auf durchschnittlich 140 Schläge/min ab. Diese *physiologische Frequenzveränderung* wird mit der funktionellen Entwicklung des N. vagus erklärt. Aufgrund der meist guten Darstellbarkeit des Herzens wurden schon sehr früh Meßmethoden zur Bestimmung der verschiedenen Herzdurchmesser, -umfänge, -flächen und -volumen angegeben [29]. Man fand eine Zunahme des enddiastolischen queren Durchmessers des linken Ventrikels von 11 mm mit 28 Wochen auf 17 mm mit 41 Wochen [29]; ähnliche Werte ergaben sich für den rechten Ventrikel. Der Durchmesser des linken Ventrikels in der Endsystole erhöhte sich von 7,5 mm mit 28 Wochen auf 13 mm mit 40 Wochen. Auch hier wurde eine analoge Zunahme beim rechten Ventrikel festgestellt. Das Verhältnis der queren Durchmesser beider Ventrikel zueinander beträgt somit eins.

Im Oberbauch ist die Leber gut abgrenzbar; sie weist zarte Binnenstrukturen auf, größere Pfortaderäste und die Gallenblase erscheinen als echofreie Bereiche. Die Gallenblase muß von der V. umbilicalis abgegrenzt werden, zu der sie etwa in einem Winkel von 20 bis 30° steht. Im Ober- und Mittelbauch läßt sich, mehr links gelegen, regelmäßig der mit geschlucktem Fruchtwasser gefüllte, echoleere Magen nachweisen (Abb. 12-29), manchmal sind auch flüssigkeitshaltige Darmanteile erkennbar. Gelegentlich ist bei der Realtime-Untersuchung auch die Peristaltik des oberen Magen-Darm-Trakts sichtbar. Durch die Einmündung der Nabelschnur ist der Nabel sicher darstellbar (Abb. 12-28). Die Nabelschnur mit ihren Gefäßen bietet ein typisches Bild (Abb. 12-30 und 12-31).

Ab der 15. bis 20. Schwangerschaftswoche lassen sich die *Nieren* erkennen (Abb. 12-32). Sie sind gekennzeichnet durch kräftige zentrale Echostrukturen des Nierenbeckenkelchsystems und der deutlich abgegrenzten Nierenkapsel, während das Parenchym echoarm wiedergegeben wird. Schwierigkeiten können

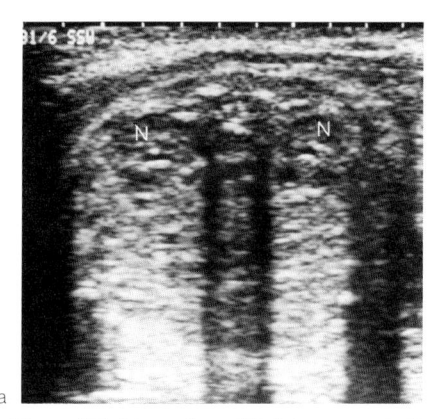

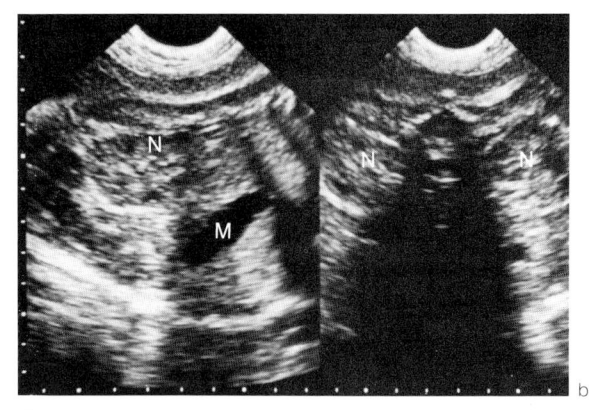

Abb. 12-32 Fetale Nieren (N), Linear-Scan, 35. Schwangerschaftswoche.
a) dorsoanteriore Schädellage, Querschnitt. Ausgeprägter Schallschatten der Wirbelsäule
b) fetale Nieren (N), Sektor-Scan, 35. Schwangerschaftswoche. Links: Niere und Magen (M) im Längsschnitt. Rechts: Nieren im Querschnitt, ausgeprägter Schallschatten der Wirbelsäule

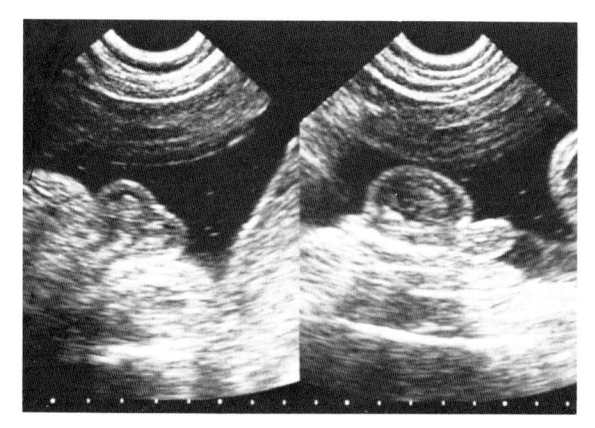

Abb. 12-33 Männliches Genitale, 36. Schwangerschaftswoche. Links: Skrotum mit Testes zwischen den Gesäßbacken, rechts: Skrotum und Penis längs getroffen.

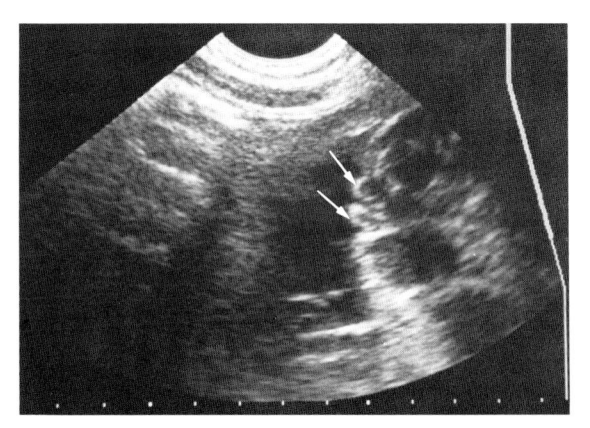

Abb. 12-34 Weibliches Genitale, 32. Schwangerschaftswoche. Wulstförmige Labia majora (→), typisch zwischen den Nates getroffen.

auftreten, wenn das Organ im Schallschatten der Extremitäten oder Wirbelsäule liegt. Im gefüllten Zustand zeigt sich die Harnblase des Feten als echofreie Zone im Unter- und Mittelbauch (siehe auch Abbildung 12-20a).

Von Bernaschek und Kratochwil wurden die verschiedenen Durchmesser der Nieren ermittelt [4]; so wuchs der Längsdurchmesser von 22 mm in der 20. Woche auf 45 mm in der 40. Woche. Um Auskunft über die Nierenfunktion zu erlangen, bietet sich die Messung des Blaseninhalts im zeitlichen Ablauf an. Bereits 1973 berichteten Campbell und Mitarbeiter über die Bestimmung des fetalen Blaseninhalts und der Urinproduktion. Gemessen wurden die drei verschiedenen Durchmesser der Blase, aus denen sich das Volumen aufgrund der Formel für ein Ellipsoid ergab. Durch Messungen in Abständen von einer Stunde wurde die stündliche Urinproduktion ermittelt. Es ergab sich ein maximales Blasenvolumen in der 33. Woche mit 10 ml und am Schwangerschaftsende mit etwa 34 ml. (Literatur bei [25])

Zu einer *Entleerung* der Harnblase kommt es durchschnittlich alle zwei Stunden. Durch Gabe eines Diuretikums an die Mutter ist auch eine Steigerung der Diurese beim Feten möglich. Aufgrund der unterschiedlichen Dichte von fetalem Urin und Fruchtwasser kann man gelegentlich den Miktionsstrahl unmittelbar sehen.

Bei günstiger Lage des Feten läßt sich das *Genitalie* etwa ab der 20. Woche erkennen. Skrotum, Penis und später die Testes sind gut aufzufinden (Abb. 12-33), während die Darstellung der wulstartig imponierenden großen Labien schwieriger ist (Abb. 12-34).

3.2.3 Extremitäten

Klinisch bedeutsam ist die Darstellung der fetalen Extremitäten. Dies gelingt transabdominal nahezu regelmäßig ab der zwölften Woche. Details an Händen und Füßen sind im fünften Monat erkennbar, wobei

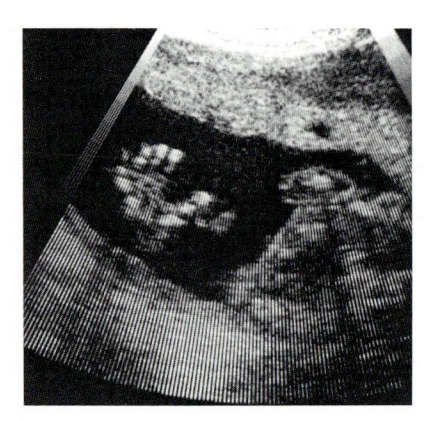

Abb. 12-35 Hand mit Fingern und Daumen, 23. Schwangerschaftswoche.

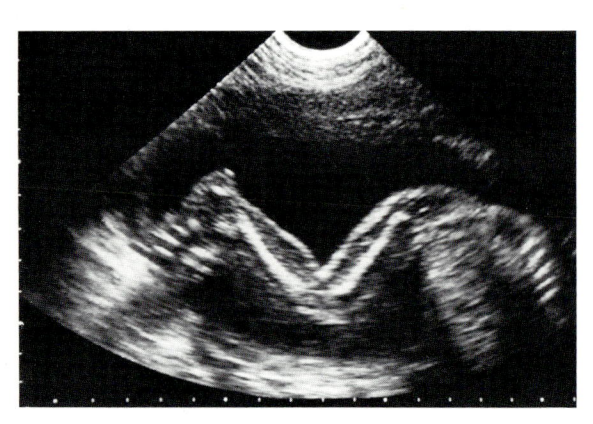

Abb. 12-36 Gesamte untere Extremität in typischer Beugehaltung, längs geschnitten, 19. Schwangerschaftswoche.

auch eine Abgrenzung der einzelnen Finger möglich ist, während sich die Zehen weniger leicht darstellen lassen (Abb. 12-35 und 12-36).

Routinemäßige Ultraschalluntersuchungen der Extremitäten im letzten Schwangerschaftsdrittel erfolgten erstmals 1979 durch die Arbeitsgruppe um Hoffbauer (Literatur bei [25]). Im Vordergrund standen Messungen der Gesamtlänge und der Umfänge; die Werte wurden zur *Reifegradbeurteilung* herangezogen. Eigene systematische Untersuchungen im mittleren Trimenon [23] zeigten, daß die Erfassung aller Abschnitte der vier Extremitäten ab der 12. Woche möglich ist und am besten zwischen der 16. und 20. Woche gelingt. Unabhängig voneinander wurde zur gleichen Zeit von verschiedenen Arbeitsgruppen der Wert von Extremitätendarstellungen, insbesondere für die Bestimmung des Gestationsalters, untersucht [1, 7, 16, 17].

Als aussagekräftig für die Bestimmung des *Gestationsalters* erwies sich dabei die Messung der Femurdiaphyse. Nach Aufsuchen des Oberschenkels wird der Femur in voller Länge dargestellt und der Abstand zwischen den am weitesten vorspringenden Diaphysenenden bestimmt, wobei Krümmungen des Knochens nicht berücksichtigt werden. Nicht mitgemessen werden sollte der Femurkopf (Abb. 12-37).

Zur Beurteilung des fetalen Reifegrads wurde von Bernaschek die früher geübte röntgenologische Darstellung der *Epiphysenkerne* wieder aufgegriffen [2]. Etwa ab der 32. Schwangerschaftswoche lassen sich der distale Femurkern und ab der 36. Schwangerschaftswoche der proximale Tibiakern sonographisch darstellen und ausmessen (Abb. 12-37).

3.3 Kindslage

Lage, Stellung und Haltung des Feten lassen sich in der Regel leicht durch Darstellung des Kopfes, des Rumpfes mit der Wirbelsäule, des Steißes und der Extremitäten ermitteln.

Ein tief im Beckeneingang stehender Kopf kann sich der Untersuchung entziehen, jedoch läßt sich unmittelbar oberhalb der Symphyse der Thorax mit dem pulsierenden Herzen nachweisen. Um in diesem Fall einen Anenzephalus nicht zu übersehen, ist eine geburtshilfliche Untersuchung, bei der der Kopf hochgeschoben werden sollte, anzuraten. Bei Querlage und stark gekrümmtem Feten können sonographische Querschnitte zur mütterlichen Längsachse den Kopf und Rumpf nebeneinander so erfassen, daß fälschlicherweise eine Zwillingsgravidität diagnostiziert wird. Durch systematische Längs- und Querschnitte ist diese Fehldeutung immer vermeidbar.

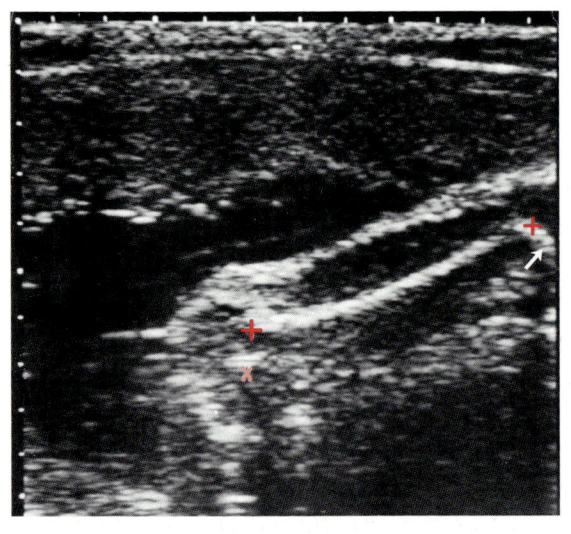

Abb. 12-37 Messung der Femurdiaphyse (+ − +, 66 mm), 35. Schwangerschaftswoche. Der Schenkelhals (→) wird nicht mitgemessen. Distaler Epiphysenkern (×).

Von den Einstellungsanomalien ist der hohe Geradstand in Querschnitten gut zu erkennen, wobei die Position des Hinterhauptes bzw. der Wirbelsäule eine Unterscheidung zwischen okzipitoanteriorem und okzipitoposteriorem hohem Geradstand erlauben. Weniger leicht ist die Erkennung von Deflektionslagen. Vorrangig ist hier die Erfassung der Halswirbelsäule in Sagittalschnitten. Gelegentlich läßt sich das Vorliegen von Extremitäten bei Schädellage beobachten.

3.4 Intrauteriner Fruchttod

Mit modernen Real-time-Schnittbildgeräten, insbesondere in der Kombination mit A-Bild und Timemotion-Verfahren, gelingt der Nachweis von Herzaktionen bei intakter Gravidität mit Sicherheit in der neunten bis zehnten Schwangerschaftswoche. Da das Herz etwa 21 Tage nach der Konzeption zu schlagen beginnt, ist ein sonographischer Aktionsnachweis praktisch erst am Ende der sechsten Amenorrhöwoche überhaupt möglich. Werden bei der Real-time-Untersuchung keine Kindsbewegungen festgestellt, reicht dies zur Diagnose eines Fruchttodes nicht aus; beweisend ist nur der fehlende Nachweis von Herzaktionen. Bei inaktiven, lebenden Feten können Bewegungen durch Stoßpalpation ausgelöst werden.

Ein *falsch-positiver Lebensnachweis* ist möglich, wenn passive fetale Bewegungen mit aktiven verwechselt werden. Passive Bewegungen des Feten können durch Übertragung mütterlicher Gefäßpulsationen ausgelöst werden. Verwechslungsmöglichkeiten sind weiter gegeben, wenn die Darmtätigkeit der Mutter als fetale Bewegung fehlgedeutet wird. Dieser Fehler ist besonders in Fällen mit Anhydramnie und damit erschwerter Abgrenzbarkeit des Uterus von den Nachbarorganen möglich.

Bei dem sonographischen Nachweis des Fruchttodes können auch *postmortale Veränderungen des Feten* nachgewiesen werden, wie sie seit langem aus der Röntgendiagnostik bekannt sind. Zur Beobachtung kommen: Doppelkonturierungen des Kopfes und Rumpfes, Deformierungen des Kopfes und des Schädels, wobei unter Umständen ein Übereinanderschieben der Schädelknochen erkennbar wird, abnorm starke Krümmungen der Wirbelsäule, abnorme Haltungen der Extremitäten und Körperhöhlenergüsse (Literatur bei [25]). Diese Zeichen sind für einen Fruchttod jedoch nicht sicher beweisend, da sie auch bei noch lebenden Kindern vorkommen können. Doppelkonturierungen finden sich z. B. bei Rhesus-Inkompatibilität, fetaler Herzinsuffizienz und Diabetes mellitus der Mutter. Starke Deformierungen können weiter bei fehlgebildeten Feten gefunden werden sowie in Fällen von Anhydramnie, so etwa bei einem vorzeitigen Blasensprung.

Da sich aus der Diagnose des intrauterinen Fruchttodes die Schwangerschaftsbeendigung als schwerwiegende Konsequenz ergibt, ist eine zusätzliche Sicherung durch einen zweiten Untersucher oder durch eine Kontrolle zu einem späteren Zeitpunkt ratsam.

3.5 Mehrlingsschwangerschaft

Mehrlingsschwangerschaften sind durch eine Reihe von Komplikationen für Mutter und Kind belastet. Die perinatale Mortalität von Zwillingen wurde bis vor kurzem in großen Sammelstatistiken fünf- bis siebenmal höher als in Einlingsschwangerschaften angegeben, wobei die Frühgeburtlichkeit in durchschnittlich 50% eine entscheidende Rolle spielt.

Vor der Ära der Ultraschalldiagnostik blieben etwa die Hälfte aller Zwillingsschwangerschaften bis zur Geburt unerkannt. Durch die sonographische Frühdiagnose mit entsprechender intensiver Betreuung konnte allgemein eine deutliche Reduzierung der Morbidität und Mortalität erlangt werden. Wesentlich hierbei ist die Verlängerung der Schwangerschaftsdauer, im eigenen Kollektiv durchschnittlich um zwei Wochen.

Durch den sonographischen Nachweis zweier oder mehrerer Fruchtsäcke gelingt heute die Mehrlingsdiagnose bereits ab der sechsten Woche (Abb. 12-38). Gar nicht so selten entwickelt sich ein Embryo nur in einer Fruchthöhle, während sich die andere im Laufe des ersten Trimenons zurückbildet (Literatur bei [25]). Die definitive Diagnose einer Mehrlingsgravidität wird daher nur durch die Darstellung mehrerer Feten gesichert, wobei sowohl die Köpfe als auch die Rümpfe zur Abbildung kommen müssen (Abb. 12-39). Bei raschen Bewegungen und Lageänderungen eines Feten im mittleren Trimenon kann leicht fälschlich der Verdacht auf Zwillinge entstehen. Deshalb wird die Zwillingsdiagnose am sichersten, wenn in einer Schnittebene zwei Köpfe oder zwei Rümpfe voneinander getrennt dargestellt werden können.

Eine sorgfältige Lagediagnostik ist Voraussetzung, um jeden Feten einzeln sorgfältig durchzumustern, die verschiedenen Meßebenen aufzufinden und am Schwangerschaftsende für die Wahl des Entbindungsweges.

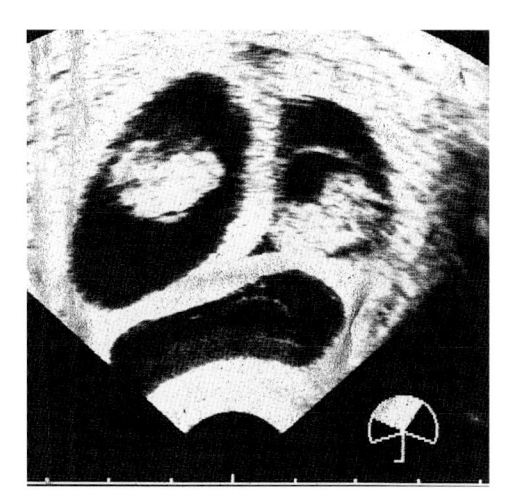

Abb. 12-38 Drillingsgravidität in der 8. Schwangerschaftswoche im transvaginalen Bild. Drei Fruchthöhlen, zwei mit angeschnittenem Embryo.

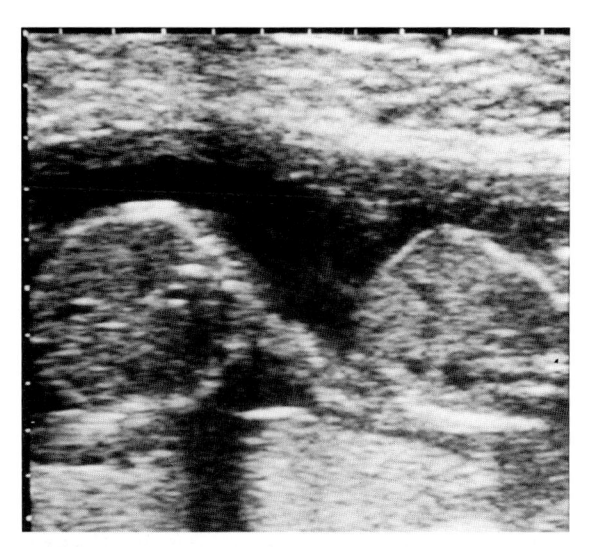

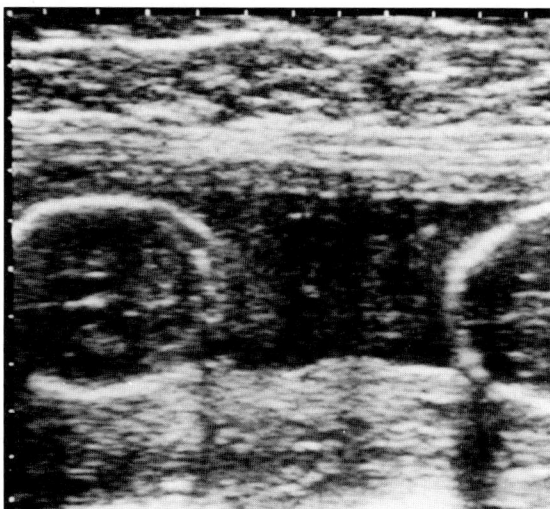

Abb. 12-39 Zwillingsschwangerschaft in der 20. Woche.
a) beide fetalen Rümpfe in einer Ebene quergeschnitten
b) beide fetalen Köpfe in einer Ebene partiell getroffen

Schnitte durch den Brustkorb des Feten erlauben die Darstellung des Herzens bzw. der Herzaktionen an verschiedenen Stellen. Damit wird ein sicherer Nachweis des Lebens oder des intrauterinen Fruchttodes eines oder mehrerer Kinder möglich.

Das sonographische Erkennen einer Mehrlingsgravidität ist oftmals eine Frage des „Daran-Denkens". Es empfiehlt sich, wenn man einen Feten im Rahmen der *Erstuntersuchung* gefunden hat, stets auch nach einem zweiten zu suchen und nach weiteren. Nicht vernachlässigt werden sollten die klinischen Hinweise für eine Mehrlingsschwangerschaft, wie Zyklusdiskrepanz, Beobachtung besonders häufiger Kindsbewegungen, Palpation vieler kleiner oder mehrerer großer Teile oder ein Hydramnion.

Am sichersten gelingt die Mehrlingsdiagnostik in der ersten Schwangerschaftshälfte. Zu diesem Zeitpunkt läßt sich der gesamte Uterusinhalt rasch lückenlos darstellen, während dies in der fortgeschrittenen Schwangerschaft schwieriger wird.

Im mittleren Trimenon sind die Feten räumlich meist deutlich voneinander abgrenzbar aufgrund der relativ großen Fruchtwassermenge, später oft weniger gut. Leicht übersehen werden kann ein in der Entwicklung stark retardierter oder bereits abgestorbener Fetus mit Mumifikationsveränderungen. Räumlich voneinander getrennte Plazenten oder Plazentaanteile können hier gelegentlich Hinweise für eine Mehrlingsschwangerschaft geben.

Selbst in der *fortgeschrittenen Schwangerschaft* gelingt mit gut auflösenden Geräten die Erfassung verschiedener Fruchthöhlen durch die Darstellung der trennenden Eihäute, die im Schnittbild bandförmig durch das Fruchtwasser ziehen und bei kindlichen Bewegungen typisch flottieren.

Der sonographischen *Messung von Kopf- und Rumpfparametern* kommt bei Mehrlingsschwangerschaften zur Erfassung der gehäuft auftretenden Retardierungen eine wesentliche Rolle zu. Dies gilt insbesondere zur Erkennung einer diskordanten Wachstumsentwicklung, bei der es nur zur Retardierung eines Feten kommt. Ab dem Zeitpunkt der extrauterinen Lebensfähigkeit der Kinder sind Kontrollmessungen in Abständen von 14 Tagen angezeigt.

Die bei Zwillingen gehäuft auftretenden *Fehlbildungen* sollten stets auch eine gezielte sonographische Suche veranlassen.

Für den Geburtsablauf ist der Ausschluß oder die Erkennung von Doppelmißbildungen hervorzuheben. So gelang uns die Diagnose von siamesischen Zwillingen bereits in der zwölften Schwangerschaftswoche.

3.6 Plazentographie

Seitdem 1966 Gottesfeld und von Micsky erstmals Ultraschallschnittbilder von Plazenten zeigten, ist die Ultraschallplazentographie das Verfahren der Wahl zur Darstellung der Plazenta geworden. Eine genaue Darstellung gelingt in nahezu 97%; damit sind alle anderen Untersuchungsmethoden wie Ultraschall-Doppler-Verfahren, Röntgenuntersuchung, Thermographie und Szintigraphie überflüssig geworden (Literatur bei [25]).

3.6.1 Indikationen

Die Indikation zur Plazentographie ergibt sich zusätzlich zu den beiden Untersuchungen im Rahmen der Mutterschaftsrichtlinien bei Blutungen in der Schwangerschaft, vor jedem transabdominalen intraamnialen Eingriff, bei Risikoschwangerschaften einhergehend mit typischen Plazentaveränderungen und bei Lageanomalien des Feten am Schwangerschaftsende.

3.6.2 Sonographische Plazentastruktur

Die Entwicklung der Plazenta aus dem Chorion frondosum wird in der zehnten bis zwölften Amenorrhöwoche sichtbar. Danach erlauben moderne Schnittbildgeräte die Erkennung der deziduralen Basalplatte, des Plazentaparenchyms und der mit Amnion überzogenen Chorionplatte. Die Chorionplatte bzw. die amniale Fläche stellt sich als scharfe, gelegentlich unterbrochene Linie dar; sie kann durch Kindsteile eingedellt werden. Bei normaler Geräteeinstellung erscheint das Plazentaparenchym feinstrukturiert oder schwammartig bei guter Schalldurchlässigkeit (Abb. 12-40). Besonders im letzten Trimenon, d.h. bei zunehmender Ausreifung der Plazenta, kommen subchoriale Gefäßräume, Sinusoide im Bereich der Basalplatte sowie intraplazentare Lakunen zur Abbildung. Davon abzugrenzen sind glattwandige echoleere Bezirke aufgrund echter Zysten. Bei der ausgereiften Plazenta finden sich oft aufgrund von Fibrinoid- oder Kalkeinlagerungen Verdickungen der Chorion- oder Basalplatte sowie der dann girlandenförmig imponierenden Septen (Abb. 12-41). Echodichte intraplazentare Bezirke können durch Infarkte hervorgerufen werden, die bei Kalkeinlagerungen einen deutlichen Schallschatten zeigen (Abb. 12-42). Fetale Teile vor der Plazenta können durch den auftretenden Schallschatten typischerweise die Plazentastruktur auslöschen („Auslöschphänomen"). Auch bei Benutzung

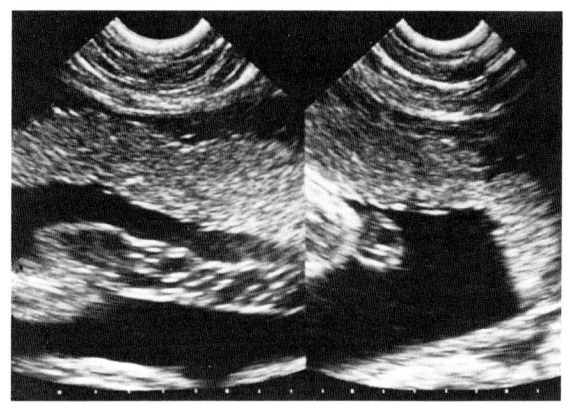

Abb. 12-40 Plazenta an der Vorder- und linken Seitenwand des Uterus, 31. Schwangerschaftswoche. Grannum-Einteilung Grad I (Erklärung im Textabschnitt 3.6.2). Nabelschnur ebenfalls erfaßt. Links Längsschnitt, rechts Querschnitt.

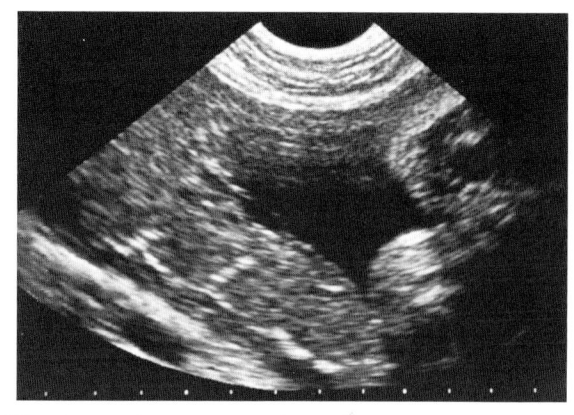

Abb. 12-41 Plazenta im Fundus und an der Uterushinterwand, 37. Schwangerschaftswoche. Verdickung der Basalplatte und Septen. Grannum-Einteilung Grad II. Längsschnitt.

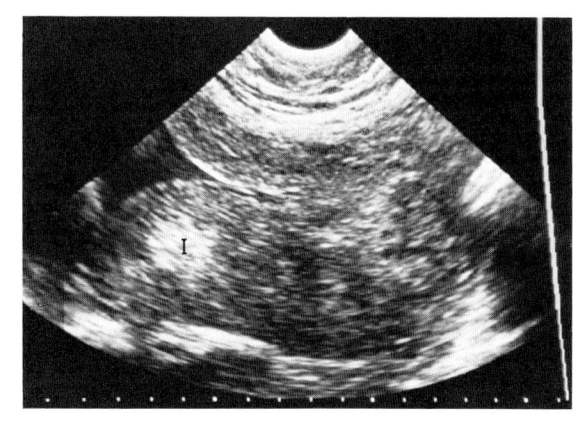

Abb. 12-42 Infarkt (I) der Plazenta, 35. Schwangerschaftswoche. Plazenta an der Hinter- und linken Seitenwand. Grannum-Einteilung Grad III. Fetale Dystrophie.

von Schallköpfen mit niedriger Frequenz oder bei geringer Schallverstärkung kann die Plazenta echoarm oder echoleer erscheinen.

Zur Beurteilung der Plazenta hat sich das Schema von Grannum et al. durchgesetzt:

Grad 0: Keine Verdichtung der Basalplatte, homogene, feine Plazentastruktur, Chorionplatte gerade und gut darstellbar
Grad I: Keine Verdichtung der Basalplatte, in der Plazenta wenige echogebende Bezirke, Chorionplatte leicht gewellt
Grad II: Linienförmige Anordnung kleiner echogener Herde (Stippchen) der Basalplatte, linien- oder kommaförmige Verdichtungen der Plazentastruktur, beginnende Abgrenzung der Kotyledonen von der Chorionplatte in Richtung Basalplatte
Grad III: Basalplatte mit größeren, teilweise zusammenhängenden Herden, girlandenartige Verdichtungen der Plazentastruktur mit zentralen echoarmen Bezirken, von der Chorionplatte ausgehende Septierung der Kotyledonen bis zur Basalplatte.

Grannum et al. geben für ihr Schema an, daß mit zunehmendem Grad der Plazenta die fetale Lungenreife zunimmt und bei Grad III in 100% erreicht ist (Abb. 12-42). Von uns wird das Grannum-Schema ebenfalls verwendet, jedoch nicht zur Beurteilung der fetalen Lungenreife. Die vorzeitige Ausbildung einer Grad-III-Plazenta nehmen wir als Hinweiszeichen für eine bestehende oder sich entwickelnde plazentare Mangelversorgung des Feten (Literatur bei [25]).

3.6.3 Plazentalokalisation

Bei sorgfältiger Untersuchung läßt sich die Plazenta nahezu immer genau lokalisieren. Vorrangig ist dabei die Abgrenzung der Plazentaränder. Im mittleren Trimenon sind Irrtumsmöglichkeiten gegeben durch lokale Uteruskontraktionen sowie durch submuköse Myome, deren sonographisches Bild dem der Plazenta sehr ähnlich sein kann. Bei lokalen Kontraktionen kann sich das Myometrium kugelig in die Fruchthöhle hinein vorwölben. Da die Dauer selten mehr als eine halbe Stunde beträgt, wird durch Kontrolluntersuchungen die Abgrenzung gegenüber Plazenta oder Myom erleichtert. Gegen Schwangerschaftsende kann die Darstellung der Hinterwandplazenta aufgrund der nötigen Eindringtiefe Schwierigkeiten bereiten, so daß sie sich manchmal nur partiell erkennen läßt. Zwischen Fetus und Uterushinterwand findet sich dann durch Schallabschwächung bedingt eine echoarme oder echofreie Zone (Abb. 12-43).

Der beim ersten Ultraschall-Screening (16. bis 20. Woche) festgestellte Plazentasitz sollte, was den Abstand des Plazentarandes zum inneren Muttermund betrifft, als vorläufig angesehen werden. Durch ein unterschiedliches Wachstumsverhalten von Uterus und Plazenta, leichte Rotationsbewegungen des Uterus und möglicherweise regressive Veränderungen im Bereich des Plazentarandes kann eine Verschiebung oder scheinbare Veränderung des Plazentasitzes auftreten. Dabei ist jedoch stets nur eine zunehmende Entfernung des Plazentarandes vom inneren Muttermund zu beobachten. Von King wurde hierfür 1973 der Begriff „Migration" der Plazenta geprägt. Die Bedeutung der Feststellung eines pathologischen Sitzes der Plazenta in kaudalen Uterusabschnitten während der ersten Screening-Untersuchung ergibt sich aus der gesteigerten Gefahr eines Spätabortes, von Blutungen im weiteren Schwangerschaftsverlauf, der Persistenz der Insertionsanomalie, einer erhöhten Frühgeburtlichkeit und einer erhöhten perinatalen kindlichen Mortalität [22].

Die Darstellung einer *Placenta praevia totalis* bereitet bei gefüllter Harnblase meist keine Probleme. Auf Längsschnitten, die auch die Zervix längs treffen, sieht man die Plazenta sowohl an der Vorder- als auch an der Hinterwand und auf Querschnitten am untersten Uteruspol, unter Umständen nur Plazentastrukturen, während man etwas weiter kranial die Plazenta wiederum an Vorder- und Hinterwand und meist auch an den Seitenwänden darstellen kann. Bei tiefem Sitz (Unterrand nicht mehr als 5 cm vom inneren Muttermund entfernt) sowie bei Placenta praevia partialis kann, besonders bei Sitz der Plazenta an der Hinterwand, die exakte Darstellung der kaudalen Grenze schwierig sein (Abb. 12-43, 12-44, 12-45). Besonders hinderlich sind in diesen Fällen ein sehr tiefstehender kindlicher Kopf, kleine Teile oder Koagel in Höhe des Muttermundes.

Aus der frühzeitigen echographischen Diagnose einer Placenta praevia ergeben sich prophylaktische Maßnahmen mit dem Ziel, die Schwangerschaft möglichst ohne bzw. ohne stärkere Blutungen bis nahe zum

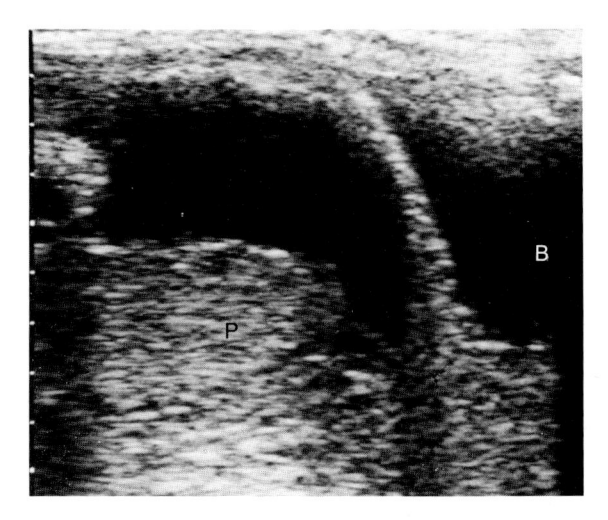

Abb. 12-43 Tiefer Sitz der Plazenta (P) an der Uterushinterwand, 36. Schwangerschaftswoche. Längsschnitt oberhalb der Symphyse, Harnblase (B).

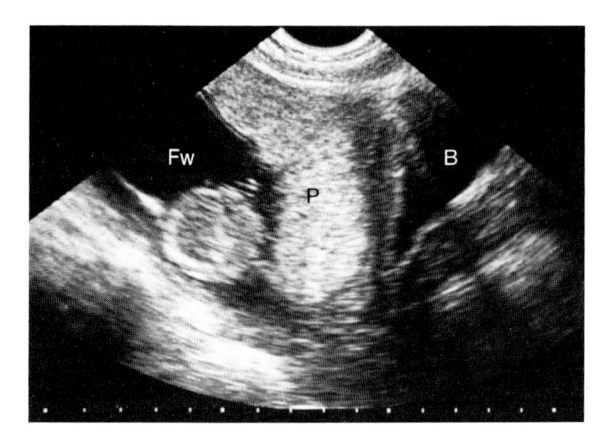

Abb. 12-44 Placenta praevia partialis (P) an der Uterusvorderwand, 16. Schwangerschaftswoche, Längsschnitt oberhalb der Symphyse. Fruchtwasser (Fw), Harnblase (B).

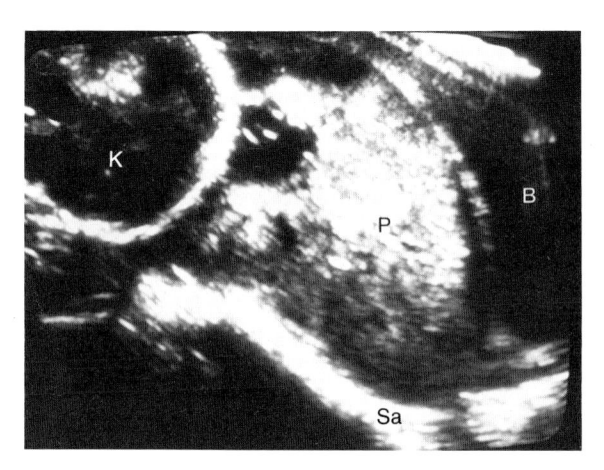

Abb. 12-45 Placenta praevia totalis (P), Schädellage, 36. Schwangerschaftswoche. Längsschnitt oberhalb der Symphyse, kindlicher Kopf (K), Harnblase (B), Kreuzbein (Sa).

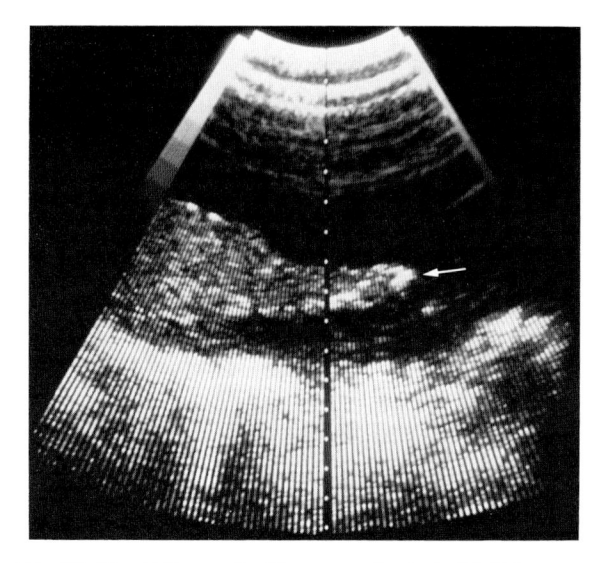

Abb. 12-46 Ablösung des Plazentarandes (→), 29. Schwangerschaftswoche.

Termin zu erhalten. Die stationäre Aufnahme erscheint ab der 32. Woche erwägenswert und gerechtfertigt, selbst wenn bis dahin keinerlei Blutungen aufgetreten sind.

Außer bei Blutungen ist ein gezielter Placenta-praevia-Ausschluß bei Lageanomalien am Termin erforderlich. Bei eigenen früheren Untersuchungen kam jeweils eine Placenta praevia auf vier Querlagen, etwa 60 Beckenendlagen und 346 Schädellagen (Literatur bei [25]).

3.6.4 Vorzeitige Lösung der normalsitzenden Plazenta

Die sonographische Diagnose einer vorzeitigen Lösung stützt sich auf den Nachweis einer Blutansammlung zwischen Uteruswand und Plazenta oder zwischen Eihaut und Uteruswand. Während im ungeronnenen Blut selbst bei höheren Schallfrequenzen kaum Echoreflexionen auftreten, finden sich in einem festen Hämatom zahlreiche schallreflektierende Grenzflächen [22]. Der direkte sonographische Nachweis einer retroplazentaren Blutung ist leichter möglich bei einem noch nicht geronnenen Hämatom aufgrund der echofreien Zone zwischen Uteruswand und Plazenta. Anhand von Dichteunterschieden kann gelegentlich auch ein bereits organisiertes Hämatom vermutet werden, oder wenn scheinbar eine übermäßige Dicke der Plazenta besteht. Gleiche Kriterien gelten für Blut zwischen Uteruswand und Eihäuten. Ansammlungen von bereits geronnenem Blut vor dem inneren Muttermund bei tiefem Plazentasitz sind oftmals Grund für Schwierigkeiten bei der Abgrenzung des unteren Plazentarandes.

Bei der Plazentarandblutung werden der Plazentarand und die angrenzende Eihaut von ihrer Unterlage abgehoben. Plazentarand und Eihaut wölben sich in die Fruchthöhle vor. Charakteristisch ist eine echofreie oder gering strukturierte sichelförmige Zone zwischen dem abgelösten Plazentarand und der Eihaut einerseits und der Uteruswand andererseits (Abb. 12-46). Gelegentlich sind flottierende Bewegungen des spitzwinkligen Plazentarandes zu beobachten, wenn dieser bei fetalen Bewegungen angestoßen wird.

3.6.5 Hydrops placentae

Hydropische Veränderungen der Plazenta sind charakterisiert durch eine schwammige Auflockerung der Bin-

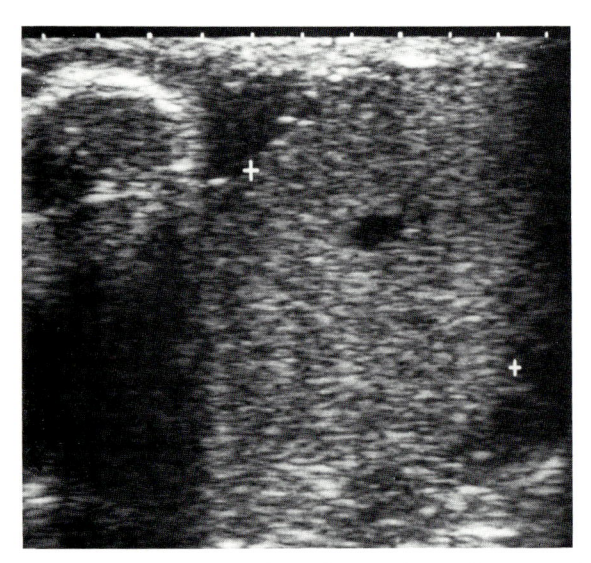

Abb. 12-47 Plazentaverdickung bei Hydrops placentae, 34. Schwangerschaftswoche und absoluter Bradyarrhythmie. Plazentadicke (+ - +) 67 mm, Struktur homogen.

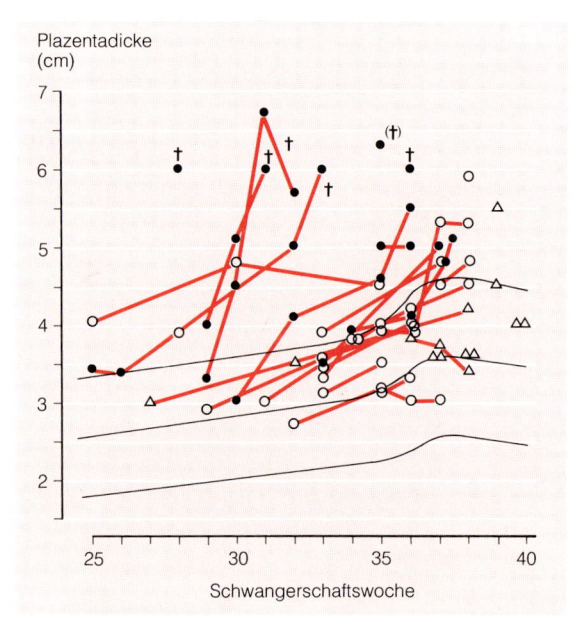

Abb. 12-48 Plazentadicke bei Rh-Inkompatibilität (nach Schlensker [22]).
● schwere Fetalerkrankung, n = 9
† intrauteriner Fruchttod
○ mittelschwere Fetalerkrankung, n = 13
△ leichte Fetalerkrankung, n = 11

nenstruktur aufgrund der vermehrten Flüssigkeitseinlagerung (Abb. 12-47). Trotz ihrer übermäßigen Dicke ist die Plazenta gut schalldurchgängig. Hydropische Veränderungen der Plazenta finden sich bei anämischen Feten, meist im Rahmen einer Rh-Inkompatibilität, bei fetaler Herzinsuffizienz, Fehlbildungen und manchmal bei einem Diabetes mellitus der Mutter. Der Nachweis gelang 1968 erstmals Hofmann und Holländer bei Rh-Inkompatibilität (Literatur bei [25]). Sie konnten zeigen, daß der Entwicklung eines Hydrops fetus unmittelbar eine hydropische Verdickung der Plazenta vorausging. Dies deckt sich auch mit eigenen Erfahrungen (Abb. 12-48). Ergeben sich aufgrund der Spektralanalysen des Fruchtwassers Werte, die für eine mittelschwere oder schwere hämolytische Fetalerkrankung sprechen, sollten in kurzen Abständen unter anderem sonographische Untersuchungen der Plazenta erfolgen.

Von der hydropischen Plazenta sind *blasenmolige Veränderungen,* die auch in der zweiten Schwangerschaftshälfte auftreten können, meist zu unterscheiden, da sie kräftigere Reflexionen ergeben, Vesikel erkennen lassen und die Plazenta nur partiell betreffen. Gut davon zu differenzieren sind die selten sonographisch erfaßbaren *Tumoren* der Plazenta, bei denen es sich meist um Choriohämangiome handelt. Sie weisen ein sehr unregelmäßiges, kräftiges Reflexionsmuster auf. Da sowohl partielle Blasenmolen als auch Plazentatumoren gehäuft mit fetalen Anomalien einhergehen, sollten solche sorgfältig ausgeschlossen werden.

3.6.6 Plazentawachstum

Sonographische Untersuchungen zur Größenentwicklung der Plazenta beschäftigten sich zunächst mit dem Dickenwachstum. Erste Untersuchungen wurden von Holländer und Mast 1968 durchgeführt. Sie gaben nach der 34. Schwangerschaftswoche eine Normgrenze von 4,5 bis 4,7 cm an und fanden eine Korrelation zwischen Schweregrad der Rh-Inkompatibilität und der ermittelten Plazentadicke. In eigenen Untersuchungen 1971 wurde ein stetiges Wachstum der Plazentadicke von 2,2 cm in der 15. bis auf 3,6 ± 0,5 cm in der 37. Schwangerschaftswoche beobachtet; danach kam es bis zum Schwangerschaftsende zu einem leichten Absinken der Plazentadicke. Besonders dicke Plazenten fanden sich außer bei der Rh-Inkompatibilität bei einem Diabetes mellitus (Literatur bei [25]).

3.7 Biometrie des Feten

Im Prinzip sind Ultraschallmessungen aller Körperteile oder Organe des Feten möglich, die sich innerhalb einer Schnittebene darstellen lassen. Aussagekraft erlangen Messungen jedoch nur dann, wenn die

Untersuchungsebene exakt definiert ist und sich die zu messenden Strukturen genau abgrenzen lassen. Damit werden sie auch für andere Untersucher reproduzierbar und lassen Vergleichsuntersuchungen im Verlauf der Schwangerschaft zu.

Die Aufgaben der Biometrie in der Schwangerschaft liegen vornehmlich in der Bestimmung des Gestationsalters, der fetalen Reife, des Geburtsgewichts, der Beurteilung des fetalen Wachstums, der Erkennung von Fehlbildungen und der Erfassung physiologischer Funktionen einzelner Organe.

Gemessen werden können Strecken, Umfänge, Flächen und Volumen. Neuere Geräte besitzen hierfür meist einfach zu handhabende elektronische Meßeinrichtungen.

3.7.1 Messung der Scheitel-Steiß-Länge

Die Messung der Scheitel-Steiß-Länge (crown-rump length) wurde 1973 von Robinson zur Bestimmung des Gestationsalters eingeführt. Normwerte, die bis ins mittlere Trimenon reichen, wurden im deutschen Sprachgebiet 1977 von Hansmann et al., Schmidt et al. und anderen angegeben. Sobald ein Embryo erfaßbar ist, können auch Messungen der Scheitel-Steiß-Länge durchgeführt werden. (Literatur bei [25])

Die von Robinson zunächst angegebene Methode beruhte auf Messungen mit einem Compound-Scanner und war relativ aufwendig. Mit seinen Messungen berichtete er über eine Genauigkeit der Gestationsalterbestimmung von ± 2 Tagen in 90%. Wenig später gab er mit Fleming eine vereinfachte Meßtechnik an.

Der Fetus wird in seiner Gesamtlänge abgebildet, möglichst mit Darstellung des Kopfes und des gesamten Wirbelsäulenverlaufs. Wichtig ist, daß man die Messungen erst dann durchführt, wenn sich der Fetus in Streckstellung befindet (Abb. 12-49; siehe auch Abb. 12-7, 12-13, 12-16. 12-17). In der frühen Gravidität findet man den Embryo oft nur in seiner physiologischen Beugehaltung. Durch mehrere aneinandergereihte Messungen im Rückenbereich zur Ermittlung der Gesamtlänge kann ein zu kleiner Wert vermieden werden. Andererseits ist anzumerken, daß bei der großen wöchentlichen Wachstumsrate der Scheitel-Steiß-Länge ein etwas zu kleiner Meßwert keine wesentliche klinische Relevanz erlangt.

3.7.2 Kephalometrie

Donald und Brown gaben 1961 erstmals ein Verfahren zur Bestimmung des biparietalen Durchmessers mit Ultraschall im A-Bild an. Ab 1967 standen kombinierte A- und B-Bild-Geräte zur Verfügung, die das Aufsuchen der Meßebene im Schnittbild erlaubten und ein Ablesen der Meßstrecke im gleichzeitig aufscheinenden A-Bild. Die entscheidende Untersuchungstechnik wurde hierfür bereits 1968 von Campbell angegeben (Literatur bei [25]).

Zur Messung führte er erst einen *Längsschnitt* zur Bestimmung der Lateralflexion des Kopfes durch. Der so bestimmte Einstellwinkel des Schallkopfes wurde dann ebenfalls im Querschnitt benutzt. Im Schnittbild zeigt sich ein charakteristisches Echogramm des Hirnschädels; es ist mehr kreisförmig, wenn als Schnittebene das Planum suboccipitobregmaticum getroffen wird, und mehr ellipsenförmig, wenn die Schnittführung optimalerweise dem Planum frontooccipitale entspricht. Das *Mittelecho* erscheint als strichförmige Linie. Als Ursprungsort gilt die Falx cerebri, das Corpus pineale, die Fissura interhemispherica, das Septum pellucidum und der dritte Ventrikel. Ist das Mittelecho nicht gleich vorhanden, muß der Einstellwinkel des Schallkopfes so lange geändert werden, bis es sich darstellt. Ist ein optimales Schnittbild erzielt, wird zur Messung die Stellung des Schallkopfes so gewählt, daß der Schallstrahl an der breitesten Stelle der Schädelkontur senkrecht zu den Schädelknochen und dem Mittelecho steht. Der *biparietale Durchmesser* ist üblicherweise der größte quere Schädeldurchmesser; in diesem Bereich sind dementsprechend die Scheitelbeine parallel zueinander gelegen. Daher trifft hier das Schallbündel senkrecht auf beide Scheitelbeine mit optimaler Schallreflexion. An den beiden Schädelwänden entstehen im A-Bild Echos von praktisch gleich großen Amplituden. Die Ablesung des Resultats

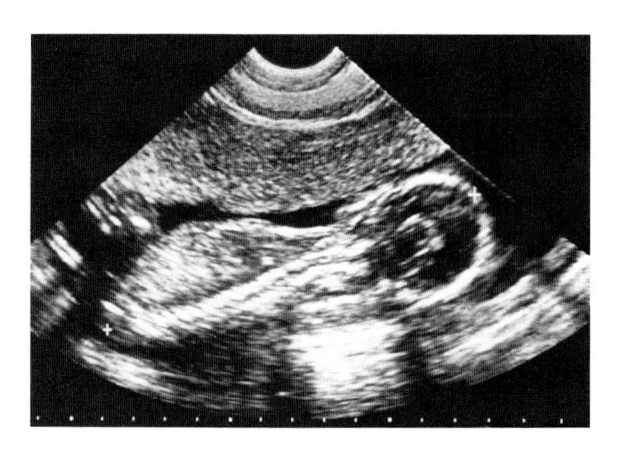

Abb. 12-49 Messung der Scheitel-Steiß-Länge (+ - +, 122 mm) in der 18. Schwangerschaftswoche. Beckenendlage. Vorderwandplazenta.

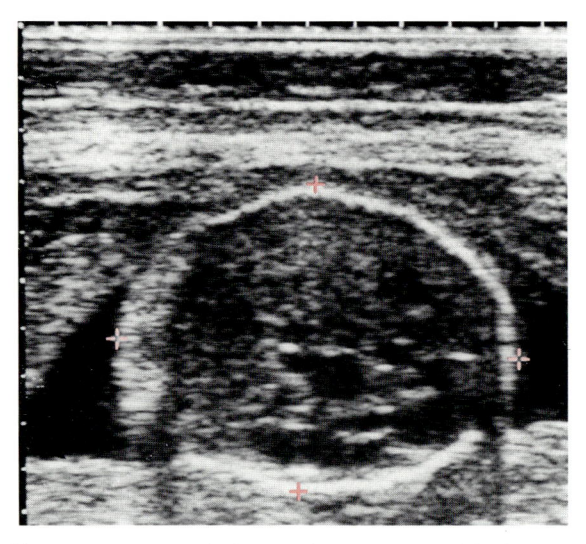

Abb. 12-50 Messung des biparietalen (+ – +) und des frontookzipitalen (+ – +) Durchmessers (Außenkontur – Außenkontur), 26. Schwangerschaftswoche. Meßwerte = 65 bzw. 82 mm.

erfolgt zwischen dem Anstieg der den Schädelwänden entsprechenden Echozacken.

Hofmann und Holländer berichteten 1968 als erste über Messungen des kindlichen Schädels mit einem „schnellen" Schnittbildverfahren (Vidoson). Eine ausführliche Beschreibung der Methodik erfolgte von Holländer in seiner Monographie 1972. Diese Technik wird heute von den meisten Untersuchern, die Messungen im Schnittbild vornehmen, durchgeführt. (Literatur bei [25])

Bei der Ermittlung des *biparietalen Durchmessers* wird zunächst der kindliche Schädel im Querschnitt aufgesucht. Der Einfallswinkel des Ultraschalls wird durch entsprechende Kippung oder Neigung des Schallkopfes so gewählt, daß das Mittelecho möglichst hell dargestellt wird. Dann wird der größte quere Durchmesser des Schädels senkrecht zum Mittelecho gemessen, und zwar von der äußeren Begrenzung der vorderen Schädelkontur bis zur äußeren der hinteren Kontur (Abb. 12-50). Zur möglichst scharfen Darstellung der Schädelkonturen muß meist die Schallverstärkung gesenkt oder die Intensitätsschwelle gehoben werden; dabei können die Binnenstrukturen des Schädels weitgehend verschwinden. Nach mehrfacher Einstellung und Messung des biparietalen Durchmessers wird der größte Wert als Ergebnis genommen.

Sollen gleichzeitig Messungen des *frontookzipitalen Durchmessers* oder des Kopfumfangs erfolgen, ist es wichtig, daß die Schnittebene etwas oberhalb der gut darstellbaren Orbitae liegt und nicht in den Bereich der Schädelgruben fällt. Bei gut auflösenden Real-time-Scannern kommen dann mittelständig meist unterbrochen vorne und hinten die scharfen Linien der Falx cerebri zur Abbildung sowie charakteristischerweise das Cavum septi pellucidi und Anteile der echoarmen Vorder- und Hinterhörner der Seitenventrikel (Abb. 12-50; siehe auch Abb. 12-20 und 12-22).

Ebenso wie der biparietale Durchmesser, korreliert der frontookzipitale Durchmesser oder Umfang gut mit der Gestationsdauer und dem Reifegrad des Kindes.

Abweichend von der angegebenen Methode messen Sabbagha und Boston „außen – innen", also von der äußeren Begrenzung der vorderen Schädelkalotte zur inneren Begrenzung der hinten gelegenen; dementsprechend sind die Meßwerte um eine Konturbreite geringer. Von Schillinger et. al. erfolgt der Abgriff der Meßstrecke von Konturmitte zu Konturmitte, wodurch sich naturgemäß ebenfalls etwas kleinere Meßwerte als bei der Messung außen – außen ergeben. Die Messung Konturmitte zu Konturmitte wird auch von uns

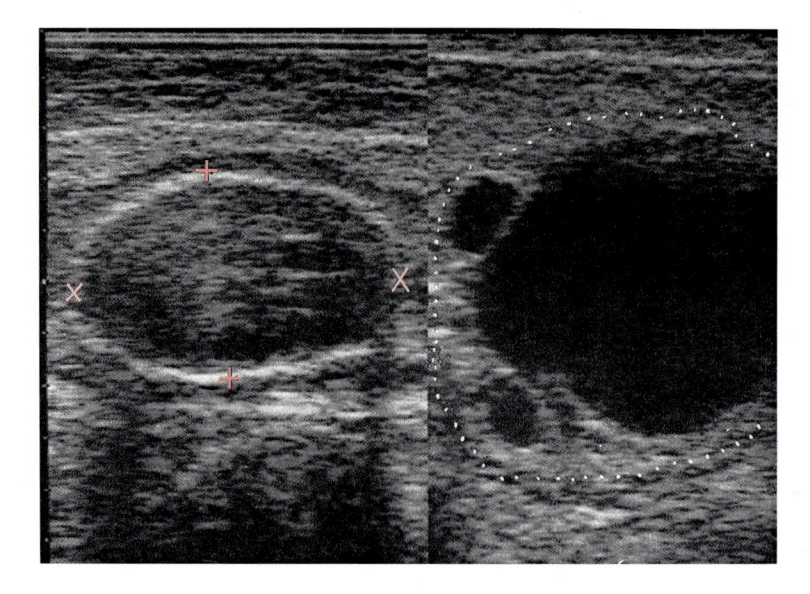

Abb. 12-51 Dolichozephalus bei Prune-belly-Syndrom, 20. Schwangerschaftswoche. Linke Bildhälfte: Kleiner biparietaler Durchmesser (40 mm) und großer frontookzipitaler Durchmesser (64 mm). Messung von Konturmitte zu Konturmitte. Kopf insgesamt termingerecht entwickelt. Kein Fruchtwasser. Rechte Bildhälfte: Querschnitt durch das fetale Abdomen. Darstellung der massiv überfüllten Harnblase (Megazystis) und beidseitiger Hydroureteren.

angewandt, da aufgrund eigener Untersuchungen das Meßergebnis praktisch unabhängig ist von der Breite der Schädelkontur (Abb. 12-51). Messungen des biparietalen Durchmessers „außen – außen" können am Schwangerschaftsende ohne weiteres Unterschiede von drei bis vier Millimetern ergeben, wenn sie einmal bei schmaler und einmal bei breiter Schädelkontur erfolgen. Selbst wenn zur Messung „außen – außen" eine möglichst schmale Kontur gefordert wird, unterliegt die Einstellung subjektiven Einflüssen des jeweiligen Untersuchers [24].

3.7.3 Rumpfmessungen

Ultraschallmessungen des fetalen Rumpfes wurden erstmals von Thompson und Mitarbeitern 1965 angegeben. Sie maßen den Thoraxumfang in Höhe des fetalen Herzens, eine näher definierte Schnittebene gaben sie jedoch nicht an. Anhand von 24 Fällen zeigte sich bereits eine bessere Vorhersage des kindlichen Geburtsgewichts über den Thoraxumfang als über die Messung des biparietalen Durchmessers. Die vielversprechenden Ergebnisse veranlaßten in der Folgezeit viele Arbeitsgruppen, Methoden zur Rumpfmessung zu entwickeln [23, 28]. 1971 publizierten Garrett und Robinson eine Methode zur Messung des Rumpfes, bei der sie planimetrische Bestimmungen des größten Querschnitts durchführten. Nach ihren Angaben findet sich die Meßebene im Bereich des elften und zwölften Brustwirbels, etwas oberhalb der Nieren und eben unter dem schlagenden Herzen. (Literatur bei [25])

Messungen im Bereich des größten Bauchumfangs wurden auch von Holländer durchgeführt und in seinen Monographien 1972 und 1975 beschrieben. Die von ihm erstellten Normdaten für den anteroposterioren und queren Bauchdurchmesser sowie den Bauchumfang werden häufig benutzt.

Bei Aufsuchen der Meßebene wird so vorgegangen, daß zunächst in einem Längsschnitt die Wirbelsäule oder die kindliche Aorta dargestellt wird. Daraufhin wird der Schallapplikator um 90° zur Längsachse des Kindes gedreht und so gekippt, daß die Wirbelsäule und die Aorta quer getroffen werden. Durch Verschiebung des Applikators nach kranial und kaudal wird der größte Querschnitt des kindlichen Abdomens aufgesucht und möglichst rund dargestellt. Dieser Bereich liegt kaudal des Herzens und oberhalb des Nabelschnuransatzes. In diesem Abdomenquerschnitt wird die V. umbilicalis schräg getroffen. Die Geräteeinstellung wird so gewählt, daß die Konturen des kindlichen Abdomens möglichst scharf dargestellt sind. Stärkerer Druck mit dem Schallapplikator auf das mütterliche Abdomen ist zu vermeiden, da sonst leicht eine Verformung des kindlichen Abdomens auftreten kann. Der Meßstreckenabgriff erfolgt an der äußeren Konturbegrenzung.

Weit verbreitet ist das von Hansmann angegebene Verfahren zur Rumpfmessung. 1970 berichtete er erstmals über Messungen des queren und anteroposterioren Thoraxdurchmessers in Höhe des schlagenden Herzens. Die Meßebene war aufgrund der Herzlänge jedoch nicht eindeutig definiert, so daß die Methode aufgegeben wurde. Statt dessen wurde ein Verfahren entwickelt, bei dem die Meßebene durch die untere Thoraxapertur in Höhe des Zwerchfells festgelegt wurde. Um eine exakte Wiederauffindbarkeit der Meßebene zu gewährleisten, wurde aufgrund anatomischer Studien der kranialste Anschnitt der V. umbilicalis als Bezugspunkt eingeführt [10]. Die V. umbilicalis, die mit modernen Real-time-Scannern oder Compound-Scannern mühelos dargestellt werden kann, verläuft vom Nabel aufsteigend nach kranial-dorsal bis zur Einmündungsstelle in den Sinus venae portae bzw. zum Abgang des Ductus venosus Arantii. Dieser am weitesten kranial und dorsal gelegene Schnitt der Umbilikalvene wird als Bezugspunkt für Messungen genommen. Um die Referenzebene aufzufinden, wird empfohlen, zunächst die Körperlängsachse des Feten darzustellen und dann den Schallkopf um 90° in Höhe des Oberbauchs zu drehen. Anschließend wird in Querschnitten zunächst der Nabelschnuransatz aufgesucht und durch schrittweises Versetzen der Ebene nach kranial hin der oberste Abschnitt der V. umbilicalis aufgesucht. Das Verfahren wurde als Thorakoabdominometrie bezeichnet, da neben den Organen des Oberbauchs noch die Rippen in der Schnittebene liegen (Abb. 12-52 bis 12-54).

Gute Erfahrungen konnten wir auch mit der eigenen Methode der Thorakometrie gewinnen, die seit 1971 durchgeführt wird. Berichtet wurde darüber erstmals

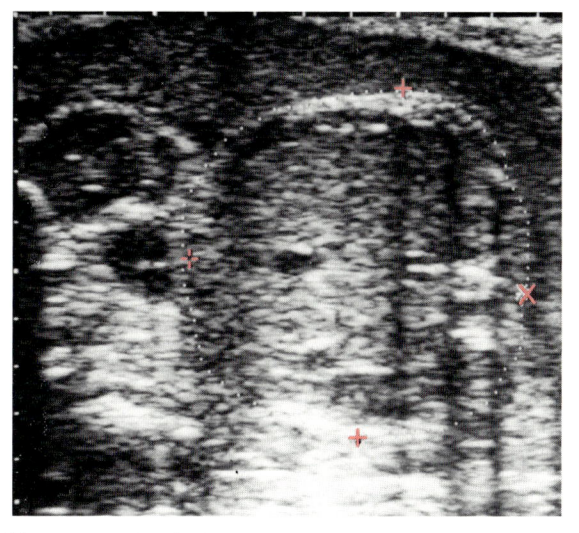

Abb. 12-52 Thorakoabdominometrie, 29. Schwangerschaftswoche. Messung der Durchmesser und des Umfangs des Abdomens in Höhe des kranialsten Anschnitts der V. umbilicalis. Querdurchmesser (+ - +) = 72 mm, anteroposteriorer Durchmesser (+ - ×) = 71 mm, Bauchumfang (....) = 232 mm.

Tabelle 12-8 Normwerte (mm) verschiedener sonographisch gemessener Größen in Abhängigkeit von der Amenorrhödauer – Mittelwerte und doppelte Standardabweichung (X ± 2 s) an der Universitäts-Frauenklinik Köln (Schallgeschwindigkeit 1540 m/s). FSD = mittlerer Fruchtsackdurchmesser, SSL = Scheitel-Steiß-Länge. Für BDP = biparietaler Durchmesser und DOF = Diameter occipitofrontalis, Angabe der Werte für Messung von Konturmitte zu Konturmitte (M–M) sowie Außenkontur zur Außenkontur (A–A). Thoraxmeßebene in Höhe der Herzbasis, Abdomenmeßebene im Bereich der V. umbilicalis. THU = Thoraxumfang, Thq = Thoraxdurchmesser quer, Thap = Thoraxdurchmesser a.-p., AbU = Abdomenumfang, Abq = Abdomendurchmesser quer, Abap = Abdomendurchmesser a.-p. FL = Femurlänge

Amenorrhöwoche	FSD	SSL	BPD (M–M)	BPD (A–A)	DOF (M–M)	DOF (A–A)	ThU	Thq	Thap	AbU	Abq	Abap	FL
5	8 4												
6	15 5												
7	21 7	9 4											
8	27 9	14 8											
9	32 12	19 6											
10	37 14	26 7											
11	43 12	36 9												
12	48 13	49 10	18 4	19 5									10 3
13	54 11	60 11	22 5	23 5									12 5
14		70 8	26 6	27 7									14 4
15		84 10	31 7	32 8									18 5
16		98 14	35 8	36 8	38 6	39 6	80 12	27 5	27 5	93 16	31 6	30 7	21 4
17			38 7	39 7	42 7	44 7	94 15	31 6	30 5	104 19	34 6	33 7	25 7
18			42 8	44 8	47 6	49 7	109 18	35 7	34 7	114 19	37 6	35 7	27 7
19			44 8	46 9	52 8	54 8	124 21	39 7	38 7	124 21	39 7	39 6	29 6
20			48 8	50 10	57 8	59 8	135 20	43 8	42 8	134 25	42 8	42 7	32 4
21			50 8	52 10	61 10	63 10	145 18	46 7	45 7	146 23	45 8	45 7	35 4
22			53 7	55 9	64 11	66 10	154 18	49 8	48 8	157 23	48 9	49 8	39 7
23			56 7	58 9	67 9	70 11	163 19	51 8	51 7	172 18	53 8	52 8	41 4
24			59 9	61 10	71 9	74 10	172 21	54 8	54 8	183 21	56 9	56 9	43 5
25			61 8	63 9	74 9	77 9	181 22	56 8	56 9	191 22	59 9	59 9	45 7
26			64 7	66 8	77 9	80 9	188 20	58 9	59 9	199 24	62 10	61 10	49 7
27			67 7	70 8	79 10	82 10	195 24	60 9	61 9	208 26	65 10	64 11	51 5
28			69 7	72 9	83 12	86 12	204 24	64 11	65 10	218 22	68 10	67 12	53 5
29			72 8	75 10	85 13	88 14	211 26	65 7	67 9	227 21	72 9	70 12	55 5
30			74 9	77 9	88 11	91 12	217 26	68 10	70 11	236 23	75 10	74 12	56 5
31			77 8	80 8	91 9	95 10	228 22	71 11	72 11	244 26	77 11	76 12	58 6
32			79 7	82 8	93 10	97 10	231 26	72 10	73 11	253 29	81 12	79 12	60 7
33			82 8	85 8	96 11	100 12	239 24	75 11	75 11	261 27	84 13	81 12	62 7
34			84 8	87 9	98 12	102 14	246 24	77 10	78 10	271 28	86 13	84 13	64 7
35			86 8	89 7	100 13	104 14	253 24	78 11	81 9	279 29	89 13	87 14	65 8
36			87 7	90 8	102 13	106 14	259 24	80 10	82 11	287 28	91 14	89 15	67 8
37			89 8	92 8	104 14	108 14	264 20	83 11	83 12	295 29	94 15	91 15	69 9
38			90 7	94 8	106 13	110 13	266 26	85 11	84 12	302 29	96 15	93 15	72 9
39			92 8	96 7	107 13	111 14	271 26	86 10	85 11	309 31	99 15	96 15	73 10
40			93 6	97 7	109 11	113 11	275 28	87 9	86 11	316 32	101 16	97 14	75 9
41			93 7	97 6	110 10	114 10	281 34	89 12	88 14	323 34	104 17	98 14	76 10
42			93 6	98 6	110 10	114 11	281 30	91 14	89 16	327 36	106 18	99 14	

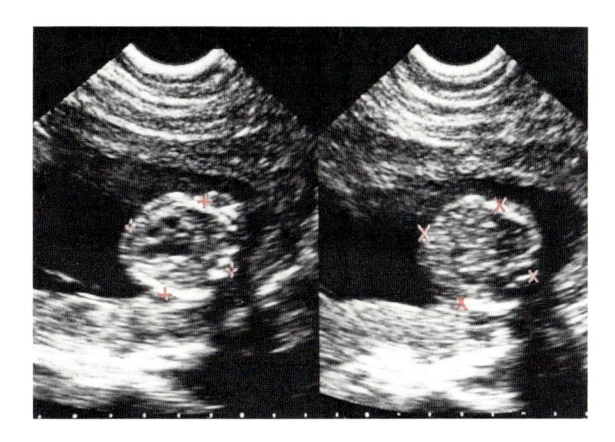

Abb. 12-53 Thorax- und Abdomendurchmesser in der 17. Schwangerschaftswoche. Links: Thoraxmessung in Höhe der Herzbasis, rechts: Abdomenmessung in Höhe des kranialsten Abschnitts der Vena umbilicalis. Querer Thoraxdurchmesser (+ - +) = 31 mm, anteroposteriorer Durchmesser (-|- - -|-) = 33 mm; querer Bauchdurchmesser (× - ×) = 34 mm, anteroposteriorer Bauchdurchmesser (× - ×) = 38 mm.

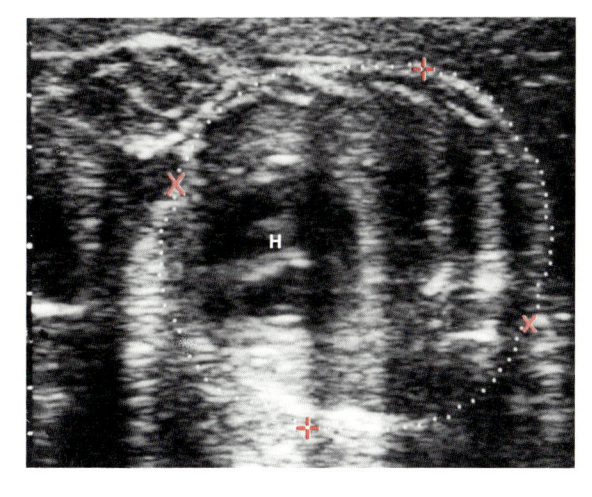

Abb. 12-54 Thoraxmessung in Höhe der Herzbasis (H), 35. Schwangerschaftswoche. Querer Thoraxdurchmesser (-|- - -|-) = 79 mm, anteroposteriorer Thoraxdurchmesser (× - ×) = 80 mm, Thoraxumfang = 252 mm.

1972. Weitere Untersuchungen zur klinischen Relevanz wurden in den folgenden Jahren gemacht [6]. Die Meßebene liegt im Bereich der Herzbasis.

Die anfänglichen Untersuchungen wurden mit einem Compound-Scanner durchgeführt, mit dem die Herzbasis aufgrund der typischen Bewegungen der Segelklappen im A-Bild identifiziert wurde. Durch Untersuchungen an Neugeborenen konnte gezeigt werden, daß der Meßbereich in kraniokaudaler Ausdehnung maximal um 2 bis 3 mm schwankt und damit eng begrenzt ist. Das Aufsuchen der Referenzebene erfolgt zunächst in Längsschnitten durch den Fetus mit Aufsuchen des pulsierenden Herzens. Anschließend wird in dieser Höhe ein Querschnitt durch den Thorax gelegt; die Schnittebene wird dann in kraniokaudaler Richtung so verschoben, bis das typische Echogramm im A-Bild erscheint. Mit den heute zur Verfügung stehenden Real-time-Scannern sind die einzelnen Strukturen des Herzens mühelos zu erkennen, so daß sich das mit einem Compound-Scanner manchmal schwierige Auffinden der Meßebene äußerst vereinfacht hat. Der Meßstreckenabgriff erfolgt auf der äußeren Konturbegrenzung (Abb. 12-54). Eine Zusammenstellung unserer Normwerte zeigt Tabelle 12-8.

Literatur

1. Arabin, B.: Fetale Ultraschallbiometrie im 2. und 3. Schwangerschaftstrimenon. Inauguraldissertation, Freie Universität Berlin 1980.
2. Bernaschek, G.: Die Besonderheiten einer neuartigen echographischen Bestimmung der Kniegelenkskerne des Feten. Geburtsh. u. Frauenheilk. 42 (1982) 94.
3. Bernaschek, G.: Vorteile der endosonographischen Diagnostik in Gynäkologie und Geburtshilfe. Geburtsh. u. Frauenheilk. 47 (1987) 471.
4. Bernaschek, G., A. Kratochwil: Echographische Studie über das Wachstum der fetalen Niere in der zweiten Schwangerschaftshälfte. Geburtsh. u. Frauenheilk. 40 (1980) 1059.
5. Degenhardt, F.: Kontrolle von Frühschwangerschaften durch Vaginalsonographie. Z. Geburtsh. Perinat. 191 (1987) 96.
6. Degenhardt, F.: Atlas der vaginalen Ultraschalldiagnostik, 2. Aufl. Wissenschaftl. Verlagsgesellschaft, Stuttgart 1990.
7. Hadlock, F. P., R. B. Harrist, R. L. Deter: Fetal femur length as a predictor of menstrual age, sonographically measured. Amer. J. Roentgenol. 138 (1982) 875.
8. Haid, C., H. Zech, J. Martin: Verbesserte Frühdiagnose der intrauterinen Schwangerschaft durch Ultraschall-Vaginalsonde. Geburtsh. u. Frauenheilk. 45 (1985) 371.
9. Hansmann, M.: Nachweis und Ausschluß fetaler Entwicklungsstörungen mittels Ultraschallscreening und gezielter Untersuchung – ein Mehrstufenkonzept. Ultraschall 2 (1981) 206.
10. Hansmann, M., B.-J. Hackelöer, A. Staudach: Ultraschalldiagnostik in Geburtshilfe und Gynäkologie. Lehrbuch und Atlas. Springer, Berlin–Heidelberg–New York 1985.
11. Jeanty, P., M. Dramaix-Wilmet, D. van Gansbeke, N. van Regemorter, F. Rodesch: Fetal ocular biometry by ultrasound. Radiology 143 (1983) 513.
12. Kassenärztliche Vereinigung Nordrhein, Düsseldorf: Ordnung über die Durchführung und Abrechnung von Ultraschalluntersuchungen in der Kassenpraxis vom 24.4.1982.
13. Mayden, K. L., M. Tortora, R. L. Berkowitz, M. Bracken, J. G. Hobbins: Orbital diameters: a new parameter for prenatal diagnosis and dating. Amer. J. Obstet. Gynec. 144 (1982) 289.
14. Merz, E.: Transvaginale oder transabdominale Ultraschalldiagnostik? Ein Vergleich zweier Methoden in Gynäkologie und Geburtshilfe. Ultraschall Klin. Prax. 2 (1987) 87.
15. Merz, E.: Sonographische Diagnostik in Gynäkologie und Geburtshilfe: Lehrbuch und Atlas. Thieme, Stuttgart–New York 1988.
16. Merz, E.: Standardisierung der fetalen Biometrie. Deutsche Gesellschaft für Gynäkologie und Geburtshilfe. Mitteilungen 15/1 (1991) 29.
17. O'Brien, G. D., J. T. Queenan: Growth of the ultrasound fetal

femur length during normal pregnancy. Part I. Amer. J. Obstet. Gynec. 141 (1981) 833.
18. Popp, L. W.: Gynäkologische Endosonographie. In: Otto, R. C., F. X. Jann (Hrsg.): Ultraschalldiagnostik 82, S. 466. Thieme, Stuttgart–New York 1983.
19. Rempen, A.: Vaginale Sonographie der intakten Gravidität im ersten Trimenon. Geburtsh. u. Frauenheilk. 47 (1989) 477.
20. Rempen, A.: Biometrie in der Frühgravidität. Deutsche Gesellschaft für Gynäkologie und Geburtshilfe Mitteilungen 15/1 (1991) 23.
21. Rott, H. D.: Zur Frage der Schädigungsmöglichkeit durch diagnostischen Ultraschall. Ultraschall 2 (1981) 56.
22. Schlensker, K.-H.: Ultraschallplazentographie. Gynäkologe 9 (1976) 156.
23. Schlensker, K.-H.: Die sonographische Darstellung der fetalen Extremitäten im mittleren Trimenon. Geburtsh. u. Frauenheilk. 41 (1981) 366.
24. Schlensker, K.-H.: Atlas der Ultraschalldiagnostik in Geburtshilfe und Gynäkologie. Thieme, Stuttgart–New York 1984.
25. Schlensker, K.-H.: Ultraschall-Screening während der Schwangerschaft. In: Künzel, W., K.-H. Wulf: Die normale Schwangerschaft. Klinik der Frauenheilkunde und Geburtshilfe, Bd. 4, 3. Aufl. Urban & Schwarzenberg, München–Wien–Baltimore 1986.
26. Schmidt, W., L. Garoff, D. Heberling et al.: Überwachung der fetalen Bewegungsaktivität mit Real-time-Ultraschall und deren Bedeutung für den Schwangerschaftsverlauf. Geburtsh. u. Frauenheilk. 41 (1981) 601.
27. Voigt, H. J., C. Faschingbauer: Pränatale Diagnostik mit Hilfe der Vaginalsonographie. Ultraschall Klin. Prax. 4 (1989) 199.
28. Weiner, C. P., R. E. Sabaggha, R. K. Tamura, S. Dal Compo: Sonographic abdominal circumference: dynamic versus static imaging. Amer. J. Obstet. Gynec. 139 (1981) 953.
29. Wladimiroff, J. W., J. McGhie: Ultrasonic assessment of cardiovascular geometry and function in the human fetus. Brit. J. Obstet. Gynaec. 88 (1981) 870.

13 Überwachung des Feten durch Kardiotokographie und Doppler-Sonographie

W. Künzel, V. Jovanovic

Inhalt*

1	Kardiotokographische Überwachung des Feten 234		2.1	Physikalische Grundlagen 256
1.1	Indikationen 234		2.2	Technische Voraussetzungen......... 256
1.2	Technische Voraussetzungen......... 234		2.2.1	Meßmethoden 256
1.3	Das Kardiotokogramm 237		2.2.2	Patientensicherheit.................. 257
1.3.1	Grundmerkmale 237		2.3	Das Blutflußgeschwindigkeits-Profil .. 257
1.3.1.1	Basale fetale Herzfrequenz........... 238		2.4	Blutflußgeschwindigkeit im fetalen Gefäßsystem 259
1.3.1.2	Akzelerationen 240		2.4.1	Physiologisches Blutflußgeschwindigkeits-Profil im arteriellen Gefäßsystem 259
1.3.1.3	Dezelerationen 242		2.4.2	Physiologisches Blutflußgeschwindigkeits-Profil im venösen Gefäßsystem .. 259
1.3.1.4	Oszillationen 245		2.4.3	Blutflußgeschwindigkeits-Profil in fetalen Gefäßgebieten bei Hypoxämie .. 259
1.3.2	Kardiotokogramm-Scores als Beurteilungshilfen 247		2.5	Blutflußgeschwindigkeit im maternalen Gefäßsystem 262
1.3.3	Tests zur Beurteilung der fetalen Herzfrequenz 247		2.5.1	Blutflußgeschwindigkeits-Profil in der A. uterina und A. arcuata 262
1.3.3.1	Nonstreß-Test..................... 247			
1.3.3.2	Wehenbelastungstests (Kontraktionstests) 248		2.5.2	Uteroplazentares Blutflußgeschwindigkeits-Profil bei pathologischen Schwangerschaften 262
1.3.3.3	Hocktest 249			
1.3.3.4	Bewegungstests.................... 250		2.5.3	Einfluß der Geburt auf das Blutflußgeschwindigkeits-Profil der A. uterina 263
1.3.3.5	Hypoxietest....................... 250			
1.3.4	Klinische Wertigkeit des Kardiotokogramms 250		2.6	Schlußfolgerungen für die Praxis 263
1.3.5	Klinische Beispiele 250			
2	Bestimmung der Blutflußgeschwindigkeit in maternalen und fetalen Gefäßen mit dem Ultraschall-Doppler-Verfahren 256			

* Die Literaturverzeichnisse finden sich im Anschluß an die Abschnitte.

1 Kardiotokographische Überwachung des Feten

W. Künzel

1.1 Indikationen

Der antepartalen und subpartalen Sterblichkeit liegt meistens eine *Störung der fetalen O_2-Versorgung* zugrunde. Sie kann unterschiedliche Ursachen haben. Die häufigsten Ursachen sind eine verminderte uterine Perfusion und ein gestörter Gasaustausch in der Plazenta, die in der Regel mit einem eingeschränkten Wachstum der Frucht einhergehen [46].

Häufig sind Mißbildungen des Uterus, Bluthochdruck in der Schwangerschaft, Anämie [74], Hypotonie, Infektionen [75] und Blutungen mit der Wachstumsretardierung als Ausdruck eines verminderten O_2-Angebots an den Feten verknüpft. Vorzeitige Wehentätigkeit und Zervixinsuffizienz sind in diesem Zusammenhang sehr oft begleitende Faktoren (Tab. 13-1).

Unterschiedliche Pathomechanismen rufen eine Minderversorgung des Uterus mit O_2 hervor. Bei Hypertonie in der Schwangerschaft ist die Durchblutung des Uterus und der Plazenta durch Zunahme des Gefäßwiderstands eingeschränkt. Bei der Hypotonie ist die treibende Kraft für die plazentare Durchblutung, der Blutdruck, reduziert. Bei der Anämie ist die O_2-Transportkapazität erniedrigt, und beim Diabetes mellitus ist das Verhältnis der Kapillaroberfläche zur Zottenoberfläche verändert, so daß die Diffusion für O_2 in der Plazenta erschwert wird. Bei diesen maternalen Erkrankungen ist das Kind potentiell gefährdet. Für die Diagnose der fetalen Gefährdung ist es daher wichtig, das Kardiotokogramm im Zusammenhang mit dem maternalen Krankheitsgeschehen zu sehen. Da ein generelles kardiotokographisches Screening während der Schwangerschaft weder notwendig noch durchführbar ist, sind spezielle *Selektionskriterien* für die antepartale Registrierung der fetalen Herzfrequenz zu fordern (Tab. 13-2 und Indikationskatalog in Kap. 1, Anhang, Anlage 2 der Mutterschaftsrichtlinien).

1.2 Technische Voraussetzungen

Die elektronische Registrierung der fetalen Herzfrequenz kann über die Aufnahme des Herzschalls (Phonokardiographie), über die durch Doppler-Ultraschall registrierten Herzbewegungen (Sonokardiographie) und durch Aufnahme der elektrischen Herzaktionspotentiale (Elektrokardiographie) erfolgen (Abb. 13-1). Für die kontinuierliche Registrierung der fetalen Herzfrequenz erfahren die so abgeleiteten Signale eine elektronische Umwandlung, die dann eine Registrierung der Herzfrequenz von Schlag zu Schlag erlauben.

Tabelle 13-1 Maternale, plazentare und fetale Ursachen für Störungen der fetalen O_2-Versorgung während der Schwangerschaft

Maternale Ursachen

Ventilationsstörungen	– Hypoxämie und Azidose
Herzfehler	– Hypoxämie
Anämie	– Reduktion der O_2-Transportkapazität
Störungen der uterinen Durchblutung	– Hyper- und Polysystolie – Dauerkontraktion des Uterus – vorzeitige Ablösung der Plazenta – Uterus bicornis – Hypotonie – Schock – EPH-Syndrom

Plazentare Ursachen

Reduktion der Austauschfläche	– EPH-Syndrom – Wachstumsretardierung – Infektion der Plazenta
Vergrößerung der Diffusionsstrecken	– Diabetes mellitus – Rh-Inkompatibilität

Fetale Ursachen

Störungen der umbilikalen Zirkulation	– Nabelschnurkompression – Nabelschnurmißbildung
Rh-Inkompatibilität	– Anämie

Tabelle 13-2 Selektionskriterien für die Auswahl von Schwangeren zur Registrierung der fetalen Herzfrequenz während der Schwangerschaft

EPH-Syndrom
gestörtes intrauterines Wachstum
Diabetes mellitus
Hypotonie
Rh-Inkompatibilität
vorzeitige Wehentätigkeit
Anämie < 10 g%
Mehrlingsschwangerschaft
Terminüberschreitung/fraglicher Termin
spezielle maternale Erkrankungen (z. B. Herzfehler, Infektionen)

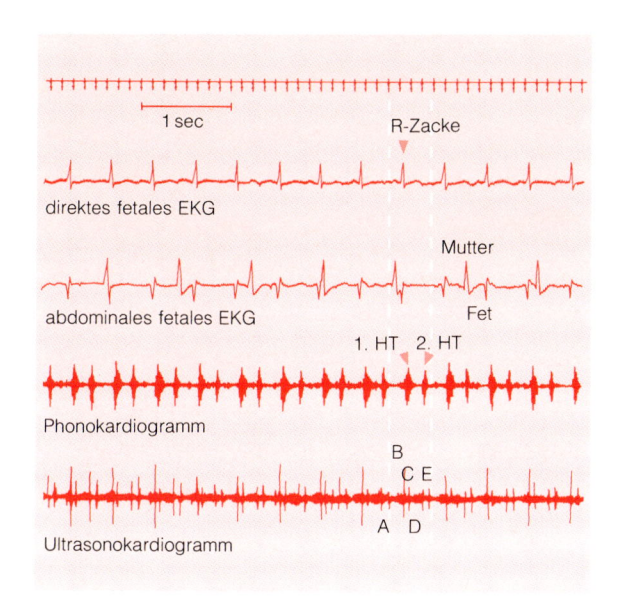

Abb. 13-1 Simultan aufgezeichnete Rohsignale der verschiedenen Ableitungsverfahren. Zwischen den gestrichelten, senkrechten Linien sind die Dauer einer elektrischen Herzaktion und die dementsprechenden Korrelate bei den anderen Ableitungsverfahren angegeben. Dabei bedeutet im Sonogramm:
A ein präsystolisches Signal der Mitralklappe
B Schließen der Mitralklappe (manchmal auch der Trikuspidalklappe)
C Öffnen der Aortenklappe
D Schließen der Aortenklappe
E Öffnen der Mitralklappe
Diese während einer Herzaktion auftretenden unterscheidbaren Amplituden können ihre Höhe und Stellung im Signal und damit ihre Relation zu dem zugehörigen Vorgang im Herzzyklus verändern. Dadurch kann eine echte Schlag-zu-Schlag-Messung unmöglich werden (nach Rüttgers [73]).

Die Qualität des Signals ist von der Art der Ableitung abhängig und somit auch einer unterschiedlichen Störanfälligkeit unterworfen.

Registrierung der fetalen Herzfrequenz (Kardiographie)

Für die Erfassung der fetalen Herzfrequenz während der Schwangerschaft eignen sich nur Methoden, die eine Ableitung über die Bauchdecke der Mutter ermöglichen. Die interne Registrierung durch direkte Ableitung des fetalen Elektrokardiogramms vom kindlichen Kopf ist der Geburt vorbehalten. Für die *externe Ableitung* der fetalen Herzfrequenz gibt es grundsätzlich drei Möglichkeiten:

– Mit dem Verfahren der fetalen Phonokardiographie wird mit einem Spezialmikrophon über die mütterliche Bauchdecke das Schallsignal des kindlichen Herzens erfaßt und verarbeitet (Abb. 13-2).

– Mit der Doppler-Sonokardiographie werden die Bewegungen des fetalen Herzens unter Ausnutzung des Doppler-Effekts nutzbar gemacht (Abb. 13-3).

– Durch Elektroden, die auf die maternale Bauchdecke geklebt werden, ist es möglich, die fetalen R-Zacken des Elektrokardiogramms zu registrieren und für eine Frequenzermittlung nutzbar zu machen (Abb. 13-4).

Alle drei Methoden bieten hinsichtlich ihrer Ableitungsmöglichkeit und Signalverarbeitung spezielle Probleme [73]. Die antepartale Registrierung der fetalen Herzfrequenz mittels Doppler-Sonokardiographie scheint sich jedoch aufgrund der Entwicklung von Breitstrahlaufnehmern wegen ihrer einfachen Handhabung immer mehr durchzusetzen. Die elektronische Autokorrelation von Herzfrequenzsignalen erhöht die Sicherheit der Registrierung zusätzlich.

Registrierung der Wehentätigkeit (Tokographie)

Die Kontraktionen des Uterus geben in Zusammenhang mit der Herzfrequenz eine wichtige Information über den Zustand des Feten in utero.

Bei der *indirekten Messung* führt ein auf die Bauchdecke der Mutter in Höhe des Fundus uteri angebrachter Stift zu einer Impression der Uterusmuskulatur. Während einer Kontraktion des Uterus wird die Lage des Stifts durch die Zunahme des Muskeltonus verändert. Diese Bewegung wird über einen Dehnungsmeßstreifen in ein elektrisches Signal verwandelt und registriert (Abb. 13-5). Mit der externen Messung der Wehentätigkeit kann die Stärke der Wehe nicht beurteilt werden, während die *Häufigkeit* der Wehentätigkeit in der Regel gut ablesbar ist. Bei adipösen Frauen sind Wehen meist schwer oder überhaupt nicht durch externe Messung zu beurteilen. Hier ist man auf subjektive Angaben, wie Schmerzempfindung der Patientin, angewiesen.

Die *direkte Messung* des Amniondrucks durch Intrauterinkatheter ist nur bei gesprungener Blase möglich.

Geräte

Für die Kardiotokographie stehen heute brauchbare Geräte von verschiedenen Firmen zur Verfügung, die alle die Möglichkeit der Herzfrequenzregistrierung mit dem Ultraschall-Doppler-Effekt haben. Alle Geräte ermöglichen auch eine Registrierung über die direkte Ableitung mittels fetalem EKG. Unterschiedlich ist die Ausrüstung für die Aufnahme des fetalen Herzschalls und für die transabdominale EKG-Ableitung.

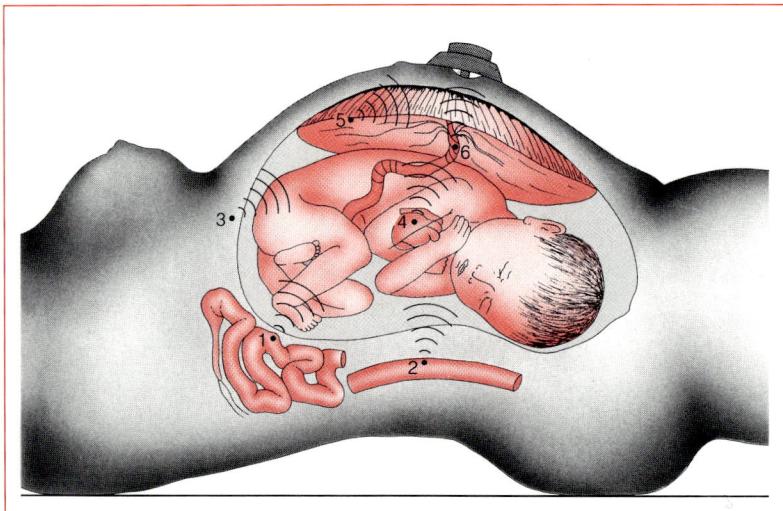

Abb. 13-2 Phonokardiographie und mögliche störende Einflüsse, die vom maternalen Organismus ausgehen. 1. Darmgeräusche, 2. Geräusche durch Strömungen in den maternalen Gefäßen, 3. Atemgeräusche, 4. kindlicher Herzschlag, 5. Plazentageräusch, 6. Nabelschnurgeräusch (nach Rüttgers [73]).

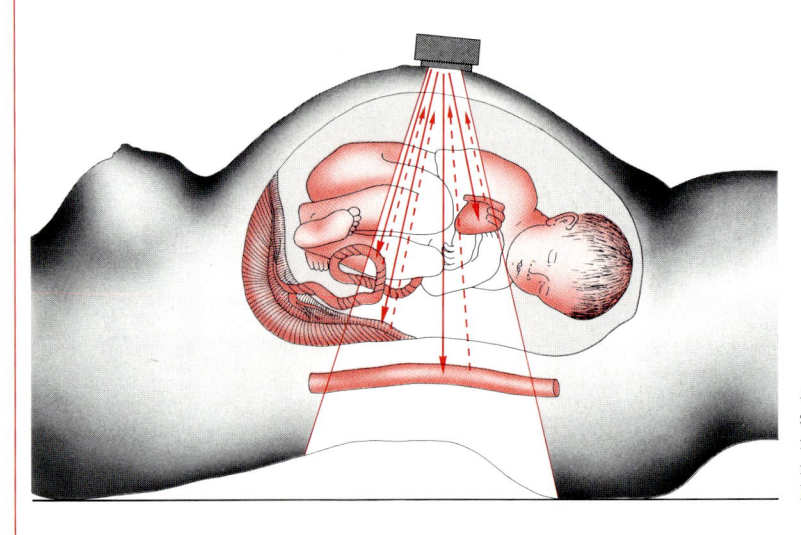

Abb. 13-3 Das Prinzip der Doppler-Ultrasonokardiographie: Störungen der Registrierung der fetalen Herzfrequenz sind durch die maternalen Gefäße (Aorta) möglich (nach Rüttgers [73]).

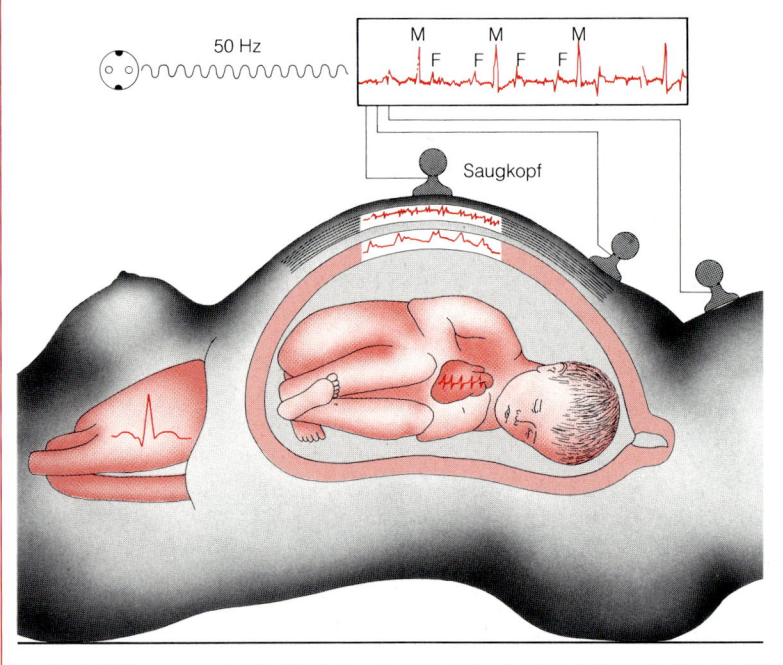

Abb. 13-4 Die abdominale fetale Elektrokardiographie. Mit dieser Methode wird sowohl das mütterliche (M) als auch das fetale (F) EKG abgeleitet. Die fetalen EKG-Komplexe unterscheiden sich von denen der Mutter in Frequenz und R-Zackenamplitude. Ebenfalls werden bei dieser Art der Ableitung Aktionspotentiale der quergestreiften mütterlichen Bauchdeckenmuskulatur und das Elektromyogramm der Gebärmutter mit aufgenommen. Als weitere Störmöglichkeit kommen Wechselstrominterferenzen aus dem Stromnetz in Betracht. Zum Auffinden der besten Ableitungsstelle werden Klebeelektroden benutzt. Dabei hat sich die Ableitung vom Isthmus uteri links unten zum Fundus uteri rechts oben am besten bewährt. Die dritte, indifferente Elektrode wird am Oberschenkel der Mutter befestigt (nach Rüttgers [73]).

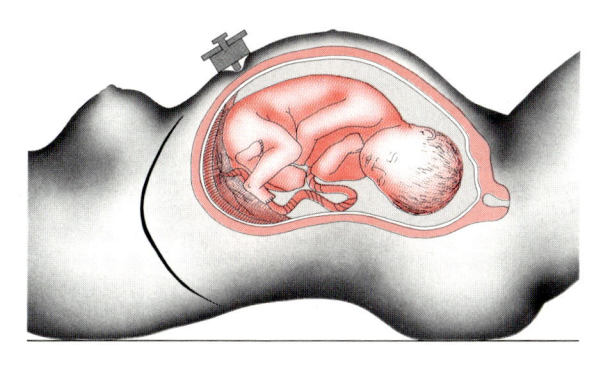

Abb. 13-5 Tokometrie: Ein Tokometer mit einem Stift wird auf den Fundus uteri geschnallt. Bei Kontraktion des Uterus wird der Stift bewegt und zeigt somit die Wehentätigkeit an (nach Rüttgers [73]).

Geräte, die die Herzfrequenz von Schlag zu Schlag (beat to beat) registrieren, sind jenen vorzuziehen, die eine integrierte Herzfrequenzregistrierung durchführen. Die Integration von mehreren Schlägen bedeutet einen gedämpften Kurvenverlauf und somit eine unzureichende Beurteilungsmöglichkeit der Herzfrequenzoszillationen. Dies kann nachteilig sein, wenn es darum geht, fetale Gefahrenzustände zu beurteilen. Neben den üblichen Forderungen, die an eine Grundgeräteausstattung, wie eingebautes Oszilloskop zur Darstellung der Rohsignale, akustische Anzeige der Herztöne und Registriersysteme gestellt werden, sollten die Geräte auch über eine Registrierung der Herzfrequenz verfügen, die von Schlag zu Schlag vorgenommen werden kann.

Registriergeschwindigkeit

Die unterschiedliche Vorschubgeschwindigkeit des Registrierpapiers von 1 bis 3 cm/min gibt die Möglichkeit, die beobachteten Parameter der fetalen Herzfrequenz verschieden stark aufzulösen (Abb. 13-6). So wird in den angloamerikanischen Ländern generell eine Schreibgeschwindigkeit von 3 cm/min empfohlen [61], während in Deutschland eine Registriergeschwindigkeit von 1 cm/min lange Zeit als ausreichend angesehen wurde. Jenen Gruppen, die sich intensiv mit der Interpretation der Oszillationen beschäftigen, ist eine Schreibgeschwindigkeit von 1 cm/min nicht ausreichend. Die Diskussion über diesen Sachverhalt ist letztlich akademisch. Wichtiger ist es, die Geschwindigkeit der Herzfrequenzregistrierung für die Anwendung in einer Klinik *nicht zu verändern*. Damit bleibt nicht nur der optische Eindruck des Kurvenbildes konstant, sondern auch die Interpretation der registrierten Kurven ist besser möglich.

Eine Registriergeschwindigkeit von 1 cm/min hat sich uns als ausreichend erwiesen. Sie hat nicht nur den Vorteil des reduzierten Papierverbrauchs, sondern auch den der besseren Übersicht, die eine registrierte Kurve für eine definierte Zeit bietet.

Aus experimenteller Erfahrung ist bekannt, daß schnelle Registrierungen einen weniger klaren Überblick über einen Verlauf von mehreren Stunden bieten als eine komprimierte Kurve.

Detailinformationen, wie die Variabilität der Oszillationen der fetalen Herzfrequenz, sollten jedoch bei langsamem Papiervorschub nicht verlorengehen.

1.3 Das Kardiotokogramm

1.3.1 Grundmerkmale

Die Kontrolle des fetalen Zustands bei Risiken während der Schwangerschaft ist ohne die ständige Registrierung der fetalen Herzaktion nicht denkbar. Die Herzfrequenz dient als diagnostisches Zeichen zum Nachweis eines fetalen O_2-Mangels. Durch die Entwicklung elektronischer Überwachungsgeräte war es möglich geworden, längst bekannte Phänomene der fetalen Herzfrequenz während der Schwangerschaft kontinuierlich aufzuzeichnen und damit sichtbar zu machen.

So wurde deutlich, daß die fetale Herzfrequenz keine konstante Zahl von Schlägen pro Minute (spm) aufweist, sondern von Schlag zu Schlag variiert, durch Kindsbewegungen und Kontraktionen des Uterus beeinflußt wird und während der Schwangerschaft langsamere Veränderungen erfährt als durch die rasch aufeinanderfolgenden Kontraktionen während der Geburt. Es wurde ferner sichtbar, daß in vielen Fällen von pathologischen Schwangerschaften Herzfrequenzveränderungen bereits bei geringen Kontraktionen des Uterus vorkommen.

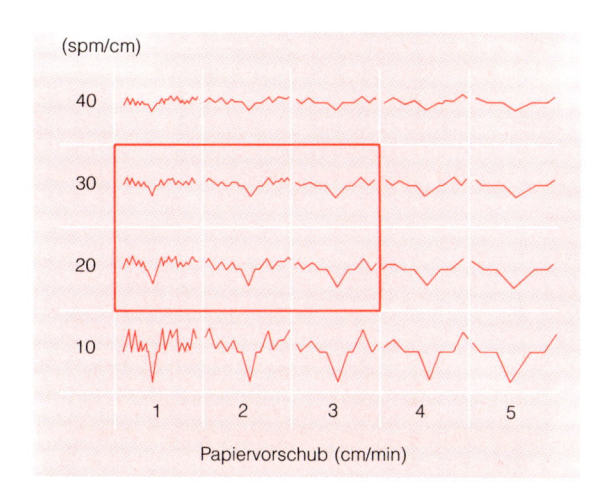

Abb. 13-6 Der optische Eindruck einer Herzfrequenzkurve ist vom Papiervorschub (in cm/min) und von der Schreibbreite (Schreiberempfindlichkeit) (Schläge pro Minute pro cm [spm/cm]) abhängig. Die heute verfügbaren Registriergeräte haben eine Schreiberempfindlichkeit von 20 bis 30 spm/cm und einen Papiervorschub von 1 bis 3 cm/min (eingerahmtes Feld). In diesem Bereich ist der optische Eindruck, den eine Herzfrequenzkurve vermittelt, nur unwesentlich voneinander unterschieden (nach Rüttgers [73]).

Bei der Betrachtung von normalen und pathologischen Herzfrequenzkurven sind vier Parameter der fetalen Herzfrequenz zu unterscheiden:

- die basale fetale Herzfrequenz
- die Akzelerationen der fetalen Herzfrequenz
- die Oszillationen der fetalen Herzfrequenz
- die Dezelerationen der fetalen Herzfrequenz

Jedem dieser Parameter kommt eine gesonderte Bedeutung im Hinblick auf den Zustand des Feten während der Schwangerschaft zu (Tab. 13-3).

In den folgenden Ausführungen sollen die verschiedenen Parameter der Herzfrequenz hinsichtlich ihrer physiologischen Veränderungen während der Schwangerschaft und ihrer Bedeutung zur Diagnose fetalen O_2-Mangels mit den sich daraus ergebenden Änderungen im Herz-Kreislauf-Verhalten besprochen werden.

1.3.1.1 Basale fetale Herzfrequenz

Die basale fetale Herzfrequenz läßt sich als Herzfrequenz definieren, die bei Bewegungsruhe des Feten am wehenlosen Uterus oder zwischen den Kontraktionen des Uterus gemessen wird. In der 6. Schwangerschaftswoche ist die basale Herzfrequenz niedrig. Sie steigt bis zur 9. Woche auf etwa 170 spm an und fällt dann bis zur 15. Woche steil, danach allmählich wieder ab (Abb. 13-7) [31, 69, 72]. Die normale basale Herzfrequenz liegt am Ende der Gravidität zwischen 120 und 140 spm. Sie ist einer starken Variation, insbesondere durch Kindsbewegungen und diurnale Rhythmen, unterworfen [8, 9, 63, 86].

Dem Anstieg der basalen Herzfrequenz (Tachykardie) zwischen der 28. und 40. Schwangerschaftswoche liegen folgende Ursachen zugrunde:

- chronische bzw. subakute Hypoxämie des Feten
- Fieber der Mutter
- Tachyarrhythmie des Feten [82]
- kontinuierliche aktive Bewegungen des Kindes

Durch eine *Hypoxie* des Feten und Zentralisation des fetalen Kreislaufs steigt die Herzfrequenz in der Regel an, es entsteht eine fetale Tachykardie [42]. Häufig geht dieser Anstieg mit wehenabhängigen Herzverlangsamungen (Dezelerationen) einher. Der Anstieg der basalen Herzfrequenz ist während der Schwangerschaft häufig nur diskret (Abb. 13-8).

Aus diesen Beobachtungen ist zu folgern, daß nur mit Vorbehalt von der Höhe der basalen Herzfrequenz auf den Zustand des Feten geschlossen werden kann. Bei Beginn der Überwachung steht nicht immer ein-

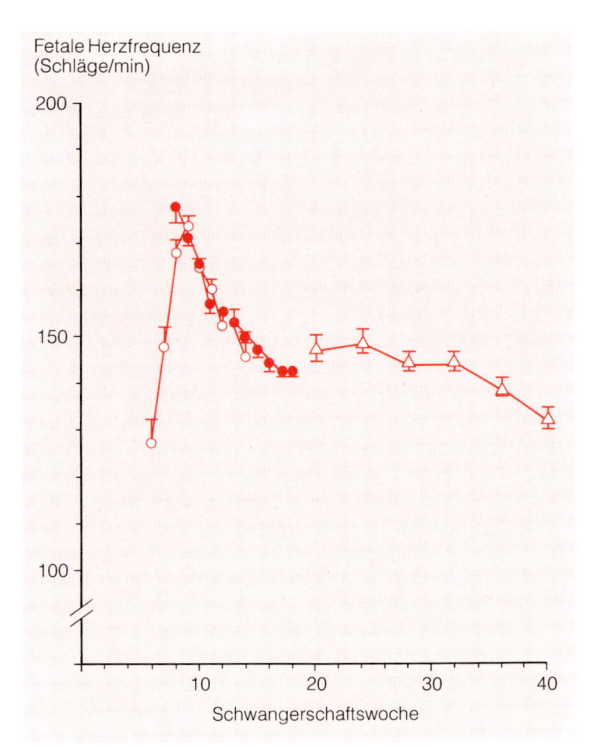

Abb. 13-7 Die basale fetale Herzfrequenz während der normalen Schwangerschaft.
Zu Beginn der Gravidität (6. Woche) ist die Herzfrequenz niedrig. Sie steigt mit Zunahme des fetalen O_2-Bedarfs steil an, fällt aber dann im weiteren Verlauf der Schwangerschaft bis zur 15. Woche zunächst steil, dann allmählich auf 120 bis 140 spm wieder ab (Daten von drei Arbeitsgruppen, zusammengestellt in [48]).

deutig fest, ob sich der Fetus im Stadium der sich ausbildenden kardialen Dekompensation befindet, oder ob bereits ein präfinales Stadium erreicht ist. Das gleichzeitige Auftreten von Dezelerationen und der Verlust der Kurzzeitschwankungen sind Veränderungen, die zusätzlich Informationen über den präpartalen Zustand des Feten geben.

Eine *Erhöhung der Körpertemperatur der Mutter* geht ebenfalls mit einem Anstieg der Herzfrequenz des Feten einher (Abb. 13-10). Zwischen der Körpertemperatur des Feten in utero und der Körpertemperatur der Mutter besteht unter physiologischen Bedingungen eine Differenz von 0,4 bis 0,8 °C. Der Austausch über die Plazenta und das Amnion ist die einzige effiziente Möglichkeit der Wärmeabgabe für den Fetus [20]. Bei Temperaturerhöhung der Mutter wird die Wärmeabgabe des Feten in utero behindert. Durch Steigerung der fetalen Herzfrequenz und durch den Anstieg der umbilikalen Durchblutung versucht der Fetus, die Wärmeabgabe über die Plazenta zu erhöhen.

Tabelle 13-3 Parameter der fetalen Herzfrequenz und ihre Bedeutung zur Diagnose der fetalen Hypoxämie vor der Geburt (nach Künzel [45, 49])

Basale Herzfrequenz	
Definition:	Herzfrequenz zwischen den Kontraktionen des Uterus
Normalbereich:	(100)–120–140–(160) Schläge/min
pathologisch:	Anstieg der Herzfrequenz über 150 Schläge/min (spm)
Ursache und Bedeutung:	Der Anstieg der Herzfrequenz erfolgt durch hypoxiebedingte Adrenalinfreisetzung. Abnahme der Blutdruckamplitude, Ausbildung eines fetalen Schocksyndroms
Fehlermöglichkeiten bei der Beurteilung:	Kindsbewegungen bewirken Frequenzsteigerung. Dauerkontraktion bewirkt Frequenzabfall, Fieber der Mutter bewirkt Frequenzsteigerung
Akzelerationen der Herzfrequenz	
Definition:	Kurzfristiger Anstieg der Herzfrequenz über das basale Herzfrequenzniveau. Unterscheidung in a) periodische (wehenabhängige) Akzelerationen b) nicht wehenabhängige Akzelerationen
Ursache und Bedeutung:	a) periodische Akzelerationen: Anstieg der Herzfrequenz durch Hypoxie bei Reduktion der umbilikalen und/oder der uterinen Durchblutung; Frühzeichen eines fetalen O_2-Mangels b) nicht wehenabhängige Akzelerationen: Kindsbewegungen. Abnahme von Kindsbewegungen kann ein Hinweis auf fetalen O_2-Mangel sein
Oszillationen der Herzfrequenz	

Definition:	Veränderungen der Herzfrequenz von Schlag zu Schlag (beat to beat). Unterscheidung zwischen
	a) Kurzzeitveränderungen (Synonym: short term irregularities)
	b) Langzeitveränderungen (Synonyma: long term irregularities, Nulldurchgänge)
	c) Amplitudenhöhe – Oszillationsbreite:
	  saltatorisch > 25 Schläge pro min
	  undulatorisch 10–25 Schläge pro min
	  eingeengt undulatorisch 5–10 Schläge pro min
	  silent < 5 Schläge pro min

Ursache:	Intrauterine Atembewegungen, Blutdruckschwankungen, fetale Bewegungen, Wechsel im Schlaf-Wach-Rhythmus
Bedeutung für den Zustand des Feten:	Die Einschränkung der Oszillationsbreite und der Langzeitveränderungen geht in der Regel mit der Ausbildung eines fetalen Schockzustandes einher und spiegelt das Nachlassen intrauteriner Atembewegungen, Verkleinerung der Blutdruckamplitude und Abnahme der fetalen Bewegungen wider
Fehlermöglichkeiten bei der Beurteilung:	Zentral sedierende Medikamente beeinflussen die Oszillationen der fetalen Herzfrequenz
Dezelerationen der Herzfrequenz	
Definition:	Kurz oder länger dauernder Abfall der Herzfrequenz unter das basale Herzfrequenzniveau. Unterscheidung zwischen a) nicht wehenabhängigen Dezelerationen b) periodischen (wehenabhängigen) Dezelerationen

Ursache:	a) nicht wehenabhängige Dezelerationen: Reduktion der uterinen Durchblutung und fetaler O_2-Mangel durch Kompression der V. cava inferior (in der Regel variable Dezelerationen). – Reversibel durch Lagerung der Patientin auf die Seite
	b) periodische Dezelerationen:
	  – Kompression des fetalen Kopfes – wohl selten (in der Regel frühe Dezelerationen)
	  – Reduktion der uterinen Durchblutung (in der Regel späte Dezelerationen)
	  – Reduktion der umbilikalen Durchblutung (in der Regel variable Dezelerationen)

Bedeutung:	Dezelerationen sind ein Zeichen eines fetalen O_2-Mangels. Häufigkeit und Dauer der Dezelerationen haben einen Einfluß auf den Säure-Basen-Status und den Zustand des Feten. Die prognostische Wertigkeit der Dezelerationen für den fetalen Zustand wird zusätzlich von der basalen Herzfrequenz und vom Verlust der Oszillationen bestimmt
Fehlermöglichkeiten bei der Beurteilung:	Veränderung der Herzfrequenz durch Kindsbewegungen

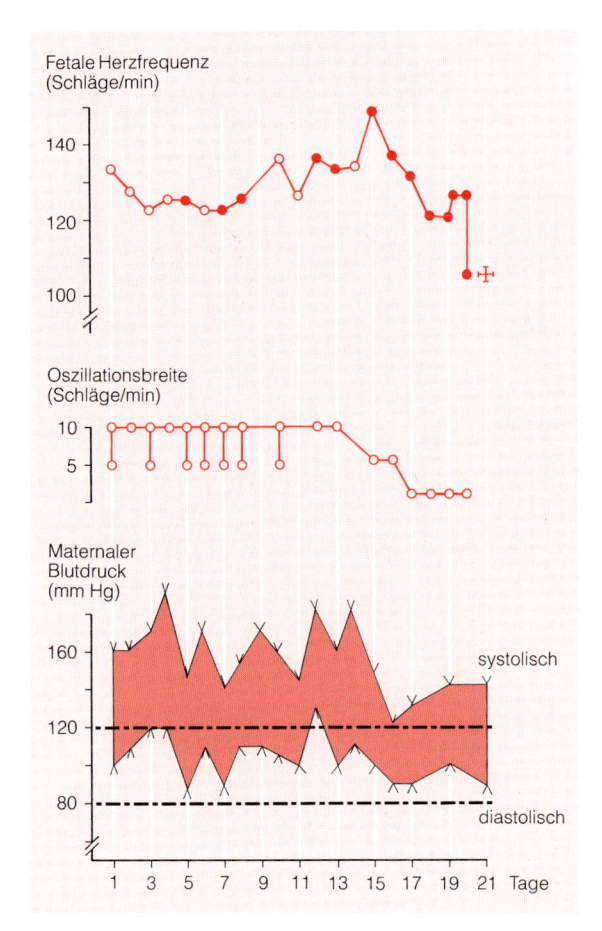

Abb. 13-8 Die Veränderung der basalen fetalen Herzfrequenz von der 29. bis zur 31. Woche der Schwangerschaft bei schwerer EPH-Gestose. Mit dem Auftreten von Dezelerationen (ausgefüllte Kreise) steigt die basale fetale Herzfrequenz an, fällt aber präfinal wieder ab. Der Abfall geht mit einer Einschränkung der Oszillationsbreite der fetalen Herzfrequenz einher (nach Künzel [43]).

Ein Anstieg der Herzfrequenz über lange Zeit kann auch durch *ständige fetale Bewegungen* erfolgen. Dies täuscht gelegentlich eine hohe basale fetale Herzfrequenz insbesondere bei komprimierter Schreibweise vor (Abb. 13-9). Dieser physiologische Zustand der Herzfrequenzerhöhung ist von den pathologischen Formen scharf abzugrenzen. Tokolytika haben unter physiologischen Bedingungen keinen meßbaren Einfluß auf die basale fetale Herzfrequenz.

1.3.1.2 Akzelerationen

Akzelerationen der fetalen Herzfrequenz sind kurzfristige Beschleunigungen der Herzfrequenz, die sich über das basale Herzfrequenzniveau erheben. Sie treten periodisch, d. h. in Verbindung mit den Wehen auf, können aber auch ohne Wehen vorkommen und von unterschiedlich langer Dauer sein.

Periodische Akzelerationen

Die *wehenabhängige* Beschleunigung der fetalen Herzfrequenz, die periodische Akzeleration, ist häufig bei Beckenendlagen während des Geburtsvorgangs zu be-

Abb. 13-9 Anstieg der Herzfrequenz durch intrauterine Bewegungen des Feten. Diese Änderung der Herzfrequenz ist vom Anstieg der basalen Herzfrequenz zu trennen, da diesem ein anderer physiologischer Mechanismus zugrunde liegt. Die Kardiogrammabschnitte a, b und c in Teil B (unten, Papiergeschwindigkeit 1 cm/min) stellen Auslenkungen der Abschnitte a, b und c in Teil A (oben, Papiergeschwindigkeit 0,1 cm/min) dar (modifiziert nach Junge [39]).

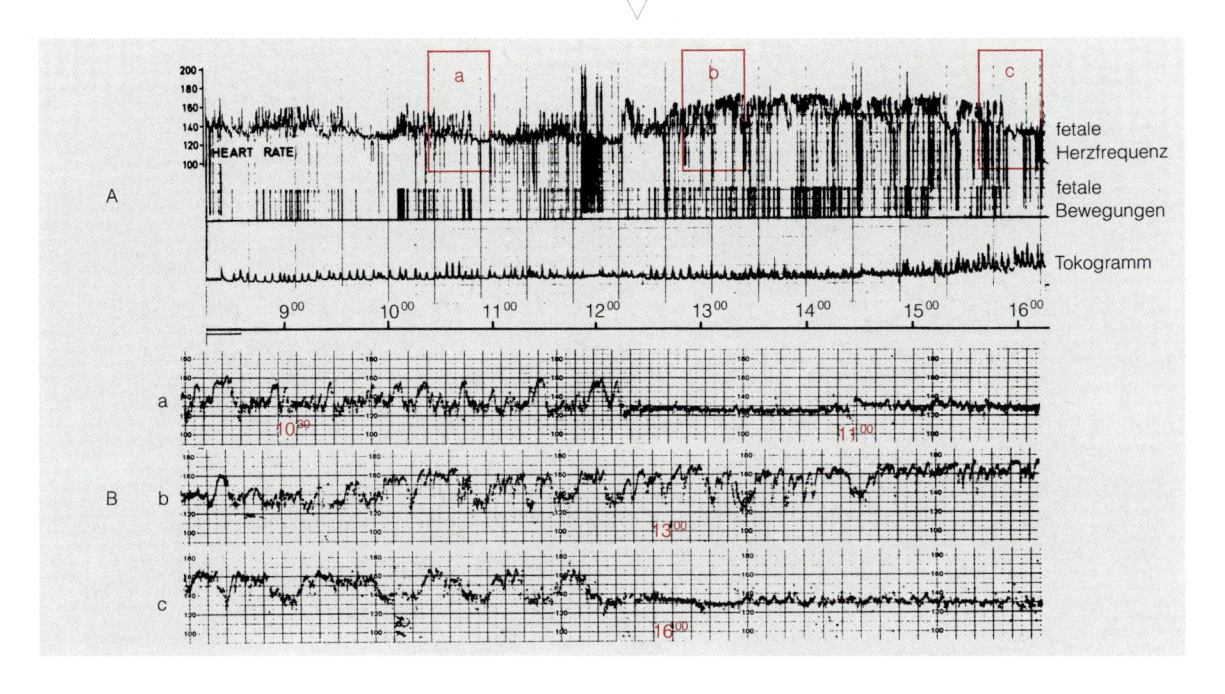

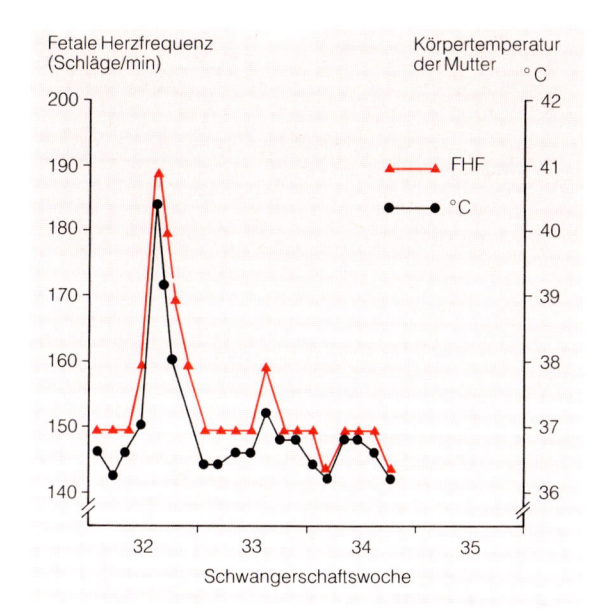

Überwachung des Feten durch Kardiotokographie und Doppler-Sonographie

Abb. 13-10 Körpertemperatur der Mutter und basale fetale Herzfrequenz. Stationäre Aufnahme wegen vorzeitiger Wehentätigkeit in der 28. Schwangerschaftswoche. Septischer Fieberschub in der 32. Schwangerschaftswoche. Blutkultur: Serratia. Temperaturen bis 40,5 °C. Simultaner Anstieg der fetalen Herzfrequenz bis auf 190 spm.
Unter gezielter antibiotischer Therapie kam es zur Entfieberung und zur Normalisierung der fetalen Herzfrequenz. Die Entbindung erfolgte in der 36. Schwangerschaftswoche durch Spontangeburt (Gewicht 2730 g, pH des Nabelschnurarterienblutes 7,30, Apgar 8/10/10).

obachten (Abb. 13-11). Sie hat daher für die antepartale Registrierung der Herzfrequenz praktisch keine Bedeutung und ist gelegentlich nur bei Oligohydramnie zu beobachten. Gewöhnlich steigt mit Beginn der Uteruskontraktion die fetale Herzfrequenz an, erreicht ihren Höhepunkt mit der Akme der uterinen Kontraktion und sinkt auf die Ausgangsfrequenz mit abklingender Wehe wieder zurück. Bei stärkeren Kontraktionen fällt die fetale Herzfrequenz auf der Wehenakme gelegentlich kurzfristig ab.

In tierexperimentellen Untersuchungen ist der periodische Anstieg der fetalen Herzfrequenz durch kurzfristige Reduktion der uterinen Durchblutung oder der umbilikalen Durchblutung zu erzeugen [52]. Offenbar liegt dem Anstieg der Herzfrequenz eine hypoxämiebedingte Erregung des sympathischen Zentrums durch Reizung der Chemorezeptoren am Sinus caroticus bzw. Arcus aortae zugrunde.

Nicht periodische Akzelerationen

Die nicht periodischen Akzelerationen der fetalen Herzfrequenz nehmen an Häufigkeit während der Gravidität zu und werden in der Regel durch *Kindsbewegungen* verursacht (Abb. 13-12) [9, 11, 18, 24, 25, 80, 82]. Der Anstieg der fetalen Herzfrequenz ist unabhängig von der Wehe. Kleine spitze Zacken bei der externen Ableitung des Amniondrucks als Überlagerung der Wehenkurve weisen auf die fetalen Bewegungen hin. Ihnen sind die Akzelerationen in wechselnder Intensität zugeordnet. In der 38. bis 40. Woche werden innerhalb von 24 Stunden 34 Akzelerationen pro Stunde mit einer maximalen Amplitude von 22,8 spm und einer mittleren Dauer von 40,7 Sekunden beobachtet [64].

Die Kindsbewegungen gehen mit einem Anstieg des Blutdrucks und einer Vergrößerung der Blutdruckamplitude einher. Die umbilikale Durchblutung steigt ebenfalls an. Häufig sind diese Veränderungen auch zur Atemfrequenz des Feten korreliert. Diese aktiven intrauterinen Phasen folgen keinem festen Rhythmus. Sie wechseln mit den Schlafphasen des Feten ab. Bei wachstumsretardierten Feten nehmen die Höhe und die Häufigkeit der Akzelerationen ab [18].

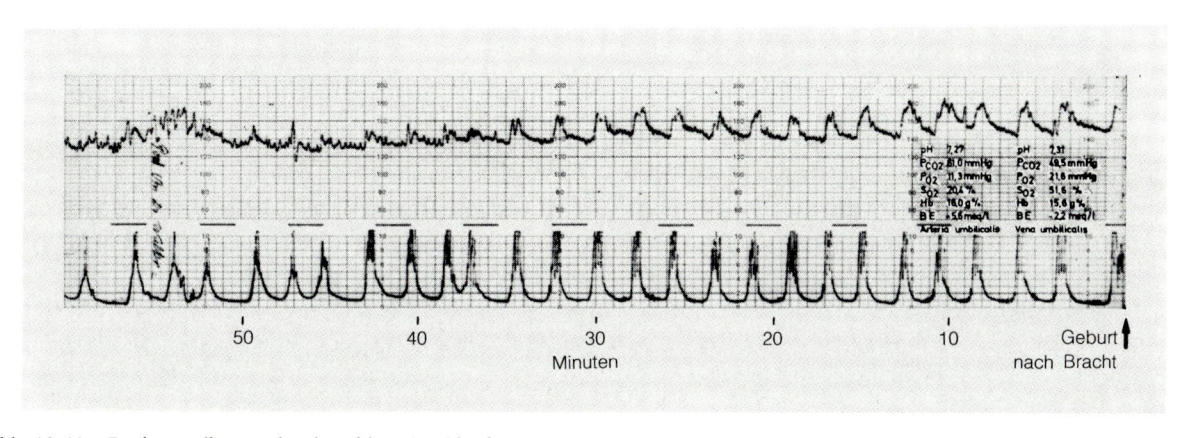

Abb. 13-11 Beckenendlage und wehenabhängige Akzelerationen.

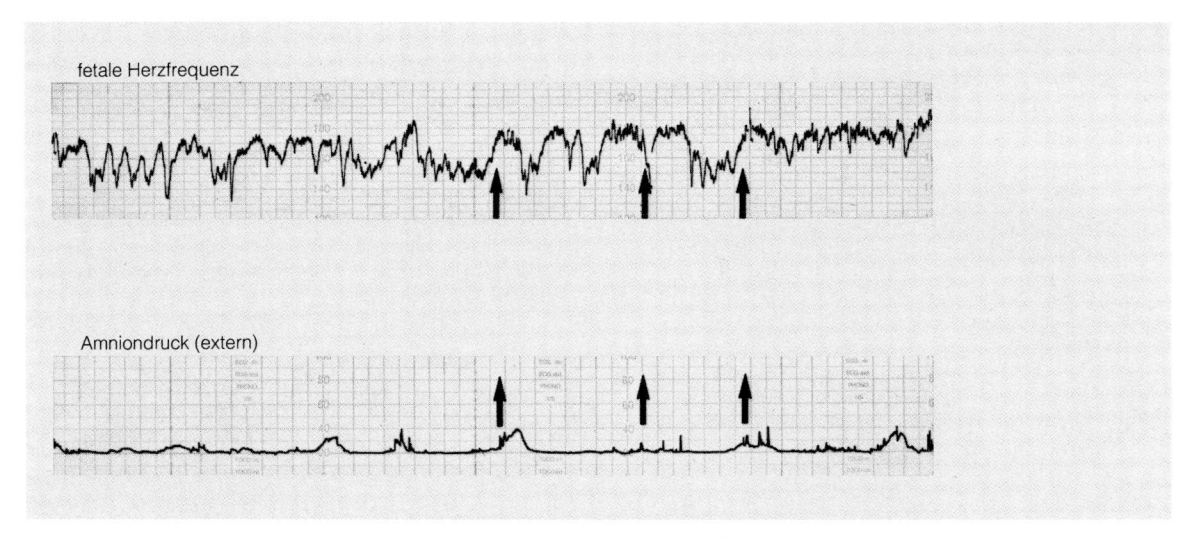

Abb. 13-12 Wehenunabhängige Akzelerationen, die durch Kindsbewegungen (Pfeile) verursacht werden.

Zusätzliche Einflüsse und Fehlermöglichkeiten

Zentral wirksame Medikamente reduzieren die fetalen Bewegungen und dämpfen somit den Anstieg der Herzfrequenz [2, 90]. Wenn in Ruhephasen des Feten oder bei Verabreichung von zentral wirksamen Medikamenten die Kindsbewegungen nachlassen oder sogar vollständig verschwinden, können sie kein zuverlässiges Zeichen für eine fetale Hypoxämie mehr sein. Der Nachweis von Akzelerationen und fetalen Bewegungen schließt jedoch eine latente beginnende Hypoxämie nicht generell aus.

1.3.1.3 Dezelerationen

Der kurz oder länger dauernde Abfall der fetalen Herzfrequenz unter das basale Herzfrequenzniveau wird als Dezeleration der fetalen Herzfrequenz bezeichnet. Dabei ist zwischen den nicht wehenabhängigen Dezelerationen und den periodischen, wehenabhängigen Dezelerationen zu unterscheiden. Es werden die Form und der Beginn der Dezeleration für die Beurteilung und Bewertung herangezogen. *Frühe Dezelerationen* werden der Kompression des fetalen Kopfes zugeordnet, während für die Entstehung *variabler Dezelerationen* die Nabelschnurkompression und für die *späten Dezelerationen* die Plazentainsuffizienz als Ursache angenommen werden. Häufig kommen die verschiedenen Formen der Dezelerationen in einem Kardiotokogramm, insbesondere während der Geburt, nebeneinander vor, so daß dieser Versuch der Klassifizierung, obgleich theoretisch von Interesse, nicht immer die notwendige Klarheit über den Zustand des Feten vermittelt. Es scheint deshalb besser, die Dezelerationen unabhängig von ihrer Ursache und Form in zwei Gruppen einzuteilen:

– Dezelerationen, die in Verbindung mit den Wehen, also periodisch, auftreten und
– Dezelerationen, die unabhängig von den Wehen vorkommen

Ursachen der periodischen und nicht periodischen Dezelerationen

Sowohl die periodischen als auch die wehenunabhängigen Dezelerationen werden durch Reduktion der uterinen Durchblutung und/oder durch Reduktion der umbilikalen Durchblutung ausgelöst. Sie stehen in der Regel in engem Zusammenhang mit der Wehentätigkeit während der Schwangerschaft. Bei ausreichender Fruchtwassermenge dürfte die Kompression der Nabelschnur während der Schwangerschaft, ebenso wie die Kopfkompression, als auslösende Ursache für die Dezeleration nur von untergeordneter Bedeutung sein.

Die folgenden Ausführungen konzentrieren sich deshalb auch nur auf die Reduktion der uterinen Perfusion als Ursache der Dezeleration während der Schwangerschaft. Dezelerationen als Folge von Nabelschnurkompressionen und Kopfkompressionen sind in den Geburtsbänden (6 und 7) dargestellt. Zum Verständnis des wichtigen physiologischen Zusammenhangs, der zwischen der uterinen Kontraktion, der uterinen Perfusion, der fetalen Oxygenation und der Dezeleration besteht, sind einige grundlegende Überlegungen zur Physiologie der uterinen bzw. plazentaren Durchblutung notwendig.

Uterusdurchblutung: Die periodisch auftretende Dezeleration geht mit einer *Kontraktion des Uterus* einher. Die stärkere Wehe erzeugt in der Regel die tiefere Frequenzalteration (Abb. 13-13). Auslösende Ursache dieser Dezeleration während der Schwangerschaft ist eine Reduktion der uterinen Perfusion. Sie wird vor allem durch die Kompression der die Plazenta drainierenden Venen hervorgerufen. Durch die Kompression dieser Gefäße wird der Blutdruck im intervillösen Raum erhöht und die Differenz zwischen dem arteriellen Blutdruck der Mutter und dem intervillösen Blutdruck (= Perfusionsdruck) reduziert. Gleichzeitig erfolgt jedoch durch die Kontraktion des Uterus auch eine Einengung der arteriellen Strombahn aufgrund einer Kompression der zur Plazenta und durch das Myometrium verlaufenden Spiralarterien. Das erhöht den Gefäßwiderstand. Beide Faktoren, die Reduktion des Perfusionsdrucks und die Erhöhung des arteriellen Gefäßwiderstands am Uterus, führen zu einer Reduktion der uterinen Durchblutung (Abb. 13-14) [57].

Die *Kompression der V. cava inferior* ist ein anderer Mechanismus, der zur Reduktion der uterinen Durchblutung führt (Vena-cava-Okklusionssyndrom; Abb. 13-15 [44, 50]. Durch Kompression der V. cava inferior steigt der Blutdruck in der V. uterina an und vermindert auf diese Weise die Blutdruckdifferenz als treibende Kraft für die Perfusion des Uterus. Eine zusätzliche Reduktion der uterinen Perfusion kann durch den Abfall des maternalen arteriellen Mitteldrucks erzeugt werden. Dies geschieht, indem sich Blut im venösen Pool der unteren Extremitäten staut und hier zusätzlich durch eine Verminderung des venösen Rückflusses zum Herzen einen Abfall des Herzminutenvolumens bewirkt.

Uterusdurchblutung und fetale O_2-Versorgung: Die Kontraktion des Uterus und die Ausbildung eines Vena-cava-Okklusionssyndroms bewirken über eine reduzierte uterine Durchblutung eine mangelhafte Versorgung des Feten mit O_2. Durch tierexperimentelle Untersuchungen ist nachgewiesen, daß der Uterus unter physiologischen Bedingungen über eine hohe hämodynamische Reservekapazität verfügt [53]. Eine Reduktion der uterinen Perfusion um 50% führt in der Regel nicht zu Änderungen der fetalen O_2-Aufnahme. Erst wenn eine kritische Grenze der uterinen Perfusion unterschritten wird, fällt der pO_2 stärker ab und bedingt eine Verminderung der O_2-Aufnahme des Uterus und des Feten (Abb. 13-16).

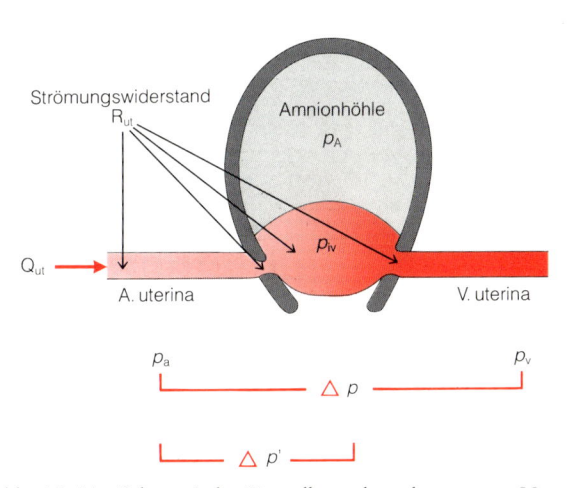

Abb. 13-14 Schematische Darstellung des schwangeren Uterus und seiner Gefäße. Die uterine Durchblutung (Q_{ut}) ist der Differenz des arteriellen (p_a) und venösen (p_v) Blutdrucks (Perfusionsdruck) proportional und dem Strömungswiderstand (R_{ut}) der Uterusgefäße umgekehrt proportional.

$$Q_{ut} = (p_a - p_v) \cdot \frac{1}{R_{ut}}$$

Der Blutdruck im intervillösen Raum (p_{IV}) entspricht in Annäherung dem Blutdruck in der Vena uterina und dem Amniondruck (p_A).

Bei *Kontraktion des Uterus* steigt der intervillöse Blutdruck proportional dem Amniondruck an, während der p_v konstant bleibt. Die Durchblutung des Uterus fällt stärker ab, als nach dem Abfall der Blutdruckdifferenz $p_a - p_{IV}$ ($\Delta p'$) zu erwarten wäre. Daraus ergibt sich, daß der arterielle Gefäßwiderstand der Radial- und Spiralarterien durch Kompression ansteigt.

Bei *Kompression der V. cava* durch den schwangeren Uterus steigt der Blutdruck in der V. uterina an; gelegentlich fällt auch der arterielle Mitteldruck ab. Arterielle Blutdruckreduktion und venöser Blutdruckanstieg ($p_a - p_v$) verursachen eine proportionale Einschränkung uteriner Perfusion ohne Zunahme des uterinen Gefäßwiderstands.

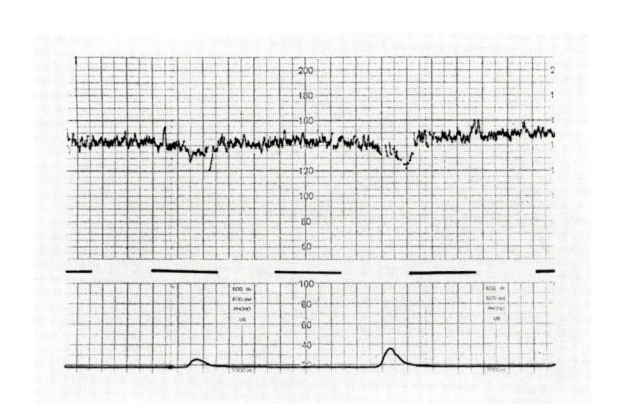

Abb. 13-13 Fetale Herzfrequenz und Amniondruck beim schweren EPH-Syndrom. Es bestehen von den Wehen abhängige Kontraktionen, wobei die ausgeprägtere Dezeleration zur stärkeren Wehe korreliert ist.

geringe Kontraktionen des Uterus hervorgerufen werden, die hämodynamische Reservekapazität am Uterus sich an der Grenze der Dekompensation befindet. Abzutrennen sind von diesen periodischen Dezelerationen jene, die durch die Lage der Patientin, also durch ein Vena-cava-Okklusionssyndrom, hervorgerufen werden. Aber auch hier sind sie gelegentlich Vorboten einer sich später ausbildenden plazentaren Insuffizienz.

Dezelerationsbeginn: Bei vollständiger Reduktion der uterinen Durchblutung variiert der Beginn der Dezeleration im Tierexperiment zwischen 10 und 60 Sekunden [36a, 51]. Nur bei bereits erniedrigter O_2-Sättigung im fetalen Blut besteht eine enge Beziehung zwischen dem Beginn der Dezeleration und der O_2-Sättigung vor der Kontraktion [58]. Bei hoher O_2-Sättigung ist dieser Zusammenhang nur sehr schwach, so daß andere Faktoren für den Beginn der Dezeleration ebenfalls verantwortlich sein müssen.

Möglicherweise ist die Balance zwischen dem Sympathikotonus und Parasympathikotonus ebenso von Bedeutung wie die Menge zirkulierender Katecholamine. Die Gabe von Atropin an den Fetus bewirkt eine Verzögerung der Dezeleration von im Mittel 20 Sekunden, verbunden mit einer Verkleinerung der Dezelerationsfläche [34, 36a, 62]. Eine Aussage über den Zustand des Feten von der Analyse des Dezelerationsbeginns ist aufgrund der breiten Variabilität schwer möglich und ist daher für die antepartale Registrierung der Herzfrequenz ohne Bedeutung.

Dezelerationsnormalisierung: Mit Nachlassen der uterinen Kontraktion steigt gewöhnlich auch die uterine Perfusion wieder an. Untersuchungen an Schafen haben gezeigt, daß der Anstieg der fetalen Herzfrequenz nach einer Hypoxämie mit dem Abfall des fetalen Blutdrucks und Verkleinerung der Blutdruckamplitude parallel

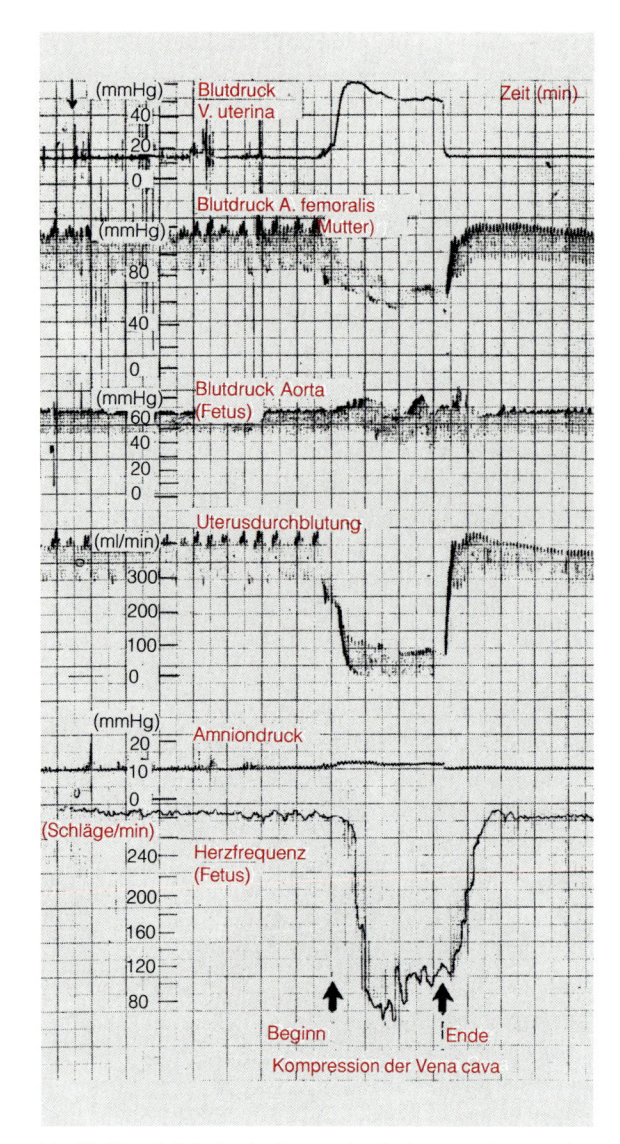

Abb. 13-15 Originalregistrierung der fetalen Herzfrequenz beim experimentell erzeugten Vena-cava-Okklusionssyndrom. Bei Kompression der V. cava inferior (Pfeil) steigt der Blutdruck in der V. uterina an, der maternale Blutdruck fällt ab, und durch die Abnahme des Perfusionsdrucks sinkt auch die Uterusdurchblutung. Infolge der reduzierten uterinen Durchblutung sinkt die fetale Herzfrequenz ab. Durch Freigabe der Kompression normalisieren sich rasch alle Parameter (aus Künzel et al. [50]).

Uterusdurchblutung und fetale Herzfrequenz: Durch graduelle Drosselung der uterinen Perfusion im Tierexperiment lassen sich jene Bedingungen simulieren, die beim Menschen vorliegen [40].

Dezelerationsamplitude: Die Reduktion der uterinen Perfusion um 30, 70 und 100% führt zu einem unterschiedlich tiefen Abfall der fetalen Herzfrequenz, der um so deutlicher ausgeprägt ist, je niedriger die uterine Perfusion vor Reduktion der uterinen Durchblutung war (Abb. 13-17). Dieser Zusammenhang ist für die Interpretation des antepartalen Kardiotokogramms von entscheidender Bedeutung, da er aufzeigt, daß bei Dezelerationen, die bereits durch

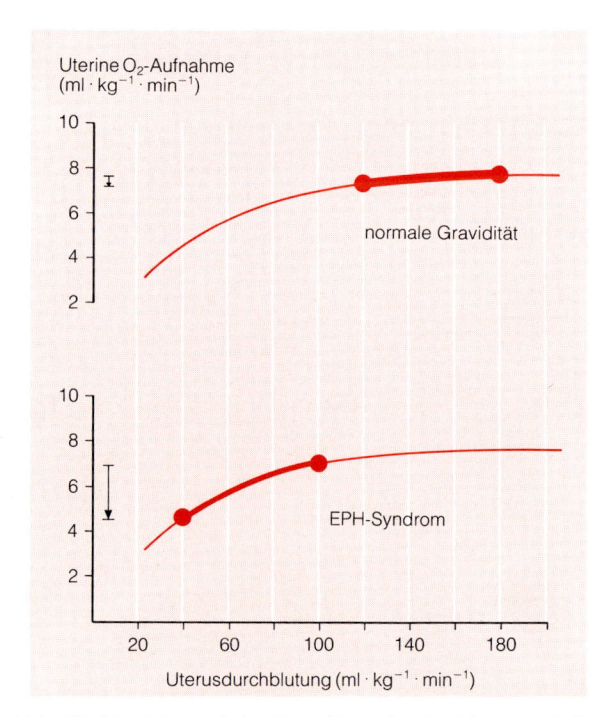

Abb. 13-16 Schematische Darstellung der Beziehung zwischen uteriner Durchblutung und fetalem O_2-Verbrauch. Bei hoher Durchblutung führt eine geringe Reduktion der uterinen Durchblutung nicht zur Einschränkung des fetalen O_2-Verbrauchs (oben). Erst bei stärkerer Abnahme der Durchblutung oder bei primär niedriger Durchblutung ist der fetale O_2-Verbrauch reduziert (unten) (nach tierexperimentellen Befunden von Künzel und Moll [53]).

geht. Aber auch die Normalisierung der Herzfrequenz erfolgt nicht einheitlich, so daß vom Muster der Normalisierung nur begrenzt auf den Zustand zu schließen ist [35].

Fehlermöglichkeiten bei der Beurteilung

Gelegentlich können Herzfrequenzalterationen infolge von Kindsbewegungen dergestalt auftreten, daß sie als Dezelerationen imponieren, jedoch gelingt in solchen Fällen nicht regelmäßig die Zuordnung zur Wehentätigkeit (siehe auch Abb. 13-12). Eine längere Registrierung unter gleichzeitiger Infusion von Oxytocin beseitigt in der Regel den Zweifel.

1.3.1.4 Oszillationen

Durch die kontinuierliche Aufzeichnung der fetalen Herzfrequenz von Schlag zu Schlag (beat to beat) werden Veränderungen sichtbar, die auskultatorisch nicht zu erfassen sind. Sie werden Oszillationen, Fluktuationen oder Variabilität genannt und lassen sich mit einer definierten Schlag-zu-Schlag-Folge als Mikrofluktuationen, „short-term irregularities" oder Kurzzeitschwankungen beschreiben und in Relation zur Registrierzeit mit einer definierten Oszillationsfrequenz als „long-term irregularities", Makrofluktuationen oder Nulldurchgänge angeben (Abb. 13-18) [16, 26, 30]. Nach einem Vorschlag von Hammacher [28] sind aufgrund der Oszillationsamplitude (saltatorisch, undulatorisch, eingeschränkt undulatorisch, silent) und der Oszillationsfrequenz (langsam: 2; mittel: 2 bis 6; schnell: 6/min) zwölf Oszillationstypen möglich (Abb. 13-19). Davon sind jene Oszillationen zu trennen, die ihre Ursache aufgrund von Störungen in der Registriertechnik haben. Sie sind an der mangelhaften Auflösung („jitter") der Schlag-zu-Schlag-Registrierung leicht zu erkennen.

Oszillationsamplitude und Oszillationsfrequenz

Im Zustand ungestörter Homöostase ist die fetale Herzfrequenz durch eine undulatorische Oszillations-

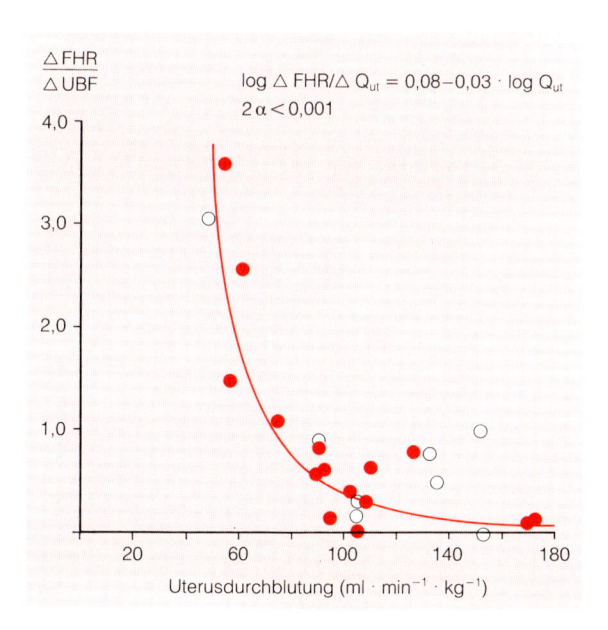

Abb. 13-17 Die Beziehung zwischen dem Abfall der Herzfrequenz (FHR) und der Abnahme der uterinen Durchblutung (UBF) in Relation zur Durchblutung, die vor der Durchblutungsreduktion bestand. War die Durchblutung hoch, änderte sich die Herzfrequenz bei Reduktion der Uterusdurchblutung für zwei Minuten um 30 und 70% (Punkte) bzw. 100% (Kreise) nur wenig (Δ FHR / Δ UBF < 1,0). Bei primär reduzierter uteriner Perfusion von weniger als 80 bis 90 ml/kg/min war der Abfall der Herzfrequenz auf die Abnahme der uterinen Durchblutung besonders ausgeprägt (tierexperimentelle Untersuchungen an Schafen, nach Junge et al. [40]).

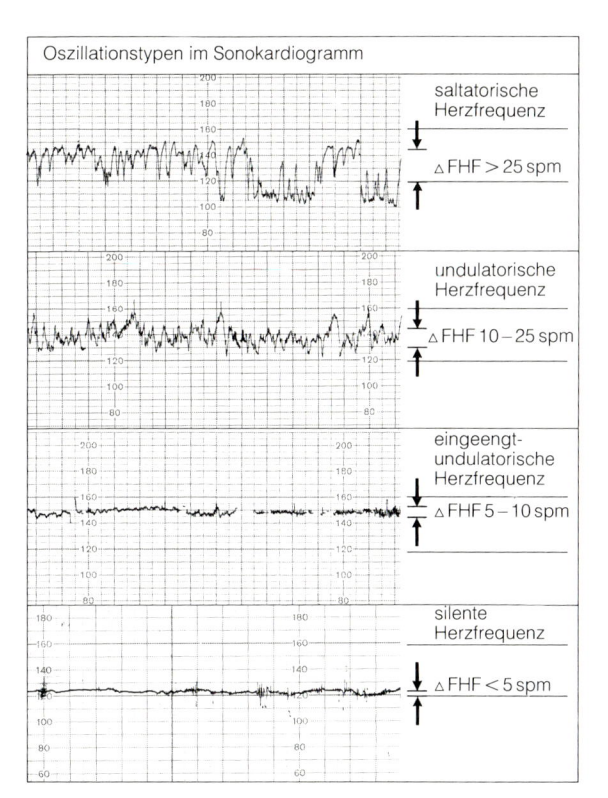

Abb. 13-18 Halbschematische Darstellung der Oszillationsmuster im Sonokardiotachogramm (in Anlehnung an Hammacher et al. [30]). Beurteilt werden die Schlag-zu-Schlag-Variationen der fetalen Herzfrequenz (Δ FHF) um einen gedachten Mittelwert sowie die Anzahl der Oszillationen pro Zeiteinheit.

Die FHF wird als *silent* bezeichnet, wenn ihre Schlag-zu-Schlag-Änderung weniger als fünf Schläge pro Minute (spm) beträgt; sie ist *eingeengt undulatorisch* bei einer Amplitude von 5 bis 10 spm und *undulatorisch* bei einer Bandbreite von 10 bis 25 spm; ein *saltatorisches* Herzfrequenzmuster liegt vor, wenn die Kurzzeitschwankungen größer als 25 spm sind. Physiologischerweise liegt ein undulatorisches Herzfrequenzmuster vor.

Oszillationsform	Typ	Oszillation		Häufigkeit an der Registrierzeit		Oszillationsphasen	
		Amplitude spm	Frequenz n	min (SD)	%	Anzahl n (SD)	Dauer (min) (SD)
Saltatorisch	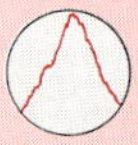 III a	≧ 25	≦ 1	–	–	–	–
	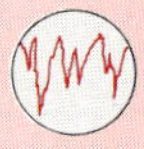 III b		2–5	14 (21)	1,0	1 (1)	14 (7)
	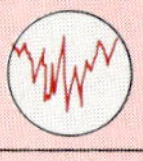 III c		≧ 6	–	–	–	–
Undulatorisch	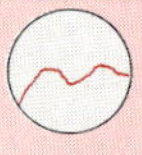 II a	≧ 10–≦ 25	≦ 1	–	–	–	–
	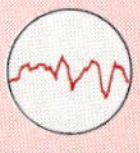 II b		2–5	1003 (159)	69,6	17 (4)	59 (30)
	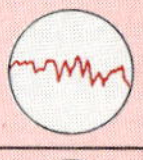 II c		≧ 6	–	–	–	–
Eingeschränkt	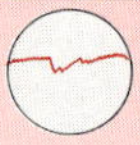 I a	≧ 5–< 10	≦ 1	–	–	–	–
	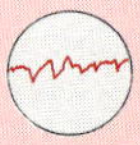 I b		2–5	365 (147)	25,5	16 (5)	23 (5)
	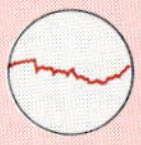 I c		≧ 6	28 (51)	1,9	2 (3)	14 (8)
Silent	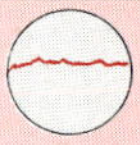 0 a	< 5	≦ 1	–	–	–	–
	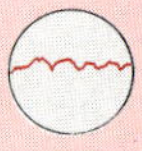 0 b		2–5	18 (18)	1,2	2 (2)	9 (9)
	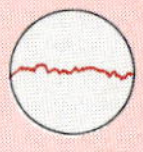 0 c		≧ 6	12 (24)	0,8	1 (2)	12 (7)

Abb. 13-19 Analyse der Oszillationen der fetalen Herzfrequenz bei 20 Schwangeren in der 36. bis 40. Schwangerschaftswoche nach dem von Hammacher [28] vorgeschlagenen Score (nach Halberstadt [27]).

amplitude, die gelegentlich von Akzelerationen unterbrochen wird, gekennzeichnet. Die Häufigkeit derartiger Merkmale geht aus Abbildung 13-19 hervor. Pathologische Veränderungen liegen vor, wenn Oszillationsamplitude und -frequenz abnehmen (Typ 0a) [60].

Ursache und Bedeutung der Oszillationen

Die Änderung der fetalen Herzfrequenz von Schlag zu Schlag wird unter physiologischen Bedingungen von einer zentralnervösen Steuerung beeinflußt. Im Zusammenhang mit der Variabilität der Herzfrequenz stehen fetale Atembewegungen, Körperbewegungen des Feten und die Bewegung der Augen.

Ein enger Zusammenhang zwischen den Bewegungen der Augen und den Körperbewegungen wurde gefunden [67]. Das Schlafstadium (1F) war durch die fehlenden Bewegungen der Augen und des Körpers, bis auf kurze schreckhafte Bewegungen („startles"), und geringe Oszillationen charakterisiert. In den zwei aktiven Stadien (2F und 3F) finden kontinuierliche Augenbewegungen und häufige, episodenhafte („bursts") Körperbewegungen statt, die mit einer breiten Oszillation der fetalen Herzfrequenz und Akzelerationen einhergehen. Im Stadium 4F bestehen kontinuierliche Augenbewegungen mit nahezu ständigen Körperbewegungen und einer anhaltenden Tachykardie. Die ruhigen und aktiven Phasen treten in 96% der Feten innerhalb von 100 Minuten auf. Das aktive Stadium 2F trat in 58% der Fälle auf, während die Stadien 1F in 30% und 4F in 3% beobachtet wurden.

Tierexperimentelle Untersuchungen an Schafen konnten zeigen, daß bei fetalen Atembewegungen mit dem Anstieg des Blutdrucks auch die fetale Herzfrequenz erhöht, insbesondere aber die Variabilität der Herzfrequenz gesteigert war [17]. Eine ähnliche Beziehung zwischen Variabilität der Herzfrequenz und fetaler Atmung konnte auch beim Menschen nachgewiesen werden [71, 85]. Es besteht auch eine gute Korrelation zwischen dem Anstieg der Kurz- und Langzeitfluktuationen und der fetalen Atmung [11, 14, 88], die definiert und quantifiziert werden konnte [15]. Dabei zeigte sich, daß nicht alle Herzfrequenzänderungen durch fetale Atmung hervorgerufen werden. Die Variabilität wird auch durch das autonome Nervensystem beeinflußt. Das Verhältnis zwischen Sympathikus und Parasympathikus ändert sich während der Schwangerschaft [7, 91]. In welcher Weise die Oszillation der fetalen Herzfrequenz durch kortikale Zentren oder durch Zentren des Hirnstamms modifiziert wird, ist noch nicht hinreichend bekannt. Bewiesen ist, daß zentral sedierende Pharmaka, wie Pethidin, Morphiumderivate, Promethazin und Hydroxizin, mit einer Abnahme der Kurzzeit- und Langzeitvariabilität einhergehen [2, 65].

Im O_2-Mangel findet eine Umverteilung der Organdurchblutung statt, mit dem Ziel, für das fetale Leben essentielle Organe wie Gehirn und Herz bevorzugt zu perfundieren [37]. Bei ausgeprägter Zentralisation des fetalen Kreislaufs fällt der Blutdruck ab; die Blutdruckamplitude ist eingeschränkt. Der damit verbundene Anstieg der fetalen Herzfrequenz geht dann in der Regel mit Einschränkungen der Oszillationsamplitude einher (siehe auch Abbildung 13-8) [60]. Da auch die Atemfrequenz im fetalen Streß reduziert ist, erfolgt auch ein Verlust der Oszillationsfrequenz. Es entsteht daher der Eindruck eines silenten Kardiotokogramms.

1.3.2 Kardiotokogramm-Scores als Beurteilungshilfen

Unter der Vorstellung, die Auswertung antepartaler Kardiotokogramme (CTG) zu erleichtern, sind Scores angegeben worden, die mit Hilfe eines Punkteschemas verschiedene Parameter des CTGs bewerten und bei Unterschreitung einer bestimmten Punktzahl die Bedrohung des Feten signalisieren. In den letzten Jahren findet auch die computergesteuerte Auswertung des Kardiotokogramms ihre Befürworter [3, 10, 55, 88]. So werden die Oszillationen der fetalen Herzfrequenz in Abhängigkeit von ihrer Amplitude und ihrer Frequenz aufgeschlüsselt und klassifiziert. Die Höhe der basalen Herzfrequenz und die Veränderungen der Herzfrequenz im Sinn von Dezelerationen werden gesondert bewertet [29, 33]. Häufig fehlen jedoch die für die Beurteilung des CTGs so notwendigen Kontraktionen, ohne die eine Beurteilung der hämodynamischen Reservekapazität der Plazenta nicht möglich ist.

Die Höhe der basalen Herzfrequenz ist nur im Zusammenhang mit anderen Parametern und im Verlauf zu beurteilen. Auch die Oszillationen der fetalen Herzfrequenz sind mit gewisser Zurückhaltung zu bewerten. Häufig sind bei ausreichender Oszillationsbreite und -frequenz bereits Dezelerationen im CTG nachweisbar (siehe auch Abb. 13-13), die die beginnende Dekompensation der plazentaren Funktion demonstrieren. Dies mag auch begründen, warum die prospektive Aussage in diesen Fällen im Hinblick auf den fetalen Zustand eingeschränkt ist. Die falsch-negativen Befunde im Hinblick auf den Zustand des Neugeborenen betrugen bei Anwendung des Scores nach Fischer 16,5%, nach Hammacher 8,3%, nach Hodr 5,7% und nach Kubli 33,1% [38, 89]. Zweifelhaft ist jedoch auch, die Wertigkeit eines Scores anhand des Zustands des Neugeborenen zu prüfen, da es das Ziel sein sollte, die Entbindung zu einem Zeitpunkt vorzunehmen, wo die Zeichen der hämodynamischen Dekompensation am Uterus erkennbar sind, d. h. es ist zu prüfen, ob wehenabhängige Dezelerationen nachweisbar sind, noch bevor die Zentralisation des fetalen Kreislaufs eingesetzt hat (Oszillationsverlust, fehlende Akzelerationen).

Einziges sicheres Beurteilungskriterium ist daher die *kontraktionsabhängige Reaktion der fetalen Herzfrequenz*, d. h., ob bei ausreichender Kontraktionsstärke die Herzfrequenz konstant bleibt oder abfällt. Dies ist immer im klinischen Bezug zu sehen. Oszillationsverlust und Anstieg der basalen Herzfrequenz sind dann Zeichen, die zusätzlich – aber nicht erstrangig – in die Beurteilung des Kardiotokogramms einzubeziehen sind.

1.3.3 Tests zur Beurteilung der fetalen Herzfrequenz

1.3.3.1 Nonstreß-Test

Im Nonstreß-Test (NST) wird das Kardiotokogramm ohne Wehen beurteilt. Gewertet werden Akzelerationen der fetalen Herzfrequenz, die mit den Bewegungen des Kindes auftreten. Als *reaktives Muster* werden Kardiotokogramme bezeichnet, in denen bei einer Registrierung von 20 bis 40 Minuten mindestens vier Episoden von Akzelerationen von 15 oder mehr Schlägen pro Minute vorkommen und 15 bis 20 Sekunden dauern. Andere Kardiotokogramme gelten als *nicht reaktiv*.

Von 786 Nonstreß-Tests waren 75,5% reaktiv und 23,8% nicht reaktiv. Von den 187 nicht reaktiven CTG-Mustern zeigten 74,3% einen negativen Oxytocinbelastungstest, 6,4% einen positiven und 13,9% einen verdächtigen Test. Die Mortalität bei Feten mit reaktiven Mustern war Null [59]. Andere Autoren berichteten über ähnliche Ergebnisse [66].

Es gibt jedoch auch Beobachtungen von fetalem Distreß nach reaktiven Nonstreß-Tests [76], insbesondere bei übertragener Schwangerschaft [56]. Die Beurteilung des fetalen Zustands ist mitunter ohne zusätzliche Kontraktionen des Uterus schwierig, wenngleich Weckversuche des Feten durch externe Stimulation [70] oder durch akustische Stimulation [1, 12, 13, 18, 68, 77, 78, 87] zusätzliche Information geben.

1.3.3.2 Wehenbelastungstests (Kontraktionstests)

Der Wehenbelastungstest (Kontraktions-Streßtest) unterscheidet sich vom Nonstreß-Test ganz wesentlich. Beim Nonstreß-Test findet die Beurteilung der Herzfrequenz unter einer konstanten Hämodynamik am Uterus statt. Beim Kontraktions-Streßtest wird die fetale Herzfrequenz unter kurzfristiger Einschränkung der uterinen und plazentaren Perfusion beurteilt. Geringe Kontraktionen sind von einer geringen Abnahme der Perfusion begleitet, während die stärkeren Kontraktionen des Uterus die Durchblutung in höherem Maße einschränken. Dies ist für die Beurteilung der Herzfrequenzalteration wichtig.

Spontane Kontraktionen des Uterus

Ein Kontraktions-Streßtest besteht bereits, wenn *spontane Kontraktionen* im Kardiotokogramm nachweisbar sind. Pathologische Verläufe der Schwangerschaft gehen in der Regel mit spontanen Kontraktionen der Uterusmuskulatur einher, die dann häufig den Anlaß zur Tokolyse bilden. Für den günstigen Ausgang der Schwangerschaft mag die Wehenhemmung gelegentlich eine hilfreiche Maßnahme darstellen, wenn sie zum Ziel hat, die Geburt so lange zu verzögern, bis die Gabe von Glukokortikoiden zur Förderung der fetalen Lungenreife abgeschlossen ist. Man sollte sich jedoch vergegenwärtigen, daß mit der Tokolyse ein wichtiger plazentarer Funktionstest verlorengeht (Abb. 13-20). Es ist deshalb sinnvoll, die *Tokolyse zeitlich begrenzt* durchzuführen, um die Beurteilung des Kardiotokogramms während der Uteruskontraktionen zu ermöglichen. Uns hat sich die „Intervalltokolyse" als nützlich erwiesen (siehe auch Abschn. 1.3.5).

Oxytocinbelastungstest

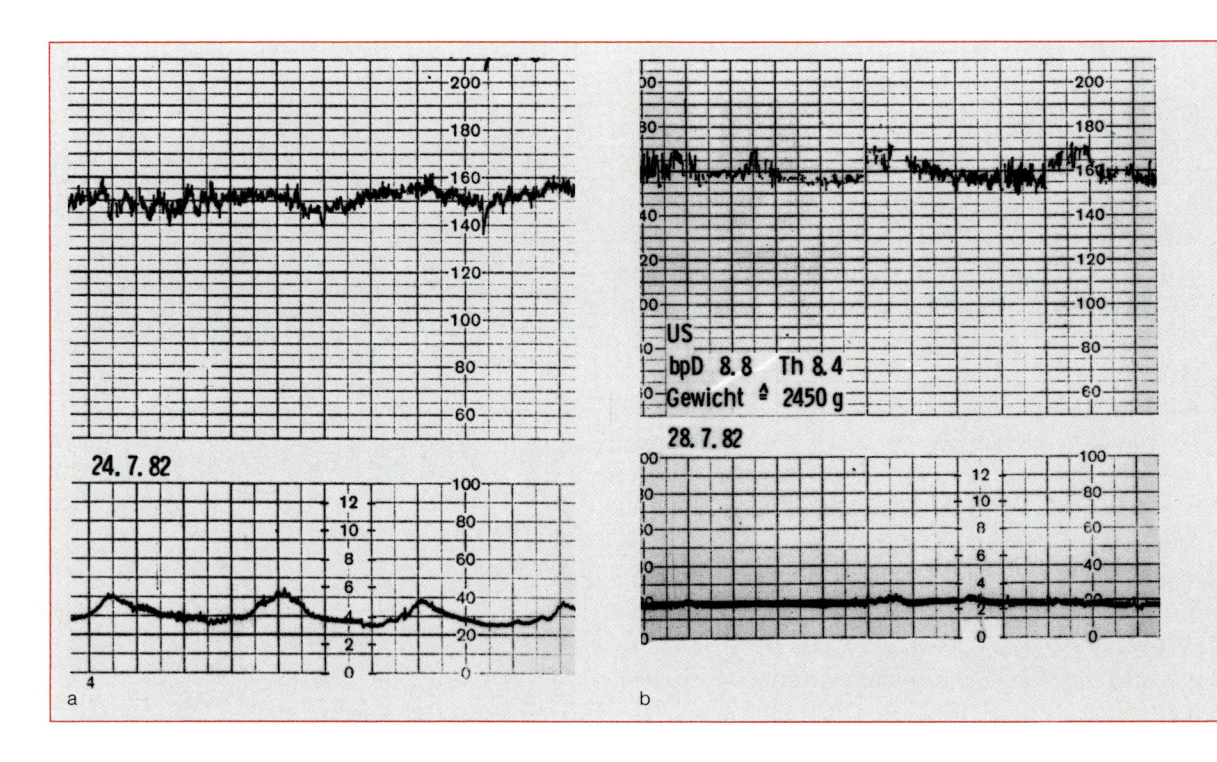

Im Nonstreß-Test sind nach 20 Minuten Registrierzeit noch 25% der Kardiotokogramme und nach 30 Minuten etwa 12% der Registrierungen nicht reaktiv [5], so daß sich für jene Fälle die Durchführung eines Oxytocinbelastungstests empfiehlt.

Der Kontraktionstest hat zum Ziel, die fetale Herzfrequenz unter Wehentätigkeit zu überprüfen. Er ist ein sicherer Test zur Bewertung des Feten [83]. Das Prinzip des Tests besteht in dem bereits beschriebenen Zusammenhang zwischen Uteruskontraktion, uteriner Perfusion, fetaler O_2-Versorgung und fetaler Herzfrequenz (siehe auch 1.3.1.4). Er vermittelt somit einen Einblick in die hämodynamische Reservekapazität des Uterus, wie er auch bei spontaner Wehentätigkeit gegeben ist.

Die Applikation von Oxytocin kann intravenös in steigender Dosierung erfolgen. Sie richtet sich nach der Sensibilität der Uterusmuskulatur auf das infundierte Oxytocin. Erfolgen ausreichend starke Kontraktionen, kann der Test abgebrochen werden. Einfacher in der Anwendung ist die Oxytocinbelastung durch ein Spray. Ein bis zwei Inhalationen reichen aus, um eine Wehentätigkeit über 20 bis 30 Minuten in 80%, bei drei Inhalationen in 95% der Fälle in Gang zu setzen [36].

Die Häufigkeit operativer Entbindungen nach positivem Oxytocinbelastungstest ist hoch [79]. Die Kaiserschnittfrequenz betrug 58,5%. Die Kinder waren in 29,3% im Wachstum retardiert, und 17,1% der Kinder wiesen kongenitale Anomalien auf.

Mamillenstimulation

Die Reizung der Mamillen durch manuelle Massage, unilaterale Pumpenstimulation oder Erwärmung führt ebenfalls zu prolongierten Kontraktionen des Uterus von 1,5 bis 8 Minuten Dauer, gelegentlich mit Tachysystolien [6]. Auch diese Methode erlaubt, die Herzfrequenz unter Kontraktionen zu beurteilen. Hinsichtlich ihrer Praktikabilität und Dosierbarkeit ist sie jedoch dem Test mit Oxytocin-Nasenspray unterlegen.

1.3.3.3 Hocktest

Im Hocktest wird die fetale Herzfrequenz unter *orthostatischer Belastung* geprüft [22]. Bei Aufrichtung der Patientin aus der Hockstellung erfolgen hämodynamische Veränderungen, die durch ein Versacken von Blut in die Venen der unteren Körperregionen eingeleitet werden und zur Abnahme des Herzminutenvolumens und Blutdrucks führen. Der Abfall des Blutdrucks bewirkt eine proportionale Abnahme der uterinen Perfusion, d. h., wenn der Blutdruck um 30%

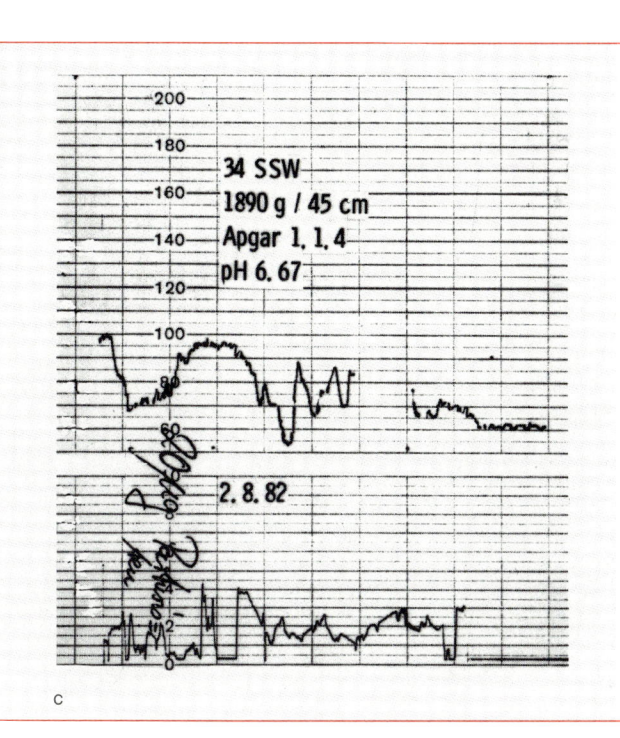

Abb. 13-20 Problematischer Einsatz der Tokolyse bei vorzeitiger Wehentätigkeit. Aufnahme der Patientin in der 33. Schwangerschaftswoche mit vorzeitiger Wehentätigkeit.
a) Bei hoher basaler Frequenz bestehen geringe wehenabhängige Dezelerationen bei ausreichenden Oszillationen der fetalen Herzfrequenz. Unter tokolytischer Therapie sind Dezelerationen in den folgenden Registrierungen nicht nachweisbar (keine Wehen).
b) Das Plasma-Estriol liegt im Normbereich. Die Fetometrie ergibt ein Schätzgewicht von 2450 g (biparietaler Durchmesser 8,8 cm, Thoraxquerdurchmesser 8,4 cm). Am achten Behandlungstag tritt unter Wehentätigkeit eine breite Dezeleration und eine vorzeitige Ablösung der Plazenta auf
c) CTG sub partu. Die bei Geburt ermittelten biometrischen Daten stimmen mit dem geschätzten Wert nicht überein (Gewicht 1890 g, Länge 45 cm, pH 6,67, Apgar-Score 1/1/4).

sinkt, fällt auch die uterine Durchblutung um 30% ab. Um eine Aussage über die Wertigkeit des Testverfahrens zu erhalten, ist es notwendig, den Blutdruck kontinuierlich in kurzen Abständen parallel mit der fetalen Herzfrequenz zu registrieren.

1.3.3.4 Bewegungstests

Körperliche Belastungen der Mutter auf dem Ergometer oder durch Treppensteigen (*Step-Test* [81]) rufen, wie der Hocktest, hämodynamische Veränderungen im maternalen Organismus hervor [54]. Wie tierexperimentelle Untersuchungen am Laufband gezeigt haben, bestehen sie in einer Zunahme des gesamten Gefäßwiderstands, einschließlich des uterinen Gefäßsystems. Die Messung des maternalen Blutdrucks oder der maternalen Herzfrequenz erlaubt keinen Rückschluß auf die uterine Hämodynamik. Es ist auch nicht möglich, die Uterusdurchblutung zu bestimmen. Daher verliert der Test an Wertigkeit hinsichtlich seiner Aussagekraft zur hämodynamischen Reservekapazität am Uterus.

1.3.3.5 Hypoxietest

Es ist ein interessantes Konzept, durch Reduktion der O_2-Konzentration in der Einatmungsluft der Mutter, die Reservekapazität der plazentaren Funktion zu testen [4]. O_2-untersättigtes maternales Blut gelangt in der Plazenta in Kontakt mit fetalem Blut und garantiert eine ausreichende O_2-Versorgung des Feten nur dann, wenn die Durchblutung der Plazenta ausreichend hoch ist. Bei bereits erniedrigter Perfusion der Plazenta führt die Verabreichung eines Gasgemisches mit niedriger O_2-Konzentration zur Reaktion der fetalen Herzfrequenz im Sinne einer Tachykardie oder Dezeleration. Es liegen bisher wenig Untersuchungen darüber vor, wie genau die hämodynamische Kapazität am Uterus damit abzuschätzen ist.

1.3.4 Klinische Wertigkeit des Kardiotokogramms

Bei der Schwangerschaftsbetreuung werden gefährdete Schwangerschaften selektiert und einer intensiven Überwachung zugeführt. Prinzip der intensiveren Überwachung ist, den Nachweis zu führen, ob die fetale O_2-Versorgung sich an der Grenze der Dekompensation befindet. Der Nachweis wird durch die Registrierung der fetalen Herzfrequenz und durch die Bestimmung der Blutflußprofile in den arteriellen Gefäßen des Feten (Aorta, A. umbilicalis, A. cerebri media) erbracht (siehe auch Abschn. 2). Hier sind wichtige Zusammenhänge zu beachten:

Eine normale Herzfrequenz ist gekennzeichnet durch eine *basale fetale Herzfrequenz* von 120 bis 140 Schlägen pro Minute, unterbrochen von wehenunabhängigen *Akzelerationen* unterschiedlicher Dauer, die den fetalen Bewegungen zugeordnet werden. Die basale fetale Herzfrequenz ist keine konstante Größe, sondern überlagert von *Oszillationen,* die von Schlag zu Schlag variieren, aber auch langwellige Veränderungen zeigen. Fetale Atembewegungen und zentral überlagerte Änderungen im Wechselspiel des parasympathischen-sympathischen Nervensystems sind die zugrundeliegenden Ursachen für die kurzfristigen Schwankungen.

Störungen der fetalen O_2-Versorgung reduzieren die Häufigkeit fetaler Bewegungen und die fetale Atmung und wirken damit auf die Akzelerationen und Oszillationen; sie nehmen ab. Bevor jedoch beide Parameter eine Einschränkung zeigen, sind häufig bereits Dezelerationen während der Uteruskontraktionen nachweisbar. Die wehenabhängigen Veränderungen der fetalen Herzfrequenz, die Dezelerationen und Akzelerationen sind die Reaktion der fetalen Herzfrequenz auf eine kurzfristige Reduktion der uterinen Durchblutung und der O_2-Versorgung. Dezelerationen, die schon bei geringen Kontraktionen des Uterus auftreten, sind daher in ihrer Prognose hinsichtlich der fetalen O_2-Versorgung anders zu bewerten als die Dezelerationen, die bei starken Kontraktionen in der Phase der Austreibung auftreten.

Für die Überwachung des Feten gelten daher die folgenden *Grundsätze:*

- Die Beurteilung des Kardiotokogramms ist ohne Kenntnis des klinischen Befundes nicht möglich.
- Das antepartale Kardiotokogramm ist ohne Uteruskontraktionen schwer zu beurteilen; es sind Wehen notwendig, da nur durch die Kontraktion die hämodynamische Reservekapazität am Uterus beurteilt werden kann.

Testverfahren zur Abschätzung der fetalen Herzfrequenz, die den maternalen Kreislauf und die uterine Reservekapazität einbeziehen, verlangen nicht nur einen großen apparativen und personellen Aufwand, sondern sind aufgrund der schwer zu erfassenden maternalen kardiovaskulären Reaktionen und deren Rückwirkung auf die uterine Hämodynamik in ihrer Aussagekraft eingeschränkt. Das gilt auch für den Hypoxietest. *Nur die Kontraktion des Uterus erfüllt die physiologischen Voraussetzungen, die Reservekapazität der Plazenta zu testen,* ohne die maternale Hämodynamik zu stören. Wenn nicht spontan vorhanden, sind sie leicht durch Infusion von Oxytocin oder durch Verabreichung eines Nasensprays zu erzeugen.

1.3.5 Klinische Beispiele

Vorzeitige Wehentätigkeit – Intervalltokolyse

Häufiger Anlaß zur Registrierung des Kardiotokogramms sind die vor der 37./38. Woche auftretenden

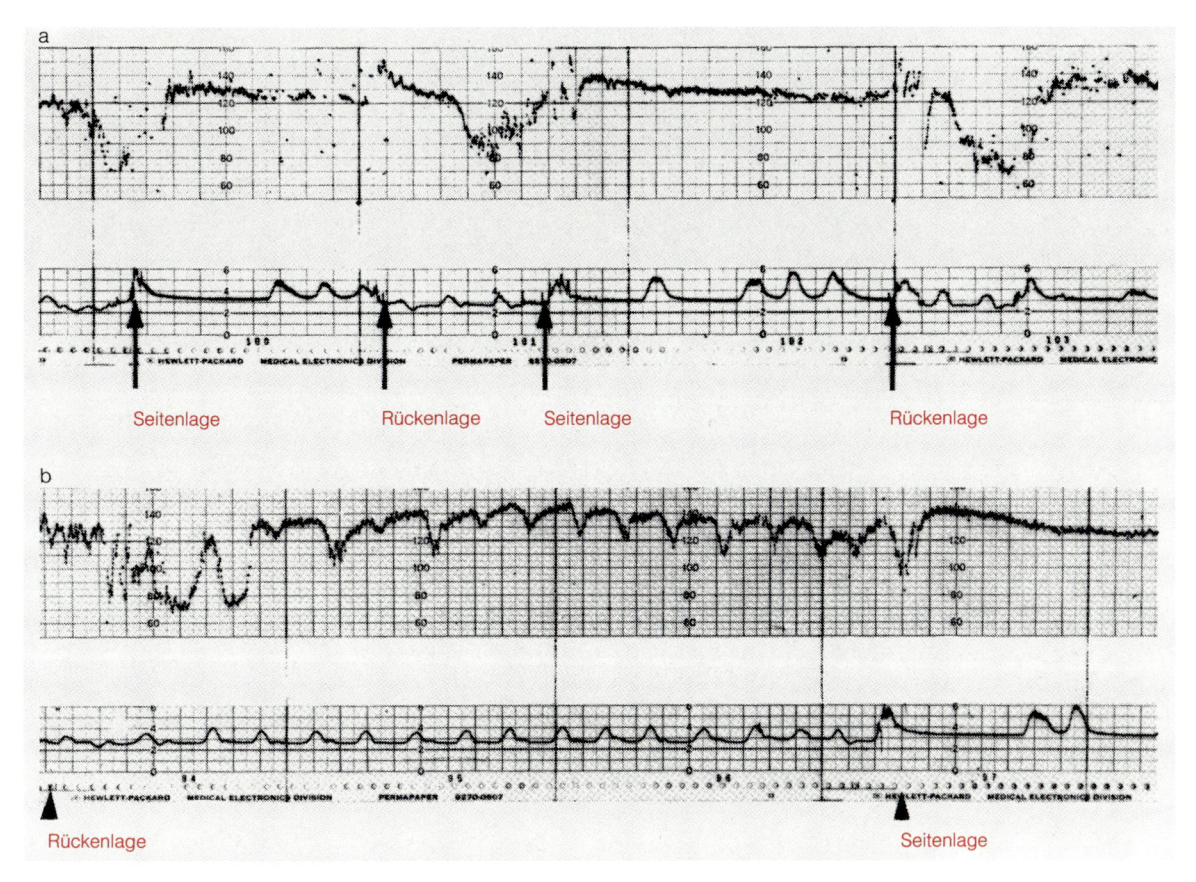

Abb. 13-21 Vena-cava-Okklusionssyndrom. Die fetale Herzfrequenz fällt in Rückenlage der Patientin ab und normalisiert sich wieder in Seitenlage (a). Halbseitenlagerung und Hinzutreten von Wehen (b) erzeugen bei der Patientin wohl aufgrund einer partiellen Reduktion der uterinen Durchblutung wehenabhängige Dezelerationen. Auch diese verschwinden in Seitenlage (aus Künzel [44]).

Wehen. Die Ursache der vorzeitigen Wehen ist sehr oft nicht bekannt. Sie stehen häufig mit Infektionen in Verbindung oder treten im Zusammenhang mit einem reduzierten fetalen Wachstum bei Gestosen auf. Vor Einleitung einer tokolytischen Therapie ist es daher notwendig, zu prüfen, ob die vorzeitige Wehentätigkeit mit einer Störung der fetalen Oxygenation einhergeht. Bei ausreichender Wehentätigkeit ist das in der Regel leicht nachzuweisen, jedoch nicht, wenn durch die Verabreichung von Tokolytika die Wehen vollständig beseitigt werden. Um die Möglichkeit auszuschalten, eine plazentare Insuffizienz zu übersehen, ist es sinnvoll, jeden zweiten Tag die Tokolyse kurzfristig zu unterbrechen, d. h., eine *Intervalltokolyse* durchzuführen. Nur somit ist die notwendige Sicherheit in der Interpretation des Kardiotokogramms gegeben.

Vena-cava-Okklusionssyndrom

Bei Rückenlage einer Schwangeren treten gelegentlich während der Registrierung der fetalen Herzfrequenz breite Dezelerationen auf, die in linker oder rechter Seitenlage wieder verschwinden (Abb. 13-21a). Ursache dieser Dezelerationen ist ein vermindertes O_2-Angebot an den Feten durch Reduktion der uterinen Durchblutung. Sie wird verursacht durch die Kompression der V. cava inferior oder wohl auch der großen uterinen Venen.

Der zusätzliche Abfall des maternalen Herzminutenvolumens kann die Reduktion der Durchblutung des Uterus durch den Abfall des arteriellen Blutdrucks verstärken. Das ist zwar nicht obligatorisch, aber wichtig für das Verständnis der Nebenwirkungen, wie Ohnmacht und Schwitzen, die bei Rückenlage der Graviden auftreten.

Die Kompression der V. cava kann unvollständig sein. Da die hämodynamische Reservekapazität am Uterus unter physiologischen Bedingungen ausreichend hoch ist, fällt die Herzfrequenz nicht ab. Kontraktionen des Uterus können aber unter diesen Bedingungen die Durchblutung in einem Ausmaß reduzieren, wo die O_2-Versorgung des Feten nicht

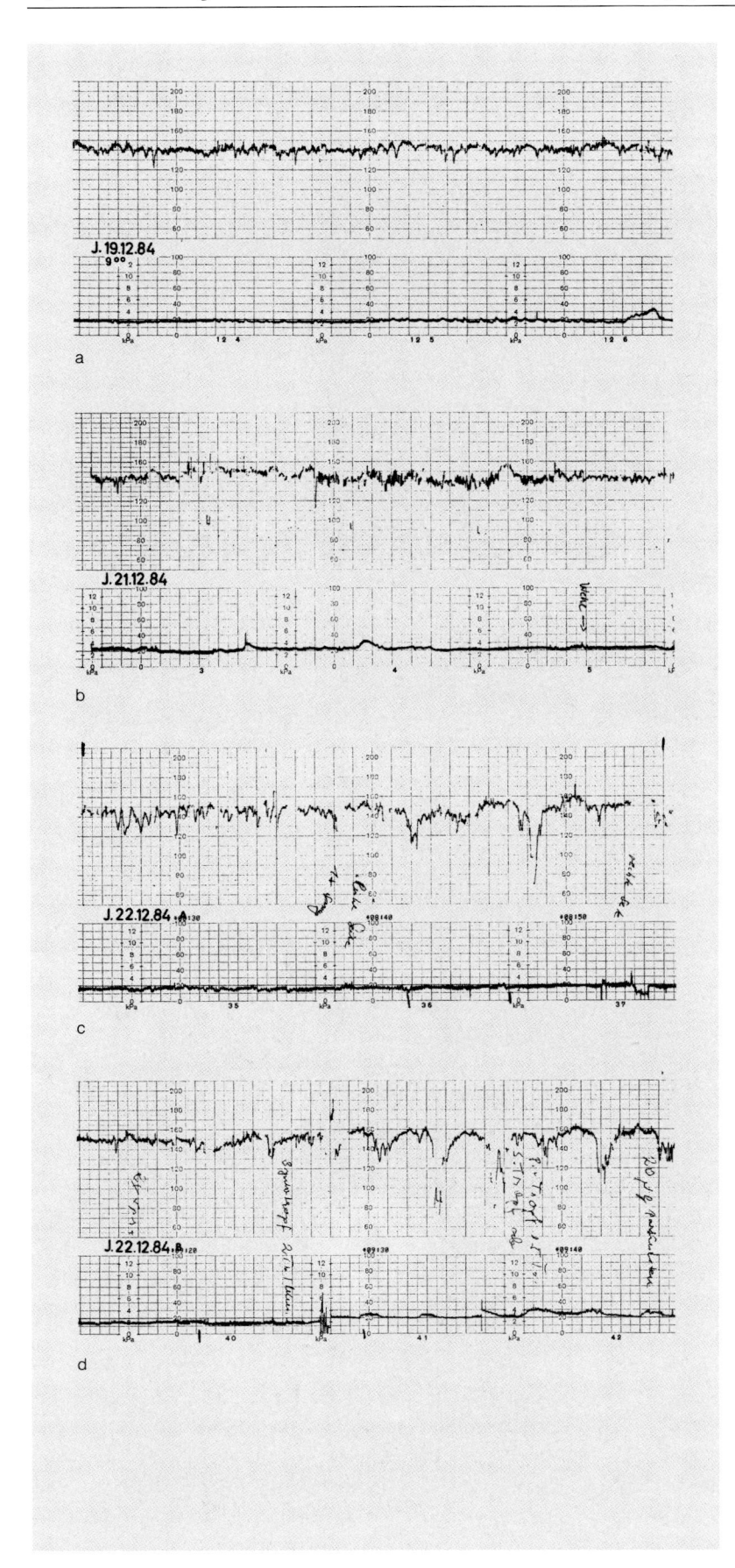

Abb. 13-22 Kardiotokogramm von einer V.-Gravida, I.-Para, in der 31. Schwangerschaftswoche. Status nach vier Aborten. Totaler Zervixverschluß. Wachstumsretardierung.

Die registrierten Kardiotokogramme zeigen unter a und b eine basale Herzfrequenz von 150 spm mit wenig Akzelerationen und eingeschränkten Oszillationen (Oszillationsbreite 5 bis 10 spm). Bei geringen Wehen bestehen keine Dezelerationen.

Die Verabreichung eines Nasensprays und die Infusion von Oxytocin erzeugen wehenabhängige Dezelerationen (gekennzeichnet durch Striche in c).

Die sofortige Entbindung durch Sectio führte zur Geburt eines 910 g schweren Mädchens aus Schädellage. Plazenta 230 g; Apgar-Score 5/9/10; Blutgasanalyse Nabelarterie: pH 7,28, pCO_2 46 mmHg, pO_2 11 mmHg; Base-Excess – 5,1 mmol/l.

mehr ausreichend ist und nun wiederum Dezelerationen als Ausdruck einer Hypoxämie auftreten (Abb. 13-21b). Beim Auftreten von Dezelerationen ist daher sehr sorgfältig zu prüfen, ob sie durch die Lage der Patientin hervorgerufen worden sind oder ihre Ursache in einer primären Reduktion der uterinen Durchblutung haben.

Intrauterine Wachstumsretardierung

Das fetale Wachstum ist von genetischen Faktoren, vom Angebot an Nährstoffen an den Feten und von der Blutversorgung des Uterus einschließlich der Plazenta abhängig. Der Gasaustausch zwischen Mutter und Fetus in der Plazenta wird durch Veränderungen der Membranen (Entzündungen, Rh-Inkompatibilität, Diabetes mellitus) oder durch eine eingeschränkte Perfusion der Plazenta (EPH-Syndrom, Uterusmißbildungen) behindert.

Die Diagnose der fetalen O_2-Mangelversorgung zielt deshalb darauf hin, die Grenze der hämodynamischen Kompensation durch Wehen aufzuzeigen. Am wehenlosen Uterus ist der Nachweis nicht möglich (Abb. 13-22). Bei ausreichend sensiblem Uterus ist durch intranasale Applikation von zwei Oxytocin-Spray-Stößen eine gute kurzdauernde Wehentätigkeit zu erzeugen, die es erlaubt, die hämodynamische Reservekapazität des Uterus und der Plazenta während der Kontraktion zu testen. Treten Dezelerationen der fetalen Herzfrequenz auf, ist die operative Entbindung, wie im vorliegenden Beispiel, vorzunehmen. Andernfalls kann zugewartet werden, da in einigen Fällen die Wachstumsverzögerung in der 34./35. Woche aufgehoben ist und weiteres Wachstum einsetzt.

Literatur zu Abschnitt 1

1. Arabin, B., C. Zacharias, B. Riedewald, U. Blücher, E. Saling: Analyse fetaler Reaktionen auf akustische Reize mit unterschiedlicher Registriertechnik. Geburtsh. u. Frauenheilk. 49 (1989) 653–657.
2. Archie, C. L., M. I. Lee, R. J. Sokol, G. Norman: The effects of methadone treatment on the reactivity of the nonstress test. Obstet. and Gynec. 74 (1989) 254–255.
3. Arduini, D., G. Rizzo: Quantitative analysis of fetal rate: its application in antepartum clinical monitoring and behavioural pattern recognition. Int. J. bio-med. Comput. 25 (1990) 247–252.
4. Baillie, P.: Non-hormonal methods of antenatal monitoring. In: Beard, R. W. (ed.): Clinics in Obstetrics and Gynecology, vol. 1, p. 103. Saunders, London 1974.
5. Brown, R., J. Patrick: The nonstress-test: how long is enough? Amer. J. Obstet. Gynec. 141 (1981) 646.
6. Curtis, P., S. Evens, J. Resnick, C. J. Thompson, R. Rimer, J. Hisley: Patterns of uterine contractions and prolonged uterine activity using three methods of breast stimulation for contraction stress tests. Obstet. and Gynec. 73 (1989) 631–638.
7. Dalton, K. J., G. S. Dawes, J. E. Patrick: The autonomic nervous system and fetal heart rate variability. Amer. J. Obstet. Gynec. 146 (1983) 456.
8. Dawes, G. S., C. R. S. Houghton, C. W. G. Redman: Baseline in human fetal heart-rate records. Brit. J. Obstet. Gynaec. 89 (1982) 270.
9. Dawes, G. S., C. R. S. Houghton, C. W. G. Redman, G. H. A. Visser: Pattern of the normal human fetal heart rate. Brit. J. Obstet. Gynaec. 89 (1982) 276.
10. Dawes, G. S., M. Mouldon, C. W. Redman: Criteria for the design of fetal heart rate analysis systems. Int. J. bio-med. Comput. 25 (1990) 287–294.
11. Dawes, G. S., G. H. A. Visser, G. D. S. Goodman, D. H. Levine: Numerical analysis of the human fetal heart rate: modulation by breathing and movement. Amer. J. Obstet. Gynec. 140 (1981) 535.
12. Devoe, L. D., P. Gardner, P. Arnold, N. Searle: The effects of vibratory acoustic stimulation on baseline fetal heart rate in term pregnancy. Amer. J. Obstet. Gynec. 160 (1989) 1086–1090.
13. Devoe, L. D., N. A. Searle, D. A. Ruedrich, R. A. Castillo, W. P. Metheny: The effects of vibroacoustic stimulation on baseline heart rate, breathing activity, and body movements of normal term fetuses. Amer. J. Obstet. Gynec. 161 (1989) 524–529.
14. Divon, M. Y., E. Z. Zimmer, L. D. Platt, E. Paldi: Human fetal breathing: associated changes in heart rate and beat-to-beat variability. Amer. J. Obstet. Gynec. 151 (1985) 403.
15. Donchin, J., D. Caton, S. W. Porges: Spectral analysis of fetal heart rate in sheep: the occurrence of respiratory sinus arrhythmia. Amer. J. Obstet. Gynec. 148 (1984) 1130.
16.*Fischer, W. M. (Hrsg.): Kardiotokographie. Thieme, Stuttgart–New York 1981.
17. Fouron, J. C., Y. Korcaz, B. Leduc: Cardiovascular changes associated with fetal breathing. Amer. J. Obstet. Gynec. 123 (1975) 868.
18. Gagnon, R., C. Hunse, A. D. Bocking: Fetal heart rate patterns in the small-for-gestational-age human fetus. Amer. J. Obstet. Gynec. 161 (1989) 779–784.
19.*Geijn, H. P. van: Studies on fetal and neonatal baseline heart rate variability. Akademische Proefschrift, Katholische Universität Nijmegen 1980.
20. Gluckman, P. D., T. R. Gunn, B. M. Johnson, J. P. Quinn: Manipulation of the temperature of the fetal lamb in utero. In: Nathanielsz, P. W. (ed.): Animal Models in Fetal Medicine (III), p. 37. Perinatology Press, Ithaca/N. Y. 1984.
21. Göllner, B.: Die Quantifizierung der Wehentätigkeit mit externer Kardiotokographie. Inauguraldissertation, Hannover 1976.
22. Göschen, K., E. Saling, H. Wiktor: Fetale Gefährdungszeichen bei mütterlicher Hypotonie im CTG und therapeutischen Konsequenzen. Geburtsh. u. Frauenheilk. 43 (1983) 417.
23.*Goodlin, R. C.: Care of the Fetus. Masson, New York–Paris–Barcelona 1979.
24. Groß, W., H. J. Seewald, K. H. Eichhorn, W. Reiber: Qualitative Beschreibung der Kardiogrammreflexionen fetaler Körper- und Atembewegungen bei wehenlosem Uterus. Zbl. Gynäk. 111 (1989) 881–890.
25. Groß, W., H. J. Seewald, W. Michels: Der Umfang der in Verbindung mit fetalen Körperbewegungen auftretenden fetalen

---
* Übersichten

Herzfrequenzakzelerationen in Abhängigkeit von der fetalen Körperbewegungsdauer. Zbl. Gynäk. 111 (1989) 1347–1352.
26. de Haan, J., L. A. M. Stolte, A. F. L. Veth, J. H. van Bemmel, J. Janssens, T. K. A. B. Eskes: The significance of short-term irregularity in the fetal heart rate pattern. In: Dudenhausen, J. W., E. Saling (Hrsg.): Perinatale Medizin, Bd. IV. Thieme, Stuttgart–New York 1973.
27. Halberstadt, E.: Antepartuale Kardiotokographie. In: Langnickel, D., H. Gunschera (Hrsg.): Wissenschaftliche Information. Milupa AG, München 1985.
28. Hammacher, K.: Fluktuation = FHF Oszillationen, Floatingline and Baseline. In: Dudenhausen, J. W., E. Saling (Hrsg.): Perinatale Medizin, Bd. V, S. 176. Thieme, Stuttgart–New York 1974.
29. Hammacher, K., R. Brun del Re, R. Gaudenz, P. de Grandi, R. Richter: Kardiotokographischer Nachweis einer fetalen Gefährdung mit einem CTG-Score. Gynäk. Rdsch. 14 (1974) 1–61.
30. Hammacher, K., K. A. Hueter, J. B. Bokelmann, P. H. Werners: Fetal heart frequency and perinatal condition of the fetus and newborn. Gynaecologia 166 (1968) 349.
31. Heeswijk, M. van, J. G. Nijhuis, H. M. Hollanders: Fetal heart rate in early pregnancy. Early hum. Devel. 22 (1990) 151-156.
32.*Heinrich, J., G. Seidenschnur: Praktische Kardiotokographie. Enke, Stuttgart 1985.
33. Hodr, J.: Relationship between vaginal cytotypes, monitored foetal heart sounds and changes of uterine contraction in the diagnostics of placental insufficiency. Českoslov. Gynaekol. 39 (1974) 360.
34. Hohmann, M., A. Jensen, W. Künzel: The effect of atropine on heart rate response to total aortic occlusion in nonacidotic and acidotic fetal lambs. XIIIth European Congress of Perinatology Medicine, Amsterdam, 1992 (to be published).
35. Hohmann, W., W. Künzel: Die Normalisierung der fetalen Herzfrequenz und des fetalen Blutdrucks nach Reduktion der uterinen Durchblutung. Z. Geburtsh. Perinat. 190 (1986) 1–8.
36. Hohmann, M., W. Künzel, M. Kirschbaum: Wehenbelastungstest mit Oxytocin-Nasenspray zur Diagnose der fetalen Hypoxämie. Z. Geburtsh. Perinat. 190 (1986) 210–214.
36a.Itskovitz, J., B. W. Goetzman, A. M. Rudolph: The mechanism of late deceleration of the heart rate and its relationship to oxygenation in normoxemic and chronically hypoxemic fetal lambs. Amer. J. Obstet. Gynec. 142 (1982) 66.
37. Jensen, A., W. Künzel, M. Hohmann: Fetal heart rate and fetal deterioration: clinical and experimental observation. In: Künzel, W. (ed.): Fetal Heart Rate Monitoring. Springer, Berlin–Heidelberg–New York–Tokio 1985.
38. Jordan, B., M. Hoheisel: Erste Erfahrungen mit dem Beurteilungsschema nach Fischer für das antepartale Kardiotokogramm. Geburtsh. u. Frauenheilk. 37 (1977) 781.
39. Junge, H. D.: Behavioral states and state related heart rate and motor activity patterns in the newborn infant and the fetus ante partum: a comparative study. I. Technique, illustration of recordings and general results. J. perinat. Med. 7 (1979) 85–107.
40. Junge, H. D., W. Künzel, F. K. Klöck: Acute reduction of uterine blood flow and fetal heart rate changes in pregnant sheep near term. J. perinat. Med. 5 (1977) 39.
41. Kitney, R. I., O. Rompelman: The Study of Heart Rate Variability. Clarendon, Oxford 1980.
42. Künzel, W.: Die Beziehung zwischen der Herzfrequenz des Feten und dem pO_2, pCO_2 und pH im fetalen Blut während der Eröffnungsperiode und am Ende der Austreibungsperiode. Z. Geburtsh. Perinat. 176 (1972) 275.
43. Künzel, W.: Maternale und fetale Gefährdung bei der EPH-Gestose. Therapiewoche 25 (1975) 6930–6949.
44. Künzel, W.: Das Vena-cava-Occlusions-Syndrom. Pathophysiologie und Klinik. Z. Geburtsh. Perinat. 181 (1977) 135.
45. Künzel, W.: Die fetale Herzfrequenz – ein Parameter zur Diagnose der fetalen Hypoxämie. In: Künzel, W., R. Rauskolb (Hrsg.): Gießener Gynäkologische Fortbildung 1981. Thieme, Stuttgart–New York 1982.
46. Künzel, W.: Intrauterine Mangelentwicklung des Feten. Podiumsgespräch. Verhandlungen der Deutschen Gesellschaft für Gynäkologie und Geburtshilfe 1982. Arch. Gynec. 235 (1983) 497.
47.*Künzel, W. (ed.): Fetal Heart Rate Monitoring. Springer, Berlin–Heidelberg–New York–Tokio 1985.
48. Künzel, W.: Kardiotokographische Überwachung des Feten während der Schwangerschaft. In: Künzel, W., K.-H. Wulf (Hrsg.): Die normale Schwangerschaft. Klinik der Frauenheilkunde und Geburtshilfe, Bd. 4, 2. Aufl. Urban & Schwarzenberg, München–Wien–Baltimore 1986.
49. Künzel, W., M. Hohmann: Interpretation der fetalen Herzfrequenz während der Schwangerschaft und Geburt. Gynäkologe 17 (1984) 255–261.
50. Künzel, W., E. Kastendieck, U. Böhme, A. Feige: Uterine hemodynamics and fetal response to vena cava occlusion in sheep. J. perinat. Med. 3 (1975) 260.
51. Künzel, W., C. S. Kurz, E. Kastendieck: Die Variabilität der fetalen Herzfrequenzreaktion auf die Reduktion der uterinen Durchblutung. Z. Geburtsh. Perinat. 185 (1981) 343–350.
52. Künzel, W., L. Mann, A. Bhakthavathsalan, J. Ayromlooi: Der Einfluß der reduzierten uterinen und umbilikalen Durchblutung auf die O_2-Versorgung, die Herzfrequenz, den arteriellen Blutdruck und das Elektroenzephalogramm des Feten. In: Husslein, H. (Hrsg.): Gynäkologie und Geburtshilfe, S. 123. Egermann, Wien 1977.
53. Künzel, W., W. Moll: Uterine O_2-consumption and blood flow of the pregnant uterus. Z. Geburtsh. Perinat. 176 (1972) 108.
54. Lotgering, F. K., R. D. Gilbert, L. D. Longo: Maternal and fetal responses to exercise during pregnancy. Amer. Physiol. Soc. 65 (1985) 1.
55. Mantel, R., H. P. van Geijn, F. J. Caron, J. M. Swartjes, E. E. van Woerden, H. W. Jongsma: Computer analysis of antepartum fetal heart rate: 1. Baseline determination. Int. J. bio-med. Comput. 25 (1990) 261–272 and 2. Detection of accelerations and decelerations. Int. J. bio-med. Comput. 25 (1990) 273–286.
56. Miyazaki, F. S., B. A. Miyazaki: False reactive nonstress tests in post-term pregnancies. Amer. J. Obstet. Gynec. 140 (1981) 269.
57. Moll, W., W. Künzel: Der uteroplazentare Kreislauf. Z. Geburtsh. Perinat. 178 (1974) 1.
58. Myers, R. E., E. Müller-Heubach, K. Adamsons: Predictability of the state of fetal oxygenation from a quantitative analysis of the components of late deceleration. Amer. J. Obstet. Gynec. 115 (1973) 1083.
59. Nochimson, E. J., J. S. Turbeville, J. E. Terry, R. H. Petrie, L. E. Lundy: The nonstress test. Amer. Coll. Obstet. Gynec. 51 (1978) 419.
60. Odendaal, H. J.: More perinatal deaths associated with poor long-term variability during antenatal fetal heart-rate monitoring. S. Afr. med. J. 77 (1990) 506–508.
61.*Parer, J. T.: Handbook of Fetal Heart Rate Monitoring. Saunders, Philadelphia 1983.
62. Parer, J. T.: The effect of atropine on heart rate and oxygen consumption of the hypoxic fetus. Amer. J. Obstet. Gynec. 148 (1984) 1118.
63. Patrick, J., K. Campbell, L. Carmichael, C. Probert: Influence of maternal heart rate and gross fetal body movements on the daily pattern of fetal heart rate near term. Amer. J. Obstet. Gynec. 144 (1982) 533.
64. Patrick, J., L. Carmichael, L. Chess, C. Staples: Accelerations of the human fetal heart rate at 38 to 40 weeks gestational age. Amer. J. Obstet. Gynec. 148 (1984) 35.
65. Petrie, R. H., S. Y. Yeh, Y. Murata et al.: The effect of drugs on fetal heart rate variability. Amer. J. Obstet. Gynec. 130 (1978) 294.

66. Phelan, J. P.: The nonstress test: a review of 3000 tests. Amer. J. Obstet. Gynec. 139 (1981) 7.
67. Pillai, M., D. James: Behavioural states in normal mature human fetuses. Arch. Dis. Childh. 65 (1 special no.) (1990) 39–43.
68. Read, J. A., F. C. Miller: Fetal heart rate acceleration in response to acoustic stimulation as a measure of fetal well-being. Amer. J. Obstet. Gynec. 129 (1977) 512.
69. Resch, B. A., J. G. Rapp, J. Herczeg: Normalwerte der fetalen Herzfrequenz in der 5. bis 18. Schwangerschaftswoche (In-vivo- und In-vitro-Untersuchungen). Zbl. Gynäk. 101 (1979) 29.
70. Richardson, B., K. Campbell, L. Carmichael, J. Patrick: Effects of external physical stimulation on fetuses near term. Amer. J. Obstet. Gynec. 139 (1981) 344.
71. Rizzo, G., D. Arduini, S. Mancuso, C. Romanini: Computer-assisted analysis of fetal behavioural states. Prenat. Diagn. 8 (1988) 479–484.
72. Robinson, H. P., J. Shaw-Dunn: Fetal heart rates as determined by sonar in early pregnancy. J. Obstet. Gynaec. Brit. Cwlth. 80 (1973) 805.
73. Rüttgers, H.: Technik-Registrierprinzipien und Registrierfelder von Kardiotokographen. In: Fischer, W. M. (Hrsg.): Kardiotokographie. Thieme, Stuttgart–New York 1981.
74. Sadovsky, G., G. H. Visser, K. H. Nicolaides: Heart rate patterns in fetal anemia. Fetal Ther. 3 (1988) 216–223.
75. Salafia, C. M., H. E. Mangam, C. A. Weigl, G. J. Foye, L. Silberman: Abnormal fetal heart rate patterns and placental inflammation. Amer. J. Obstet. Gynec. 160 (1989) 140–147.
76. Schmidt, P. L., I. H. Thorneycroft, U. Goebelsmann: Fetal distress following a reactive nonstress test. Amer. J. Obstet. Gynec. 136 (1980) 960.
77. Serafini, P., M. B. J. Lindsay, D. A. Nagey, M. J. Pupkin, P. Tseng, C. Crenshaw: Antepartum fetal heart rate response to sound stimulation: the acoustic stimulation test. Amer. J. Obstet. Gynec. 148 (1984).
78. Sleutel, M. R.: Vibroacoustic stimulation and fetal heart rate in nonstress tests. J. Obstet. Gynec. Neonat. Nurs. 19 (1990) 199–204.
79. Slomka, C., J. P. Phelan: Pregnancy outcome in the patient with a nonreactive nonstress test and a positive contraction stress test. Amer. J. Obstet. Gynec. 139 (1981) 11.
80. Sorokin, Y., S. F. Bottoms, L. J. Dierker, M. G. Rosen: The clustering of fetal heart rate changes and fetal movements in pregnancies between 20 and 30 weeks of gestation. Amer. J. Obstet. Gynec. 143 (1982) 952.
81. Stembera, Z. K., J. Hodr: The "exercise test" as an early diagnostic aid for fetal distress. In: Horsky, J., Z. K. Stembera (eds.): Intrauterine Dangers to the Fetus, p. 349. Excerpta Medica, Amsterdam 1967.
82. Stewart, P. A., J. W. Wladimiroff: Cardiac tachyarrhythmia in the fetus: diagnosis, treatment and prognosis. Fetal Ther. 2 (1987) 7–16.
83. Thompson, G., J. P. Newnham, B. D. Roberman, S. E. Burns: Contraction stress fetal heart rate monitoring at preterm gestational ages. Aust. N.Z. J. Obstet. Gynaec. 30 (1990) 120–123.
84. Timor-Tritsch, I., L. J. Dierker, I. Zador, R. H. Hertz, M. G. Rosen: Fetal movements associated with fetal rate accelerations and decelerations. Amer. J. Obstet. Gynec. 131 (1978) 276.
85. Timor-Tritsch, I., I. Zador, R. H. Hertz, M. G. Rosen: Human fetal respiratory arrhythmia. Amer. J. Obstet. Gynec. 127 (1977) 662.
86. Visser, G. H. A., J. D. S. Goodman, D. H. Levine, G. S. Dawes: Diurnal and other cyclic variations in human fetal heart rate near term. Amer. J. Obstet. Gynec. 142 (1982) 535.
87. Visser, G. H., H. H. Mulder, H. P. Witt, E. J. Mulder, H. F. Prechtl: Vibro-acoustic stimulation of the human fetus: effect on behavioural state organization. Early hum. Devel. 19 (1989) 285–296.
88. Wheeler, T., G. Gennser, R. Lindvall, A. J. Murrills: Changes in the fetal heart rate associated with fetal breathing and fetal movement. Brit. J. Obstet. Gynaec. 87 (1980) 1068–1079.
89. Wilken, H. P., B. Hackl, H. Wilken: Klinische Erfahrungen mit den antepartalen CTG-Auswerteverfahren nach Fischer, Hammacher, Hodr und Kubli. Zbl. Gynäk. 101 (1979) 1572–1575; Zbl. Gynäk. 102 (1980) 12–16, 655–658 und 909–914.
90. Zimmer, E. Z., A. Vadasz, Z. Reem: Intrapartum fetal vibratory acoustic stimulation during spontaneous and induced states of low activity and low heart rate variability. J. reprod. Med. 35 (1990) 250–255.
91. Zugaib, M., A. B. Forsythe, B. Nuwayhid et al.: Mechanisms of beat-to-beat variability in the heart rate of the neonatal lamb I. Influence of the autonomic nervous system. Amer. J. Obstet. Gynec. 138 (1980) 444.

2 Bestimmung der Blutflußgeschwindigkeit in maternalen und fetalen Gefäßen mit dem Ultraschall-Doppler-Verfahren

W. Künzel, V. Jovanovic

Seit der ersten Messung der Doppler-Flußgeschwindigkeit in der Nabelschnur im Jahre 1977 [9] hat die Bestimmung der Blutflußgeschwindigkeiten in maternalen und fetalen Gefäßen eine weite Verbreitung gefunden. In dem vorliegenden Kapitel sollen zunächst die biophysikalischen Grundlagen, die zur Blutflußgeschwindigkeitsmessung verwendeten Geräte und die Flußprofile bei normalen und pathologischen Schwangerschaften in maternalen und fetalen Gefäßen besprochen werden.

2.1 Physikalische Grundlagen

Bei der Bestimmung der Blutflußgeschwindigkeit wird ein Ultraschallstrahl auf ein Gefäß gerichtet, in dem Blut in eine definierte Richtung fließt. Ultraschallwellen einer bekannten Frequenz werden von einem Sendekristall erzeugt und auf das Gefäß gerichtet. Dabei treffen sie auf Erythrozyten, die eine Frequenzverschiebung der ausgesendeten Ultraschallwellen hervorrufen, den sogenannten Doppler-Shift (Δf). Die Blutflußgeschwindigkeit (v) wird nach der folgenden Formel berechnet:

$$v = \frac{\Delta f \cdot c}{2 \, f_o \cdot \cos 0}$$

Sie ist dem Doppler-Shift Δf und der Schallgeschwindigkeit im Gewebe (c) proportional und der Sendefrequenz (f_o) und dem Winkel des Ultraschallstrahls ($\cos 0$) zum Gefäß umgekehrt proportional. Die optimalen Signale des optisch und akustisch darstellbaren Doppler-Shifts von fließendem Blut in den uterinen und fetalen Gefäßen werden auf einer Sendefrequenz zwischen 1 und 5 Megahertz (MHz) und einem Einstrahlwinkel von weniger als 60 Grad erzeugt (Abb. 13-23).

2.2 Technische Voraussetzungen

2.2.1 Meßmethoden

Messung der kontinuierlichen Blutflußgeschwindigkeit

Die Verwendung eines kontinuierlich messenden Doppler-Systems (continuous-wave Doppler) gestattet es nicht, benachbarte Gefäße unterschiedlicher Blutflußgeschwindigkeiten (z. B. A. und V. umbilicalis) voneinander zu trennen. Ferner ist es nicht möglich, den Schallwinkel zum Gefäß zu ermitteln. Er läßt zudem keine Tiefenselektion zu, so daß Mischbilder entstehen können, wenn mehrere Gefäße hintereinanderliegen (Übersicht bei [4]). Ein Continuous-wave-Doppler ist aufgrund der aufgeführten Mängel in der Geburtshilfe nur mit Einschränkungen zu verwenden.

Messung mit gepulstem Doppler-Ultraschall

Bei der Messung der Blutflußgeschwindigkeit mit gepulstem (pulsed-wave) Ultraschall wird der Ultraschall von einem Kristall in kurzen, gepulsten Intervallen ausgesendet. Das gleiche Kristall erhält das zurückgesandte Signal, bevor ein neuer Impuls ausgesendet wird. Mit dieser Methode ist es möglich, die Signale von speziellen Gebieten entlang des Ultraschallstrahls zu analysieren. Das gewünschte Gefäß kann gezielt aufgesucht und gemessen werden (Abb. 13-24).

Messung mit dem Duplex-Scanner

Durch die Kombination eines Pulsed-wave-Dopplers mit einem Ultraschallbild (real time B-mode Bild) ist es möglich, das Gefäß sichtbar zu machen (Abb. 13-24) und gleichzeitig die Messung mit einem gepulsten Doppler vorzunehmen. Dabei kann der Einstrahlwinkel des Dopplers festgestellt und das Gefäß vermessen

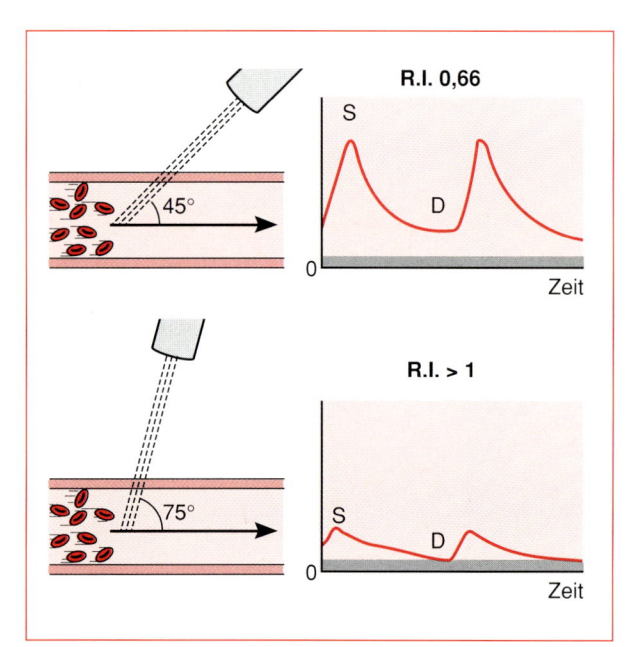

Abb. 13-23 Der Einfluß des Schallwinkels zum Gefäß auf das Blutflußgeschwindigkeits-Profil. Mit Änderung des Winkels von 45 auf 75 Grad nehmen der maximale systolische Fluß (S) und der enddiastolische Fluß (D) ab (n. Cohen-Overbeck u. Campbell [41]).

Überwachung des Feten durch Kardiotokographie und Doppler-Sonographie 13

2.3 Das Blutflußgeschwindigkeits-Profil

Maximale systolische und enddiastolische Blutflußgeschwindigkeit
Die biophysikalische Information des aortalen Strompulses geht aus Abbildung 13-25 hervor. Die Frequenzverschiebung eines Doppler-Strahls, der auf strömendes Blut gerichtet ist, zeigt den zeitlichen Verlauf der Strömungsgeschwindigkeit, den Strompuls, an. Der Strompuls hat eine systolische Phase und eine diastolische Phase, die mit einem enddiastolischen Wert (F min) endet. Die Aufzeichnung des Strompulses enthält als Information die mittlere Strömungsgeschwindigkeit und den Verlauf der Strömungsgeschwindigkeit während der Systole und Diastole des Herzens (Abb. 13-25a). Die einzelnen zeitlichen Abschnitte des Strompulses geben Informationen über den myokardialen Strompuls (Abb. 13-25b), die Austreibungszeit (Abb. 13-25c), die Compliance in der Aorta (Abb. 13-25d) und über die Strömungswiderstände, z. B. in der Plazenta (Abb. 13-25e). Der Strompuls kann durch die maximale systolische Frequenz (S, F max, peak flow) und durch die enddiastolische Frequenz (F min, EDF, D) definiert werden.

Widerstands-Indizes
Bei Verwendung von Continuous-wave-Doppler-Geräten ist der Einfallwinkel des Ultraschall-Doppler-Strahls zum Gefäß nicht bekannt. Der maximale systolische Fluß und der enddiastolische Fluß sind jedoch vom Einfallwinkel (siehe Abb. 13-23) abhängig. Um die Flußkurve zu beschreiben, war es vor Einführung der Duplex-Scanner notwendig, Indizes zur Analyse der Kurve zu verwenden (Abb. 13-26). Die Verwendung von Indizes ist jedoch nicht völlig unproblematisch, da der maximale systolische Fluß eine andere Aussage vermittelt als der enddiastolische Fluß. Der kalkulierte Index ist zudem vom Einfallswinkel des Meßstrahls abhängig.

Zur Beschreibung des Flußprofils in arteriellen Gefäßen werden in der Regel drei Indizes verwendet. Das Verhältnis von maximaler systolischer Blutflußgeschwindigkeit und enddiastolischer Blutflußgeschwindigkeit wird als *S/D-Ratio* bezeichnet [38]. Der *Resistance-Index* (Ri) drückt die Differenz zwischen maximaler systolischer und enddiastolischer Flußgeschwindigkeit pro maximaler systolischer Flußgeschwindigkeit aus [32]. Der *Pulsatility-Index* (Pi) ist die Differenz zwischen maximaler und enddiastolischer Flußgeschwindigkeit pro mittlere Geschwindigkeit [12]. Die mittlere Geschwindigkeit wurde bisher auf verschiedene Weise bestimmt: mittlere maximale Geschwindigkeit und als halbes Integral der Fläche der Pulskurve. Die höchste Aussagekraft im Hinblick auf die Voraussage von Störungen in der umbilikalen Zirkulation und dem Zustand des Feten kommt der S/D-Ratio und dem Resistance-Index zu [27]. Ist das Gefäß auf einer definierten Länge unter einem konstanten Winkel einzustellen (Aorta des Feten), kann auf die Ermittlung der Resistance Indices verzichtet werden [13, 14, 22].

Bestimmung der Blutströmung in Gefäßen
Bei bekannter Blutströmungsgeschwindigkeit (v) und bekanntem Querschnitt des Gefäßes ($r^2 \times \pi$) ist die Blutströmung (Q) nach der folgenden Formel zu ermitteln:

$$Q = v \times r^2 \times \pi \; 0{,}6 \; ml/min$$

wobei v in cm/s und r in mm gemessen wird (siehe Abb. 13-24). Die Bestimmung der Blutströmungsgeschwindigkeit in Gefäßen ist am einfachsten in der Nabelschnur möglich, aber auch die Aorta bietet aufgrund der einfachen Darstellung die Möglichkeit, den Blutfluß zu ermitteln. Problematisch bleibt jedoch die Bestimmung des Gefäßquerschnittes, da mit den derzeit verfügbaren Geräten der Gefäßquerschnitt nicht mit hinreichender Genauigkeit gemessen werden kann (Tab. 13-4) [25].

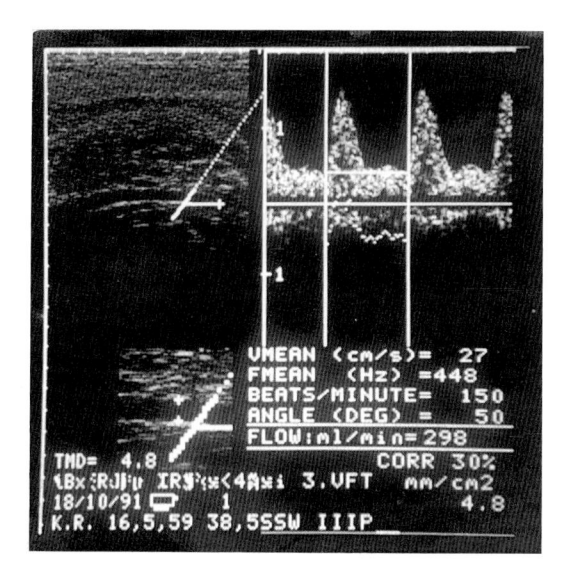

Abb. 13-24 Das Blutflußgeschwindigkeits-Profil in der Aorta abdominalis des Feten der 38. Schwangerschaftswoche mit dem gepulsten Doppler-Verfahren (System 8105 der Fa. Kranzbühler). Im B-Bild (linke Bildhälfte) ist der Gefäßwinkel mit der Aorta dargestellt. Die rechte Bildhälfte zeigt das Blutflußgeschwindigkeits-Profil der Aorta abdominalis. Der maximale systolische Fluß (1550 Hz) und der enddiastolische Fluß (425 Hz) sind gut zu erkennen. „V mean" (27 cm/s) gibt die mittlere Blutströmungsgeschwindigkeit in der Aorta, und „F mean" die mittlere Geschwindigkeit (448 Hz) an. Der Meßwinkel beträgt 50 Grad. Der berechnete Blutfluß beträgt 298 ml/min bei einem Gefäßdurchmesser von 4,8 mm.

werden. Dieses System erlaubt gleichzeitig die quantitative Bestimmung der Durchblutung verschiedener Gefäße, so z. B. der Aorta und der A. und V. umbilicalis.

Messung mit Farb-Doppler-Geräten

Durch farbkodierte Doppler-Meßgeräte ist es möglich, die Strömungsrichtung in Gefäßen festzustellen. Damit sind die Lokalisationsbestimmungen verschiedener Gefäße, so z. B. der A. cerebri media, der Nabelarterie und Nabelvene leichter möglich.

2.2.2 Patientensicherheit

Die Exposition von fetalem Gewebe durch diagnostischen Ultraschall sollte nach Empfehlungen des American Institute of Ultrasound in Medicine eine Schallintensität von 100 mW/cm² nicht übersteigen. Unterhalb dieser Grenze ist eine Schädigung des Feten bisher nicht bekannt geworden.

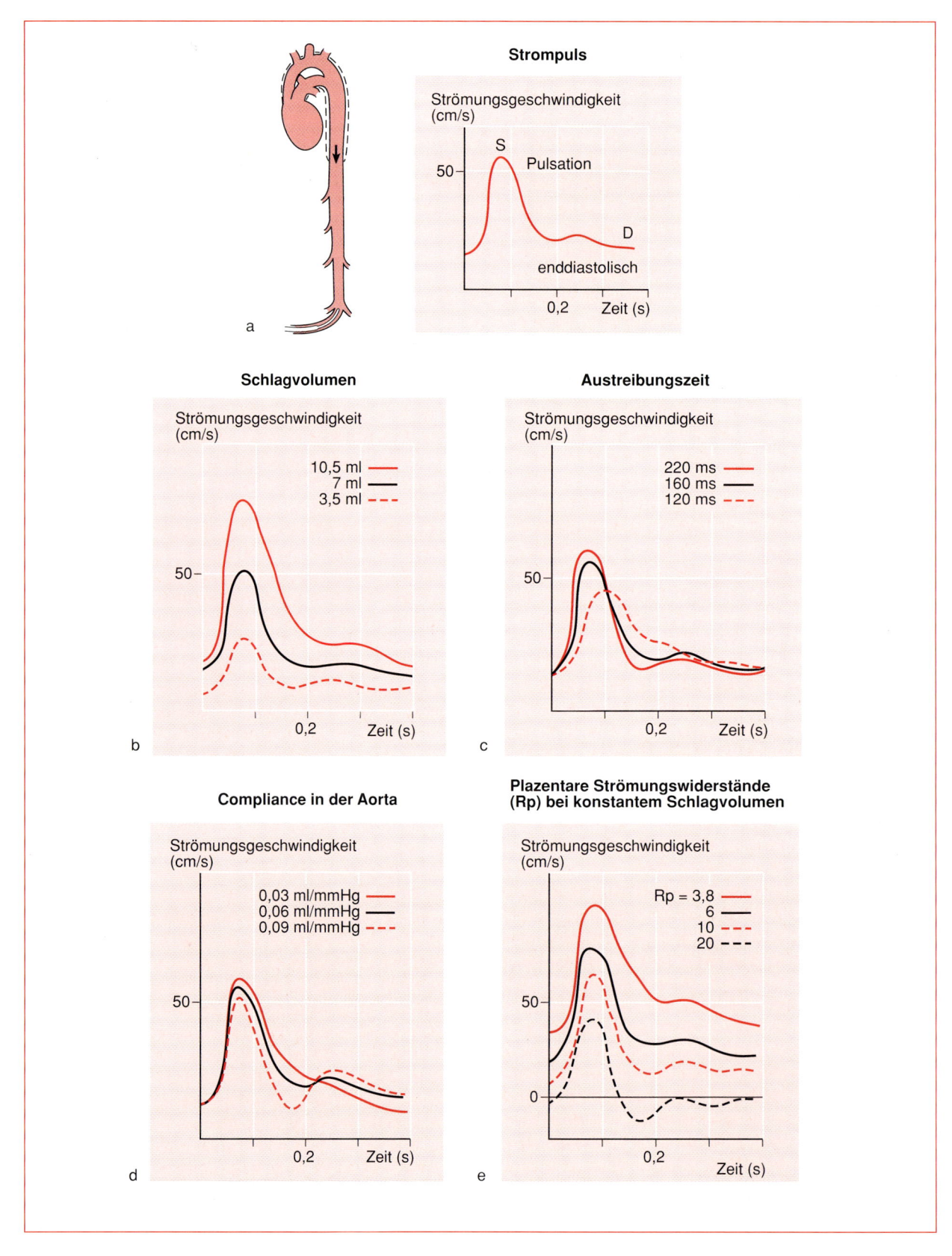

Abb. 13-25 Der Strompuls in der Aorta des Feten. Die Pulsation besteht aus einem systolischen Teil (S) und einem diastolischen Teil (D). Der systolische Teil wird durch das Schlagvolumen und durch die Austreibungszeit, der diastolische Teil ebenfalls durch das Schlagvolumen, im wesentlichen aber durch die Strömungswiderstände, z. B. die der Plazenta, bestimmt (nach Moll [29]).

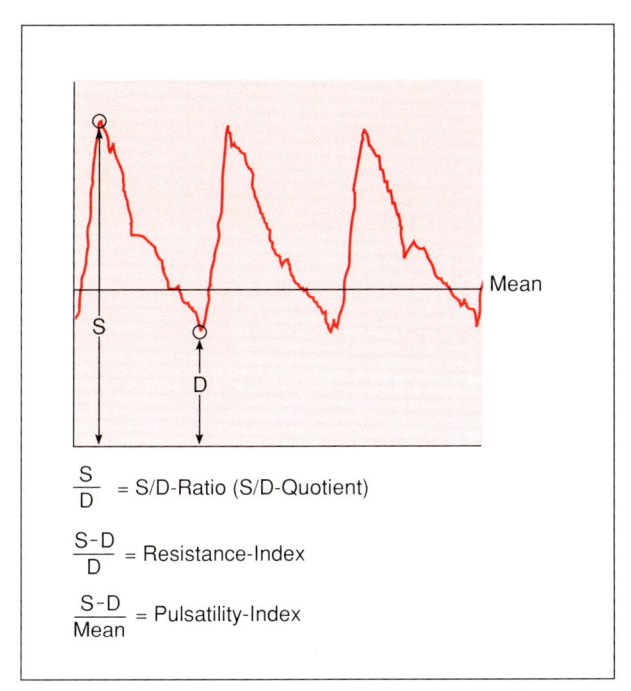

Abb. 13-26 Die mathematische Analyse des Blutflußgeschwindigkeits-Profils durch Berechnung von Indizes zur Bestimmung des Gefäßwiderstandes. Es werden drei Indizes verwendet, die das Verhältnis von Systole und Diastole beschreiben.

$\frac{S}{D}$ = S/D-Ratio (S/D-Quotient)

$\frac{S-D}{D}$ = Resistance-Index

$\frac{S-D}{Mean}$ = Pulsatility-Index

2.4 Blutflußgeschwindigkeit im fetalen Gefäßsystem

2.4.1 Physiologisches Blutflußgeschwindigkeits-Profil im arteriellen Gefäßsystem

Das Blutflußgeschwindigkeits-Profil in der Aorta thoracalis und Aorta abdominalis wird durch das Schlagvolumen, die Austreibungszeit und die Compliance dieses Gefäßabschnitts sowie durch den Widerstand des nachgeschalteten arteriellen Gefäßsystems bestimmt. Dabei ist der maximale systolische Fluß im thorakalen Abschnitt der Aorta höher als im abdominalen (Abb. 13-27), während die enddiastolische Blutflußgeschwindigkeit (BFG) annähernd gleich ist. Die maximale systolische BFG nimmt während der Schwangerschaft in der abdominalen Aorta von der 27. bis 40. Schwangerschaftswoche nicht zu (Tab. 13-5) [23]. Im gleichen Zeitraum erfolgt jedoch eine Zunahme der enddiastolischen BFG. Das weist auf eine Zunahme der Compliance und Abnahme des Gefäßwiderstandes während der Schwangerschaft hin. Je weiter andere arterielle Gefäßabschnitte von der Aorta entfernt liegen, desto niedriger ist die maximale systolische BFG. So beträgt z.B. die maximale systolische BFG der A. umbilicalis nur 80% von der, die in der Aorta abdominalis gemessen wurde. Die enddiastolische BFG in der A. umbilicalis ist dagegen um 20% höher als in der Aorta abdominalis. Zwischen der 27. und der 40. Woche treten in beiden Gefäßgebieten nahezu keine Änderungen der maximalen systolischen BFG auf, jedoch ändert sich die Compliance und der Widerstand beider Gefäßgebiete unterschiedlich. Ähnliche Veränderungen wie in der A. umbilicalis [1] erfolgen auch in Gefäßgebieten der A. carotis, der A. cerebri media [2, 7] und der A. renalis [15]. Alle Gefäßgebiete demonstrieren sowohl im Pulsatility-Index und in der S/D-Ratio als auch im Resistance-Index eine Abnahme des Widerstandes und eine Zunahme der Compliance während der Schwangerschaft, wobei diese Abnahme im wesentlichen aus dem Anstieg der enddiastolischen BFG resultiert. Bei der Berechnung der Indizes ist daher die enddiastolische BFG der wesentliche Parameter für die Höhe des Index.

2.4.2 Physiologisches Blutflußgeschwindigkeits-Profil im venösen Gefäßsystem

Die ersten quantitativen Messungen der Blutströmung wurden im Gefäßgebiet der V. umbilicalis vorgenommen (Übersicht bei [25]). Der Blutfluß in der V. umbilicalis steigt kontinuierlich bis etwa zur 36. Schwangerschaftswoche an, wobei der Anstieg im wesentlichen auf eine Zunahme des Gefäßquerschnittes und nicht auf eine Änderung der Blutströmungsgeschwindigkeit zurückgeführt werden kann [33]. Die Blutströmungsgeschwindigkeit in der V. umbilicalis beträgt am Ende der Gravidität etwa 12 cm/s bei einem Gefäßdurchmesser von ca. 8 bis 10 mm (Tab. 13-4). Es besteht eine gute Beziehung zwischen dem Geburtsgewicht und der Durchblutung der Nabelvene [22].

2.4.3 Blutflußgeschwindigkeits-Profil in fetalen Gefäßgebieten bei Hypoxämie

In tierexperimentellen Untersuchungen konnte nachgewiesen werden, daß bei Auftreten eines O_2-Mangels eine Umverteilung der Durchblutung im fetalen Organismus erfolgt [17, 21, 31]. Benachteiligte Gefäßgebiete für die Durchblutung sind das Splanchnikusgebiet, die A. renalis, die Muskulatur und die Haut. Zu den bevorzugt durchströmten Gefäßgebieten gehören das Gehirn mit den Aa. carotis und cerebri media, die Gefäße des Herzens und der Nebennierenrinde. Die Durchblutung der Plazenta nimmt eine Mittelstellung

Aorta thoracalis	Aorta abdominalis	Arteria umbilicalis
Fmax 1975 Hz	Fmax 1300 Hz	Fmax 1250 Hz
Fmin 350 Hz	Fmin 300 Hz	Fmin 450 Hz
S/D 5,64	S/D 4,33	S/D 2,78

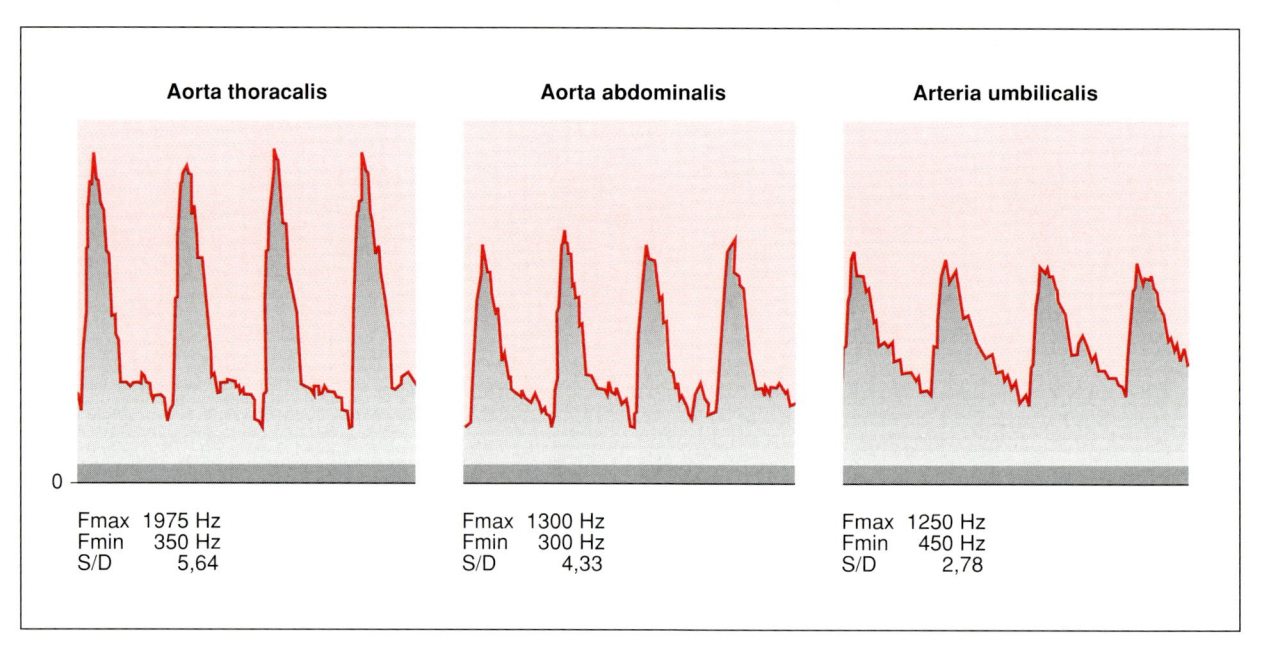

Abb. 13-27 Das Blutflußgeschwindigkeits-Profil in der Aorta thoracalis, der Aorta abdominalis und der Arteria umbilicalis bei einem Feten in der 40. Woche der Schwangerschaft. Entlang der Gefäßstrecke fällt der maximale systolische Fluß von 1975 Hz über 1300 Hz auf 1250 Hz ab, während der enddiastolische Fluß geringfügig ansteigt (von 350 Hz auf 450 Hz). Damit ist eine Änderung der S/D-Ratio von 5,64 auf 2,78 verbunden.

ein, da ihr Anteil an der Umverteilung der Durchblutung verzögert einsetzt. Abhängig vom Ausmaß der Umverteilung der Durchblutung in verschiedenen Gefäßgebieten des fetalen Organismus, d. h. in verschiedenen Graden der Entwicklung eines fetalen Schocksyndroms, erfährt auch das Blutflußgeschwindigkeits-Profil in den verschiedenen Gefäßabschnitten des Feten eine Änderung [18, 34]. Sie bestehen in einer Abnahme der maximalen systolischen Flußgeschwindigkeit und in einer Abnahme der enddiastolischen Flußgeschwindigkeit, wobei die Änderung der enddiastolischen Blutflußgeschwindigkeit in der Regel stärker betroffen ist (Tab. 13-6). Dieses unterschiedliche Verhalten drückt sich in einer Zunahme der Resistance-Indizes, insbesondere der S/D-Ratio und des Resistance-Index aus (Übersicht bei [6, 16]). Aufgrund der unterschiedlichen Beteiligung der verschiedenen Gefäßgebiete an der Widerstandsregulation bei der

Tabelle 13-4 Die Durchblutung der V. umbilicalis und der Aorta des Feten in der letzten Hälfte der Schwangerschaft (Literaturübersicht nach Low [25])

			Blutfluß	
Autor und Jahr	Fallzahl (n)	Schwangerschafts-alter (Wochen)	Nabelvene (ml · kg/min)	Aorta (ml · kg/min)
Eik-Nes et al. (1980)	26	32–41	110	191
Gill et al. (1981)	27	26–35	120	
	20	35–46	106	
Jouppila et al. (1981)	101	30–36	108	
Kurjak u. Rajhvajn (1982)	63	30–41	107	
Griffin et al. (1983)	45	24–42	122	246
van Lierde et al. (1984)	20	37–40	117	216
Marsal et al. (1984)	64	27–40		240
Erskine u. Ritchie (1985)	15	28–40	125	206
Lingman u. Marsal (1986)	21	28	139	241
		40	65	213
Gerson et al. (1987)	209	20	153	
		30	131	
		40	108	

Tabelle 13-5 Die maximale (F max) und die enddiastolische (F min) Blutflußgeschwindigkeit (Hz) in der abdominalen Aorta des Feten und in der A. umbilicalis von der 27. bis 40. Schwangerschaftswoche bei normaler Schwangerschaft und Geburt. Der Pulsatility-Index (Pi), der Resistance-Index (Ri) und die S/D-Ratio wurden berechnet. Die Messungen erfolgten mit einem Duplex-Scanner der Firma Kranzbühler unter einem konstanten Winkel von 50 Grad

		F max (Hz)	F min (Hz)	Pi	Ri	S/D
Aorta abdominalis						
27.–30. Schwangerschaftswoche	x̄	1418	270	2,43	0,81	5,46
	SD	248	59	0,41	0,05	1,28
	Streubreite	1175/1800	185/400	1,64/3,19	0,65/0,87	2,88/7,02
	n	15	15	15	15	15
37.–40. Schwangerschaftswoche	x̄	1448	325	2,56	0,76	4,27
	SD	269	69	0,51	0,05	0,85
	Streubreite	1075/1825	216/470	1,84/3,44	0,69/0,82	3,08/5,69
	n	15	15	15	15	15
Arteria umbilicalis						
27.–30. Schwangerschaftswoche	x̄	1028	292	1,85	0,72	3,86
	SD	149	86	0,33	0,05	0,71
	Streubreite	775/1325	170/435	1,47/2,78	0,61/0,82	2,55/5,59
	n	15	15	15	15	15
37.–40. Schwangerschaftswoche	x̄	1106	412	1,57	0,64	2,75
	SD	196	83	0,29	0,05	0,33
	Streubreite	700/1525	246/538	1,06/1,99	0,54/0,68	2,21/3,33
	n	15	15	15	15	15

Tabelle 13-6 Die maximal systolische Blutflußgeschwindigkeit (BFG) (F max) und die enddiastolische BFG (F min) in der Aorta abdominalis und A. umbilicalis bei gesunden Neugeborenen (n = 15), bei wachstumsretardierten Kindern (n = 40) und bei Zwillingsschwangerschaften (n = 24). Beachte den F max und F min in beiden Gefäßen und in beiden pathologischen Gruppen zur Gruppe gesunder Neugeborener. Die Messungen erfolgten mit einem Kranzbühler Duplex-Scanner unter einem konstanten Winkel von 50 Grad (nach Grüssner et al. [14])

	Schwangerschaftsalter mean (range)	Geburtsgewicht mean (range)	Sectio caesarea %	Aorta		A. umbilicalis	
				F max (Hz) median (range)	F min (Hz) median (range)	F max (Hz) median (range)	F min (Hz) median (range)
Kontrolle (n = 15)	40 (39–40)	3560 (3000–4100)	0	1525 (900–1825)	330 (191–450)	1150 (700–1400)	420 (246–630)
Wachstumsretardierung (n = 40)	35 (27–40)	1770 (610–2740)	92,5	1150 (500–1575)	112 (0–393)	862 (550–1450)	250 (0–495)
Gemini (n = 24)	36 (29–40)	2190 (1270–2830)	41	1241 (950–1775)	200 (0–400)	990 (500–1300)	400 (150–475)

Ausbildung eines fetalen Schocksyndroms sind erste Zeichen des fetalen O_2-Mangels im Bereich der Aorta abdominalis früher feststellbar als im Strömungsgebiet der A. umbilicalis [13] und anderen bevorzugten Strömungsgebieten, wie z.B. der A. cerebri media. Dadurch wird die Aorta zu einem sensiblen Meßort, um den O_2-Mangel beim Feten zu einem möglichst frühen Zeitpunkt zu erfassen. Dies gilt für alle Erkrankungen, die mit einer Einschränkung der fetalen O_2-Versorgung einhergehen. Dazu gehört die fetale Wachstumsretardierung, die Geminischwangerschaft [11, 14] und Rh-Inkompatibilität aufgrund einer verminderten O_2-Transportkapazität in gleicher Weise wie die Diffusionsstörungen in der Plazenta bei Diabetes mellitus oder die Einschränkung der plazentaren Durchblutung bei einer schweren Gestose. Der enddiastolische Fluß von 200 Hz in der fetalen Aorta ist offenbar ein Grenzwert. Es besteht eine gute Übereinstimmung zwischen dem Score eines Belastungs-Kardiotokogramms und dem Abfall der enddiastolischen BFG in der fetalen Aorta [13, 14] (Abb. 13-28).

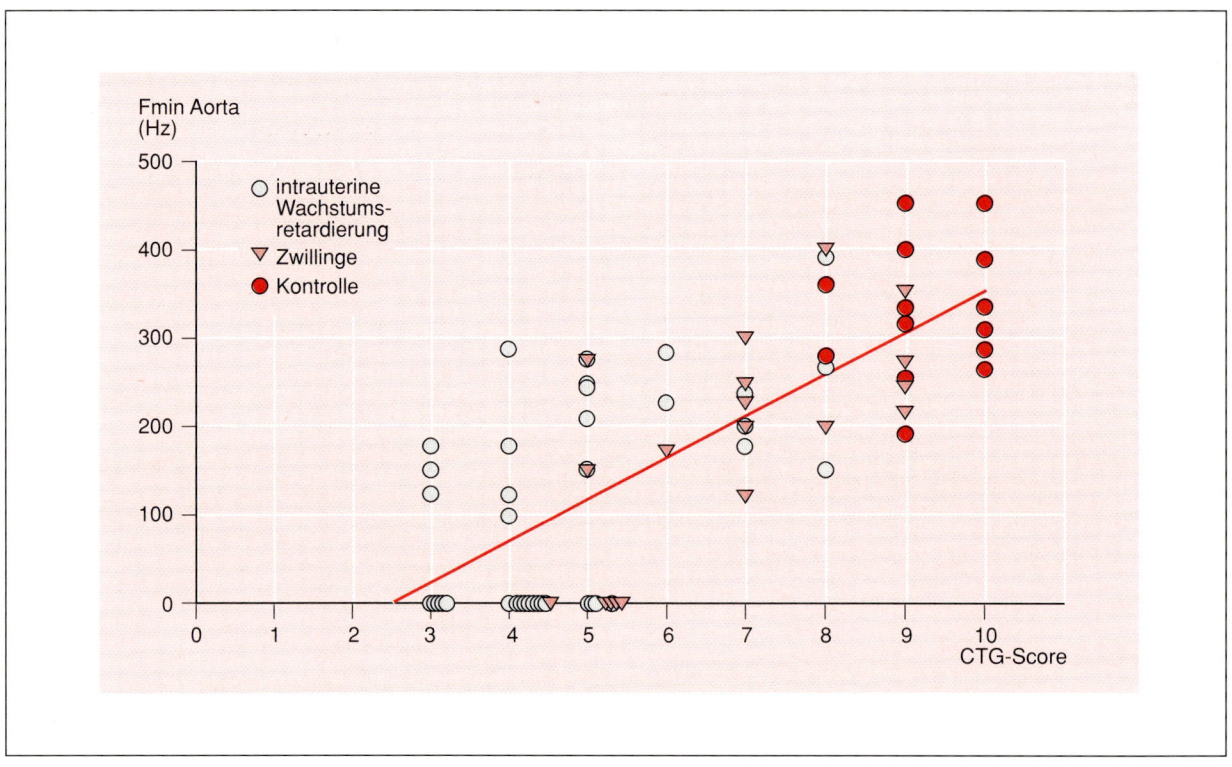

Abb. 13-28 Die Beziehung zwischen der enddiastolischen Blutflußgeschwindigkeit (in Hz) und dem CTG-Score beim Oxytocinbelastungstest. Mit dem Score werden die Höhe der basalen Herzfrequenz, die Oszillationen und Akzelerationen und das Auftreten von Dezelerationen bewertet. Mit dem Ablauf des Scores nimmt die enddiastolische Blutflußgeschwindigkeit signifikant ab.

2.5 Blutflußgeschwindigkeit im maternalen Gefäßsystem

2.5.1 Blutflußgeschwindigkeits-Profil in der A. uterina und A. arcuata

Für die Bestimmung des Blutflußgeschwindigkeits-Profils im maternalen Gefäßsystem bietet sich die A. uterina und die A. arcuata als Meßort an. Das uteroplazentare Gefäßgebiet ist, ähnlich dem der umbilikalen Zirkulation, ein Gefäßbett mit geringem peripherem Widerstand und erhöhter Compliance [36]. Im Gegensatz dazu hat der nichtschwangere Uterus einen erhöhten peripheren Widerstand. Dies zeigt sich durch einen erniedrigten bzw. fehlenden enddiastolischen Fluß in der A. uterina. Die Abnahme der Impedanz (Widerstand) setzt sich bis zur 24. Schwangerschaftswoche fort (Tab. 13-7; Übersicht bei [25]). Zunächst besteht nach dem maximalen systolischen Fluß eine scharfe Abnahme und ein Einschnitt der enddiastolischen Blutflußgeschwindigkeit (notch) in der diastolischen Phase (Abb. 13-29). Diese Veränderung wird nach der 28. Woche normalerweise nicht mehr gesehen, sondern tritt nur in pathologischen Fällen auf.

In einer Longitudinalstudie von 35 Patienten mit unkomplizierten Schwangerschaften erfolgte eine Abnahme des Resistance-Index und der S/D-Ratio der uteroplazentaren Gefäße. Bei der Beurteilung des Blutflußgeschwindigkeits-Profils ist die Differenz zwischen der rechten und der linken A. uterina des Uterus in Abhängigkeit von der Plazentalokalisation zu berücksichtigen [3, 4, 19, 24, 35].

2.5.2 Uteroplazentares Blutflußgeschwindigkeits-Profil bei pathologischen Schwangerschaften

Bei einem Kollektiv von 31 Patientinnen, deren Schwangerschaften durch eine Hypertonie oder durch eine Wachstumsretardierung kompliziert waren, wies eine Untergruppe mit niedrigem enddiastolischem Fluß und das Auftreten eines „Notch" in der frühen Diastole eine höhere Inzidenz von Gestosen, kürzerer Gestationsdauer und niedrigem Geburtsgewicht auf [3]. Diese Ergebnisse wurden von anderen Autoren bestätigt [10]. Bei 32 Feten mit einer intrauterinen Wachstumsretardierung wurde eine signifikante Korrelation zwischen dem Resistance-Index und der feta-

Tabelle 13-7   Indizes der uteroplazentaren Blutflußgeschwindigkeit zwischen der 16. und 40. Woche der Schwangerschaft. Meßorte: abd. = abdominal, vag. = vaginal, NP-P = plazentar − nicht plazentar, S/D = systolisch/diastolischer Quotient (S/D-Ratio), Ri = Resistance-Index (nach Low [25])

Autor und Jahr	Fallzahl (n)	Meßort	Index	Schwangerschaftsalter (Wochen)						
				16	20	24	28	32	36	40
Trudinger et al. (1985)	12	abd.	S/D				3,7			3,0
Schulman et al. (1986)	79	abd.	S/D	2,9	2,3	2,2	1,9	2,0	2,0	2,0
		vag.	S/D	4,1	3,0	2,7	2,3	2,1	2,0	2,0
Deutinger et al. (1988)	71	vag.	S/D	3,0	3,0	2,4	2,6	2,0	2,0	2,2
Thaler et al. (1990)	24	vag.	S/D	3,2	2,8		2,5	2,3	2,3	
Pearce et al. (1988)	40	abd.	Ri	0,55		0,50				0,42
		NP-P	Ri	0,48		0,42				0,40

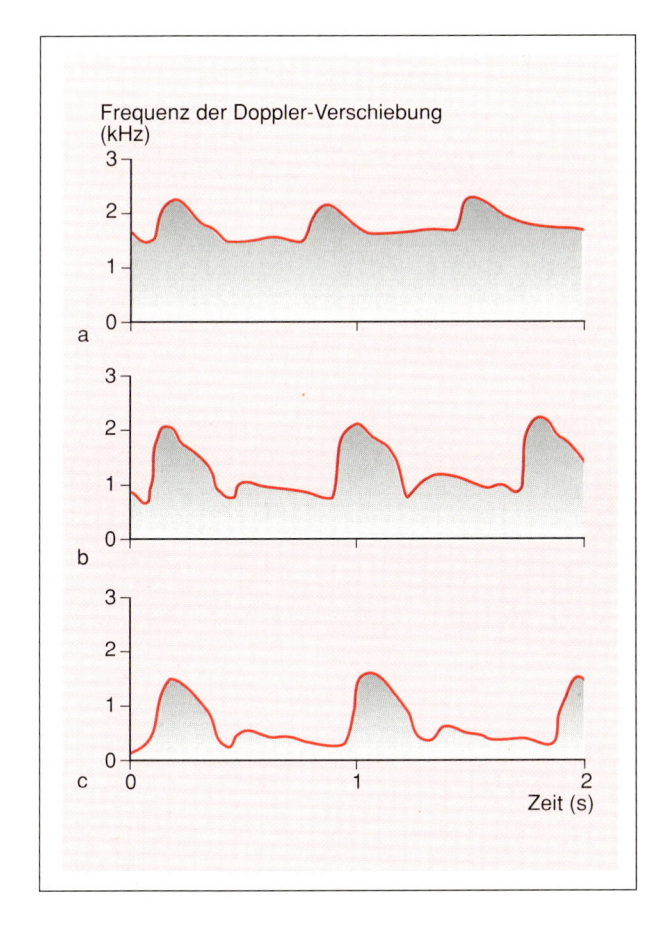

Abb. 13-29   Schematische Doppler-Sonogramme der uteroplazentaren Arterie. Kurven b) und c) werden in der Frühschwangerschaft oder bei Schwangerschaften mit Wachstumsretardierung oder Hypertonie gesehen (nach Campbell et al. [3]).
a) typische Blutflußgeschwindigkeits-Kurve nach der 20. Schwangerschaftswoche bei normalem Schwangerschaftsverlauf; die enddiastolische Frequenz ist hoch
b) Blutflußgeschwindigkeits-Kurve mit mäßig erniedrigtem enddiastolischem Fluß
c) Blutflußgeschwindigkeits-Kurve mit stark reduziertem enddiastolischem Fluß

len Hypoxämie, Hyperkapnie, Azidose und dem Anstieg des Laktats festgestellt [37].

2.5.3 Einfluß der Geburt auf das Blutflußgeschwindigkeits-Profil der A. uterina

Der Einfluß der Uteruskontraktionen auf die uteroplazentare Zirkulation ist mehrfach untersucht worden [5, 10, 28]. Unter dem Einfluß der uterinen Kontraktion erfolgt eine Zunahme des uterinen Gefäßwiderstandes, eine Abnahme des arterioplazentaren Perfusionsdruckes und als Folge eine Einschränkung der uterinen Perfusion [20]. Am Blutflußprofil der A. uterina ist die Änderung der Durchströmung zu erkennen (Abb. 13-30). Während der uterinen Kontraktion erfolgt eine Abnahme des maximalen systolischen und enddiastolischen Flusses. Diese Veränderung weist auf eine Zunahme sowohl des Widerstandes in den vorgeschalteten Gefäßen als auch auf eine Widerstandszunahme der A. arcuata und Spiralarterien hin.

2.6 Schlußfolgerungen für die Praxis

Das Blutflußgeschwindigkeits-Profil maternaler und fetaler Gefäße informiert über die Dehnbarkeit (Compliance) und über den Strömungswiderstand, der in einem Gefäßabschnitt und in den nachgeschalteten Gefäßen vorliegt. Nimmt z. B. der Gefäßwiderstand durch O_2-Mangel im fetalen Kreislauf zu, dann fällt die enddiastolische Blutflußgeschwindigkeit mitunter bis auf Null ab. Auch die Zunahme des uteroplazentaren Gefäßwiderstandes geht mit der Änderung des Blutflußgeschwindigkeits-Profils einher.

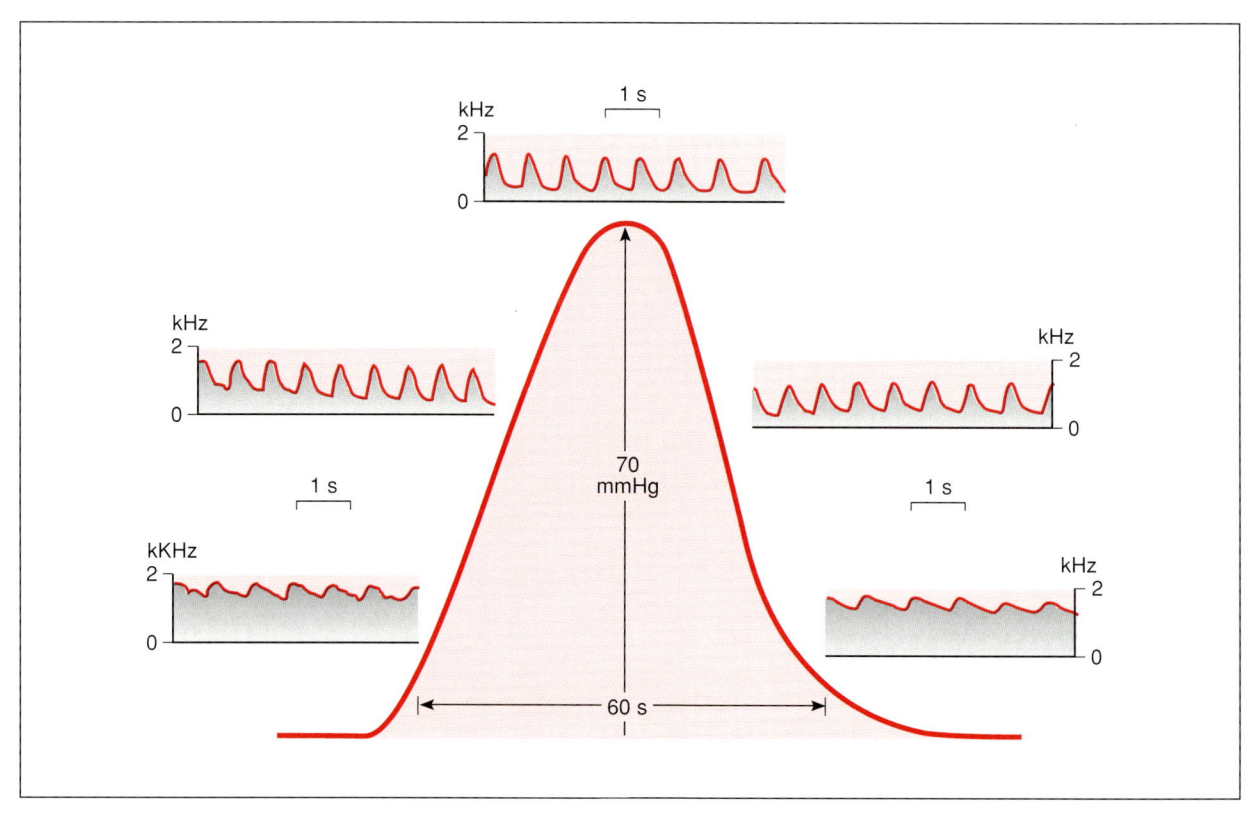

Abb. 13-30 Änderung des Blutflußgeschwindigkeits-Profils einer A. uterina während einer Kontraktion des Uterus. In der Wehe fällt die enddiastolische Blutflußgeschwindigkeit ab und steigt nach Beendigung der Kontraktion wieder an (nach Fendel et al. [5]).

Diese Veränderungen lassen sich prinzipiell mit einem Continuous-wave-Doppler-Gerät erfassen. Solange eine ausreichende enddiastolische Blutflußgeschwindigkeit in der Aorta des Feten nachweisbar ist, hat eine wesentliche Umverteilung der Durchblutung im fetalen Organismus nicht stattgefunden. Der Abfall der enddiastolischen Blutflußgeschwindigkeit gegen Null bedarf jedoch einer Überprüfung mit einem Pulsed-wave-Duplex-Doppler, um den Ort der Messung definieren zu können. In der Regel ist auch der Oxytocinbelastungstest zur Beurteilung der fetalen Situation hilfreich, da mit diesem Verfahren die hämodynamische Reservekapazität der Plazenta beurteilt werden kann (siehe auch Abb. 13-28).

Auch aus dem Blutflußgeschwindigkeits-Profil maternaler Gefäße (A. uterina, A. arcuata) ist der Anstieg des Gefäßwiderstandes abzulesen (Abb. 13-29). Längsschnittuntersuchungen werden jedoch zukünftig zeigen müssen, ob der Meßort „A. uterina" zur Abschätzung der fetalen Gefährdung früher Informationen liefert als die Messung in den fetalen Gefäßen.

In diesem Kapitel konnten die zur Zeit vorliegenden Untersuchungsergebnisse und klinischen Anwendungen nur in aller Kürze demonstriert werden. Zum weiteren Studium wird auf die im bibliographischen Verzeichnis aufgeführten Monographien verwiesen [4, 6, 8, 20, 25, 26, 39].

Literatur zu Abschnitt 2

1. Arabin, B., M. Siebert, E. Jiminez, E. Saling: Obstetrical characteristics of a loss of end-diastolic velocities in the fetal aorta and/or umbilical artery using Doppler ultrasound. Gynec. obstet. Invest. 225 (1988) 173–180.
2. Bel, F. van, M. van de Bor, T. Stijnen, J. H. Ruys: Decreased cerebrovascular resistance in small for gestational age infants. Europ. J. Obstet. Gynaec. 23 (1986) 137–144.
3. Campbell, S., D. R. Griffin, J. M. Pearce, J. Diaz-Recasens, T. E. Cohen-Overbeck, K. Willson: New Doppler technique for assessing uteroplacental blood flow. Lancet I (1983) 675–677.
4.*Cohen-Overbeek, T. E., S. Campbell: Doppler ultrasound

* Übersichten

techniques for the measurement of uterine and umbilical blood flow. In: Rosenfield, C. R. (ed.): The Uterine Circulation. Reproductive and Perinatal Medicine, vol. X, pp. 75–112. Perinatology Press, Ithaca NY 1989.
5. Fendel, H., P. Fettweis, P. Billet et al.: Doppleruntersuchungen des arteriellen utero-feto-plazentaren Blutflusses vor und während der Geburt. Z. Geburtsh. Perinat. 191 (1987) 121–129.
6.*Fendel, H., C. Sohn: Dopplersonographie in der Geburtshilfe. Springer, Berlin–Heidelberg–New York 1989.
7. Ferrazzi, E., P. Gementi, M. Bellotti et al.: Doppler velocimetry: critical analyses of umbilical, cerebral and aortic reference values. Europ. J. Obstet. Gynaec. 38 (1990) 189–196.
8.*FIGO Study Group "Assessment of New Technology": Recommendations of the Use of Ultrasound and Doppler Technology in Clinical Obstetrics and Gynecology. FIGO-Mitteilung, (unveröffentlicht).
9. Fitzgerald, D. E., J. E. Drumm: Noninvasive measurement of human circulation using ultrasound: a new method. Brit. med. J. II (1977) 1450–1451.
10. Fleischer, A., A. A. Anyaegbunam, H. Schulman, G. Farmakides, G. Randolph: Uterine and umbilical artery velocimetry during normal labor. Amer. J. Obstet. Gynec. 157 (1987) 40–43.
11. Gaziano, E. P., G. E. Knox, R. P. Bendel, S. Calvin, D. Brandt: Is pulsed Doppler velocimetry useful in the management of multiple-gestation pregnancies? Amer. J. Obstet. Gynec. 164 (1991) 1426–1433.
12. Gosling, R. G., D. H. King: Ultrasound angiology. In: Marcus, A. W., L. Adamson (eds.): Arteries and Veins, pp. 61–69. Churchill Livingstone, Edinburgh 1975.
13. Grüßner, S. W. Künzel, V. Jovanovic: Aorta and umbilical artery Doppler velocity waveform versus fetal heart rate measurement in the growth retarded fetus. First World Congress of Ultrasound in Obstetrics and Gynecology, London, 1991.
14. Grüßner, S., W. Künzel, V. Jovanovic: The diagnostic value of end-diastolic flow velocity (EDFV) measurements in the fetal descending aorta/umbilical artery in high risk pregnancies. J. matern. fetal Invest. 1 (1991) 104.
15. Hecher, K., R. Spernol, S. Szalay: Doppler blood flow velocity waveforms in the fetal renal artery. Arch. Gynec. Obstet. 246 (1989) 133–137.
16. Hitschold, T., E. Weiss, T. Beck, P. Berle, S. Lehmann, H. Müntefering: Gepulste Dopplersonographie der Nabelarterie und fetoplazentarer Widerstand. Eine histometrische Untersuchung an Gestoseplazenten im Vergleich mit einem Normalkollektiv. Geburtsh. u. Frauenheilk. 49 (1989) 1056–1062.
17. Jensen, A., U. Lang: Dynamics of circulatory centralisation and release of vasoactive hormones during acute asphyxia in intact and chemically sympathectomised fetal sheep. In: Künzel, W., A. Jensen (eds.): The Endocrine Control of the Fetus, pp. 135–149. Springer, Berlin–Heidelberg–New York 1988.
18. Jovanovic, W., W. Künzel, J. Jelinek, T. Vilwock: The evaluation of fetal deterioration by Doppler ultrasound measurement. XIIth World Congress of Gynecology and Obstetrics, Rio de Janeiro, October 1988 (Abstract).
19. Kofinas, A. D., M. Penry, F. C. Greiss, P. J. Meis, L. H. Nelson: The effect of placental location on uterine artery flow velocity waveforms. Amer. J. Obstet. Gynec. 159 (1988) 1504–1508.
20.*Künzel, W.: Die regionale Verteilung des Blutvolumens im maternalen Organismus während der Schwangerschaft. In: Künzel, W., K.-H. Wulf (Hrsg.): Die normale Schwangerschaft. Klinik der Frauenheilkunde und Geburtshilfe, 2. Aufl., Bd. 4. Urban & Schwarzenberg, München–Wien–Baltimore 1986.
21. Künzel, W., G. Braems, A. Jensen: Oxygen consumption of the fetus under hypoxic conditions – a hypothesis for the development of pregnancy induced hypertension. VII. World Congress of Hypertension in Pregnancy, Perugia 1990. Manduzzi Editore, Bologna 1991.
22. Künzel, W., V. Jovanovic, S. Grüßner: Der Blutfluß in der Vena und Arteria umbilicalis während der Schwangerschaft. Geburtsh. u. Frauenheilk. 51 (1991) 513–522.
23. Künzel, W., V. Jovanovic, S. Grüßner, T. Colling: Blood flow velocity waveforms and resistance indices in the abdominal aorta and umbilical artery throughout gestation. Europ. J. Obstet. Gynaec. (im Druck).
24. Kurmanavichius, J., H. Baumann, R. Huch, A. Huch: Uteroplacental blood flow velocity waveforms in the second and third trimesters of normal pregnancy as related to the placenta location. Europ. J. Obstet. Gynaec. 35 (1990) 139–145.
25.*Low, J. A.: The current status of maternal and fetal blood flow velocimetry. Ultrasound Panel. Amer. J. Obstet. Gynec. 164 (1991) 1049–1063.
26.*Maulik, D., D. McNellis: Doppler Ultrasound Measurements of Maternal-Fetal Hemodynamics. Perinatology Press, Ithaca NY 1987.
27. Maulik, D., P. Yarlagadda, J. P. Youngblood, P. Ciston: Comparative efficacy of umbilical arterial Doppler indices for predicting adverse perinatal outcome. Amer. J. Obstet. Gynec. 164 (1991) 1434–1440.
28. McCowan, L. M., R. Knox, L. Y. Mo, P. A. Bascom, H. Sherret: Uterine artery flow velocity waveforms in normal and growth-retarded pregnancies. Amer. J. Obstet. Gynec. 158 (1988) 499–504.
29. Moll, W.: Die klinische Bedeutung der intrauterinen Doppler-Blutflußmessung. Die biophysikalische Information des aortalen Strompulses. In: Dudenhausen, J. W. (Hrsg.): 13. Deutscher Kongreß für Perinatalmedizin, Berlin 1987. Perinatale Medizin, Bd. XII. Thieme, Stuttgart–New York 1988.
30. Moll, W.: Modellierung des arteriellen Strompulses im fetalen Kreislauf. Vortrag auf der gemeinsamen Tagung der Physiologen und klinischen Physiologen der DDR, Leipzig 1989 (unveröffentlicht).
31. Parer, J. T.: Handbook of Fetal Heart Rate Monitoring, pp. 44–46. Saunders, Philadelphia 1983.
32. Pourcelot, L.: Applications cliniques de l'examen Doppler transcutane. In: Peronneau, P. (ed.): Velocimetric Ultrasonor Doppler, pp. 7-11, 213–218. INSERM, Paris 1974.
33. Schillinger, H., W. Klosa: Das Doppler-Ultraschallverfahren zur Diagnostik der fetoplazentaren Perfusion. In: Künzel, W. (Hrsg.): Gießener Gynäkologische Fortbildung, S. 103–116. Springer, Berlin–Heidelberg–New York 1985.
34. Schmidt, K. G., M. DiTommaso, N. H. Silverman, A. M. Rudolph: Evaluation of changes in umbilical blood flow in the fetal lamb by Doppler waveform analysis. Amer. J. Obstet. Gynec. 155 (1986) 1031–1036.
35. Schulman, H., J. Ducey, G. Farmakides et al.: Uterine artery Doppler velocimetry: the significance of divergent systolic/diastolic ratios. Amer. J. Obstet. Gynec. 157 (1987) 1539–1542.
36. Schulman, H., A. Fleischer, G. Farmakides, L. Bracero, B. Rochelson, L. Grunfeld: Development of uterine artery compliance in pregnancy as detected by Doppler ultrasound. Amer. J. Obstet. Gynec 155 (1986) 1031–1036.
37. Soothill, P. W., K. H. Nicolaides, C. M. Bilardo, S. Campbell: Relation of fetal hypoxia in growth retardation to mean blood velocity in the fetal aorta. Lancet II (1986) 1118–1120.
38. Stuart, B., J. Drumm, D. E. Fitzgerald, N. M. Duignan: Fetal blood flow velocity waveforms in normal pregnancy. Brit. J. Obstet. Gynaec. 87 (1980) 780–785.
39.*Vetter, K.: Dopplersonographie in der Schwangerschaft. Edition Medizin – VCH, Basel–Cambridge–New York 1991.

14 Röntgendiagnostik und Kernspintomographie in der Geburtshilfe

K. Rotte, M. Kühnert

Inhalt

1	Einleitung 268	5	Indikationen für die Kernspintomographie bei Schwangeren 270
2	Risiken durch ionisierende Strahlen . . . 268	5.1	Geburtshilfliche Pelvimetrie 271
2.1	Teratogenität 268	5.2	Diagnostik der Lage und der Einstellung des Kindes sowie des Plazentasitzes 273
2.2	Genetische Probleme 268	5.3	Diagnostik mütterlicher Erkrankungen 273
3	Materne und fetale Strahlenbelastung . . 269	5.4	Pränatale Diagnostik des Feten 273
		5.5	Stellenwert sonstiger Indikationen 274
4	Indikationen für Röntgenuntersuchungen bei Schwangeren 269	6	Experimentelle Verfahren 274

1 Einleitung

Die Indikationsstellung und die Methoden geburtshilflich-gynäkologischer Untersuchungen mit ionisierenden Strahlen müssen unter dem Gesichtspunkt der modernen Strahlengenetik und im Hinblick auf die Kernspintomographie, die ohne bekannte genetische oder somatische Risiken einhergeht, neu überdacht werden. Im Vorwort zu ihrem 1959 herausgegebenen „Atlas der geburtshilflichen Röntgendiagnostik" weisen Gauss und Schmiemann [6] bereits in diese Richtung, wenn sie schreiben: „Der Arzt muß sich seiner großen Verantwortung bewußt bei jeder geburtshilflichen Röntgenuntersuchung immer wieder die Frage vorlegen, ob die Anwendung der Röntgenstrahlen auch streng indiziert ist".

2 Risiken durch ionisierende Strahlen

2.1 Teratogenität

Teratogene Schädigungen des Feten durch ionisierende Strahlen sind besonders während der Organogenese, also im ersten Trimenon der Schwangerschaft, zu erwarten (siehe auch Kap. 9, Abschn. 2.1 und 3.5). Bei allen Untersuchern herrscht Einmütigkeit darüber, daß die bislang verfügbaren Daten nicht ausreichen, einen Zusammenhang zwischen Röntgenuntersuchungen in der Frühschwangerschaft und dem Auftreten von Spontanaborten oder fetalen Fehlbildungen zu verneinen. Lediglich bei der Heterochromie der Iris gibt es statistisch gesicherte Hinweise für ein gehäuftes Vorkommen dieser kongenitalen Anomalie bei Kindern, die in utero diagnostischen Röntgenstrahlen ausgesetzt waren. Ähnlich uneinheitlich sind die Aussagen über die Induktion maligner Erkrankungen in der Kindheit durch Röntgenuntersuchungen in der Schwangerschaft [5]. Einige Autoren [19] sehen eine Erhöhung des Risikos, an Krebs zu erkranken, bei Kindern, die als Feten einem Strahleninsult durch eine Röntgenuntersuchung der Mutter ausgesetzt waren, während andere zu einem gegensätzlichen Ergebnis kommen [15].

Solange unsere strahlenbiologischen Kenntnisse in dieser Beziehung so lückenhaft sind, sollten *Röntgenuntersuchungen in der Frühschwangerschaft nur bei vitaler Indikation* durchgeführt werden. Darüber hinaus wird gefordert, vor jeder röntgendiagnostischen Maßnahme bei Frauen im gebärfähigen Alter eine Menstruationsanamnese zu erheben, und Untersuchungen, die eine größere Dosis an die Gonaden bringen können, nach Möglichkeit in die erste Hälfte des Menstruationszyklus zu legen.

2.2 Genetische Probleme

Wir wissen, daß ionisierende Strahlen die Fähigkeit haben, Mutationen zu erzeugen. Dabei gibt es keinen Schwellenwert. Vielmehr kann jede auch noch so kleine Strahlenmenge eine der Dosis proportionale Anzahl von Erbänderungen hervorrufen. Die Strahlenbelastung für beruflich exponierte Personen ist heute in ordnungsgemäß geführten Röntgenabteilungen praktisch eliminiert.

Dagegen steigt die durchschnittliche *Strahlenbelastung der Gesamtbevölkerung*, bedingt durch die Zunahme der diagnostischen Röntgenuntersuchungen sowie den industriellen Gebrauch der Atomenergie seit 1946, ständig an. In fast allen Kulturländern ist versucht worden, die Strahlenbelastung der Bevölkerung abzuschätzen. Die Höhe dieser durch die natürliche Grundstrahlung bedingten Belastung beträgt heute 0,95 bis 1,20 mSv (95 bis 120 mrem). Die Angaben über die durch Röntgenuntersuchungen bedingte jährliche Strahlenbelastung schwanken zwischen 0,20 bis 0,55 mSv (20 bis 55 mrem) pro Jahr, entsprechend 20 bis 50% der natürlichen Grundstrahlung. Diese unterschiedlichen Angaben sind zum einen durch die verschiedene Arztdichte und Untersuchungsfrequenz in den einzelnen Ländern, zum anderen durch eine unterschiedliche Bewertung der statistischen Daten durch die verschiedenen Arbeitsgruppen bedingt. Alle Untersucher stimmen jedoch überein, daß die von ihnen ermittelten Werte bei mangelhafter Technik bis um das 100fache überschritten werden können.

Die Frage nach der *maximal zulässigen Gonadendosis* ist bis heute sehr im Fluß. Untersuchungen in verschiedenen Ländern haben aber übereinstimmend gezeigt, daß 18 bis 25% der jährlichen, durch diagnostische Maßnahmen an der Gesamtbevölkerung entstehenden Gonadenbelastung auf Röntgenuntersuchungen in der Schwangerschaft zurückzuführen ist, obwohl diese nur 1,5 bis 2% aller jährlich durchgeführten Röntgenuntersuchungen ausmachen. Es ist deshalb erforderlich, daß jeder Arzt sich bei Röntgenuntersuchungen in der Schwangerschaft nicht nur über die anfallende Strahlenbelastung Klarheit verschafft, sondern auch über die Möglichkeiten alternativer, nicht röntgenologischer Verfahren im Bilde ist. Nur so kann er im Einzelfall den diagnostischen Nutzen einer Röntgenuntersuchung gegenüber den möglichen Gefahren kritisch abwägen.

3 Materne und fetale Strahlenbelastung

Die *digitale Projektionsradiographie* (DPR), die auch mit mehreren Synonyma benannt wird (computed radiography, scanned projection radiography, digitale Radiographie), ermöglicht im Vergleich zu den konventionellen Film-Folien-Aufnahmen eine weitere signifikante Reduktion der Strahlenbelastung. Eigene Untersuchungen [2] ergaben folgende Werte: frontales Scannogramm 1,28 mSv, laterales Scannogramm 1,53 mSv. Für Computertomographen mit Quick-scan-Mode (Schichtabstand 3 mm) reduziert sich diese Dosis auf die Hälfte. Je nach Abbildungsformat wurden über Werte zwischen 2,9 und 5,9 mrad (29 bis 59 µGy) berichtet [7, 8]. Ein weiterer Vorteil der DPR ist dabei, daß die Dosis nicht variabel ist. Sie wird also nicht wie bei der herkömmlichen Filmbelichtungsautomatik durch die Strahlenabsorption gesteuert. Dementsprechend ist die Strahlenbelastung weitgehend unabhängig von der aufzunehmenden Körperregion. Insbesondere für den Abdominalbereich ergibt sich daher eine erhebliche Dosisreduktion im Vergleich zur klassischen Film-Folien-Kombination. Sie liegt unter 1% der Dosis der Standardfilmtechnik.

Technisch-methodische Optimierungen werden jedoch niemals ausreichen, die materne und fetale Strahlenbelastung auf ein Minimum zu beschränken. Nur durch Abwägen im Einzelfall läßt sich dieses Ziel erreichen. Dies setzt voraus, daß der Geburtshelfer die strenge Indikationsstellung für Röntgenuntersuchungen beherzigt und die Möglichkeiten anderer, nichtradiologischer Untersuchungsverfahren kennt und ausnützt. So konnten mit der *Kernspintomographie* bislang sowohl bei In-vitro- als auch bei In-vivo-Untersuchungen weder bei der Mutter noch beim Kind somatische oder genetische Nebenwirkungen nachgewiesen werden [14]. Hierbei wurden insbesondere Einwirkungen an biologischen Membranen, an Enzymsystemen, an Vorgängen der Nervenleitung und an Mechanismen der DNS-Synthese mit der Frage der Induktion von Chromosomenaberrationen untersucht [11].

4 Indikationen für Röntgenuntersuchungen bei Schwangeren

Eine *konventionelle Röntgenuntersuchung* in der Schwangerschaft sollte nur noch durchgeführt werden, wenn keine andere erfolgversprechende Technik zur Verfügung steht. Bei der *Durchleuchtung* ist die Strahlenbelastung – auch bei der Verwendung einer Bildverstärker-Fernsehkette – ungleich höher. Sie sollte deshalb im Rahmen der Geburtshilfe überhaupt keine Anwendung mehr finden.

Röntgenaufnahme des Beckens

Ziel der geburtshilflichen Beckenaufnahme ist es, Form und Ausmaße des kleinen Beckens sowie Lage und Einstellung des Kindes darzustellen. Dazu sollte heute die Kernspintomographie eingesetzt werden, ersatzweise die Computertomographie. Die konventionelle Röntgenuntersuchung sollte die Ausnahme sein, die nur durch das Fehlen besserer Techniken zu begründen ist. Dabei ist heute schon zu fordern, daß in den klinischen Einrichtungen, die keine Möglichkeit

14　Röntgendiagnostik und Kernspintomographie in der Geburtshilfe

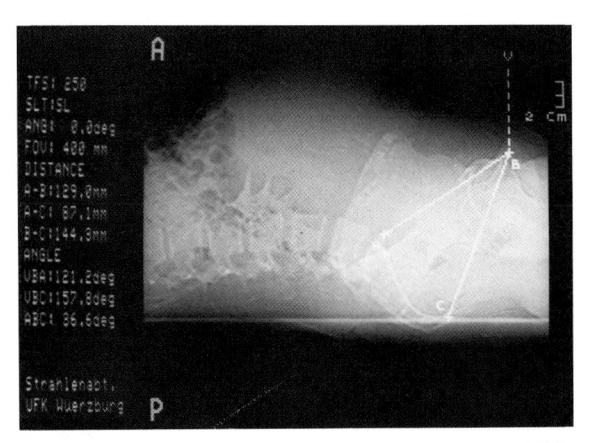

Abb. 14-1　Digitale Projektionsradiographie (DPR) seitlich zur Bestimmung der maternen Beckenmaße: gerader Durchmesser des Beckenein- und -ausgangs (16. Schwangerschaftswoche; DPR vor Interruptio wegen Hygroma colli).

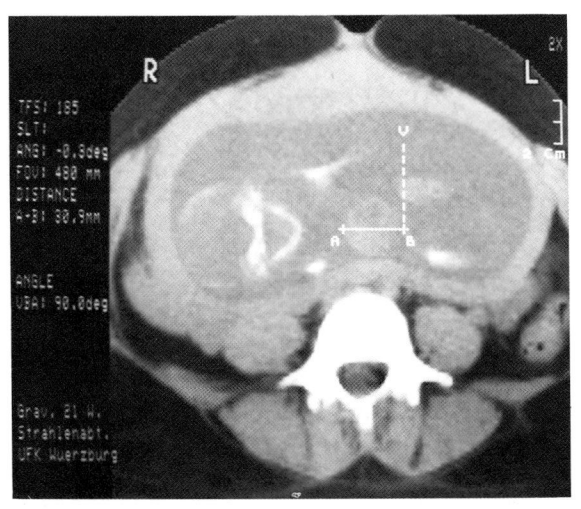

Abb. 14-2　Computertomogramm einer Patientin in der 26. Schwangerschaftswoche; Fetus in Querlage mit Omphalozele (durch Ultraschalluntersuchung und Autopsie bestätigt). Omphalozele auf dem Bild mit A+---+B markiert.

einer Kernspintomographie, aber Zugriff auf ein Computertomographiegerät haben, eine *konventionelle Röntgenbeckenmessung nicht mehr durchgeführt wird*, sondern durch ein digitales Radiogramm ersetzt werden sollte (Abb. 14-1 und 14-2) [3, 7, 8, 16, 19, 21, 22, 23].

Retrospektive Untersuchungen haben gezeigt, daß der Einfluß der Röntgenpelvimetrie auf nachfolgende Entscheidungen hinsichtlich der Geburtsleitung häufig überschätzt wird. Die vaginal bzw. per Sectio Entbundenen unterschieden sich nicht signifikant bezüglich der röntgenologisch ermittelten Maße vom Feten und von der Mutter [1, 9].

Grundsätzlich kann ein Mißverhältnis *nur nach Wehenbeginn* abgeklärt werden. Da brauchbare Rückschlüsse auf Einstellung und Größenverhältnisse erst dann möglich sind, wenn der kindliche Kopf Beziehung zum mütterlichen Becken aufgenommen hat, würde jede Aufnahme vor Beginn der Wehentätigkeit eine unnötige Strahlenbelastung für Mutter und Kind darstellen [6].

Alle übrigen früher verwendeten Röntgenuntersuchungen in der Gravidität sind durch die Sonographie [20] (siehe auch Kap. 12) bzw. die Kernspintomographie (siehe Abschn. 5) ersetzt worden und gelten heute als obsolet:

- radiologischer Schwangerschaftsnachweis
- Diagnose einer Mehrlingsgravidität
- Diagnose fetaler Mißbildungen
- Diagnose des intrauterinen Fruchttodes
- radiologische Einstellungsbestimmung
- radiologische Plazentalokalisation
- Nachweis einer Extrauteringravidität oder Uterusruptur
- Amniographie, Fetographie

5　Indikationen für die Kernspintomographie bei Schwangeren

Die stürmische Fortentwicklung auf dem Gebiet der Elektronik ermöglichte bei den rekonstruktiven bildgebenden Verfahren die Analog-Digital-Umwandlung der erhaltenen Signale. Bei dieser Umwandlung wird ein Kontinuum analoger Variabler in abzählbare (digitale) Zahlenkolonnen zerlegt, die dann vom Rechner verarbeitet werden können. Dadurch wurde der routinemäßige klinische Einsatz der Kernspin- oder Magnetresonanztomographie (KST, MRT, NMR) seit 1983 erheblich beschleunigt. Den aktuellen Bemühungen um eine Senkung des iatrogen bedingten Anteiles an der Strahlendosis wird die KST neben dem Ultraschall völlig gerecht.

Die KST basiert auf der spezifischen Wechselwirkung zwischen elektromagnetischen Wellen und Materie [10]. Anders als bei der Computertomographie entfallen darüber hinaus mechanische Bewegungen des Gerätes oder Lagewechsel des Patienten völlig, da beliebige Änderungen der Abbildungs- oder Schnittebene durch eine entsprechende elektronische Ansteuerung der Gradientenspulen realisiert werden können [11]. Aus Gründen der Standardisierung wird dabei bevorzugt auf die axiale, koronare und sagittale Abbildungsebene zurückgegriffen [4, 12, 13].

Das Prinzip der Methode wird in Band 10, Kapitel 6 kurz beschrieben.

5.1 Geburtshilfliche Pelvimetrie

Die Zielsetzung der KST-Pelvimetrie entspricht der aller anderen bildgebenden Verfahren zur Beckendiagnostik (konventionelles Röntgen, Computertomographie, Ultraschall), nämlich Mißverhältnisse zwischen der Größe des Feten und der des Geburtskanals abzuklären und eine anatomische und vielfach auch funktionelle Beckendiagnostik durchzuführen.

Ante partum ist die KST-Pelvimetrie für die folgenden Indikationen angebracht:

– zum Ausschluß einer Beckenmalformation kongenitaler oder traumatischer Genese (bei klinischem Verdacht)
– zum Ausschluß eines zephalopelvinen Mißverhältnisses
– zur Klärung der Frage des Entbindungsmodus bei Beckenendlage, wenn das im Ultraschall geschätzte fetale Gewicht mehr als 3500 g beträgt

Post partum empfiehlt sich die Untersuchung mit der KST im Sinne einer Reduktion der iatrogenen Gonadenexposition durch Röntgenstrahlen:

– im Wochenbett nach Sectio caesarea, Forzepsentbindung oder Vakuumextraktion im Hinblick auf das Festlegen des Entbindungsmodus für eine mögliche nächste Schwangerschaft
– nach protrahiertem Geburtsverlauf, um sogenannte Borderline-Fälle von Beckenmalformationen zu diagnostizieren, die zu einem relativen zephalopelvinen Mißverhältnis führen können

Seit der erstmaligen Anwendung der KST-Pelvimetrie im Jahre 1983 haben sich aus Gründen der Standardisierung folgende *Abbildungs- und Untersuchungsebenen* bewährt [4, 12, 13]:

– Die *sagittale oder seitliche Aufnahme des Beckens* (der Röntgenaufnahme nach Guthmann-Dyroff entsprechend) bildet exakt Form und Verlauf von Kreuz- und Steißbein sowie die Lage des Promon-

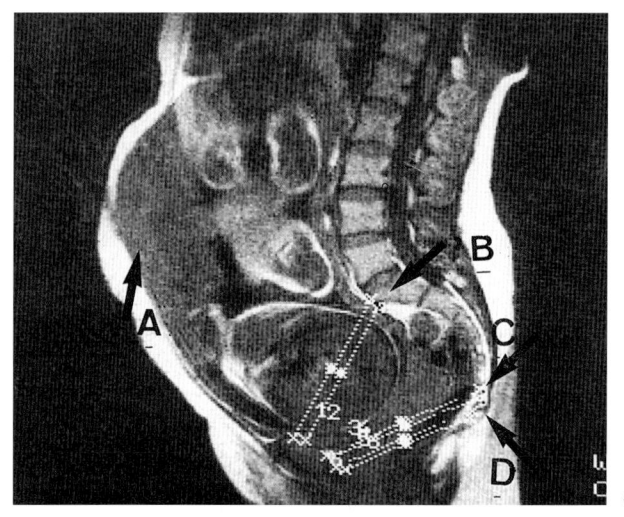

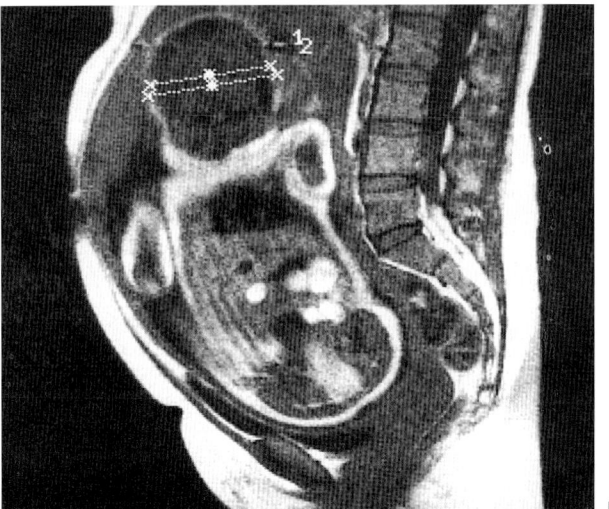

Abb. 14-3 Kernspintomographische Pelvimetrie.
a) Kind in Schädellage; sagittale Schnittebene.
 Pfeil A = Vorderwandplazenta; *Pfeil B* = Beckeneingang: 1 = knöchernes Maß, 2 = Weichteilmaß; Beckenausgang: *Pfeil C* = fünfter Sakralwirbel; 3 = knöchernes Maß, 4 = Weichteilmaß; *Pfeil D* = sechster Sakralwirbel; 5 = knöchernes Maß, 6 = Weichteilmaß
b) Kind in Beckenendlage; sagittale Schnittebene.
 1 = biparietaler Schädeldurchmesser, innen-innen gemessen
 2 = biparietaler Schädeldurchmesser, außen-außen gemessen

toriums und die Stellung und Neigung der Symphyse zur Beckenein- und ausgangsebene ab (Abbildung 14-3), wobei durch elektronische Messung erstmalig simultan sowohl die knöchernen als auch die Weichteilgrenzen der geburtshilflich relevanten Meßstrecken erhalten werden. Gleichzeitig ist der biparietale Durchmesser des kindlichen Kopfes ablesbar und kann zu den erhaltenen Beckenmaßen mit der Fragestellung nach einem absoluten oder relativen zephalopelvinen Mißverhältnis in Relation gesetzt werden.

- Die *koronare oder Übersichtsaufnahme*, die der Röntgenaufnahme nach Martius entspricht, gibt einen Eindruck über die Beckenform und die Kindslage, wobei durch elektronische Messung sowohl die knöchernen als auch die Weichteilgrenzen der geburtshilflich relevanten Meßstrecken gemeinsam erhalten werden (Abb. 14-4a). Es wurde in letzter Zeit meistens auf diese Meßebene verzichtet, da durch die software-bedingte Möglichkeit der *paraaxialen Kippung des Meßwinkels* während der Untersuchung ohne Umlagerung der Patientin eine präzise Einstellung der Originalebene des Beckens durchführbar ist und somit jeweils in der Originalachse des Geburtskanals die relevanten Parameter vermessen werden können (Abb. 14-4b und c). Auch dies gilt gleichermaßen für die Knochen- und Weichteilgrenzen [10, 12, 13].

Zwischen den knöchernen und den Weichteilmaßen ergab sich für die KST-Pelvimetrie bislang in den drei Meßebenen (axial, koronar und sagittal) eine Differenz von 7 ± 5 mm, ausgenommen die exakten axialen schrägen Durchmesser, für die die Differenz 16 ± 5 mm betrug; letzteres wird unter anderem durch den M. obturatorius bedingt. Alle geburtshilflich relevanten Beckenmaße in den drei genannten Ebenen können unmittelbar nach beendeter Messung abgefragt werden. Somit sind formale und metrische Einflüsse und Malformationen von pelviner knöcherner und Weichteilstruktur gleichzeitig diagnostizierbar und eine anatomische und vielfach auch eine funktionelle Beckendiagnostik bezüglich des Entbindungsmodus möglich, wobei alle Messungen standardisiert und stets reproduzierbar durchgeführt werden.

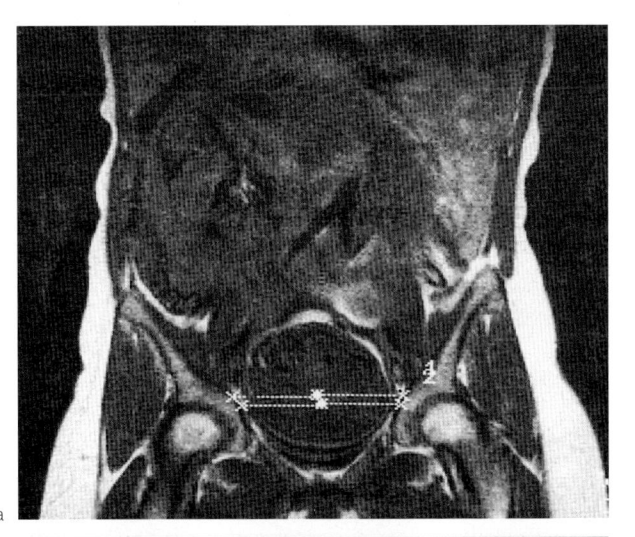

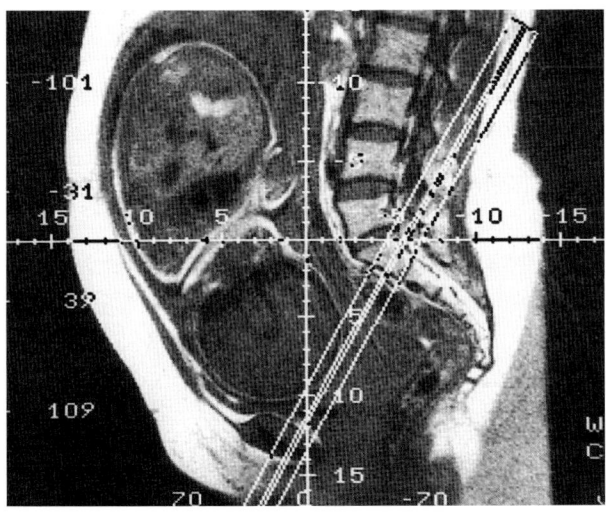

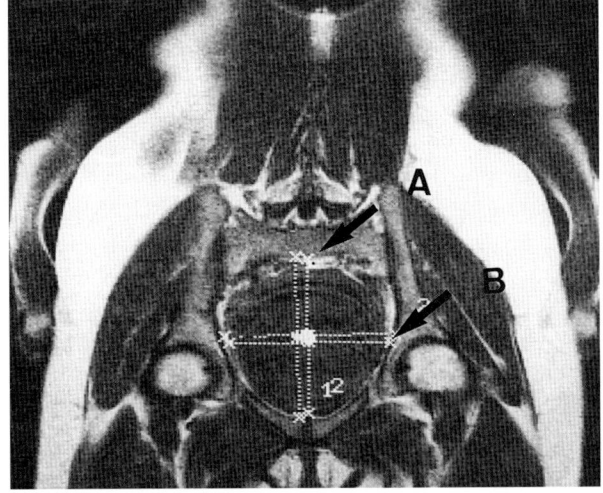

Abb. 14-4 Kernspintomographische Feto- und Pelvimetrie.
a) Koronarschnitt durch den maximalen Querdurchmesser.
   1 = knöchernes Maß, 2 = Weichteilmaß
b) Sagittalschnitt mit paraaxialer Kippung des Meßwinkels zur Einstellung der Originalachse des Beckens
c) Originalaxialschnitt:
   Pfeil A = maximaler Längsdurchmesser, 1 = knöchernes Maß, 2 = Weichteilmaß
   Pfeil B = maximaler Querdurchmesser, 3 = knöchernes Maß, 4 = Weichteilmaß

5.2 Diagnostik der Lage und der Einstellung des Kindes sowie des Plazentasitzes

Diese Fragestellung ist eine Domäne der geburtshilflichen Ultraschalluntersuchung. Aussagen über Lage und Einstellung des Kindes sowie über den Verlauf der fetalen Schädelnähte und Fontanellen und über die Lokalisation der Plazenta ergeben sich als Nebenbefunde bei der Beckenmessung in axialer, koronarer und sagittaler Ebene [4, 11]. Ebenso lassen sich die fetalen Kopfmaße in allen drei Ebenen problemlos darstellen und können zu den erhaltenen Beckenmaßen in Relation gesetzt werden. Informationen über die Lokalisation der Plazenta können ebenfalls als Nebenbefund bei der Pelvimetrie erhalten werden. Bei besonderen Fragestellungen, z.B. genitalen Tumorbildungen in graviditate oder bei Placenta praevia, ergibt die KST bei unzureichender diagnostischer Aussage im Ultraschall weitergehende Informationen (siehe auch Abbildung 14-3).

5.3 Diagnostik mütterlicher Erkrankungen

Die Anwendung der KST bei mütterlichen Erkrankungen im Abdominal- und Beckenbereich während der Schwangerschaft ermöglicht aufgrund ihrer hohen Auflösung eine genaue Darstellung der anatomischen Verhältnisse von Arterien, Venen, Lymphknoten und Weichteilgewebe, von Tumoreinbrüchen in diese Strukturen sowie von pathologischen Stenosen und Verlagerungen. Desgleichen können Weichteildystokien, kongenitale mütterliche Malformationen, Raumforderungen, die vom inneren Genitale ausgehen, und retroperitoneale Prozesse abgeklärt werden. Mütterliche respiratorische, diaphragmale und peristaltische Bewegungen sind dabei zu vernachlässigen. Die KST zeigt gegenüber Ultraschall und Computertomographie die höchste Auflösung im Weichteilgewebe. Sie ermöglicht außerdem einen größeren Feldausschnitt bei der Darstellung der zu untersuchenden Strukturen und schließt eine Schädigung durch elektromagnetische Quanten aus. Sie hat weiterhin den Vorteil des beliebigen multiplanaren „Imaging" ohne Umlagerung des Patienten. Darmgas- oder knöcherne Überlagerungen, die beim Ultraschall störend wirken können, tangieren bei der KST nicht.

Dennoch sollte im Rahmen von Stufendiagnostik und Kostenersparnis im Gesundheitswesen auch bei der schwangeren Patientin die *Ultraschalluntersuchung am Anfang* stehen: Sie verifiziert z.B. einen Tumorverdacht und hilft, dessen Ursprung zu eruieren. Die KST-Untersuchung wird dann notwendig, wenn eine genaue Abgrenzung und Größenbestimmung der Raumforderung und ihre Invasion in das Nachbargewebe durch die Sonographie nicht möglich ist (Abbildung 14-5).

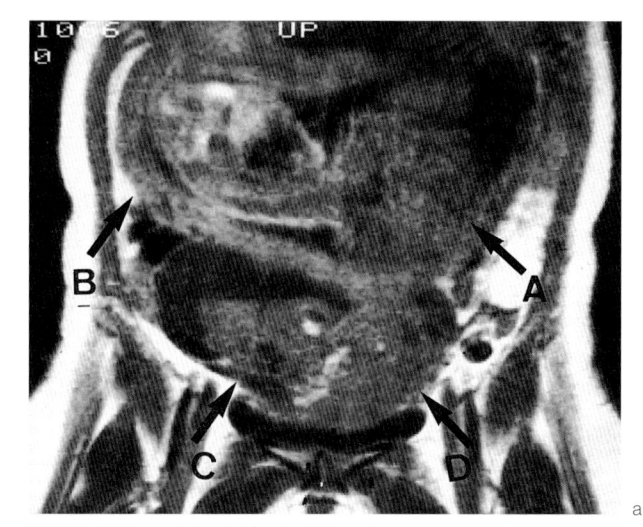

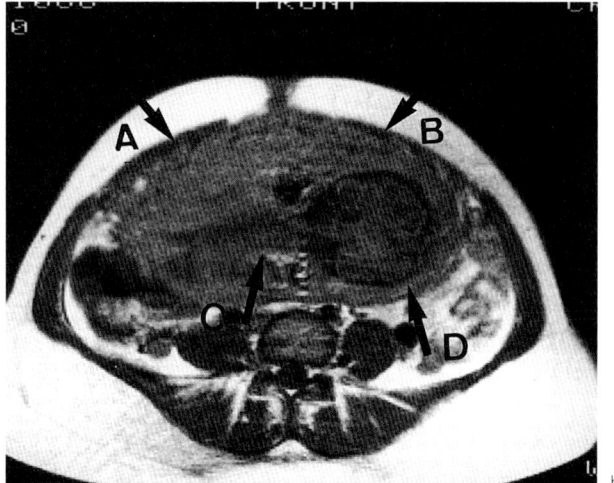

Abb. 14-5 Kernspintomographische Tumordiagnostik in der 29. Schwangerschaftswoche. Verdachtsdiagnose aufgrund der kernspintomographischen Befunde: dysontogenetischer Tumor; Histologie nach Sectio in der 32. Schwangerschaftswoche: Dysgerminom.
a) Koronarschnitt: *Pfeil A* = Fetus in Querlage, *Pfeil B* = Plazenta, *Pfeile C und D* = Tumor
b) Axialschnitt: *Pfeile A und B* = Tumor, *Pfeil C* = fetale Wirbelsäule und Rückenmark, *Pfeil D* = fetaler Kopf mit Darstellung des Hirngewebes

5.4 Pränatale Diagnostik des Feten

Die frühzeitige Erkennung fetaler Mißbildungen und Wachstumsstörungen ist die Aufgabe der pränatalen

Diagnostik. Von der Qualität und Aussagekraft der dabei zum Einsatz kommenden Untersuchungsverfahren hängt im wesentlichen auch die Entscheidung zur Schwangerschaftsbeendigung oder operativen Entbindung ab.

Die Kernspintomographie ermöglicht beim Feten die anatomische Darstellung von Herz, großen Gefäßen, Lunge, Leber, Nieren, weitgehend der grauen und weißen Substanz des Zentralnervensystems, Wirbelsäule und Extremitäten [12, 17]. Ferner können der Sitz der Plazenta und der Nabelschnur mit ihrer Insertion an Fetus und Plazenta dargestellt sowie die Dicke des subkutanen Fettgewebes bei Verdacht auf Plazentainsuffizienz ermittelt werden [12].

Nachteilig wirken sich bei der KST starke Kindsbewegungen aus [18]. Die Sonographie bleibt damit derzeit die Methode der Wahl bei der Diagnostik fetaler Mißbildungen von Weichteilen, Skelett und inneren Organen sowie bei der Alters- und Größenbestimmung des Feten. Die Anwendung von schnelleren Meßsequenzen, die gegen Phasen- und Bewegungsartefakte weniger anfällig sind, sowie die Verfügbarkeit von kleineren Flipwinkeln der Kernachsen und Gradientenechos lassen für die Zukunft einen gezielteren primären Einsatz der KST bei speziellen Fragestellungen erhoffen.

5.5 Stellenwert sonstiger Indikationen

Der Nachweis einer Mehrlingsschwangerschaft, eines intrauterinen Fruchttodes oder einer intra- oder extrauterinen Schwangerschaft stellen eindeutige primäre Indikationen für die Ultraschalldiagnostik dar; eine KST-Untersuchung ist hier nur in Ausnahmefällen indiziert, wenn andere diagnostische Verfahren keine eindeutigen Ergebnisse erzielen lassen [12, 13].

6 Experimentelle Verfahren

Mit der Einführung der Computertomographie konnte die digitale Verarbeitung der Bildsignale erstmals entscheidende Erfolge erzielen. Die von Houndsfield für die rekonstruktive Bildsynthese eingebrachten Computerkenntnisse und die verfügbaren Rechner selbst brachten den entscheidenden Durchbruch. Die inzwischen angesammelten Kenntnisse bei der digitalen Verarbeitung der „Bildsignale" haben anderen rekonstruktiven bildgebenden Verfahren (z. B. Positronen-Emissions-Computertomographie, Protonen-Computertomographie, Versuche der Ultraschall- und Impedanz-Computertomographie) Auftrieb gegeben und beschleunigen deren Entwicklung erheblich. Sie befinden sich jedoch – ebenso wie die Laserspektroskopie – im Stadium der Laborerprobung und besitzen daher noch keinerlei praktische Bedeutung.

Literatur

1. Anderson, N.: X-ray pelvimetry: helpful or harmful? J. Fam. Pract. 17 (1983) 405.
2. Baier, K., E. Löffler, K. Rotte: Kommentar zu: Computertomographische Beckenmessung. Gynäk. Prax. 3 (1985) 535.
3. Federle, M. P., H. A. Cohen, M. F. Rosenwein, M. N. Brant-Zawadzki, C. E. Cann: Pelvimetry by digital radiography: a low-dose examination. Radiology 143 (1982) 733.
4. Fishman, M. C., J. L. Lovecchio, H. L. Stein: MRI-Bildgebungsstrategien bei Beckenuntersuchungen. Radiol. Clin North Amer. 26 (1988) 26.
5. Flemming, K.: Zur Induktion von Leukämien und Karzinomen durch ionisierende Strahlen. Lebensversicherungsmedizin 4 (1985) 109.
6. Gauss, C. J., R. Schmiemann: Atlas der geburtshilflichen Röntgendiagnostik. Banaschewski, München 1959.
7. Hübener, K.-H.: Digitale Radiographie – Röntgendiagnostik der Zukunft? Röntgenpraxis 36 (1983) 249.
8. Hübener, K.-H.: Digital Radiography Using a computed tomography instrument. In: Front. Europ. Radiol. 1 (1982) 125.
9. Jagani, N., H. Schulman, P. Chandra, R. Gonzales, A. Fleischer: The predictability of labor outcome from a comparison of birth weight and x-ray pelvimetry. Amer. J. Obstet. Gynec. 139 (1981) 507.
10. Kühnert, M., E. Halberstadt: Risikolose Pelvimetrie mit der Kernspintomographie. Bericht der 108. Tagung der Oberrheinischen Gesellschaft für Geburtshilfe und Gynäkologie. Springer, Berlin–Heidelberg–New York–Tokyo (im Druck).
11. Kühnert, M., A. Kühnert: The use of MRI in pelvimetry. In: Langnickel, D. (ed.): Problems of the Pelvic Passageway, p. 26. Springer, Berlin–Heidelberg–New York–Tokyo 1985.
12. Langer, M., E. Halberstadt, A. Kühnert: Preliminary experience with MRI in obstetrics and gynecology. In: Nordic Radiological Society (ed.): Report of the Malmö Congress, p. 48. Nordisk Förening för Medicinsk Radiologi Malmö 1984.
13. Langer, M., E. Halberstadt: Erste Erfahrungen in der Pelvime-

trie mit der Kernspintomographie. Arch. Gynec. 238 (1985) 850.
14. Leroy-Heinreichs, W., P. Fong, M. Flannery: Midgestational exposure of pregnant Balb/C mice to MRI. Mag. res. Imag. B 6 (1988) 6.
15. Lundh, C., G. Lindmark, H. Wilbrand, C. Ytterbergh: Radiographic pelvimetry – its use and possible radiation risk. Ups J. med. Sci. 89 (1984) 135.
16. Magarik, D. E., M. G. Dunne, A. P. Weksberg: CT appearance of intrauterine pregnancy. J. comput. assist. Tomogr. 8 (1984) 469.
17. McCarthy, S. M., R. A. Filly, D. D. Stark: MRI of fetal anomalies in utero. Amer. J. Radiol. B 145 (1985) 145.
18. McRobbie, D., M. S. Foster, M. A. Foster: Pulsed magnetic field exposure during pregnancy and implications for MRI fetal imaging. Mag. res. Imag. B 3 (1985) 3.
19. Reisner, K., O. Fettig, K.-H. Bartscher, U. Knappschneider: Die geburtshilfliche Beckenmessung mittels digitaler Radiographie (CT-Topogramm). Fortschr. Röntgenstr. 142 (1985) 566.
20. Rempen, A.: Ultraschalldiagnostik in der Fetalperiode. Diagnostik 8 (1985) 33.
21. Schneller, E., E. Haasner, M. Cordes: Computertomographische Beckenmessung. Gynäk. Prax. 9 (1985) 305.
22. Schussmann, L. C., L. J. Lutz: Hazards and uses of prenatal diagnostic x-radiation. J. fam. Pract. 14 (1982) 473.
23. Siegel, H. A., S. E. Seltzer, S. Miller: Prenatal computed tomography: are there indications? J. comp. assist. Tomogr. 8 (1984) 871.

15 Biochemische Überwachung der Schwangerschaft

J. Kleinstein, H. Gips

Inhalt

1	Einleitung 278	2.2	Schwangerschaftsspezifisches Protein 1 (SP1) 280
2	Biochemisch-diagnostische Methoden in der Frühschwangerschaft 278	2.3	Early pregnancy factor (EPF) 281
2.1	Humanes Choriongonadotropin (hCG) 278	3	Biochemisch-diagnostische Methoden in der Spätschwangerschaft 281
2.1.1	Qualitative Meßmethoden zum Nachweis von hCG im Urin 278	3.1	Östrogene 281
2.1.2	Quantitative Meßmethoden zum Nachweis von hCG im Blut 279	3.2	Humanes Plazentalaktogen (hPL) 284
2.1.3	Konzentrationsverlauf und diagnostische Wertigkeit des hCG in der Frühschwangerschaft 280		

1 Einleitung

Mit der Entwicklung physikalischer Methoden (Sonographie, Doppler-Sonographie und Kardiotokographie) zur Kontrolle des Wachstums, der Durchblutung und der Sauerstoffversorgung des Feten haben die biochemischen Parameter zur Überwachung der Risikoschwangerschaft zunehmend an Wertigkeit verloren. Insbesondere für die Entscheidung des geburtshilflichen Vorgehens haben diese Parameter keine Bedeutung. Ihre Bestimmung kann jedoch als *zusätzlicher Parameter bei der Überwachung von Risikoschwangerschaften* herangezogen werden, so daß in diesen Fällen ein zielgerechter Einsatz gerechtfertigt ist.

Für die biochemische Überwachung von Schwangerschaften eignen sich die Bestimmungen von Estriol (E_3) als Parameter der feto-plazentaren Biosyntheseeinheit und des humanen Plazentalaktogens (hPL) als von der Plazenta produziertes Proteohormon. Von der Vielzahl der nachgewiesenen plazentaren Proteine soll lediglich auf das schwangerschaftsspezifische Protein 1 (SP1) näher eingegangen werden.

Während also in der Spätschwangerschaft den biochemischen Parametern lediglich eine begleitende, diagnostische Funktion zu den physikalischen Methoden im Rahmen der Schwangerschaftsüberwachung zukommt, besitzen diese Parameter in der *Frühschwangerschaft* eine hohe diagnostische Wertigkeit. Zum einen zeigen sie den Eintritt einer Schwangerschaft bereits zum Zeitpunkt der erwarteten Menstruation und damit zwei bis drei Wochen früher als sonographische Techniken an, zum anderen geben sie eine Information über die regelrechte Trophoblastaktivität und tragen damit zur differentialdiagnostischen Abklärung zwischen einer intakten und gestörten Gravidität bei. Außerdem besitzen Konzentrations- und Verlaufsmessungen biochemischer Parameter neben der Sonographie eine hohe Wertigkeit und Entscheidungskraft bei dem Management von Extrauteringraviditäten bezüglich des operativen oder auch konservativen bzw. medikamentösen Vorgehens.

Bei der Diagnostik der Frühschwangerschaft steht das humane Choriongonadotropin (hCG) im Vordergrund. Weitere Parameter sind das SP1 sowie der „early pregnancy factor" (EPF).

2 Biochemisch-diagnostische Methoden in der Frühschwangerschaft

2.1 Humanes Choriongonadotropin (hCG)

Zum biochemischen Nachweis einer Frühschwangerschaft wird das hCG herangezogen. Die Messung kann sowohl im Urin als auch im Blut erfolgen. Während aus Gründen der Praktikabilität der Nachweis einer Schwangerschaft zunächst im Urin erfolgt, ist zur Überprüfung der regelrechten Trophoblastaktivität in der Frühgravidität die quantitative hCG-Bestimmung im Blut die Methode der Wahl; semiquantitative Bestimmungen im Urin in Verdünnungsreihen geben keine ausreichende Information.

2.1.1 Qualitative Meßmethoden zum Nachweis von hCG im Urin

Zur Zeit kommen Agglutinationstests und immunenzymetrische Assays als Meßmethoden für den Nachweis von hCG im Urin zur Anwendung. In allen Testverfahren werden monoklonale Antikörper eingesetzt.

Hämagglutinationstests: In diesen Testsystemen sind Schafserythrozyten mit zwei monoklonalen Antikörpern beschichtet. Ein Antikörper ist gegen die Beta-Untereinheit des hCG und LH gerichtet, der zweite Antikörper richtet sich nur gegen eine für die Beta-Untereinheit der hCG-typischen, karboxyterminalen Einheit aus 30 Aminosäuren. HCG und LH einer Harnprobe werden von den Antikörpern gebunden. Der zweite Antikörper reagiert mit der karboxyterminalen Einheit des gebundenen hCG und bewirkt damit eine sichtbare Agglutination. Da der zweite Antikörper nicht mit LH reagiert, bleibt die Agglutination bei alleiniger Anwesenheit von LH aus. Die kommerziell erhältlichen Testsysteme weisen eine Sensitivität von 75 bis 150 mIE/ml auf.

Latexagglutinationstests: Im Prinzip gleichen die Latexagglutinationstests den Hämagglutinationstests. Bei den erstgenannten sind lediglich die Schafserythrozyten durch Latexpartikel von 0,8 µm Durchmesser ersetzt. Die vorhandenen Testsysteme haben eine Sensitivität von 500 bis 1000 mIE/ml.

Immunenzymetrische Assays: Bei diesen Testverfahren sind Röhrchen oder Membranfilter mit monoklonalen Antikörpern beschichtet, die eine Spezifität für die Beta-Untereinheit von hCG und LH besitzen. In der Urinprobe vorhandene hCG- und LH-Moleküle werden an der Röhrchenwand bzw. dem Membranfilter gebunden. Wird ein zweiter, mit Peroxidase oder Antiperoxidase konjugierter Antikörper hinzugegeben, so reagiert dieser Antikörper nur mit der Beta-Untereinheit des hCG. Das hCG ist damit zwischen zwei Antikörpern fixiert (Sandwich-Prinzip). Die Zugabe einer Substrat-Chromogen-Lösung führt zu einer Farbreaktion.

Die zahlreichen Testsysteme, die nach diesem Prinzip funktionieren, weisen eine Sensitivität von 20 bis 50 mIE/ml auf.

2.1.2 Quantitative Meßmethoden zum Nachweis von hCG im Blut

Aufgrund ihrer hohen Sensitivität stehen auch heute noch radioimmunologische Methoden (Radioimmunoassay = RIA und immunradiometrischer Assay = IRMA) bei dem quantitativen Nachweis von hCG im Blut im Vordergrund. Diese Methoden haben eine untere Nachweisgrenze von unter 1,0 mIE/ml. Daneben wurden nichtradioaktive, enzymimmunologische Methoden (Enzymimmunoassay = EIA und enzymelinked solid-phase assay = ELISA) entwickelt, die ebenfalls eine untere Nachweisgrenze von unter 1,0 mIE/ml aufweisen.

Grundlage eines jeden immunologischen Meßsystems ist das Vorhandensein eines gegen die zu messende Substanz gerichteten, spezifischen Antikörpers, der das in der biologischen Flüssigkeit vorhandene Antigen bindet. Durch die Produktion von monoklonalen Antikörpern ist die Reproduzierbarkeit von Spezifität und Sensitivität gewährleistet. Aufgrund der Selektion hochaffiner Antikörper gegen Untereinheiten oder Epitope (Antigendeterminanten) des hCG kommen Kreuzreaktionen mit anderen Hormonen nicht vor oder sind vernachlässigbar. So führen hohe Konzentrationen des luteinisierenden Hormons (LH) trotz der großen strukturellen Übereinstimmung mit dem hCG-Molekül nicht zu einer Verfälschung der Konzentrationsbestimmung von hCG im Urin oder Serum.

Bei der klassischen RIA-Methode besteht der Testansatz aus den bereits erwähnten spezifischen Antikörpern gegen hCG bzw. dessen Beta-Untereinheiten, den mit ^{125}Jod markierten hCG-Molekülen (markiertes Antigen) sowie einer definierten Konzentration von hCG (Standard) bzw. der biologischen Flüssigkeit mit der zu messenden unbekannten Konzentration des hCG.

Nach einer definierten Inkubationszeit des Testansatzes wird der Antikörper-Antigen-Komplex (antikörpergebundenes Hormon) von dem nichtgebundenen Antigen bzw. Hormon getrennt und im Anschluß daran die in der Probe enthaltene Radioaktivität in einem Gammaspektrometer gemessen. Anhand des Vergleichs der Radioaktivität der Probe mit der miterstellten Standardkurve läßt sich die Konzentration des Hormons in der biologischen Flüssigkeit kalkulieren.

Bei der IRMA-Methode erfolgt die Markierung nicht am Antigen, sondern am Antikörper. Der weitere Ablauf des Ansatzes entspricht dem des Radioimmunoassays (Inkubation, Trennung von antikörpergebundenem und nichtgebundenem Hormon sowie Kalkulation der Konzentration in der Probe anhand der Standardkurve). Die radioaktive Markierung erfolgt beim IRMA – wie beim RIA – mit ^{125}Jod; demzufolge wird die Radioaktivität in einem Gammaspektrometer bestimmt.

Bei der EIA- und ELISA-Technik werden keine radioaktiv markierten Hormone oder Antikörper verwendet. Statt eines Tracers werden stabile Enzyme (Peroxidase, alkalische Phosphatase, Glukose-6-Phosphatdehydrogenase, Beta-Galaktosidase, Malatdehydrogenase) mit hohem Substratumsatz eingesetzt. Die genannten Enzyme sind an Antigene konjugiert. Dieses Antigen-Enzym-Konjugat konkurriert mit dem zu bestimmenden, unmarkierten Hormon um die Bindung an begrenzt zur Verfügung stehende Antikörper. Die Bindung des Antigen-Enzym-Konjugats an die Antikörper führt zu einer Verminderung der Enzymaktivität, da die Anlagerung des Substrates an das Enzym aus sterischen Gründen blockiert wird. Als Meßsignal dient die Änderung der enzymatischen Aktivität, die als prozentuale Absorptionsänderung im Photometer gemessen wird. Während bei der EIA-Technik alle Reaktionspartner in einem Ansatz vorhanden sind (homogener EIA), erfolgt bei der ELISA-Technik nach der Immunreaktion eine Trennung von freiem und gebundenem Antigen. Nach Zugabe des

Substrates und anschließender Inkubation wird die Konzentration des Antigens wiederum photometrisch gemessen.

Für die EIA- und ELISA-Technik existiert eine Modifikation, in der nicht das Antigen, sondern der erste bzw. zweite Antikörper mit einem Enzym markiert sind (heterogener EIA). Dabei wird z. B. das nachzuweisende Antigen der Probe an den ersten Antikörper gekoppelt. Nach einem Waschschritt wird dem Testansatz der zweite, enzymmarkierte Antikörper, der gleichfalls gegen das gebundene Antigenmolekül gerichtet ist, zugefügt. Nach dem Abtrennen überschüssiger Antikörper-Enzym-Konjugate erfolgt die Zugabe des Enzymsubstrats. Die Aktivitätsmessung erfolgt wiederum photometrisch; sie ist proportional der Antigenkonzentration in der Probe.

2.1.3 Konzentrationsverlauf und diagnostische Wertigkeit des hCG in der Frühschwangerschaft

Die embryonale hCG-Produktion wurde bereits in der Präimplantationsphase nachgewiesen. Die Fähigkeit, hCG zu produzieren, korreliert eindeutig mit einer normalen Entwicklung des Embryos in der Präimplantationsphase [10]. Der früheste Nachweis des hCG im maternen Blut gelingt mit den oben beschriebenen quantitativen Meßmethoden sechs Tage nach der Fertilisation bzw. acht Tage nach dem LH-Gipfel [9]. HCG gelangt somit erstmals mit beginnender Implantation der Blastozyste in das materne Blut. Der dann einsetzende, steile Konzentrationsanstieg ist essentiell für die Erhaltung der Gelbkörperfunktion („corpus luteum rescue"). Die anfängliche Verdopplungszeit des hCG liegt zwischen 1,7 und 2,0 Tagen. Im weiteren Verlauf zeigt sich bei intaktem Trophoblasten und einer Konzentration zwischen 1200 und 6000 mIE/ml eine Verdopplungszeit von drei Tagen, wonach sich die Konzentration dann im Mittel alle vier Tage verdoppelt [11]. Diese *Verdopplungszeiten* geben Information über einen intakten Trophoblasten. Bei einer verlängerten Verdopplungszeit der Konzentrationen in Kombination mit dem Fehlen eines vaginalsonographisch nachweisbaren intrauterinen Fruchtsackes ab einer Konzentration von 1000 mIE/ml muß an eine Extrauteringravidität gedacht werden [1].

Aufgrund der schnellen Verdopplungszeit resultiert zwischen der 6. und 8. Schwangerschaftswoche ein exponentieller, nicht linearer Anstieg der hCG-Konzentration im Serum (siehe auch Abb. 4-7 in Kap. 4).

Der weitere physiologische hCG-Konzentrationsverlauf zeigt dann ein Maximum zwischen der 8. und 12. Schwangerschaftswoche. In diesen Zeitraum fällt auch der luteoplazentare Übergang. Dieser beginnt beim Menschen 28 Tage nach dem LH-Gipfel und hinterläßt eine funktionsfähige Plazenta ab dem 49. Tag nach dem LH-Gipfel (9. Schwangerschaftswoche) [7].

Bei einer *Blasenmole* lassen sich erhöhte bis exzessiv hohe hCG-Konzentrationen nachweisen. In Kombination mit der klinischen Untersuchung und dem Ultraschall läßt sich diese Trophoblasterkrankung entsprechend früh diagnostizieren. Eine Verlaufskontrolle des hCG bis zum Nachweis negativer Werte ist eine zwingende Notwendigkeit nach Ausräumung einer Blasenmole.

Erhöhte Konzentrationen des hCG wurden im zweiten Trimenon der Schwangerschaft bei Feten mit *Down-Syndrom* gehäuft nachgewiesen. Zusätzlich bestehen in diesen Fällen erniedrigte Alpha-Fetoprotein- und Estriolkonzentrationen. Die Untersuchung dieser drei Parameter wird daher als Screening-Test zur Erkennung dieser chromosomalen Aberration vorgeschlagen (siehe auch Kap. 17, Abschn. 2.2.1). Die erhöhten Konzentrationen des hCG werden auf die Unreife des Feten und der Plazenta beim Down-Syndrom zurückgeführt, so daß das Maximum der hCG-Produktion später als bei Schwangerschaften mit chromosomal intakten Feten erreicht wird [13].

2.2 Schwangerschaftsspezifisches Protein 1 (SP1)

Die Struktur, der Konzentrationsverlauf und die biologische Bedeutung der plazentaren Proteine und damit auch des SP1 sind im Kapitel 4, Abschnitt 1 dargestellt. Wie das hCG wird auch das SP1 bereits vom Embryo in der Präimplantationsphase produziert [6]. Der Nachweis im Serum mittels Radioimmunoassay gelingt bereits ein bis zwei Tage nach dem hCG-Nachweis. Bezüglich der Frühdiagnostik einer Schwangerschaft hat SP1 keine Vorteile gegenüber der hCG-Bestimmung. Im Gegensatz zum Konzentrationsverlauf des hCG fällt die SP1-Konzentration nach der 12. Schwangerschaftswoche nicht ab, sondern zeigt einen kontinuierlichen Anstieg analog dem hPL mit einer Plateaubildung in den letzten Wochen der Schwangerschaft bzw. mit einem leichten Konzentrationsabfall.

Analog dem hPL zeigt das SP1 eine Korrelation zum plazentaren Gewicht. Erniedrigte SP1-Konzentrationen kommen gehäuft bei der Plazentainsuffizienz und fetalen Wachstumsretardierung vor.

2.3 Early pregnancy factor (EPF)

Bei dem „early pregnancy factor" handelt es sich um einen Faktor, der speziesabhängig eine unterschiedliche Entstehung aufweist. Auch beim Menschen kann bereits 24 bis 48 Stunden nach der Fertilisation ein Faktor mit EPF-Aktivität nachgewiesen werden [12]. EPF zählt damit zu den frühen embryomaternen Faktoren, die an der Immunmodulation während der Implantationsphase beteiligt sind (siehe auch Bd. 3, Kap. „Fehlgeburt").

Der Nachweis von EPF erfolgt in einem biologischen Test durch Hemmung der Rosettenbildung zwischen T-Lymphozyten und heterologen Erythrozyten. Dieses aufwendige Nachweisverfahren sowie die überwiegend spekulativen Erkenntnisse über die Bedeutung des EPF beim Menschen sind der Grund, weshalb dieser Parameter bisher bei dem Nachweis der frühen Schwangerschaft im klinischen Bereich keine Verwendung fand.

3 Biochemisch-diagnostische Methoden in der Spätschwangerschaft

Im folgenden soll lediglich auf das Estriol als den hormonellen Parameter der feto-plazentaren Biosyntheseeinheit und auf das hPL als Parameter der plazentaren Produktion eingegangen werden.

3.1 Östrogene

Die Biosynthese von Estron, Estradiol-17β, Estriol und Estetrol wird in Kapitel 4, Abschnitt 1 beschrieben (Übersicht bei [4a]).

Estriol zeigt von allen Östrogenen die beste Korrelation zur feto-plazentaren Funktionseinheit. Während beim Estron und Estradiol-17β 40% der Steroidhormonpräkursoren (DHEA-S und DHEA) aus der Nebennierenrinde der Mutter stammen und dann entsprechend in der Plazenta in Estradiol-17β und Estron konvertiert werden, kommen beim Estriol lediglich ca. 10% der Vorstufen aus dem maternen Kompartiment. Das im mütterlichen Serum nachweisbare Estriol stammt zu 90% aus der feto-plazentaren Biosyntheseeinheit, so daß der Konzentrationsverlauf dieses Östrogens überwiegend feto-plazentar reguliert wird.

Die Biosynthese des Estetrols, einem 15α-Hydroxyderivat des Estriols, ist nahezu rein fetaler Genese. Die Messung dieses Östrogens im maternen Kompartiment zeigte jedoch bei Verlaufsuntersuchungen keine gute Korrelation zum fetalen Wohlbefinden, so daß es bei der biochemischen Überwachung der Schwangerschaft keine Anwendung mehr findet [4].

Aus praktikablen Gründen erfolgt die *Messung* des Estriols heute nahezu ausschließlich radioimmunologisch im Serum und Plasma. Die Messung im 24-Stunden-Urin findet heute kaum noch Verwendung. Auf Methodik und Ergebnisse der Messung im Urin soll daher nicht weiter eingegangen werden.

Nahezu das gesamte von der Plazenta in das materne Kompartiment übertretende Estriol liegt in unkonjugierter Form vor. In der mütterlichen Leber folgt dann eine Glukuronidierung bzw. Sulfatierung mit nachfolgender überwiegend renaler Ausscheidung. Im Urin liegen mehr als 90% des Estriols glukuronidiert vor. Ein weiterer Teil des konjugierten Estriols gelangt über die Gallenblase mit der Galle in den Darm und wird dort partiell ausgeschieden oder nach Hydrolyse durch die Darmflora rückresorbiert.

Im mütterlichen Blut liegen 8 bis 10% des Estriols in nichtkonjugierter, freier Form vor, während der überwiegende Teil von 90 bis 92% in Position 3 und 16 mit Glukuron- und Schwefelsäure konjugiert ist.

Im maternen Serum oder Plasma kann das gesamte Estriol oder auch selektiv nur der unkonjugierte, freie Anteil radioimmunologisch bestimmt werden. Aufgrund der Beeinflussung des Gesamtestriols durch die mütterliche Leber-, Darm- und Nierenfunktion wird die Messung des freien Estriols als direkter Parameter der feto-plazentaren Funktionseinheit bevorzugt eingesetzt. Es muß jedoch erwähnt werden, daß auch das freie, nichtkonjugierte Estriol durch die Rückresorption aus dem Darm nach vorheriger Hydrolyse des konjugierten Estriols beeinflußt wird.

Die Messung des freien, nichtkonjugierten Anteils des Estriols bietet vom Aspekt der rein klinisch-biochemischen Überwachung der Schwangerschaft keine

Vorteile gegenüber der Messung des Gesamtestriols. Der Konzentrationsverlauf des nichtkonjugierten Estriols von der 25. bis zur 40. Woche bei Schwangerschaften mit normaler fetaler Entwicklung und normalem Geburtsgewicht ist in Abbildung 4-6 in Kapitel 4 dargestellt.

Estriol zeigt im Blut einerseits tageszeitliche Konzentrationsschwankungen und andererseits Konzentrationsdifferenzen zwischen 12 und 19% innerhalb von fünf bis zehn Minuten [2, 5]. Empfehlenswert sind daher Blutentnahmen zur gleichen Uhrzeit, um tageszeitliche Konzentrationsschwankungen zu vermeiden.

Eine einmalige Bestimmung des Estriols gibt keine ausreichende Auskunft über die feto-plazentare Einheit, auch wenn sich hierbei eine gegenüber dem Normbereich erniedrigte Konzentration zeigt. Insbesondere bei sonographisch nachgewiesener fetaler Wachstumsretardierung gibt das Estriol *nur in der Verlaufsuntersuchung* eine Information, wobei die Aussage um so größer ist, je mehr Meßpunkte vorliegen.

Chronisch erhöhte Serumkonzentrationen des Estriols werden beim maternen Diabetes mellitus gefunden, wenn dieser mit einer fetalen Makrosomie einhergeht. Aufgrund der hohen fetalen Gefährdung bei einem maternen Diabetes mellitus sollte eine begleitende biochemische Überwachung anhand des Estriols in möglichst engen Abständen (ein- bis zweitägig) erfolgen, um neben der sonographischen Überwachung (Biometrie, Doppler-Flußmessung) und vor allem der kardiotokographischen Kontrolle einschließlich des Oxytocin-Belastungs-CTG einen zusätzlichen Parameter bezüglich des geburtshilflichen Vorgehens verwerten zu können.

Ausgeprägt erniedrigte Konzentrationen können bei Vorliegen eines Anenzephalus, bedingt durch eine fehlende Stimulation der fetalen Nebennierenrinde und damit fehlender Produktion der Estriolpräkursoren DHEA-S und DHEA, gefunden werden.

Eine Atrophie der fetalen Nebennierenrinde führt ebenfalls zu sehr niedrigen Konzentrationen des Estriols, ebenso wie ein plazentarer Sulfatasemangel, der die Hydrolyse des DHEA-S blockiert (siehe auch Kap. 4, Abschn. 1.2.1.2). Aufgrund der Plazentagängigkeit von Kortikoiden führt auch eine materne Kortikoidzufuhr zur Suppression der fetalen, adrenalen Androgenproduktion und damit zum Abfall des Estriols. Dieser Konzentrationsabfall kann auch bei der Kortikoidapplikation zur Induktion der fetalen Lungenreife beobachtet werden.

Insbesondere bei Verdacht auf eine fetale Wachstumsretardierung weisen *stagnierende Konzentrationen*

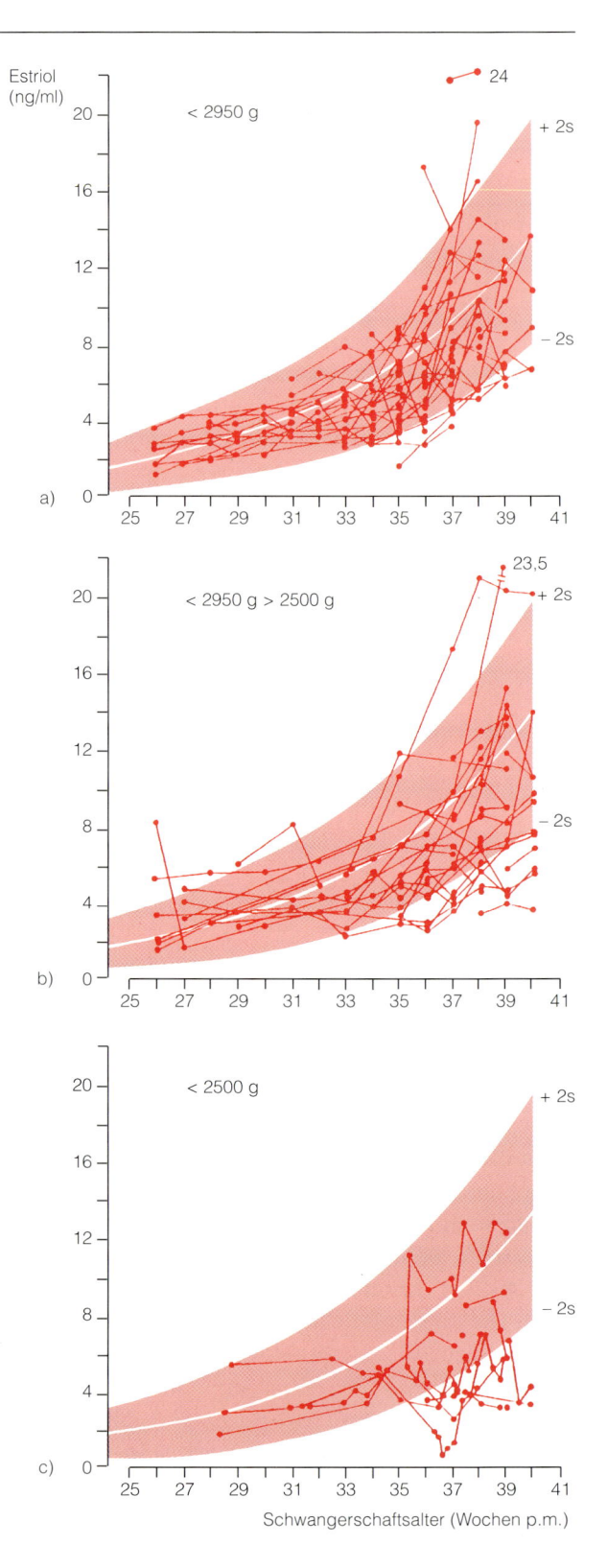

Abb. 15-1 Verlauf der Estriol-Serumkonzentrationen von der 25. bis zur 40. Schwangerschaftswoche in drei Geburtsgewichtsklassen.
a) < 2950 g, > 10. Perzentile, 28. bis 42. Schwangerschaftswoche
b) < 2950 g > 2500 g, < 10. Perzentile, 37. bis 42. Schwangerschaftswoche
c) < 2500 g, < 10. Perzentile, 37. bis 42. Schwangerschaftswoche

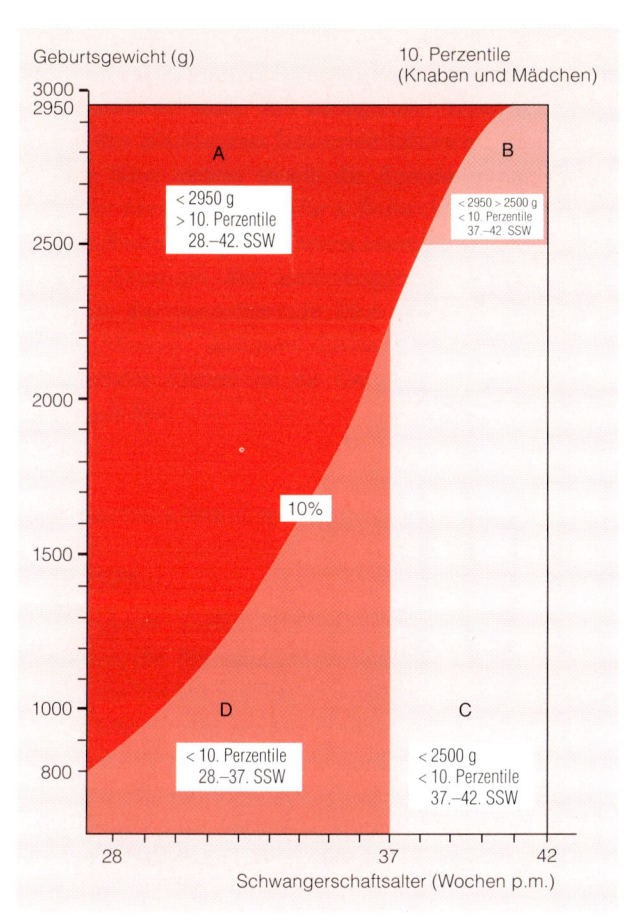

Abb. 15-2 Gruppierung der Geburtsgewichte von Neugeborenen unter Berücksichtigung der WHO-Definitionen sowie der von Hohenauer [8] erstellten 10. Perzentile des Normgewichts Neugeborener (nach Gips und Braun [4]).

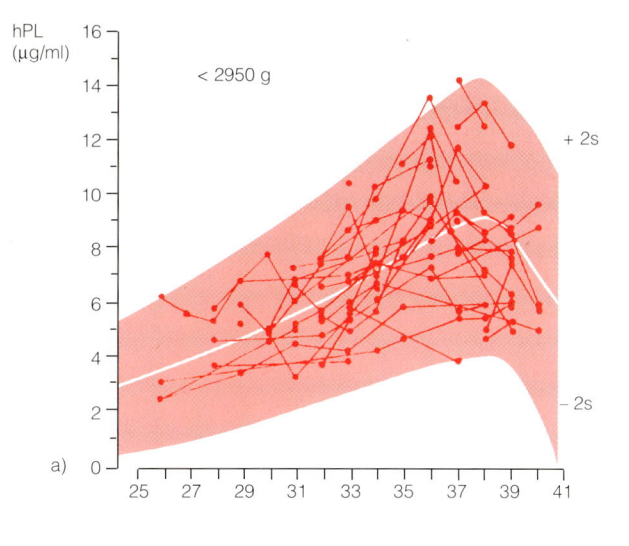

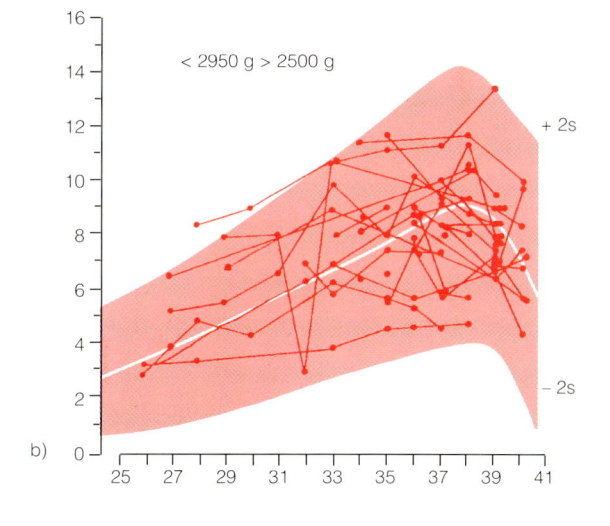

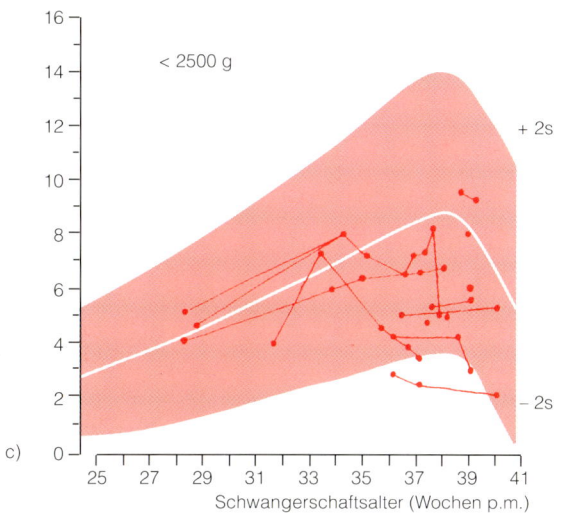

Abb. 15-3 Verlauf der hPL-Serumkonzentrationen von der 25. bis zur 40. Schwangerschaftswoche in drei verschiedenen Geburtsgewichtsklassen. Die Definition der Gruppen geht aus Abbildung 15-2 hervor und entspricht den Gruppen A bis C in Abbildung 15-1 (nach Gips und Braun [4]).

des Estriols auf eine plazentare Insuffizienz hin. In dieser Situation sollte die stationäre Überwachung erfolgen, auch wenn das Kardiotokogramm noch keinen pathologischen Befund zeigt. Ein abrupter Konzentrationsabfall von mehr als 30% gegenüber dem Vorbefund sollte immer Anlaß zur weiteren Diagnostik durch ein Belastungs-CTG geben.

In Abbildung 15-1 sind die Konzentrationsverläufe des Estriols bei Feten nach unterschiedlichem Geburtsgewicht geordnet. Die Gruppierung der retardierten Neugeborenen bzw. eutrophen Frühgeborenen unter 2950 g erfolgte nach der WHO-Definition unter Berücksichtigung der von Hohenauer [8] erstellten 10. Perzentile des Normgewichtes Neugeborener (Abb. 15-2). Dabei wurde die Gruppe D mit einem Geburtsgewicht unterhalb der 10. Perzentile und einem Gestationsalter von 28 bis 37 vollendeten Schwangerschaftswochen bei der Geburt nicht berücksichtigt. Insgesamt zeigen die dargestellten Verläufe einen zunehmend flachen Konzentrationsverlauf des Estriols mit zunehmender Wachstumsretardierung (Gruppe B und C), wobei die individuellen Konzentrationsverläufe sehr different sind und auch eine ausgeprägte Wachstumsretardierung nicht unbedingt mit erniedrigten Konzentrationen einhergehen muß. Dieses Verhalten unterstreicht noch einmal, daß die biochemische Schwangerschaftsüberwachung durch die Messung des Estriols im Serum lediglich eine zur Kardiotokographie und zum Ultraschall begleitende Überwachungsmethode sein kann.

3.2 Humanes Plazentalaktogen (hPL)

Die chemische Struktur, Biosynthese, der Metabolismus und die Regulation der hPL-Biosynthese wurden bereits ausführlich dargestellt (siehe Kap. 4, Abschn. 1.2.2.1). Das hPL kann frühestens drei Wochen nach der Fertilisation im mütterlichen Blut nachgewiesen werden (5. Gestationswoche). Im weiteren Schwangerschaftsverlauf zeigt sich dann ein kontinuierlicher Konzentrationsanstieg mit einem Maximum zwischen der 34. und 36. Schwangerschaftswoche. Bis zum Ende der Schwangerschaft bildet sich ein Plateau aus oder es stellt sich ein leichter Konzentrationsabfall ein (Abb. 4-8 in Kap. 4). Dieser Konzentrationsverlauf geht zunächst analog mit dem zunehmenden Plazentagewicht und weist zum Ende der Schwangerschaft auf das physiologisch sistierende Plazentawachstum hin.

Während die Tagesschwankungen bei den Steroidhormonen in der Schwangerschaft nach Ausschluß der zirkadianen Rhythmik im Mittel zwischen 12 und 19% liegen, betragen diese Schwankungen beim hPL ebenso wie beim SP1 nur 5 bis 10% [3].

Die Bestimmung des hPL erfolgt radioimmunologisch im materialen Serum oder Plasma.

Erhöhte Konzentrationen des hPL können beim Diabetes mellitus der Mutter nachgewiesen werden, wenn dieser mit einer Hyperplazentose einhergeht. Niedrige Konzentrationsverläufe zeigen sich mit zunehmender fetaler Wachstumsretardierung als Ausdruck der Verminderung des plazentaren Wachstums bzw. der plazentaren Funktion. In Abbildung 15-3 sind die hPL-Konzentrationsverläufe, geordnet nach dem Geburtsgewicht, ab der 25. bis zur 40. Schwangerschaftswoche dargestellt. Hierbei ist ersichtlich, daß das hPL überwiegend erst bei ausgeprägter Wachstumsretardierung (Gruppe C) zum Ende der Schwangerschaft niedrige oder abfallende Konzentrationsverläufe zeigt. Das hPL sollte somit nicht als erster und alleiniger biochemischer Parameter bei der Schwangerschaftsüberwachung eingesetzt werden, sondern begleitend zum Estriol.

Literatur

1. Bernaschek, G., R. Rudelstorfer, P. Csaicsich: Vaginal sonography versus serum human chorionic gonadotropin in early detection of pregnancy. Amer. J. Obstet. Gynec. 158 (1988) 608–612.
2. Buster, J. E.: Clinical applications of steroid assay tests of fetal-placental function. In: Abraham, G. E. (ed.): Radioassay Systems in Clinical Endocrinology, pp. 349–372. Marcel Dekker, New York–Basel 1981.
3. Chard, T., A. Klopper: Placental protein hormones (HCG and HPL). In: Chard, T., A. Klopper (eds.): Placental Function Tests, pp. 56–69. Springer, Berlin–Heidelberg–New York 1982.
4. Gips, H., H. Braun: Die Wertigkeit hormoneller Parameter in der Diagnostik und Überwachung der fetalen Wachstumsretardierung. Arch. Gynec. 235 (1983) 540–549.
4a. Gips, H.: Endokrinologie der Schwangerschaft. In: Künzel, W., K.-H. Wulf (Hrsg.): Die normale Schwangerschaft. Klinik der Frauenheilkunde und Geburtshilfe, 2. Aufl., Bd. 4. Urban & Schwarzenberg, München–Wien–Baltimore 1986.
5. Goebelsmann, U.: Hormonal assessment of fetoplacental function. In: Givens, J. R. (ed.): Endocrinology of Pregnancy, pp. 355–579. Year Book Medical, Chicago–London 1981.
6. Grudzinskas, J. G., E. A. Lenton, B. C. Obiekwe: Studies on SP1 and PP5 in early pregnancy. In: Klopper, A., T. Chard (eds.): Placental Proteins, pp. 119–134. Springer, Berlin–Heidelberg–New York 1979.
7. Hodgen, G. D., L. Itzkovitz: Recognition and maintenance of pregnancy. In: Knobil, E., J. D. Neill (eds.): The Physiology of Reproduction, pp. 1995–2021. Raven Press, New York 1988.
8. Hohenauer, L.: Intrauterine Wachstumskurven für den Deutschen Sprachraum. Z. Geburtsh. Perinat. 184 (1980) 167–179.
9. Lenton, E. A.: Pituitary and ovarian hormones in implantation and early pregnancy. In: Chapman, M., G. Grudzinskas, T. Chard (eds.): Implantation. Biological and Clinical Aspects, pp. 17–29. Springer, London–Berlin–Heidelberg–New York–Paris–Tokyo 1989.
10. Lopata, A., D. L. Hay: The surplus human embryo: its potential for growth, blastulation, hatching, and human chorionic gonadotropin production in culture. Fertil. and Steril. 51 (1989) 984–991.
11. Pittaway, D. E., A. C. Wentz: Evaluation of early pregnancy by serial chorionic gonadotropin determinations: a comparison of methods by receiver operating characteristic curve analysis. Fertil. and Steril. 43 (1985) 529–533.
12. Suoka, K., T. Kusama, J. Baba, E. E. Wallach, R. Tizuka: Biochemical consideration of human early pregnancy factor (EPF). In: Yoshinaga, K., T. Mori (eds.): Development of Preimplantation. Embryos and Their Environment, pp. 317–329. Liss, New York 1989.
13. Wald, N. J., H. S. Cukle, J. W. Densem et al.: Maternal serum screening for Down's syndrome in early pregnancy. Brit. med. J. 297 (1988) 883–887.

16 Pränatale Diagnostik. Aufgaben und Methoden

W. Fuhrmann, R. Rauskolb, V. Jovanovic*

Inhalt

1	Aufgaben der pränatalen Diagnostik .. 286		2.4	Diagnostik an fetalem Blut 302
			2.4.1	Technik der Blutentnahme am Feten... 302
2	Invasive Methoden der pränatalen Diagnostik................. 287		2.4.2	Indikationen für die Blutentnahme am Feten 303
2.1	Diagnostik an Chorionzottengewebe 287		2.4.3	Risiken der Blutentnahme am Feten ... 303
2.1.1	Technik der Chorionzottenentnahme 287		2.5	Fetoskopie 304
2.1.2	Risiken der Chorionzottenentnahme 290		2.5.1	Technik der Fetoskopie 304
2.1.3	Indikationen zur Chorionzottendiagnostik................. 291		2.5.2	Indikationen für die Fetoskopie 304
2.1.4	Aufarbeitung von Chorionzottenbiopsien 292		2.5.3	Risiken der Fetoskopie 305
2.1.4.1	Zytogenetische Untersuchung 292		2.5.4	Aufarbeitung der fetoskopisch gewonnenen Hautproben 306
2.1.4.2	Biochemische Untersuchungen 292		2.6	Vergleichende Bewertung invasiver Eingriffe zur Pränataldiagnostik 306
2.2	Diagnostik aus dem Fruchtwasser und seinen Zellen 292			
2.2.1	Technik der Amniozentese 292		3	Nichtinvasive pränatale Diagnostik mit Ultraschall.................... 308
2.2.2	Risiken der Amniozentese 295		3.1	Vorbemerkungen 308
2.2.3	Zytogenetische und biochemische Untersuchung des Fruchtwassers und seiner Zellen 296		3.2	Sonographisch bedeutsame Hinweiszeichen auf Entwicklungsstörungen und Fehlbildungen des Kindes 309
2.2.3.1	Untersuchungen an Kulturen fetaler Zellen................... 297		3.3	Voraussetzungen für die pränatale Ultraschalldiagnostik von Fehlbildungen des Kindes 310
2.2.3.2	Anwendung der DNS-Analyse in der pränatalen Diagnostik 298		3.4	Ergebnisse der pränatalen Ultraschalldiagnostik von Fehlbildungen des Kindes 311
2.3	Diagnostik an Plazentagewebe 300			
2.3.1	Technik der Entnahme von Plazentagewebe 300		4	Pränatale Diagnostik aus dem Blut der Schwangeren 312
2.3.2	Indikationen für die Entnahme von Plazentagewebe 300			
2.3.3	Risiken der Entnahme von Plazentagewebe 301			

* Autor der Abschnitte 1, 2.1.4 und 2.2.3

1 Aufgaben der pränatalen Diagnostik

Der Begriff „pränatale Diagnostik" umfaßt im ursprünglichen Wortsinn die gesamte Diagnostik vor der Geburt. Sie begann mit Methoden zur Beurteilung des kindlichen Entwicklungs- und Reifezustands in der zweiten Hälfte der Schwangerschaft und bietet hier auch die Möglichkeit der intrauterinen Therapie. Heute spricht man von pränataler Diagnostik vor allem im Hinblick auf die Diagnostik im ersten und zweiten Trimenon. Ihr unmittelbares Ziel ist die frühzeitige Erfassung oder der Ausschluß schwerer Entwicklungsstörungen oder Krankheiten des Feten. Auch in der Frühschwangerschaft gibt es bereits Ansätze und Möglichkeiten einer intrauterinen Therapie, im allgemeinen aber geht es um die Erkennung schwerer Anomalien in einem Zeitraum, in dem nach dem Stand der Gesetze die Option für einen Schwangerschaftsabbruch noch offen ist.

Rechtfertigungsgrund für die invasive Diagnostik und gegebenenfalls den Abbruch der Schwangerschaft ist gemäß § 218a, Abs. 2, Nr. 1 die voraussehbare Notlage der Schwangeren, von der deshalb „die Fortsetzung der Schwangerschaft nicht verlangt werden kann", und nicht ein irgendwie zu definierendes „unwertes Leben" des Kindes. Das schließt nicht aus, daß auch das erwartete Leiden des Kindes in die Überlegungen einbezogen werden kann und muß. Es geht aber nicht um Wertung und Selektion, sondern um die Abwendung einer voraussehbaren Notlage für die Schwangere und die Familie. Die Frage, ob dazu ein Schwangerschaftsabbruch ein zu rechtfertigendes Mittel ist, wird in unserer Bevölkerung nicht einheitlich beurteilt, erst recht nicht in verschiedenen Kulturkreisen. Diese ethischen Fragen sollen in der genetischen Beratung *vor* der pränatalen Diagnostik angesprochen werden. Sie haben diese begleitet, seit 1968 erstmalig ein Down-Syndrom des Feten aus den Zellen des Fruchtwassers diagnostiziert wurde. Die pränatale Diagnostik dient keiner eugenischen Zielsetzung, sie hat auch keinen eugenischen Effekt. Hinsichtlich der genetischen Beratung vor der pränatalen Diagnostik sei auf Kapitel 10, besonders Abschnitt 4, verwiesen.

Gerade auch im Hinblick auf die ethischen Aspekte und die psychische Belastung der Schwangeren wird angestrebt, die Diagnostik möglichst früh durchzuführen und abzuschließen. Dabei muß aber die Treffsicherheit und die eventuell größere Gefährdung des Feten beachtet werden.

Eine wichtige Grundlage auch der ethischen Entscheidung ist eine zuverlässige Diagnose und eine möglichst genaue Prognose. Auch wenn kein Abbruch in Erwägung gezogen wird, kann die pränatale Diagnostik wertvoll sein, da sie eine frühzeitige Information bietet und damit Zeit zur Überlegung gibt, die auch die bewußte Annahme eines behinderten Kindes ermöglichen kann. Durch eine frühzeitige Warnung kann sie zur optimalen Führung der Schwangerschaft und der perinatalen Versorgung beitragen.

Die Erfahrung zeigt, daß die pränatale Diagnostik auch dazu führen kann, daß eine Schwangerschaft erhalten wird, die ohne diese Möglichkeit aus Furcht vor einer Anomalie des Kindes abgebrochen worden wäre. Manche Frau mit einem erhöhten Risiko geht heute eine Schwangerschaft nur ein, weil es eine pränatale Diagnostik gibt. Gerade dieser Aspekt führt aber zu einem neuen ethischen Problem, da hier nicht primär eine Notlage besteht, die durch die pränatale Diagnostik behoben werden soll, sondern durch die geplante Konzeption diese Notlage im Vertrauen auf die pränatale Diagnostik erst herbeigeführt wird.

Die überwiegende Zustimmung unserer Bevölkerung zur pränatalen Diagnostik ist daran zu erkennen, daß über die Hälfte aller Schwangeren über 35 Jahren diese Untersuchung in Anspruch nimmt. In Ländern mit intensiverer Aufklärung, wie z.B. Dänemark, ist dieser Anteil weit höher. Gerichte haben wiederholt das Recht einer von einem erhöhten Risiko belasteten Schwangeren auf rechtzeitige und ausreichende Information über die Möglichkeit und eventuelle Ratsamkeit einer pränatalen Diagnostik festgestellt.

2 Invasive Methoden der pränatalen Diagnostik

Die pränatale Diagnostik hat sich während der letzten 20 Jahre ausgesprochen stürmisch entwickelt, so daß sich der Humangenetiker im Rahmen einer genetischen Beratung nicht mehr nur auf das Informieren über das genetisch bedingte Wiederholungsrisiko beschränken muß, sondern den Ratsuchenden auch gezielt diagnostische Verfahren mit erfolgversprechender Aussicht auf ein rechtzeitiges Erkennen oder Ausschließen der zur Diskussion stehenden Fehlbildung oder Erbkrankheit vorschlagen kann. Die aufgezeigte Entwicklung war nur durch eine interdisziplinäre Kooperation möglich, wobei die Interaktion zwischen Humangenetiker und Frauenarzt schon immer eine besondere Rolle spielte, was auch weiterhin in besonderem Maße uneingeschränkt gilt.

Die Fortschritte auf dem Gebiet der Zytogenetik, Biochemie und Molekularbiologie einerseits, erforderten sichere und zuverlässige geburtshilfliche Techniken andererseits, um die pränatale Diagnostik in die Praxis umzusetzen. Hier stehen heute neben der Ultraschalldiagnostik eine Reihe von invasiven Techniken zur Verfügung, die sich zunehmend vielfältiger entwickelt haben und demzufolge individuell besser abgestimmt einsetzbar sind. Ein Teil der verfügbaren invasiven Methoden steht wiederum zueinander in Konkurrenz, so daß sich im Einzelfall die Frage stellt, wann und weshalb dem einen Eingriff der Vorzug gegenüber dem anderen einzuräumen ist. Diese Frage ist von dem auf diesem Teilgebiet des Faches nicht spezialisierten Frauenarzt ohne weiteres nicht mehr zu beantworten. Derartige Fortschritte bedingen eine zunehmende Unübersichtlichkeit und führen in der täglichen Praxis bei der Weitergabe von Informationen an die Patientin zu einer gewissen Verunsicherung.

Im Rahmen der Pränataldiagnostik in Frage kommende Techniken und deren Bedeutung für die Betreuung von Schwangerschaften mit genetisch bedingten Problemen werden nachfolgend in der gebotenen Kürze dargestellt und abschließend eine vergleichende Bewertung der miteinander konkurrierenden Techniken versucht.

2.1 Diagnostik an Chorionzottengewebe

Die Entnahme von Chorionzottengewebe wird im internationalen Sprachgebrauch häufig mit der Abkürzung *CVS (chorionic villus sampling)* bezeichnet. Der Schwerpunkt der Diagnostik an Chorionzottengewebe liegt im *ersten Trimenon*, also in einem Zeitraum zwischen 8 und 13 abgeschlossenen Schwangerschaftswochen. Die wesentlichen Vorteile einer pränatalen Diagnostik von Chromosomenanomalien und Erbkrankheiten durch Untersuchungen an Chorionzottengewebe liegen auf der Hand: Neben dem frühen Zeitpunkt der Gewebeentnahme ist vor allem die schnelle Verfügbarkeit der Untersuchungsergebnisse zu nennen. Entsprechend frühzeitig kann gegebenenfalls auch eine Abruptio vorgenommen werden. Seit den siebziger Jahren erschienen Berichte über eine erfolgreiche Gewinnung und Aufarbeitung von Chorionzottengewebe (Literatur bei [40]). In der Bundesrepublik Deutschland wird die Methode seit Mitte der achtziger Jahre angeboten.

Eine *Chromosomenanalyse* ist an dem mitosereichen Chorionzottengewebe sofort möglich, so daß eine zeitraubende Zellkultivierung wie bei der Fruchtwasserdiagnostik entfallen kann (siehe auch Abschn. 2.1.4.1). Der Karyotyp kann somit schon nach einer Kurzzeitkultivierung von Chorionzottengewebe über Nacht nach Ablauf von nur 24 bis 36 Stunden erstellt werden. Darüber hinaus eignet sich Chorionzottengewebe in besonderer Weise für die Anwendung von molekulargenetischen Untersuchungsmethoden (DNS-Analyse). In einer Reihe von Fällen kommt primär überhaupt nur eine Diagnostik an Chorionzottengewebe in Frage (z. B. Muskeldystrophie Duchenne, zystische Fibrose).

Unverzichtbare *Voraussetzung* einer routinemäßigen diagnostischen Anwendung ist nach allgemeiner Übereinstimmung das Training der Entnahmetechnik bei mindestens 30 bis 50 Übungsfällen (unmittelbar vor einer Abruptio). Die experimentelle Phase sollte mit der zuständigen Ethikkommission abgesprochen sein.

2.1.1 Technik der Chorionzottenentnahme

Die intrauterinen anatomischen Verhältnisse zum Zeitpunkt der Entnahme von Chorionzottengewebe erläutert Abbildung 16-1.

Die Entnahme von Chorionzottengewebe ist zu verschiedenen Zeiten möglich:

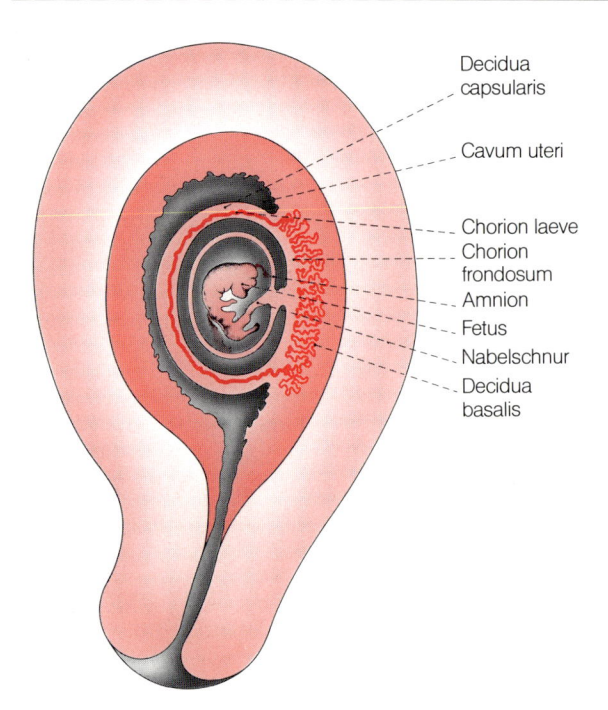

Abb. 16-1 Schematische Darstellung der anatomisch-topographischen Verhältnisse zum Zeitpunkt einer Chorionzottenbiopsie in der Frühschwangerschaft (8. bis 9. Schwangerschaftswoche).

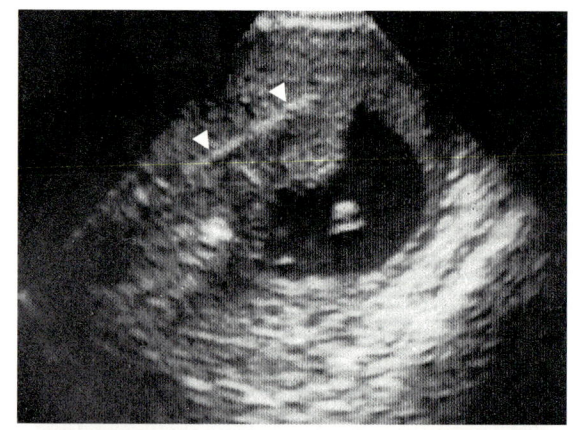

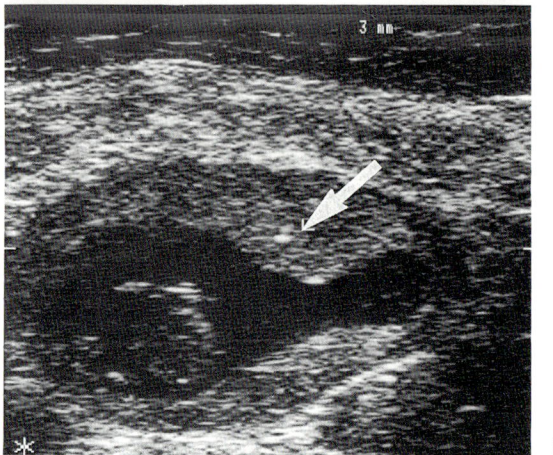

Abb. 16-2 Ultraschallkontrollierte Entnahme von Chorionzottengewebe.
a) Uteruslängsschnitt, 9. Schwangerschaftswoche, Chorion frondosum im Bereich der Uterusvorderwand. ▽▽ = *transzervikal* eingeführte Biopsiezange
b) Querschnitt durch den graviden Uterus, 12. Schwangerschaftswoche, Chorion frondosum im Bereich der Uterusvorderwand. → = Spitze der *transabdominal* eingeführten 0,9-mm-Kanüle

– *früh*, zwischen der 8. und 11. (7+/10+) Schwangerschaftswoche und
– *spät*, zwischen der 12. und 13. (11+/12+) Schwangerschaftswoche

Dabei ist zwischen einer transzervikalen und einer transabdominalen Vorgehensweise zu wählen.

Sowohl das transzervikale als auch das transabdominale Vorgehen erfolgen unter *Ultraschallsichtkontrolle* (Abb. 16-2). Das zu Beginn der CVS-Ära auch von einigen Arbeitsgruppen versuchte endoskopische Vorgehen wurde bald wieder verlassen.

Die Gewinnung von Chorionzottengewebe erfolgt weltweit noch meist auf *transzervikalem Weg* mit Hilfe von dünnen Plastikkathetern. Seit einigen Jahren ist aber eindeutig ein Trend zur transabdominalen Technik erkennbar. Das *transabdominale Vorgehen* ist einer Amniozentese vergleichbar und wird in der Regel mit einer zum einmaligen Gebrauch bestimmten Kanüle mit einem Außendurchmesser von 0,9 mm vorgenommen. Wir selbst haben völlig auf die transabdominale Technik umgestellt. Nachdem wir noch im Jahr 1987 nur in 10% der Fälle Chorionzottengewebe auf diesem Weg gewonnen hatten, stieg die Rate über 40% im Jahr 1989 auf 100% in den Jahren 1990 und 1991. Vorteile des transabdominalen Vorgehens sind:

– Die transabdominale Technik ist im Gegensatz zum transvaginalen Vorgehen auch am Ende des ersten Trimenons und darüber hinaus problemlos anwendbar.
– Der Außendurchmesser der in das Choriongewebe eindringenden Kanüle (0,9 mm) ist nur etwa halb so groß wie der der verwandten Katheter (1,5 bis 1,8 mm).
– Mehrfachaspirationen sind viel seltener erforderlich.
– Die Infektionsgefahr durch eine Keimverschleppung ist vermindert [3], vor allem von häufig in der Vagina und in der Cervix uteri angesiedelten Mykoplasmen (18%) und Chlamydien (4%).
– Die Akzeptanz durch die Patientin ist besser, weil sie nicht mehr auf einem gynäkologischen Stuhl,

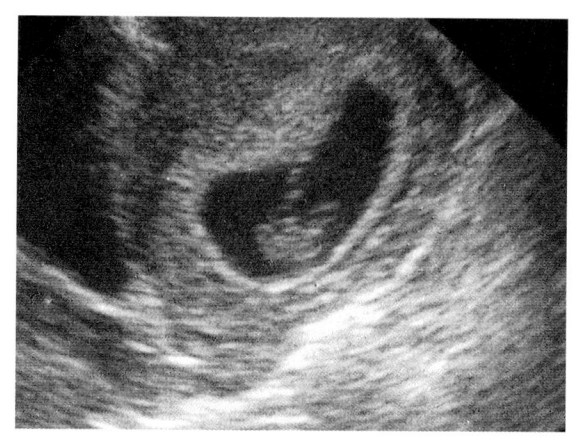

Abb. 16-3 Ultraschallbild einer Frühgravidität im Längsschnitt, 9. Schwangerschaftswoche. Die Nabelschnur ist erkennbar und zieht vom Feten zu dem an der Uterusvorderwand gelegenen Chorion frondosum.

sondern auf einer Untersuchungsliege gelagert werden kann.

Für eine erfolgreiche Gewebeentnahme ist die genaue sonographische *Lokalisation der Nidationsstelle* mit dem Chorion frondosum von ausschlaggebender Bedeutung. Dies gelingt unter Verwendung moderner Ultraschallgeräte ohne Schwierigkeiten. Eine sichere Orientierungshilfe stellt dabei die Nabelschnur und ihre Verfolgung bis zum plazentaren Ansatz dar (Abb. 16-3). Auch bei Mehrlingsschwangerschaften ist eine ausreichend zuverlässige Pränataldiagnostik an Chorionzottengewebe grundsätzlich möglich, wenn die Entnahme in Höhe des jeweiligen plazentaren Nabelschnuransatzes im Falle von diamniotischen Zwillingen erfolgt; bei monoamniotischen Mehrlingsschwangerschaften reicht dann sogar eine einzige Gewebeprobe aus.

Es hat sich als außerordentlich vorteilhaft erwiesen, wenn die gewonnene Gewebeprobe noch im Operationsraum *sofort* mikroskopisch auf *Qualität und Quantität überprüft* wird (Abb. 16-4). Hier kommt vor allem der Separierung von mütterlichem und kindlichem Gewebe zur Vermeidung von Fehldiagnosen durch Kontamination Bedeutung zu. Für die Qualität der Gewebeprobe ist der mikroskopische Nachweis von Sprossungen wichtig. Für die zytogenetische Untersuchung reichen meist 10 mg Gewebe aus, im Falle einer zusätzlich geplanten DNS-Analyse mit gentechnischen Methoden wird entsprechend mehr Gewebe benötigt [20 bis 40 mg]. Selbst bei ständigem technischem Training ist damit zu rechnen, daß mehr als ein Entnahmeversuch notwendig ist, um eine ausreichende Menge an Chorionzottengewebe zu erhalten. Trotzdem sind Mehrfachaspirationen nach Möglichkeit zu vermeiden, weil zwischen der Anzahl der Entnahmeversuche und dem Abortrisiko ein direkter Kausalzusammenhang besteht.

Wir suspendieren das Chorionzottengewebe sofort in einem Röhrchen mit Kulturmedium. Das Röhrchen wiederum wird in eine mit einer 37 °C warmen Flüssigkeit gefüllte Thermoskanne verbracht und so in das Laboratorium transportiert. Postversand von Chorionzottengewebe ist grundsätzlich möglich, erhöht aber nach eigenen Erfahrungen das Risiko für Kulturversager. Daraus ergibt sich, daß der Ort der Gewebeentnahme und das für die Kultivierung und weitere Untersuchungen zuständige Laboratorium räumlich möglichst benachbart sind. Als optimal kann gelten, wenn das Chorionzottengewebe spätestens nach Ablauf von zwei Stunden im zytogenetischen Labor ankommt.

Chorionzottengewebe wird heute sowohl in Kliniken als auch in Praxisräumen entnommen. Wichtig ist vor allem, daß die Kooperation zwischen dem Frauenarzt und dem das Gewebe untersuchenden Laboratorium reibungslos funktioniert. Dies ist im Falle der Diagnostik an Chorionzottengewebe aus den genannten Gründen noch wichtiger als bei der Fruchtwasserdiagnostik.

Der Eingriff wird – bis auf sehr wenige Einzelfälle – grundsätzlich ambulant vorgenommen. Unmittelbar nach dem Eingriff verordnen wir der Patientin noch eine ein- bis zweistündige Ruhepause. Im Anschluß daran wird die Vitalität des Feten sonographisch überprüft und der Patientin eine Kontrolluntersuchung spätestens nach Ablauf von einer Woche angeraten.

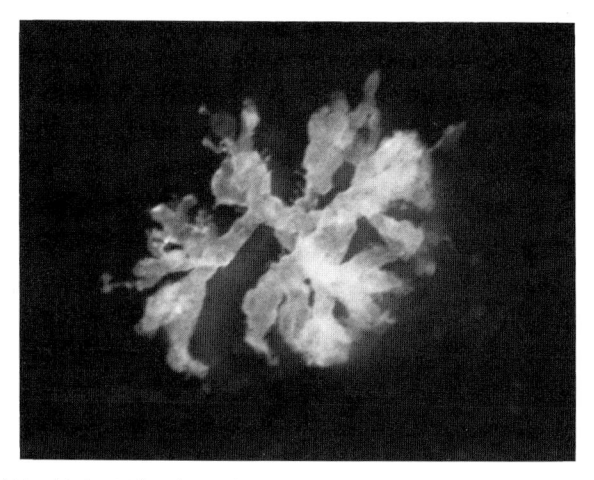

Abb. 16-4 Mikroskopische Ansicht einer typischen Chorionzottenbiopsie bei zehnfacher Vergrößerung.

2.1.2 Risiken der Chorionzottenentnahme

Im Vordergrund des Interesses steht das mit dem Eingriff verbundene *Abortrisiko*, insbesondere im direkten Vergleich mit dem Abortrisiko einer Amniozentese. Dieser Fragestellung wurde bisher nur in zwei groß angelegten Studien nachgegangen [3, 15].

Eine kanadische Studie [8] erfaßte insgesamt 2787 Frauen im Alter von mindestens 35 Jahren aus elf Zentren, wobei die Schwangerschaft zum Zeitpunkt der Aufnahme in die Studie jünger als 13 Wochen war. In der CVS-Gruppe betrug die *Verlustrate* im Sinne von Fehl- und Totgeburten bis zum Ende der Schwangerschaft 7,6%, dieser steht eine Rate von 7,0% in der Amniozentesegruppe gegenüber. Der Unterschied von 0,6% für den Verlust einer primär erwünschten Schwangerschaft ist statistisch nicht signifikant.

Zu einem vergleichbaren Ergebnis mit statistisch nicht signifikanten Unterschieden kam auch die NIH-Studie [41] in den USA. Die *Verlustrate* an Schwangerschaften (Aborten, Abruptiones, Totgeburten, neonatal Verstorbenen) addierte sich in der CVS-Gruppe auf 7,2% und in der Amniozentesegruppe auf 5,7%. Unter Berücksichtigung von geringfügigen Unterschieden im Gestationsalter und im mütterlichen Alter übertraf die CVS-Verlustrate die nach Amniozentese nur noch um 0,8 Prozentpunkte (Vertrauensintervall 80%: – 0,6/+2,2%).

Betrachtet man allein die *Abortrate* (spontan und eingriffsbedingt) nach Entnahme von Chorionzottengewebe, so ist im Vergleich mit der nach einer Amniozentese von vornherein aufgrund der noch hohen Spontanabortrate im ersten Trimenon mit einer insgesamt höheren Gesamtabortrate zu rechnen als nach einer Amniozentese im zweiten Trimenon. Die Angaben über die Gesamtabortrate nach Entnahme von Chorionzottengewebe im ersten Trimenon schwanken in der Literatur zwischen 3 und 7%.

Eine höhere Gesamtabortrate bedeutet aber nicht, daß der Eingriff zwangsläufig als gefährlicher anzusehen ist; hier fehlen noch verläßliche Daten über die unterschiedlich hohen Spontanabortraten im ersten und zweiten Trimenon. Infolgedessen ist auch zur Zeit keine exakte Angabe über die dem Eingriff anzulastende Abortrate möglich, nicht zuletzt auch deshalb, weil im Vergleich zur Amniozentese für eine statistisch gesicherte Risikobewertung eine ausreichende Fallzahl noch nicht zur Verfügung steht [26].

Hier erhoffen wir uns auch nach Abschluß der deutschen, vom Bundesminister für Forschung und Technologie geförderten Gemeinschaftsstudie weitere Aufschlüsse. Zwischen 1985 und 1991 wurden knapp 12000 Patientinnen in die Studie aufgenommen; mit dem Vorliegen der Ergebnisse ist frühestens Ende 1992 zu rechnen. Anzumerken ist noch, daß sowohl in der kanadischen als auch in der amerikanischen Studie [8, 41] im Gegensatz zur deutschen das Chorionzottengewebe durchweg auf transzervikalem Wege gewonnen wurde (in Deutschland zu 80%). Von den deutschen Arbeitsgruppen verfügt die aus Münster über die umfangreichste CVS-Studie mit mehr als 2000 Fällen [25]. Von den nach dem Eingriff (etwa 80% transzervikal) fortgesetzten Schwangerschaften endeten 4,4% mit einem Abort.

Eine deutlich niedrigere Gesamtabortrate nach Entnahme von Chorionzottengewebe resultiert dann, wenn die Gewebeentnahme auf einen späteren Zeitpunkt am Ende des ersten oder zu Beginn des zweiten Trimenons verschoben wird, wobei die Entnahme dann allerdings besser auf transabdominalem Wege erfolgt. Die Reduktion der Gesamtabortrate ist in erster Linie darauf zurückzuführen, daß die meisten Spontanaborte dann bereits stattgefunden haben.

Erfolgte die Chorionzottengewebeentnahme früh in der Schwangerschaft, lag die Gesamtabortrate auch bei transabdominalem Vorgehen bei 6,6%, während sie bei einem Vorgehen zu einem späteren Zeitpunkt auf 1,8% absank. In allen Fällen erfolgte der Eingriff aus Altersgründen (≥ 35 Jahre) [27]. Darüber hinaus erscheint es nicht ausgeschlossen, daß die transabdominale Technik das Risiko vermindern kann, insbesondere durch ein geringeres Infektionsrisiko [3].

Bei dem transzervikalen Vorgehen kommt offensichtlich der Verschleppung von Chlamydien und Mykoplasmen in die Amnionhöhle im Hinblick auf einen späteren Abort große Bedeutung zu.

Nach eigenen Erfahrungen wurden bei den Fällen mit transzervikalem Vorgehen und nachfolgendem Abort auffallend häufig (in knapp 40%) eine Mykoplasmen- oder Mykoplasmen-/Chlamydieninfektion nachgewiesen, unabhängig davon, ob der Abort früh (innerhalb von zwei Wochen) oder spät (nach zwei Wochen) eintrat [3]. Im Gegensatz dazu traten Mykoplasmen bei Aborten nach transabdominalem Vorgehen nur in knapp 30% auf, und dann nur nach spätem Abort. Nicht zuletzt wegen dieser Ergebnisse haben wir selbst völlig auf die transabdominale Technik umgestellt und konnten dadurch eine Halbierung der Gesamtabortrate nach Chorionzottengewebeentnahme erreichen (zur Zeit bei 2,9%).

Es besteht kein Zweifel, daß die in verschiedenen Zentren registrierten Abortraten nicht ohne weiteres miteinander vergleichbar sind. Die Abortrate wird durch folgende Faktoren maßgeblich beeinflußt:

– das Alter der untersuchten Patientinnen
– regionale Unterschiede
– andere negative Einflüsse (z. B. Rauchen, Alkoholabusus)
– Erkrankungen der Mutter, insbesondere auch große Myome
– andere, später vorgenommene Eingriffe (z. B. Amniozentese, Cerclage)
– Art der Selektion von Risikofällen
– Zahl der Entnahmeversuche
– Zeitpunkt der Chorionzottenentnahme: Je früher der Eingriff erfolgt, um so mehr Spontanaborte sind zu erwarten

Die Höhe der Abortrate hängt aufgrund eigener Erfahrungen sicherlich entscheidend auch von der Selektion bestimmter Risikofälle ab. So verzichten wir inzwischen auf eine Entnahme von Chorionzottengewebe von vornherein, wenn die nachfolgend aufgeführten *Risikofaktoren* gegeben sind:

– vorausgegangene vaginale Blutungen oder klinisch erkennbare Abortbestrebungen

- sonographisch nachweisbares Hämatom im Bereich des Chorion frondosum
- größere Myome
- Gestationsalter von weniger als neun abgeschlossenen Wochen

In einigen von uns beobachteten Abortfällen kamen noch andere, der Chorionzottenentnahme nachfolgende Eingriffe (Amniozentese, Cerclage) gleichrangig als mögliche Abortursache in Frage.

Bei rhesusfaktor-negativen Frauen besteht trotz des frühen Zeitpunkts der Entnahme von Chorionzottengewebe das Risiko einer Sensibilisierung. Feto-maternale Transfusionen sind bereits ab der 6. Schwangerschaftswoche beobachtet worden. Daraus ergibt sich die Notwendigkeit einer Anti-D-Prophylaxe. Eine Anti-D-Dosis von 50 bis 100 µg ist ausreichend, weil in Anbetracht des zu diesem Zeitpunkt noch kleinen fetalen Blutvolumens (5 ml in der 12. Schwangerschaftswoche) feto-maternale Transfusionen nur in äußerst begrenztem Umfang möglich sind [42].

Andere Risiken

In keiner der genannten Studien traten schwerwiegende mütterliche Komplikationen in Erscheinung. Im einzelnen ist auf folgende, eher seltene *maternale Komplikationen* zu achten: Fieber, Blutungen, Unterbauchschmerzen, Uterusperforation. In den ersten Tagen sind gerade nach dem transzervikalen Vorgehen häufig noch geringgradige vaginale Blutungen zu beobachten.

Neben dem Abortrisiko kommen als weitere Komplikationen von seiten des *Feten* Verletzungen der Eihäute mit Fruchtwasserverlust, Infektionen und auch mögliche Fehlbildungen in Frage.

Ein auffallend häufiges Zusammentreffen von Extremitätenfehlbildungen und Entnahme von Chorionzottengewebe wurde kürzlich berichtet [16]. Unter 289 Schwangerschaften, bei denen bei einem Gestationsalter zwischen 56 und 66 Tagen (acht bzw. neun abgeschlossene Schwangerschaftswochen) Chorionzottengewebe entnommen wurde, waren fünf Neugeborene mit schwerwiegenden Extremitätenfehlbildungen zu finden. Vier der fünf Kinder weisen neben Extremitätenfehlbildungen auch noch eine Hypoglossie und/oder Mikrognathie auf. Das genannte syndromale Fehlbildungsmuster gilt als ausgesprochen selten (1:175 000). Alle bisher berichteten Fälle traten sporadisch auf. Als mögliche Ursachen wurden vaskuläre Insulte in der Frühschwangerschaft diskutiert.

Die Diskussion darüber, ob ein kausaler Zusammenhang zwischen Extremitätenfehlbildung und der während der Schwangerschaft erfolgten Entnahme von Chorionzottengewebe anzunehmen ist, ist voll entbrannt und noch lange nicht abgeschlossen.

2.1.3 Indikationen zur Chorionzottendiagnostik

Für die Diagnostik an Chorionzottengewebe gelten weitgehend die gleichen Indikationen wie zur Amniozentese mit nachfolgender Fruchtwasserdiagnostik. Bei der sogenannten *Altersindikation* tritt die Chorionzottendiagnostik in Konkurrenz zu der Fruchtwasserdiagnostik; um so mehr ist hier eine umfassende Beratung der Patientin mit ausführlicher Erörterung des Für und Wider geboten. Die Frage, wann und weshalb dem einen Eingriff der Vorzug vor dem anderen gegeben wird, wird in Abschnitt 2.6 in Form einer vergleichenden Bewertung beantwortet.

Die Chorionzottenbiopsie wird zur Methode der Wahl, wenn aus ethischen und psychologischen Erwägungen eine möglichst *frühe Diagnostik* gefordert wird und wenn die Schwangere bereit ist, dafür ein noch nicht sicher abzuschätzendes Fehlgeburtsrisiko in Kauf zu nehmen. Hier muß eine Abwägung nach den jeweils aktuellen Daten erfolgen. Besonderes Gewicht erhält der frühe Zeitpunkt der Diagnostik, wenn z. B. bei einem hohen Risiko für eine schwere X-chromosomal bedingte Krankheit, die noch nicht pränatal diagnostizierbar ist, eine Geschlechtsbestimmung mit der Konsequenz eines Abbruchs bei männlichem Geschlecht des Feten gefordert wird.

Die Chorionzottenbiopsie ist auch die Methode der Wahl, wenn zur *molekulargenetischen Diagnostik* DNS des Feten benötigt wird. Vor einer biochemischen Diagnostik wäre jeweils zu klären, ob nachgewiesen ist, daß sich der nachzuweisende Defekt schon zu dem frühen Zeitpunkt der Chorionzottenbiopsie in den Zellen exprimiert. In der Regel wird dies anzunehmen sein.

Nach einer pränatalen Diagnostik an Chorionzottengewebe entfällt im Gegensatz zur Fruchtwasserdiagnostik die über die Bestimmung der Alpha-Fetoproteinkonzentration im Fruchtwasser und den ACHE-Test mögliche und sehr sichere Ausschlußdiagnostik für Neuralrohrdefekte. Dieser „Nachteil" kann aber nach erfolgter Chorionzottengewebeentnahme durch die *Überprüfung der maternalen AFP-Serumkonzentration zu einem späteren Zeitpunkt* der Schwangerschaft (16. bis 18. Woche; siehe auch Kapitel 17) weitgehend ausgeglichen werden.

In der Bundesrepublik Deutschland besteht volles Einverständnis darüber, daß eine Chorionzottendiagnostik nicht durchgeführt wird, wenn die Eltern lediglich eine *Geschlechtsdiagnostik* wünschen. Die Ethikkommission der Deutschen Gesellschaft für Humangenetik hat sich außerdem gegen eine Mitteilung des im Rahmen der pränatalen Chromosomenanalyse ermittelten Geschlechts vor Ablauf der 14. Schwangerschaftswoche ausgesprochen.

2.1.4 Aufarbeitung von Chorionzottenbiopsien

2.1.4.1 Zytogenetische Untersuchung

Die gewonnenen Chorionzottenanteile werden sofort in Kulturmedium suspendiert und unter dem Umkehrmikroskop inspiziert. Dabei ist zu entscheiden, ob die gewonnene Probe geeignet ist und ausreicht. Fragmente mit typischer Struktur fetaler Chorionzottenanteile werden dann in eine Petrischale überführt und direkt zur Chromosomendarstellung nach 24stündiger Kurzkultur benutzt. Generell wird neben der Kurzkultur (Übernachtinkubation) eine Langzeitkultur angelegt. Für technische Einzelheiten muß auf die Darstellung in der Spezialliteratur verwiesen werden, zumal das Gebiet sich noch in rascher Entwicklung befindet [6, 17, 43].

Die Vorteile der Methode liegen in der frühen Anwendung in der Schwangerschaft und, speziell bei direkter Aufarbeitung, in der kurzen Zeit bis zur Diagnosestellung. Andererseits sind bisher die Präparate der Kurzkultur für die detaillierte Analyse der Chromosomenstruktur mittels Bandenfärbung weniger gut geeignet. Noch offen ist auch die Frage, ob Mosaikbefunde häufiger sind.

Falsch-positive und falsch-negative Befunde sind selten, aber möglich. Sie können durch die Langzeitkultur meist aufgeklärt werden. Bei unklaren Befunden, z. B. Strukturanomalien oder Mosaiken, kann zur Klärung eine Untersuchung von Fruchtwasserzellen nach Amniozentese notwendig werden. Dies gilt auch für den Fall, daß nicht genügend Material gewonnen wurde oder nicht genügend Mitosen gefunden wurden. Insgesamt wird man für diesen frühen Zeitpunkt der Schwangerschaft noch eine höhere Anzahl von chromosomal abnormen Feten erwarten müssen als zum Termin der konventionellen Amniozentese, da ein Teil der abnormen Feten noch zwischen der 10. und 17. Woche spontan abortiert werden dürfte.

2.1.4.2 Biochemische Untersuchungen

Die meisten biochemischen und gentechnologischen Verfahren (siehe auch Abschn. 2.2.3) sind am Chorionzottengewebe durchführbar. Es muß hier besonders sorgfältig bei der Präparation darauf geachtet werden, nur fetale Zotten zur Analyse zu bringen und eine Kontamination mit mütterlichem Gewebe möglichst zu vermeiden. Für die molekulargenetische pränatale Diagnostik ist die Chorionzottenbiopsie die Methode der Wahl, da sie zu einem früheren Zeitpunkt eine wesentlich größere Menge DNS zur Verfügung stellt als die Kultur von Zellen aus dem Fruchtwasser. Für technische Einzelheiten muß auf die Spezialliteratur verwiesen werden [6, 43].

2.2 Diagnostik aus dem Fruchtwasser und seinen Zellen

Die Punktion der Amnionhöhle (Amniozentese) ist innerhalb von 15 Jahren zu einem tausendfach geübten Routineeingriff geworden und immer noch bei weitem die am häufigsten angewandte geburtshilfliche Technik im Rahmen der pränatalen Diagnostik. Als diagnostischer Eingriff ist die Amniozentese in zweifacher Hinsicht bedeutsam, zum einen wegen der Gewinnung einer Fruchtwasserprobe für weiterführende Untersuchungen, zum anderen wurde die Amniozentese zum Wegbereiter für andere invasiv-diagnostische und später auch therapeutische Maßnahmen (Fetoskopie, Entnahme von Hautproben, Punktion von Nabelschnurgefäßen, Herzpunktion, Punktion der fetalen Harnblase oder von Hydronephrosen, Drainagen beim Hydrozephalus).

Die weiterführenden Untersuchungen des Fruchtwassers, des fetalen Blutes oder Proben aus der fetalen Haut fallen in den Zuständigkeitsbereich anderer Fachdisziplinen; diese Aufgabenteilung läßt die Notwendigkeit einer engen interdisziplinären Kooperation erkennen. Die klinisch-praktische Bedeutung der pränatalen Fruchtwasserdiagnostik, aber auch die von Frauenkliniken und von zytogenetischen Laboratorien zusätzlich zu bewältigenden Aufgaben lassen sich aus den Zuwachsraten für die Amniozentese ablesen, z. B. der Universitäts-Frauenklinik Gießen (von 12 in 1974 auf 925 in 1991) und der Frauenklinik im Albert-Schweitzer-Krankenhaus Northeim (von 89 in 1982 auf 908 in 1991).

2.2.1 Technik der Amniozentese

Zeitpunkt: Die Amniozentese wird heute üblicherweise ab der 15. Schwangerschaftswoche vorgenommen. Inzwischen sind wir selbst und einige Arbeitsgruppen dazu übergegangen, den Zeitpunkt für die Amniozentese noch weiter vorzuverlegen, und zwar zunächst in die 14. Schwangerschaftswoche (sogenannte *vorgezogene Amniozentese*).

In Einzelfällen scheuen wir uns inzwischen nicht, die Amniozentese bereits am Ende der 13. Schwangerschaftswoche vorzunehmen. Frühere Befürchtungen, daß dadurch die Rate an Kulturversagern deutlich ansteigt, haben sich bisher nicht bewahrheitet. Für eine endgültige Bewertung des mit der Vorverlegung verbundenen Abortrisikos liegen noch nicht ausreichend Erfahrungen vor. Es spricht aber vieles dafür, daß das Abortrisiko ähnlich niedrig ist wie bei einer „klassischen" Amniozentese ab der 15. Schwangerschaftswoche.

Eine Vorverlegung der Fruchtwasserentnahme im Sinne einer sogenannten *Frühamniozentese* auf einen Zeitpunkt im ersten Trimenon bis zur 12. Schwangerschaftswoche bringt im Vergleich zur Diagnostik an Chorionzottengewebe zur Zeit keinen erkennbaren Vorteil. Zum einen ist das Abortrisiko bei einer Amniozentese vor der abgeschlossenen 12. Schwangerschaftswoche offensichtlich sehr viel höher (bis zu 14%) [22], zum anderen ist die Neuralrohrdiagnostik zu diesem Zeitpunkt nach den bisherigen eigenen Erfahrungen unsicher (ACHE-Test falsch-positiv).

Von einer Frühamniozentese wird heute zunehmend fälschlicherweise dann gesprochen, wenn es sich um eine Amniozentese am Ende der 14. oder zu Beginn der 15. Schwangerschaftswoche handelt, ein inzwischen ohnehin allgemein anerkannter und empfohlener Zeitpunkt.

Punktionskanülen: Für eine Amniozentese werden heute in erster Linie zum einmaligen Gebrauch bestimmte Lumbalpunktionskanülen mit einem Außendurchmesser von nur 0,7 mm bei einer Länge von 9 cm verwandt. Eine Lokalanästhesie ist bei Verwendung solch dünner Kanülen nicht erforderlich. Für besondere Zwecke (hochgradige Adipositas) halten wir 12 und 15 cm lange Kanülen mit einem Außendurchmesser von 0,8 und 1,0 mm bereit.

Lokale Sterilität: Die Bauchhaut wird zwischen Nabel und Symphyse sorgfältig desinfiziert (Betaisodona®, Braunoderm®) und der Ultraschallapplikator mit sterilem, in Einzelportionen abgepacktem Gel angekoppelt. Vorher wird der Applikator selbst gereinigt, dann mit einer desinfizierenden Lösung abgesprüht. Dieses Vorgehen hat sich seit Jahren bewährt; regelmäßig vorgenommene bakteriologische Kontrolluntersuchungen (Ultraschallapplikator, Gel, Bauchhaut) ergaben bisher immer Keimfreiheit.

Ultraschalldiagnostik: Diese dient vor allem der Überprüfung des Gestationsalters, dem Nachweis der Vitalität des Feten, dem Ausschluß von Mehrlingen und bestimmten Fehlbildungen, der Plazentalokalisation und der Beurteilung der Fruchtwassermenge.

Punktionsvorgang: Die Punktionskanüle wird an der vorher bei der Ultraschalluntersuchung ausgewählten Stelle ultraschallkontrolliert (oder auch nicht) in die Amnionhöhle eingeführt. Bei dem Punktionsvorgang selbst fixiert die eine Hand des Untersuchers den kleinen, handlichen Ultraschallapplikator eines der zahlreichen, marktüblichen Real-time-Geräte, während die andere Hand die Punktionskanüle führt (Abb. 16-5). Das Erreichen der Amnionhöhle mit der Kanüle ist nicht nur im Ultraschallbild sichtbar, sondern wird, wenn der Gewebewiderstand relativ plötzlich aufgehoben wird, meist auch spürbar. Bei einer kontinuierlichen Ultraschallkontrolle des Punktionsvorgangs

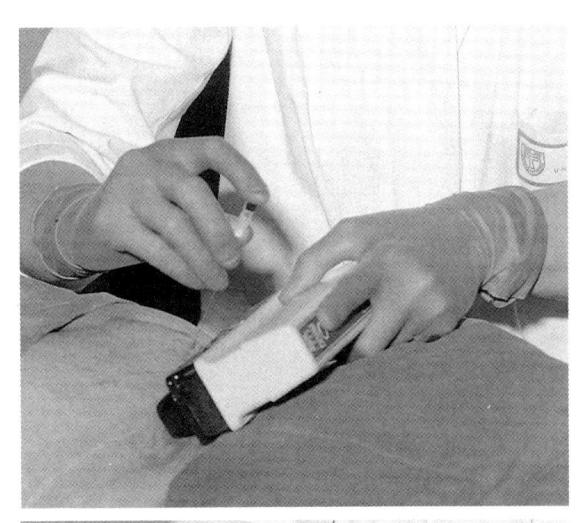

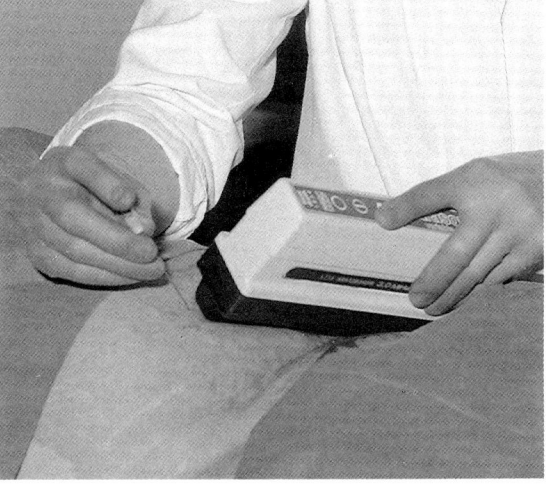

Abb. 16-5 Ultraschallkontrollierte Amniozentese.
Mit der einen Hand wird der Ultraschallapplikator fixiert und mit der anderen Hand die Punktionskanüle geführt.
a) Bei *quer* zum Abdomen gehaltenem Ultraschallapplikator ist meist nur die Spitze der Kanüle sichtbar
b) Bei *in Längsrichtung* gehaltenem Ultraschallapplikator wird die Kanüle vollständig oder teilweise sichtbar

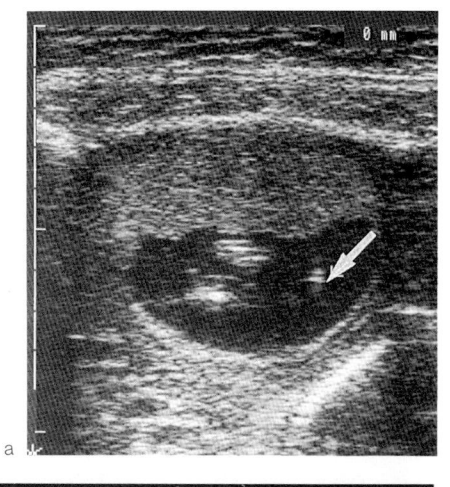

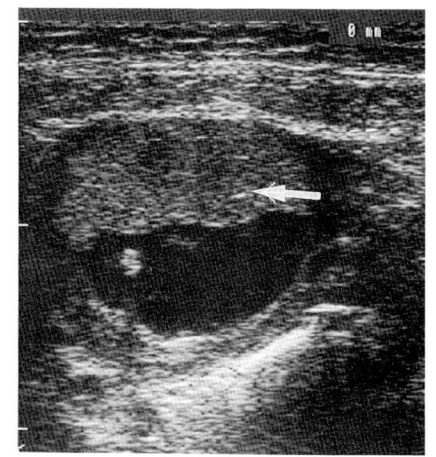

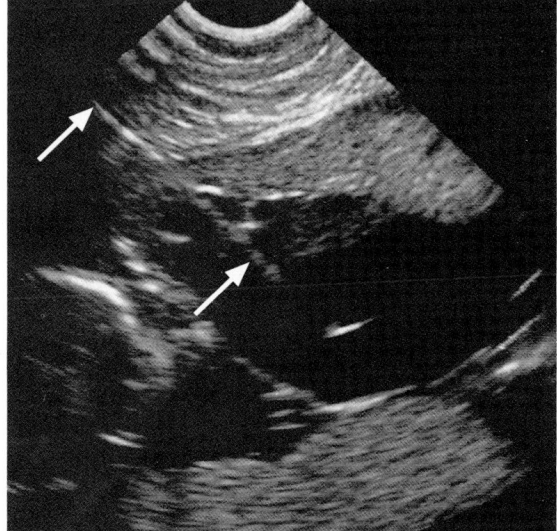

Abb. 16-6 Ultraschallbilder der Amnionhöhle im zweiten Trimenon.
a) Querschnitt, 15. Schwangerschaftswoche. Beim Vorschieben der 0,9-mm-Punktionskanüle quer zum Ultraschallapplikator ist die Kanülenspitze (→) sichtbar. Die Punktion erfolgte transplazentar, weil neben einer Fruchtwasserprobe anschließend auch Plazentagewebe aspiriert wurde
b) dieselbe Ansicht wie in a). Die Kanülenspitze (→) im Bereich der Vorderwandplazenta kommt nach Zurückziehen der Kanüle zum Vorschein
c) Längsschnitt, 17. Schwangerschaftswoche. Das Echo der in Längsrichtung zum Ultraschallapplikator eingeführten 0,7-mm-Punktionskanüle (→) ist deutlich erkennbar

wird die Kanüle in Abhängigkeit von der zum Applikator gewählten Einstichrichtung entweder komplett (längs zum Applikator) oder auch nur teilweise (quer zum Applikator) sichtbar. Wichtig ist, daß die Kanülenspitze immer auszumachen ist (Abb. 16-6).

Ist eine Ultraschallsichtkontrolle auch während der Aspiration des Fruchtwassers erwünscht oder im Einzelfall notwendig, muß der Ultraschallapplikator von einer Assistenzkraft übernommen werden. Ein solches Vorgehen ist aber nicht grundsätzlich erforderlich, und der Applikator kann zur Seite gelegt werden, nachdem die Punktionskanüle in der Fruchtwasserhöhle plaziert wurde.

Aspiriert werden in der Regel 15 bis 20 ml Fruchtwasser, vor der 15. Woche nur ca. 10 ml, wobei die ersten 1 bis 2 ml wegen einer möglichen Kontamination mit mütterlichem Gewebe verworfen werden; wir nutzen diese Fruchtwassermenge für die bakteriologische Untersuchung. Für die Aspiration des Fruchtwassers mit Hilfe einer Plastikspritze hat sich der Einsatz eines speziellen Handgriffs (von der Firma Cameco) sehr bewährt (Abb. 16-7). Mehrfachpunktionen sind nur selten erforderlich; mehr als drei Punktionsversuche sollten nicht unternommen, sondern die Amniozentese dann lieber nach einer Woche wiederholt werden.

Mehrlingsschwangerschaften: Ist mehr als eine Fruchthöhle vorhanden, muß grundsätzlich aus jeder von ihnen eine Fruchtwasserprobe gewonnen werden. Bei günstigen Verhältnissen können zwei Fruchthöhlen auch nach nur einem Einstich mit einer Punktionskanüle nacheinander punktiert werden, indem die Kanüle zunächst durch die Trennwand in die weiter

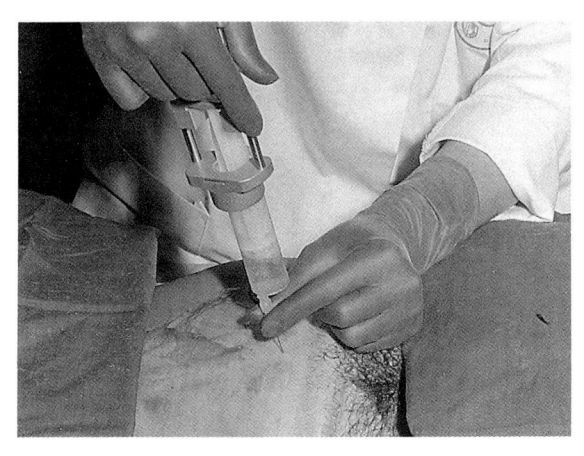

Abb. 16-7 Aspiration des Fruchtwassers mit Hilfe des Cameco-Handgriffs; dabei wird die Punktionskanüle mit der Hand fixiert.

entfernt gelegene Fruchthöhle unter Ultraschallsicht vorgeschoben, die Fruchtwasserprobe entnommen und die Kanüle dann in die zweite Fruchthöhle zurückgezogen wird. Ist eine Punktion zweier Fruchthöhlen auf diese Weise nicht möglich, werden diese jeweils getrennt punktiert. Eine sichere Klärung, ob die erhaltenen Fruchtwasserproben tatsächlich aus den verschiedenen Fruchthöhlen stammen, ist leicht dadurch möglich, daß nach Aspirieren der ersten Fruchtwasserprobe eine Farbstofflösung (Indigokarmin) instilliert wird. Eine klare, ungefärbte zweite Fruchtwasserprobe beseitigt alle Zweifel.

Nachsorge: Eine stationäre Beobachtung der Patientin nach einer Amniozentese wird allgemein nicht für notwendig erachtet, ebenso nicht eine generelle Gabe von Tokolytika und Antibiotika. Eine *Anti-D-Prophylaxe bei rhesusfaktor-negativen Patientinnen* gilt als obligat. In jedem Fall sollte spätestens *nach Ablauf einer Woche eine Ultraschalluntersuchung zur Kontrolle* vorgenommen werden. In besonderen Einzelfällen mit klinisch erkennbaren Abortbestrebungen schon vor dem Eingriff oder wegen früher gehäuft aufgetretener Aborte kann sich der Amniozentese zumindest eine ein- bis zweitägige stationäre Beobachtungszeit anschließen.

2.2.2 Risiken der Amniozentese

Die Amniozentese ist ein invasiver Eingriff, der grundsätzlich immer auch bei günstigsten Voraussetzungen mit einem Risiko behaftet ist. Das Risiko des Eingriffs besteht für Mutter und Kind gleichermaßen und ist anhand der inzwischen zahlreich vorliegenden Ergebnisse aus umfassenden Studien recht genau abzuschätzen.

Mütterliche Komplikationen

Eine *Infektion der Amnionhöhle* bedeutet für die Mutter grundsätzlich eine potentielle Gefahr; die Häufigkeit einer schwerwiegenden Amnionitis als Folge einer Amniozentese liegt bei 0,1% [29, 44].

In einem Fall allerdings ist eine Patientin an den Folgen eines bakteriellen Schocks verstorben, der im Zusammenhang mit einer Amniozentese auftrat [23]. Inwieweit die vorangegangene Amniozentese in diesem Fall tatsächlich als alleinige Ursache für die tödliche Komplikation in Frage kam, bleibt letztlich offen. Der Todesfall ereignete sich am Ende der siebziger Jahre, zu einem Zeitpunkt, wo in der Bundesrepublik Deutschland insgesamt erst ca. 5000 bis 7000 Amniozentesen dokumentiert waren [12, 13]. Trotz des danach in Deutschland sehr raschen Anstiegs der jährlichen Amnioszenteseraten ist ein weiterer Todesfall nicht mehr bekannt geworden. Die Verwendung von Einmalpunktionskanülen, die sorgfältige Desinfektion der Bauchhaut vor der Amniozentese sowie die bei den handlicher gewordenen Ultraschallapplikatoren sehr viel besser einzuhaltende Sterilität sind hier im Sinn einer Infektionsprophylaxe sicherlich von großer Bedeutung.

Bei einer rhesusfaktor-negativen Patientin kann eine Amniozentese eine feto-maternale Mikrotransfusion bewirken und dadurch eine Sensibilisierung mit Bildung von Antikörpern auslösen. Daraus leitet sich die Notwendigkeit einer *Anti-D-Prophylaxe* nach einer Amniozentese ab. Es wird eine Standarddosis von 300 μg Anti-D i.m. verabreicht. Eine Wiederholung der Anti-D-Prophylaxe in der 28. Schwangerschaftswoche mit der gleichen Dosis ist seit dem 1. 9. 1990 obligatorisch.

Fetale Komplikationen

Das schwerwiegendste denkbare Risiko ist hier ohne Zweifel die *Induktion eines Aborts*.

Die Abortraten für die Zeit zwischen der Amniozentese (15. bis 16.) und der 28. Schwangerschaftswoche liegen zwischen 1,4 und 3,0% [18, 30, 44, 48]. Für eine Beurteilung des kausalen Zusammenhangs zwischen der Amniozentese und danach eingetretenem Abort ist vor allem die Kenntnis der Spontanabortrate für den Zeitraum zwischen 16. und 28. Schwangerschaftswoche von entscheidender Bedeutung. Hier ergibt sich aber insofern ein Problem, als nahezu allen Studien Vergleichszahlen aus einer Kontrollgruppe fehlen. Eine multizentrische Studie in Großbritannien [5] berücksichtigte auch die Ergebnisse bei einer Kontrollgruppe. Die für diese Kontrollgruppe ermittelte Spontanabortrate lag bei 1,1%, während die Gesamtabortrate nach Amniozentese 2,4% betrug. Demnach errechnet sich für diese Studie eine der Amniozentese anzulastende Abortrate von 1,3%.

Die von der Deutschen Forschungsgemeinschaft geförderte multizentrische Studie [13] weist eine Gesamtabortrate von nur 1,8% aus, bezogen auf 5821 beendete Schwangerschaften. Unter Berücksichtigung der in Großbritannien gefundenen Spontanabortrate von 1,1% ergibt sich hier ein durch die Amniozentese bedingtes Abortrisiko von 0,7%. Dies bestätigt die in Deutschland allgemein übliche Praxis, bei Beratungsgesprächen das mit der Amniozentese verbundene Abortrisiko mit 0,5 bis 1,0% anzugeben. Die eigenen Erfahrungen bestätigen die genannten Risikozahlen [49]. Eine lückenlose Dokumentation von eingetretenen Aborten ist nur über ein aufwendiges Mahnsystem zu erreichen. Daher beschränken sich die Angaben über das Abortrisiko einer Amniozentese zum Teil nur auf einen Zeitraum von zwei Wochen nach dem Eingriff. Nach diesem Kriterium wurden für die Universitäts-Frauenkliniken in Münster 0,5% [24], Bonn 0,3% [24] und Northeim und Gießen jeweils 0,4% (eigene Ergebnisse) ermittelt.

Bei Einzelfallanalysen wird ein Abort, der innerhalb der ersten zwei Wochen eintritt, meist von vornherein der Amniozentese angelastet, während die Aborte zu einem späteren Zeitpunkt eher anderen Ursachen zugeschrieben werden. Eine solche Betrachtungsweise kommt den praktischen Gegebenheiten sicherlich nahe und schafft praktikable Voraussetzungen für eine Vergleichbarkeit der in den verschiedenen Zentren ermittelten Abortraten, auch wenn nicht jeder Abort, der kurzfristig nach einer Amniozentese eintritt, zwangsläufig Folge dieses Eingriffs ist. Umgekehrt gilt, daß ein Spätabort durchaus seine Ursache in der Wochen zurückliegenden Amniozentese haben kann. Daten aus umfangreichen Studien zeigen, daß ca. zwei Drittel der Aborte (66 bis 70%) innerhalb von zwei Wochen stattfinden [12, 49]. Eine Abortrate, die nur die ersten zwei Wochen nach dem Eingriff erfaßt, ist somit nur bedingt aussagefähig.

Mehrere Punktionsversuche, Wiederholungsamniozentesen, eine blutig verfärbte Fruchtwasserprobe und die Verwendung von Kanülen mit einem Außendurchmesser von mehr als 0,7 mm stellen eindeutig Risikofaktoren dar (signifikanter Anstieg der Abortrate um das 2,7- bis 4,5fache). Bei schon vor der Amniozentese aufgetretenen Symptomen im Sinne eines Abortus imminens stieg die Abortrate sogar um ca. das 4,7fache. Dagegen lag die Gesamtabortrate bei Fällen mit Vorderwandplazenta mit 1,9% im Vergleich zu 1,5% nicht signifikant höher [49].

Schwerwiegende fetale Verletzungen als Folge einer Amniozentese *im zweiten Trimenon* einer Schwangerschaft sind bei Lebendgeborenen bisher nicht bekannt geworden. In Einzelfällen wiesen aber spontan abortierte Feten Verletzungen auf, die offensichtlich durch die Punktionskanüle verursacht wurden und zumindest auch teilweise als Abortursache anzusehen waren [12, 46].

Vereinzelt wurden nach Amniozentesen *im letzten Trimenon* der Schwangerschaft schwerwiegende kindliche Schäden beschrieben (Pneumothorax, arteriovenöse Fistel, Gangrän einer Extremität, Augenverletzung, Herztamponade, Verletzungen der Milz). In all diesen Fällen erfolgte die Amniozentese nicht unter Sichtkontrolle mit Ultraschall, andererseits werden diese Verletzungen inzwischen als Rarität betrachtet. Gelegentlich wurden bei Neugeborenen kleine unbedeutende Hautnarben, die auf eine flüchtige Berührung der Kanülenspitze schließen ließen, gefunden. Andererseits werden vergleichbare Hautnarben auch bei Kindern gesehen, die keiner Amniozentese ausgesetzt waren [2, 39].

Ein fetales Risiko kann sich auch aus einem *Fruchtwasserverlust* und *vaginalen Blutungen* ergeben. Beide Komplikationen wurden in 0,7 bis 2,5 und 0,3 bis 1,5% der Fälle beobachtet [30, 48]. Fruchtwasserabgang und vaginale Blutung haben aber nicht zwangsläufig immer eine prognostisch ungünstige Bedeutung. Nachteilige Auswirkungen einer Amniozentese auf die perinatale Morbidität sind bisher nicht auszumachen.

So fand sich auch keine signifikant erhöhte Rate von Frühgeburten, kindlichen Wachstumsretardierungen, angeborenen Fehlbildungen oder sonstigen neonatalen Komplikationen [44]. Die Ergebnisse einer britischen Studie weisen etwas überraschend eine erhöhte Rate an Atemnotsyndromen und orthopädischen Erkrankungen wie angeborene Hüftgelenksdysplasie und Klumpfüße aus. Eine Erklärung für das gehäufte Auftreten gerade der orthopädischen Anomalien steht bisher aus. Die britischen Ergebnisse konnten in anderen Ländern bisher nicht bestätigt werden. Lediglich in der deutschen Studie findet sich eine vergleichbar hohe Rate an Hüftgelenksdysplasien [12, 44].

2.2.3 Zytogenetische und biochemische Untersuchung des Fruchtwassers und seiner Zellen

Die biochemische und zytogenetische Aufarbeitung von Fruchtwasserproben ist Aufgabe spezialisierter Laboratorien, meist im Bereich humangenetischer Institute. Die technischen Einzelheiten sind für den Frauenarzt von geringerem Interesse, jedoch ist es für eine optimale Zusammenarbeit wichtig, daß er über die Prinzipien orientiert ist.

Die Alpha-Fetoprotein- und Acetylcholinesterase-Diagnostik wird im Zusammenhang mit der Diagnostik von Neuralrohrdefekten im Kapitel 17 abgehandelt.

2.2.3.1 Untersuchungen an Kulturen fetaler Zellen

Diagnostik von genetisch bedingten Stoffwechselerkrankungen

Bei manchen Erbleiden gestatten biochemische oder endokrinologische Untersuchungen des Fruchtwassers selbst die Diagnose; in der Regel aber ist es notwendig, zunächst fetale Zellen aus dem Fruchtwasser in Kultur zu vermehren, um dann an diesen Kulturen unter standardisierten Bedingungen die entsprechenden Untersuchungen durchzuführen.

Die wichtigste Voraussetzung für die Diagnose ist die *Kenntnis des biochemischen Defektes*, der bei einem Fetus erwartet oder befürchtet wird. Es gibt deshalb nicht die Möglichkeit eines allgemeinen Screenings für biochemische Defekte, sondern nur die gezielte Untersuchung, etwa bei belastender Familienanamnese und genauer Diagnose bei dem betroffenen Geschwister oder sonstigen Verwandten.

Ferner ist es erforderlich, daß die kultivierten Amnionzellen *(Fibroblasten) den entsprechenden Defekt erkennen lassen*, d. h., normalerweise das nachzuweisende Enzym oder Protein bilden. Aus diesem Grund ist es z. B. bisher nicht möglich gewesen, die Phenylketonurie aus Amnionzellen biochemisch nachzuweisen oder auszuschließen. Der Defekt betrifft hier ein nur in Leberzellen exprimiertes Enzym. Gerade in diesem Fall gelingt die pränatale Diagnose neuerdings mit Methoden der DNS-Analyse (siehe Abschn. 2.2.3.2).

Die pränatale Diagnostik von biochemisch-genetischen Krankheiten erfordert eine sehr genaue humangenetische Beratung und enge Zusammenarbeit mit einem *spezialisierten Laboratorium*. Wegen der relativen Seltenheit jeder hierhergehörenden Krankheit ist die Spezialisierung und Konzentration auf jeweils wenige Untersuchungsstellen erforderlich. In den allermeisten Fällen ist der Postversand von Zellkulturen ohne Schwierigkeiten möglich. Die Gesamtbearbeitungszeit ist durch die notwendige Kulturzeit und oft schwierige Untersuchung meist länger, so daß eine nicht zu späte Amniozentese ratsam ist. Wegen der Fortschritte auf diesem Gebiet sollte in jedem geeigneten Fall speziell geprüft werden, ob neuere Erkenntnisse vorliegen und eventuell eine Diagnostik möglich geworden ist [14, 34].

Zytogenetische Untersuchungen

Das zytogenetische Laboratorium erhält im Regelfall 10 bis 20 ml Fruchtwasser, das in der 15. bis 17. Schwangerschaftswoche entnommen wurde. Zellkultur und Präparation einschließlich der G-Bandenfärbung ermöglichen neben Feststellung von zahlenmäßigen Aberrationen auch die Diagnose von strukturellen chromosomalen Anomalien. Schwierigkeiten bei der Bewertung ergeben sich vor allem dann, wenn die Beurteilung des Krankheitswertes einer gefundenen Anomalie unsicher ist, wie z. B. bei manchen Anomalien der Geschlechtschromosomen, oder wenn der Chromosomenbefund keinen eindeutigen Rückschluß auf den Phänotyp des Feten gestattet. Das kann bei neuentstandenen Chromosomentranslokationen oder bei uneinheitlichen Befunden (Mosaik) der Fall sein. In diesem Fall kann auch einmal eine zweite Fruchtwasserentnahme zur Kontroll- und Ergänzungsuntersuchung notwendig sein; auch können ergänzende Untersuchungen aus fetalem Blut in Betracht kommen (siehe Abschn. 2.4). Enge Zusammenarbeit zwischen Humangenetiker und Gynäkologen ist, wie in allen Fällen einer pränatalen Diagnostik, hier besonders wichtig.

Die *Technik der zytogenetischen Aufarbeitung* von Fruchtwasserproben ist gut standardisiert. Ein Versand von Fruchtwasserproben per Post ist durchaus möglich und üblich; Entnahme und Aufarbeitung am gleichen Ort hilft jedoch, Störquellen zu vermeiden. Wichtig ist die Verwendung von nicht toxischem, sterilem Material für die Probenaufbewahrung bzw. den Transport und die Vermeidung extremer Temperaturen (Raumtemperatur!).

Die beiden international gebräuchlichsten *Techniken der Zellkultur* sind die Trypsinierungstechnik und die In-situ-Technik [33] (Abb. 16-8a bzw. 16-8b). In beiden Fällen werden zunächst die Zellen durch Zentrifugation des Fruchtwassers konzentriert. Anschließend erfolgt bei der Trypsinierungstechnik die Kultur direkt auf dem Boden des Kulturgefäßes, von dem später, nach Behandlung mit Colchicin (Colzemid®), die in den Mitosen arretierten Zellen durch Trypsinierung oder Abschütteln zur weiteren Präparation gewonnen werden. Bei der sogenannten In-situ-Methode werden die Zellen in Nährmedium suspendiert und dann kleine Portionen der Zellsuspension auf Deckgläser aufgebracht und kultiviert, so daß sich einzelne Zellkolonien entwickeln, von denen man annehmen kann, daß sie aus jeweils einer Zelle entstandene Klone darstellen. Die weitere Präparation erfolgt dann an den auf dem Deckglas angehefteten Zellen („in situ").

Beide Techniken erfordern etwa gleich viel Zeit bis zur Feststellung des fetalen Karyotyps. Einschließlich der Auswertung und abhängig auch von der personel-

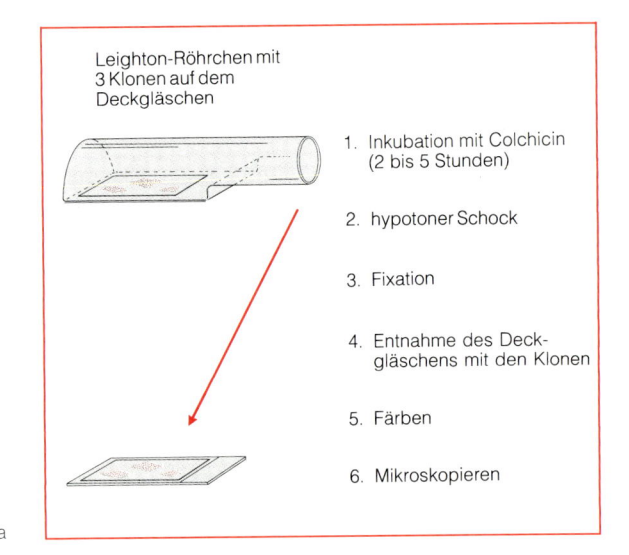

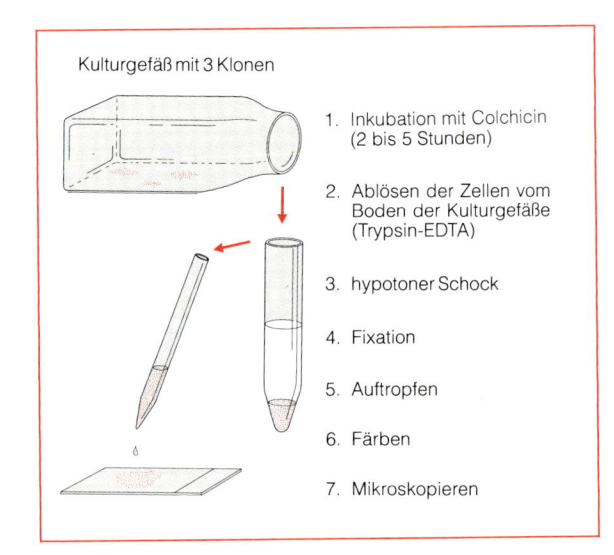

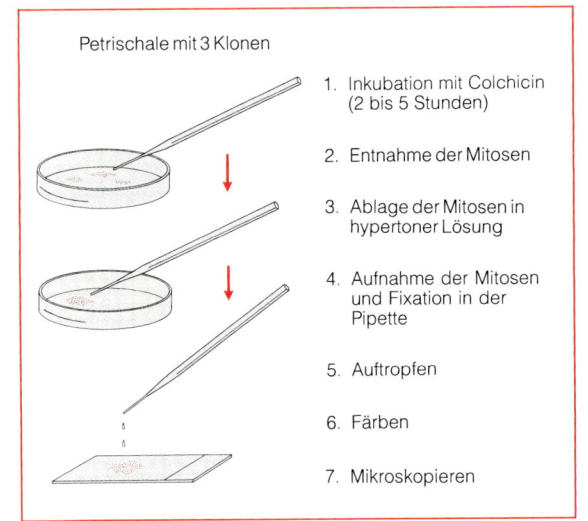

Abb. 16-8 Prinzip und Ablauf der Kultur fetaler Zellen nach verschiedenen Techniken (nach Claussen [9]).
a) In-situ-Technik der Kultur fetaler Zellen aus dem Fruchtwasser
b) Trypsinierungstechnik der Kultur fetaler Zellen: Prinzip und Ablauf
c) Pipettenmethode der Kultur fetaler Zellen aus dem Fruchtwasser

len Ausstattung des Laboratoriums sind das in der Regel zwei bis drei Wochen.

Beide Methoden haben Vor- und Nachteile. So gestattet z. B. die In-situ-Methode eine bessere Beurteilung eventueller Mosaike, während die Trypsinierungsmethode bessere Voraussetzungen für die Bandenfärbung liefert.

Für Sonderfälle kann man eine Methode anwenden, bei der schon die ersten Mitosen, die in einer Kultur erscheinen, mittels einer Spezialpipette aufgenommen und separat bearbeitet werden, während der Rest der Kultur zur späteren Aufarbeitung verfügbar bleibt (Abb. 16-8c) [9]. Mit dieser „Pipettenmethode" gelingt es, bereits sechs bis sieben Tage nach der Amniozentese den fetalen Karyotyp zu erstellen.

2.2.3.2 Anwendung der DNS-Analyse in der pränatalen Diagnostik

Während wir in der zytogenetischen Diagnostik nur gröbere Umbauten oder Verteilungsstörungen der Träger des genetischen Materials, der Chromosomen, erfassen und in der Diagnose von Stoffwechselkrankheiten bestenfalls ein Genprodukt auf seine Anwesenheit oder Veränderung prüfen können, gestatten die Techniken der Analyse der Desoxyribonukleinsäure (DNS) die direkte Erfassung einzelner Erbanlagen. Dies kann wiederum nicht im Sinne eines allgemeinen Screenings verwandt werden, sondern *nur gezielt* bei bekanntem Risiko für eine bestimmte Anomalie. Das folgt allein schon aus dem Aufwand, dann aber auch daraus, daß wir bislang geeignete Verfahren nur für bestimmte Krankheiten zur Verfügung haben, deren Zahl aber rasch zunimmt. Tabelle 16-1 faßt nach dem Stand von 1990 klinisch bereits einsetzbare und bisher nur in der Forschung eingesetzte Tests zusammen. In der Tabelle ist nicht unterschieden, ob für die Diagnostik eng gekoppelte Polymorphismen (Marker) eingesetzt werden, oder ob bereits der direkte Gennachweis möglich ist. Die Entwicklung schreitet auch hier rasch fort. Außerdem hängt es auch von der speziellen Familiensituation ab, welcher Test einsetzbar, „informativ" ist und wie sicher die Aussage sein kann.

Hier sei nur kurz das *Prinzip* erwähnt: Trägersubstanz der genetischen Information im Genom ist die DNS. Wir haben allen Grund zu der Annahme, daß diese – von bestimmten Ausnahmen abgesehen – in allen Zellen unseres Körpers in gleicher Weise vorhanden ist. DNS kann aus jeder kernhaltigen Zelle gewonnen werden, also auch aus Amnionzellen oder Zellen des Chorion frondosum. Die hier erhältliche Menge reicht jeweils für eine bestimmte Untersuchung mit bekanntem Verfahren aus [28, 34, 45, 50]. Wegen des Zeitgewinns wird Chorionzottengewebe bevorzugt für die molekulargenetische Untersuchung eingesetzt.

Mittels der Polymerasekettenreaktion ist es möglich, ein definiertes Stück der DNS in wenigen Stunden hunderttausendfach zu vermehren, und so auch aus kleinsten Proben genügend Material für die Analyse zu gewinnen.

Das entscheidende Werkzeug für die Analyse sind *Restriktionsenzyme*. Das sind bakterielle Enzyme, die die doppelsträngige DNS an spezifischen Stellen schneiden, die jeweils durch bestimmte Basenpaarfolgen determiniert sind. Es sind über 150 derartige Enzyme bekannt. Isoliert man DNS aus einer Zellpopulation und behandelt sie mit einem Restriktionsenzym, so entsteht eine sehr große Zahl jeweils spezifischer DNS-Fragmente, von denen eines das gesuchte Gen enthält. Man kann diese Bruchstücke nach ihrer Größe im Gel elektrophoretisch trennen. Notwendig ist es nun, das Stück, das die gesuchte Geninformation enthält, sichtbar zu machen. Das gelingt bei bekanntem Genprodukt nach Denaturierung und Hybridisierung mit einer radioaktiv gemachten komplementären DNS-Sequenz. Im einfachsten Fall könnte z. B. eine Schnittstelle im Genprodukt selbst durch die Mutation ausgefallen sein. Das gesuchte Gen wäre dann in einem größeren Fragment als normal zu finden. In solcher Weise gelingt z. B. die Diagnose der Anlage für die Sichelzellanämie (direkte Genanalyse). In anderen Fällen ist nur der Nachweis einer mehr oder weniger eng gekoppelten Schnittstelle oder deren Ausfall (Restriktionsfragment-Längenpolymorphismus) möglich (indirekte Untersuchung durch Kopplungsanalyse).

Da molekulargenetische Diagnosemethoden in der Regel die Untersuchung mehrerer Familienangehöriger erfordern, ist eine frühzeitige Kontaktaufnahme dringend zu raten. Bei geplanter Schwangerschaft sollte die Familienuntersuchung *schon vor der Konzeption* erfolgen.

Nachdem bei einer ständig wachsenden Zahl von Erbleiden das verantwortliche Gen bzw. seine Mutation selbst isoliert und analysiert ist, gewinnt die direkte Gendiagnostik zunehmend an Bedeutung. Damit wird auch immer häufiger die Frage nach der *ethischen Berechtigung* einer solchen Diagnostik gestellt. Es besteht Einigkeit darüber, daß eine molekulargenetische Diagnostik nur zusammen mit einer kompetenten humangenetischen Beratung erfolgen darf.

Tabelle 16-1 Molekulargenetisch diagnostizierbare Erbleiden. Die Tabelle enthält sowohl durch Genkopplung als auch durch direkten Gennachweis diagnostizierbare Krankheiten. Im einzelnen hängt die Aussagefähigkeit von der Sicherheit des Tests (unter anderem der Rekombinationshäufigkeit) und der genetischen Situation in der einzelnen Familie ab. Wegen des raschen Fortschritts auf diesem Gebiet kann die Tabelle nur orientierenden Charakter haben.

Adenosin-Deaminase-Mangel	Lebersche Optikusatrophie
Adrenogenitale Hyperplasie (21-Hydroxylasemangel)	Morbus Norrie Morbus von Willebrand
Alpha-Thalassämie	Morbus Wilson
Alpha-1-Antitrypsin-Mangel	Muskelatrophie, infantile spinale (Werdnig-Hoffmann)
Antithrombin-III-Mangel	
Beta-Thalassämie	Muskeldystrophie Becker
Chorea Huntington	Muskeldystrophie Duchenne
Choroideremie	Myotone Dystrophie
Ehlers-Danlos-Syndrom	Neurofibromatose (von Recklinghausen)
Familiäre Hypercholesterinämie	Ornithin-Aminotransferase-Mangel
Fragiles X	Ornithin-Transcarbamylase-Mangel
Friedreich-Ataxie	Phenylketonurie
Glykogenspeicherkrankheit V + VI (McArdle/Hers)	Polyzystische Nieren vom Erwachsenentyp
	Retinoblastom
Hämophilie A	Sichelzellanämie
Hämophilie B	X-gekoppelte Ichthyose Zystische Fibrose (Mukoviszidose)

2.3 Diagnostik an Plazentagewebe

Die Erfahrungen mit einer schnellen Karyotypisierung im ersten Trimenon durch Untersuchungen an Chorionzottengewebe führten bald dazu, diese Möglichkeit auch später in der Schwangerschaft, jetzt durch zytogenetische Untersuchung an Plazentagewebe zu nutzen. Es zeigte sich, daß Plazentagewebe zeitlich unbegrenzt und damit auch während des zweiten und sogar im dritten Trimenon für eine schnelle Karyotypisierung geeignet ist. Das Karyogramm kann nach Kurzzeitinkubation innerhalb von nur 24 bis 36 Stunden fertiggestellt werden (siehe auch Abschn. 2.1.4.1).

2.3.1 Technik der Entnahme von Plazentagewebe

Das notwendige Plazentagewebe kann zu diesem Zeitpunkt der Schwangerschaft nur auf transabdominalem Wege gewonnen werden. In jedem Fall wird neben der Aspiration von Plazentagewebe immer auch die Entnahme einer Fruchtwasserprobe angestrebt. Dies ist allerdings bei Oligo- oder Anhydramnie im Einzelfall nicht möglich. Das technische Vorgehen gleicht somit dem einer Amniozentese, mit dem Unterschied, daß die Kanüle im Fall einer Vorderwandplazenta transplazentar in die Amnionhöhle eingeführt und nach Aspiration von Fruchtwasser unter Ultraschallsicht in die Plazenta zurückgeführt (siehe auch Abb. 16-6), oder im Falle einer Hinterwandplazenta, in diese vorgeschoben wird. Das Plazentagewebe wird dann mit Hilfe einer 20-ml-Spritze, die mit wenigen Millilitern einer erwärmten Kochsalzlösung gefüllt ist, aspiriert. Dabei wird die Kanüle in der Plazenta mehrmals vor- und zurückbewegt, bei gleichzeitigem Herstellen eines Unterdrucks in der Spritze.

In der Regel verwenden wir zum einmaligen Gebrauch bestimmte Spinalkanülen mit einem Außendurchmesser von 0,9 mm, seltener 1,1 mm. Die üblicherweise bei einer Amniozentese verwandten 0,7-mm-Kanülen sind erfahrungsgemäß weniger geeignet, weil häufig eine zu geringe Menge an Plazentagewebe damit aspiriert werden kann. Die Länge der Kanülen beträgt 9 oder 12 cm. Bis auf wenige Ausnahmen wird schon beim ersten Versuch eine ausreichende Gewebemenge gewonnen, so daß die Rate der Mehrfachpunktionen niedrig ist (unter 5%). Ebenfalls in weniger als 5% der Fälle konnte bei der zytogenetischen Untersuchung der Plazentagewebeprobe kein Karyotyp erstellt werden, wobei in der Hälfte der Fälle die Ursache in einer zu geringen Gewebemenge (weniger als 5 mg) zu suchen war. Die Mehrzahl dieser Plazentagewebeproben wurde in der Anfangsphase gewonnen. Bei quantitativ ausreichender Gewebeprobe (mindestens 5 mg) beträgt die Erfolgsrate der Karyotypisierung 97,8% [19, 20]. Dies bedeutet aber, daß auch im Einzelfall bei einer ausreichenden Gewebemenge zu wenig Mitosen vorhanden sein können, um einen Karyotypen zu erstellen. Dies ist vor allem dann der Fall, wenn die Gewebeprobe aus Randbereichen der Plazenta stammt. In diesen Fällen war dann jedoch die Amnionzellkultur stets erfolgreich, so daß kein Fall ohne zytogenetisches Ergebnis blieb.

2.3.2 Indikationen für die Entnahme von Plazentagewebe

Das rasche Überprüfen des Karyotyps beim Feten ist auch im zweiten und gelegentlich sogar im dritten Trimenon in mehrfacher Hinsicht von klinischer Bedeutung. Eine Indikation ergab sich zunächst hauptsächlich aus auffälligen Ultraschallbefunden, die erfahrungsgemäß häufig in Kombination mit einer Chromosomenanomalie auftreten (z.B. Omphalozelen, Hygroma colli), zum anderen dann, wenn der günstige Zeitpunkt für eine Amniozentese aus vielfältigen Gründen verpaßt wurde. Dabei handelt es sich um Fälle jenseits der 20. Schwangerschaftswoche; ein Ergebnis mit Hilfe der Amnionzellkultur ist dann nicht mehr vor Ablauf der 24. Schwangerschaftswoche zu erreichen. Diese beiden „klassischen" Indikationen treffen jetzt nur noch für etwas weniger als die Hälfte der Fälle zu (Tab. 16-2). Inzwischen wird die kombinierte Methode auch gerne von Patientinnen, bei denen ohnehin eine Amniozentese indiziert ist, die lange Wartezeit auf das zytogenetische Ergebnis aber psychische Probleme bereitet, in Anspruch genommen. Wir bieten das kombinierte Vorgehen bevorzugt bei einem erhöhten mütterlichen Alter von 40 Jahren und mehr, oder auch in Fällen, bei denen eine Amniozentese nur transplazentar möglich ist, an. Auf das AFP-Screening (siehe Kap. 17) und neuerdings auch auf das sogenannte biochemische Screening („Tripeldiagnostik": AFP, Beta-hCG, Estriol) wird im Rahmen der Schwangerenvorsorge immer mehr zurückgegriffen; allerdings ergeben sich gerade beim AFP-Screening immer noch unverständliche Zeitverzögerungen, so daß die Patientin häufig erst relativ spät zur Amniozentese überwiesen wird. Dies erklärt, warum in der Indikationsgruppe „Termin für Amniozentese verpaßt" die größte Fallzahl auf das AFP-Screening entfällt (Tab. 16-2).

Tabelle 16-2 Indikationen zur schnellen Karyotypisierung an Plazentagewebe im zweiten und dritten Trimenon (late CVS, CVS II/III) an der Frauenklinik Northeim (September 1986 bis August 1991). AFP = Alpha-Fetoprotein, CF = zystische Fibrose (Mukoviszidose), DMD = Muskeldystrophie Typ Duchenne, E3 = Estriol

Amniozentese indiziert, schnelle Karyotypisierung erwünscht (14+/18+ SSW)		423 (50,5%)
– mütterliches Alter (Amniozentese nur transplazentar möglich: 88)	274	
– DNS-Analyse (DMD, CF)	10	
– AFP-Screening (AFP < 67)	100	
– biochemisches Screening (AFP, hCG, E3)	13	
– Alternative zur CVS I	26	
Termin für Amniozentese verpaßt (> 19.+ SSW)		253 (30,2%)
– Amniozentese indiziert	54	
– AFP-Screening (AFP < 89)	146	
– biochemisches Screening (AFP, hCG, E3)	19	
– Fetoskopie (Risiko für erbliche Hauterkrankungen)	34	
Auffällige Ultraschallbefunde		133 (15,9%)
Sonstige (Kulturprobleme nach CVS I/Amniozentese)		29 (3,4%)
Insgesamt		838 (100,0%)

Von den Fällen mit auffälligen Ultraschallbefunden entfallen jeweils rund 40% auf Fruchtwasseranomalien (Hydramnion oder Oligohydramnie) und auf pathologische Befunde im Bereich der Organsysteme. Weitere Indikationen waren hier die Klärung eines intrauterinen Fruchttods (10%) sowie der Ausschluß einer Chromosomenanomalie bei Wachstumsretardierung des Kindes (5%). Die auffälligen Ultraschallbefunde im Bereich der Organsysteme verteilen sich auf Neuralrohrdefekte, einschließlich Hydrozephalus (36%), dann zu gleichen Teilen auf Fehlbildungen des Urogenitaltraktes, der Extremitäten, auf Omphalozelen/Gastroschisis und Hygroma colli (jeweils ca. 12%). In 3,9% wurde ein pathologischer Karyotyp diagnostiziert, der dann auch meist die Indikation zur Abruptio darstellte. Weitere Indikationen zur vorzeitigen Beendigung der Schwangerschaft ergaben sich aus schwerwiegenden, sonographisch erkennbaren Fehlbildungen oder anderen pränatal diagnostizierten Erkrankungen der Feten (z. B. zystische Fibrose, Epidermolysis bullosa Typ Herlitz, offene Neuralrohrdefekte). Bis dahin ergab sich somit eine Abruptiorate von 10,2%. Auf das dritte Trimenon entfallen nur 3,8% der Fälle mit schneller Karyotypisierung an Plazentagewebe, auf den Zeitraum zwischen der 15. und 19. Schwangerschaftswoche (abgeschlossene 14 bis 18 Wochen) entfallen rund 60%, auf den Zeitraum zwischen der 20. und 27. Schwangerschaftswoche (19 bis 26 abgeschlossene Wochen) rund 36%.

2.3.3 Risiken der Entnahme von Plazentagewebe

Die Gesamtabortrate nach einer Amniozentese mit gleichzeitiger Entnahme von Fruchtwasser und Plazentagewebe liegt derzeit konstant erstaunlich niedrig. Bezogen auf 559 abgeschlossene Schwangerschaften (Stand März 1991) beträgt die *Gesamtabortrate* bis zur 28. Schwangerschaftswoche 0,9% und liegt damit sogar im Bereich der eingriffsbedingten Abortrate bei Fruchtwasserentnahme allein [21]. Möglicherweise wirkt sich hier das häufig notwendige transplazentare Eindringen der Kanüle in die Amniohöhle risikovermindernd aus, weil der Defekt in den Eihäuten durch die Plazenta besser abgedichtet wird. Andererseits spielen sicher auch der relativ späte Zeitpunkt des Eingriffs und die dadurch von vornherein nur noch sehr niedrige Spontanabortrate eine Rolle. Darüber hinaus ist nicht zu verkennen, daß die Fallzahl von 559 abgeschlossenen Schwangerschaften immer noch vergleichsweise klein ist. Immerhin ist aber der Schluß erlaubt, daß das kombinierte Vorgehen zumindest nicht gefährlicher ist als eine Fruchtwasserentnahme allein.

2.4 Diagnostik an fetalem Blut

Der direkte Zugang zum fetalen Kreislauf schon pränatal galt lange Zeit als unerreichbar, war aber sehr erwünscht, weil sich dadurch sowohl für die pränatale Diagnostik als auch für eine intrauterine Therapie erhebliche Fortschritte erhoffen ließen. Erst nachdem es möglich geworden war, die *Fetoskopie* unter klinisch vertretbaren Bedingungen in die Pränataldiagnostik einzuführen, war der Weg offen auch für eine Aspiration von fetalem Blut unter endoskopischer Sicht, wobei sich am ehesten Gefäße der Chorionplatte oder Nabelschnurgefäße anboten. In der zweiten Hälfte der siebziger und zu Beginn der achtziger Jahre hat sich der Schwerpunkt der klinischen Anwendung der Fetoskopie auf die Gewinnung fetalen Blutes verlagert, vor allem in den Ländern des Mittelmeerraumes wegen der großen Bedeutung einer pränatalen Diagnostik von Hämoglobinopathien wie der Thalassämie und Sichelzellanämie.

Die Aspiration von fetalem Blut mit Hilfe der Fetoskopie unter endoskopischer Sicht ermöglichte zwar bei entsprechender Erfahrung eine sichere Punktion von Nabelschnurgefäßen und damit die Gewinnung einer nicht kontaminierten fetalen Blutprobe. Andererseits war hierzu ein Instrumentarium mit einem Außendurchmesser von annähernd 3 mm erforderlich; dies wiederum erhöhte das Eingriffsrisiko und führte nach eigenen Erfahrungen zu Abortraten bis 7%. Hinzu kam, daß die Entnahme von fetalem Blut technisch relativ aufwendig war und unter stationären Bedingungen erfolgen mußte. In einigen Zentren wurde der Eingriff sogar unter einer Allgemeinnarkose vorgenommen.

So war es verständlich, daß nach Alternativen zur Gewinnung von fetalem Blut Ausschau gehalten wurde. Der entscheidende Durchbruch gelang hier 1983 durch die Einführung einer *ultraschallgeleiteten Punktionstechnik* unter ambulanten Bedingungen, die auch heute noch in gleicher Weise zur Anwendung kommt [10, 11].

2.4.1 Technik der Blutentnahme am Feten

Mit Hilfe einer 0,9-mm-Kanüle unter *Ultraschallkontrolle* kann man die *Nabelvene* nahe dem plazentaren Nabelschnuransatz punktieren, wobei dieser im Fall einer Vorderwandplazenta nach transplazentarem Vorgehen erreicht wird. Die entscheidenden Vorteile der Nabelvenenpunktion bestehen darin, daß der Eingriff ambulant und ohne Lokalanästhesie vorgenommen werden kann, Wiederholungspunktionen möglich sind und insgesamt eine deutliche Risikoverminderung erreicht wurde.

Bei einer Punktion der Nabelvene am plazentaren Nabelschnuransatz, vor allem bei transplazentarem Vorgehen, besteht grundsätzlich die Gefahr, daß eine mütterliche Blutprobe aus dem Randsinus der Plazenta gewonnen wird, zumindest aber die *Gefahr einer Kontamination mit mütterlichem Blut*. Deshalb ist es unerläßlich, die auf diese Art gewonnene Blutprobe hämatologisch untersuchen zu lassen, um Kontaminationen sicher auszuschließen (Kleihauer-Betke-Test zum Nachweis von fetalem Hämoglobin oder sofortige Analyse der Blutprobe an einem Coulter-Counter). Wir bevorzugen nach Möglichkeit eine Punktion der Nabelvene im Bereich des Nabelschnuransatzes am Feten, weil man hier davon ausgehen kann, daß die gewonnene Blutprobe wirklich fetalen Ursprungs ist. Darüber hinaus ist es möglich, die Nabelvene auch im Bereich einer freien Nabelschnurschlinge ultraschallgeleitet zu punktieren (Abb. 16-9).

Sowohl am fetalen Nabelschnuransatz als auch im Bereich einer freien Nabelschnurschlinge gelingt es nicht immer auf Anhieb, die Nabelvene zu punktieren. Der Erfolg hängt entscheidend vom Zeitpunkt der Punktion ab, weil mit zunehmender Dauer der Schwangerschaft das Kaliber der Nabelvene naturgemäß deutlich zunimmt. In Abhängigkeit von der jeweiligen Indikation versuchen wir eine Punktion von Nabelschnurgefäßen *frühestens in der 18. Schwangerschaftswoche*. Im Fall einer Pränataldiagnostik mit der möglichen Konsequenz einer Abruptio ergibt sich somit ein Zeitraum für die Punktion von Nabelschnurgefäßen zwischen der 18. und 22. Woche.

Im Einzelfall kann die Punktion zum Geduldspiel werden, insbesondere wenn adipöse Bauchdecken und/oder eine Oligohydramnie den Eingriff erschweren. Das zweidimensionale Ultraschallbild vermittelt häufig den Eindruck, daß die Kanülenspitze bereits in der Nabelvene plaziert wurde, während sie in Wirklichkeit vor oder hinter der Nabelschnur liegt. Andererseits kann bei dem Versuch, die Nabelschnurvene zu punktieren, sonographisch eine Eindellung der Nabelschnuroberfläche durch die Kanülenspitze beobachtet werden. Für ein erfolgreiches Eindringen in das Gefäß ist in solchen Fällen meist ein einmaliges oder auch mehrmaliges ruckartiges Vorschieben der Punktionskanüle erforderlich.

Die *Menge an fetalem Blut*, die jeweils zu diagnostischen Zwecken aspiriert werden kann, beträgt zwischen 0,5 und 3 ml, je nach Schwangerschaftsalter und dem davon abhängigen Gesamtblutvolumen des Feten. Eine Blutmenge von 100 bis 500 μl (0,5 ml) reicht je nach Aufgabenstellung meist aus; diese Menge bedeutet für einen Fetus der 18. bis 20. Schwangerschaftswoche keinen nennenswerten Blutverlust.

Eine weitere Alternative, fetales Blut für diagnostische Zwecke zu aspirieren, besteht in der *Punktion des fetalen Herzens* unter Ultraschallsicht. Bei einer kleinen Serie von 24 solchen diagnostischen Eingriffen wurden 16 der Schwangerschaften fortgesetzt. Eine davon

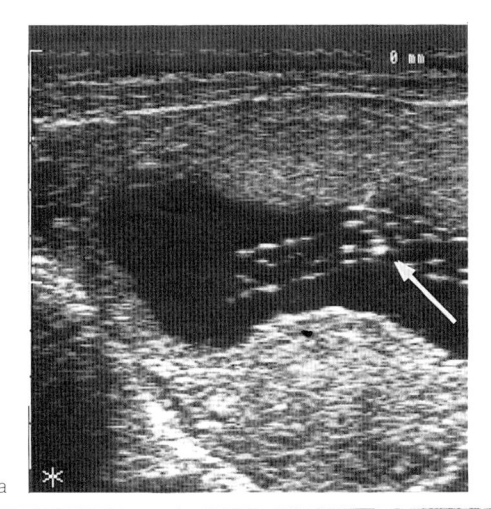

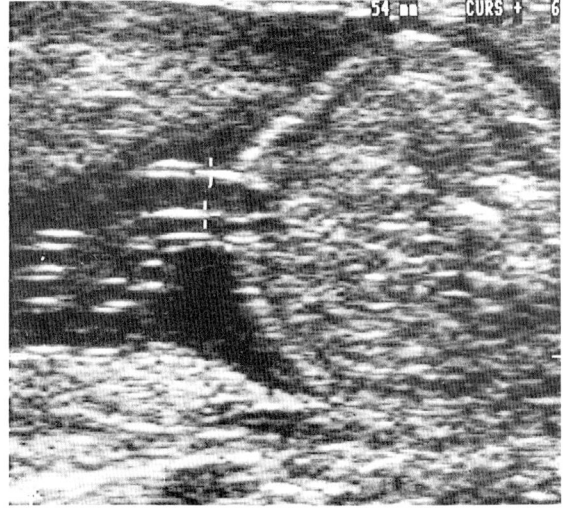

Abb. 16-9 Nabelvenenpunktion zur Gewinnung fetalen Blutes, 22. Schwangerschaftswoche.
a) ultraschallgeleitete Punktion der Nabelvene im Bereich einer freien Nabelschnurschlinge. Die Spitze (→) der 0,9-mm-Kanüle ist in der Nabelvene sichtbar
b) Ultraschallansicht des Nabelschnuransatzes am Feten

Gabe von Medikamenten, Blut und Infusionslösungen an den Feten ist ebenso eine intrauterine Therapie möglich. Im einzelnen sind folgende Indikationen zu nennen:

- pränatale Diagnostik bestimmter Erbkrankheiten wie Thalassämie, Sichelzellanämie und Thrombozytopenien
- schnelle Karyotypisierung innerhalb von drei bis fünf Tagen, insbesondere bei unklarem zytogenetischem Befund, z. B. bei Chromosomenmosaiken im Rahmen der Diagnostik an Chorionzottengewebe oder der Fruchtwasserdiagnostik
- hämatologische und laborchemische Untersuchungen bei immunologisch oder auch nicht-immunologisch bedingtem Hydrops fetalis
- Ausschluß oder Nachweis einer Infektion des Feten bei nachgewiesener Infektion der Mutter (Röteln, Toxoplasmose)
- Blutgasanalyse bei Wachstumsretardierung des Feten und pathologischem CTG und/oder auffälligem Flußprofil bei der Doppler-Sonographie
- intrauterine Therapie: Infusionen, Bluttransfusion, Gabe von Medikamenten

Die pränatale Diagnostik von Hämoglobinopathien stellt immer noch die häufigste Indikation für die ultraschallgeleitete Punktion von Nabelschnurgefäßen dar, obwohl Erkrankungen wie die Thalassämie und Sichelzellanämie heute bevorzugt durch DNS-Analysen mit Hilfe gentechnologischer Untersuchungen an Chorionzottengewebe pränatal diagnostiziert werden (siehe Abschn. 2.2.3.2). In bestimmten Ländern des Mittelmeerraumes reicht die Laborkapazität für DNS-Analysen angesichts der Häufigkeit dieser Erkrankungen noch nicht aus.

endete mit einem Abort, während die übrigen 15 mit der Geburt eines gesunden Kindes abgeschlossen wurden [2a]. Die Punktion des fetalen Herzens spielt heute zahlenmäßig keine große Rolle. Sie ist bestimmten Einzelfällen im Rahmen eines immunologisch bedingten Hydrops fetalis (Rhesusinkompatibilität), etwa bei sulzig verdickter Nabelschnur, vorbehalten.

2.4.2 Indikationen für die Blutentnahme am Feten

Grundsätzlich können hier alle Blutzellen und das Serum Ausgangspunkt für diagnostisch bedeutsame Untersuchungen werden. Durch die intravaskuläre

2.4.3 Risiken der Blutentnahme am Feten

Seit Mitte der achtziger Jahre ist die ultraschallgeleitete Punktion von Nabelschnurgefäßen weltweit ein tausendfach geübter Routineeingriff geworden. Allein der Pionier Daffos berichtete 1991 über eine Erfahrung bei mehr als 3000 Fällen, und die Arbeitsgruppe um Antsaklis aus Athen über mehr als 2000 Fälle im Rahmen einer Pränataldiagnostik von Hämoglobinopathien. Die Risiken des Eingriffs im Hinblick auf Aborte oder intrauterinen Fruchttod schwanken zwischen 1,0 und 2,5%.

2.5 Fetoskopie

Die diagnostische Bedeutung der Fetoskopie hat sich in relativ kurzer Zeit gewandelt. Nach nur einem Jahrzehnt klinischer Anwendung (1974 bis 1984) spielt die endoskopische Inspektion des Feten keine Rolle mehr und ist bis auf extrem seltene Einzelfälle durch die Ultraschalldiagnostik ersetzt worden. Am häufigsten wurde die Fetoskopie bisher für die Punktion von Nabelschnurgefäßen unter endoskopischer Sicht genutzt, inzwischen können aber Nabelschnurgefäße ebenso erfolgreich, aber sehr viel risikoärmer und technisch weniger aufwendig unter Ultraschallsichtkontrolle punktiert werden. Hinzu kommt, daß in den letzten Jahren anstelle von fetalem Blut mehr und mehr Chorionzottengewebe für die pränatale Diagnostik einer Reihe von Erbkrankheiten (Thalassämie, Sichelzellanämie, Hämophilie A und B) herangezogen wird.

Aus den genannten Gründen wird die Fetoskopie in den letzten Jahren von einigen Zentren nur noch dazu verwandt, *aus der fetalen Haut Gewebeproben* zu entnehmen, um diese vor allem elektronenmikroskopisch untersuchen zu können. Für diese Art der pränatalen Diagnostik von schwerwiegenden erblichen Hauterkrankungen bietet sich bisher zur Fetoskopie noch keine Alternative an.

Die klinische Bedeutung der Fetoskopie als diagnostische Methode einst und jetzt läßt sich am besten an den Zuwachsraten ablesen, die für die einzelnen Indikationsbereiche im Zeitraum von 1980 bis 1985 in den Fetoskopiezentren Westeuropas, Nordamerikas und Australiens zu verzeichnen waren (Tab 16-3).

2.5.1 Technik der Fetoskopie

Das technische Vorgehen bei der Fetoskopie entspricht weitgehend dem bei der Amniozentese (siehe auch Abschn. 2.2.1) [36, 37]. Das Fetoskop wird grundsätzlich auf transabdominalem Weg und in Lokalanästhesie bei gleichzeitiger Ultraschallsichtkontrolle in die Amnionhöhle eingeführt. Außer einem Endoskop (Außendurchmesser 1,7, 1,9, 2,2 und 2,7 mm) können so durch die Fetoskophülse (Außendurchmesser 2,3, 2,5 und 3,2 mm) auch Punktionskanülen und Biopsiezangen an den Feten herangeführt werden. Eine Inspektion des Feten ist am besten zwischen der 15. und 18. Schwangerschaftswoche möglich.

Hautproben werden mit Hilfe von starren Biopsiezangen mit einem Außendurchmesser von maximal 1,7 mm zwischen der 20. und 22. Schwangerschaftswoche entnommen. Nachdem die in Frage kommende Hautregion des Feten aufgesucht und endoskopisch identifiziert worden ist, wird die Biopsiezange gegen das Endoskop ausgetauscht und die Gewebeentnahme dann unter Ultraschallsichtkontrolle vorgenommen. Für eine Gewebeentnahme unter endoskopischer Sicht käme nur eine 0,5 mm dicke Zange in Frage, die aber zur Zeit nicht mit der notwendigen Stabilität gefertigt werden kann. Die Verwendung der vorhandenen Biopsiezangen für eine Gewebeentnahme unter endoskopischer Sicht erfordert entweder eine sehr viel dickere Fetoskophülse oder einen zweiten Einstich; beide Möglichkeiten wiederum erhöhen das Eingriffsrisiko. Da immer mehrere Hautproben gewonnen werden müssen, hat sich eine endoskopische Kontrolle der gesetzten Hautwunde und deren genaue Lokalisation zwischen den einzelnen Biopsieversuchen als hilfreich erwiesen. Dagegen ist der Abstand der einzelnen Biopsiestellen zueinander im nur zweidimensionalen Ultraschallbild oft nicht genau zu beurteilen. Liegen die Biopsiestellen zu dicht nebeneinander, kann dies später zu großen Hautnarben führen.

Die Entnahme fetaler Hautproben ist grundsätzlich auch unter Ultraschallsicht möglich, dennoch bevorzugen wir weiterhin die Fetoskopie, weil unter Umständen auch schon bei der endoskopischen Inspektion des Feten typische Hautveränderungen oder andere, im Einzelfall diagnostisch bedeutsame Fehlbildungen erkannt werden können. Hinzu kommt, daß auch bei einer primär ultraschallgeleiteten Entnahme von Hautproben das notwendige Instrumentarium ähnlich dick ist wie das benutzte Fetoskop, so daß dadurch auch keine entscheidende Risikoverminderung, dafür aber andere Nachteile (große Hautnarben) zu erwarten sind.

2.5.2 Indikationen für die Fetoskopie

Für eine fetoskopische Diagnostik stehen in erster Linie schwerwiegende, erbliche Hauterkrankungen aus der Gruppe der Epidermolysen und Ichthyosen zur Diskussion [1]. In beiden Gruppen sind eine Reihe

Tabelle 16-3 Zahlenmäßige Entwicklung der Fetoskopie

Indikation	1980	1985
Aspiration fetalen Blutes	848	ca. 7000
Endoskopische Inspektion	182	ca. 440
Hautbiopsien	8	ca. 170
Insgesamt	1038	ca. 7610

von Untergruppen aufgrund spezifischer morphologischer Merkmale abgrenzbar (Tab. 16-4). Die genannten Hauterkrankungen sind durch ein außerordentlich schweres Krankheitsbild gekennzeichnet und führen meist zum raschen Tod der betroffenen Kinder, oft schon wenige Tage oder Wochen nach der Geburt.

Die Erfahrungen mit diesem Anwendungsbereich der Fetoskopie beschränken sich weltweit bisher immer noch auf wenige hundert Fälle, wobei wir selbst mit rund 100 diagnostischen Fällen mit über die umfangreichste Serie verfügen. Mit zunehmender Erfahrung wurde auch in den einzelnen Zentren der Indikationsbereich erweitert [15, 31]; die in Tabelle 16-4 aufgeführten Einzelfälle sind dafür gute Beispiele. Neben den genannten Hauterkrankungen ist in anderen Zentren eine pränatale Diagnostik in Einzelfällen versucht worden, wenn ein Risiko für die nachfolgend genannten Hauterkrankungen und Syndrome bestand: Albinismus, Incontinentia pigmenti, Sjögren-Larsson-, Netherton- und Hermansky-Pudlak-Syndrom.

Einzelheiten über den *Schwangerschaftsausgang* nach Entnahme von Gewebeproben aus der fetalen Haut sind der Tabelle 16-5 zu entnehmen. Die Rate der sich als Folge der pränatalen Diagnostik ergebenden vorzeitigen Beendigungen der Schwangerschaften liegt mit 21,4% bei meist autosomal-rezessivem Erbgang in dem zu erwartenden Bereich.

Tabelle 16-4 Indikationen für die pränatale Entnahme von Gewebeproben aus der fetalen Haut (Gießen/Northeim 1981 bis Sept. 1991)

Epidermolysis bullosa (EB)		55
– EB atrophicans generalisata (Herlitz)	37	(11)
– EB dystrophica Hallopeau-Siemens	14	(4)*
– EB atrophicans inversa, mitis, unklassifiziert	4	
Ichthyosis congenita (Harlekin Typ: 6)	(4)	22
Anhidrotische Ektodermaldysplasie	(2)	11
Syndrome (Ehlers-Danlos III, Bloch-Sulzberger, Goltz-Gorlin)		4
Genodermatose (restriktive Dermopathie)		2
Chondrodysplasia punctata, rhizomeler Typ	(1)	1
Leprechanismus		1
Ceroidlipofuscinose (Spielmeyer-Vogt)		1
Infantile neuroaxonale Dystrophie		1
Insgesamt	(22)	98

() Pränatale Diagnosen
* 1 × Pränatale Diagnose der milden Form – keine Abruptio

Tabelle 16-5 Ausgang der Schwangerschaft nach Entnahme von Gewebeproben aus der Haut des Feten (Gießen/Northeim 1981 bis Sept.1991)

Abruptio	21	(21,4%)
Schwangerschaft fortgesetzt	77	
Kind geboren, gesund	69	(92,0%)
Totgeburt, 37. Woche	1	
Kind geboren (Ichthyosis congenita)	1	
Kind geboren (restriktive Dermopathie)	1	
Abort (1982, 1987)	2	(2,7%)
Intrauteriner Fruchttod (1982) – Anomalie der Nabelschnur	1	
Abgeschlossene Schwangerschaft	75	(97,4%)
Kind noch nicht geboren	2	
Insgesamt	77	98

Von den insgesamt 77 fortgesetzten und 75 schon beendeten Schwangerschaften zeigten allerdings zwei Kinder nach der Geburt dann doch Zeichen der auszuschließenden Ichthyosis und der restriktiven Dermopathie. Es handelt sich also in beiden Fällen um *diagnostische Versager* (falsch-negativ).

Im Fall der auszuschließenden Ichthyosis wurden die Hautproben erst in der 22. Schwangerschaftswoche entnommen; elektronenmikroskopisch waren zu diesem Zeitpunkt keinerlei Veränderungen im Sinne einer Ichthyosis congenita nachweisbar. Im Gegensatz zu den Epidermolysen, die um die 20. Schwangerschaftswoche pränatal sicher diagnostiziert oder ausgeschlossen werden können, kann die Pränataldiagnostik bei bestimmten Ichthyoseformen mißlingen, weil bis zu einem noch vertretbaren Zeitpunkt (22. Woche) nicht mit einer sicheren Manifestation von typischen morphologischen Veränderungen gerechnet werden kann [2]. Diese Erkenntnisse verdanken wir auch erst diesen negativen Erfahrungen. Im Fall der restriktiven Dermopathie handelt es sich um eine sehr seltene erbliche Hauterkrankung, so daß hier von vornherein nicht sicher war, ob diese Erkrankung mangels bisheriger Erfahrungen pränatal überhaupt erkannt werden kann. Das Kind verstarb nach der Geburt.

2.5.3 Risiken der Fetoskopie

Auch hier steht das mit dem Eingriff verbundene *Abortrisiko* im Mittelpunkt des Interesses. Im Zusammenhang mit einer Fetoskopie mit Entnahme von Hautgewebeproben haben wir bisher nur in zwei Fällen einen Abort registrieren müssen. Bezogen auf die Zahl der abgeschlossenen Schwangerschaften (n = 75) liegt die Abortrate demnach bei 2,7% (Tab. 16-5), angesichts des hohen Wiederholungsrisikos von meist 25% für diese Erkrankungen, wie wir meinen, ein vertretbares Risiko.

Neben dem Abortrisiko gibt es aber auch Anzeichen für eine *erhöhte Frühgeburtenrate* (10 bis 12%) nach Fetoskopie, wobei es sich bei den meisten Fällen nicht um extreme Frühgeburten mit einem Gestationsalter von weniger als 32 Wochen handelte. Gerade in drei Fällen mit einer extremen Frühgeburtlichkeit traten aber andere Risikofaktoren als mögliche Ursache für die Frühgeburt in Konkurrenz zur Fetoskopie (Plazentalösung, Cerclage, Gemini). Alle Kinder haben überlebt [38].

Bei gezielten Nachuntersuchungen von Kleinkindern im Alter von zwei bis fünf Jahren wurde festgestellt, daß die nach der Entnahme von Hautproben in der Fetalzeit verbleibenden *Hautnarben* durchweg nicht als schwerwiegend zu bezeichnen waren und von den Eltern auch akzeptiert und als wenig belastend empfunden wurden [6].

Darüber hinaus wurden die Kinder auch neurologischen Untersuchungen unterzogen. Ziel dieser Untersuchungen war es, nicht nur manifeste neurologische Schädigungen zu diagnostizieren, sondern auch diskrete Symptome aufzudecken, wie sie bei der „minimalen zerebralen Dysfunktion" auftreten. Dieser Begriff ist sehr vage definiert, dennoch können damit Störungen sowohl des kindlichen Verhaltens als auch der neuromotorischen Entwicklung diagnostiziert und qualitativ ausgewertet werden. Die Ergebnisse belegten eindeutig, daß die Gruppe der Kinder, die in der Fetalzeit einer Fetoskopie mit Entnahme von Hautproben ausgesetzt waren, keine Schädigungen durch den Eingriff aufwiesen und völlig normal entwickelt waren [4].

2.5.4 Aufarbeitung der fetoskopisch gewonnenen Hautproben

Die gewonnenen Hautgewebeproben (je nach Aufgabenstellung zwei bis vier) werden in einer Speziallösung fixiert und dem Institut für Ultrastrukturforschung der Haut in Heidelberg (Leiterin: Frau Prof. Dr. I. Anton-Lamprecht) zu licht- und elektronenmikroskopischen Untersuchungen zugeleitet. Im Interesse möglichst optimaler Voraussetzungen für eine zuverlässige Pränataldiagnostik ist zwischen dem Frauenarzt und der Dermatologin ständig eine enge und vertrauensvolle Kooperation mit regelmäßigem Erfahrungsaustausch erforderlich. Dies ist aufgrund der jahrelangen Zusammenarbeit mit dem Heidelberger Institut und dessen Leiterin in geradezu idealer Weise gegeben.

2.6 Vergleichende Bewertung invasiver Eingriffe zur Pränataldiagnostik

Ein Teil der verfügbaren invasiven Methoden zur Pränataldiagnostik treten zueinander in Konkurrenz. In der Praxis gilt dies in besonderer Weise für die Diagnostik an *Chorionzottengewebe* einerseits und der Diagnostik am *Fruchtwasser und seinen Zellen* oder auch an *Plazentagewebe* andererseits. Zumindest in bestimmten Einzelfällen kommt noch zusätzlich die Abgrenzung gegen die Diagnostik an *Fetalblut* hinzu. Bei einer vergleichenden Bewertung der im Rahmen einer Pränataldiagnostik häufig angewandten Methoden können die in Tabelle 16-6 mehr schlagwortartig aufgeführten Leitlinien hilfreich sein.

Die Antwort auf die Frage, wann und weshalb man der einen Technik den Vorzug vor der anderen geben sollte, hängt ganz wesentlich von zwei *Auswahlkriterien* ab: von der zur Diskussion stehenden Indikation und dem von der Patientin gewünschten Zeitpunkt des Eingriffs. Nach Klärung dieser wichtigen Voraussetzungen erfolgt die Wahl der jeweils in Frage kommenden Methode auch unter Berücksichtigung und nach Abwägung der jeweiligen, die einzelnen Techniken kennzeichnenden Vor- und Nachteile.

Indikationen

- Die pränatale Diagnostik hat durch die Einführung von *molekulargenetischen Untersuchungsmethoden* (DNS-Analyse), insbesondere an Chorionzottengewebe, eine Erweiterung erfahren, so daß in einer Reihe von Fällen primär überhaupt nur eine Diagnostik an Chorionzottengewebe in Frage kommt.
- Bei der sogenannten *Altersindikation* kommt grundsätzlich sowohl die Entnahme von Chorionzottengewebe als auch die von Fruchtwasser in Frage. Hier ist der von der Patientin gewünschte *Zeitpunkt des Eingriffs* entscheidend.
- Erfahrungsgemäß sind vor allem Schwangere mit einem höheren altersbedingten *Risiko für Chromosomenanomalien* ebenso an einer frühzeitigen und möglichst schnellen Diagnostik interessiert, wie solche, die bereits ein Kind mit einer Chromosomenanomalie geboren haben. Neben einer Diagnostik an Chorionzottengewebe im ersten Trimenon kommt hier auch eine *rasche Karyotypisierung* an Plazentagewebe im zweiten Trimenon als Alternative in Frage.
- Bei jüngeren Frauen oder solchen, die aufgrund langjähriger *Sterilitätsbehandlungen* in besonderer

Tabelle 16-6 Leitlinien zur pränatalen Diagnostik durch Amniozentese und Chorionzottenbiopsie. AC = Amniozentese, CVS = Entnahme von Chorionzottengewebe im I. Trimenon, FW = Fruchtwasser, NRD = Neuralrohrdefekt, SSW = Schwangerschaftswoche, TA = transabdominal, TC = transzervikal

Bevorzugte Methode	Indikation	Zeitpunkt (Schwangerschaftswoche)	Vorteil	Nachteil
CVS	– DNS-Analyse (z. B. zystische Fibrose, Duchenne-Muskeldystrophie)	*früh:* TC, TA 8. bis 11. (7+/10+)	– Diagnostik früh abgeschlossen	– höhere Abortrate (mehr Spontanaborte)
	– Alter ≥ 38 Jahre	*spät:* TA 12. bis 14. (11+/13+)	– Abortrate niedriger 2 bis 3% (weniger Spontanaborte)	– bei CVS generell: Zytogenetisch falsch-neg./pos. Ergebnisse
	– früheres Kind mit Chromosomenanomalie		– Risiko geringer?	möglich; Langzeitkultur (2 bis 3 Wochen) notwendig
AC	– Risiko für NRD	*möglichst früh:* ab 14./15. (13+/14+)	– Abortrisiko gesichert niedrig (ca. 0,5%)	– lange Wartezeit auf zytogenetisches Ergebnis
	– Alter 35 bis 37 Jahre oder weniger	0,7- mm-Kanüle	– zytogenetisches Ergebnis sehr zuverlässig	(3 bis 4 Wochen)
	– Schwangerschaft nach IVF			
AC + CVS (II. Trimenon)	– auffälliger Ultraschallbefund	*II. Trimenon* ab 20. (19+)	– rasche Karyotypisierung (24 bis 48 Stunden)	Bestätigung durch Langzeitkultur (FW)
	– Zeitpunkt für AC verpaßt	0,9- mm-Kanüle	– kein höheres Abortrisiko	

Weise um ihre Schwangerschaft besorgt sind, wird man eher bevorzugt auf die Amniozentese mit Fruchtwasserdiagnostik allein oder auch in Kombination mit der risikoarmen Aspiration von Plazentagewebe mit schneller Karyotypisierung zurückgreifen.
– Bei gegebenem Risiko für einen *Neuralrohrdefekt* ist die Fruchtwasserdiagnostik immer noch die Methode der Wahl. Bei einer Entscheidung für die Chorionzottendiagnostik wiederum bleibt dann die weniger zuverlässige Bestimmung der maternalen AFP-Serumkonzentration.
– Das kombinierte Vorgehen aus Amniozentese mit Aspiration von Plazentagewebe im zweiten Trimenon findet seine bevorzugten Indikationen in *auffälligen Ultraschallbefunden* oder dann, wenn eine *Schwangerschaft schon weiter fortgeschritten ist* und der Zeitpunkt für eine Amniozentese mit Erstellung des Karyotyps vor Beendigung der 24. Schwangerschaftswoche verpaßt wurde. Hier kommt grundsätzlich aber auch eine Aspiration von fetalem Blut aus Gefäßen der Nabelschnur in Frage, wobei diese Technik vergleichsweise diffiziler ist als die Aspiration von Plazentagewebe, außerdem liegt das zytogenetische Ergebnis erst nach drei bis fünf Tagen vor.

– Die ultraschallgeleitete Punktion von Nabelschnurgefäßen mit Aspiration von fetalem Blut kommt bevorzugt für eine rasche Karyotypisierung dann in Frage, wenn neben einer Chromosomenanalyse *noch andere Untersuchungen aus dem fetalen Blut von Interesse* sind (z. B. Hämoglobinbestimmung bei Hydrops fetalis) oder wenn eine *rasche Karyotypisierung* zur Überprüfung unklarer Karyotypen (meist Mosaike) nach Chorionzotten- oder Fruchtwasserdiagnostik erforderlich ist.

Vor- und Nachteile der einzelnen Techniken

Chorionzottendiagnostik:
Der *Vorteil* einer frühzeitigen Entnahme von Chorionzottengewebe besteht darin, daß die Diagnostik insgesamt *früh abgeschlossen* werden kann, insbesondere bei Erkrankungen mit hohem genetisch bedingtem Wiederholungsrisiko (Muskeldystrophie Duchenne, zystische Fibrose).
– Die vorzeitige Beendigung der Pränataldiagnostik wiederum erfolgt auf Kosten einer *höheren Gesamtabortrate* bei insgesamt noch häufigen Spontanaborten. Eine spätere, transabdominale Entnahme von Chorionzottengewebe führt zu einer geringeren Gesamtabortrate, weil zum einen die Spontanabor-

te bereits erfolgt sind, zum anderen das transabdominale Vorgehen überhaupt risikoärmer erscheint.
— Ein grundsätzliches Problem der Chorionzottendiagnostik stellen die *falsch-negativen und -positiven Ergebnisse* nach Kurzzeitkultivierung dar, so daß ein Zeitverlust (zwei bis drei Wochen) durch zusätzliche Langzeitkulturen in Kauf zu nehmen ist. Die Entscheidung zur Abruptio nur auf der Basis eines Ergebnisses aus der Kurzzeitkultur wird daher allgemein als zunehmend problematisch beurteilt, insbesondere bei Vorliegen einer Trisomie 18.

Amniozentese:
Der *Vorteil* einer Amniozentese liegt in dem gesichert niedrigen Abortrisiko und dem sehr zuverlässigen zytogenetischen Ergebnis. Dem steht allerdings als Nachteil eine lange Wartezeit auf das zytogenetische Ergebnis gegenüber.
— Diese lange Wartezeit kann durch das *kombinierte Vorgehen mit rascher Karyotypisierung* an Plazentagewebe gemildert werden, ohne daß dadurch ein erkennbar höheres Abortrisiko in Kauf zu nehmen ist. Allerdings ist auch hier eine Bestätigung des Karyotyps durch die Langzeitkultur an Amnionzellen, insbesondere im Falle eines normalen Karyotyps erforderlich, um ein falsch-negatives Ergebnis auszuschließen. Auf eine Bestätigung des zytogenetischen Ergebnisses vor einer Abruptio kann allenfalls dann verzichtet werden, wenn die sonographisch nachgewiesenen Fehlbildungen zu der durch rasche Karyotypisierung ermittelten Chromosomenanomalie passen.

3 Nichtinvasive pränatale Diagnostik mit Ultraschall

3.1 Vorbemerkungen

Mit der Ultraschalldiagnostik steht für die pränatale Erkennung von Entwicklungsstörungen und Fehlbildungen des Kindes insofern eine einzigartige Methode zur Verfügung, als ihre Einsatzbereitschaft ohne besondere Vorbereitungen und Belastungen für die Patientin und das Kind ständig gegeben ist. Die Ultraschalldiagnostik ist inzwischen seit mehr als 30 Jahren in der Frauenheilkunde etabliert; für die pränatale Diagnostik von kindlichen Fehlbildungen gewann sie aber erst in den letzten zehn bis zwölf Jahren an klinischer Bedeutung. Ausschlaggebend für diese Entwicklung waren hier einmal die technische Verbesserung der Ultraschallgeräte, zum anderen aber auch der stimulierende Einfluß, den der erfolgreiche Einsatz anderer Methoden im Rahmen der pränatalen Fehlbildungsdiagnostik ausübte.

Früher beschränkte sich die Ultraschalldiagnostik mehr auf das zufällige Erkennen von kindlichen Fehlbildungen und war insbesondere dann erfolgreich, wenn es sich um schwerwiegende Anomalien im Kopfbereich (z. B. Anenzephalus) oder mehr monströse Befunde (Hydrozephalus oder Tumoren) handelte. Dagegen wird heute sehr viel mehr Wert auf eine gezielte pränatale Ausschlußdiagnostik bei gegebenem Risiko für bestimmte Fehlbildungen gelegt. Darüber hinaus hat die Einführung eines alle Schwangeren erfassenden *Ultraschall-Screenings* mit mindestens zwei obligaten Untersuchungen zwischen der 16. und 20. sowie zwischen der 32. und 36. Schwangerschaftswoche (siehe Anlage 1 der Mutterschaftsrichtlinien im Anhang zu Kap. 5) das Interesse an der pränatalen Fehlbildungsdiagnostik zwangsläufig intensiviert. Ein generelles Ultraschall-Screening hat den Vorteil, daß neben der Gewinnung von klinisch bedeutsamen Daten über das Gestationsalter, den fetalen Zustand und die Plazentalokalisation vor allem im Rahmen der ersten Basisuntersuchung schon frühzeitig auf diagnostisch bedeutsame Hinweise für das Vorliegen einer Fehlbildung geachtet und gegebenenfalls gezielte Ultraschalluntersuchungen in entsprechend ausgerüsteten Zentren veranlaßt werden können.

Zeitpunkt

Der Schwerpunkt der pränatalen Ultraschalldiagnostik von Fehlbildungen liegt ganz eindeutig im zweiten Trimenon, und zwar zwischen der 16. und 22. Schwangerschaftswoche. Die bisherige Praxis zeigt aber auch, daß neben den genannten zwei Basisuntersuchungen (im zweiten und dritten Trimenon) eine zusätzliche, frühe Ultraschalluntersuchung zwischen der 8. und 12. Schwangerschaftswoche diagnostisch sinnvoll und daher grundsätzlich zu empfehlen ist. Neben dem Nachweis der Herzaktion kommt der Bestimmung der Scheitel-Steiß-Länge für die Festlegung des Schwangerschaftsalters dabei grundlegende

Bedeutung zu. Genaue Kenntnisse über das Schwangerschaftsalter sind gerade auch für die spätere Fehlbildungsdiagnostik in besonderer Weise hilfreich, wenn man nur an die Differentialdiagnostik zwischen Verrechnung und früher Wachstumsretardierung, etwa bei einer Trisomie 18, denkt.

Mit Einführung der *Vaginalsonographie*, deren Domäne ganz eindeutig im ersten Trimenon liegt, erhielt auch die sonographische Fehlbildungsdiagnostik neue Impulse. So werden jetzt in steigendem Maße schon sehr frühzeitig Fehlbildungen nachgewiesen, was in bestimmten Fällen (Anenzephalus, große Neuralrohrdefekte) sicherlich als Fortschritt gewertet werden muß. Andererseits liegt darin auch eine gewisse Gefahr: So können sonographisch auffällige Befunde wie Plexuszysten oder Hygroma colli zwar eindeutig erkannt und – wie später auch – ein bedeutsames Hinweiszeichen für das Vorliegen einer Chromosomenanomalie darstellen; ebenso häufig treten derartige Veränderungen aber auch nur passager auf und bilden sich später völlig zurück. Daraus folgt, daß diesen Befunden nicht zwangsläufig Bedeutung im Sinne von schwerwiegenden Fehlbildungen zukommt; infolgedessen muß vor übereilten Konsequenzen gewarnt werden.

Im Hinblick auf die möglichen klinischen Konsequenzen muß bei der pränatalen Ultraschalldiagnostik von Fehlbildungen grundsätzlich auch der Zeitpunkt der Diagnosestellung beachtet werden. Geschieht dies vor Ablauf der 24. Schwangerschaftswoche (post menstruationem), sieht die in der Bundesrepublik Deutschland seit 1976 geltende gesetzliche Regelung eine sogenannte *genetische Indikation zum Schwangerschaftsabbruch* dann vor, wenn dringende Gründe für die Annahme sprechen, daß das Kind in Folge einer Erbanlage oder schädlicher Einflüsse vor der Geburt an einer nicht behebbaren Schädigung seines Gesundheitszustandes leiden würde (siehe auch Bd. 3, Kap. 10). Hier ist die Entscheidung im Einzelfall häufig schwierig, andererseits kann auch eine „späte", d. h. nach der 24. Schwangerschaftswoche gestellte Fehlbildungsdiagnose insofern klinisch bedeutsam sein, als davon die Leitung der Geburt und/oder die Vorbereitungen für eine postnatale Therapie entscheidend beeinflußt werden können.

3.2 Sonographisch bedeutsame Hinweiszeichen auf Entwicklungsstörungen und Fehlbildungen des Kindes

Bei der ersten Basisuntersuchung im Rahmen des Ultraschall-Screenings kommt im Hinblick auf die pränatale Diagnose von Entwicklungsstörungen und Fehlbildungen des Kindes den in Tabelle 16-7 aufgeführten sonographischen Hinweiszeichen große Bedeutung zu. Gleichzeitig werden die im Zusammenhang mit dem genannten Hinweiszeichen am häufigsten auftretenden Fehlbildungen genannt und auf die notwendigen, weiterführenden diagnostischen Maßnahmen verwiesen.

Fruchtwasservermehrung

Eine *abnorme Vermehrung des Fruchtwassers* ist sonographisch relativ leicht nachzuweisen. Dagegen kann im Einzelfall die Abgrenzung eines Hydramnions gegen die „normale" Fruchtwassermenge Schwierigkeiten bereiten. Diese Abgrenzungsschwierigkeiten erklären auch die beträchtlichen Schwankungen (20 bis 50%) in den Literaturangaben über die Häufigkeit einer Kombination von Hydramnion mit Fehlbildungen des Kindes [32].

Die Ultraschalldiagnostik hat daher zunächst zu klären, ob tatsächlich ein echtes Hydramnion vorliegt; erst dann besteht auch ein relativ hohes Risiko für das Vorliegen von Fehlbildungen. Für die Abgrenzung eines Hydramnions orientieren wir uns an einer bewährten Faustregel: Ein Hydramnion liegt dann vor, wenn bei einem Querschnitt durch die Amnionhöhle neben dem fetalen Rumpf so viel Fruchtwasser anzutreffen ist, daß neben dem ersten ein zweiter Fetus „bequem" Platz finden würde.

Neben dem genannten, ausgesprochen pragmatisch ausgerichteten Vorgehen zur Bestimmung eines Hydramnions hat es immer wieder Versuche einer *semiquantitativen Bestimmung der Fruchtwassermenge* gegeben. So kann von einem Hydramnion auch dann ausgegangen werden, wenn das größte Fruchtwasserdepot deutlich größer ist als der thorakoabdominale Durchmesser des Feten [35].

Nach einer weiteren, erst kürzlich publizierten Methode zur semiquantitativen Fruchtwassermengenbestimmung wird vorgeschlagen, das größte freie Fruchtwasserdepot sonographisch in zwei Ebenen zu vermessen, wobei die beiden größten zueinander senkrecht stehenden Durchmesser in Höhe des kindlichen Kopfes oder Rumpfes im Horizontalschnitt bestimmt werden [51]. Aus beiden Durchmessern wird das arithmetische Mittel errechnet. Die Mittelwerte mit einfacher Standardabweichung werden auf das Gestationsalter bezogen und eine Normalkurve erstellt. Dadurch soll es

Tabelle 16-7 Leitlinien zur pränatalen Diagnostik von Entwicklungsstörungen und Fehlbildungen des Kindes bei auffälligen Ultraschallbefunden. AC = Amniozentese, PP = Plazentapunktion, NS = Nabelschnur, NRD = Neuralrohrdefekt, NIHF = nicht-immunologischer Hydrops fetalis, US = Ultraschall

Auffällige sonographische Befunde	Verdacht auf	Methode der pränatalen Diagnostik
Anomale fetale Körperform	Anenzephalus, Steißteratom, Omphalozele, Hygroma colli (Chromosomenanomalie)	*AC:* AFP, ACHE-Test *AC + PP:* schnelle Karyotypisierung
Atypische Bewegungen des Kindes (Bewegungsarmut, Bewegungslosigkeit, hastige Bewegungen)	Chromosomenanomalie, Arthrogryposis	*AC + PP:* schnelle Karyotypisierung, wiederholte Ultraschalluntersuchungen (am gleichen Tag/folgenden Tagen)
Kardiale Arrhythmien	Herzfehlbildungen, insbesondere bei Bradyarrhythmien	*US-Diagnostik:* Vierkammerblick, große Gefäße, M-Mode; *zusätzlich:* Untersuchung mit Farbdoppler, Karyotypisierung
Atypische Organstrukturen (intrathorakale, intraabdominale echofreie Bezirke)	Lungenzysten, Kardiomegalie, Leber-, Milz-, Ovarialzysten, Hydronephrose, Prune-belly-Syndrom, Darmatresien	Wiederholte *Ultraschalluntersuchungen* *AC + PP:* schnelle Karyotypisierung
Fetaler Aszites, Hydrops, Hydrothorax	Rh-Inkompatibilität, NIHF (z. B. Ringelröteln)	*AC:* Delta-E-Bestimmung *NS-Punktion:* Hb, Serologie (IgM), Blutgasanalyse, Karyogramm *Mutter:* Serologie, irreguläre Antikörper
Dysproportioniertes Wachstum	Chromosomenanomalie (Tetraploidie, Trisomie 18)	*AC + PP:* schnelle Karyotypisierung
Poly- bzw. Oligo-Anhydramnie	NRD, Obstruktion im Gastrointestinum, der ableitenden Harnwege, Nierenagenesie (Potter-Syndrom), Nierendysplasie, Zystennieren	*AC + PP:* schnelle Karyotypisierung, wiederholte Ultraschalluntersuchungen, Entlastungspunktion, Auffüllen der Amnionhöhle mit Ringer-Lösung o. ä.

möglich sein, nicht nur die beiden Extreme wie Hydramnion und Oligohydramnie zu bestimmen, sondern auch Schwankungen der Fruchtwassermenge sowohl im normalen als auch im von der Norm abweichenden Bereich zu bewerten.

Fruchtwassermangel

Ein *Fruchtwassermangel* (Oligohydramnion) ist vergleichsweise selten zu beobachten und meist Folge einer gestörten fetalen Miktion infolge von Fehlbildungen der Nieren und der ableitenden Harnwege. Der Verdacht auf Mangel an Fruchtwasser muß daher immer Veranlassung für eine gezielte Ultraschalldiagnostik mit besonderem Augenmerk auf das Urogenitalsystem sein. Ein Oligohydramnion kann aber auch ein wichtiges Hinweiszeichen für eine Chromosomenanomalie darstellen. Darüber hinaus ist differentialdiagnostisch auch an einen Blasensprung zu denken. Eine Oligo- und Anhydramnie ist durchweg als prognostisch ungünstig zu bewerten.

3.3 Voraussetzungen für die pränatale Ultraschalldiagnostik von Fehlbildungen des Kindes

Vor Eintritt in die Fehlbildungsdiagnostik mit Ultraschall sind einige allgemein bedeutsame Voraussetzungen zu erfüllen. So sollte der Untersucher möglichst genau über die auszuschließende Fehlbildung informiert sein und mögliche Varianten kennen. Dies ist nicht so selbstverständlich, wie es auf den ersten Blick scheint. Angesichts der großen Zahl von diagnostizierbaren Fehlbildungen und deren Vielfalt, insbesondere von einzelnen genetischen Syndromen, ist häufig auch der in Fragen der pränatalen Fehlbildungsdiagnostik erfahrene Gynäkologe überfordert. Hier ist eine enge Kooperation mit den beratenden Humangenetikern und anderen Fachdisziplinen (Pädiater, Kinderchirurg, Pathologe) unerläßlich; vorhandenes Bildmaterial (Fotos, Röntgenbilder von vorangegangenen Kindern oder anderen betroffenen Familienmitgliedern) sollten unbedingt angefordert werden.

Von unschätzbarem Wert ist die *Aufzeichnung des Untersuchungsganges auf Videoband*. Diese Art der Dokumentation ermöglicht jederzeit eine erneute Demonstration unklarer Befunde und damit verbunden einen Meinungsaustausch mit anderen. Nur selten reicht eine einzige Ultraschalluntersuchung aus, um Entwicklungsstörungen und Fehlbildungen zu erkennen oder sicher auszuschließen. Eine ungünstige augenblickliche Position des Feten kann mehrere Untersuchungen an einem Tag und damit unter Umständen eine stationäre Aufnahme der Patientin notwendig machen. Bei verminderter Fruchtwassermenge und der daraus resultierenden schlechteren Darstellung des Feten kann in Einzelfällen durch die Instillation von

Flüssigkeit (z. B. Ringer-Lösung, Normofundin®) in die Amnionhöhle (künstliches Hydramnion) die Darstellung des Feten und vor allem seiner Gliedmaßen entscheidend verbessert werden.

In Anbetracht der Vielfalt, aber auch der Seltenheit der meisten Entwicklungsstörungen und Fehlbildungen kann trotz des Ultraschall-Screenings kaum erwartet werden, daß zukünftig alle mit Ultraschall erkennbaren Fehlbildungen sicher genug erkannt oder ausgeschlossen werden. Eine zuverlässige Pränataldiagnostik hängt hier neben den technischen Einrichtungen weitgehend auch von der *persönlichen Erfahrung des Untersuchers* ab. Die geforderten Erfahrungen wiederum sind aber nur aufgrund einer möglichst häufigen Konfrontation des Untersuchers mit den verschiedensten Fehlbildungen zu erlangen. Nur die gezielte Untersuchung von Risikokollektiven läßt Fehlbildungen des Feten mit einer Häufigkeit erwarten, die dem betriebenen diagnostischen Aufwand gerecht wird und dem Untersucher die notwendige Erfahrung und damit diagnostische Sicherheit vermittelt.

Im Interesse einer möglichst umfassenden pränatalen Diagnostik sollte die sonographische Ausschlußdiagnostik von Fehlbildungen auch deshalb auf solche Institutionen beschränkt bleiben, die, falls notwendig, in der Lage sind, das heute sehr vielfältige Spektrum an invasiven Techniken sowie die individuell sehr viel besser abgestimmt einsetzbaren Methoden der Pränataldiagnostik sofort anbieten zu können. Im einzelnen ist dabei an die Entnahme von Chorionzottengewebe oder auch einer Fruchtwasserprobe zu denken; hinzu kommt die Möglichkeit einer schnellen Karyotypisierung entweder an Plazentagewebe oder auch an fetalem Blut sowie die Bestimmung der AFP-Konzentration im Fruchtwasser, einschließlich der Durchführung des ACHE-Tests.

3.4 Ergebnisse der pränatalen Ultraschalldiagnostik von Fehlbildungen des Kindes

Die Bewertung einer pränatalen Ultraschalldiagnostik von Fehlbildungen des Kindes hat sich an der Frage zu orientieren, wie zuverlässig bestimmte Fehlbildungen bei gegebenem Risiko erkannt und wie häufig sie verkannt oder auch übersehen werden. Die aufgeworfene Frage kann dahingehend beantwortet werden, daß Fehlbildungen des Kindes mit Hilfe der Ultraschalldiagnostik mit einer Zuverlässigkeit von mehr als 90% pränatal erkannt oder ausgeschlossen werden können.

Wir selbst haben schon bei einer im Zeitraum von 1975 bis 1984 in Gießen und Northeim durchgeführten Studie an insgesamt 738 Patientinnen, für deren Kind ein erhöhtes Fehlbildungsrisiko bestand, in 94% der Fälle eine richtige Fehlbildungsdiagnose gestellt (Tab. 16-8). Darüber hinaus konnte aber auch der sich durch den auffallenden sonographischen Befund ergebende dringende Verdacht auf das Vorliegen einer Chromosomenanomalie in einer Vielzahl von Fällen bestätigt werden.

Die untersuchten Patientinnen wurden insgesamt in drei Risikogruppen unterteilt, wobei sich das erhöhte Risiko für das Auftreten von Fehlbildungen beim Kind aus den nachfolgend aufgeführten Gründen ergab:

- familiär gehäuftes Auftreten von Fehlbildungen mit einem genetisch bedingten Wiederholungsrisiko
- erhöhte Alpha-Fetoprotein-Konzentration im mütterlichen Serum und/oder Fruchtwasser
- ein anderswo erhobener, suspekter Ultraschallbefund

Auf die erste Risikogruppe mit einer familiären Belastung durch Fehlbildungen entfallen nahezu die Hälfte der Fälle, mit 3,9% fällt die Rate der pränatal nachgewiesenen Fehlbildungen eher niedrig aus. Andererseits lag das genetische Wiederholungsrisiko entsprechend einem multifaktoriellen Erbgang meist auch nur bei 3 bis 5%. Auch andere Autoren konnten in der Risikogruppe mit familiärer Belastung durch Fehlbildungen pränatal mit Hilfe von Ultraschall in 4,1% der Fälle Fehlbildungen gleich häufig wie wir nachweisen [22].

Auf die zweite Risikogruppe (erhöhte AFP-Konzentration) entfallen 28% der untersuchten Patientinnen. Hier lag die nachgewiesene Rate an Fehlbildungen mit 9,7% deutlich höher, entspricht aber auch den Erfahrungen anderer Studien.

Die in der dritten Risikogruppe erfaßten und in anderen Kliniken sowie von niedergelassenen Frauenärzten meist im Rahmen des Ultraschall-Screenings erhobenen suspekten Ultraschallbefunde wurden in 39,1% der Fälle bestätigt. Inzwischen ist diese Rate von Jahr zu Jahr weiter angestiegen, ein Beweis dafür, daß die Qualität der Ultraschalldiagnostik allgemein deutlich verbessert wurde.

In sieben Fällen (6%) wurde das Ergebnis als falsch-positiv bezeichnet (Tab. 16-8); dies bedeutet aber nicht, daß in allen Fällen überhaupt keine Fehlbildung vorgelegen hat. Lediglich in einem Fall wurde die vermutete Fehlbildung später nicht nachgewiesen; in einem weiteren Fall blieb sie fraglich. In den übrigen fünf Fällen lag dreimal eine andere Fehlbildung oder eine Chromosomenanomalie vor, in zwei weiteren Fällen ein intrauteriner Fruchttod oder ein Blasensprung mit Chorionamnionitis. Im einzelnen stellen sich die sieben *Fälle mit falsch-positivem Ergebnis* wie folgt dar:

- Omphalozele statt Meningozele bei Rechtsskoliose der Wirbelsäule
- Nabelschnurverdickung statt Omphalozele bei Triploidie (69, XXX)
- kein Potter-Syndrom bei Triploidie (69, XXY)
- keine Omphalozele bei Oligohydramnie und intrauterinem Fruchttod
- kein Potter-Syndrom bei Blasensprung mit Chorionamnionitis
- fraglicher Mikrozephalus
- keine Gesichtsfehlbildung

Im Falle der fünf Fälle mit falsch-negativen Ergebnissen wurde in einem Fall die Fehlbildung regelrecht übersehen, während in den anderen vier Fällen andere schwerwiegende sonographische Befunde wie intrauteriner Fruchttod oder auch Chromosomenanomalien ein vermindertes diagnostisches Interesse an einzelnen Organfehlbildungen bewirkte. Im einzelnen waren die fünf *Fälle mit falsch-negativem Ergebnis* wie folgt charakterisiert:

- Spina bifida übersehen bei Trisomie 18
- gedeckte Spina bifida übersehen bei Trisomie 18
- Spina bifida übersehen bei intrauterinem Fruchttod
- Spina bifida bei wiederholten Ultraschalluntersuchungen nicht

Tabelle 16-8 Gesamtzahl und Zeitpunkt der in den verschiedenen Risikogruppen sonographisch nachgewiesenen Fehlbildungen des Kindes (1975 bis 1984)

Risikogruppe	Patientinnen n	%	Fehlbildungen n	%	Ultraschalldiagnose richtig erkannt	falsch-positiv	falsch-negativ	bis zur 24. SSW	nach der 24. SSW
I. Genetisches Wiederholungsrisiko für Fehlbildungen	358	(48,5)	14	3,9	13	1		12	2
– des Neuralrohrs	205		6		5	1	–	5	1
– des Herzens	18		–		–	–	–	–	–
– des Gastrointestinaltrakts	14		–		–	–	–	–	–
– des Urogenitalsystems	19		1		1	–	–	1	–
– von Extremitäten	63		5		5	–	–	5	–
– von Syndromen	39		2		2	–	–	1	1
II. Erhöhte AFP-Konzentration	206	(28,0)	20	9,7	17	3	4	20	–
– AFP-Screening	167		15		13	2	2	15	
– AFP im Fruchtwasser erhöht, ACHE positiv (14)	39		5		4	1	2	–	–
III. Suspekter Ultraschallbefund	174	(23,5)	68	39,1	65	3	1	32	36
gesamt	738		102	13,8	95	7	5	64	38
zufällig diagnostizierte Fehlbildungen			14		14	–	–	8	6
gesamt			116		109	7	5	72	44

nachweisbar, obwohl AFP-Konzentration im Fruchtwasser erhöht und ACHE-Test positiv, deshalb auch Abruptio
– Spina bifida übersehen, Kind wurde geboren

Die anläßlich von Tausenden von Routineuntersuchungen und damit mehr zufällig sonographisch nachgewiesene Zahl von kindlichen Fehlbildungen ist in dieser Studie mit 14 insgesamt ausgesprochen niedrig. Dies unterstreicht aber nur nachhaltig das dargelegte Konzept und die große Bedeutung einer Konzentration von Risikopatientinnen in Zentren, damit die meist doch seltenen Fehlbildungen den Untersuchern dort häufig genug begegnen, um die für eine zuverlässige Pränataldiagnostik mit Ultraschall notwendigen Erfahrungen zu erhalten.

4 Pränatale Diagnostik aus dem Blut der Schwangeren

Die Diagnostik von Neuralrohrdefekten und Down-Syndrom aufgrund der Konzentration von Alpha-Fetoprotein im maternalen Serum wird in Kapitel 17, Abschnitt 2.2.1 besprochen.

Literatur

1. Anton-Lamprecht, I.: Prenatal diagnosis of genetic disorders of the skin by means of electron microscopy. Hum. Genet. 59 (1981) 392.
2. Arnold, M.-L., I. Anton-Lamprecht: Problems in prenatal diagnosis of Ichthyosis congenita group. Hum. Genet. 71 (1985) 301.
2a. Bang, J.: Fetoskopietagung, Prag 1983 (unveröffentlichter Vortrag).
3. Baumann, P., V. Jovanovic, G. Gellert, R. Rauskolb: Risk of miscarriage after transcervical and transabdominal CVS in relation to bacterial colonization of the cervix. Prenat. Diagn. 11 (1991) 151.
4. Benn, C.: Nachuntersuchungen von Kleinkindern nach pränatalem Ausschluß von erblichen Hauterkrankungen durch Fetoskopie mit Entnahme von fetalen Hautproben. Inaugural-Dissertation, Gießen 1988.
5. British Medical Research Council: An assessment of the hazards of amniocentesis. Report to the Medical Research Council by the Working Party on Amniocentesis. Brit. J. Obstet. Gynaec. 85 (1978) Suppl. 21–41.
6. Brock, D. J. H., C. H. Rodeck, M. A. Ferguson-Smith (eds.): Prenatal Diagnosis and Screening. Churchill Livingstone, London 1992.
7. Broome, D. L., M. G. Wilson, B. Weiss, B. Kellogg: Needle puncture of the fetus: a complication of second-trimester amniocentesis. Amer. J. Obstet. Gynec. 126 (1976) 247.

8. Canadian Collaborative CVS-Amniocentesis Clinical Trial Group: Multicentre randomised clinical trial of chorion villus sampling and amniocentesis. Lancet I (1989) 1.
9. Claussen, U., M. Hansmann: Die „Pipettenmethode" zur schnellen Karyotypisierung bei sonographischen Verdachtskriterien für eine Chromosomenanomalie. Gynäkologe 17 (1984) 33–40.
10. Daffos, F., M. Capella-Pavlovski, F. Forestier: A new procedure for fetal blood sampling in utero. Preliminary results of fifty-three cases. Amer. J. Obstet. Gynec. 146 (1983) 985.
11. Daffos, F., M. Capella-Pavlovski, F. Forestier: Fetal blood sampling during pregnancy with use of a needle guided by ultrasound: A study of 606 consecutive cases. Amer. J. Obstet. Gynec. 153 (1985) 655.
12. Deutsche Forschungsgemeinschaft (Hrsg.): 15. Informationsblatt über die Dokumentation der Untersuchungen im Rahmen des Schwerpunktprogramms „Pränatale Diagnostik genetisch bedingter Defekte", München, 20. 3. 1981.
13. Deutsche Forschungsgemeinschaft (Hrsg.): 16. Informationsblatt über die Dokumentation der Untersuchungen im Rahmen des Schwerpunktprogramms „Pränatale Diagnostik genetisch bedingter Defekte", München, 15. 7. 1982.
14. Epstein, Ch. J., D. R. Cox, S. A. Schonberg, W. A. Hogge: Recent developments in the prenatal diagnosis of genetic diseases and birth defects. Ann. Rev. Genet. 17 (1983) 49–83.
15. Esterly, N. B., S. Elias: Antenatal diagnosis of genodermatoses. J. Amer. Acad. Dermatol. 8 (1983) 655.
16. Firth, H. V., P. A. Boyd, P. Chamberlain, I. Z. MacKenzie, R. H. Lindenbaum, S. M. Huson: Severe limb abnormalities after chorion villus sampling at 56–66 days' gestation. Lancet 337 (1991) 762.
17. Fraccaro, M., G. Simoni, B. Brambati (eds.): First Trimester Fetal Diagnosis. Symposium in Rappalo, 1984. Springer, Berlin–Heidelberg–New York 1985.
18. Galjaard, H.: European experience with prenatal diagnosis of congenital disease: a survey of 6121 cases. Cytogenet. Cell Genet. 16 (1976) 453.
19. Gatz, G., G. Gellert, R. Rauskolb, R. Osmers, I. Bartels: Die Trophoblastbiopsie im II. Trimenon: zytogenetische Ergebnisse. 103. Tagung der Nordwestdeutschen Gesellschaft für Gynäkologie und Geburtshilfe, 11.–13. Mai 1990 in Goslar. Alete Wissenschaftlicher Dienst, München (1990) 243.
20. Gatz, G., R. Rauskolb, L. Werner, G. Gellert, B. Eiben, I. Bartels: Simultaneous placentacentesis and amniocentesis for prenatal karyotyping: report on 250 cases. Prenat. Diagn. 10 (1990) 365.
21. Gellert, G., G. Gatz, I. Bartels, R. Rauskolb: Schnelle Karyotypisierung im II. und III. Trimenon an Plazentagewebe. 103. Tagung der Nordwestdeutschen Gesellschaft für Gynäkologie und Geburtshilfe, 11.–13. Mai 1990 in Goslar. Alete Wissenschaftlicher Dienst, München (1990) 19.
22. Hansmann, M.: Gezielte Ausschlußdiagnostik. In: Hansmann, M., B.-J. Hackelöer, A. Staudach (Hrsg.): Ultraschalldiagnostik in der Geburtshilfe und Gynäkologie. Springer, Berlin–Heidelberg (1985) 251.
23. Heyes, H., E. Traub, W. D. Jonatha, E. Knoche: Bakterieller Schock nach diagnostischer Amniozentese in der Frühschwangerschaft – kasuistischer Beitrag. In: Schmidt, E., J. W. Dudenhausen, E. Saling (Hrsg.): Perinatale Medizin, Bd. VIII, S. 194. Thieme, Stuttgart 1981.
24. Holzgreve, W., M. Hansmann: Erfahrungen mit der „Freehand-needle"-Technik bei 3215 Amniozentesen im 2. Trimenon zur pränatalen Diagnostik. Gynäkologe 17 (1984) 77.
25. Holzgreve, W., P. Miny: Erfahrungen mit der Chorionzottendiagnostik im Verlauf von fünf Jahren an der Westfälischen Wilhelms-Universität Münster. 103. Tagung der Nordwestdeutschen Gesellschaft für Gynäkologie und Geburtshilfe, 11.–13. Mai 1990 in Goslar. Alete Wissenschaftlicher Dienst, München (1990) 14.
26. Holzgreve, W., A. Reisch, P. Miny, F. K. Beller: Sample size needed to assess risk of abortion after chorionic villus sampling. Lancet I (1985) 223.
27. Jahoda, M. G. J., L. Pijpers, A. Reuss et al.: Transabdominal villus sampling in early second trimester: a safe sampling method for women of advanced age. Prenat. Diagn. 10 (1990) 307.
28. Jeanpierre, M., G. Junien: DNS analysis as clinical investigation: When and How? Ann. Genet. 27 (1984) 134–147.
29. Jonatha, W. D., R. Rauskolb, V. Zahn: Amniozentese und Fetoskopie. Arbeitsgruppenbericht. In: Schmidt, E., J. W. Dudenhausen, E. Saling (Hrsg.): Perinatale Medizin, Bd. VIII. S. 128. Thieme, Stuttgart 1981.
30. Keckstein, G., K. Hein, W. Jonatha: Abortfrequenz und deren Problematik bei über 5000 Amniozentesen im 2. Drittel der Schwangerschaft. In: Dudenhausen, J. W., E. Saling (Hrsg.): Perinatale Medizin, Bd. IX: 10. Deutscher Kongreß für Perinatale Medizin, Berlin, 8.–12. Dezember 1981. Thieme, Stuttgart 1982.
31. Kohlschütter, A., R. Rauskolb, H. H. Goebel, I. Anton-Lamprecht, R. Albrecht, H. Klein: Probable exclusion of juvenile neuronal ceroid lipofuscinosis in a fetus at risk: an interim report. Prenat. Diagn. 9 (1989) 289.
32. Kurjak, A.: Direct ultrasonic diagnosis of fetal malformations and abnormalities. In: Kurjak, A., A. Kratochwil (eds.). Recent advances in ultrasound diagnosis. Excerpta Medica, Amsterdam–Oxford–Princeton (1978) 209.
33. Latt, S. A., G. J. Darlington (eds.): Prenatal diagnosis: Cell biological approaches. Meth. cell. Biol. 26 (1982) 1–331.
34. Lebo, R. V., G. Cunningham, M. J. Simons, L. J. Shapiro: Defining DNS diagnostic tests appropriate for standard care. Amer. J. hum. Genet. 47 (1990) 583–590.
35. Leucht, W., W. Schmidt, H. J. Hendrik, D. Raabe, F. Kubli: Schwangerschafts- und Geburtsverlauf nach ultrasonographisch auffälliger Fruchtwassermenge. In: Dudenhausen, J. W., E. Saling (Hrsg.). Perinatale Medizin, Band X, S. 200. Thieme, Stuttgart 1984.
36. Rauskolb, R.: Fetoskopie. Eine klinische Methode zur pränatalen Diagnostik. Thieme, Stuttgart 1980.
37. Rauskolb, R.: Fetoscopy. J. perinat. Med. 11 (1983) 223.
38. Rauskolb, R., I. Anton-Lamprecht: Pränatale Diagnostik von erblichen Hauterkrankungen durch Fetoskopie und Elektronenmikroskopie. In: Holzgreve, W. (Hrsg.). Pränatale Medizin, Springer, Berlin–Heidelberg (1978) 80–104.
39. Rauskolb, R., A. Fuhrmann-Rieger, W. Fuhrmann, V. Jovanović: Hautdefekte bei Neugeborenen oder Feten als fragliche Verletzungsfolge nach Amniozentese in der Frühschwangerschaft. Geburtsh. u. Frauenheilk. 38 (1978) 107.
40. Rauskolb, R., V. Jovanović, W. Fuhrmann: Diagnostik an Chorionzottengewebe. In: Künzel, W., K.-H. Wulf (Hrsg.): Die normale Schwangerschaft. Klinik der Frauenheilkunde und Geburtshilfe, Bd. 4, 2. Aufl. Urban & Schwarzenberg, München–Wien–Baltimore 1986.
41. Rhoades, G. G., L. G. Jackson et al.: The safety and efficacy of chorionic villus sampling for early prenatal diagnosis of cytogenetic abnormalities. New Engl. J. Med. 320 (1989) 609.
42. Schneider, J. D., H. A. Maas: Morbus haemolyticus fetalis et neonatorum. In: Dudenhausen, J. W. (Hrsg.): Praxis der Perinatalmedizin, S. 223. Thieme, Stuttgart–New York 1984.
43. Simoni, G., B. Brambati, C. Danesino et al.: Efficient direct chromosome analysis and enzyme determinations from chorionic villi samples in the first trimester of pregnancy. Hum. Genet. 63 (1983) 349–357.
44. Simpson, N. E., A. C. Turnbull, D. Alexander et al.: Genetic amniocentesis. Prenat. Diagn. 5 (1980) (Special Issue).
45. Steel, C. M.: DNS in medicine. The tools. Lancet II (1984) 908–911 und 966–968.
46. Stock, R. J.: Fetal death secondary to needle laceration during second trimester amniocentesis. A case report. Prenat. Diagn. 2 (1982) 133.

47. Stripparo, L., M. Buscaglia, L. Longatti et al.: Genetic amniocentesis: 505 cases performed before the sixteenth week of gestation. Prenat. Diagn. 10 (1990) 359–364.
48. Tettenborn, U., W. D. Jonatha, K. Knörr: Technique of amniocentesis. In: Murken, J. D., S. Stengel-Ruthkowski, E. Schwinger (Hrsg.): Prenatal Diagnosis, p. 146. Enke, Stuttgart 1979.
49. Weimann, S.: Risiken der Amniozentese im zweiten Trimenon der Schwangerschaft zur pränatalen Diagnostik. Inaugural-Dissertation, Gießen 1986.
50. White, R. L.: DNS in medicine. Human Genetics. Lancet II (1984) 1257–1262.
51. Wilhelm, C., P. Wieacker, K. Dannegger, H. Schillinger: Semiquantitative Fruchtwassermengenbestimmung bei normalen Schwangerschaften. Geburtsh. u. Frauenheilk. 51 (1991) 341.

Entwicklung fetaler Organe.
Spezielle Diagnostik und Therapie

17 Gehirn

F. J. Schulte[1], R. Rauskolb[2], W. Fuhrmann[3]

Inhalt*

1	Wachstum und Entwicklung des fetalen Gehirns 318		2.1	Sonographische Diagnostik.......... 327
1.1	Entwicklungsbegriff und theoretische Grundlagen von Wachstum und Entwicklung 318		2.1.1	Neuralrohrdefekte 327
			2.1.1.1	Anenzephalus 327
			2.1.1.2	Spina bifida/Myelomeningozele 327
1.2	Wachstum während der Gravidität ... 318		2.1.2	Fehlbildungen des Gehirns 328
1.3	Intrauterine Entwicklung des Gehirns und der fetalen Motorik 320		2.1.2.1	Hydrozephalus 328
			2.1.2.2	Mikrozephalus 329
1.3.1	Neuroanatomische Grundlagen 320		2.2	Biochemische Diagnostik 331
1.3.1.1	Normales Wachstum des zentralen Nervensystems 320		2.2.1	Screening für Neuralrohrdefekte und Down-Syndrom aus dem Serum der Schwangeren (MS-AFP-Screening)... 331
1.3.1.2	Störungen bei der anatomischen Entwicklung des Gehirns 320		2.2.1.1	Methoden und Bewertung der Ergebnisse 332
1.3.2	Neurochemische Grundlagen........ 323		2.2.1.2	Ablauf der Untersuchung 332
1.3.2.1	Normale Entwicklung der neurochemischen Grundlagen 323		2.2.1.3	Erfahrungen mit MS-AFP-Screening 332
1.3.2.2	Störungen bei der Entwicklung der neurochemischen Grundlagen 324		2.2.2	Diagnostik von Neuralrohrdefekten aus dem Fruchtwasser 334
			2.2.2.1	Alpha-Fetoprotein-Bestimmung 334
1.3.3	Neurophysiologische Grundlagen 325		2.2.2.2	Acetylcholinesterase-Test (ACHE-Test) 335
1.3.4	Entwicklung der fetalen Motorik..... 325			
1.3.5	Bewußtsein, Aufmerksamkeit und der Schlaf-Wach-Rhythmus 326			
2	Pränatale Diagnostik der gestörten Hirnentwicklung 327		3	Pränatale Therapie des Hydrozephalus 336

---

[1] Autor von Abschnitt 1
[2] Autor von Abschnitt 2.1 und 3
[3] Autor von Abschnitt 2.2
* Die Literatur befindet sich jeweils am Ende der Abschnitte

1 Wachstum und Entwicklung des fetalen Gehirns

1.1 Entwicklungsbegriff und theoretische Grundlagen von Wachstum und Entwicklung

„Entwicklung" ist eine umfassende Bezeichnung für Wachstum mit zunehmender funktioneller und morphologischer Differenzierung in einem bestimmten Zeitabschnitt. „Reifung" beinhaltet eine bestimmte Richtung der Entwicklung. Beides, die morphologische und die funktionelle Entwicklung, erfolgt nach einem genetischen Plan. Sie sind aber nie unabhängig von äußeren Faktoren, von Umwelteinflüssen. Beide Momente – Genetik und Umwelt – haben also an Entwicklungsprozessen wesentlichen Anteil, wobei der Schwerpunkt je nach Altersstufe unterschiedlich ist.

Während der intrauterinen Entwicklungsphase stehen die genetischen, die spezies- und anlagebedingten Entwicklungsdeterminanten ganz im Vordergrund. Dementsprechend erfolgen auch die einzelnen morphologischen und funktionellen Entwicklungsschritte in strenger Abhängigkeit vom Gestationsalter, sie sind gleichsam „Marker" des genetischen Codes. Besonders interessante und in strenger Abhängigkeit vom Gestationsalter sich entwickelnde Marker sind z. B. die Knochenkerne, die Teilung und Wanderung von Neuronen und Gliazellen, die neuronale Differenzierung bestimmter Hirnbereiche, die Herausbildung komplexer Funktionen wie des Schlaf-Wach-Rhythmus und die Entwicklung bioelektrischer Aktivität, die man mit dem Elektroenzephalogramm oder den evozierten Potentialen messen kann.

Dennoch ist auch der Umwelteinfluß bereits bei der intrauterinen Entwicklung erkennbar: Intrauterine Mangelernährung führt zum Wachstumsstopp aller Organe und Organsysteme einschließlich des Gehirns, und hormonale Einflüsse können frühzeitig tiefgreifende Veränderungen in der Ausbildung der Organe – etwa der Genitalentwicklung – bewirken. Auch intrauterine Infektionen gehören zu solchen Umwelteinflüssen, die schwerwiegend die Organentwicklung beeinflussen.

Ähnliches gilt für Medikamente und Toxine, unter denen Rauschgifte, Nikotin und Alkohol einen erschreckenden ersten Platz einnehmen (siehe auch Kap. 9). Dem Einfluß rein psychischer Reaktionen der Mutter auf die Entwicklung des Feten wird in der unkritischen Sensationspresse weiter Raum gegeben.

Ganz ausgeschlossen sind solche Einflüsse durch humorale Transmitter wie Glukose, Adrenalin, Kortikoide und andere nicht. Aus Unkenntnis oder zur Verstärkung des Sensationscharakters verschwiegen wird in solchen Darstellungen freilich, daß der Fetus gerade durch seine extreme optische, akustische, taktile, olfaktorisch-gustatorische und plazentar-humorale Abschirmung einerseits und durch die Penetranz der genetisch bedingten Entwicklungsmechanismen andererseits so stark vor allen Umwelteinflüssen und insbesondere vor den psychischen geschützt ist wie niemals später in seinem Leben.

1.2 Wachstum während der Gravidität

Prinzipiell unterscheidet man eine *embryonale Bildungsphase* bis zum 56. Tag nach der Ovulation (Befruchtungsalter = Konzeptionsalter von acht Wochen oder Gestationsalter von zehn Wochen) und eine *fetale Wachstumsphase* bis zur 40. Woche des Gestationsalters, welches vereinbarungsgemäß vom ersten Tag der letzten Regel der Mutter gerechnet wird. Kinder, die vor der vollendeten 37. Woche des so definierten Gestationsalters geboren werden, bezeichnet man als Frühgeborene, nach dem Beginn der 43. Gestationswoche als übertragene Kinder.

Die embryonale Bildungsphase ist nach den Untersuchungen an der Embryonensammlung der Carnegie Institution durch O'Rahilly in 23 Stadien eingeteilt, die durch bestimmte Entwicklungsabschlüsse charakterisiert sind (Abb. 17-1) und die auch einer ganz bestimmten Länge (Scheitel-Steiß-Länge) des Embryos zugeordnet sind [8]. Für die Entstehung von Disruptionen durch teratogene Substanzen oder durch Infektionen während der Schwangerschaft ist die strenge Bindung der Organbildung an einzelne Tage nach der Ovulation bekanntlich sehr wichtig.

Am Ende der embryonalen Bildungsphase hat die Leibesfrucht eine Scheitel-Steiß-Länge von 30 mm.

Für Geburtshelfer und Pädiater von besonderer nosologischer Bedeutung sind Längen- und Gewichtszunahmen während der fetalen Wachstumsphase (Abb. 17-2) und hier besonders während der letzten drei Schwangerschaftsmonate (Abb. 17-3). Feten mit einem Gewicht unter der dritten Perzentile der normalen interuterinen Wachstumskurve bezeichnen wir

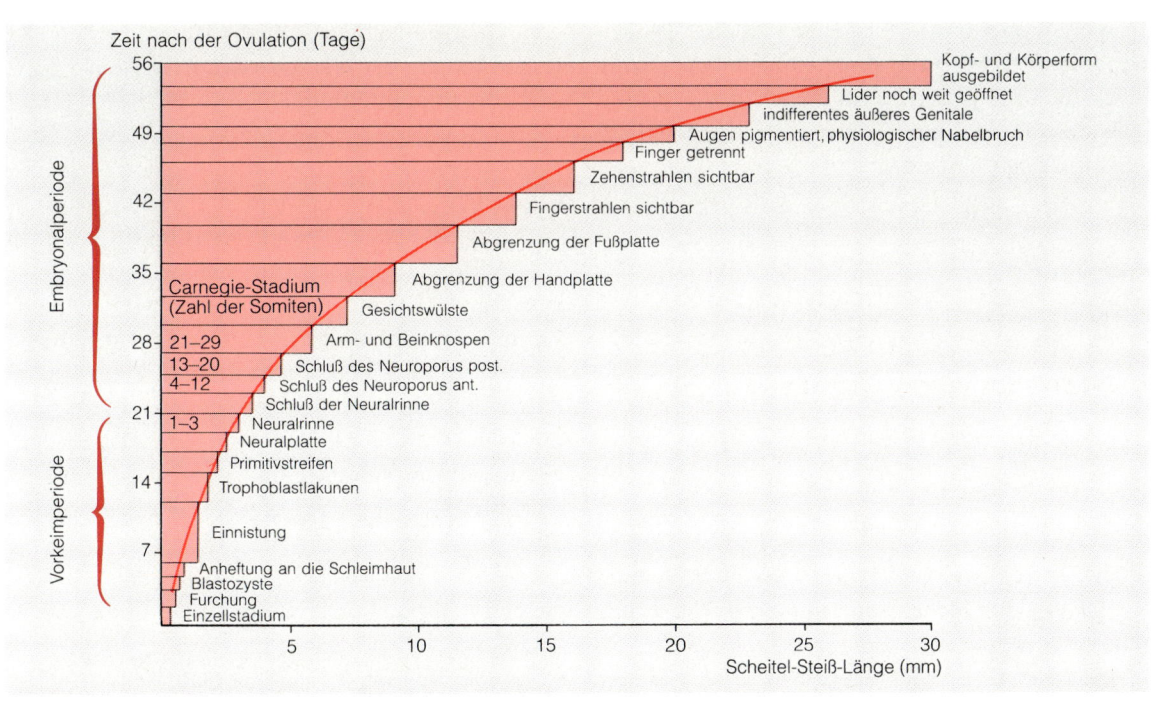

Abb. 17-1 Die 23 Stadien der Entwicklung der menschlichen Leibesfrucht in Abhängigkeit vom Gestationsalter einerseits und in Beziehung zur Scheitel-Steiß-Länge andererseits (nach O'Rahilly [8]).

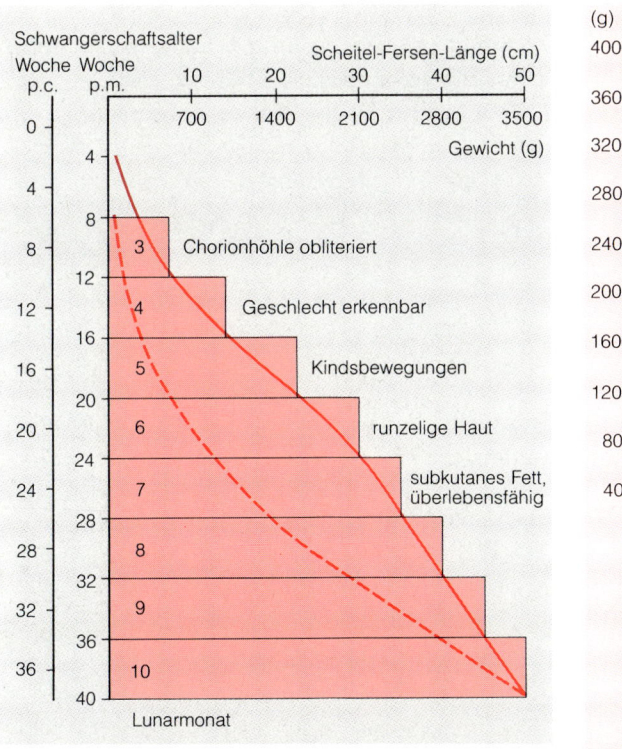

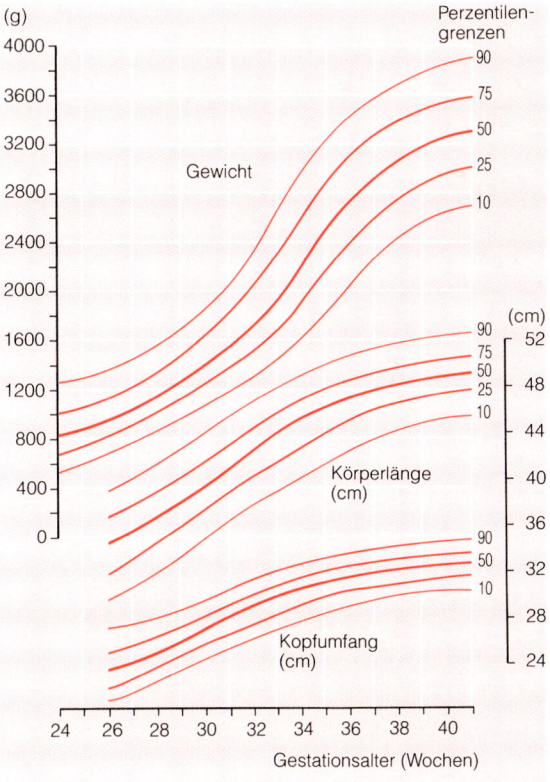

Abb. 17-2 Die Zunahme von Länge und Gewicht der menschlichen Leibesfrucht in Abhängigkeit vom Gestationsalter einerseits und in Beziehung zu bestimmten Entwicklungsschritten andererseits. — Scheitel-Fersen-Länge, ---- Gewicht (nach Langmann [4]).

Abb. 17-3 Intrauterines Wachstum: Körpergewicht, Körperlänge und Kopfumfang in Abhängigkeit vom Gestationsalter (gerechnet vom ersten Tag der letzten Regel der Mutter bis zur Geburt). Die Perzentilenkurven geben jeweils den Prozentanteil der Kinder wieder, die über bzw. unter der entsprechenden Kurve liegen.
10 bedeutet, 10% der Kinder liegen noch unterhalb der Werte dieser Kurve. Nach Übereinkunft betrachtet man Werte zwischen der 90. und 10. Perzentile oder zwischen der 97. und der 3. Perzentile (2s-Grenze) als Normalwerte (nach Lubchenco [6]).

als hypotroph oder „small for gestational age" (SGA), oberhalb der 97. Perzentile als hypertroph oder „large for gestational age" (LGA) und zwischen der dritten und 97. Perzentile als normotroph oder „appropriate for gestational age" (AGA).

1.3 Intrauterine Entwicklung des Gehirns und der fetalen Motorik

1.3.1 Neuroanatomische Grundlagen

1.3.1.1 Normales Wachstum des zentralen Nervensystems

Das Nervensystem entwickelt sich aus dem Ektoderm. Primitive Neuroblasten bilden die sogenannte Neuralplatte, die sich zur Neuralrinne und schließlich zum Neuralrohr absenkt.

Auf den frühen Entwicklungsstufen besteht dieses neuroepitheliale Neuralrohr aus einer bis wenigen Schichten von Zellen. Sie bilden gleichsam eine primitive Ventrikelwand. Entlang den Fortsätzen einiger Neuralrohrzellen, die von der inneren bis zur äußeren Oberfläche reichen und zu Gliazellen werden, wandern die späteren Nervenzellen zur Oberfläche des Endhirnbläschens und bilden dort die sogenannte Kortexplatte (Abb. 17-4). Die Zellen erreichen also ihre spätere Lokalisation in der Hirnrinde und in den Stammganglien durch Migration.

Während der Migration vermehren sich die Zellen und differenzieren sich in Nervenzellen einerseits und Gliazellen andererseits. Die Zahl der Nerven- und Gliazellen nimmt noch bis weit in die Postnatalzeit hinein zu; insbesondere die Gliazellen können noch relativ spät gebildet werden (Abb. 17-5). Etwa am Ende des sechsten Schwangerschaftsmonats sind die meisten Rindenneurone in der Kortexplatte angekommen, und es ist bereits ein gewisser Schichtenaufbau der Hirnrinde erkennbar. Die primitive Kortexplatte zeigt aber noch keine Gyri. Diese Gyrifizierung (Abb. 17-6) erfolgt erst nach Abschluß der Migrationsphase durch Dendritenwachstum und Zunahme der Nervenfasern, Gliazellen und des Gefäßnetzes.

Dendritenwachstum und Synapsenbildung sind nach heutiger Auffassung das wesentliche anatomische Korrelat der psychoneurologischen Entwicklung. Durch Aussprossung von Zellfortsätzen bildet sich ein dichter Neuriten- und Dendritenfilz, über den die Nervenzellen miteinander verbunden sind (Abb. 17-7). [9]. Aus den Dendriten bilden sich an kleinen Ausstülpungen, den sogenannten Spines, die Synapsen. Erst durch diese Verbindung der Nervenzellen miteinander wird das Nervensystem funktionsfähig.

Das Aussprossen von Dendriten und die Bildung axodendritischer Synapsen erfolgt in einer stürmischen Entwicklungsphase während der letzten Schwangerschaftsmonate und während des ersten Lebensjahres. Dieser Prozeß reicht aber mit vereinzelten Neubildungen von Dendriten und Synapsen weit über diesen Zeitraum hinaus. Wahrscheinlich ist erst jenseits der Pubertät mit der vollen synaptischen Verdrahtung der reifen Nervenzellen der anatomische Entwicklungsprozeß des Nervensystems weitgehend beendet. Im reifen Gehirn werden mehr als 90% der Oberfläche und fast 90% des Volumens der Nervenzellen von ihren Fortsätzen gebildet.

Die Entwicklungsphase des Nervensystems ist also gekennzeichnet durch Zellteilung, durch Wanderschaft, durch Zellwachstum mit Dendritenaussprossung und Bildung eines endoplasmatischen Retikulums (siehe Abschn. 1.3.2.1) und durch Bildung axodendritischer Synapsen, also von Verbindungen der Nervenzellen untereinander. In dieser frühen Bildungsphase sind die Nervenzellen weitgehend funktionsunfähig. Die eigentlich funktionelle Phase des Zentralnervensystems ist erst dann erreicht, wenn die Nervenzellen aufgehört haben, sich zu teilen, wenn sie den endgültigen Ort ihrer Bestimmung gefunden, das Zellwachstum abgeschlossen und eine enorme Zahl axodendritischer Verknüpfungen gebildet haben.

1.3.1.2 Störungen bei der anatomischen Entwicklung des Gehirns

Die Anlagestörungen des Gehirns können in grobe Störungen bei der Embryogenese des Neuralrohrs, Anomalien bei der Proliferation und Migration von Nervenzellen und Störungen der axodendritischen Organisation unterteilt werden [15]. Alle drei Formen der Anlagestörungen können genetisch bedingt sein, durch teratogene Faktoren verursacht oder auch, insbesondere die beiden letztgenannten, durch Sauerstoff- und Nährstoffmangel in jeweils sensiblen Perioden der Entwicklung hervorgerufen werden.

Zu den *groben Störungen der primären Embryogenese* gehören die Schlußstörungen des Neuralrohrs. Dorsale Induktionsstörungen sind Anenzephalie, Enzephalozelen, Myeloschisis und Meningomyelozelen sowie die okkulten Dysraphien (z. B. der Dermalsinus) und bestimmte Formen des angeborenen Hydrozephalus.

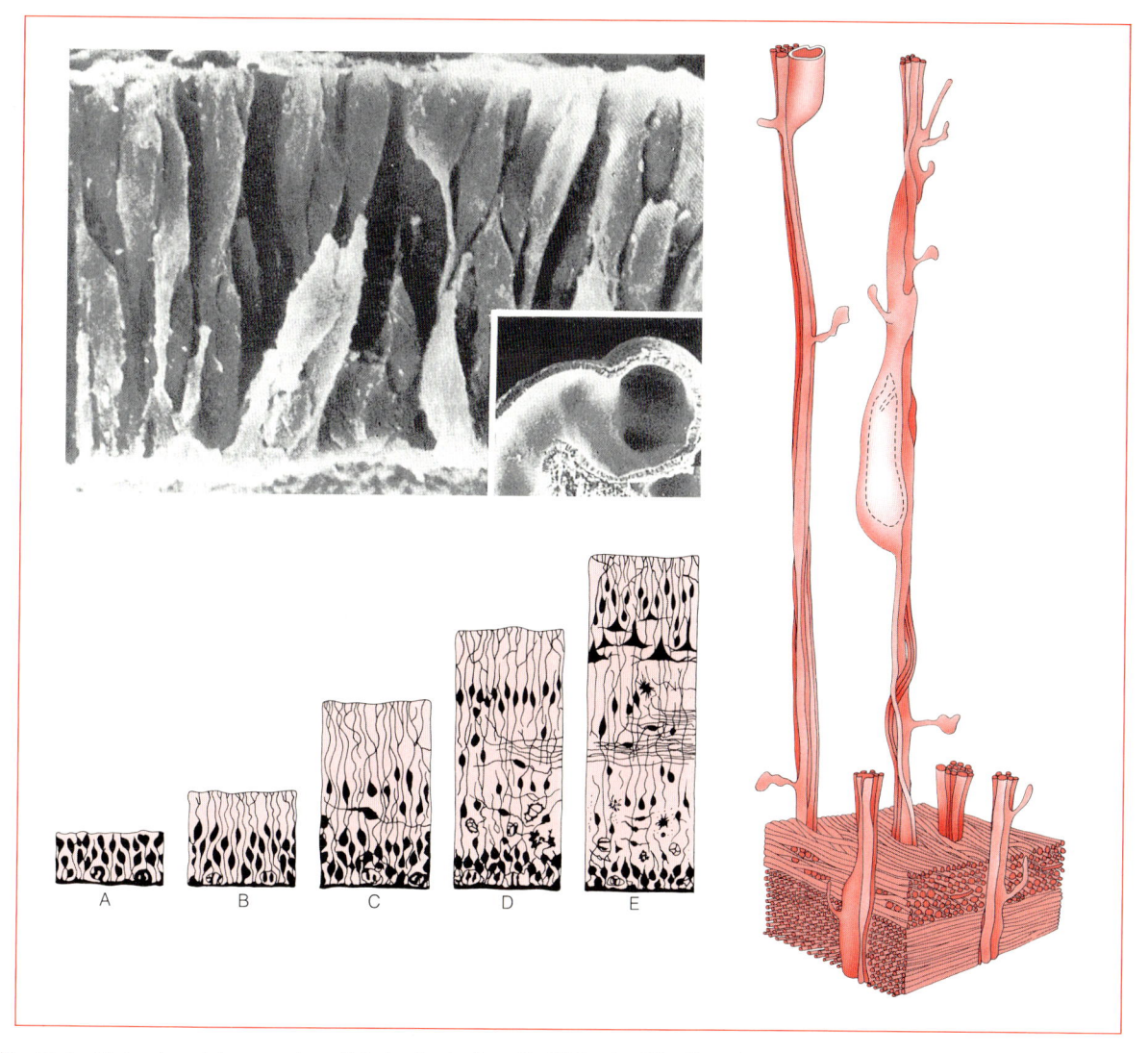

Abb. 17-4 Links oben sieht man einen Schnitt durch die volle Dicke der Hirnblase eines neun Tage alten Hamsterembryos. Viele der elongierten bipolaren Neuroblasten reichen noch von der inneren bis zur äußeren Oberfläche der Hirnblase. Eine Schicht aus einer oder wenigen Zellen bildet den gesamten Hirnmantel, der im Verlauf der Entwicklung seine Vielschichtigkeit (Bild links unten) erlangt. Rechts im Bild eine dreidimensionale Rekonstruktion von Neuronen und Gliazellen während der Migrationsphase. Die Nerven- und Gliazellen wandern entlang ihrer eigenen Fortsätze (modifiziert nach Sidman und Rakic [13]).

Die Zeitspanne der Entstehungen dieser dorsalen Induktionsstörungen ist die 3. und 4. Schwangerschaftswoche.

Zu den ventralen Induktionsstörungen beim Schluß des Neuralrohrs gehören die Holoprosenzephalie und verschiedene kraniofaziale Fehlbildungen. Sie entstehen in der 5. und 6. Gestationswoche. Allerdings kön-

Abb. 17-5 Zunahme der DNS als Marker für die intrakraniellen Zellen des Cholesterins als Indikator für die Markscheidenbildung und des Hirngewichts in Abhängigkeit vom Schwangerschaftsalter (nach Davison und Dobbing [1]).

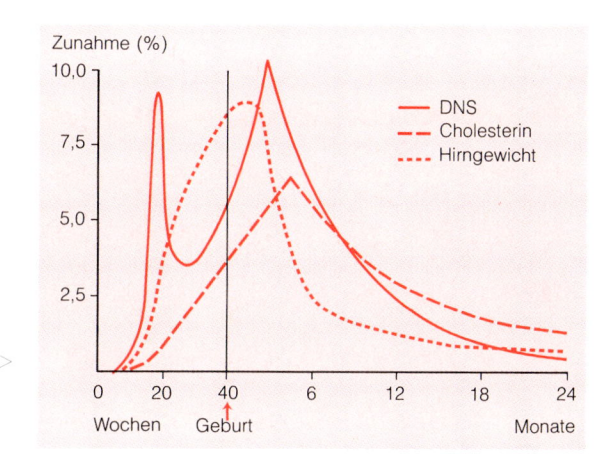

nen sowohl bei den dorsalen als auch bei den ventralen Induktionsstörungen regressive Veränderungen aufgrund kleiner Primärdefekte lange nach dieser Zeit die endgültige Ausprägung des morphologischen Defektes erheblich beeinflussen.

Anomalien bei der Proliferation und Migration der Nervenzellen sind die primäre Mikro- und Makrozephalie, der Balkenmangel, die Lisenzephalie und Pachygyrie, Polymikrogyrien sowie die Nervenzell- und Gliaheterotopien (z. B. bei den neurokutanen Phakomatosen, M. Recklinghausen und tuberöse Hirnsklerose) mit Übergängen zu den Hirntumoren. Die Proliferations- und Migrationsstörungen entstehen in der Regel nach Ende des dritten Schwangerschaftsmonats.

Die *Störungen der Organisation axodendritischer Verknüpfungen* stellen Anomalien in der synaptischen Verdrah-

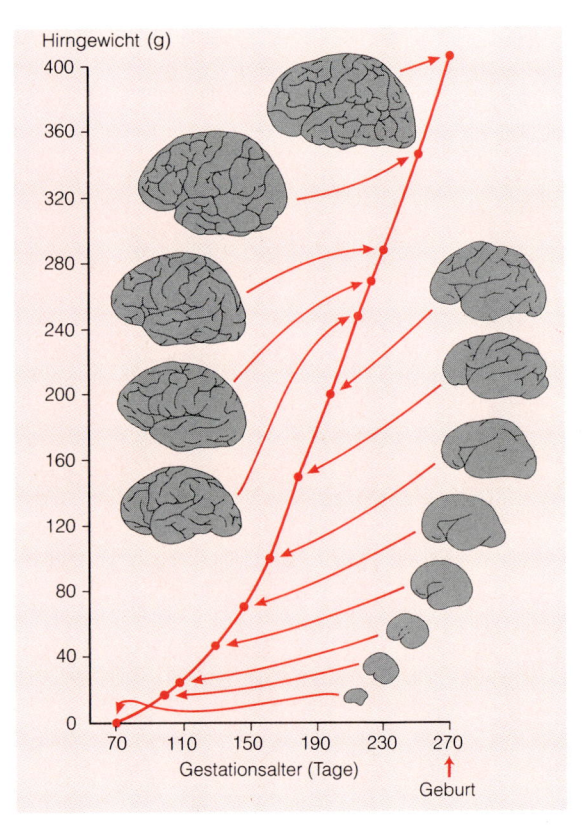

Abb. 17-6 Hirngewicht sowie die Ausbildung von Gyri und Sulci in Abhängigkeit vom Gestationsalter (nach Larroche [5]).

Abb. 17-7 Entwicklung der Sehrinde eines menschlichen Feten von der 27. (links im Bild) bis zur 33. postkonzeptionellen Schwangerschaftswoche (Mitte und rechts). In dieser Periode wird der Kortex wesentlich dicker (beachte die Tiefe, Mitte und rechts), und es vollzieht sich eine enorme Aussprossung von Dendriten (nach Purpura [9]).

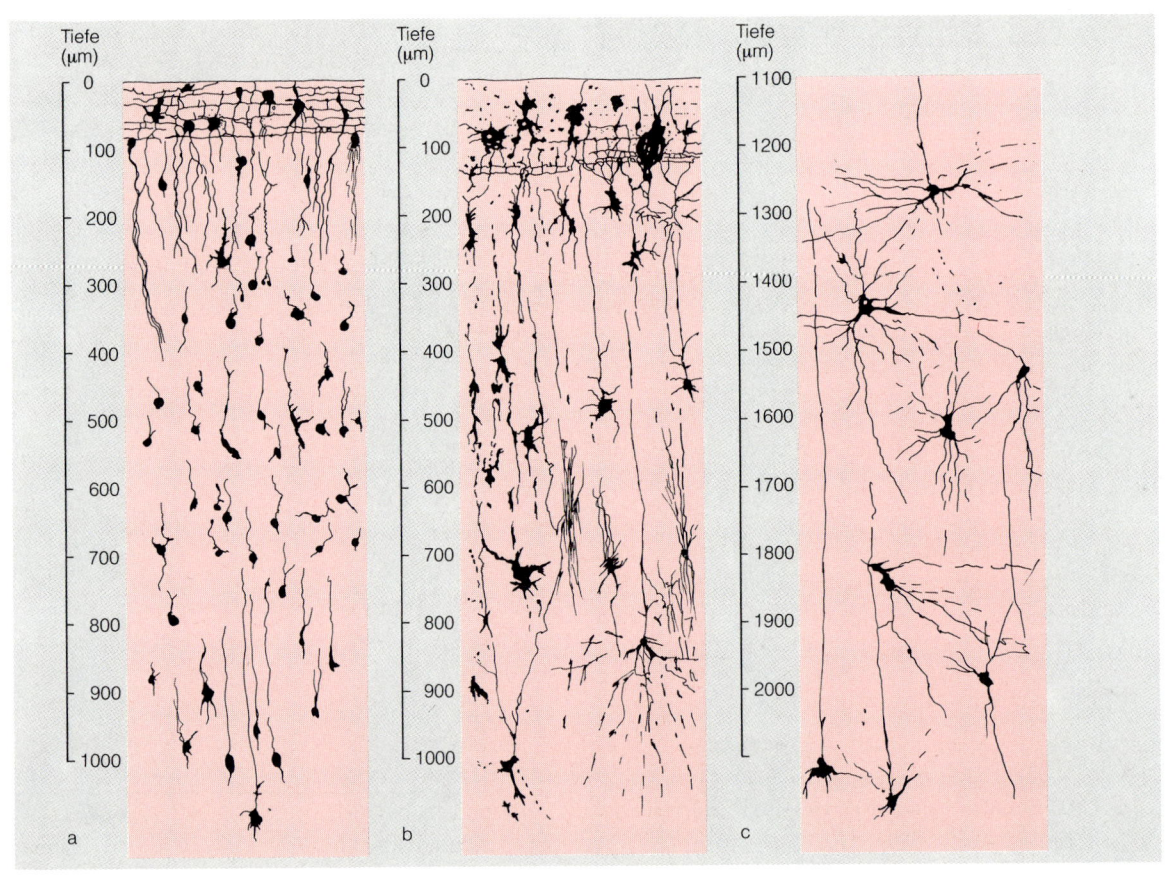

tung von Nervenzellen dar. Viele geistige Entwicklungsstörungen und viele Epilepsien müssen ursächlich so verstanden werden. Diese Anlagestörungen des Gehirns entstehen viel später als die, die auf Störungen der primären Embryogenese oder der Proliferation und Migration von Nervenzellen zurückzuführen sind, zum Teil erst in der Spätschwangerschaft oder sogar noch in den ersten Lebenswochen.

Der zeitliche Ablauf der Synapsenbildung ist besonders gut für den Hirnstamm untersucht [14], und zwar für die axodendritische Verknüpfung der respiratorischen Neurone. Bis zur 36. Schwangerschaftswoche, wenn das Kind in der Regel stabile Atemantriebe entwickeln kann, ist auch die Bildung der axodendritischen Synapsen in dieser Region weitgehend abgeschlossen; die Bildungsfrequenz von Synapsen hat ihr Maximum überschritten.

1.3.2 Neurochemische Grundlagen

1.3.2.1 Normale Entwicklung der neurochemischen Abläufe

Tiefgreifende Veränderungen vollziehen sich während der Migrations- und Differenzierungsphase im chemischen Aufbau der Zellsubstanz. Zusammen mit der Aussprossung von Dendriten bekommt das fast homogene Protoplasma der Neuroblasten Strukturen, die sich als *endoplasmatisches Retikulum* (Nissl-Substanz, Neurotubuli, Neurofibrillen) und als Golgi-Apparat in spezifischer Weise anfärben und somit darstellen lassen (Abb. 17-8). Zellen, die kein endoplasmatisches Retikulum bilden oder bei denen dieses z. B. durch Hypoxie oder durch Speichersubstanzen wieder verlorengeht, entwickeln auch keine Dendriten, gehen keine Verbindung zu anderen Nervenzellen ein und sterben bereits während der Entwicklungsphase des Gehirns ab. Dieser Prozeß ist sicherlich abhängig von einer ausreichenden Ernährung des sich bildenden Gehirns. So erklären sich bestimmte Formen von Mikrozephalie und Hirnatrophie aufgrund von allgemeiner intrauteriner Mangelernährung (Plazentainsuffizienz) oder mangelhafter Durchblutung bestimmter Hirnareale.

Embryonales Hirngewebe ist vorwiegend durch die Synthetisierung von Proteinen und Lipiden charakterisiert, die das schnelle Hirnwachstum während dieser Entwicklungsphase bedingen. Der Energiebedarf wird vorwiegend durch anaerobe Glykolyse gedeckt. Mit zunehmender Entwicklung nehmen jene Enzyme zu, die für die Oxidation von Glukose notwendig sind. Die verschiedenen Hirnregionen reifen unterschied-

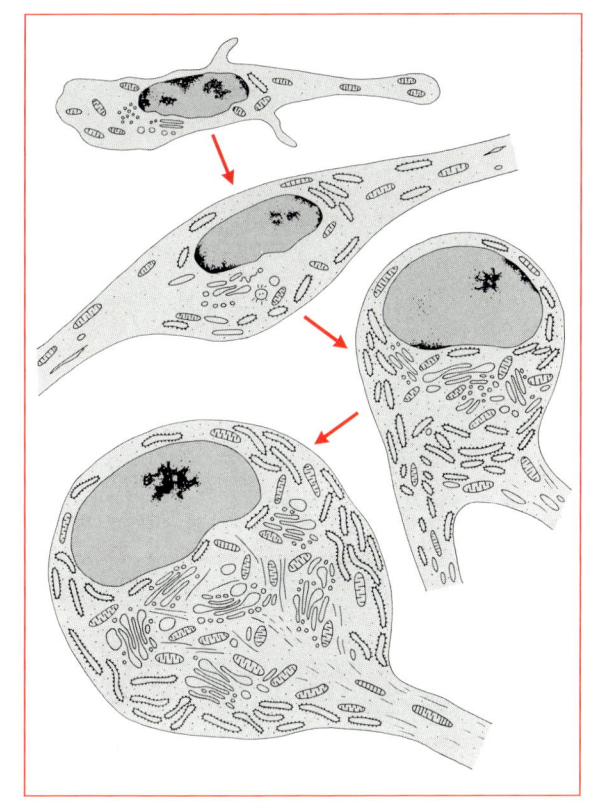

Abb. 17-8 Entwicklung des sogenannten endoplasmatischen Retikulums und des Golgi-Apparats vom unreifen Neuroblasten (oben) bis zur reifen Nervenzelle (unten).

lich schnell; die anatomischen und biochemischen Entwicklungsprozesse sind im Rückenmark und in der Medulla oblongata wesentlich eher abgeschlossen als in der Hirnrinde.

Kurz vor der termingerechten Geburt bis hinein in die zweite Lebensdekade erfolgt die Isolierung der Neuriten durch Oligodendrogliazellen (im zentralen Nervensystem) bzw. durch Schwann-Zellen (in peripheren Nerven), die sich mit mehrschichtigen Lipidmembranen, bestehend aus Zerebrosiden und Sphingomyelin, um die Axone legen und jeweils von einem Ranvier-Schnürring zum anderen reichen. Man hat früher geglaubt, daß diese Bemarkung der Neuriten für das Erlernen psychomotorischer Funktionen verantwortlich ist. Bemarkungskalender (Abb. 17-9) für die verschiedenen Hirnregionen zeigen in der Tat eine gewisse Korrespondenz zur Entwicklung insbesondere solcher Funktionen, die an Impulsleitung über lange Distanzen gebunden sind (wie etwa die motorischen Funktionen).

Das Gehirn unterscheidet sich wesentlich von allen anderen Organen durch den hohen Gehalt von Aminosäuren mit zwei Karboxylgruppen. Das reife Gehirn

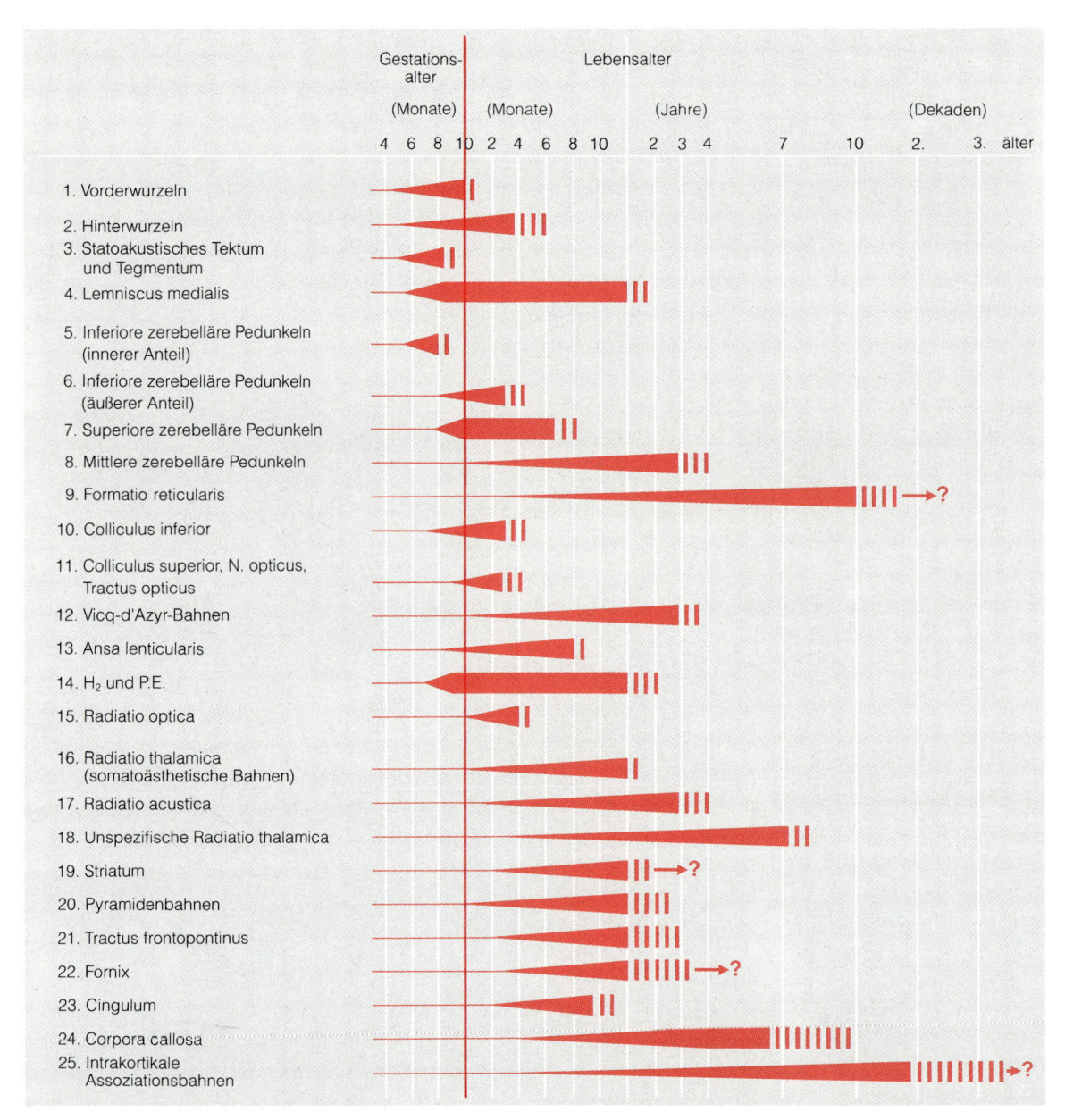

Abb. 17-9 Zeitliche Folge der Markscheidenbildung beim Menschen für die verschiedenen Hirnstrukturen (nach Yakovlev und Lecours [16]).

ist durch einen hohen Gehalt an Glutaminsäure und Gammaaminobuttersäure charakterisiert. Diese beiden Aminosäuren nehmen mit der Bildung axodendritischer Synapsen rapide zu; sie haben wahrscheinlich zusammen mit Asparaginsäure, Serotonin, Acetylcholin und Noradrenalin eine enge Beziehung zur synaptischen Erregungsübertragung im Gehirn (Übersicht bei [2]).

1.3.2.2 Störungen bei der Entwicklung der neurochemischen Grundlagen

Die genetischen Stoffwechselerkrankungen, die neurometabolischen Speicherkrankheiten der grauen Substanz (Gangliosidosen) und der weißen Substanz (Leukodystrophien) führen schon in utero zu morphologischen und funktionellen Anomalien. Die mangelhafte Bildung des endoplasmatischen Retikulums und der Golgi-Organellen sowie die abnorme Ausbildung von Dendriten und Synapsen bei den Gangliosidosen und die mangelhafte Myelinisierung bei den Leukodystrophien ist das frühe morphologische Korrelat der amaurotischen Idiotie bei den neuronalen (graue Substanz) und der schweren Bewegungsstörungen bei den oligodendrogliären (weiße Substanz) Speicherkrankheiten.

1.3.3 Neurophysiologische Grundlagen

Auf den sich entwickelnden Dendriten bilden sich kleine Fortsätze (sogenannte spines oder mushrooms), die den Ort der synaptischen Verbindung zwischen den Nervenzellen darstellen. Die Erregungsübertragung von einer Nervenzelle auf die andere erfolgt an dieser Stelle durch einen elektrochemischen Prozeß. Die Summe dieser bioelektrischen Phänomene in der sich entwickelnden Hirnrinde läßt sich von der intakten Kopfhaut des Feten und insbesondere des Frühgeborenen ableiten, so daß wir durch bioelektrische Untersuchungen an extrem unreif geborenen Frühgeborenen detaillierte Kenntnisse über die Ausbildung von Synapsen und ihre Funktionsfähigkeit besitzen. Die Entwicklung des spontanen Elektroenzephalogramms von der bioelektrischen Nullinie über eine stark diskontinuierliche, d. h. von langen Pausen unterbrochene Aktivität bis hin zu rhythmischen Potentialschwankungen während der letzten vier Schwangerschaftsmonate ist das elektrische Korrelat der axodendritischen Synapsenbildung (Verdrahtung) in der Hirnrinde. Ähnliche bioelektrische Phänomene können auch durch akustische, optische und andere Sinnesreize hervorgerufen werden: evozierte Potentiale. Evozierte Potentiale können ebenfalls bereits während der letzten drei Schwangerschaftsmonate regelmäßig ausgelöst werden.

Die Fähigkeit, bioelektrische Signale mit der notwendigen hohen Geschwindigkeit über weite Distanzen hinweg zu anderen Nervenzellen oder auch zur Muskulatur zu leiten, erhält das Nervensystem erst mit der Ausbildung der Markscheiden (Oligodendroglia- bzw. Schwann-Zellen, siehe Abschn. 1.3.2.1). Je dicker diese Markscheiden sind, desto höher ist die Impulsleitgeschwindigkeit. Infolge des Längen- und Dickenwachstums der Oligodendroglia- und der Schwann-Zellen kommt es während der letzten drei Schwangerschaftsmonate zu einem deutlichen Anstieg der Nervenleitgeschwindigkeit. Entsprechend der Darstellung im Abschnitt 1.1 erfolgt auch die Reifung der bioelektrischen Funktionen in strenger Abhängigkeit vom Gestationsalter des Feten. Das Elektroenzephalogramm, die Latenzen und der Kurvenverlauf der evozierten Potentiale und die Nervenleitgeschwindigkeit erlauben Rückschlüsse auf das Gestationsalter eines Feten oder eines zu früh geborenen Kindes.

1.3.4 Entwicklung der fetalen Motorik

Die ersten Untersuchungen über die embryofetale Motorik verdanken wir den Beobachtungen an abortierten Feten [2, 3, 7]. Moderne Aufzeichnungen mit Hilfe der Sonographie haben diese Beobachtung in glänzender Weise bestätigt.

Im Verlauf des 5. Schwangerschaftsmonats spürt die Mutter erste Kindsbewegungen. Wir wissen aber, daß der Fetus sich viel früher bewegt. Zunächst, etwa in der 10. Schwangerschaftswoche, können grobe Massenbewegungen beobachtet werden. Bereits in der 12. Schwangerschaftswoche kommen umschriebene Bewegungen des Kopfes und der Hände vor. Etwas später saugt der Fetus an seinem Daumen (Hand-Mund-Kontakt). Die typischen Bewegungsautomatismen, wie wir sie von unreifen Frühgeborenen her kennen, können sonographisch auch schon während der ersten Hälfte der Schwangerschaft nachgewiesen werden: Streckung des gesamten Körpers mit Reklination des Kopfes, Grimassieren und Bewegungen der Bulbi, kurzes blitzartiges Zusammenzucken der gesamten Körpermuskulatur (Startle-Reaktion). Offenbar entwickeln sich die neuromuskulären Kontakte wie auch die Sinnesrezeptoren in der Haut und in der Muskulatur und damit auch die Fähigkeit zu intendierten oder gezielten Bewegungen am frühesten perioral und in der Handregion. Der Fetus schluckt Fruchtwasser und führt Atembewegungen aus. Dabei transportiert er Fruchtwasser bzw. intrapulmonale Flüssigkeit innerhalb des Respirationstraktes [11].

Die inzwischen erreichte Genauigkeit und gute Quantifizierbarkeit der sonographischen Aufzeichnung fetaler Bewegungen läßt eine pränatale Diagnostik von kindlichen Bewegungsstörungen möglich erscheinen.

Der Charakter fetaler Bewegungen jenseits der 25. Schwangerschaftswoche ist uns von Frühgeborenen her bekannt. Wir haben alle Veranlassung anzunehmen, daß sich die motorische Entwicklung intra- und extrauterin weitgehend und prinzipiell gleichartig vollzieht. Auf die Darstellung der großen Zahl von neonatalen Bewegungsautomatismen und Reflexen, wie sie sich zwischen der 26. und 40. Schwangerschaftswoche entwickeln, kann hier verzichtet werden, weil sie in den Lehr- und Handbüchern der Pädiatrie ausführlich dargestellt sind. Abbildung 17-10

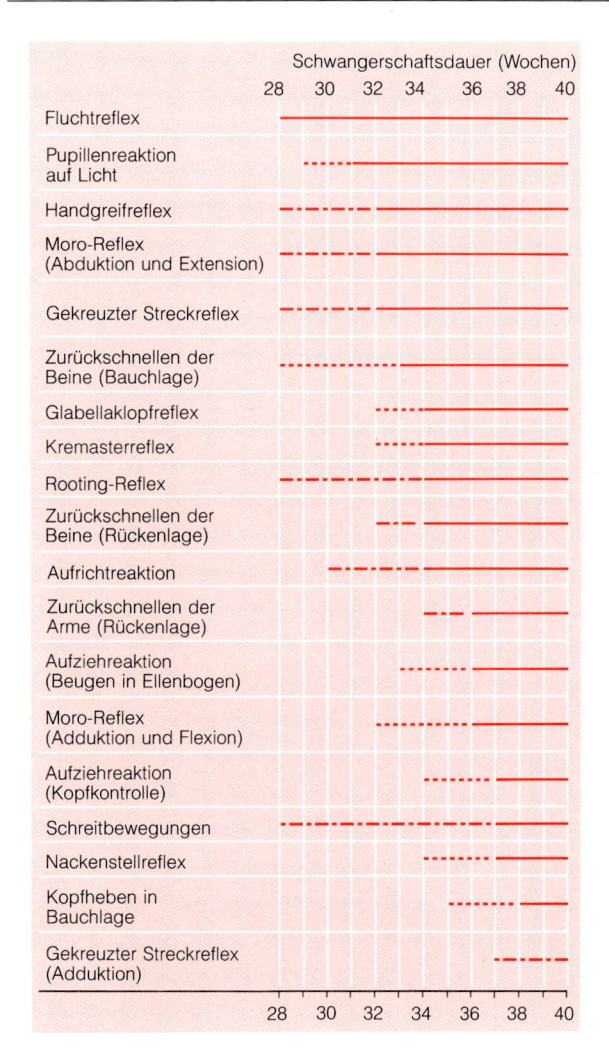

	Schwangerschaftsdauer (Wochen)
	28 30 32 34 36 38 40
Fluchtreflex	————————————————
Pupillenreaktion auf Licht	- - - ————————————
Handgreifreflex	- - - ————————————
Moro-Reflex (Abduktion und Extension)	- - - ————————————
Gekreuzter Streckreflex	- - - ————————————
Zurückschnellen der Beine (Bauchlage)	- - - - - ————————
Glabellaklopfreflex	- - - - ———————
Kremasterreflex	- - - - ———————
Rooting-Reflex	- - - - - ———————
Zurückschnellen der Beine (Rückenlage)	- - - - - —————
Aufrichtreaktion	- - - - - - —————
Zurückschnellen der Arme (Rückenlage)	- - - - - ———
Aufziehreaktion (Beugen in Ellenbogen)	- - - - - ———
Moro-Reflex (Adduktion und Flexion)	- - - - ———
Aufziehreaktion (Kopfkontrolle)	- - - - —
Schreitbewegungen	- - - - - - - - - - -
Nackenstellreflex	- - - - - - - - -
Kopfheben in Bauchlage	- - - - -
Gekreuzter Streckreflex (Adduktion)	- - -
	28 30 32 34 36 38 40

Abb. 17-10 Die Entwicklung von Reflexen und Bewegungsautomatismen bei Früh- und Neugeborenen in Abhängigkeit vom postkonzeptionellen Schwangerschaftsalter. - - - - nicht in jedem Fall da, ------ Entwicklung von unreifem zu reifem Muster, —— voll entwickelt (nach [12]).

gibt eine Übersicht über die Entwicklung dieser motorischen Phänomene in Abhängigkeit vom Gestationsalter.

1.3.5 Bewußtsein, Aufmerksamkeit und der Schlaf-Wach-Rhythmus

Aufzeichnungen der motorischen Aktivität des Feten in utero zeigen rhythmische Schwankungen. Sie deuten darauf hin, daß unterschiedliche Verhaltenszustände, wie sie vom Frühgeborenen jenseits der 26. Gestationswoche bekannt sind, auch in utero ablaufen. Aktivitätsschwankungen in der fetalen Atmung, in der fetalen Motorik und in den sonographisch nachweisbaren Atembewegungen sprechen dafür, daß sich zumindest jenseits der 25. Schwangerschaftswoche die drei prinzipiell unterschiedlichen Verhaltenszustände (Wachen, REM-Schlaf und non-REM-Schlaf) in utero ausbilden [10]. Die Aktivitätszyklen werden zwar von der mütterlichen Aktivität beeinflußt, folgen in ihrem Zeitgang aber einer eigenen Gesetzmäßigkeit, die bei Früh- und Neugeborenen intensiv untersucht und abgeklärt werden konnte. Wache Aufmerksamkeitsspannen sind kurz und unstabil. Der vorherrschende Verhaltenszustand ist der Schlaf mit einem überwiegenden Anteil an REM-(rapid eye movement-)Schlaf. Erst gegen Ende der Schwangerschaft erreicht der sogenannte ruhige oder non-REM-Schlaf einen Anteil von 50%, der während des ersten Lebensjahres auf 70 und danach auf etwa 80% ansteigt.

Da auch sehr unreife Frühgeborene während der kurzen Wachphasen auf sensorische Reize aufmerksam reagieren können, muß das gleiche auch für den Feten angenommen werden [11].

Literatur zu Abschnitt 1

1. Davison, A. N., J. Dobbing (eds.): The Developing Brain, Applied Neurochemistry. Blackwells, Oxford 1968.
2. Hooker, D.: The Prenatal Origin of Behavior. 18th Porter Lecture Series. Univ. of Kansas Press, Lawrence 1952.
3. Humphrey, T.: Functions of the nervous system during prenatal life. In: Stave, V. (ed.): Perinatal Physiology. Plenum Press, New York–London 1978.
4.*Langmann, J.: Medizinische Embryologie. Thieme, Stuttgart–New York 1985.
5. Larroche, J. D.: Development of the nervous system in early life. Part II. The development of the central nervous system during intrauterine life. In: Falkner, F. (ed.): Human Development, pp. 257–276. Saunders, Philadelphia 1966.
6. Lubchenco, L. O., C. Hansmann, E. Boyd: Intrauterine growth in length and head circumference as estimated from live births at gestational ages from 26 to 42 weeks. Pediatrics 37 (1966) 403.
7. Minkowski, M.: Über frühzeitige Bewegungen, Reflexe und muskuläre Reaktionen beim menschlichen Fötus und ihre Beziehungen zum fötalen Nerven- und Muskelsystem. Schweiz. med. Wschr. 52 (1922) 721–724 u. 751–755.
8. O'Rahilly, R.: Developmental Stages in Human Embryos. Part A: Embryos of the First Three Weeks (Stages 1, 10, 9). Carnegie Institution of Washington Publication 631 (1973).
9. Purpura, D. P.: Morphogenesis of the visual cortex in the preterm infant. In: Brazier, M. A. B. (ed.): Growth and Development of the Brain. Raven Press, New York 1975.
10. Roffwarg, H. P., W. Dement, C. Fischer: Preliminary observations of the sleep dream patterns in neonates, infants, children and adults. In: Harms, E. (ed.): Problems of Sleep Dream in Children. Pergamon, Oxford 1964.
11.*Schulte, F. J.: Developmental neurophysiology. In: Davis, J. A.,

* weiterführende Literatur

J. Dobbing (eds.): Scientific Foundations of Paediatrics. Heinemann, London 1981.
12.*Schulte, F. J.: Krankheiten des Nervensystems. In: Schulte, F. J., J. Spranger (Hrsg.): Lehrbuch der Kinderkrankheiten. Fischer, Stuttgart 1985.
13.*Sidman, R. L., P. Rakic: Neuronal migrations in human brain development. In: Berenberg, S. R., M. Caniaris, N. P. Masse (eds.): Pre- and Postnatal Development of the Human Brain. Modern Problems in Paediatrics Vol. 13, pp. 13–43. Karger, Basel 1974.

14. Takashima, S., T. Mitro, L. W. Becker: Neuronal development in the medullary reticular formation in sudden infant death syndrome and premature infants. Neuropediatrics 16 (1985) 76.
15. Volpe, J. J.: Neurology of the Newborn. Saunders, Philadelphia–London–Toronto 1987.
16. Yakovlev, P. I., A. R. Lecours: The myelogenetic cycles of regional maturation of brain. In: Minkowski, A. (ed.): Regional Development of the Brain in Early Life. Blackwells, Oxford 1967.

2 Pränatale Diagnostik der gestörten Hirnentwicklung

2.1 Sonographische Diagnostik

2.1.1 Neuralrohrdefekte

2.1.1.1 Anenzephalus

Ein Anenzephalus bewirkt unverkennbare Veränderungen der fetalen Kopfform und ist daher kaum zu übersehen. Der fetale Kopf stellt sich normalerweise im Ultraschallbild als ins Auge springendes Ovoid mit einem durchgehenden, strichförmigen Mittelecho dar. Wegen seiner typischen Merkmale sollte ein Anenzephalus eigentlich immer problemlos vor der 20. Schwangerschaftswoche erkannt werden. Ein typisches sonographisches Merkmal für das Vorliegen eines Anenzephalus ergibt sich bei der Darstellung der fetalen Augenhöhlen in Form des sogenannten Brillenphänomens. Hinzu kommt eine auffallende Hyperaktivität des Feten. Beachtenswert ist weiterhin die Tatsache, daß beim Anenzephalus häufig auch andere Fehlbildungen anzutreffen sind: Spina bifida, Lippen-Kiefer-Gaumenspalten, Omphalozelen. Der Anenzephalus ist der häufigste Neuralrohrdefekt.

2.1.1.2 Spina bifida/Myelomeningozele

Bei der pränatalen Diagnostik einer Spina bifida oder Myelomeningozele kommt der Beurteilung der fetalen Wirbelsäule besondere Bedeutung zu. Die Ultraschalluntersuchung beginnt in der Regel mit der Darstellung der fetalen Wirbelsäule im Längsschnitt, erkennbar an der typischen Doppelkontur (siehe Kap. 12, Abb. 12-25). Am besten läßt sich die Wirbelsäule zwischen der 15. und 20. Schwangerschaftswoche darstellen; später behindert eine zunehmende Krümmung eine exakte Beurteilung. Nach einer Darstellung der fetalen Wirbelsäule im Längsschnitt folgt eine Serie von Querschnitten entlang der fetalen Wirbelsäule; der Wirbelkanal erscheint dabei normalerweise kreisförmig, im Fall eines Defekts U- oder V-förmig (Abbildung 17-11).

Im Gegensatz zum Anenzephalus sind Spina bifida und Myelomeningozele sonographisch weit weniger sicher zu erkennen, wobei insbesondere kleine und kaudal gelegene Defekte leicht übersehen werden können (siehe auch Kap. 16, Abschn. 3.4). Bewegungen der unteren Extremitäten schließen eine Spina bifida keinesfalls aus. Neuralrohrdefekte in Form einer Spina bifida oder Myelomeningozele sind durchweg im lumbalen oder lumbosakralen Bereich der Wirbelsäule anzutreffen; zervikale und thorakale Defekte sind sehr selten, ebenso eine totale, sich über die gesamte Länge der Wirbelsäule ausdehnende Dysrhaphie (Spina bifida totalis).

Der sonographische Nachweis oder Ausschluß von Neuralrohrdefekten erfordert neben Erfahrung zeitaufwendige und häufig mehrere Untersuchungen; selbst dann werden immer noch Neuralrohrdefekte übersehen. Ein solches Mißgeschick ist allen, selbst sehr erfahrenen Untersuchern widerfahren [2, 4]. Daher ist kaum zu erwarten, daß alle Neuralrohrdefekte schon bei Untersuchungen im Rahmen des Ultraschall-Screenings auffallen. Hier kommt vielmehr dem Alpha-Fetoprotein (AFP)-Screening eine große Bedeutung zu, weil dann im Fall einer erhöhten maternalen AFP-Serumkonzentration die Ultraschalldiagnostik und weitere ergänzende Untersuchungen wie die AFP-Bestimmung im Fruchtwasser, ACHE-Test und Fetoskopie so lange eingesetzt werden können, bis ein Neuralrohrdefekt entweder mit großer Wahrscheinlichkeit auszuschließen oder nachzuweisen ist [3] (siehe auch Abschn. 2.2).

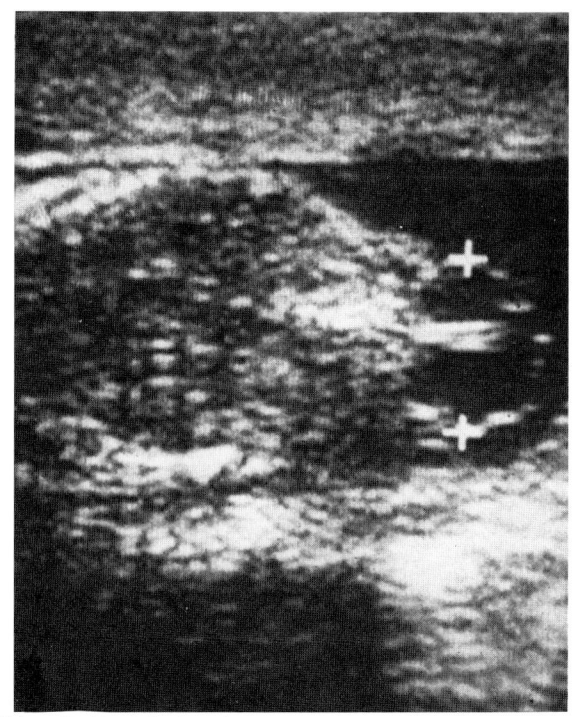

Abb. 17-12 Sakral gelegene Myelomeningozele (26 mm), 22. Schwangerschaftswoche.

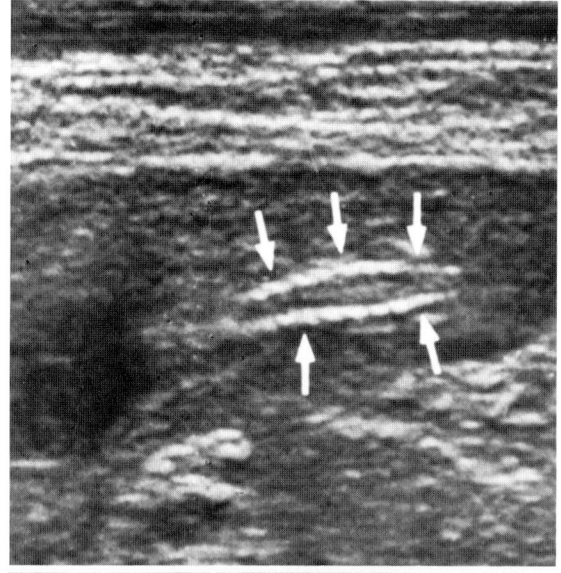

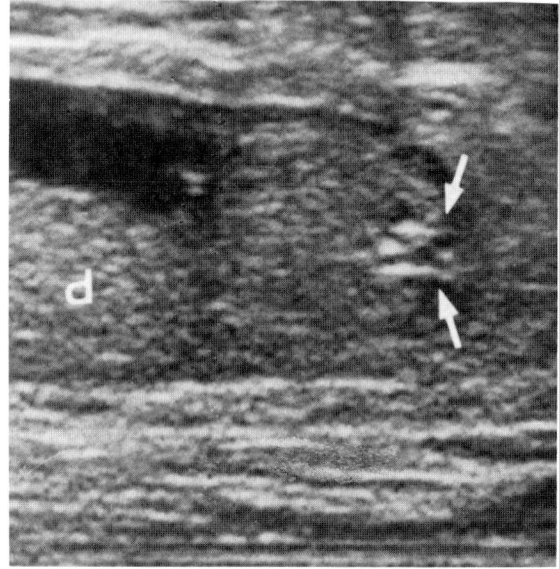

Abb. 17-11 Fetale Wirbelsäule mit lumbosakral gelegener Spina bifida, 18. Schwangerschaftswoche. Vergleiche mit normaler Wirbelsäule (Kap. 12, Abb. 12-25).
a) Längsschnitt: Typisches spindelförmiges Auseinanderweichen der Wirbelsäulenkonturen
b) Spina bifida im Rumpfquerschnitt: Die Pfeile zeigen einen U-förmigen offenen Defekt. P = Plazenta

2.1.2 Fehlbildungen des Gehirns

Mit den modernen Ultraschallgeräten ist eine bessere sonographische Beurteilung der intrakraniellen Strukturen, insbesondere des Ventrikelsystems, möglich geworden. Die wichtigsten pränatal erkennbaren Entwicklungsstörungen des Gehirns stellen der Hydro- und Mikrozephalus dar. Für die Diagnose ist in erster Linie die Bestimmung des biparietalen Kopfdurchmessers wichtig; beim Mikrozephalus kommt noch der frontookzipitale Durchmesser hinzu. Mit Hilfe dieser beiden Durchmesser kann der Kopfumfang des Kindes unter Benutzung der von Hansmann [5] erstellten Tabellen berechnet werden.

2.1.2.1 Hydrozephalus

Die Myelomeningozele der Abbildung 17-12 konnte sonographisch erst bei der dritten Untersuchung gesichert werden. Die wiederholten Ultraschalluntersuchungen erfolgten aber nur aufgrund einer erhöhten AFP-Konzentration im Fruchtwasser sowie wegen eines positiven ACHE-Tests. Bei den vorangegangenen Ultraschalluntersuchungen kam sicher erschwerend hinzu, daß der Fetus teilweise auf dem Rücken oder zu nahe an der Uteruswand lag.

Hat dieser bereits zu einer Vergrößerung des fetalen Kopfes geführt, ist der Hydrozephalus sonographisch über den zu großen biparietalen Durchmesser und die typischen intrakraniellen Strukturveränderungen relativ leicht pränatal zu erkennen (Abb. 17-13). In solchen Fällen finden sich intrakraniell größere echofreie Räume; darüber hinaus ist eine Deformation des Mittelechos und eine Echoverstärkung im Bereich der Schädelkontur zu erkennen. Dieser Zustand ist aller-

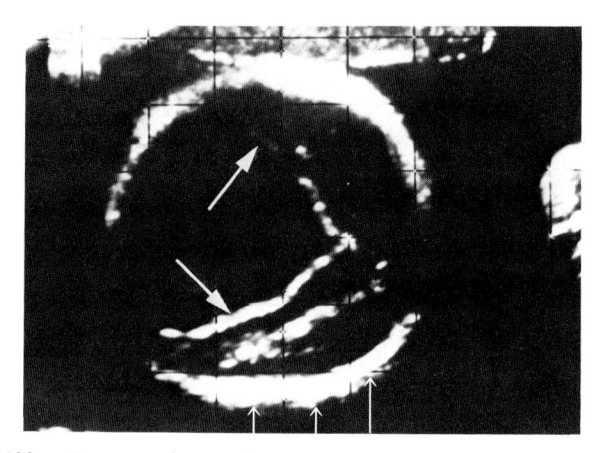

Abb. 17-13 Hydrozephalus, 32. Schwangerschaftswoche. Biparietaler Durchmesser: 11,0 cm (Normalwert für die 32. Schwangerschaftswoche: 8,5 cm). Die Deformation des Mittelechos und Echoverstärkungen im Bereich der Schädelkontur sind durch Pfeile gekennzeichnet.

dings meist erst im dritten Trimenon anzutreffen, so daß die pränatale Diagnose nur noch Bedeutung für die Geburtsleitung hat.

Ein Hydrozephalus kann sich aber bereits im zweiten Trimenon durch eine Dilatation der Seitenventrikel abzeichnen, ohne daß es bereits zu einer Zunahme des Kopfumfangs gekommen ist. Für die Bewertung des Ausmaßes der Ventrikelerweiterung kann hier der von Campbell [1] eingeführte *Ventrikel-Hemisphären-Index* hilfreich sein (Abb. 17-14). Dieser Index berechnet sich als Quotient aus der Entfernung der lateralen Be-

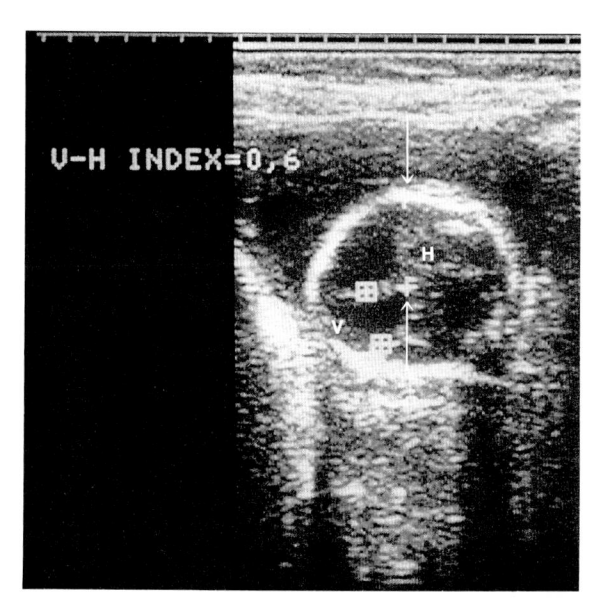

Abb. 17-14 Berechnung des Ventrikel-Hemisphären-Indexes. Seitenventrikelweite 18 mm (⊞ – ⊞, V), Breite der Hemisphäre 29 mm (→ ←, H).

grenzung des Seitenventrikels von der Mittellinie (V) sowie aus der maximalen Breite der Hemisphäre (H). Ein V/H-Index von mehr als 0,5 nach der 17. Schwangerschaftswoche deutet auf einen Hydrozephalus hin. Die Bestimmung des V/H-Indexes ist aber im Hinblick auf die Meßgenauigkeit nicht unproblematisch, vor allem dann, wenn die Schnittebene nicht der richtigen Referenzebene entspricht.

Problematisch bleibt aber auch die prognostische Beurteilung einer sonographisch vor der 24. Schwangerschaftswoche nachgewiesenen Dilatation der Seitenventrikel, ohne daß bereits eine Zunahme des fetalen Kopfumfangs erfolgt ist. Solche Kinder können später trotz einer Erweiterung der Seitenventrikel durchaus klinisch unauffällig sein, andererseits aber noch während der Schwangerschaft einen schwerwiegenden Hydrozephalus entwickeln [5]. Bei einem familiär gehäuft aufgetretenen Hydrozephalus wiederum wird in dieser Situation die Entscheidung für eine Abruptio leichter möglich sein als bei einem mehr zufällig erhobenen Befund.

Die Ursachen für die Entstehung des Hydrozephalus können sehr verschieden sein. So kann ein Hydrozephalus Folge eines Neuralrohrdefekts sein, er wird daher nicht selten in Kombination mit einer Spina bifida gefunden. Aufgrund eines Berichtes über 14 Fälle von Hydrozephalus, bei denen zehnmal auch eine Spina bifida nachgewiesen wurde, sollte im Fall eines Hydrozephalus oder dilatierter Hirnventrikel neben anderen Fehlbildungen vor allem immer gezielt nach einer Spina bifida oder einer Myelomeningozele gefahndet werden [1].

2.1.2.2 Mikrozephalus

Hierbei handelt es sich um eine abnorme Verkleinerung von Umfang und Inhalt des kindlichen Schädels. Die Mikrozephalie ist häufig mit verschiedenen Deformierungen des Schädels (Dyskranie) verbunden. Ein Mikrozephalus kann familiär gehäuft, aber auch im Zusammenhang mit pränatalen Infektionen (Virus) auftreten. Das Auftreten eines Mikrozephalus isoliert oder auch im Rahmen eines Syndroms ist prognostisch stets als ungünstig zu bewerten.

Ein für das Gestationsalter zu kleiner biparietaler Durchmesser allein ist keinesfalls immer mit dem Vorliegen eines Mikrozephalus gleichzusetzen. Ein nicht genau in der Referenzebene liegendes Schnittbild, insbesondere bei Beckenendlage, kann zu falschen und damit zu erniedrigten Meßdaten führen. Aus diesem Grund sollte in solchen Fällen immer neben dem bipa-

17 Gehirn

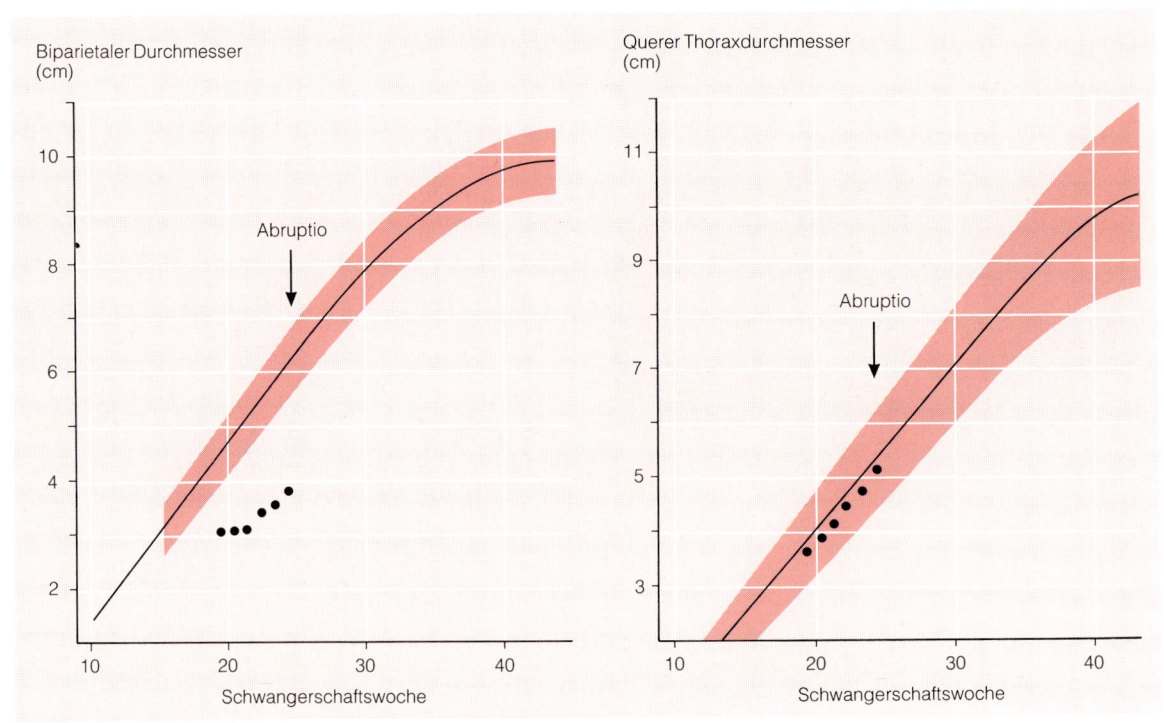

Abb. 17-15a Mikrozephalus bei 22jähriger Zweitgravida. Wachstumsverlauf des biparietalen Durchmessers und des queren Thoraxdurchmessers, eingetragen in Wachstumskurven nach Hansmann [7] (Mittelwert ± 2s).

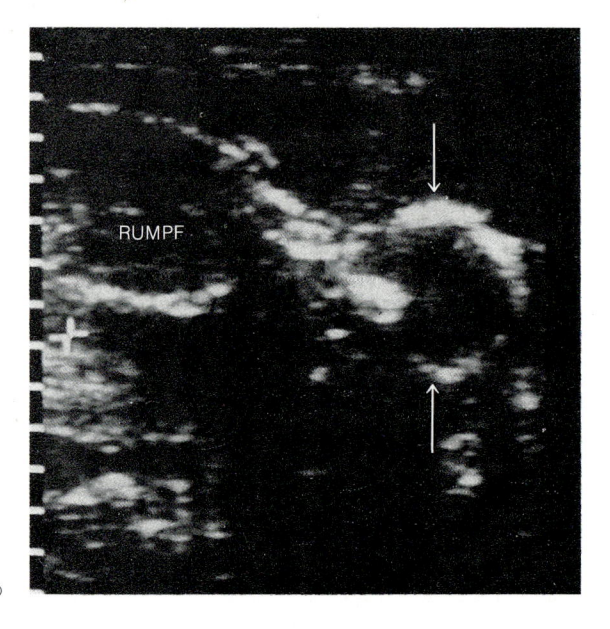

Abb. 17-15b Ultraschallbild des Feten mit Mikrozephalus in der 24. Schwangerschaftswoche. Auffallend der im Vergleich zum Rumpf zu kleine und deformierte Kopf (→ ←).

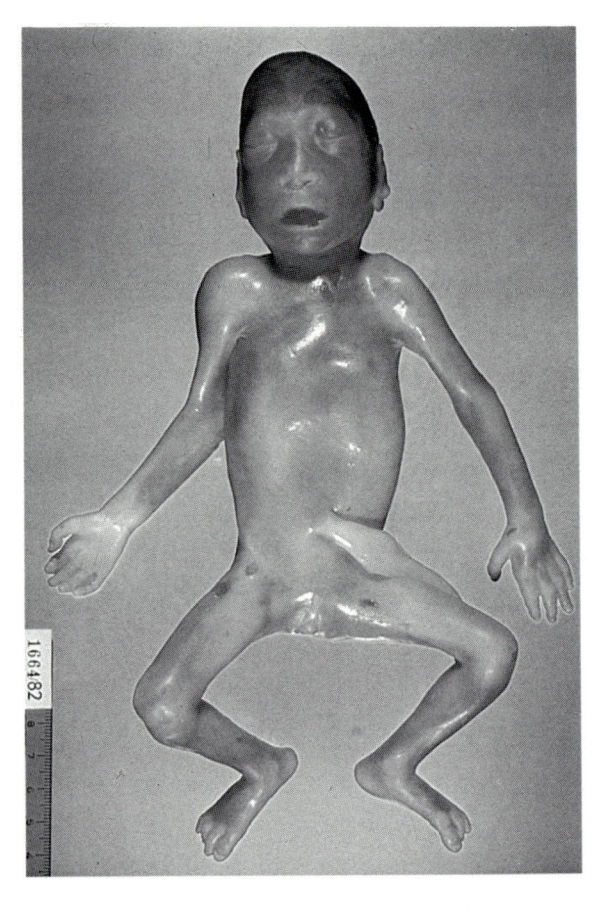

Abb. 17-15c Abortierter Fetus mit extremer Mikrozephalie.

Gehirn 17

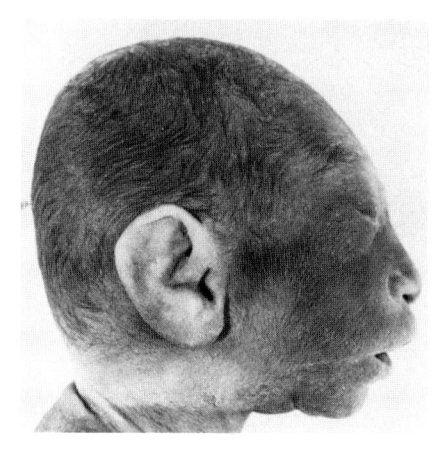

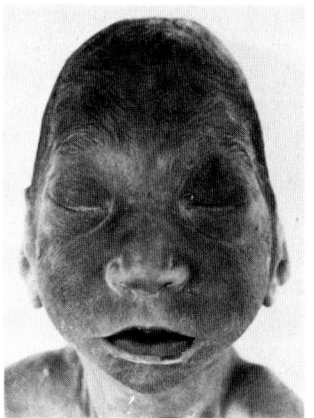

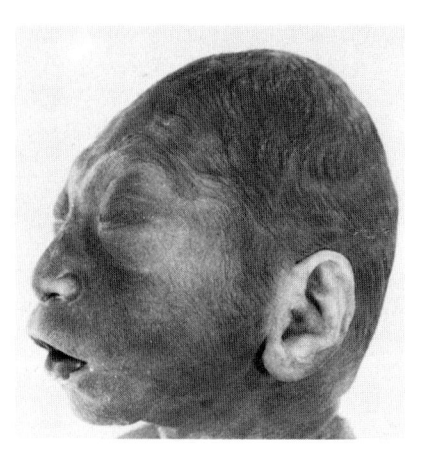

Abb. 17-15d Kopf des abortierten Feten: Fliehende Stirn, Epikanthus beidseits, Hypotelorismus, lange Nase mit plumper Nasenwurzel, große Ohrmuschel (Fotos c und d: Frau Prof. Dr. H. Rehder, Institut für Humangenetik, Universität Marburg).

rietalen auch der frontookzipitale Durchmesser ermittelt und aus beiden der *fetale Kopfumfang* errechnet werden. Erst auch ein eindeutig unterhalb der Norm liegender Wert für den Kopfumfang läßt mit ausreichender Sicherheit einen Mikrozephalus vermuten.

Das verzögerte Wachstum des fetalen Kopfes wird häufig erst in der zweiten Hälfte der Schwangerschaft deutlich, so daß eine pränatale Diagnostik im Hinblick auf eine Abruptio viel zu spät möglich ist. Andererseits können sich Schwierigkeiten bei der differentialdiagnostischen Abgrenzung zur Wachstumsretardierung oder auch zum genetisch kleinen Kind ergeben.

Das Problem einer pränatalen Diagnostik oder des Ausschlusses eines Mikrozephalus zeigt der in Abbildung 17-15 demonstrierte Fall: Bei der ersten Untersuchung in der 19. Schwangerschaftswoche ermittelten wir einen deutlich außerhalb der Norm liegenden Wert für den biparietalen Durchmesser. Wöchentliche Kontrollen erhärteten den Verdacht auf eine Mikrozephalie; die Schwangerschaft wurde daraufhin in der 24. Schwangerschaftswoche beendet. Die Obduktion ergab eine extreme Mikrozephalie und Mikroenzephalie mit folgenden Gehirnanomalien: fehlende Hemisphärenteilung des Gehirns, Persistenz eines primitiven, ungegliederten Ventrikelsystems, Defekt des Tractus und Bulbus olfactorius beiderseits. Darüber hinaus waren noch eine Reihe von weiteren Anomalien vorhanden, so überproportional lange Arme mit auffallend großen Händen, eine stark fliehende Stirn und auffällig große, plump modellierte Ohrmuscheln.

Literatur zu Abschnitt 2.1

1. Campbell, S.: Early prenatal diagnosis of fetal abnormality by ultrasound B-Scanning. In: Murken, J. D., S. Stengel-Rutkowski, E. Schwinger (eds.): Prenatal Diagnosis. Proceedings of the 3rd European Conference on Prenatal Diagnosis of Genetic Disorders, p. 183. Enke, Stuttgart 1979.
2. Campbell, S., D. Griffin, A. Roberts, D. Little: Early prenatal diagnosis of abnormalities of the fetal head, spine, limbs and abdominal organs. In: Orlandi, C., L. Bovichelli, P. Polani (eds.): Recent Advances in Prenatal Diagnosis, p. 418. Wiley, Chichester 1981.
3. Fuhrmann, W., H. Weitzel: Früherkennung und Prävention von Anenzephalie und Myelomeningozele. Gesellschaft für Strahlen- und Umweltforschung mbH München, Bereich Projektträgerschaften (BP)-Bericht 3 (1984).
4. Hansmann, M., B.-J. Hackelöer, A. Staudach: Ultraschalldiagnostik in Geburtshilfe und Gynäkologie, S. 171 und 424. Springer, Berlin–Heidelberg–New York–Tokio 1985.
5. Johnson, M., M. G. Dunne, L. A. Mack, C. L. Raschbaum: Evaluation of fetal intracranial anatomy by static and realtime ultrasound. J. Clin. Ultrasound 8 (1980) 311.

2.2 Biochemische Diagnostik

2.2.1 Screening für Neuralrohrdefekte und Down-Syndrom aus dem Serum der Schwangeren (MS-AFP-Screening)

Die Bestimmung der Alpha-Fetoprotein-Konzentration im Plasma der Schwangeren (maternales Serum-AFP, MS-AFP) in der 16. bis 20. Schwangerschaftswoche ermöglicht die Erkennung der meisten Neuralrohrdefekte des Feten und kann weitere geburtshilflich wichtige Hinweise liefern.

Das Alpha-Fetoprotein ist ein embryonales Glykoprotein, das im Dottersack und in der fetalen Leber gebildet wird. Es gelangt vor allem über die fetalen Nieren in das Fruchtwasser. Während im Blut bzw. Plasma normaler gesunder Erwachsener nur Spuren von AFP (weniger als 10 ng/ml) nachweisbar sind, findet sich im Serum von Schwangeren, wahrscheinlich als Folge einer transamnialen und plazentaren Diffusion, eine stark erhöhte AFP-Konzentration. Sie steigt im zweiten Trimenon weiter an. Normwertgrenzen können nur in bezug auf das jeweilige Alter der Schwangerschaft angegeben werden. Seit 1973 [2] ist bekannt, daß bei Vorliegen eines offenen Neuralrohrdefekts des Feten (Anenzephalie, Spina bifida aperta) noch wesentlich höhere Konzentrationen im mütterlichen Serum auftreten. Die Bestimmung der MS-AFP-Konzentration bietet daher die Möglichkeit der Früherkennung solcher Fehlbildungen und ist deshalb als allgemeine Vorsorgemaßnahme geeignet [8, 9, 12, 17, 19].

2.2.1.1 Methoden und Bewertung der Ergebnisse

Da die zu erwartenden Konzentrationen im Nanogrammbereich liegen, müssen zur Bestimmung immunologische Methoden angewandt werden (RIA, EIA, ELISA). Zur Vergleichbarkeit der Ergebnisse wird die Angabe der Konzentration in internationalen Einheiten (IE/ml) und die Kalibrierung am von der WHO empfohlenen British Standard (Code Nr. 72/227) empfohlen. Die Untersuchung sollte nur von Laboratorien durchgeführt werden, die ständig eine genügend große Zahl solcher Untersuchungen durchführen, für jede Schwangerschaftswoche über eine hinreichend große Zahl von Vergleichswerten zur Festlegung der eigenen Grenzwerte verfügen und zur Interpretation der gefundenen Werte in der Lage sind [12]. Wegen der Abhängigkeit von der eingesetzten Methode und anderen individuellen Laboratoriumsparametern können publizierte Normalwerte nur mit Vorbehalt übernommen werden, obwohl mit modernen Kits und speziell Automaten auch eine bessere Vergleichbarkeit gegeben ist. Daher wird an dieser Stelle auch keine tabellarische Aufstellung von Normwerten und Grenzwerten gegeben. Postversand der Proben ist ohne Informationsverlust möglich, wenn Extremtemperaturen vermieden werden (Serum oder Vollblut ohne Zusatz, Hämolyse vermeiden).

Die Bewertung der gemessenen Konzentration muß nach den Normgrenzen des jeweiligen Laboratoriums erfolgen. Dabei hat sich als Vergleichsmaßstab der Medianwert bewährt. Die Angabe erfolgt in Vielfachen des Medianwertes (multiples of the median = MOM) [17]. Während in früheren Arbeiten für das Screening auf Neuralrohrdefekte die 97. oder 98. Perzentile als Grenzwert gewählt wurde, hat sich später das Zwei- bis Zweieinhalbfache des Medianwerts (2 bis 2,5 MOM) des jeweiligen Laboratoriums als Grenzwert durchgesetzt. Diese Werte entsprechen in der Praxis etwa den angegebenen Perzentilen, sie sind jedoch im Vergleich zwischen verschiedenen Laboratorien robuster und weniger durch einzelne abweichende Werte beeinflußt. Die Wahl der Grenzwerte muß auch örtliche Gegebenheiten berücksichtigen; dazu gehört die Laboratoriumskapazität für ergänzende Untersuchungen und die Inzidenz von Neuralrohrdefekten in der untersuchten Bevölkerung.

2.2.1.2 Ablauf der Untersuchung

Der günstigste Zeitraum für die Untersuchung ist die 16. bis 18. Schwangerschaftswoche. Da das Schwangerschaftsalter für die Bewertung von Grenzwerten kritisch sein kann, sollte es durch Ultraschall kontrolliert werden. Der Ablauf einer allgemeinen Vorsorgeuntersuchung zur Früherkennung von Neuralrohrdefekten ist in Abb. 17-16 dargestellt. Die Bestimmung des MS-AFP kann gleichzeitig zur Erfassung einer Gruppe von Schwangeren mit einem erhöhten Risiko für eine Chromosomenanomalie des Feten, speziell das Down-Syndrom (Trisomie 21) oder eine Trisomie 18, eingesetzt werden (siehe auch Abschn. 2.2.1.3). Werden die festgelegten Grenzwerte überschritten und wird das gegebenenfalls durch eine zweite Untersuchung sowie Überprüfung des Schwangerschaftsalters und Ausschluß einer Mehrlingsschwangerschaft durch Ultraschall bestätigt, so ist der Einsatz ergänzender, auch invasiver Verfahren berechtigt; zu nennen ist vor allem die Fruchtwasseruntersuchung, die im Abschnitt 2.2.2 behandelt wird.

2.2.1.3 Erfahrungen mit MS-AFP-Screening

Das MS-AFP-Screening wurde in Großbritannien entwickelt und wird dort inzwischen als allgemeine Vorsorgemaßnahme in großem Umfang praktiziert. Erfahrungen dort und in zahlreichen anderen Ländern [9, 12] haben gezeigt, daß eine allgemeine Bestimmung der AFP-Konzentration im mütterlichen Serum in der Lage ist, praktisch alle (mehr als 90%) Feten mit Anenzephalus und die Mehrzahl (über 70%) der Feten mit offener Spina bifida zu erkennen. Eine von Haut oder dicker Membran gedeckte Spina bifida führt zu keinem faßbaren Anstieg der MS-AFP-Konzentration.

Außer bei Neuralrohrdefekten des Feten findet sich eine signifikante MS-AFP-Erhöhung auch bei etwa der Hälfte der Schwangerschaften mit Bauchwanddefekten des Feten (Omphalozele, Gastroschisis [20]) und in allen Fällen von kongenitaler Nephrose des finnischen Typs. Zu beachten ist, daß etwa bei einem Drit-

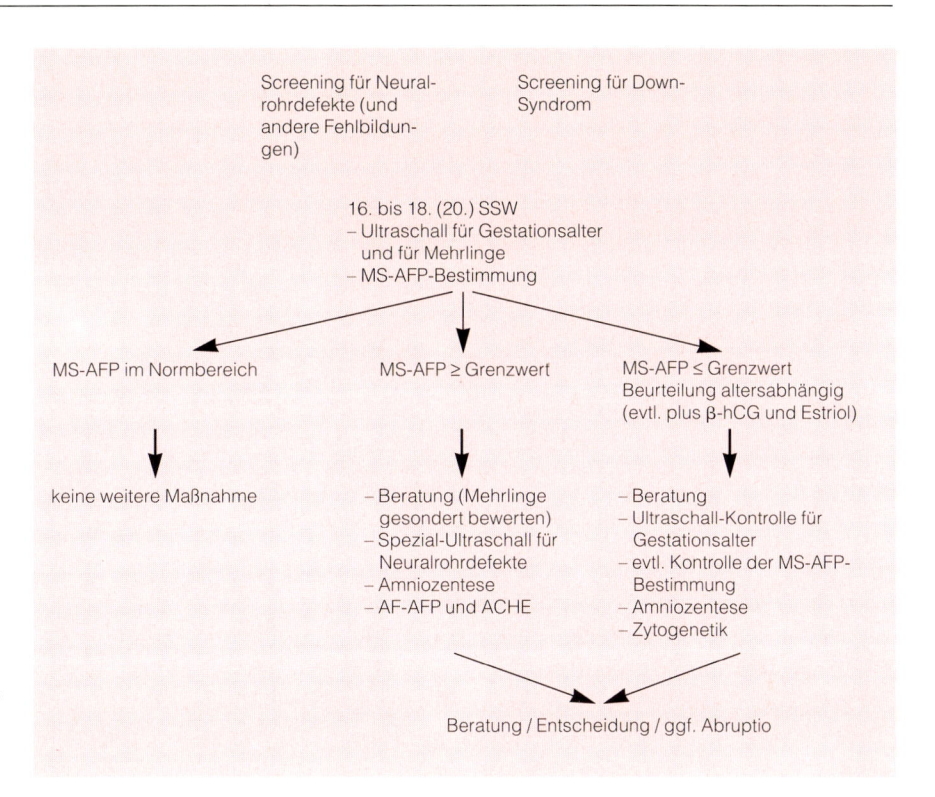

Abb. 17-16 Flußdiagramm für ein Screening-Programm zur Erfassung von Neuralrohrdefekten und Down-Syndrom des Feten. MS-AFP = Alpha-Fetoprotein-Bestimmung im Serum der Schwangeren.

```
Screening für Neural-            Screening für Down-
rohrdefekte (und                 Syndrom
andere Fehlbildun-
gen)
              
              16. bis 18. (20.) SSW
              – Ultraschall für Gestationsalter
                und für Mehrlinge
              – MS-AFP-Bestimmung

MS-AFP im Normbereich    MS-AFP ≥ Grenzwert    MS-AFP ≤ Grenzwert
                                               Beurteilung altersabhängig
                                               (evtl. plus β-hCG und Estriol)

keine weitere Maßnahme   – Beratung (Mehrlinge  – Beratung
                           gesondert bewerten)  – Ultraschall-Kontrolle für
                         – Spezial-Ultraschall für  Gestationsalter
                           Neuralrohrdefekte    – evtl. Kontrolle der MS-AFP-
                         – Amniozentese           Bestimmung
                         – AF-AFP und ACHE      – Amniozentese
                                                – Zytogenetik

                         Beratung / Entscheidung / ggf. Abruptio
```

tel aller Mehrlingsschwangerschaften mäßig erhöhte MS-AFP-Werte gefunden werden. Für die Mehrlingsschwangerschaft ist es schwierig, eine verläßliche Abgrenzung gegen pathologisch erhöhte Werte zu treffen. Als Faustregel kann das Doppelte des Medianwerts für Einlingsschwangerschaften als Grenzwert für Zwillingsschwangerschaften angenommen werden. Es muß auch die Möglichkeit in Betracht gezogen werden, daß nur ein Fetus entwicklungsgestört sein kann, während der andere gesund ist.

Eine erhöhte MS-AFP-Konzentration kann auch aus anderen Gründen auftreten, z. B. als Folge einer feto-maternalen Transfusion, wie sie in geringerem Umfang offenbar nicht so selten ist. Frauen mit erhöhtem MS-AFP haben auch eine größere Wahrscheinlichkeit, ein Kind mit niedrigem Geburtsgewicht zur Welt zu bringen. Dieser Befund wurde mehrfach bestätigt [9, 21], die Zusammenhänge sind aber nicht geklärt. Auch besteht eine höhere Abortgefahr für Schwangerschaften mit erhöhtem MS-AFP [9, 12].

Eine *niedrige MS-AFP-Konzentration* wurde zuerst 1984 mit Chromosomenanomalien des Feten assoziiert gefunden [13]. Daten der britischen Gemeinschaftsstudie bestätigten dieses, und auch die deutsche Studie erbrachte identische Befunde [10]. Mit der Hypothese übereinstimmende Befunde wurden auch in einer Reihe kleinerer Serien vermerkt (z. B. [14]). Daraus hat man die Möglichkeit abgeleitet [7], das AFP-Screening auch als Suchtest für Feten mit Down-Syndrom einzusetzen und die Indikation zur zytogenetischen Fruchtwasseruntersuchung in Abhängigkeit von der AFP-Konzentration im Serum zu stellen. Diese Befunde wurden inzwischen in einer großen Zahl von umfangreichen Feldstudien bestätigt.

Die Wahl des unteren Grenzwerts der AFP-Konzentration ist noch Gegenstand der Untersuchung. Die Aussagefähigkeit des Tests wird verbessert, wenn man den Grenzwert in Abhängigkeit vom mütterlichen Alter definiert oder aus der AFP-Konzentration und dem mütterlichen Alter ein Gesamtrisiko berechnet. Die Einbeziehung weiterer Parameter (hCG, SP1, Estriol), die in Schwangerschaften mit einer Trisomie verändert sind, in diese Berechnung ist möglich, wird aber noch unterschiedlich beurteilt.

Es läßt sich aus den Daten errechnen, daß das Risiko für ein Kind mit Down-Syndrom für eine jüngere Frau mit einem MS-AFP-Wert von 0,5 MOM oder weniger höher ist als das einer Frau von 35 Jahren ohne sonstige Belastung. Die Erfahrung muß zeigen, ob es gerechtfertigt ist, entsprechende Konsequenzen zu ziehen [22].

Solange die AFP-Bestimmung im mütterlichen Serum nicht als allgemeine Vorsorgemaßnahme eingesetzt wird, ist die Indikation zum Einsatz dieser Untersuchung individuell zu prüfen (siehe auch Kap. 10).

2.2.2 Diagnostik von Neuralrohrdefekten aus dem Fruchtwasser

Die Früherkennung von Fehlbildungen des Zentralnervensystems durch die Bestimmung von Alpha-Fetoprotein im Serum der Schwangeren wurde im Abschnitt 2.2.1 behandelt. Diese nichtinvasive Methode gibt gegebenenfalls einen Hinweis auf ein erhöhtes Risiko, das der weiteren Abklärung bedarf. Die Kombination der Ultraschalluntersuchung mit der Bestimmung der AFP-Konzentration im Fruchtwasser und dem Acetylcholinesterase-(ACHE-)Test dagegen ermöglicht eine zuverlässige Diagnose.

2.2.2.1 Alpha-Fetoprotein-Bestimmung

Vom Feten gelangt AFP vor allem mit dem fetalen Urin in das Fruchtwasser. Hier ist die Konzentration im interessierenden Zeitraum zwischen der 14. und 20. Schwangerschaftswoche um den Faktor 100 bis 1000 niedriger als im fetalen Serum und Liquor. Sie fällt in diesem Zeitraum im Fruchtwasser kontinuierlich ab. Seit 1972 [4] ist bekannt, daß die AFP-Konzentration im Fruchtwasser deutlich erhöht ist, wenn der Fetus einen offenen Neuralrohrdefekt (Anenzephalie, Spina bifida aperta) aufweist.

Die Bestimmung der AFP-Konzentration erfolgt mittels *immunologischer Methoden* (Laurell-Elektrophorese, Radioimmunoassay [RIA], Enzymimmunoassay [EIA]). Zur gröberen Beurteilung ist auch die radiale Immundiffusion (RID) geeignet. Die Konzentrationsangabe erfolgt gewöhnlich in Nanogramm pro Milliliter (ng/ml) oder in Mikrogramm pro Milliliter (µg/ml) oder, neueren Empfehlungen folgend, in internationalen Einheiten (IE) oder Kiloeinheiten (kIE) pro Milliliter [23]. Da sich das Alpha-Fetoprotein stabil verhält, ist Postversand der Proben ohne Informationsverlust möglich.

Zur Beurteilung der Werte muß das *Alter der Schwangerschaft* zum Zeitpunkt der Fruchtwasserentnahme bekannt sein. Es gibt für keine Schwangerschaftswoche eine scharfe Grenze zwischen normalen und pathologisch erhöhten AFP-Werten. Eine erhöhte oder erniedrigte AFP-Konzentration gibt lediglich einen *Hinweis auf ein erhöhtes Risiko*, das dann eine Indikation für weitere diagnostische Maßnahmen sein kann. Aus der britischen Gemeinschaftsstudie [6, 18] resultierte die Empfehlung, die gemessenen Werte als Vielfaches des Medianwertes (multiple of the median = MOM) der jeweiligen Schwangerschaftswoche auszudrücken.

Als günstigster Grenzwert, der in möglichst wenigen Fällen mit normalem Feten überschritten und in möglichst wenigen Schwangerschaften mit einem Feten mit Neuralrohrdefekt unterschritten wird, erwies sich in dieser Studie für die 13. bis 15. Schwangerschaftswoche 2,5 MOM, für die 16. bis 18. Schwangerschaftswoche 3 MOM und für die 19. bis 21. Schwangerschaftswoche 3,5 MOM. In der ganz überwiegenden Mehrzahl von Schwangerschaften mit Feten mit offenem Neuralrohrdefekt ist die AFP-Konzentration im Fruchtwasser höher als 4 bis 5 MOM.

Da für die Bewertung der gemessenen AFP-Konzentration auch das A-priori-Risiko für einen Neuralrohrdefekt zu berücksichtigen ist, ergibt sich, daß bei gleichen gemessenen Werten für eine Frau aus einer Bevölkerung mit geringer Häufigkeit von Neuralrohrdefekten das Risiko, einen Fetus mit einem solchen Defekt zu tragen, geringer ist als für eine Frau aus einer Bevölkerung mit hoher Inzidenz, wie z. B. der britischen. Die Grenzwerte wären dementsprechend in einer solchen Bevölkerung dann, wenn das Fruchtwasser als allgemeiner Suchtest, etwa im Rahmen einer Altersindikation, untersucht wird, eher höher anzusetzen. Entsprechend ist das Risiko höher, wenn bereits aufgrund der Anamnese (z. B. Geburt eines Kindes mit Neuralrohrdefekt) oder wegen eines pathologisch erhöhten AFP-Werts im mütterlichen Serum (siehe Abschn. 2.2.1) ein erhöhtes Risiko bekannt ist [18, 19].

Eine *erhöhte AFP-Konzentration* im Fruchtwasser kann auch durch AFP-Übertritt aus dem fetalen Kompartiment in das Fruchtwasser durch andere offenliegende seröse Flächen erfolgen, wie bei der Aplasia cutis congenita, der Omphalozele oder der Gastroschisis. Sie ist bekannt bei Teratom, Fetus papyraceus und bei angeborener Nephrose vom finnischen Typ. Bei Atresien des oberen Magen-Darm-Trakts mit Unfähigkeit des Feten, Fruchtwasser zu schlucken, sind ebenfalls erhöhte Werte beschrieben worden, die Befunde sind aber nicht einheitlich. Auch bei intrauterinem Fruchttod oder dessen Vorstadien findet sich eine erhöhte AFP-Konzentration im Fruchtwasser. Unspezifische Ursachen für eine AFP-Erhöhung sind Beimengung fetalen Blutes zum Fruchtwasser oder Abortbestrebungen. Jedes erfahrene Laboratorium kennt andererseits eine größere Zahl von Schwangerschaften mit unerklärter hoher AFP-Konzentration im Fruchtwasser, die dennoch mit einem gesunden Neugeborenen endeten („falsch-positive" Tests).

Auffallend *niedrige AFP-Konzentrationen* wurden bei Nierenagenesie oder Harnwegsatresie beschrieben.

„Falsch-negative" Werte, d. h. Fehlen der AFP-Konzentrationserhöhung im Fruchtwasser trotz eines offenen Neuralrohrdefekts des Feten sind selten. Hingegen ist keine AFP-Erhöhung zu erwarten, wenn der Defekt mit Haut oder dickerer Membran gedeckt ist.

Gerade im Hinblick auf die Beurteilung grenzwertiger AFP-Konzentrationen ist es wichtig, daß das auswertende Laboratorium Informationen darüber erhält, *wie das Fruchtwasser primär aussah.* War die Punktion blutig? Dies ist besonders dann vom Laboratorium nicht mehr zu beurteilen, wenn nur Überstand nach Zentrifugation des Fruchtwassers übersandt wird, wie das leider vielfach geschieht. Auch ist neben der Angabe des Schwangerschaftsalters die Mitteilung der *Indikation zur Punktion* und gegebenenfalls von *Besonderheiten der Anamnese* unerläßlich.

Vor allem wegen unklarer Befunde im Grenzbereich und damit auch zur Klärung falsch-positiver Befunde können *ergänzende Untersuchungen* notwendig sein. Neben der Ultraschalluntersuchung ist vor allem der Acetylcholinesterase-Test (ACHE-Test) von hervorragender Bedeutung.

2.2.2.2 Acetylcholinesterase-Test (ACHE-Test)

Der Nachweis der Acetylcholinesterase (ACHE) hat sich als wertvollste Ergänzung der AFP-Bestimmung im Fruchtwasser erwiesen [5, 15, 16]. Nach elektrophoretischer Trennung im Polyacrylamidgel und enzymatischer Färbung für Cholinesterase stellt sich bei positivem Ausfall des Tests neben der Bande der unspezifischen Serumesterasen eine schnellerwandernde Acetylcholinesterase-Bande dar.

Der positive Ausfall muß dadurch bestätigt werden, daß in einem parallelen Lauf diese schnellere Bande in Gegenwart eines spezifischen Inhibitors der Acetylcholinesterase unterdrückt wird. Entsprechend kann man auch die Fällung der Acetylcholinesterase durch ein spezifisches Antiserum verwenden, und zusätzlich kann man in einem weiteren Lauf die „normale" Serumcholinesterase durch Antiserum fällen und damit die ACHE-Bande deutlicher heraustreten lassen.

Der ACHE-Test hat sich als sehr sensitiv und weitgehend spezifisch erwiesen. Er ist in praktisch allen Fällen mit offenem Neuralrohrdefekt und in etwa der Hälfte bis zwei Drittel aller Schwangerschaften mit einem Fetus mit Omphalozele oder Gastroschisis positiv. Er ist andererseits auch bei stark erhöhtem AFP-Wert bei kongenitaler Nephrose vom finnischen Typ negativ. Falsch-positiver Ausfall ist selten und kann weiter reduziert werden, wenn man „schwach-positiven" oder „atypischen" Ausfall gesondert bewertet. Eine Ursache hierfür kann vor allem eine Beimengung fetalen Blutes zum Fruchtwasser sein. Ein unspezifisch schwach-positiver Ausfall des ACHE-Tests wird häufig in Proben aus sehr frühen Schwangerschaftswochen (vor der 13.) oder in der späteren Schwangerschaft (nach der 26.) beobachtet. Ansonsten ist der Ausfall des ACHE-Tests weitgehend unabhängig vom Schwangerschaftsalter. Bei Anwendung sehr sensitiver Technik sind Spuren von ACHE auch sonst im Fruchtwasser nachweisbar. Eine seltene, aber gravierende Fehlerquelle ist Kontaminierung des Fruchtwassers mit bovinem Serum selbst in kleinsten Mengen (z. B. im zytogenetischen Laboratorium!) [1].

Literatur zu Abschnitt 2.2

1. Brock, D. H. H., R. D. Barlow, N. J. Wald et al.: Fetal calf serum as cause of false positive amniotic fluid acetylcholinesterase gel tests. Lancet II (1982) 1044.
2. Brock, D. J. H., A. E. Bolton, J. M. Monaghan: Prenatal diagnosis of anencephaly through maternal serum alphafetoprotein measurement. Lancet II (1973) 923–924.
3. Brock, D. J. H., C. H. Rodeck, M. A Ferguson-Smith: Prenatal Diagnosis and Screening. Churchill Livingstone, London 1991.
4. Brock, D. J. H., R. G. Sutcliffe: Alpha-fetoprotein in the antenatal diagnosis of anencephaly and spina bifida. Lancet II (1972) 197.
5. Collaborative Acetylcholinesterase Study Report: Amniotic fluid acetylcholinesterase electrophoresis as a secondary test in the diagnosis of anencephaly and open spina bifida in early pregnancy. Lancet II (1981) 321–324.
6. Crandall, B. F., M. Matsumoto: Routine amniotic fluid alpha-fetoprotein measurements in 34000 pregnancies. Amer. J. Obstet. Gynec. 149 (1984) 744–748.
7. Cuckle, H. S., N. J. Wald, R. H. Lindenbaum: Maternal serum alpha-fetoprotein measurement: a screening test for Down syndrome. Lancet I (1984) 926–929.
8. Fuhrmann, W., H. Weitzel: Früherkennung und Prävention von Anenzephalie und Myelomeningozele. Bereich Projektträgerschaften-Bericht 3, München 1984.
9. Fuhrmann, W., H. K. Weitzel: Maternal serum alpha-fetoprotein screening for neural tube defects. Hum. Genet. 69 (1985) 47–61.
10. Fuhrmann, W., P. Wendt, H. K. Weitzel: Maternal serum-AFP as screening test for Down syndrome. Lancet II (1984) 413.
11. Macri, J. N., R. V. Kasturi, D. A. Krantz et al.: Maternal serum Down-syndrome screening – free beta-protein is a more effective marker than human chorionic gonadotropin. Amer. J. Obstet. Gynec. 163 (1990) 1248–1253.
12. Maternal serum alpha-fetoprotein screening for neural tube defects. Special report: results of a consensus meeting. Prenat. Diagn. 5 (1985) 15–19.
13. Merkatz, I. K., H. M. Nitowsky, J. N. Macri, W. E. Johnson: An association low maternal serum alphafetoprotein (AFP) and fetal chromosomal abnormalities. Amer. J. Obstet. Gynec. 148 (1984) 886–894.
14. Seller, M. J.: Prenatal screening for Down syndrome. Lancet I (1984) 1359.
15. Smith, A. D., N. J. Wald, H. S. Cuckle, G. M. Stirrat, M. Bobrow, H. Lagercrantz: Amniotic fluid acetylcholinesterase as a possible diagnostic test for neural-tube defects in early pregnancy. Lancet I (1979) 685–690.
16. Toftager-Larsen, K., J. Wandrup, B. Nørgaard-Pedersen: Amniotic fluid analysis in prenatal diagnosis of neural tube

defects: a comparison between six biochemical tests supplementary to the measurement of amniotic fluid alphafetoprotein. Clin. Genet. 26 (1984) 406–413.
17. United Kingdom Collaborative Study on Alpha-Fetoprotein in Relation to Neural Tube Defects: Maternal serum alpha-fetoprotein measurement in antenatal screening for anencephaly and spina bifida in early pregnancy. Lancet I (1977) 1323–1332.
18. United Kingdom Collaborative Study on Alpha-Fetoprotein in Relation to Neural Tube Defects, 2nd report: Amniotic-fluid alpha-fetoprotein measurement in antenatal diagnosis of anencephaly and open spina bifida in early pregnancy. Lancet II (1979) 651–662.
19. Wald, N. J., H. S. Cuckle: Pränatale Diagnostik von Neuralrohrdefekten. Laboratoriumsblätter 31 (1981) No. 1.
20. Wald, N. J., H. S. Cuckle, R. D. Barlow et al.: Early antenatal diagnosis of exomphalos. Lancet I (1980) 1368.
21. Wald, N. J., H. S. Cuckle, J. Boreham, A C. Turnbull: Maternal serum alpha-fetoprotein and birth weight. Brit. J. Obstet. Gynaec. 87 (1980) 860–863.
22. Wald, N. J., H. S. Cuckle, J. W. Densem et al.: Maternal serum screening for Down's syndrome in early pregnancy. Brit. med. J. 297 (1988) 883–887.
23. Weitzel, H. K., J. Schneider: AFP in Clinical Medicine. Thieme, Stuttgart–New York 1979.

3 Pränatale Therapie des Hydrozephalus

Für pränatal diagnostizierte Neuralrohrdefekte gibt es bisher nicht einmal andeutungsweise Ansätze für eine intrauterine Therapie. Im Gegensatz dazu wurde bereits vor zehn Jahren damit begonnen, eine pränatal sonographisch nachweisbare Ventrikulomegalie bereits intrauterin zu therapieren. Eine Ventrikulomegalie oder auch ein ausgeprägter Hydrozephalus internus ist heute meist problemlos pränatal mit Hilfe der Sonographie nachzuweisen, auch schon im zweiten Trimenon einer Schwangerschaft (siehe Abschn. 2.1.2.1). Selbst wenn eine Zunahme des Kopfumfangs noch nicht feststellbar ist, können sich bereits deutlich erkennbare Erweiterungen der Seitenventrikel abzeichnen (Ventrikel-Hemisphären-Index).

Mit dem ersten Bericht über eine intrauterin vorgenommene Entlastung eines Hydrozephalus [1] wurde erstmals 1981 eine mögliche Alternative zu einer Abruptio aufgezeigt und in der Folgezeit verstärkt nach Möglichkeiten einer sicheren chirurgischen Intervention bereits intrauterin geforscht. Schon 1982 wurde der „Denver-Shunt" in die intrauterine Behandlung des Hydrozephalus eingeführt [2]. Dabei wird der erweiterte Ventrikel in die Amnionhöhle drainiert.

Die anfänglich gehegten Hoffnungen haben sich nach den jetzt vorliegenden Erfahrungen nicht bestätigt. Der augenblickliche Wissensstand kann in Anlehnung an die von der Arbeitsgruppe um Golbus gegebenen Leitlinien [3, 4] wie folgt zusammengefaßt werden:
– Insgesamt kommen nur weniger als 5% aller Fälle mit Hydrozephalus für eine intrauterine Behandlung in Frage, weil allein schwerwiegende Begleitanomalien in 50% der Fälle zu erwarten sind.
– Eine isolierte Ventrikelerweiterung (Ventrikulomegalie), die wichtigste Voraussetzung für eine intrauterine Shunt-Therapie, wurde postnatal nur in ca. einem Drittel der Fälle nachgewiesen, nachdem man pränatal noch etwa von 50% ausging. Dies bedeutet, daß trotz allem Bemühen immer noch Begleitfehlbildungen übersehen werden.
– Die Ventrikulomegalie kann aber ebenso wie die Dicke des Hirnmantels (10 mm und mehr) bei sonographischen Verlaufskontrollen bis zur Entbindung um den Termin gleichbleiben oder sich im Einzelfall sogar spontan zurückbilden. Von den bis zur Entbindung um den Termin regelmäßig sonographisch überwachten Ventrikulomegalien benötigten nach der Geburt nur rund 40% der Kinder eine Shunt-Anlage.
– Eine Shunt-Anlage ist somit bei sicher isolierter Ventrikelerweiterung nur dann indiziert, wenn die Ventrikulomegalie vor der 32. Schwangerschaftswoche progredient zunimmt und der verbleibende Hirnmantel eine Dicke von weniger als 10 mm aufweist.
– Neben einer umfassenden sonographischen Diagnostik durch einen erfahrenen Untersucher sind wegen der hohen Rate an Begleitanomalien eine Überprüfung des fetalen Karyotyps und der AFP-Konzentration im Fruchtwasser sowie der Ausschluß einer Virus- und Toxoplasmoseinfektion unerläßlich.

Literatur zu Abschnitt 3

1. Birnholz, J. C., F. D. Frigoletto: Antenatal treatment of hydrocephalus. New Engl. J. Med. 304 (1981) 1021.
2. Clewell, W. H., M. L. Johnson, P. R. Meier et al.: A surgical approach to the treatment of fetal hydrocephalus. New Engl. J. Med. 306 (1982) 1320.
3. Golbus, M. S., W. Holzgreve, M. R. Harrison: Intrauterine Direktbehandlung des Feten. Gynäkologe 17 (1984) 62.
4. Hogge, W. A., M. S. Golbus: Der Fetus als Patient. In: Holzgreve, W. (Hrsg.): Pränatale Medizin, S. 167–1987. Springer, Berlin–Heidelberg–New York 1987.

18 Herz

H. E. Ulmer, K. G. Schmidt

Inhalt

1	Intrauterine Entwicklung des Herz-Kreislauf-Systems 338		2.1	Methoden der pränatalen Herzdiagnostik 344
1.1	Morphologische Entwicklung des Herzens 338		2.2	Strukturelle Fehlbildungen des fetalen Herzens 346
1.1.1	Zeitlicher Ablauf 338		2.3	Nichtstrukturelle und funktionelle Störungen des fetalen Herzens 348
1.1.2	Entstehung von Herzfehlern in utero 338		2.4	Pränatale kardiale Dysrhythmien 349
1.2	Entwicklung des kardialen Erregungsleitungssystems 342		2.4.1	Extrasystolische Dysrhythmien 351
			2.4.2	Tachykarde Dysrhythmien 351
2	Diagnostik und Therapie von pränatalen Störungen des Herzens 343		2.4.3	Bradykarde Dysrhythmien 356

1 Intrauterine Entwicklung des Herz-Kreislauf-Systems

Wohl kaum ein anderes klinisches Gebiet hat in den letzten anderthalb Jahrzehnten eine ähnlich weitreichende Entwicklung durchlaufen wie die pränatale Medizin, deren Ergebnisse zudem unmittelbaren Eingang in den klinischen Alltag fanden. Das gilt insbesondere für das Herz- und Kreislauf-System. Die Entwicklung und die gezielte Anwendung der verschiedenen Ultraschalltechniken von einfachen M-mode-Verfahren bis hin zur farbkodierten Doppler-Echokardiographie hat dazu geführt, daß heute die intrauterine Entwicklung des menschlichen Herzens nahezu von Anfang an in vivo verfolgt werden kann [2], und sich so Abweichungen von der regelrechten morphologischen und funktionellen Entwicklung frühzeitig erfassen lassen. Diese Fortschritte in der pränatalen Herzdiagnostik wurden begleitet von Entwicklungen und Erfahrungen im Bereich der Pharmakologie, der interventionellen Kardiologie und der Chirurgie, so daß heute eine pränatale medikamentöse Herztherapie mit vergleichsweise gutem Erfolg z.B. bei fetalen Herzrhythmusstörungen eingesetzt wird [1], die pränatale Dilatation verengter Herzklappen sich im klinischen Versuchsstadium befindet [28] und auch die intrauterine Herzchirurgie im Tierexperiment bereits erfolgreich realisiert wurde [7]. Diese Bemühungen fanden zwischenzeitlich auch in entsprechenden Monographien [1, 19, 37] ihren Niederschlag.

1.1 Morphologische Entwicklung des Herzens

1.1.1 Zeitlicher Ablauf

Die Entwicklung des fetalen kardiovaskulären Systems beginnt am Anfang der 3. Woche nach der Konzeption [44]. In Inseln aus mesenchymalen Angioblasten bilden sich Höhlen, die sich zu einem Netzwerk primitiver Blutgefäße ausformen und verbinden. Die Bildung des Herzens beginnt gegen Ende der 3. Woche mit der Verschmelzung des primär paarig angelegten Herzschlauchs in der Thoraxregion. Am Ende dieser 3. Woche beginnt der eigentliche Blutkreislauf durch spontan einsetzende Kontraktionen des primitiven Herzens. Zu diesem frühen Zeitpunkt hat das Herz als erstes Organ bereits einen hohen Grad an funktioneller Entwicklung erreicht. Anfänglich befindet sich der Vorhofteil am kaudalen Ende des Herzschlauchs, der kontraktile „Ventrikel" in der Mitte und der Bulbus cordis an dessen kranialem Ende. Aus diesem Bulbus cordis entstehen später die beiden Ausflußtrakte des Herzens. Im Laufe der 4. Woche der Schwangerschaft faltet sich der Herzschlauch, der longitudinal schneller wächst als die ihn umgebende offene Thoraxhöhle, derart, daß sein mittlerer ventrikulärer Abschnitt nach ventral und kaudal gelangt, während sein Vorhofteil nach dorsal und kranial ausweicht. Gleichzeitig dreht sich der Bulbus cordis in Höhe des Ventrikelabschnitts um die durch diese Faltung entstandene Längsachse nach rechts [43].

Während der 4. und 5. Woche bilden sich in dem Herzschlauch nun die vier bekannten Herzhöhlen durch das Wachstum von Septen, die zunächst in der atrioventrikulären Region als sogenanntes Endokardkissen in Erscheinung treten und sowohl aufeinander zuwachsen als auch Kontakt zu dem von der Spitze des Ventrikels nach kranial wachsenden interventrikulären Septum bekommen. In der 5. Woche beginnt auch die zuvor ungeteilte Ausflußregion (Truncus arteriosus) sich durch Ausbildung eines Septums in die Aorta und die zentrale Pulmonalarterie aufzuteilen. Am Ende der 7. Woche vervollständigt sich das interventrikuläre Septum durch den Verschluß seines membranösen Anteils. Etwa während desselben Zeitraums wird die ursprüngliche Vorhofregion durch ein nach kaudal wachsendes Septum primum in den rechten und linken Vorhof unterteilt. Die Fusion dieses Septums mit der Atrioventikularregion verschließt das basale Foramen primum. Durch die Ausdehnung des Septum primum entsteht jedoch in dessen zentralem Abschnitt eine zweite Öffnung, das Foramen secundum. Ein zweites Septum, das Septum secundum, bildet sich nun auf der rechten Seite und legt sich vor das Foramen secundum, so daß zusammen mit dem Septum primum ein klappenähnlicher Mechanismus entsteht, der einen interatrialen Fluß von links nach rechts verhindert, den in utero lebenswichtigen Fluß von rechts nach links jedoch zuläßt [43].

Eine zusammenfassende einprägsame graphische Darstellung dieser Phasen der morphologischen Herzentwicklung ist in Abbildung 18-1 wiedergegeben.

Entwicklungsgeschichtlich liegt das primitive Herz anfangs außerhalb der noch weit offenen späteren Thoraxhöhle. Erst mit der Entwicklung von Perikard, Zwerchfell und Sternum zwischen der 3. und 5. Woche, die mit der Fusion des Sternums in der 9. Woche der Schwangerschaft abgeschlossen ist, gelangt das Herz in die geschlossene Thoraxhöhle. Nach der 9. Woche der Schwangerschaft sind die Ausbildung der Herzhöhlen und des Klappenapparates sowie die Separierung der großen Arterien weitgehend abgeschlossen. Die weitere morphologische Entwicklung des menschlichen Herzens besteht dann im wesentlichen im Größenwachstum sowie der Umformung, Weiterentwicklung und Rückbildung von Blut- und Lymphgefäßen entsprechend der ontogenetischen Determination.

1.1.2 Entstehung von Herzfehlern in utero

Die meisten *strukturellen Herzfehlbildungen* sind bereits früh in der Schwangerschaft angelegt. Ihr endgültiges Erscheinungsbild wird sich jedoch in vielen Fällen durch die im Laufe der weiteren Entwicklung gestörte Funktion und der damit ausbleibenden normalen Weiterentwicklung des Herzens erst im Zuge des späteren intrauterinen Wachstums ausbilden.

So können z.B. trotz früherer Anlage des Herzfehlers beim sogenannten hypoplastischen Linksherzsyndrom der linke Ventrikel und die Aorta bis zur 20. Schwangerschaftswoche noch weitgehend unauffällige Größenverhältnisse aufweisen und erst danach in Folge der Atresie der Aortenklappe und des dadurch ausbleibenden Flusses im Wachstum zurückbleiben und somit dem Untersucher erst

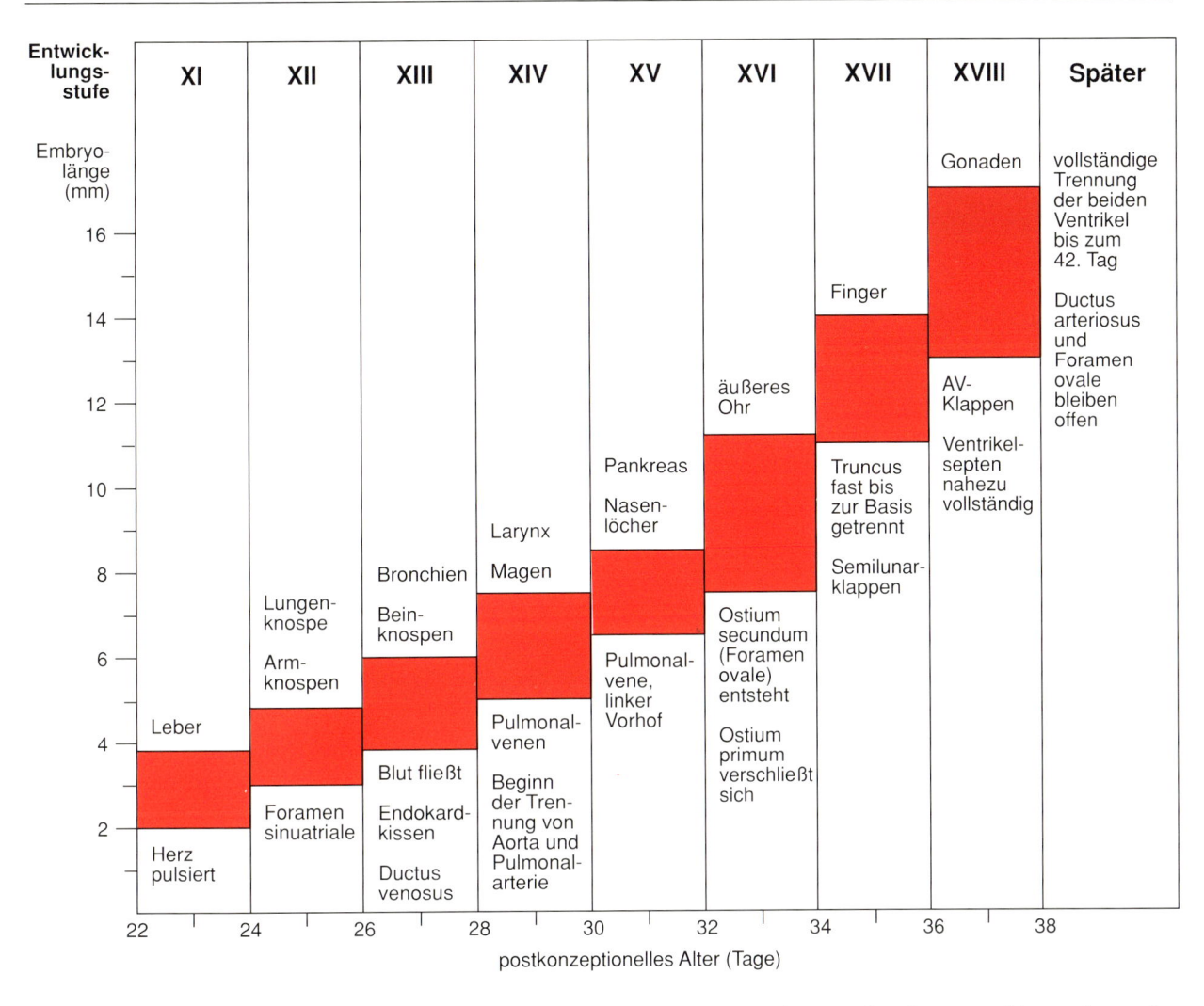

Abb. 18-1 Zeitlicher Ablauf und Entwicklung einzelner Abschnitte des fetalen Herzens bei Menschen, bezogen auf den postkonzeptionellen Tag und die Entwicklungsstufen nach Streeter (modifiziert nach Neill [30]).

gegen Ende der Schwangerschaft das charakteristische echokardiographische Bild bieten [5]. Dies gilt im besonderen Maße auch für Stenosen von Herzklappen oder bestimmter Gefäßabschnitte, wie z. B. der Pulmonalklappe oder dem Aortenisthmus, wo sich die Rückwirkungen auf das fetale Herz häufig erst im zweiten Trimenon oder in der Spätschwangerschaft manifestieren [2] und der Ultraschalldiagnostik zugänglich werden.

Nichtstrukturelle Herzerkrankungen, d. h. primäre oder sekundäre Myokarderkrankungen im Sinne von Kardiomyopathien, zeigen ihre typischen Veränderungen ebenfalls häufig (nach einer zunächst noch unauffällig erscheinenden Untersuchung des betroffenen Feten in der 20. bis 25. Woche) erst in der späteren Schwangerschaft (etwa nach der 30. Woche).

Dies gilt sowohl für die dilative Form [39] als auch für die primäre hypertrophische Kardiomyopathie [45]. Die sekundäre asymmetrische Myokardhypertrophie bei Feten diabetischer Mütter mit schlechter metabolischer Kontrolle zeigt sich in der Regel bereits im ersten Schwangerschaftsdrittel. Dagegen läßt sich eine milde bis moderate globale Myokardhypertrophie mit kleinem linksventrikulärem Volumen auch bei Kindern diabetischer Mütter mit guter Stoffwechseleinstellung nachweisen, jedoch erst im letzten Drittel der Schwangerschaft [51].

Soll die morphologische Entwicklung des fetalen Herzens nicht nur qualitativ, sondern auch quantitativ beurteilt werden, so müssen *entwicklungsbezogene Referenzwerte* für die Dimensionen des wachsenden Herzens herangezogen werden. Entsprechende Normalwerte für mit M-mode-Echokardiographie gemessene Durchmesser verschiedener Herzabschnitte sind in der Literatur mitgeteilt worden [1]. Wegen der variablen Lage des Feten ist eine sinnvolle Plazierung des M-mode-Strahls im fetalen Herzen nicht immer möglich; die heute gebräuchlichen Ultraschallgeräte bieten durch hohe Auflösung und Bildvergrößerungsmöglichkeit gute Voraussetzungen, derartige Messungen

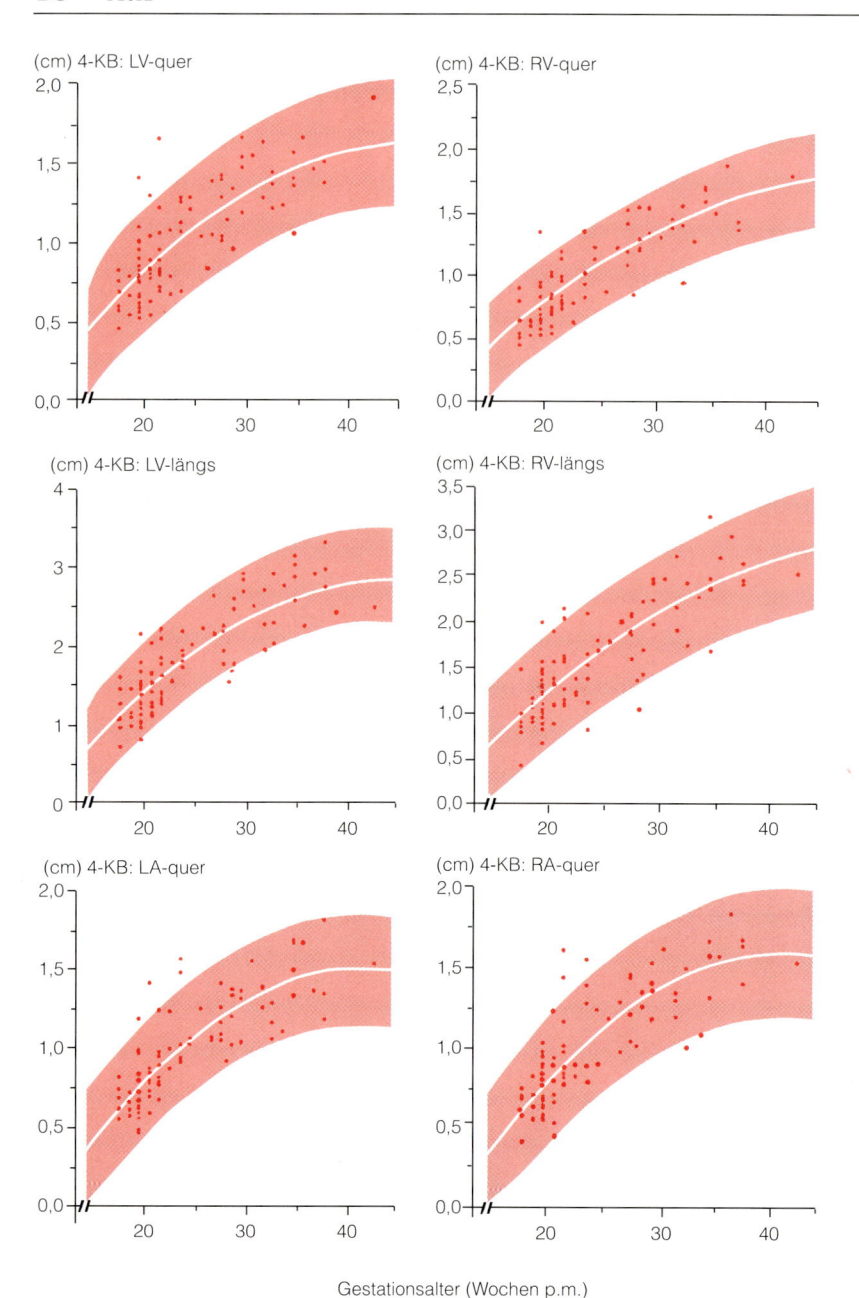

Abb. 18-2 Mittelwerte (durchgezogene Linie) und 95%-Konfidenzintervalle von Abmessungen der Herzhöhlen bei normalen Feten mit einem Gestationsalter zwischen der 18. und 40. Woche. Alle Messungen erfolgten im Vierkammerblick (4-KB, siehe auch Abb. 18-5). Es sind enddiastolischer links- (LV) und rechtsventrikulärer RV-Quer- und -Längsdurchmesser sowie endsystolischer links- (LA) und rechtsatrialer (RA) Querdurchmesser angegeben.

direkt im zweidimensionalen Bild vorzunehmen. Die Normalwerte für derartige Messungen [47] sind den Abbildungen 18-2 und 18-3 zu entnehmen.

Entsprechend dem Herz-Lungen-Quotienten aus postnatalen frontalen Thorax-Röntgenaufnahmen wurde aus zweidimensionalen sonographischen fetalen Thoraxquerschnitten in Höhe des untersten Rippenpaares, die einen gut erkennbaren sogenannten *Vierkammerblick* des Herzens aufwiesen, ein entsprechender Herz-Thorax-Quotient aus dem Verhältnis des Umfangs der Herzsilhouette und des Thorax gebildet [33]. Der Quotient erwies sich über den gesamten beobachteten Zeitraum der Schwangerschaft als weitgehend konstant mit einem leichten Anstieg von 0,45 bei 17 Wochen auf 0,50 zum Zeitpunkt der Geburt.

Um die *globale systolische Funktion fetaler Ventrikel* quantitativ zu erfassen, wurde analog zu postnatalen echokardiographischen Untersuchungen die systolische Verkürzung des Querdurchmessers von rechtem und linkem Ventrikel bestimmt [39].

Aus den zweidimensionalen Bildern eines Vierkammerblicks werden dazu unmittelbar unterhalb der AV-Klappenebene enddiastolisch (Schluß der AV-Klappe, vor Öffnung der Semilunarklappe)

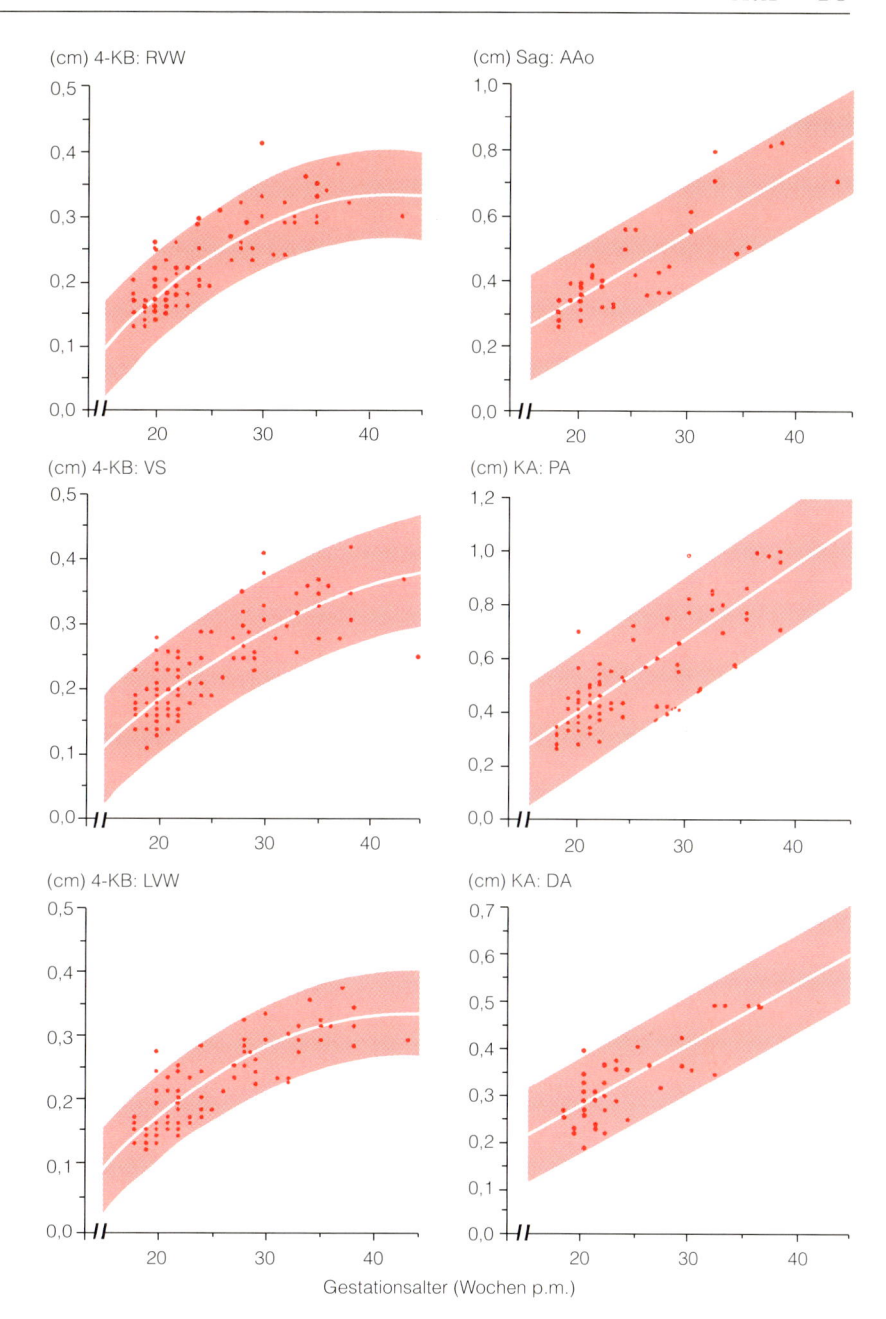

Abb. 18-3 Mittelwerte (durchgezogene Linie) und 95%-Konfidenzintervalle von Abmessungen der Ventrikelwände und der großen Gefäße bei normalen Feten mit einem Gestationsalter zwischen 18 und 40 Wochen.
Linke Reihe: enddiastolische Durchmesser der freien Wand des rechten (RVW) und linken Ventrikels (LVW) sowie des Ventrikelseptums (VS), die alle im Vierkammerblick (4-KB) vorgenommen wurden.
Rechte Reihe: systolischer Durchmesser der aszendierenden Aorta (AAo) in der sagittalen Schnittebene (Sag) sowie der proximalen Pulmonalarterie (PA) und des Ductus arteriosus (DA) in der kurzen Achse (KA). Typische Beispiele dieser Schnittebenen finden sich in den Abbildungen 18-6 und 18-7.

und endsystolisch (Schluß der Semilunarklappe, vor Öffnung der Atrioventrikularklappe) der größte (EDD) und der kleinste (ESD) Durchmesser jedes Ventrikels gemessen und der sogenannte Shortening-Fraction (SF) nach folgender Formel errechnet:

$$SF = (EDD - ESD) \times 100 / EDD$$

Zwischen der 20. und der 36. Schwangerschaftswoche ergeben sich dabei folgende Normalwerte [39]:

- für den linken Ventrikel: LV-SF = 33,1 % ± 1,8
- für den rechten Ventrikel: RV-SF = 33,5 % ± 2,3

Die *dopplersonographische Messung der Blutflußgeschwindigkeit* in großen Gefäßen oder Ostien von Herzklappen erlaubt in Kombination mit einer sonographischen Bestimmung der Querschnittsfläche dieses Meßortes die Berechnung von Blutflußvolumina [12, 41]; die Methode ist allerdings aufwendig und wird daher im klinischen Routinebetrieb wenig angewendet (siehe auch Kap. 13, Abschn. 2).

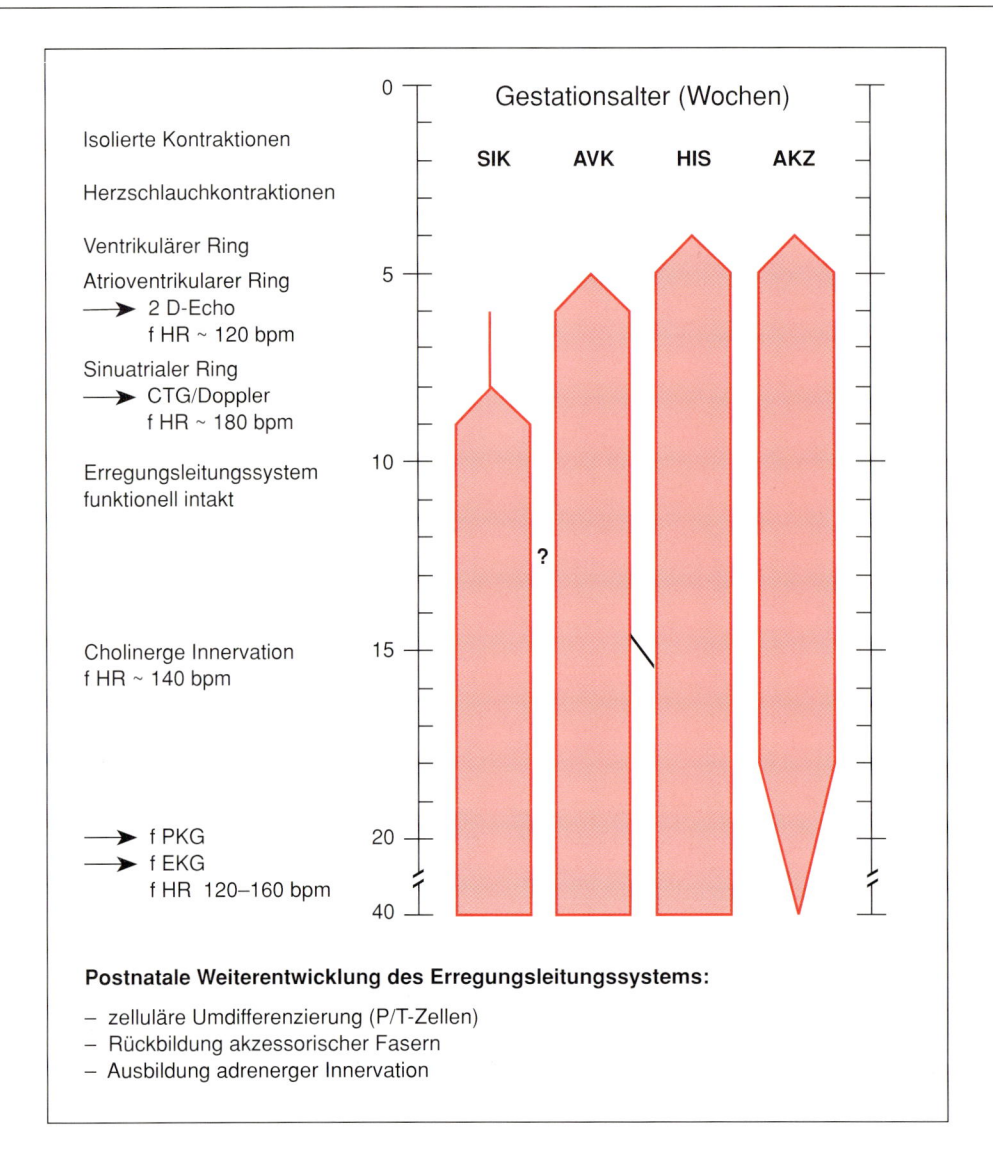

Abb. 18-4 Zeitlicher Ablauf der Entwicklung des Erregungsleitungssystems des fetalen Herzens beim Menschen. SIK = Sinusknoten, AVK = AV-Knoten, HIS = His-Bündel, AKZ = akzessorische Leitungsbahnen, fHR = fetale Herzfrequenz, bpm = Schläge pro Minute.

1.2 Entwicklung des kardialen Erregungsleitungssystems

Während die morphologische Entwicklung des embryonalen Herzens bis zur 12. Woche weitgehend abgeschlossen ist, verlaufen die Entwicklung und Ausdifferenzierung des Reizbildungs- und Erregungsleitungssystems des Herzens langsamer [20] und reichen bis in die Postnatalperiode (Abb. 18-4). Bereits etwa ab der 6. Woche der Schwangerschaft bei einer Schädel-Rumpf-Länge des Embryos von weniger als 5 mm lassen sich mit Hilfe der vaginalen Sonographie regelmäßige Kontraktionen des fetalen Herzschlauchs nachweisen [25]. Schrittmacherfunktion hat zu diesem Zeitpunkt noch der sogenannte atrioventrikulare Ring, während sich der sinuatriale Ring erst um die 8. Schwangerschaftswoche funktionell ausbildet. Die Verbindung zwischen Sinusknoten, Atrioventrikularknoten und His-Bündel kommt erst zwischen der 12. und 15. Schwangerschaftswoche zustande. Sie ist zunächst funktionell noch so instabil, daß bis etwa zur 18. Schwangerschaftswoche intermittierend auftretende AV-Überleitungsstörungen nicht sicher als pathologisch anzusehen sind, sondern auch noch entwicklungsbedingt erklärt werden können.

Parallel zum späteren regulären Erregungsleitungssystem entwickeln sich aus einem anderen Teil des myokardialen Fasersystems *akzessorische Leitungsbahnen,* die jedoch durch späteres Einwuchern von Bindegewebe etwa ab der 18. Schwangerschaftswoche noch intrauterin bereits wieder zu degenerieren beginnen [23]. Einerseits kann es nun durch ein Persistieren bzw. durch eine verzögerte Regression dieser akzessorischen Leitungsbahnen zu fetalen Tachykardien infolge der Ausbildung kreisender Erregungen kommen. Andererseits kann eine überschießende Bindegewebebildung, z. B. im Zusammenhang mit einer mütterlichen Kollagenerkrankung, auch eine Kontinuitätstrennung im Bereich des regulären AV-Knotens verursachen und so zum Auftreten eines totalen AV-Blocks führen.

Die autonome Regulation der fetalen Herzfrequenz beginnt über die cholinerge Innervation etwa ab der 15. Schwangerschaftswoche, während die adrenerge Innervation erst nach der 20. Schwangerschaftswoche einsetzt und in der Regel bis in die Neugeborenenzeit unreif bleibt.

2 Diagnostik und Therapie von pränatalen Störungen des Herzens

Die rasch voranschreitende technische Entwicklung und die zunehmende Verbreitung der Sonographie in der geburtshilflichen Überwachung und der Pränatalmedizin im letzten Jahrzehnt hat auch zu einem wachsenden Interesse und zu zuvor kaum denkbaren Fortschritten in der pränatalen Diagnostik und Behandlung von Anomalien und Störungen des fetalen Herzens geführt [40]. Mit strukturellen Fehlbildungen des Herzens ist im Durchschnitt bei acht von 1000 lebend zur Welt gekommenen Neugeborenen zu rechnen; hinzu kommt ein Neugeborenes auf 1000 mit bedeutsamen Herzrhythmusstörungen oder sonstigen Störungen der Herzfunktion. Sehr oft handelt es sich dabei um kardiale Störungen, die mit anderen Anlage- oder Entwicklungsstörungen des Feten vergesellschaftet sind, so daß die Abklärung insgesamt einen nicht unerheblichen Zeitaufwand und umfassende Kenntnisse vom Untersucher fordern. Dies verlangt:

- eine qualifizierte Ausbildung des geburtshilflich-gynäkologischen Ultraschalluntersuchers
- einen festgeschriebenen Indikationskatalog für die fetale Echokardiographie (Tab. 18-1)
- ein organisiertes multidisziplinäres Team, bestehend aus Geburtshelfer, Neonatologen, Humangenetiker, Kinderkardiologen, Kinderchirurgen und Kinderpathologen in Form eines sogenannten Fetal board [35], auf das im Bedarfsfall umgehend zurückgegriffen werden kann

Eine *allgemeine Screening-Untersuchung* des fetalen Herzens mittels Ultraschall sollte mindestens die Darstellung und Dokumentation eines Vierkammerblicks sowie der fetalen Herzfrequenz umfassen [11]. Auch wenn damit nicht alle Herzfehlbildungen oder Herzrhythmusstörungen erfaßt werden können, sollte dieses Programm zumindest dazu beitragen, die Rate der nicht erkannten schweren Herzfehler bei Neugeborenen zu senken. Als bester Zeitpunkt für diese Untersuchung ist die 18. bis 22. Schwangerschaftswoche anzusehen, da dann einerseits das Herz vollständig ausgebildet ist, und andererseits die Größe und Lage des Kindes erfahrungsgemäß einen besseren sonographischen Zugang zum Herzen erlauben.

Liegt einer der in Tabelle 18-1 aufgeführten oder ein sonstiger Risikofaktor für das Bestehen einer fetalen Herzerkrankung vor, so kann die fetale Echokardiographie in geübten Händen auch schon ab der 16. Schwangerschaftswoche verwertbare Ergebnisse

Tabelle 18-1 Indikationen zur fetalen Echokardiographie (modifiziert nach Zerres et al. [54])

Anamnestisch belastete Schwangerschaft
1. Familiäre Belastungen
   - mit Herzfehlbildungen (Geschwister, Eltern)
   - mit vitienassoziierten Syndromen
2. Schädigende Einflüsse in der Schwangerschaft
   - teratogene Medikamente (z. B. Tokolytika, Lithium)
   - mütterliche Erkrankungen (z. B. Diabetes, Kollagenosen)
   - mütterliche Infektionen (virale eher als bakterielle)
   - ionisierende Strahlen (z. B. therapeutische Bestrahlungen)

Screening-Befunde mit kardialen Auffälligkeiten
1. Sonographischer Verdacht auf Herzfehlbildung
2. Kardiovaskuläre Symptome
   - fetale kardiale Dysrhythmien
   - nichtimmunologischer Hydrops fetalis
3. Fehlende oder zurückgehende Kindsbewegungen

Screening-Befunde mit potentiell kardialer Assoziation
1. Chromosomale Aberrationen
2. Syndrome ohne chromosomale Aberration
3. Mehrlingsschwangerschaften
4. Poly- oder Oligohydramnion
5. Singuläre Nabelschnurarterie
6. Fetale Anomalien
   - Kopf (Mikrozephalus, Spaltbildungen, Ohranomalien)
   - Mediastinum (Zwerchfellhernie, Ösophagusatresie)
   - Abdomen (Situsanomalien, Omphalozele)
   - Nieren (Nierenagenesie, Hydronephrose)
   - Skelett (Hand- und Extremitätenfehlbildungen)

Tabelle 18-2 Inzidenz struktureller Herzfehlbildungen bei der gezielten Untersuchung von 738 Feten (aktualisiert nach Schmidt und Silverman [40])

	Untersuchte Fälle		
	Insgesamt (n)	Betroffene (n)	(%)
Familiäre Belastung mit Herzfehler			
– bei Geschwistern	296	7	2,4
– bei der Mutter	31	3	9,7
	327	10	
Schädigende Einflüsse in der Schwangerschaft			
– mütterlicher Diabetes	39	2	5,1
– Lithiumtherapie	21	2	9,5
– Alkoholabusus	6	2	33
	85	6	
Abnormer Schwangerschaftsverlauf			
– nichtimmunologisch bedingter Hydrops	55	20	36
– Poly- oder Oligohydramnion	11	3	27
	66	23	
Extrakardiale fetale Anomalien			
– Chromosomenanomalie	15	5	33
– Zwerchfellhernie, Bauchwanddefekt u. a.	71	21	30
	86	26	
Fetale kardiale Dysrhythmien			
– Extrasystolie	95	1	1
– Tachydysrhythmie	16	0	0
– AV-Block III. Grades	16	8	50
	127	9	

liefern. Diese *gezielten Untersuchungen* sollten nur an einem Zentrum der Maximalversorgung mit dem Hintergrund eines organisierten Fetal teams [35] durchgeführt werden dürfen, welches sowohl personell als auch apparativ dafür ausgestattet ist und auch die Langzeitbetreuung einer Risikoschwangerschaft mit ihren vielfältigen Problemen in Zusammenarbeit mit dem zuweisenden Geburtshelfer übernehmen kann. Bei Einhaltung solcher Richtlinien ist die Effektivität einer derartigen Gruppe entsprechend groß (Tab. 18-2).

2.1 Methoden der pränatalen Herzdiagnostik

Die pränatale Untersuchung des fetalen Herzens erfordert ein *Ultraschallgerät,* das über ein hohes Auflösungsvermögen des zweidimensionalen Bildes und zusätzlich über Möglichkeiten der Vergrößerung von Bildschirmausschnitten sowie der wiederholten Betrachtung digital gespeicherter Bildsequenzen („cineloop") verfügen sollte. Dieses Ultraschallgerät muß zudem mit einem M-mode- und einem Doppler-Teil ausgerüstet sein, um wichtige zusätzliche Informationen bei der funktionellen Untersuchung des fetalen Herzens gewinnen zu können. Der Schallkopf sollte mit einer Frequenz von 3 oder 5 MHz arbeiten, wobei sowohl Linear- als auch Sektorformat verwendet werden können. Das Sektorformat hat dabei den Vorteil, in der Kinderkardiologie gebräuchlich zu sein und zudem die Plazierung von M-mode- und Doppler-Meßlinien zu erleichtern. Die Untersuchung sollte möglichst umfangreich auf Videoband dokumentiert werden. Wenn dies nicht möglich ist, sollten typische Befunde zumindest im Papierausdruck festgehalten werden können.

Das Herz des Feten läßt sich am besten *vom Abdomen her* darstellen; da die fetalen Lungen noch nicht luftgefüllt sind und somit nicht als Schallbarriere wirken, kann das Herz auch von dorsal oder lateral eingesehen werden. In den späteren Entwicklungsstadien sind die den Thorax umgebenden fetalen Knochen schon so kräftig, daß sie viel Ultraschallenergie absorbieren und daher die Möglichkeiten, das fetale Herz zu beschallen, stark einschränken.

Eine ungünstige fetale Lage läßt sich manchmal durch Umlagerung der Schwangeren bessern. So kann z. B. bei einem durch ein Polyhydramnion bedingten weiten Abstand von Fetus und Schallkopf auch die Knie-Ellenbogen-Lage der Schwangeren vorteilhaft sein. Eventuell muß eine Untersuchung, die eine nur wenig befriedigende Darstellung des fetalen Herzens ermöglicht hat, nach einem Spaziergang der Schwangeren wiederholt oder gar vollständig auf einen anderen Zeitpunkt verschoben werden.

Mit Hilfe der *zweidimensionalen Echokardiographie* wird die Struktur des fetalen Herzens untersucht, wobei die einzelnen Herzabschnitte sequentiell analysiert werden, wie es auch bei der postnatalen Untersuchung eines Neugeborenen üblich ist [6]. Zunächst muß dafür die *räumliche Orientierung* durch Feststellung der Kopf- und Wirbelsäulenlage des Feten durchgeführt werden; so kann man dann die Position des Herzens im Thorax feststellen.

Beim normalen Situs solitus liegt die *Aorta* links der Wirbelsäule und weiter dorsal als die rechts liegende untere Hohlvene; ferner liegt der Magen auf derselben Körperseite wie das Herz, und im Vierkammerblick, mit dem man zumeist die Untersuchung beginnt, finden sich der linke Vorhof näher an der deszendierenden Aorta und der rechte Ventrikel dichter an der vorderen Thoraxwand (Abb. 18-5a). Im rechten Vorhof läßt sich die – oft zarte – Eustachi-Klappe in Form einer feinen Linie erkennen, während im linken Vorhof zumeist deutlicher die Bewegungen der Klappe des Septum primum auffallen (Abb. 18-5b). Im gezeigten Beispiel wird dabei die Bedeutung einer Vergrößerungsmöglichkeit des Ultraschallbildes bei der Beurteilung zarter Strukturen deutlich.

Neben diesen Merkmalen lassen sich die beiden *Vorhöfe* gelegentlich auch an der charakteristischen Morphologie ihrer Herzohren erkennen; dies kann besonders beim Vorliegen eines Situs ambiguus helfen, wenn die venösen Klappenstrukturen in den

über die Mitralklappe in den linken Ventrikel (Abb. 18-5). Durch Rotation des Schallkopfes aus der Vierkammerebene hinaus werden dann die ventrikulo-arteriellen Konnektionen untersucht und dabei normalerweise die dorsal aus dem linken Ventrikel entspringende Aorta (Abb. 18-6a) sowie die weiter ventral aus dem rechten Ventrikel entspringende Pulmonalarterie (Abb. 18-6b) dargestellt (VA-Konkordanz). Hierbei fällt auch die charakteristische Überkreuzung von Aorta und Pulmonalarterie auf, die bei einer ventrikuloarteriellen Diskordanz (Transposition der großen Gefäße) zugunsten einer parallelen Anordnung der beiden großen Arterien in ihren proximalen Abschnitten aufgehoben ist.

Durch leichte weitere Abkippung des Schallkopfes zur linken Seite des Feten hin lassen sich schließlich der Aortenbogen (Abb. 18-7) sowie die Kontinuität von Pulmonalarterie, Ductus arteriosus und deszendierender Aorta darstellen. Letztere wird auch „Ductusbogen" genannt; er kann bei flüchtiger Untersuchung

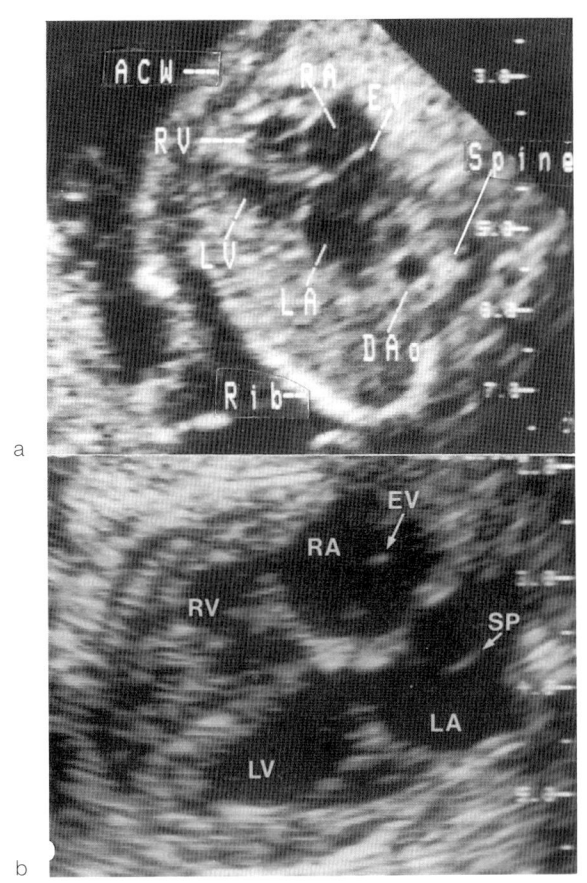

Abb. 18-5 Echokardiographischer Vierkammerblick eines normalen fetalen Herzens.
a) Die Lage des Herzens relativ zur Wirbelsäule (Spine), dem vorderen Brustkorb (anterior chest wall = ACW) und der deszendierenden Aorta (DAo) ist gut zu erkennen
b) Details lassen sich erst mit Vergrößerung des Bildes ausmachen. EV = eustachische Klappe, LA = linker Vorhof, LV = linker Ventrikel, RA = rechter Vorhof, RV = rechter Ventrikel, Sp = Septum primum

Vorhöfen nicht erkannt werden können. Die beiden Hohlvenen kann man im Normalfall bis zur Mündung in den rechten Vorhof verfolgen, während die Lungenvenen sehr zierlich und daher zumeist schlechter erkennbar sind.

Die beiden *Ventrikel* lassen sich ebenfalls im Vierkammerblick an ihrer Morphologie erkennen, wobei der rechte Ventrikel durch seine gröbere Trabekulierung im Spitzenbereich und die zugehörige Trikuspidalklappe charakterisiert ist, die mehr apikalwärts ansetzt als die Mitralklappe und – anders als diese – chordale Aufhängungen zum Ventrikelseptum hin zeigt (Abb. 18-5). Wenn die Ventrikel identifiziert sind, kann die Art der atrioventrikularen Konnektion beurteilt werden.

Im Normalfall (AV-Konkordanz) drainiert der rechte Vorhof über die Trikuspidalklappe in den rechten Ventrikel, der linke Vorhof

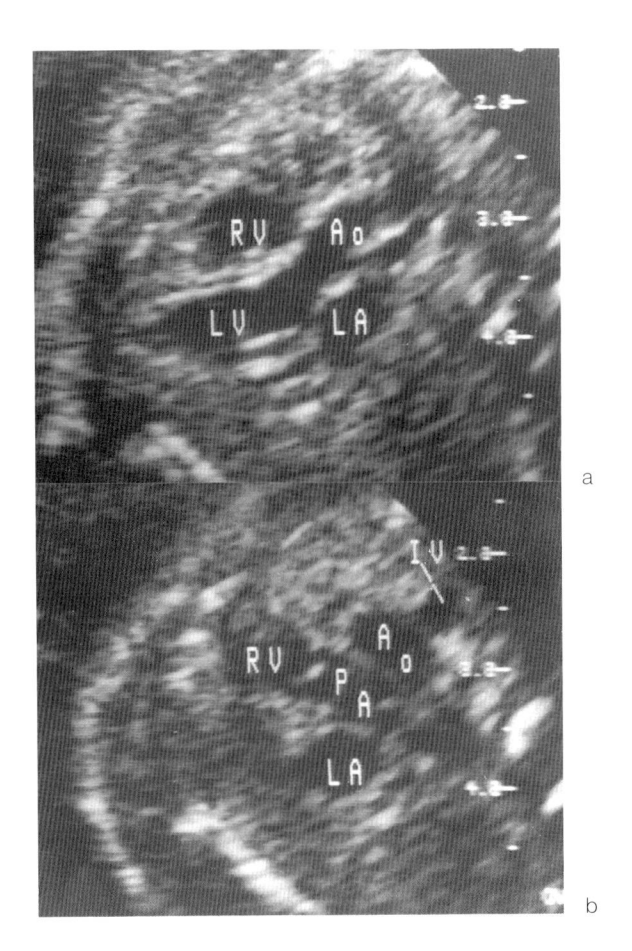

Abb. 18-6 Lange Achsendarstellung des Ausflußtraktes beider Ventrikel.
(a) Der linke Ventrikel (LV) ist mit der Aorta (Ao) konnektiert, während der rechte Ventrikel (RV) in die Pulmonalarterie (PA) drainiert (b). Normalerweise erkennt man die Überkreuzung von Aorta und Pulmonalarterie durch Hin- und Herbewegen des Schallkopfes, wodurch sich eine Transposition der großen Gefäße ausschließen läßt. IV = Vena anonyma; übrige Abkürzungen wie in Abbildung 18-5.

leicht mit dem Aortenbogen verwechselt werden, läßt aber nie wie dieser Abgänge von Arm- und Kopfgefäßen erkennen.

Die zweidimensionale Untersuchung des fetalen Herzens wird durch die *M-mode-Echokardiographie* ergänzt, welche durch eine höhere Impulsfrequenz des Ultraschallstrahls den Vorteil einer besseren räumlichen und zeitlichen Auflösung entlang der plazierten M-mode-Linie hat. Daher eignet sich diese sonographische Untersuchungsmethode besonders für die Ausmessung bestimmter Herzabschnitte (Abb. 18-8). Der Nachteil der Methode liegt darin, daß die erforderliche Plazierung der M-mode-Linie im sehr variabel liegenden Herzen des Feten oft nicht möglich ist; in solchen Fällen können Messungen bestimmter Herzabschnitte nur im zweidimensionalen Bild erfolgen (siehe auch Abb. 18-2 und 18-3). In jedem Fall ist die M-mode-Echokardiographie bei fetalen Herzrhythmusstörungen für die Analyse zeitlicher Zusammenhänge von mechanischen Vorgängen am Herzen unverzichtbar, weil so die Aktionen von Vorhöfen und Kammern simultan dargestellt werden können (siehe auch Abb. 18-15, 18-16 und 18-20).

Eine weitere wertvolle Ergänzung der zweidimensionalen Echokardiographie ist die *Doppler-Sonographie,* wobei im Rahmen der fetalen kardialen Diagnostik hauptsächlich die gepulste Doppler-Methode angewandt wird (siehe auch Kap. 13, Abschn. 2). Die Meßstelle kann an verschiedenen Stellen im Herzen oder den großen Gefäßen plaziert werden; der vom Gerät ermittelte Doppler-Shift gibt dann Aufschluß über Richtung und Geschwindigkeit des Blutflusses. Dabei fallen teilweise unterschiedliche Flußmuster im Vergleich zum postnatalen Herzen auf (Abb. 18-9).

Die höchste Geschwindigkeit des Blutflusses wird im Ductus arteriosus mit bis zu 1,5 m/s gemessen; in der Aortenklappe liegt sie mit 0,5 bis 0,9 m/s höher als in der Pulmonalklappe (0,4 bis 0,8 m/s), während die Spitzengeschwindigkeit in den AV-Klappen etwa gleich hoch, im Mittel bei 0,5 m/s liegt.

Große praktische Bedeutung hat die Methode vor allem durch die mögliche Charakterisierung von pathologischen Flußmustern, z.B. dem Nachweis einer bedeutsamen Klappeninsuffizienz (siehe auch Abb. 18-13).

Wie auch postnatal ist außerdem bei Klappenstenosen die Abschätzung des Druckgradienten mit der vereinfachten Bernoulli-Gleichung möglich. Breite Anwendung findet die Doppler-Methode auch bei der Diagnostik von Herzrhythmusstörungen des Feten; hier können die durch die mechanischen Kontraktionen hervorgerufenen Flußbewegungen erfaßt und analysiert werden (siehe auch Abb. 18-17 und 18-18).

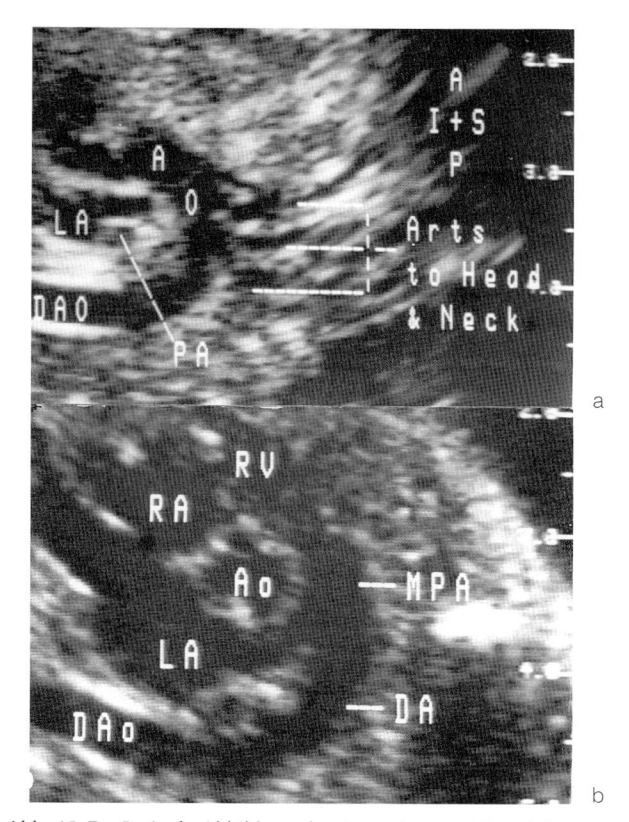

Abb. 18-7 Sagittale Abbildung des Aortenbogens (a) und des sogenannten Ductusbogens (b), welcher aus Pulmonalishauptstamm (MPA), Ductus arteriosus (DA) und deszendierender Aorta (DAo) gebildet wird. Beide Gefäßstrukturen liegen eng benachbart, aber der Ductusbogen weist keine Abgänge von Kopf- und Halsgefäßen auf, die sich im eigentlichen Aortenbogen leicht erkennen lassen (= Arts. to Head & Neck). A = anterior, I = inferior, S = superior. Übrige Abkürzungen wie in Abbildungen 18-5 und 18-6.

2.2 Strukturelle Fehlbildungen des fetalen Herzens

Die Möglichkeit, strukturelle Herzfehlbildungen schon beim Feten diagnostizieren zu können, hat zu neuen Erkenntnissen über die Häufigkeit und den pränatalen Verlauf dieser Fehlbildungen geführt. So findet sich bei Risikopatientinnen, bei denen eine pränatale Echokardiographie durchgeführt wird (siehe auch Tab. 18-1), insgesamt ein häufigeres Auftreten von fetalen Herzfehlbildungen als postnatal (Tab. 18-2). Dies gilt insbesondere für Feten mit anderen assoziierten Fehlbildungen [14, 40]. Ferner fällt der hohe Anteil komplexer Herzfehler auf, was ebenfalls deutlich von der postnatal beobachteten Häufigkeitsverteilung der einzelnen Herzfehler abweicht [4, 40].

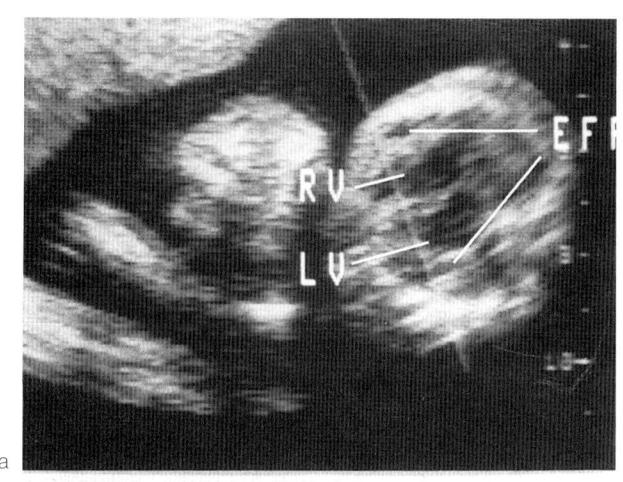

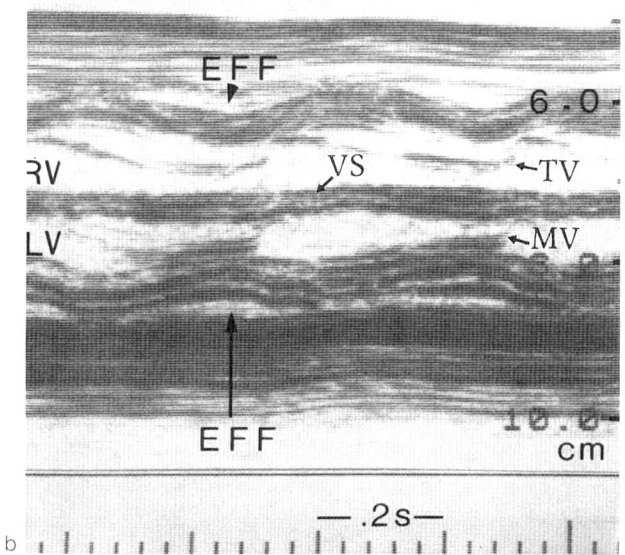

Abb. 18-8 a) Im zweidimensionalen Referenzbild ist zu erkennen, daß sich hier die M-mode-Linie günstig für eine Durchmesserbestimmung des rechten (RV) und linken Ventrikels (LV) plazieren ließ. Ein kleiner Perikarderguß (EFF) ist im zweidimensionalen Bild nicht so gut zu erkennen wie in der M-mode-Ableitung (b), die die Bewegungen der Ventrikelwände, der Trikuspidal- (TV) und Mitralklappe (MV) und das Ventrikelseptum (VS) mit guter zeitlicher und räumlicher Auflösung wiedergibt.

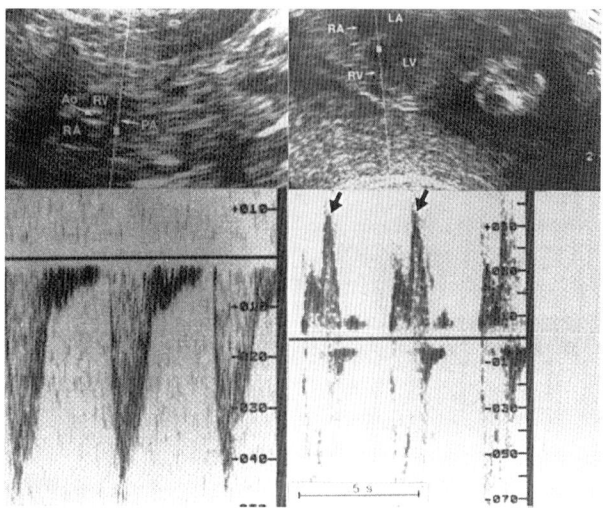

Abb. 18-9 Dopplersonographische Erfassung von Flußrichtung und -geschwindigkeit an der Pulmonalklappe (links) und der Mitralklappe (rechts) bei einem gesunden Feten. Die obere Bildhälfte gibt das zweidimensionale Referenzbild wieder, die untere das aus dem Doppler-Shift ermittelte Flußgeschwindigkeits-Profil. Das typische diastolische Strömungsmuster über eine fetale AV-Klappe (rechts unten) zeigt eine kleinere initiale e-Welle, der eine deutlich höhere a-Welle folgt (Pfeil), die Ausdruck der bedeutsamen Kontribution der Vorhofkontraktion zur Ventrikelfüllung ist. Abkürzungen wie in den vorherigen Abbildungen.

Die Prognose von Feten mit intrauterin entdeckter komplexer Herzfehlbildung ist in der Regel schlecht; die meisten von ihnen sterben prä- oder perinatal. So überlebten z.B. nur 16 von 68 pränatal erkannten Feten mit einer Herzfehlbildung die Neonatalzeit [40]. Obwohl derartige Studien kein generelles Screening auf fetale Herzfehlbildungen bei einer Population schwangerer Frauen darstellen, sondern Untersuchungen eines selektionierten Krankengutes sind, muß man daraus den Schluß ziehen, daß die ausschließlich postnatale Betrachtung von allgemeiner und relativer Häufigkeit angeborener Herzfehlbildungen ein einseitiges Bild ergibt. In diesem Zusammenhang ist auch die Entwicklungsdynamik zu erwähnen, die bei Verlaufsuntersuchungen von Feten mit Herzfehlbildungen teilweise festgestellt wurde und einen unterschiedlichen Ausprägungsgrad der Fehlbildung in verschiedenen Schwangerschaftsstadien erkennen läßt [5, 39].

Nahezu alle Fehlbildungen des Herzens, die postnatal angetroffen werden, sind auch pränatal beobachtet worden.

Dabei können Diagnosen, die postnatal einen pathologischen, pränatal jedoch einen normalen Zustand beschreiben (wie z.B. ein offener Ductus arteriosus) naturgemäß beim Feten noch gar nicht gestellt werden. Gleiches gilt mit gewissen Einschränkungen auch für die Abgrenzung eines mittelgroßen Vorhofseptumdefekts vom Sekundumtyp von einem weit offenen Foramen ovale oder einer leichten Aortenisthmusstenose von der natürlichen Enge in diesem Aortenabschnitt. Dennoch kann davon ausgegangen werden, daß in der Regel alle bedeutsameren Herzfehler mit den heute gebräuchlichen Ultraschallgeräten erfaßt werden können. Es muß neben dem Versuch, eine Fehlbildung direkt zu erkennen, unbedingt auch auf indirekte Hinweise geachtet werden, die richtungsweisend für die korrekte Deutung der Befunde sein können, z.B. eine Rechtsherzdilatation bei Vorliegen einer Fehlbildung mit linksseitiger Obstruktion.

Die *sequentielle Analyse* der einzelnen Segmente erleichtert die richtige Zuordnung einer Hypoplasie (Abb. 18-10) oder Dilatation (Abb. 18-11) der einzelnen Herz- und Gefäßabschnitte. Dies gilt gleichermaßen für die Erfassung von abnormen Konnektionen (Abb. 18-12) oder Klappenfehlbildungen wie Stenosen (Abb. 18-11), Atresien (Abb. 18-12) oder Dysplasien; bei den zuletzt genannten Fehlbildungen wird die Diagnosestellung mit Sicherheit durch die Doppler-Sonographie ganz wesentlich unterstützt (Abb. 18-11).

18 Herz

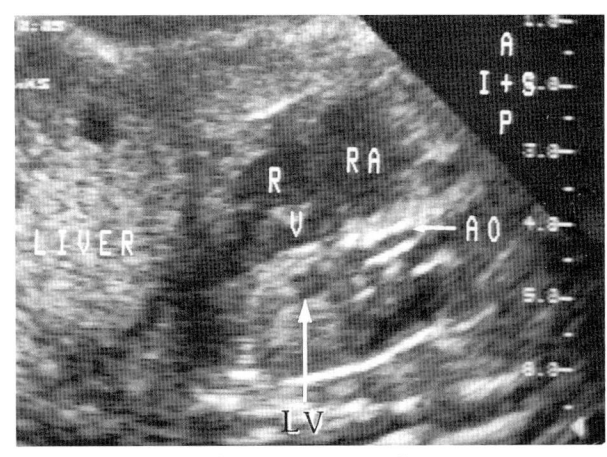

Abb. 18-10 Echokardiographische Darstellung eines sogenannten hypoplastischen Linksherzsyndroms bei einem Feten in der 22. Schwangerschaftswoche. Der rechte Ventrikel (RV) ist im Vergleich zum kleinen linken Ventrikel (LV) deutlich dilatiert, während die aszendierende Aorta (AO) hochgradig hypoplastisch ist. Übrige Abkürzungen wie in den vorherigen Abbildungen.

Unter Miteinbeziehung dieser Untersuchungstechnik sollte es möglich sein, bedeutsame Fehldiagnosen weitgehend zu vermeiden, die in den ersten Jahren der fetalen Echokardiographie noch vorkamen [40].

2.3 Nichtstrukturelle und funktionelle Störungen des fetalen Herzens

Auch ohne das Vorliegen einer strukturellen Fehlbildung kann die Funktion des fetalen Herzens erheblich gestört sein, wobei die kardialen Dysrhythmien des Feten gesondert abgehandelt werden (siehe Abschn. 2.4).

Primäre Myokarderkrankungen im Sinne einer *Kardiomyopathie* sind beim Feten beschrieben worden, sowohl als dilative (Abb. 18-13) als auch als hypertrophische Form (Abb. 18-14).

Bei der dilativen Form ist wegen der parallelen Anordnung der Ventrikel im fetalen Kreislauf bei einem primären Befall eines Ventrikels nicht in dem Ausmaß mit einer Ventrikeldilatation zu rechnen, wie es postnatal beobachtet wird; durch eine Umverteilung des venösen Rückstroms kann der funktionell noch besser arbeitende Ventrikel hier zunächst ausgleichen. Früher als eine Ventrikeldilatation läßt sich daher oft die beginnende systolische Funktionsstörung erkennen, z. B. in Form einer herabgesetzten Verkürzungsfraktion [39].

Bei der Diagnosestellung muß berücksichtigt werden, daß die charakteristischen Befunde einer dilativen Kardiomyopathie im mittleren Trimenon noch völlig fehlen und erst im letzten Drittel der Schwangerschaft deutlich werden können [39]; mehrfache Untersuchungen im Schwangerschaftsverlauf sind bei beste-

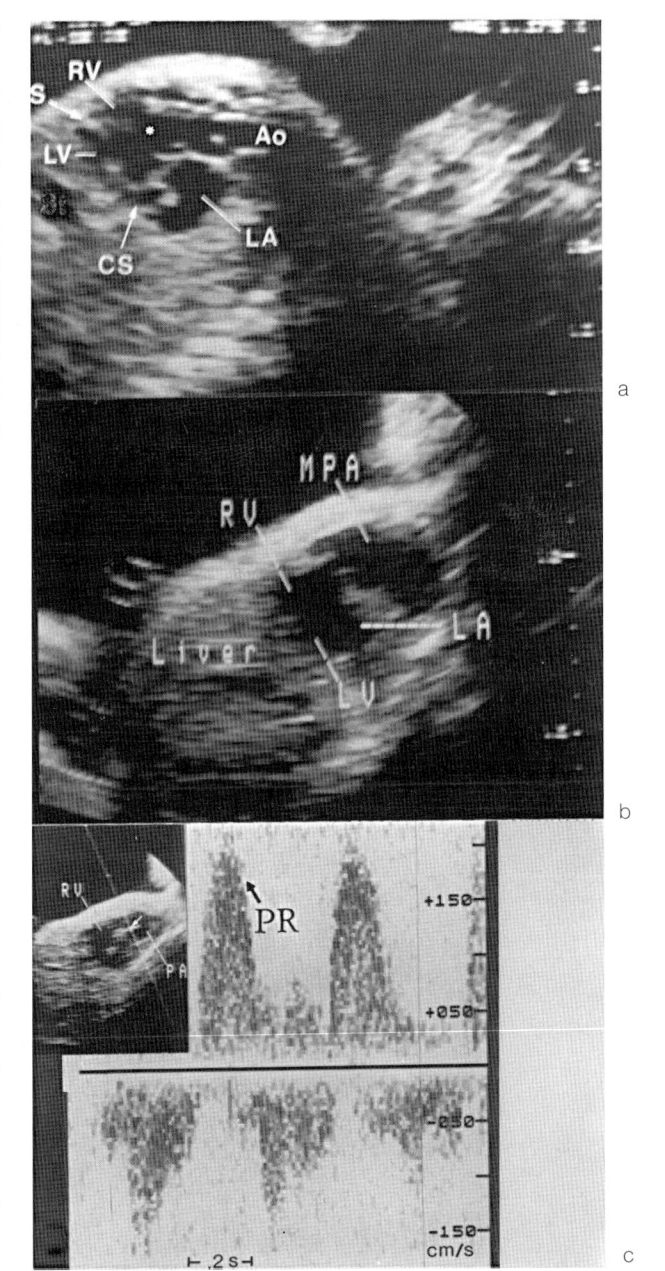

Abb. 18-11 Fallot-Tetralogie mit Pulmonalklappenaplasie bei einem Feten der 31. Schwangerschaftswoche.
a) Während apikal das muskuläre Ventrikelseptum zu erkennen ist (S), liegen weiter kranial ein großer subaortaler Ventrikelseptumdefekt (Stern) vor, über dem die Aorta (Ao) „reitet"
b) Links daneben ist eine enorm dilatierte Pulmonalarterie (MPA) zu erkennen, die keine normale Klappenanlage zeigt
c) In die Pulmonaliswurzel ist das Doppler-Volumen gelegt (Pfeil), das neben einem turbulenten Vorwärtsfluß vom Schallkopf weg einen diastolischen Rückwärtsfluß auf den Schallkopf zu belegt, der einer Pulmonalinsuffizienz (PR) entspricht. CS = Sinus coronarius; übrige Abkürzungen wie in den vorherigen Abbildungen

hendem Verdacht oder einer familiären Belastung also angezeigt.

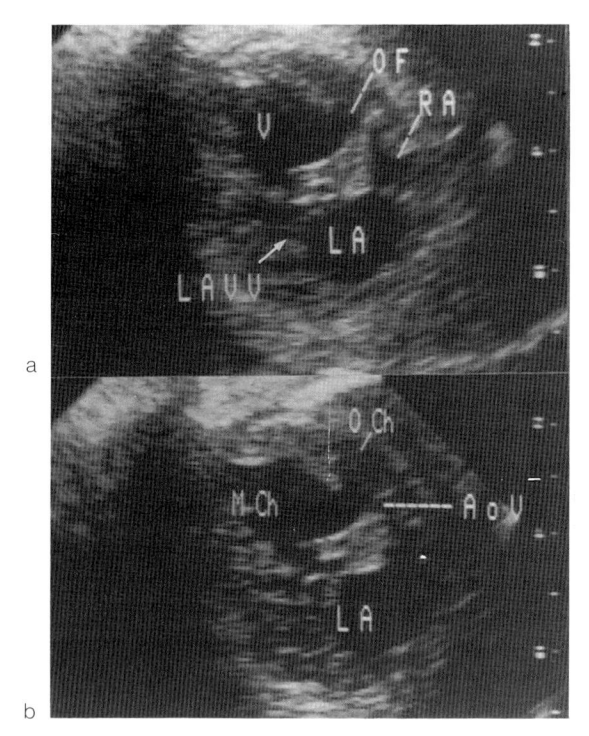

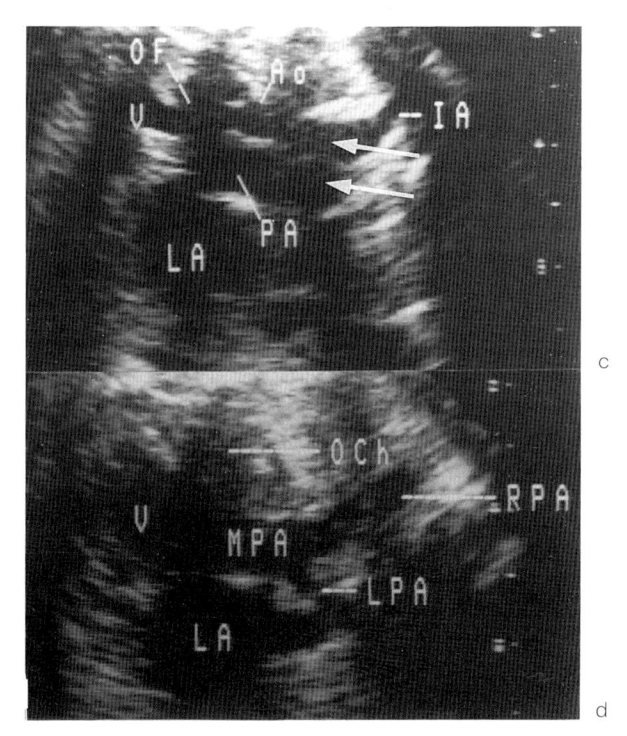

Abb. 18-12 Verschiedene zweidimensionale echokardiographische Schnittbilder bei einem Feten mit einer univentrikulären AV-Konnektion (fehlende rechtsseitige Konnektion, sogenannte Trikuspidalatresie).
a) In einem abgewandelten Vierkammerblick ist eine große linksseitige AV-Klappe (LAVV) erkennbar; der linksseitige Ventrikel (V) ist dilatiert. Der rechtsseitige Ventrikel ist stark hypoplastisch und weist keine Konnektion mit dem rechten Vorhof (RA) auf; sein Zufluß erfolgt über den Ventrikelseptumdefekt (OF) aus dem linken Ventrikel
b) Durch leichtes Verkippen des Schallkopfes wird die Aortenklappe (AoV) sichtbar; die Aorta entspringt aus der rudimentären rechtsseitigen Auslaßkammer (OCh), nicht aus der linksseitigen großen Hauptkammer (MCh)
c) Weiter kranial ist der parallele Verlauf der beiden Gefäße zu sehen (Pfeile), wobei das anteriore Gefäß zunächst einen längeren geraden Verlauf nimmt und schließlich den Truncus brachiocephalicus (A. innominata = IA) abgibt, also der Aorta entspricht. Dieses Muster findet man bei der Transpositionsstellung der großen Gefäße
d) Das dorsale Gefäß, der Pulmonalishauptstamm (MPA) weist dementsprechend einen viel kürzeren Verlauf vor der Abgabe der beiden Pulmonalisseitenäste (RPA, LPA) auf. Übrige Abkürzungen wie in vorigen Abbildungen

Gleiches gilt auch für die hypertrophische Form einer Kardiomyopathie [45], was an der deutlichen Zunahme der Septumhypertrophie bei dem in Abbildung 18-14b gezeigten Neugeborenen im Vergleich zu dem zehn Wochen zuvor ermittelten fetalen Befund sichtbar wird. Gegen Ende der Schwangerschaft kann man auch die passagere Form einer asymmetrischen Septumhypertrophie bei Feten von Schwangeren mit Diabetes mellitus erkennen. Wegen des erhöhten Risikos dieser Frauen, ein Kind mit struktureller Herzfehlbildung zur Welt zu bringen, sollten sie nicht erst in der Spätphase der Schwangerschaft, sondern bereits in der 18. bis 22. Woche untersucht werden.

Eine *Herzinsuffizienz bei Feten ohne strukturelle Herzfehlbildung* kann z. B. im Rahmen eines nicht-immunologisch bedingten Hydrops fetalis mit sekundärer AV-Klappeninsuffizienz auftreten. Neben der Volumenüberladung wirkt sich hier auch der niedrige onkotische Druck im fetalen Kreislauf verstärkend auf die Ödembildung und Verschlechterung der Kreislaufsituation aus. Große arteriovenöse Fisteln können ebenfalls zu einer massiven fetalen Herzinsuffizienz führen, wobei erstaunliche Steigerungen des fetalen Herzzeitvolumens um mehr als 200% beobachtet worden sind [41]. Die Prognose all dieser Fälle ist ausgesprochen schlecht, da – im Gegensatz zu den Dysrhythmien – ein therapeutischer Ansatz zumeist fehlt. Die Mehrzahl der Feten mit einer Herzinsuffizienz, die nicht auf eine behandelbare Herzrhythmusstörung zurückgeht, sterben prä- oder perinatal [39, 41].

2.4 Pränatale kardiale Dysrhythmien

Unter einer pränatalen oder fetalen kardialen Dysrhythmie kann jede unregelmäßige Aktion des kind-

18   Herz

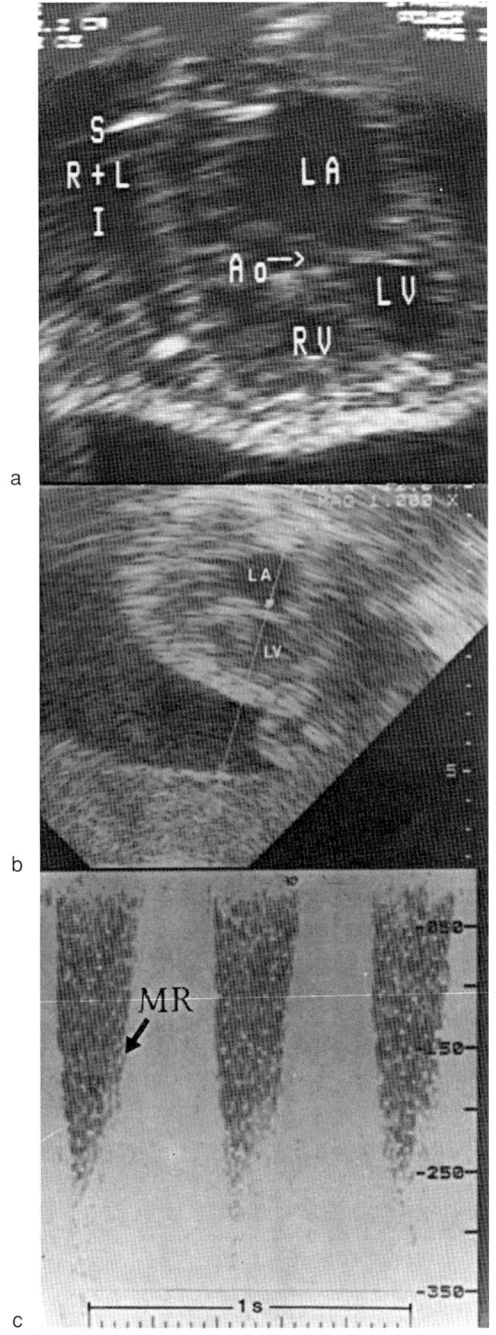

Abb. 18-13   Echokardiographische Befunde bei einem Feten mit einer dilativen Kardiomyopathie.
a) In einem Schnitt, der aus der Vierkammerebene durch Verkippen und Rotation des Schallkopfes in die Aortenwurzel hinein entstanden ist, erkennt man die enorme Dilatation des linken Vorhofes (LA). Der linke Ventrikel (LV) erscheint zu diesem Zeitpunkt noch nicht erheblich dilatiert
b) Das Doppler-Volumen ist kranial der Mitralklappe im linken Vorhof plaziert. Der systolische turbulente Fluß vom Schallkopf weg (untere Bildhälfte) entspricht einer erheblichen Mitralinsuffizienz (MR).

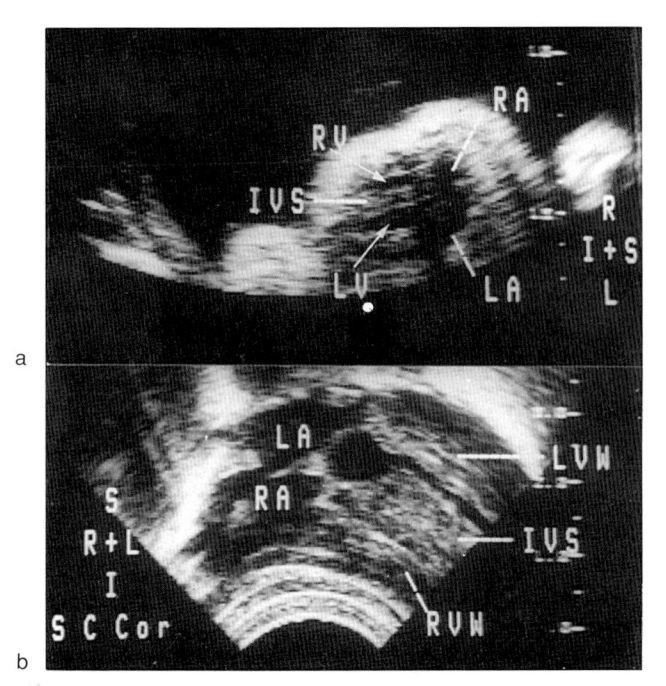

Abb. 18-14   Hypertrophische Kardiomyopathie bei einem Feten, der wegen eines Polyhydramnions aufgefallen war (a) und bei demselben Kind gleich nach der Geburt (b). Das verdickte interventrikuläre Septum (IVS) ist schon pränatal zu erkennen; das Ausmaß der Hypertrophie ist postnatal erheblich bedeutsamer.
LVW = linksventrikuläre Hinterwand, RVW = rechtsventrikuläre Vorderwand; übrige Abkürzungen wie in vorherigen Abbildungen.

lichen Herzens zu jedem beliebigen Zeitpunkt der Schwangerschaft verstanden werden, ebenso jede regelmäßige Aktion des kindlichen Vorhofs oder der Kammer mit anhaltenden Frequenzen von unter 100 Schlägen pro Minute (fetale Bradykardie) bzw. von über 200 Schlägen pro Minute (fetale Tachykardie).

Als Möglichkeit der *pränatalen Überwachung* einer normofrequenten, rhythmischen Herztätigkeit des Kindes über längere Zeitabschnitte und in Risikosituationen ist die Kardiotokographie [24] auch heute noch eine Methode der Wahl. Sie kann jedoch ebenso wie die transabdominelle fetale Elektrokardiographie [31] nur wenig oder nichts zur Diagnose und Differentialdiagnose fetaler Herzrhythmusstörungen beitragen. Hier hat die fetale Echokardiographie in der M-mode-, zweidimensionalen und Doppler-Technik entscheidende Erfolge erzielt [1, 22, 46]. Mit diesen Methoden werden zwar nicht die elektrischen Impulse des Herzens erfaßt, sondern die mechanischen Ereignisse, die von ihnen ausgelöst werden. Hieraus lassen sich mit großer Genauigkeit mittels sogenannter Leiterdiagramme Informationen über die normale zeitliche Abfolge der Herzaktionen sowie deren Störungen geder Schwangerschaft auf etwa 130 bpm ab. Davon unberührt bleiben zirkadiane Schwankungen zwischen 125 bpm meist kurz nach Mitternacht und Spitzen von im Mittel 165 bpm am frühen Morgen.

Bis etwa zur 25. Schwangerschaftswoche werden vorübergehende Bradykardien mit Pausen von bis zu einigen Sekunden beobachtet [29], denen keine pathologische Bedeutung zuzukommen scheint. Kurzfristige Frequenzanstiege auf 180 bis 190 bpm im Zusammenhang mit körperlicher Aktivität sind nicht selten. Auch isolierte Extrasystolen des fetalen Herzens lassen sich bei längerer Untersuchungsdauer in der Mehrzahl der Schwangerschaften feststellen.

Häufigere Extraschläge (etwa einer auf 10 bis 20 Normalschläge) bzw. länger anhaltende fetale Brady- oder Tachykardien sind als potentiell bedrohlich anzusehen und müssen abgeklärt werden.

Innerhalb eines Zeitraums von zehn Jahren wurden an drei unabhängig voneinander arbeitenden Zentren insgesamt 946 anhaltende oder rezidivierende fetale kardiale Dysrhythmien festgestellt, die in 799 Fällen (84%) extrasystolischer Art, in 95 Fällen (10%) therapiebedürftiger tachykarder Genese und in 52 Fällen (6%) bradykarde Dysrhythmien in Form von hochgradigen AV-Blockierungen waren [49].

2.4.1 Extrasystolische Dysrhythmien

Extrasystolische fetale kardiale Dysrhythmien in Form von supraventrikulären Extrasystolen (SVES) sind die am häufigsten zu beobachtenden pränatalen Herzrhythmusstörungen überhaupt (Abb. 18-15). Extrasystolen ventrikulären Ursprungs (VES) sind deutlich seltener und eher mit mütterlichen Infektionen, strukturellen Herzfehlbildungen oder mit einer fetalen Bradykardie (z.B. einem kompletten AV-Block) vergesellschaftet. SVES dagegen sind in der Regel durch exogene Einflüsse verursacht, wie z.B. Kaffee [32], Tokolytika, Nikotinabusus oder sympathomimetikahaltige Kreislaufmittel. Sie sind meist nur vorübergehend prognostisch günstig und können außerklinisch kontrolliert werden.

Gelegentlich können SVES auch durch ein aneurysmatisches, weit in den linken Vorhof ausladendes Vorhofseptum verursacht werden. Möglicherweise handelt es sich dabei um die etwa 2% der SVES, die noch intrauterin zu fetalen Tachykardien führen [21]. Eine weitere, seltene Form hämodynamisch belastender SVES ist die blockierte 1:1-Extrasystolie, die zu einer anhaltenden ventrikulären Bradykardie mit Kammerfrequenzen von unter 100 bpm führen kann und somit in Ausnahmefällen eine Indikation zu einer Behandlung darstellt. Bei gleichzeitigem Auftreten von ventrikulären fetalen kardialen Dysrhythmien ist auch an das Vorliegen eines familiären QT-Verlängerungssyndroms zu denken [18].

2.4.2 Tachykarde Dysrhythmien

Tachykarde oder tachydysrhythmische fetale kardiale Dysrhythmien stellen etwa 10 bis 15% der intrauterin beobachteten chronischen fetalen Herzrhythmusstö-

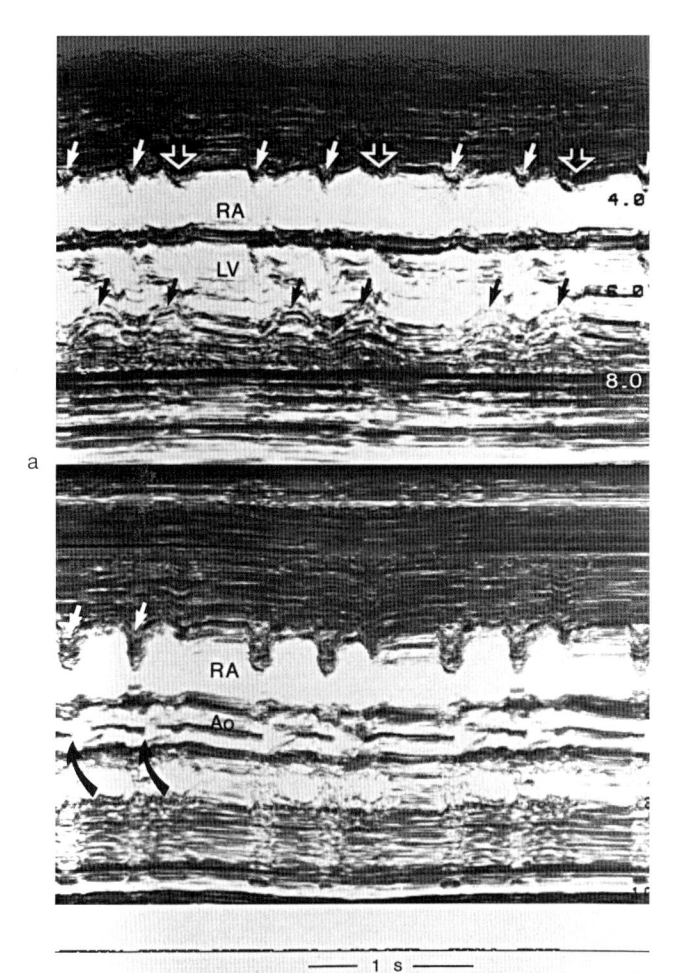

Abb. 18-15 Erfassung supraventrikulärer Extrasystolen bei einem Feten unter Anwendung der M-mode-Technik.
a) Der Ultraschallstrahl passiert den rechten Vorhof (RA) und den linken Ventrikel (LV). Nach zwei regulären Schlägen (geschlossene Pfeile) folgt eine vorzeitige Kontraktion des Vorhofs (offener Pfeil), die sich später noch zweimal wiederholt. Dieser Vorhofaktion folgt keine Kammeraktion, d.h. die Vorhofextrasystole ist blockiert
b) Beim selben Patienten schneidet der Ultraschallstrahl den rechten Vorhof und die Aorta (Ao). Die weißen Pfeile zeigen erneut die Vorhofaktionen, die schwarzen Pfeile markieren das Öffnen der Aortenklappe als Zeichen einer Ventrikelaktion. Im untersten Bildabschnitt ist die zeitliche Abfolge der Aktionen der einzelnen Herzabschnitte in Form eines Leiterdiagramms verdeutlicht

winnen (Abb. 18-15). Dopplersonographisch können dann die hämodynamischen Konsequenzen der fetalen kardialen Dysrhythmie beurteilt werden [46] (siehe auch Abb. 18-17).

Die mittlere *normale fetale Herzfrequenz* liegt bei etwa 140 Schlägen pro Minute (bpm) und fällt gegen Ende

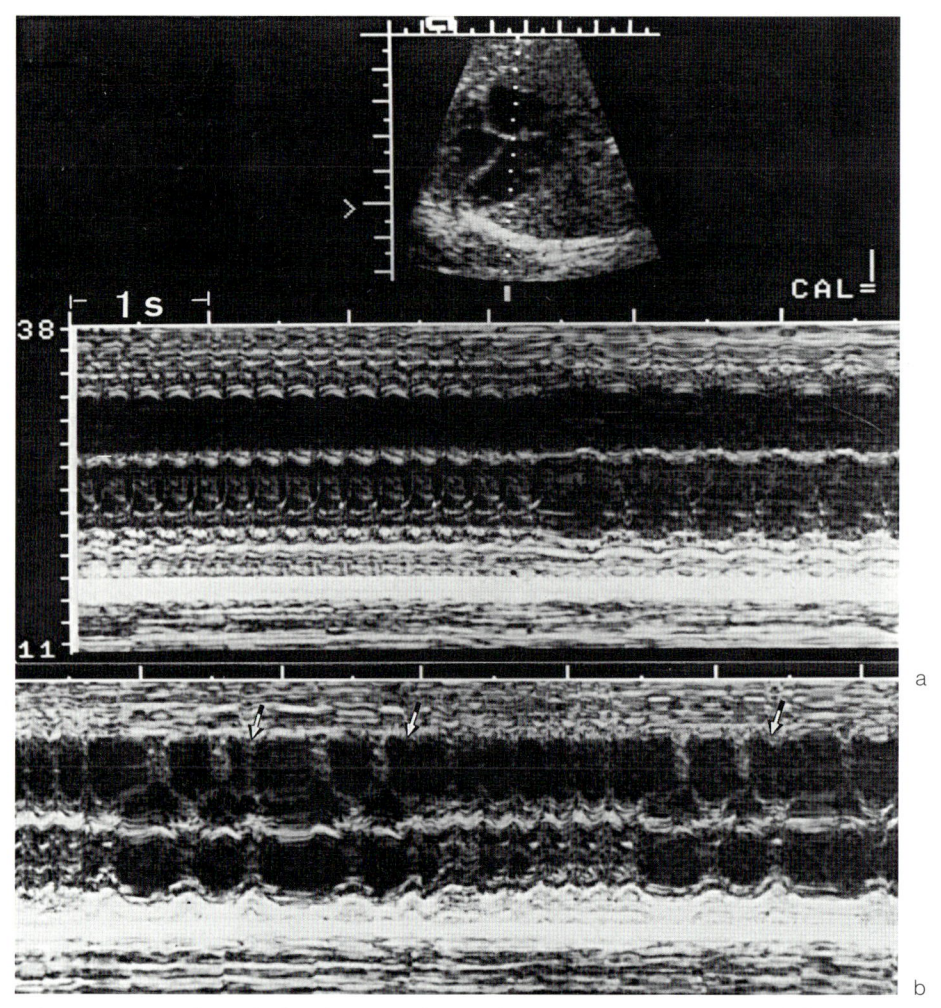

Abb. 18-16 M-mode-Registrierung der Vorhof- und Kammeraktionen bei einem Feten mit supraventrikulärer Tachykardie.
a) Zunächst simultane Aktionen von Vorhof (obere Kurve) und Kammer (untere Kurve) mit einer Frequenz von 270 Schlägen pro Minute (bpm). Die Tachykardie endet abrupt, die Herztätigkeit wird mit einer regulären Vorhofaktion wieder aufgenommen und in regelmäßigen, normofrequenten Aktionen mit einer Frequenz von 140 bpm fortgesetzt
b) Einzelne Vorhofextrasystolen (weiße Pfeile) werden zunächst nicht auf die Kammer übergeleitet, bis mit der zweiten Extrasystole eine kurze, sich nach wenigen Schlägen selbstlimitierende supraventrikuläre Tachykardie einsetzt

rungen dar. Pränatal wurden bisher nahezu alle auch postnatal bekannten Mechanismen für Tachykardien beschrieben (Tab. 18-3). Am häufigsten findet sich ein atrioventrikularer Reentry-Mechanismus mit oder ohne im postnatalen EKG später nachweisbarem Präexitationssyndrom. Die *Kennzeichen* einer derartigen supraventrikulären Dysrhythmie sind:

- Frequenzbereich zwischen 220 und 300 bpm
- regelmäßige tachykarde Herzaktionen
- synchrone Vorhof- und Kammertätigkeit
- der schlagartige Beginn und das abrupte Ende einer Tachykardiephase (Abb. 18-16)

Während der Tachykardie nehmen die Schlagvolumina der Ventrikel im doppler-sonographischen Bild erkennbar deutlich ab (Abb. 18-17).

Ob eine ventrikuläre Präexitation etwa im Sinne eines WPW-Syndroms vorliegt, kann pränatal mit diesen Techniken nicht nach-

Tabelle 18-3 Ursprung und Mechanismen von fetalen kardialen Tachykardien bzw. Tachydysrhythmien bei 221 Fällen aus der Literatur (nach Ulmer et al. [50])

Supraventrikuläre Tachykardien	82
– ohne später nachgewiesenes WPW-Syndrom	61
– mit später nachgewiesenem WPW-Syndrom	21
Vorhofflattern/-flimmern	49
Atriale ektope Tachykardien	5
AV-Tachykardien	2
Ventrikuläre Tachykardien	1
Insgesamt	221

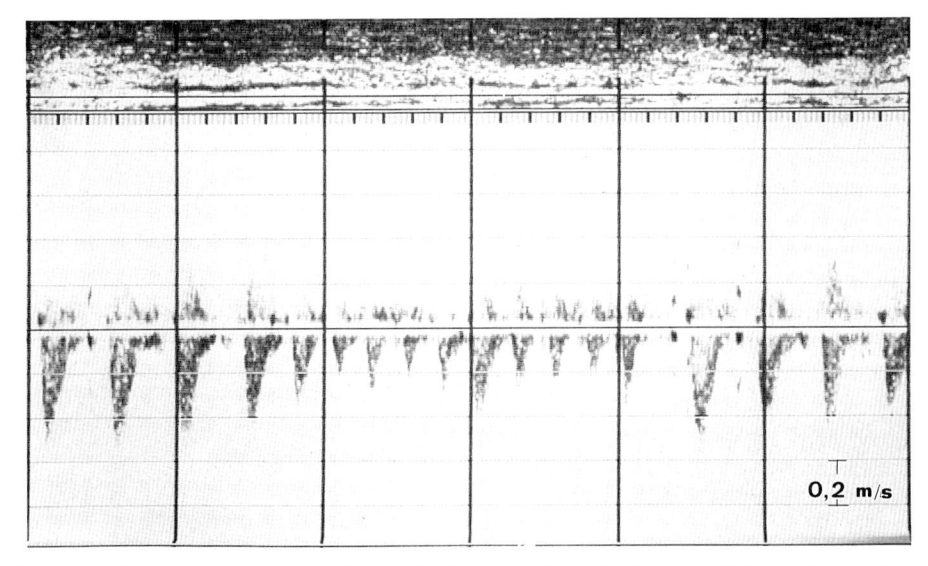

Abb. 18-17 Aufzeichnung des Signals einer Untersuchung mittels gepulster Doppler-Sonographie in der Pulmonalarterie eines Feten mit kurzen Phasen einer supraventrikulären Tachykardie. Die Abnahme des Schlagvolumens mit den ersten Schlägen nach Beginn der Tachykardie und die erneute Zunahme bei Umschlagen in einen Sinusrhythmus sind deutlich erkennbar. Die senkrechten Linien sind Zeitmarker (1 s).

gewiesen werden. Beim Vorhofflattern oder -flimmern findet sich meist eine absolute Arrhythmie der Kammer, verursacht durch eine unregelmäßige Überleitung von den tachykarden Vorhöfen, deren Frequenz beim Flattern in der Regel zwischen 300 und 400 bpm liegt, (Abb. 18-18). Gelegentlich finden sich auch regelmäßige Blockierungen mit dann ganzzahligem Verhältnis der schnellen Schlagzahl der Vorhöfe zur langsamen Kammeraktion. Bei der pränatal seltenen ventrikulären Tachykardie ist die Kammeraktion regelmäßig, jedoch deutlich schneller als die normofrequente Vorhofaktion.

Anhaltende supraventrikuläre Reentry-Tachykardien oder Vorhofflattern mit AV-Blockierung führen innerhalb weniger Tage zur fetalen Herzinsuffizienz und sind unbehandelt bei etwa 30% Ursache für einen fetalen Hydrops. Deblockiertes Vorhofflattern kann innerhalb von noch kürzerer Zeit zum fetalen Herztod führen. Etwa die Hälfte der Schwangeren empfindet bei zunehmender Herzinsuffizienz des Feten mit generalisierten Ödemen ein auffallendes Nachlassen der Kindsbewegungen [50]. Häufig sind die tachykarden Phasen nur über Stunden anhaltend und müssen auch unbehandelt über lange Zeit nicht zwangsläufig zur fetalen Herzinsuffizienz führen.

Therapie pränataler kardialer Dysrhythmien

Die Fragen nach der Indikation, dem Zeitpunkt des Beginns, der Auswahl des Medikaments und nach der Art der Applikation für eine pränatale medikamentöse kardiale Therapie lassen sich nach Auffassung der Autoren auch heute noch nicht generell beantworten, sondern müssen sich nach den Gegebenheiten des Einzelfalls richten. Hierbei sind unter anderem zu berücksichtigen:

– Gestationsalter und Reife des Kindes: Ein reifes Kind jenseits der 34. Schwangerschaftswoche läßt sich nach vorgezogener Entbindung extrauterin sicherer behandeln
– begleitende kindliche Fehlbildungen, die ein möglichst langes spontanes Verbleiben in utero günstig erscheinen lassen
– mütterliche Risikofaktoren oder Erkrankungen, die eine Kontraindikation gegen eine transplazentare antiarrhythmische Therapie darstellen (z. B. Niereninsuffizienz, eigene Herzerkrankung)

Der wohl am häufigsten gewählte Zugang zum fetalen Kreislauf ist der transplazentare Weg nach oraler oder intravenöser Verabreichung der *Medikamente an die Mutter*. Hierfür liegen noch immer die größten Erfahrungen vor. Bei ausgeprägtem Plazentahydrops kann die Plazentarpassage jedoch kritisch erschwert sein. Bei ausbleibender Kardioversion und Verschlechterung des fetalen Zustands trotz adäquater Dosierung und Dauer einer antiarrhythmischen Behandlung kann eine direkte Applikation in den fetalen Kreislauf durch die Punktion von Nabelgefäßen oder der Peritonealhöhle des Feten die letzte Möglichkeit darstellen, eine sonst drohende vorzeitige Entbindung bei einem unreifen Kind durch eine einmalige Maßnahme zu vermeiden [15].

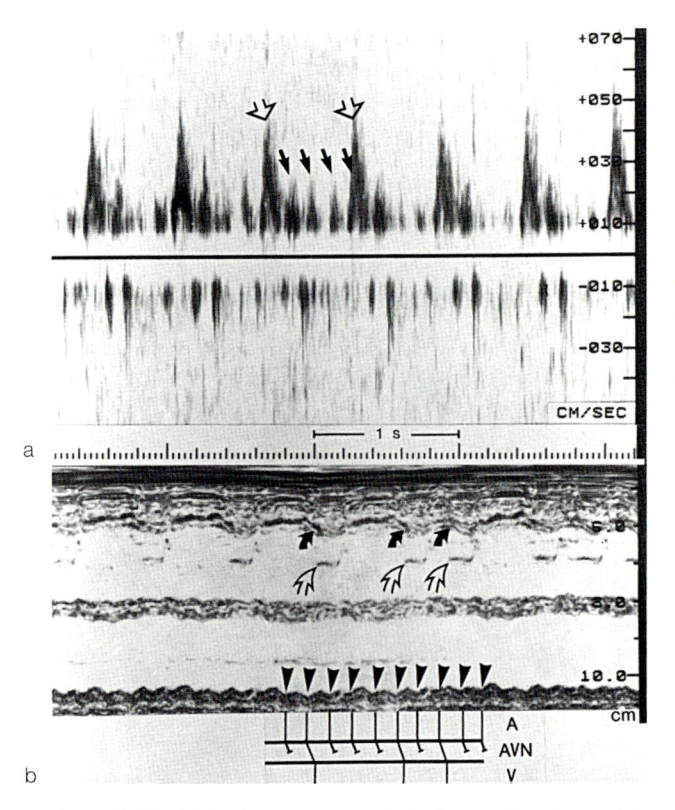

Abb. 18-18 Vorhofflattern mit wechselnder AV-Blockierung bei einem Feten der 36. Schwangerschaftswoche.
a) Das Meßvolumen des Dopplers ist durch die deszendierende Aorta und den linken Vorhof gelegt. Bei der Untersuchung mittels gepulstem Doppler sind die kleinen Signale der schnellen Vorhofaktion (schwarze Pfeile) von den größeren Signalen des langsamen aortalen Flusses (offene Pfeile) deutlich zu unterscheiden. Es besteht eine konstante 4:1-Blockierung, wodurch trotz des Vorhofflatterns eine regelmäßige, normofrequente Kammeraktion von 100 bpm erfolgt
b) M-mode-Registrierung vom selben Feten zu einem anderen Zeitpunkt. Erfaßt sind die Bewegungen der Wand des rechten Ventrikels (oben, schwarze Pfeile), der Trikuspidalklappe (Mitte, offene Pfeile) und der linken Vorhofwand (unten, schwarze Dreiecke). Die unregelmäßige Kammertätigkeit wird durch eine wechselnde 4:1- bis 2:1-Blockierung hervorgerufen, die auch im darunter gezeigten Leiterdiagramm dargestellt ist. A = Atrium, AVN = AV-Knoten, V = Ventrikel

Jede medikamentöse antiarrhythmische Therapie fetaler kardialer Dysrhythmien sollte *unter stationären Bedingungen* in einem tertiären Zentrum – nach schriftlicher Aufklärung der Eltern, nach vorbereitenden Untersuchungen der Mutter (Tab. 18-4) – unter kurzfristigen sonographischen Kontrollen des Effekts sowie unter Kontrollen der jeweiligen Plasmaspiegel eingeleitet werden. Ebenso ist die Möglichkeit der eventuell notwendigen postnatalen Versorgung eines Risikoneugeborenen vor Ort sicherzustellen. Unter diesen Voraussetzungen sind erfolgreiche und sichere Behandlungen auch über Wochen möglich (Abb. 18-19).

Ein Vorschlag für das gegenwärtige Vorgehen bei fetaler kardialer Tachykardie wie er von der britischen Gruppe um Allan erarbeitet wurde ist in Tabelle 18-5 angegeben. Die Art des Vorgehens, sei es weitere Beobachtung, Versuch einer medikamentösen Konversion oder die vorzeitige Entbindung, hängt dabei weniger von der Art der Herzrhythmusstörung als vom Zustand des Kindes ab. Als Antiarrhythmikum der ersten Wahl hat sich nach der Erfahrung verschiedener Gruppen Digoxin durchgesetzt [1, 21, 40, 50]. Führt Digoxin allein nicht zum Erfolg, so kann eine Kombinationsbehandlung mit Verapamil eingesetzt werden. In neuerer Zeit wurde auch über den erfolgreichen Einsatz von Flecainid berichtet [3, 34, 53].

Digoxin: Um den raschestmöglichen Wirkungseintritt zu erzielen, sollte die Sättigungsdosis immer parenteral verabreicht werden (Tab. 18-6). Spiegelbestimmungen im Serum während der Sättigungsphase sind ohne klinischen Wert, da zunächst die einzelnen Speicherkompartimente gefüllt werden, die in der Schwangerschaft um ein „tiefes Kompartiment" erweitert sind, das aus dem pharmakologisch aktiven Feten und vor allem dem stark eiweißhaltigen Fruchtwasser mit einer vergleichsweise hohen Glykosidbindungskapazität besteht. Bis zum vollen Wirkungseintritt vergehen im Mittel etwa drei Tage. Nach passivem Transfer über die Plazenta ist mit einem Ausgleich zwischen mütterlichem und fetalem Plasmaspiegel nicht vor dem vierten bis sechsten Behandlungstag zu rechnen. Tierexperimentell wurden daher erfolgreiche Versuche unternommen, durch Applikation von Digoxin ins Fruchtwasser eine schnellere fetale Aufsättigung zu erreichen, ohne die Mutter zu belasten [17]. Treten mütterliche Intoleranzerscheinungen nicht auf, so sind Serumspiegel im hohen Bereich anzustreben. Dies ist

Tabelle 18-4 Therapievorbereitende und -begleitende Maßnahmen bei fetaler kardialer Dysrhythmie

---

Internistische Grunduntersuchung
– mütterliche kardiologische Abklärung einschließlich EKG

Geburtshilfliche klinische Untersuchungen
– Gestationsalter, Kindslage, Mehrlinge
– Kardiotokographie (eventuell mehrmals täglich)

Geburtshilfliche Ultraschalluntersuchungen
– Reifegrad, Hydramnion, Plazenta
– extrakardiale fetale Fehlbildungen
– strukturelle kardiale Fehlbildungen
– Dokumentation der fetalen kardialen Dysrhythmie
– fetale Herzinsuffizienz (z.B. Aszites, Perikarderguß)

Laborchemische Untersuchungen bei der Mutter
– Blutgruppe, Rhesusfaktor, irreguläre Antikörper
– Blutbild, Elektrolyte, Nierenfunktion, Leberenzyme, Glukosetoleranztest
– Virusserologie (Entero-, Zytomegalie-, Röteln-, Herpes-, Parvoviren, Epstein-Barr-Virus)
– bei fetaler Bradykardie: antinukleäre Faktoren, Doppelstrang-DNS-Antikörper, Ro-SS-A-, La-SS-B-Antikörper
– Plasmaspiegel von Antiarrhythmika

Amniozentese (nur bei fetaler Bradykardie)
– Chromosomenanalyse
– Alpha-1-Fetoprotein, Delta-e, LS-Quotient
– Fruchtwasserkonzentration von Antiarrhythmika
– eventuell therapeutische Punktionen beim Feten

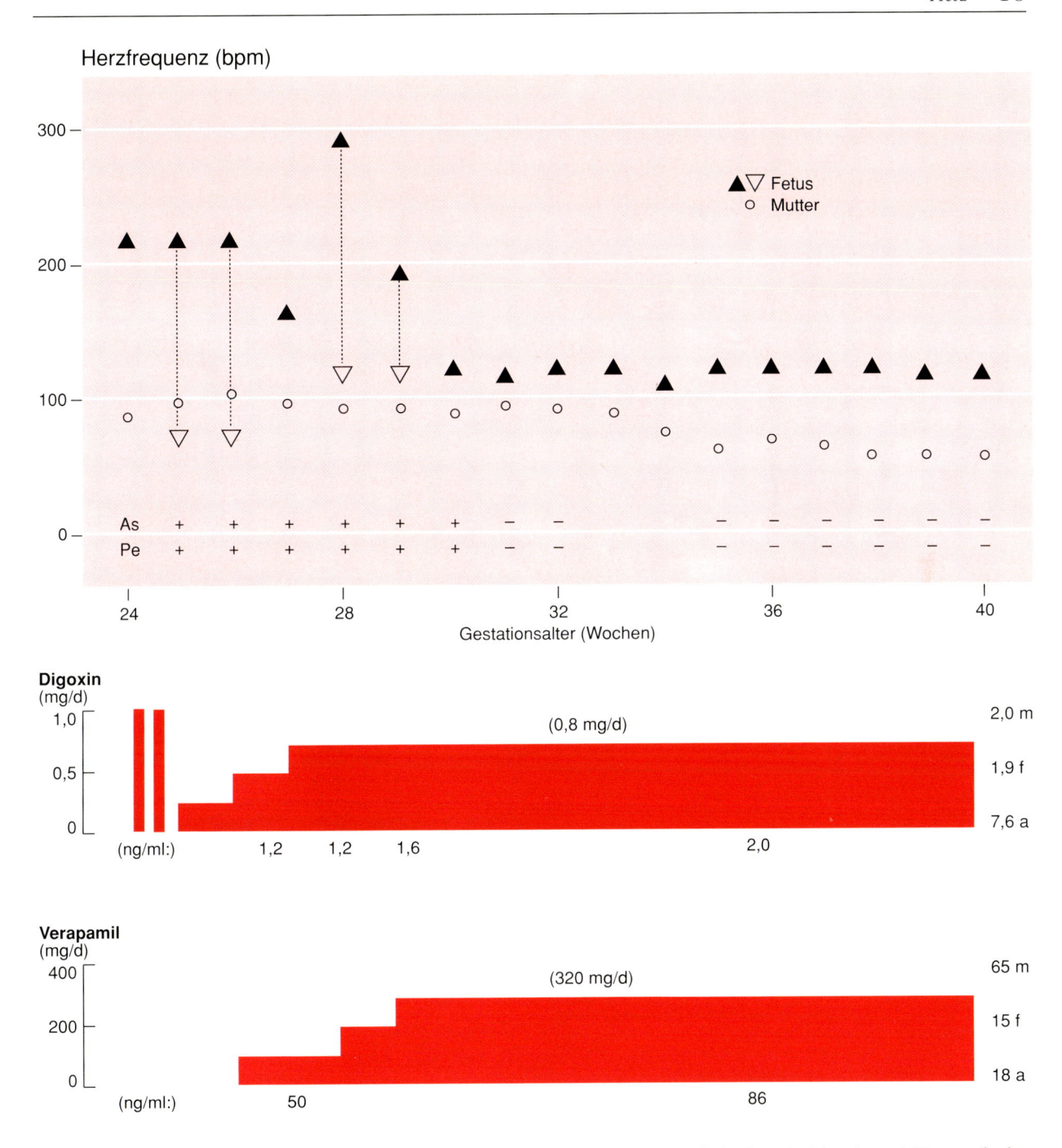

Abb. 18-19 Verlauf der perinatalen Behandlung einer fetalen supraventrikulären Tachykardie mit Digoxin und Verapamil über 16 Wochen. Entdeckung in der 24. Schwangerschaftswoche als Hydrops fetalis mit generalisierten Ödemen. Aszites (As), sowie einem Perikarderguß (Pe) von 9 mm Dicke. Nach Volldigitalisierung langsame Besserung bei zunächst nur intermittierender Kardioversion. Erst nach Zugabe von Verapamil anhaltende Kardioversion mit Ausschwemmen der Ödeme. Komplikationslose Spontangeburt. Postnatal unauffällig unter Fortsetzung der Digitalisierung als Tachykardieprophylaxe. m/f = mütterliche/kindliche Plasmakonzentration, a = Konzentration in der Amnionflüssigkeit.

jedoch häufig nur durch Verabreichung von vergleichsweise hohen Erhaltungsdosen möglich. Ursache hierfür ist neben einer in der Schwangerschaft erhöhten glomerulären Filtration nach eigenen Beobachtungen auch die Bindung größerer Mengen Digoxin im Fruchtwasser, welches nach längerer Behandlung einen etwa dreifach höheren Spiegel als mütterliches bzw. kindliches Serum aufweist. Bei längerer Behandlung muß nach unserer Erfahrung auch etwa alle drei bis vier Wochen eine Steigerung der Erhaltungsdosis vorgenommen werden, um den erwünschten Serumspiegel zu halten. Durch zusätzliche Verabreichung von Verapamil (oder Chinidin) kann dagegen der Serumspiegel von Digitalis spontan ansteigen. Teratogene Wirkungen von Digoxin sind nicht bekannt. Post-

Tabelle 18-5 Antiarrhythmische Therapie bei verschiedenen fetalen Tachykardien in Abhängigkeit vom Zustand des Kindes (modifiziert nach Allan [1])

Gruppe I (kein Hydrops, fetale Tachykardie intermittierend)
- Beobachtung
- Entbindung wenn > 35. SSW
- eventuell Behandlung wie Gruppe III, falls < 35. SSW

Gruppe II (kein Hydrops, fetale Tachykardie anhaltend)
supraventrikuläre Tachykardie
- Digoxin i.v./oral
  falls keine Veränderung nach 1 Woche:
- Verapamil/Flecainid oral zusätzlich
  falls keine Veränderung nach 2 Wochen:
- direkte fetale Therapie

ventrikuläre Tachykardie
- Flecainid i.v./Entbindung

Gruppe III (Hydrops fetalis, fetale Tachykardie intermittierend)
supraventrikuläre Tachykardie
- Verapamil i.v./Flecainid oral
  falls effektiv: orale Fortsetzung
  falls ineffektiv nach 1 Woche:
- Digoxin i.v./oral, zusätzlich
  falls ineffektiv nach 1 Woche:
- direkte fetale Therapie

ventrikuläre Tachykardie
- Flecainid i.v./Entbindung

Gruppe IV (Hydrops fetalis, fetale Tachykardie anhaltend)
supraventrikuläre Tachykardie
- Flecainid/Verapamil i.v.
  falls ineffektiv umgehend:
- direkte fetale Therapie/Entbindung

ventrikuläre Tachykardie
- Flecainid i.v./Entbindung

natal empfiehlt sich die Fortsetzung der Digitalisierung beim Kind für etwa sechs Monate als Tachykardieprophylaxe.

Nach einer Durchsicht der Literatur war bei hinreichend gut dokumentierten Einzelfallbeschreibungen die pränatale Behandlung fetaler supraventrikulärer Tachykardien mit Digoxin allein in etwa 50% der Fälle erfolgreich. Bei den nicht erfolgreichen Behandlungen erschienen im Vergleich die Dosierungen zu gering und der bis zur nächsten Maßnahme abgewartete Zeitraum zu kurz. Veröffentlichungen aus den letzten Jahren berichten über Konversionsraten von etwa 85% [49], wobei erfahrungsgemäß Vorhofflattern bzw. -flimmern weniger günstig abschneidet.

Verapamil: Der Kalziumantagonist Verapamil (Tab. 18-6) ist in der Geburtshilfe von früher her als Kardioprotektivum bei Tokolyse bekannt. Seine antiarrhythmische Wirkung besteht hauptsächlich in einer Verzögerung der AV-Überleitung sowie einer Unterdrückung der Reizbildung im Sinusknoten und sonstigen ektopen Reizbildern. Durch die Vertrautheit im Umgang mit dieser Substanz und seine vielfältigen Wirkungen ist Verapamil inzwischen hinter Digoxin an die zweite Stelle bei fetaler Tachykardie verwendeten Antiarrhythmika gerückt.

Trotz seiner hohen Resorptionsquote ist die Bioverfügbarkeit aufgrund eines ausgeprägten First-pass-Effekts in der Leber mit 10 bis 20% gering. Die Plazentarpassage ist zudem niedrig, so daß die fetalen Plasmaspiegel nur etwa 15 bis 25% der mütterlichen betragen [52]. Dennoch sind die berichteten therapeutischen Effekte mit einer Erfolgsrate in mehr als 50% der Fälle günstig, und die Verträglichkeit der in Tabelle 18-6 genannten Dosierungen ist gut.

Präexistente Erregungsleitungsstörungen bei der Mutter sind vor Behandlungsbeginn sorgfältig auszuschließen. Wegen der Gefahr der Bradykardie, des AV-Blocks und der Herzinsuffizienz bei Mutter und Kind darf Verapamil nicht mit Betablockern kombiniert werden. Verapamil beeinträchtigt die Ausscheidung von Digoxin und kann so dessen Serumspiegel um bis zu 50% ansteigen lassen. Teratogene Effekte sind bei Verabreichung im letzten Drittel der Schwangerschaft nicht bekannt.

Flecainid: Von den neueren Klasse-IC-Antiarrhythmika liegen über den Einsatz bei fetaler Tachykardie bisher zuverlässige Berichte nur über Flecainid vor [3, 34, 53]. Fälle mit Vorhofflattern waren dabei nicht berücksichtigt. Die in Tabelle 18-6 angegebenen Dosierungen und pharmakokinetischen Merkmale beziehen sich zwar noch auf ein kleines Patientenkollektiv, doch war die Substanz z.B. in 14 von 15 Fällen innerhalb kurzer Zeit auch bei oraler Verabreichung an die Mutter wirksam und tritt damit in Konkurrenz zu Verapamil als Medikament der zweiten Wahl. Die Kombination mit Digitalis ist problemlos möglich. Der Einsatz von Flecainid bei fetaler Tachykardie ventrikulärer Genese wie vorgeschlagen [3] ist bisher noch nicht erprobt.

Andere Antiarrhythmika wie Propranolol [48], Procainamid [13] oder Amiodarone [16] haben in Einzelfällen zwar einen nachgewiesenen Effekt bei fetalen Tachykardien, ihre Nachteile und Risiken lassen sie jedoch gegenüber den initial aufgeführten Antiarrhythmika an Bedeutung zurücktreten.

Das *postnatale Vorgehen* und die jeweilige *Prognose* der Kinder mit pränatal behandelten Tachykardien richten sich nach der Effektivität der intrauterinen Behandlung und der Art der Dysrhythmie.

Priestly et al. [36] berichten über 17 erfolgreiche intrauterine Therapien bei 23 Feten, wovon 12 hydropisch waren. Postnatal wurde bei allen Kindern die Behandlung fortgesetzt. Weitere tachykarde Phasen traten bei acht Kindern innerhalb des ersten Lebensjahres auf. Auch eine Erweiterung der antiarrhythmischen Medikation war bei vier Kindern erforderlich. Die postnatalen Behandlungsergebnisse bei atrialen ektopen Tachykardien waren erwartungsgemäß weniger günstig als bei supraventrikulären Reentry-Tachykardien.

2.4.3 Bradykarde Dysrhythmien

Bradykarde fetale kardiale Dysrhythmien wurden in etwa 6 bis 15% der Fälle von fetalen Herzrhythmusstörungen in einem spezialisierten tertiären Zentrum für pränatale Diagnostik beobachtet [40, 42, 49]. Obwohl der komplette AV-Block mit einer Prävalenz von 1:20000 lebenden Neugeborenen eine eher seltene kongenitale Herzrhythmusstörung ist, konnte durch multizentrische Studien Ätiologie und Verlauf an größeren Kollektiven untersucht werden [27, 42].

Bei nahezu allen beschriebenen Fällen war eine anhaltende fetale Bradykardie anläßlich einer Routineuntersuchung der Anlaß zur speziellen Abklärung. Das Schwangerschaftsalter variierte dabei von der 15. bis zur 38. Woche. Nur bei weniger als 10% der Fälle finden sich zunächst AV-Blockierungen II. Grades, die erst später in einen AV-Block III. Grades übergehen. Die Diagnose läßt sich mittels M-mode-Echokardiographie oder Doppler leicht stellen, wenn sich eine

Tabelle 18-6   Transplazentare Behandlung fetaler kardialer Tachykardien mit Digoxin, Verapamil bzw. Flecainid (zusammengestellt nach [1, 3, 40, 50])

	A. β-Acetyldigoxin (z.B. Novodigal®)	B. Verapamil (z.B. Isoptin®)	C. Flecainid (z.B. Tambocor®)
Initiale Dosis bzw. Sättigungsdosis			
– i.v.	(0,5)–2,0 mg Gesamtdosis, verteilt auf 4 Dosen in 24 h	5,0–10 mg verdünnt, langsam	1–1,4 mg/kg Körpergewicht, verdünnt, über 5 min
– oral	–	480 mg auf 4 Dosen in 24 h	300 mg/Tag auf 2 Dosen
Erhaltungsdosis		80–120 mg alle 6–8 h	200–300 mg/Tag auf 2 Dosen
– i.v.	0,2–0,5 mg/Tag		
– oral	0,2–0,8 mg/Tag		
Therapeutischer Spiegel	(0,5)–2,0 ng/ml Plasma	50–100 ng/ml Plasma	500–600 ng/ml bei der Mutter
Simultane Spiegelbestimmungen (aus der Literatur)			
– mütterliches Serum	0,8 ng/ml (0,6–2,7)		
– kindliches Serum	0,8 ng/ml (0,6–1,6)		
– Fruchtwasser	1,7 ng/ml (0,6–4,1)		
Transplazentarpassage		Plasma-Mutter zu Plasma-Kind wie 1 : 0,3–0,4	0,70–0,83 im letzten Trimenon
Mütterliche Plasma-Halbwertszeit	36 h	3–7 h	29 h
Eliminationsorgan	Niere	Leber	Metabolismus: Leber Elimination: Niere
Zu beachten	Spiegel kann ansteigen bei Zugabe von Verapamil	ausgeprägter First-pass-Mechanismus! Nicht mit Propranolol kombinieren!	

AV-Dissoziation mit einer normofrequenten rhythmischen Vorhofaktion und einer langsameren, meist regelmäßigen Kammeraktion darstellen läßt (Abb. 18-20), der dann ein AV- oder Kammerersatzrhythmus zugrunde liegt. Bei niedrigen Kammerfrequenzen (unter 55 bpm) finden sich nicht selten zusätzlich ventrikuläre Extrasystolen, die das Bild einer Bradydysrhythmie erzeugen. Auch ein fetaler Hydrops ist ein häufiger Befund, der bei Kindern, die eine assoziierte strukturelle Herzfehlbildung aufweisen, etwa viermal häufiger (62%) vorkommt als bei Kindern, mit isoliertem fetalem AV-Block III. Grades (15%). Dagegen werden bei 73% der Mütter von Kindern mit fetalem AV-Block ohne begleitenden Herzfehler Antikörper gegen RNS-Protein vom Typ Ro-SS-A oder La-SS-B gefunden, die ein Hinweis auf eine bereits bestehende oder sich erst entwickelnde rheumatische Erkrankung der Mutter sind [9, 26, 42]. Kardialer Status, Befunde und Verlauf bei 55 Kindern mit fetalem AV-Block III. Grades sind in den Tabellen 18-7 und 18-8 dargestellt.

Prognostische Faktoren

Assoziierte kardiale Fehlbildungen sind in Kollektiven mit kompletten AV-Blöcken, die nach der Geburt diagnostiziert werden, durch die hohe intrauterine Absterbe-

Tabelle 18-7   Befunde und Verlauf bei 29 Kindern mit fetalem komplettem AV-Block und assoziierter kardialer Fehlbildung (nach Schmidt et al. [42])

Befund	Fallzahl (n)	(%)	überlebt (n)	(%)
Herzfehler mit				
– Linksisomerie	17	59	0	0
– AV-Diskordanz	7	24	4	57
– sonstigem	5	17	0	0
Fetaler Hydrops	18	62	0	0
Vorhoffrequenz				
– > 120 Schläge pro Minute	11	48	3	27
– < 120 Schläge pro Minute	12	52	1	8
Kammerfrequenz				
– > 55 Schläge pro Minute	8	35	3	38
– < 55 Schläge pro Minute	15	65	1	7
Alle Patienten	29	100	4*	14

* 5 Schwangerschaften wurden abgebrochen.

rate oder heute durch den Abbruch einer entsprechenden Schwangerschaft deutlich seltener. Das Auftreten eines *Hydrops fetalis* bei fetalem AV-Block III. Grades, mit oder ohne begleitenden Herzfehler, war in allen Studien [27, 42] der Hinweis auf einen letztlich schlechten Ausgang.

Neben dem Vorhandensein einer strukturellen Herzfehlbildung, die sich intrauterin nur bedingt hämody-

Tabelle 18-8 Befunde und Verlauf bei 26 Kindern mit fetalem komplettem AV-Block ohne begleitenden Herzfehler (nach Schmidt et al. [42])

Befund	Fallzahl		überlebt	
	(n)	(%)	(n)	(%)
Serologischer Befund Mutter				
– positiv	19	73	17	89
– negativ	7	27	5	71
Fetaler Hydrops	4	15	0	0
Kammerfrequenz				
– > 55 Schläge pro Minute	20	77	20	100
– < 55 Schläge pro Minute	6	23	2	33
Alle Patienten	26	100	22	85

namisch bemerkbar macht, ist beim fetalen AV-Block III. Grades vor allem die *Kammerfrequenz* des fetalen Herzens von ausschlaggebender Bedeutung. Kammerfrequenzen von 60 bis 70 bpm werden in der Regel die ganze Schwangerschaft über gut toleriert und bedürfen keines aktiven geburtshilflichen oder sonstigen Vorgehens. Erst bei Kammerfrequenzen von weniger als 55 bpm reichen die geförderten Herzminutenvolumina auf Dauer nicht mehr aus, um einen intrauterinen Fruchttod oder eine vorzeitige Entbindung zu verhindern [42].

Verschiedene Versuche, die Kammerfrequenz noch in utero anzuheben, verliefen bisher jedoch ohne anhaltenden Effekt. Die Verabreichung adrenerger oder anticholinerger Substanzen über die Mutter zeigte nur eine kurzfristige Wirkung [10]. Die Gabe von Kortikoiden war in einzelnen Fällen mit isoliertem AV-Block vorübergehend erfolgreich [8]. Die intrauterine Schrittmacherbehandlung mit ventrikulärer Stimulation stellt sicher aufgrund theoretischer Überlegungen das effektivste Therapieangebot dar. Während diese Methode im Tierversuch auch bereits erfolgreich eingesetzt wurde [38], liegen beim menschlichen Feten noch keine positiven Erfahrungen vor [10]. Weitere Bemühungen in dieser Richtung scheinen jedoch erfolgversprechend.

Die postnatale Schrittmacherbehandlung bereits ab dem ersten Lebenstag verbessert die Prognose der Kinder mit komplettem AV-Block deutlich. Eine vorzeitige Schnittentbindung zur postnatalen Schrittmacherbehandlung ist in den Fällen angezeigt, bei denen sich ein fetaler Hydrops zu entwickeln beginnt.

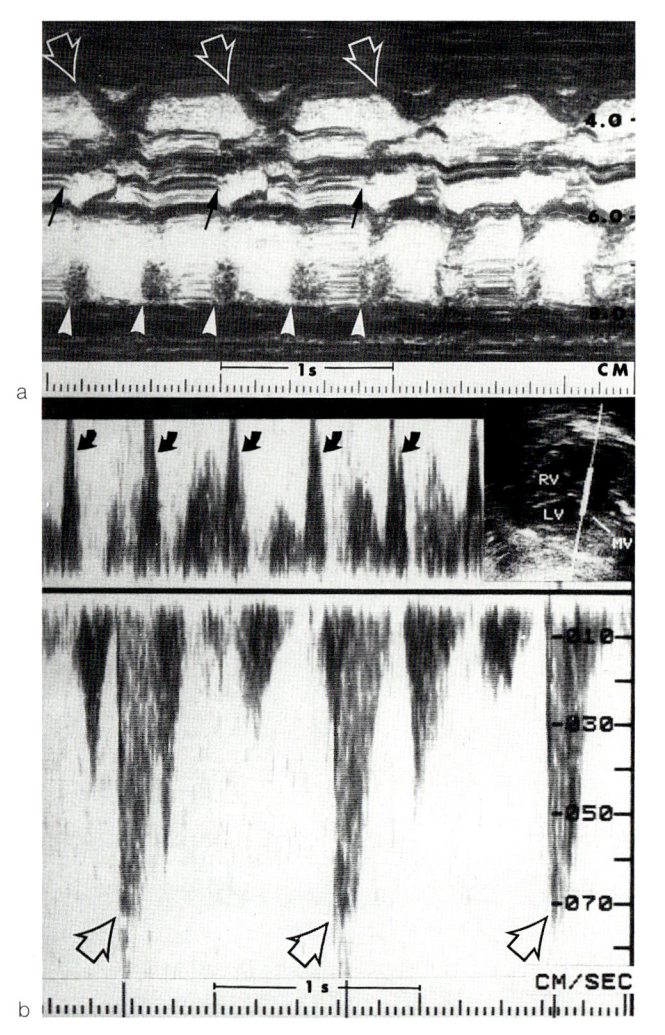

Abb. 18-20 Kompletter AV-Block bei einem Feten, dargestellt mittels M-mode-Echokardiographie und mittels Doppler-Sonographie.
a) Oben passiert der Ultraschallstrahl die rechtsventrikuläre Wand (offene Pfeile), die Aortenwurzel (geschlossene Pfeile) und den linken Vorhof (weiße Dreiecke). Die verlangsamte Kammeraktion von etwa 70 bpm steht in keiner Beziehung zu der normofrequenten Vorhofaktion von etwa 130 bpm
b) Fluß über die Mitralklappe (MV) und in der Aortenwurzel. Wiederum sind die normofrequenten Vorhofaktionen (schwarze Pfeile) von den bradykarden Kammeraktionen (weiße Pfeile) deutlich zu unterscheiden. Es besteht eine komplette AV-Dissoziation

Literatur

1. Allan, L. D.: Manual of Fetal Echocardiography. MTP Press, Lancaster 1986.
2. Allan, L. D.: Development of congenital lesions in mid or late gestation. Int. J. Cardiol. 19 (1988) 361.
3. Allan, L. D., S. K. Chita, G. K. Sharland, D. Maxwell, K. Priestley: The use of flecainide in fetal tachycardias. Brit. Heart J. 65 (1991) 46.
4. Allan, L. D. D. C. Crawford, R. H. Anderson, M. Tynan: Spectrum of congenital heart disease detected echocardiographically in prenatal life. Brit. Heart J. 54 (1985) 523.
5. Allan, L. D., G. Sharland, M. J. Tynan: The natural history of the hypoplastic left heart syndrome. Int. J. Cardiol. 25 (1989) 341.
6. Anderson, R. H., A. E. Becker, R. M. Freedom: Sequential

segmental analysis of congenital heart disease. Pediat. Cardiol. 5 (1984) 281.
7. Bical, O., P. Gallix, M. Toussaint et al.: Intrauterine versus postnatal repair of created pulmonary artery stenosis in the lamb. J. thorac. cardiovasc. Surg. 99 (1990) 685.
8. Bierman, F. Z., L. Baxi, I. Jaffe, J. Driscoll: Fetal hydrops and congenital complete heart block: response to maternal steroid therapy. J. Pediat. 112 (1988) 646.
9. Buyon, J. P., E. Ben-Chetrit, S. Kasp: Acquired congenital heart block: pattern of maternal antibody response to biochemically defined antigens of the SSA/Ro-SSB/La system in neonatal lupus. J. clin Invest. 84 (1989) 627.
10. Carpenter, R. J., J. F. Strasburger, A. Garson, R. T. Smith, R. L. Deter, H. T. Engelhardt: Fetal ventricular pacing for hydrops secondary to complete atrioventricular block. J. Amer. Coll. Cardiol. 8 (1986) 1434.
11. Copel, J. A., G. Pilug, J. Green, J. C. Hobbins, C. S. Kleinman: Fetal echocardiographic screening for congenital heart disease: the importance of the four chamber view. Amer. J. Obstet. Gynec. 157 (1987) 648.
12. De Smedt, M. C., G. H. Visser, E. J. Mejboom: Fetal cardiac output estimated by Doppler echocardiography during mid- and late gestation. Amer. J. Cardiol. 60 (1987) 338.
13. Dumesic, D. A., N. H. Silverman, S. Tobias, M. S. Golbris: Transplacental cardioversion of fetal supraventricular tachycardia with procainamide. New Engl. J. Med. 307 (1982) 1128.
14. Fermont, L., B. de Greeter, M. C. Anbry: A close collaboration between obstetricians and pediatric cardiologists allows antenatal detection of severe cardiac malformations by two-dimensional echocardiography. In: Doyle, E. F., M. A. Engle, W. M. Gersony (eds.): Pediatric Cardiology. Proceedings of the Second World Congress, p. 34. Springer, Berlin–Heidelberg–New York 1986.
15. Gembruch, U., M. Hansmann, D. A. Redel, R. Bald: Intrauterine therapy of fetal tachyarrhythmias: intraperitoneal administration of antiarrhythmic drugs to the fetus in fetal tachyarrhythmias with severe hydrops fetalis. J. perinat. Med. 16 (1988) 39.
16. Gembruch, U., M. Manz, R. Bald et al.: Repeated intravascular treatment with amiodarone in a fetus with refractory supraventricular tachycardia and hydrops fetalis. Amer. Heart J. 118 (1989) 1335.
17. Hamamoto, K., H. S. Iwarmoto, C. M. Roman, L. Z. Benet, A. M. Rudolph: Fetal uptake of intraamniotic digoxin in sheep. Pediat. Res. 27 (1990) 282.
18. Hare, G. von, M. R. Franz, C. Rogér, M. M. Scheinman: Persistent functional atrioventricular block in two patients with prolonged QT intervals: elucidation of the mechanism of block. Pace 13 (1990) 608.
19. Harrison, M. R., M. S. Golbus, R. A. Filly (eds.): The Unborn Patient: Prenatal Diagnosis and Treatment, 2nd ed. Saunders, Philadelphia 1990.
20. James, T. N.: Cardiac conduction system: fetal and postnatal development. Amer. J. Cardiol. 25 (1970) 213.
21. Kleinman, C. S., J. A. Copel, E. M. Weinstein, T. V. Santulli, J. C. Hobbins: In utero diagnosis and treatment of fetal supraventricular tachycardia. Semin. Perinat. 9 (1985) 113.
22. Kleinman, C. S., R. L. Donnerstein, G. R. DeVore et al.: Fetal echocardiography for evaluation of in utero congestive heart failure: a technique for study of nonimmune fetal hydrops. New Engl. J. Med. 306 (1982) 568.
23. Knierim, H. J., D. Mecking: Anatomie und pathologische Anatomie des spezifischen Reizbildungs- und Erregungsleitungssystems sowie des kontraktilen Myokards. In: Lüderitz,B. (Hrsg.): Herzrhythmusstörungen, 5. Aufl., p. 1. Springer, Berlin–Heidelberg–New York 1983.
24. Künzel, W., M. Hohmann: Grundlagen der kardiotokographischen Überwachung des Feten während der Schwangerschaft. Gynäkologe 22 (1989) 156.
25. Levi, C. S., E. A. Lyons, X. H. Zheng, D. J. Lindsay, S. C. Holt: Endovaginal ultrasound: demonstration of cardiac activity in embryos of less than 5.0 mm in crown-rump length. Radiology 176 (1990) 71.
26. Lockshin, M. D., E. Bonfa, K. Elkon, M. L. Druzin: Neonatal lupus risk to newborns of mothers with systemic lupus erythematosus. Arthritis Rheum. 31 (1988) 697.
27. Machado, M. V. L., M. J. Tynan, P. V. L. Curry, L. D. Allan: Fetal complete heart block. Brit. Heart J. 60 (1988) 512.
28. Maxwell, D., L. Allan, M. J. Tynan: Balloon dilatation of the aortic valve in the fetus: a report of two cases. Brit. Heart J. 65 (1991) 256.
29. Mendoza, G. J., O. Almeida, L. Steinfeld: Intermittend fetal bradycardia induced by midpregnancy fetal ultrasonographic study. Amer. J. Obstet. Gynec. 160 (1989) 1038.
30. Neill, C. A.: Development of the pulmonary veins. Pediatrics 18 (1956) 880.
31. Newman, J.: Intrauterine electrocardiography. In: Elkayam, V., N. Gleicher (eds.): Cardiac Problems in Pregnancy, p. 475. Liss, New York 1989.
32. Oei, S. G., R. P. I. Vosters, N. L. J. van der Hagen: Fetal arrhythmia caused by excessive intake of caffeine by pregnant women. Brit. med. J. 298 (1989) 568.
33. Paladini, D., S. K. Chita, L. D. Allan: Prenatal measurement of cardiothoracic ratio in evaluation of heart disease. Arch. Dis. Childh. 65 (1990) 20.
34. Perry, J. C., N. A. Ayres, R. J. Carpenter: Fetal supraventricular tachycardia treated with flecainide acetate. Amer. Heart J. 118 (1991) 303.
35. Porter, K. B., M. L. Cabamiss, M. C. Williams, R. A. Knuppel: The fetal board. J. Perinat. 9 (1990) 2.
36. Priestly, K., D. J. Maxwell, L. Allan, M. J. Tynan, P. V. L. Curry: Postnatal management of supraventricular arrhythmias diagnosed in utero. Brit. Heart J. 59 (1988) 621.
37. Romero, R., G. Pilu, P. Jeanty, A. Ghidini, J. C. Hobbins: Prenatal Diagnosis of Congenital Anomalies. Appleton & Lange, Norwalk 1988.
38. Scagliotti, D., D. D. Shimokochi, K. C. Pringle: Permanent cardiac pacemaker implant in the fetal lamb. Pace 10 (1987) 1253.
39. Schmidt, K. G., E. Birk, N. H. Silverman, S. A. Scagnelli: Echocardiographic evaluation of dilated cardiomyopathy in the human fetus. Amer. J. Cardiol. 63 (1989) 599.
40. Schmidt, K. G., N. H. Silverman: Evaluation of the fetal heart by ultrasound. In: Callen, P. W. (ed.) : Ultrasonography in Obstetrics and Gynecology, p. 165. Saunders, Philadelphia 1988.
41. Schmidt, K. G., N. H. Silverman, M. R. Harrison, P. W. Callen: High output cardiac failure in fetuses with large sacrococcygeal teratoma: diagnosis by echocardiography and Doppler ultrasound. J. Pediat. 114 (1989) 1023.
42. Schmidt, K. G., H. E. Ulmer, N. H. Silverman, C. S. Kleinman, J. A. Copel: Perinatal outcome of fetal complete atrioventricular block: a multicenter experience. J. Amer. Coll. Cardiol. 17 (1991) 1360.
43. Schulte, F. J.: Wachstum und Entwicklung des Feten. In: Künzel, W., K.-H. Wulf (Hrsg.): Die gestörte Schwangerschaft. Klinik der Frauenheilkunde und Geburtshilfe, Bd. 5, 2. Aufl. Urban & Schwarzenberg, München–Wien–Baltimore 1986.
44. Seeds, J. W., R. G. Azizkhan: Congenital Malformations, Antenatal Diagnosis, Perinatal Management and Counseling, p. 146. Aspen, Rockeville 1990.
45. Stewart, P. A., T. Buis-Liem, R. A. Verwey, J. W. Wladimiroff: Prenatal ultrasonic diagnosis of familial asymmetric septal hypertrophy. Prenat. Diagnosis 6 (1986) 249.
46. Strasburger, J. F., J. C. Huhta, R. J. Carpenter, A. Garson, G. McNamara: Doppler management of persistent fetal arrhythmias. J. Amer. Coll. Cardiol. 7 (1986) 1386.
47. Tan, J., N. H. Silverman, J. I. E. Hofman, M. Villegas, K. G.

Schmidt: Cardiac dimensions in the human fetus from 18 weeks to term. A cross-sectional echocardiographic study. Amer. J. Cardiol. (im Druck, 1992).
48. Teuscher, A., E. Bossi, P. Imhof, E. Erb, F. P. Stocker, J. W. Weber: Effect of propranolol on fetal tachycardia in diabetic pregnancy. Amer. J. Cardiol. 42 (1978) 304.
49. Ulmer, H. E.: Fetale Herzrhythmusstörungen: pränatale Diagnostik und Behandlung. Z. Kardiol. 79 (1990) 214.
50. Ulmer, H. E., A. Mandelbaum, W. Schmidt: Pränatale Behandlung fetaler Herzerkrankungen. Gynäkologe 21 (1988) 138.
51. Weber, H. S., J. A. Copel, A. Reece, J. Green, C. S. Kleinman: Cardiac growth in fetuses of diabetic mothers with good metabolic control. J. Pediat. 118 (1991) 103.
52. Wolff, F., K. H. Breuker, A. Bolte: Prenatal diagnosis and therapy of fetal heart rate abnormalities: with a contribution on the placental transfer of verapamil. J. perinat. Med. 8 (1980) 203.
53. Wren, C., S. Hunter: Maternal administration of flecainide to terminate and suppress fetal tachycardia. Brit. med. J. 296 (1988) 249.
54. Zerres, K., V. Gembruch, G. Schwanitz et al.: Fetale Echokardiographie und klinische Genetik: eine enge Wechselbeziehung. Z. Kardiol. 79 (1990) 96.

19 Respirationstrakt und Zwerchfell

H. Rehder, R. Rauskolb

Inhalt

1 Normale und pathologische Entwicklung des Respirationstraktes und des Zwerchfells 362
1.1 Respirationstrakt 362
1.1.1 Normale Entwicklung 362
1.1.2 Fehlbildungen 363
1.2 Zwerchfell 365
1.2.1 Normale Entwicklung 365
1.2.2 Fehlbildungen – Hernien 366

2 Pränatale Diagnostik und Therapie von Entwicklungsstörungen des Respirationstraktes und des Zwerchfells 367
2.1 Diagnostik von Fehlbildungen des Respirationstraktes 367
2.2 Diagnostik und Therapie von Störungen der Zwerchfellentwicklung 367

19 Respirationstrakt und Zwerchfell

1 Normale und pathologische Entwicklung des Respirationstraktes und des Zwerchfells

1.1 Respirationstrakt

1.1.1 Normale Entwicklung

Der Respirationstrakt läßt sich entwicklungsgeschichtlich in drei Abschnitte gliedern: Nase und Gaumen, Pharynx und Larynx sowie Trachea und Lunge.

Nase und Gaumen werden im Bereich der ektodermalen Mundbucht (Stomodeum) aus Schwellungen des Gesichtsmesenchyms gebildet, die als paarige mediale und laterale Nasenwülste und als vom 1. Kiemenbogen ausgehende, laterale Oberkieferfortsätze in der 5. Woche post conceptionem (Embryonalwoche) erkennbar werden (Abb. 19-1a und b). Zwei vorbestehende Ektodermverdickungen (Riechplakoden) stülpen sich dabei als Riechgruben in die Tiefe und erhalten nach Rückbildung der bukkonasalen Membran (Teil der bukkopharyngealen Membran) Verbindung zur Mundhöhle. Durch Annäherung und Fusion der medialen Nasenwülste bilden sich vorderes Nasenseptum, Philtrum und Zwischenkiefer. Nach Vorwachsen der Oberkieferfortsätze erfolgt in der 6. und 7. Embryonalwoche der Oberkieferschluß durch Verschmelzung der Oberkieferfortsätze mit den medialen Nasenwülsten und mit dem Zwischenkiefer. Während der primäre Gaumen nur einen keilförmigen medianen Fortsatz an der Innenseite des Zwischenkiefers (medianer Gaumenfortsatz) darstellt, entwickelt sich der sekundäre Gaumen zunächst als Leiste an der Innenseite der Oberkieferfortsätze (Abb. 19-1c und d). Diese „lateralen Gaumenfortsätze" wachsen zunächst nach unten, richten sich aber später nach Tiefertreten der Zunge auf; in der 8. bis 9. Embryonalwoche fusionieren sie zunächst lateral mit dem keilförmigen medianen Gaumenfortsatz, dann verschmelzen sie von ventral nach dorsal in der Medianebene miteinander und mit dem Nasenseptum. Der Gaumenschluß sollte mit einer Y-förmigen Naht mit der 12. Entwicklungswoche beendet sein.

Pharynx und Larynx entwickeln sich aus dem Entoderm des kranialen Vorderdarms. Die laryngealen Knorpel- und Muskelanteile stel-

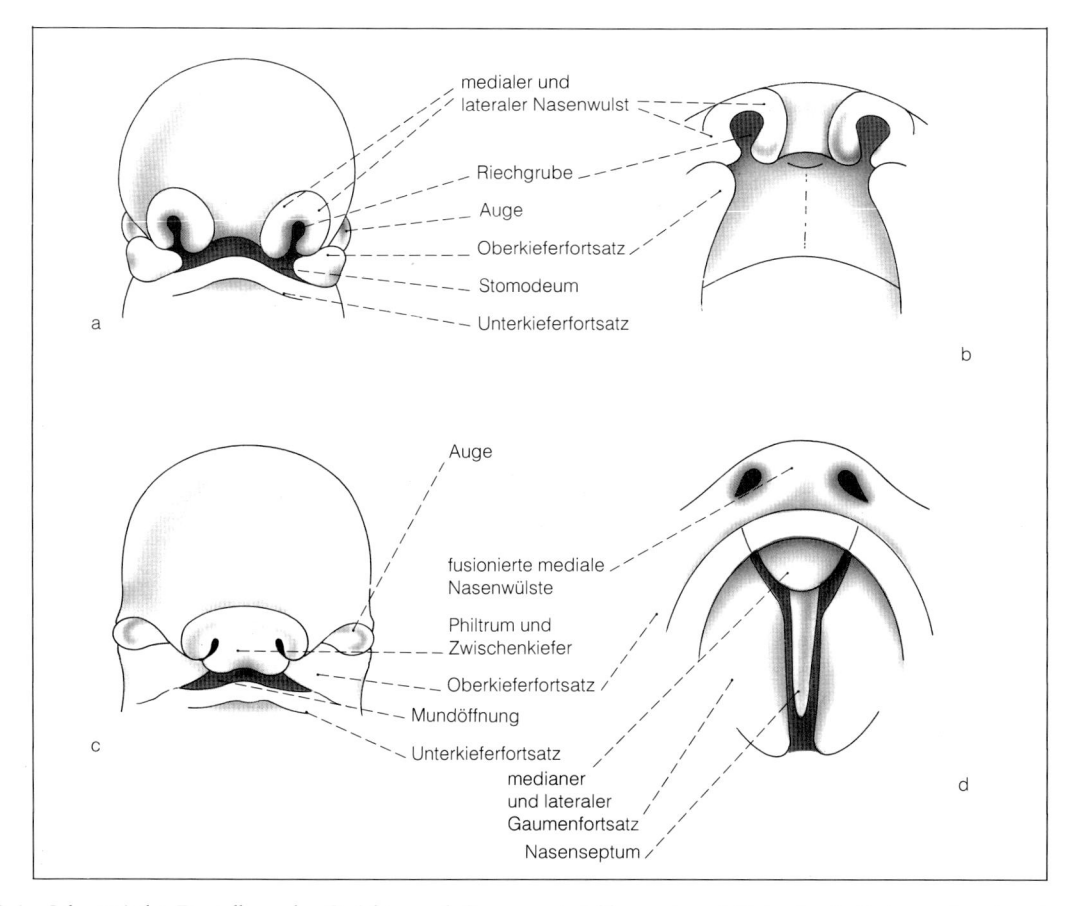

Abb. 19-1 Schematische Darstellung der Gesichts- und Gaumenentwicklung, a) und b) in der 5. Embryonalwoche, c) und d) in der 7. Embryonalwoche

len jedoch Mesenchymderivate des 4. und 6. Kiemenbogenpaares dar. Durch Epithelverklebungen kommt es in der 7. Embryonalwoche zu einer passageren Obliteration der Kehlkopflichtung mit Rekanalisation bis zur 10. Embryonalwoche.

Trachea und Lunge sind ebenfalls Derivate des Vorderdarms sowie seines umgebenden Mesenchyms.

Die Formierung der *Trachea* beginnt Ende der 4. Embryonalwoche zunächst mit der Ausbildung einer ventralen Laryngotrachealrinne, die als „respiratorisches Divertikel" nach kaudalwärts auswächst. Über zwei laterale, zum Septum oesophagotracheale verschmelzende Entodermfalten wird in der 5. Embryonalwoche der laryngotracheale Tubus vom Ösophagus abgetrennt.

Lunge: Das respiratorische Divertikel bildet die Lungenknospen, die sich durch weiteres Längenwachstum und dichotome Teilung in einen größeren rechten und kleineren linken Hauptbronchus und deren Bronchialäste aufzweigen. In der 7. Embryonalwoche sind bereits die Segmentbronchien vorhanden, die mit ihrem umgebenden Mesenchym die bronchopulmonalen Segmente bilden. Die Endstücke der sich weiter aufzweigenden Bronchialäste stellen die ersten alveolären Strukturen dar. In Abhängigkeit vom Entwicklungszeitpunkt und der Form dieser Endaufzweigungen werden *histologisch vier Stadien der Lungenentwicklung* unterschieden:

– In der 5. bis 17. Embryonalwoche spricht man von einer pseudoglandulären Lungenstruktur, da die frühen alveolären Strukturen Drüsenformationen ähneln.
– Daran schließt sich die kanalikuläre Phase, die in einigen Arealen bereits in der 13. Embryonalwoche beginnt und bis zur 25. Embryonalwoche reicht.
– In der 24. Embryonalwoche beginnt die sakkuläre Phase mit der eigentlichen Ausdifferenzierung der Alveolarepithelien und der Sekretion des Surfactant durch die Typ-II-Alveolarepithelien.
– Diese geht in den letzten Wochen vor der Geburt in die ausgereifte und voll funktionsfähige alveoläre Phase über. Das Lungenwachstum mit Ausbildung neuer Bronchialverzweigungen und Alveolen ist zum Zeitpunkt der Geburt noch lange nicht abgeschlossen.

1.1.2 Fehlbildungen

Lippen-Kiefer-Gaumenspalten

Mit einer Prävalenz von 3‰ in Deutschland stellen Lippen-Kiefer-Gaumenspalten (Abb. 19-2a) die zweithäufigste Hemmungsfehlbildung dar. Sie beruhen auf einer fehlenden oder unvollständigen Fusion der Oberkieferfortsätze mit den medialen Nasenwülsten bzw. dem Zwischenkiefer und den Gaumenfortsätzen. Uni- oder bilaterale Lippenspalten (Abb. 19-2b), Lippen-Kieferspalten oder Lippen-Kiefer-Gaumenspalten werden ätiologisch von den isolierten Gaumenspalten (Prävalenz 0,5‰) abgegrenzt. Die Ursachen sind heterogen, für isolierte und assoziierte Lippen-Kiefer-Gaumen- oder Gaumenspalten multifaktoriell oder nicht erblich, für syndromale Formen chromosomal oder monogen. Das Wiederholungsrisiko für isolierte Lippen-Kiefer-Gaumen- bzw. Gaumenspalten bei Geschwistern eines betroffenen Kindes liegt bei 2 bis 6%.

Bei Holoprosenzephalie sind Lippen-Kiefer-Gaumenspalten mit einer Agenesie des Zwischenkiefers kombiniert und erscheinen daher median gelegen.

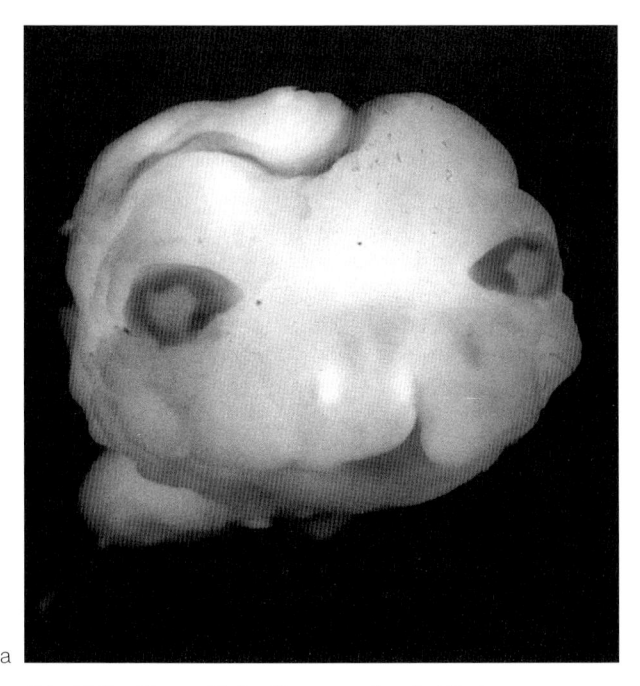

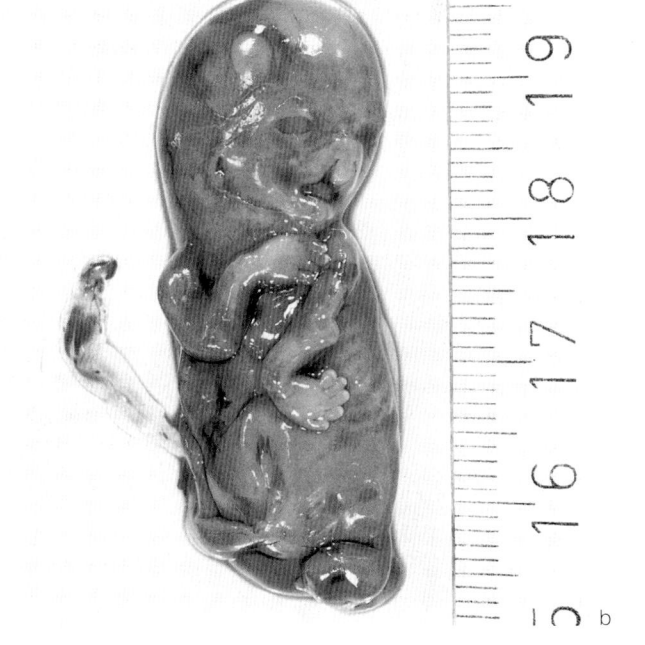

Abb. 19-2 Lippen-Kiefer-Gaumenspalten bei Embryonen.
a) linksseitig bei einem Embryo mit Trisomie 18 (8. Entwicklungswoche)
b) beidseitige Lippen-Kiefer-Gaumenspalte bei einem Embryo mit Triploidie (9. Entwicklungswoche)

19 Respirationstrakt und Zwerchfell

Echte mediane Oberlippenspalten sind zumeist Bestandteil eines Syndroms (z. B. orofaziodigitales Syndrom [X-chromosomal-dominant und autosomal-rezessiv] oder Short-rib-Polydaktylie-Syndrom [autosomal-rezessiv]). Bei der *Pierre-Robin-Sequenz* handelt es sich um eine ätiologisch heterogene sekundäre Gaumenspalte, wenn bei zu kleiner Mundhöhle in Folge einer extremen Mikro- und Retrogenie die Zunge aus ihrer primären Position im Nasen-Rachen-Raum nicht tiefertreten kann.

Fehlbildungen der Nase

Eine *Arhinie* (Abb. 19-3) ist extrem selten und kann erblich sein. Eine *Nasenhypoplasie* mit nur einem Nasenloch oder eine eutope oder heterotope Nasen-Rüsselbildung (Proboszis) ist immer mit einer Holoprosenzephalie und Gesichtsskelettfehlbildungen (Zebozephalie, Ethmozephalie, Zyklopie) kombiniert und häufig Merkmal eines chromosomalen (z. B. Trisomie 13, Monosomie 13q, Monosomie 18q) oder monogenen Syndroms. *Nasenspalten* oder *Nasenduplikationen* auf dem Boden einer mangelhaften Fusion der medialen Nasenwülste treten meist sporadisch auf. Nasofrontale, nasoethmoidale, sphenoethmoidale und nasoorbitale Enzephalozelen kommen besonders in Ostasien vor.

Choanalatresie

Die Choanalatresie ist Folge einer fehlenden Rückbildung der bukkonasalen Membran und stellt damit eine fehlende Verbindung der Nasen- zur Mund- bzw. Rachenhöhle dar. Sie kann sich einseitig oder beidseitig entwickeln und tritt als isolierte oder assoziierte Fehlbildung meist sporadisch auf (z. B. CHARGE-Assoziation = *C*oloboma, *H*erzfehlbildung, *A*tresia choanae, *R*etardierung, Anomalien des *G*enitales und des Ohrs [*E*ar]).

Larynxstenose oder -atresie

Die Larynxstenose oder -atresie ist als partielle oder komplette, intra- oder supraglottisch gelegene, membranöse Atresie Folge einer unvollständigen Rekanalisation, als kartilagodesmale Atresie ist sie Folge einer branchiogenen Entwicklungsstörung. Sie ist häufig mit Ösophagusatresie und tracheoösophagealer Fistel sowie mit anderen Fehlbildungen assoziiert. Erbliche Fälle sind beschrieben. Die Larynxstenose oder -atresie ist ein Merkmal des Fraser-Syndroms (autosomal-rezessiv) und anderer monogener und chromosomaler Krankheitsbilder. Ein laryngealer Lichtungsverschluß ist auch durch Larynxzysten möglich.

Trachealstenose oder -atresie

Membranöse Verschlüsse, Segmentatresien und fibröse Strikturen sind selten. Sie kommen meist sporadisch vor und sind häufig mit einer tracheoösophagealen Fistel assoziiert. Als *Dysphagia lusoria* wird eine Kompression der Trachea durch eine Herzfehlbildung oder ein aberrantes Gefäß (partieller oder kompletter Gefäßring bei persistierendem rechtem Aortenbogen, aortalem Ligament oder linksseitig abgehender rechter Subklaviaarterie) bezeichnet. Eine Trachealstenose bei Hypoplasie und Malazie der Knorpelspangen ist Merkmal der kampomelen Dysplasie (autosomal-rezessiv).

Laryngeale und tracheale Atresien führen zu *Polyhydramnion* und Vergrößerung der Lungen durch Schleimstau.

Larynx- oder Trachealspalten

Larynx- oder Trachealspalten sind extrem selten. Sie kommen als Folge einer mangelhaften Ausbildung der tracheoösophagealen Membran zustande.

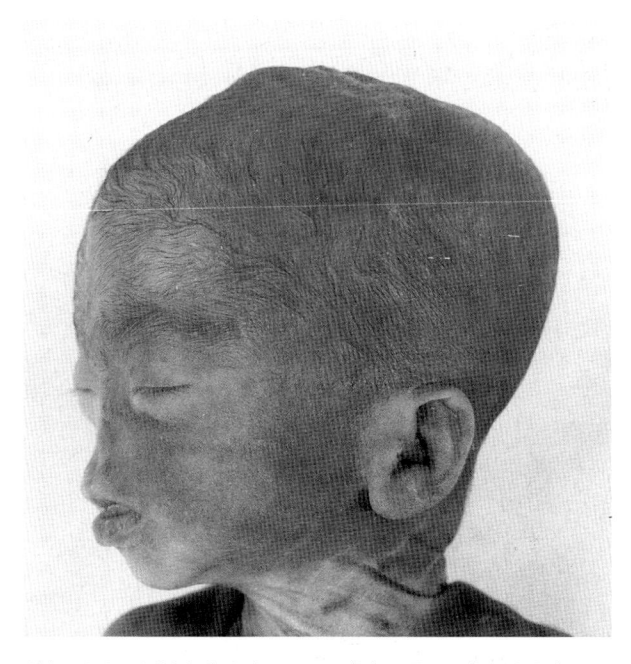

Abb. 19-3 Arhinie bei einem männlichen Feten der 24. Schwangerschaftswoche mit zwei betroffenen Geschwistern. Es handelt sich um ein Syndrom mit autosomal-rezessivem Erbgang und das dritte betroffene Kind seiner Eltern; eines davon wurde geboren und zwei abortiert. Aufgrund der Familienanamnese wurde in der 16. Schwangerschaftswoche besonders sorgfältig nach einer Arhinie gesucht, deren eindeutiger sonographischer Ausschluß durch Nachweis eines regelrechten Gesichtsprofils zu diesem Zeitpunkt nicht immer gelingt; in diesem Fall wurde die Verdachtsdiagnose durch Fetoskopie bestätigt. Die Eltern haben zwei gesunde Kinder nach Pränataldiagnostik.

Lungenagenesie

Die bilaterale tracheopulmonale oder isolierte Lungenagenesie ist extrem selten. Die unilaterale Agenesie ist häufig mit vertebralen und anderen Fehlbildungen assoziiert.

Lungenhypoplasie

Diese seltene primäre Anlagestörung entsteht meist als eine sekundäre Entwicklungshemmung im Gefolge von:

- Oligohydramnie bei Nierenfehlbildungen (z.B. Potter-Sequenz) oder Harnabflußbehinderung (z.B. Prune-belly-Sequenz)
- mechanischer Beeinträchtigung, d.h. Kompression der Lungen durch Darmverlagerung bei Zwerchfelldefekt, durch intrathorakale, raumfordernde Prozesse (z.B. Lungenzysten, Kardiomegalie, Tumoren) oder durch Thoraxkonstriktion (z.B. Skelettdysplasien)
- Atemfunktionsstörung bei Myodysplasien (z.B. Pena-Shokeir-Phänotyp)

Schwerwiegende Lungenhypoplasien gehen mit einer verminderten Bronchialaufzweigung einher; die Anzahl der Alveolen pro Endbronchus ist nicht reduziert. Eine alveoläre Reifungsretardierung kann, muß aber nicht assoziiert sein.

Sequestrierter Lungenlappen

Sequestration eines Lungenlappens kann durch Abschnürung (z.B. durch die V. azygos), durch einen akzessorischen Bronchus oder aberranten Abgang eines Pulmonalarterienastes, z.B. aus der Aorta oder der A. phrenicae, entstehen.

Lungenzysten

Lungenzysten treten zentral oder peripher, isoliert oder multipel auf. Sie entstehen meist bronchogen als Folge einer abnormen Bronchialentwicklung oder selten mesothelial, lymphogen oder enterogen.

Zystisch-adenomatoide Lungenfehlbildung

Diese hamartomatöse Hyperplasie eines ganzen, zumeist unteren Lungenlappens, führt in der Regel zu fetalem Hydrops und Polyhydramnion. In Abhängigkeit vom Ausmaß der zystischen oder adenomatoiden Veränderungen gibt es eine Klassifikation in drei Typen:

Typ I: große, dickwandige, in der Wandung knorpelhaltige und von Flimmerepithel ausgekleidete Zysten mit zahlreichen polypoiden Schleimhautformationen in der Lichtung und kleineren Zysten und alveolären Strukturen in der Umgebung

Typ II: kleinere, gleichförmig gestaltete und mit dem Bronchialsystem kommunizierende Zysten (< 1 cm), die von kubischem oder Zylinderepithel ausgekleidet werden und in ihrer Wandung keine Knorpelanteile enthalten

Typ III: solide adenomatoide Strukturen mit kleinsten (< 0,5 cm), von kubischem Flimmerepithel ausgekleideten Zysten

Zystisch-adenomatoide Lungenfehlbildungen sind in der Regel sporadisch. Durch die enorme Vergrößerung des Lungenlappens kommt es zur Verschiebung des Mediastinums, zum Zwerchfelltiefstand und zur Hypoplasie der nicht betroffenen Lungenlappen sowie über einen venösen Einflußstau zum fetalen Hydrops. Darüber hinaus besteht häufig ein Polyhydramnion.

1.2 Zwerchfell

1.2.1 Normale Entwicklung

Das Zwerchfell leitet sich von vier unterschiedlichen embryonalen Strukturen ab (Abb. 19-4):

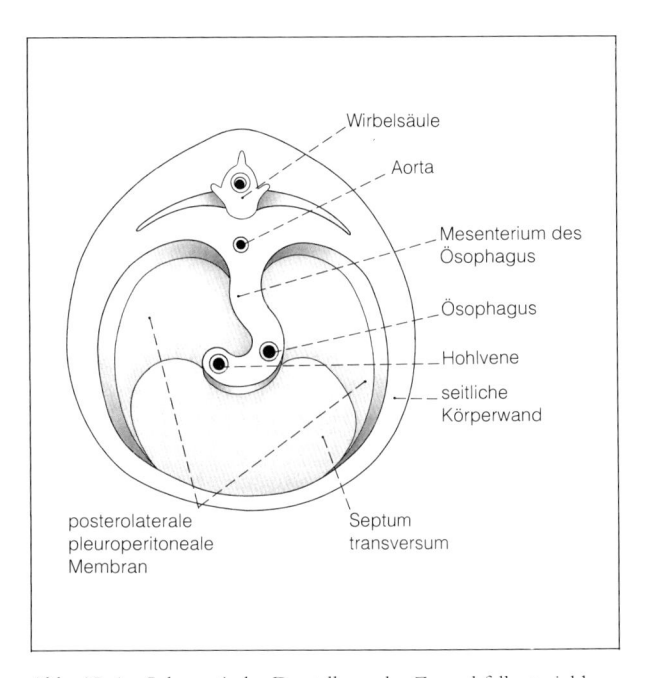

Abb. 19-4 Schematische Darstellung der Zwerchfellentwicklung am Querschnitt eines Embryos der 11. Entwicklungswoche.

– dem Septum transversum, das von der vorderen Bauchwand ausgehend in Höhe des 4. Zervikalsomiten zwischen der Perikardhöhle und dem embryonalen Haftstiel gelegen ist und später das Centrum tendineum und die Pars sternalis des Zwerchfells bildet. Es formiert sich in der 3. Embryonalwoche als mesodermale Platte und trennt ventral die thorakale und abdominale Zölomhöhle, während es dorsal über paarige pleuroperitoneale Kanäle eine Kommunikation beläßt
– dem dorsalen Mesenterium des unteren Ösophagus, in dem sich später die Crurae diaphragmaticae entwickeln
– den pleuroperitonealen Membranen, die von den mesenchymhaltigen Urnierenfalten der dorsolateralen Körperwand aus auf das Septum transversum und dorsale Mesenterium des Ösophagus zuwachsen, mit diesen fusionieren und so die pleuroperitonealen Kanäle schließen. Damit ist in der 8. Embryonalwoche die Trennung von Thorax- und Abdominalhöhle vollzogen
– der seitlichen Rumpfwand, die nach Expansion der Pleurahöhlen in das Rumpfwandmesenchym einen peripheren Mesenchymsaum dem Septum transversum anlagert, in den dann Myoblasten aus den zervikalen Myotomen einwandern und den muskulären Teil des Zwerchfells bilden

Mit der Aufrichtung des embryonalen Kopfes und der Größenzunahme von Herz und Lungen erfolgt auch ein Deszensus des Zwerchfells, das etwa in der 7. Embryonalwoche seine endgültige Position in Höhe des 11. Thorakalwirbels erreicht. Die Gesamtentwicklung ist in der 12. bis 14. Woche abgeschlossen.

1.2.2 Fehlbildungen – Hernien

Störungen der genannten Entwicklungsprozesse erklären die unterschiedlichen Typen von angeborenen Zwerchfellhernien (Häufigkeit 1 : 3374 bzw. 0,3‰):

– Der *posterolaterale Zwerchfelldefekt* ist die häufigste Form. Er entsteht durch unvollständigen Verschluß des pleuroperitonealen Kanals aufgrund einer defekten Ausbildung der pleuroperitonealen Membran.
– Der *komplette Zwerchfelldefekt* schließt immer das subperikardiale Segment aus. Er stellt eine extensive Manifestation eines posterolateralen Defektes dar, wobei eine fehlende Ausbildung und Fusion der pleuroperitonealen Membranen sekundär Wachstum und Entwicklung des Septum transversum hemmen.
– *Hiatushernie und retrosternale Hernie* sind Anlagestörungen im Bereich eines erweiterten Hiatus oesophagicus bzw. Foramen Morgagni. Die Manifestation einer sackförmigen Herniation geschieht zumeist erst im späteren Leben.
– *Eventeration des Zwerchfells* entsteht durch gestörte Myoblasteninvasion und Überdehnung eines zwar geschlossenen, aber muskelfaserarmen membranösen Zwerchfells.
– Die *perikardiale Zwerchfellhernie* ist extrem selten und betrifft ein Zwerchfellsegment, das sich vom Septum transversum ableitet und die Basis des Herzbeutels bildet. Sie beruht auf einer Infiltration dieses Abschnitts durch Leberzellen und hierdurch bedingter Minderung der Festigkeit des Centrum tendineum.

Zwerchfellhernien sind zumeist linksseitig und variieren in ihrer Größe. Ausgedehnte posterolaterale Defekte führen zu einer *Verlagerung von Abdominalorganen* (linker Leberlappen, Dünndarmschlingen, Milz, Magen, Pankreas und eventuell Dickdarmanteilen) in die Thoraxhöhle, wenn während der 10. Embryonalwoche die Rückverlagerung des Darmes aus dem Nabelstrang einen Druckanstieg in der Bauchhöhle bewirkt. Die Verlagerung von Abdominalorganen in die Thoraxhöhle hat eine Verschiebung des Mediastinums und eine häufig fatale ipsilaterale und weniger schwere kontralaterale Lungenhypoplasie zur Folge. Kleine posterolaterale Defekte erlauben häufig nur einem kleinen Leberlappensegment in die Thoraxhöhle zu gelangen. In diesen Fällen entwickelt sich keine oder nur eine leichte Lungenhypoplasie. Gelegentlich bleiben auch kleine posterolaterale Zwerchfelldefekte bis ins späte Kindesalter unentdeckt. Perikardiale Zwerchfelldefekte führen zu einer Verlagerung eines abgeschnürten Leberlappensegments in die Perikardhöhle. Bei einer Eventeration des Zwerchfells kommt es zu einem kuppelförmigen Zwerchfellhochstand mit konsekutiver beidseitiger Lungenhypoplasie. Die *bevorzugte Linksseitigkeit* eines Zwerchfelldefektes erklärt sich durch den zeitlich früheren Verschluß des rechten pleuroperitonealen Kanals, offenbar im Zusammenhang mit einem rechtsseitig stärkeren venösen Blutrückfluß und einer Vergrößerung der rechten Kardinalvene (spätere, zum rechten Herzvorhof ziehende und daher rechtsverlaufende Hohlvene).

Zwerchfellhernien treten zumeist als isolierte Entwicklungsstörungen auf. In etwa 35% der Fälle sind sie mit anderen Fehlbildungen assoziiert (z.B. Kraniorachischisis, Herzfehlbildung) oder Teilsymptom eines chromosomalen (z.B. Trisomie 18) oder monogenen Syndroms (z.B. Fryns-Syndrom).

2 Pränatale Diagnostik und Therapie von Entwicklungsstörungen des Respirationstraktes und des Zwerchfells

2.1 Diagnostik von Fehlbildungen des Respirationstraktes

Einer pränatalen Diagnostik mittels Ultraschall sind die folgenden Fehlbildungen des Respirationstraktes am besten zugänglich:

- Fehlbildungen der Nase (siehe auch Abb. 19-3)
- Lippen-Kiefer-Gaumen-Spalten (Abb. 19-5; siehe auch Abb. 19-4)
- intrapulmonale Fehlbildungen in Form von zystischen, aber auch mehr soliden Tumoren sowie pulmonale Hypo- und Dysplasien (Abb. 19-6)

Darüber hinaus ist auf *Flüssigkeitsansammlungen* im Sinne eines Pleuraergusses zu achten, unter Umständen in Kombination mit einem generalisierten oder nur die obere Körperhälfte betreffenden Hautödem (Hydrops fetalis).

Einen wichtigen Hinweis für das Vorliegen von bestimmten Fehlbildungen im Bereich des Respirationstraktes kann der sonographische Nachweis eines Hydramnions oder auch eines Hydrops fetalis geben, wobei Hydramnion und Hydrops fetalis entweder in Kombination oder auch jeweils isoliert auftreten können. Dies gilt in besonderer Weise für Fehlbildungen im Bereich des Larynx, der Trachea, aber auch im Falle einer zystisch-adenomatoiden Lungenfehlbildung (Abb. 19-6).

Die Entstehung eines Hydramnions ist letzten Endes noch unklar; eine naheliegende Erklärung ist in einer Behinderung des fetalen Schluckaktes durch Obstruktion oder Kompression des Ösophagus, etwa als Folge eines Lungentumors zu suchen. Der Hydrops wiederum ist möglicherweise Folge einer Hypoxie oder eines kardialen Einflußstaus bei Herzfehlbildung, einer Vena-cava-Obstruktion oder einer gestörten Hämodynamik durch extreme Verlagerung des Mediastinums und des Herzens als Folge von Lungentumoren [1].

Spaltbildungen im Bereich des Oberkiefers sind sonographisch ebenso mit hoher Sicherheit pränatal zu erkennen oder auszuschließen wie eine Nasenaplasie. Im Gegensatz dazu ist der Nachweis einer Nasenhypoplasie kaum sicher möglich, erst recht nicht vor Abschluß der 24. Schwangerschaftswoche.

Im Ultraschallbild können pulmonale Lymphangiektasien eine zystisch-adenomatoide Lungenfehlbildung vortäuschen.

2.2 Diagnostik und Therapie von Störungen der Zwerchfellentwicklung

Ein Zwerchfelldefekt kann pränatal sonographisch nachgewiesen werden, wobei Sagittal-, Frontal- und Horizontalschnitte gleichermaßen von Bedeutung sind. Der Nachweis von Abdominalorganen wie Magen, Darmschlingen oder Teilen der Leber in der Thoraxhöhle beseitigen meist alle Zweifel, erst recht, wenn diese in derselben Ebene mit dem Vierkammerblick des Herzens liegen (Abb. 19-7).

Eine Abgrenzung des Zwerchfells in den verschiedenen Schnittebenen ist nicht immer möglich. Dies schließt aber einen Zwerchfelldefekt nicht aus, weil meist nur ein begrenzter Teil des Zwerchfells defekt ist, bevorzugt auf der linken Seite. Ein Teil der Zwerchfellhernie kann pränatal überhaupt nicht sonographisch nachgewiesen werden, weil es entweder erst gegen Ende der Schwangerschaft oder sogar erst unmittelbar nach der Geburt zu einer Verlagerung von Abdominalorganen in die Thoraxhöhle kommt. Diese milden Formen einer Zwerchfellhernie sind prognostisch günstig.

Wenn im Sonogramm pränatal eine Zwerchfellhernie nachweisbar ist, kann man immer auf einen relativ schwerwiegenden Defekt mit bestenfalls zweifelhafter

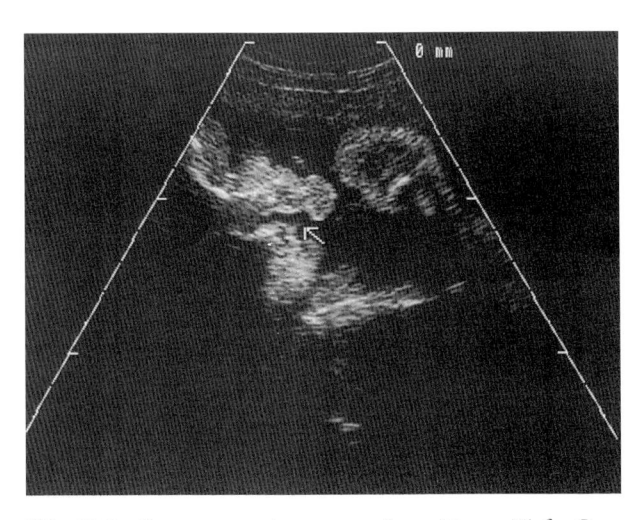

Abb. 19-5 Sonogramm einer ausgeprägten Lippen-Kiefer-Gaumenspalte rechts (→) bei einem Fetus mit Trisomie 13 (47,XY + 13), 33. Schwangerschaftswoche (siehe auch Abb. 19-2).

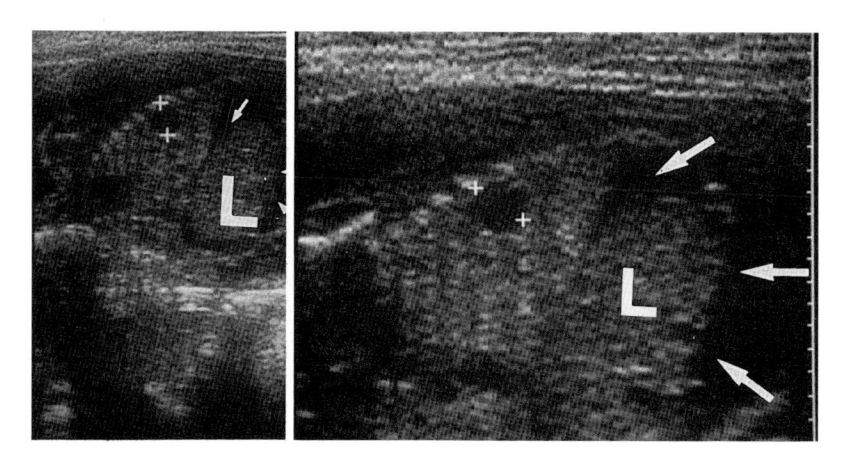

Abb. 19-6 Sonogramme einer zystisch-adenomatoiden Lungenfehlbildung des rechten Lungenunterlappens mit Hydrops fetalis (Sagittalschnitt, 23. Schwangerschaftswoche). Die größte Zyste mißt 12 mm; rechts neben dem Lungenlappen ist die Leber (L) von Aszites umgeben.

Prognose schließen. Der Schweregrad der Zwerchfellhernie hängt wiederum entscheidend vom Zeitpunkt der Organverlagerung und dem Zeitpunkt der Entstehung eines Hydramnions ab.

Zwerchfellhernien mit einer über längere Zeit andauernden Verlagerung von Abdominalorganen in die Thoraxhöhle führen unmittelbar *nach der Geburt* zu Störungen der Atemfunktion und damit zu lebensbedrohlichen Situationen für das Neugeborene, wobei die Ursache in der Lungenhypoplasie zu suchen ist (siehe auch Abschn. 1.2.2). Die Notfallsituation kann durch eine Maskenbeatmung noch verschlechtert werden.

Die Möglichkeit, eine Zwerchfellhernie pränatal nachzuweisen, hat leider weder die Beurteilung der Prognose erleichtert noch den Ausgang der Schwangerschaft positiv beeinflußt. Nach wie vor sind angeborene Zwerchfellhernien mit einer Mortalität bis zu 80% belastet [1]. Daher ist es verständlich, daß nach Wegen gesucht wird, die Überlebenschancen der betroffenen Kinder zu verbessern.

Ein möglicher Ansatzpunkt ist hier eine *operative Korrektur bereits intrauterin*. Nach tierexperimentellen Erfahrungen erscheint eine Operation des Feten außerhalb des Uterus mit nachfolgendem ungestörtem Schwangerschaftsverlauf nicht mehr unmöglich. Inzwischen wurden derartige Operationen in Einzelfällen vorgenommen [1], allerdings mit einem insgesamt noch sehr enttäuschenden Ergebnis; letzten Endes verstarben nahezu alle Kinder noch intrauterin. Dennoch sind in naher Zukunft am ehesten Fortschritte durch einen chirurgischen Verschluß des Zwerchfelldefektes antenatal zu erwarten, es sei denn, daß die hypoplastischen Lungen nach der Geburt durch Transplantation ersetzt werden können.

Nach den Erfahrungen in San Francisco [1] bleiben einer Patientin, bei deren Kind eine Zwerchfellhernie mit Verlagerung von Abdominalorganen festgestellt werden kann, die nachfolgend aufgeführten Optionen:

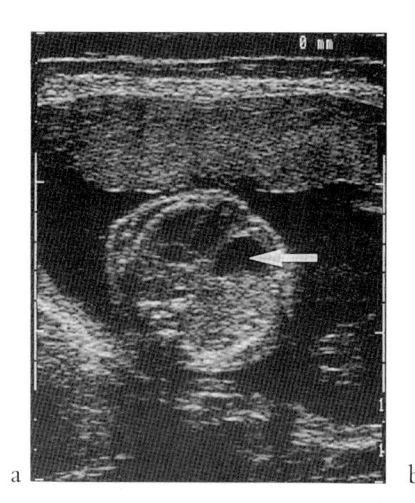

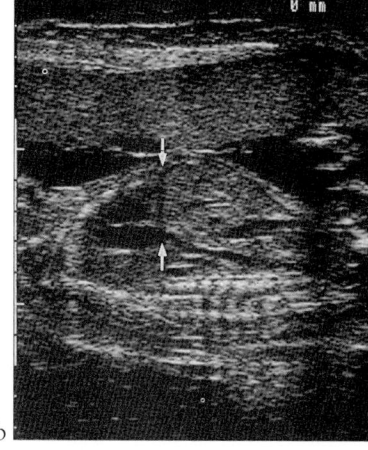

Abb. 19-7 Sonogramme einer Zwerchfellhernie in der 24. Schwangerschaftswoche.
a) im Querschnitt: Der fetale Magen (→) ist neben dem nach rechts verlagerten Herzen in der Thoraxhöhle nachweisbar. Nahezu vollständiger Vierkammerblick; reichlich Fruchtwasser
b) im Sagittalschnitt: Zwischen dem nach rechts verlagerten Herzen und der Leber ist das Zwerchfell nachweisbar (→ ←)

Vor der 24. Schwangerschaftswoche:
- Abruptio
- Fortsetzung der Schwangerschaft mit intensiver Vorbereitung einer optimalen postnatalen Versorgung
- Versuch eines chirurgischen Verschlusses des Zwerchfelldefektes noch vor der Geburt, spätestens bis zur 30. Schwangerschaftswoche

Zwischen der 24. und 32. Schwangerschaftswoche:
- Fortsetzung der Schwangerschaft und Vorbereitung einer möglichst optimalen postnatalen Versorgung
- chirurgischer Verschluß des Zwerchfelldefektes vor der Geburt

Nach der 32. Schwangerschaftswoche:
- Fortsetzung der Schwangerschaft und die Vorbereitung einer optimalen postnatalen Versorgung

Eine primäre Schnittentbindung bietet nach den derzeitigen Erkenntnissen ebensowenig einen sicheren Vorteil wie eine vorzeitige Entbindung unter der Vorstellung, eine schwerwiegende Lungenhypoplasie zu vermeiden.

Der Nachweis einer Zwerchfellhernie erfordert somit neben einer gezielten Ultraschalldiagnostik zum Ausschluß von Begleitanomalien immer auch eine möglichst *schnelle Karyotypisierung*. Bei dem sonographischen Nachweis von Abdominalorganen in der Thoraxhöhle sollte dieser Befund, wenn er auch noch so sicher erscheint, differentialdiagnostisch in erster Linie gegen eine zystisch-adenomatoide Lungenfehlbildung (größere Zysten) oder auch gegen bronchiogene Zysten oder Thymuszysten abgegrenzt werden.

Literatur

1. Harrison, M. R.: The fetus with a diaphragmatic hernia: pathophysiology, natural history and surgical management. In: Harrison, M. R., M. S. Golbus, R. A. Filly (eds.): The Unborn Patient, 2nd ed., p. 295 ff. Saunders, Philadelphia 1991.

20 Niere und ableitende Harnwege

H. Rehder, R. Rauskolb

Inhalt

1	Normale und pathologische Entwicklung der Niere und der ableitenden Harnwege	372	2	Pränatale Diagnostik und Therapie von Fehlbildungen der Niere und der ableitenden Harnwege	376
1.1	Normale Entwicklung	372	2.1	Sonographische Darstellung der fetalen Niere	376
1.2	Pathologische Entwicklung	372	2.2	Diagnostik und Therapie spezieller fetaler Krankheitsbilder	377
1.2.1	Niere	372	2.2.1	Nierenagenesie	377
1.2.2	Ableitende Harnwege	375	2.2.2	Zystennieren	377
			2.2.3	Obstruktive Uropathien	378

1 Normale und pathologische Entwicklung der Niere und der ableitenden Harnwege

1.1 Normale Entwicklung

Die Nierenentwicklung beginnt in der 3. Entwicklungswoche unter Ausbildung von drei aufeinanderfolgenden renalen Systemen: der *Vorniere*, der *Urniere* und der *Nachniere*. Die Vor- und Urniere, die sich in Form einer beidseitigen Glomerulumleiste mit verbindendem Vor- bzw. Urnierengang von zervikal nach kaudal differenzieren, haben keine funktionelle Bedeutung und degenerieren, wiederum von kranial nach kaudal. Lediglich der Urnierengang persistiert im männlichen Geschlecht und wird zum Ductus deferens. Die definitive und zur Exkretion befähigte Nachniere entwickelt sich im Sakralbereich aus dem metanephrogenen Blastem und der Ureterknospe. Die Ureterknospe sproßt in der 4. Entwicklungswoche im Bereich der dorsomedialen Wand des Urnierengangs nahe der Kloakeneinmündung aus und beginnt gegen Ende der 5. Entwicklungswoche das metanephrogene Blastem zu penetrieren, das kappenförmig die distale Ureterknospe (Ampulle) umgibt.

Durch Längenwachstum der Ureterknospe, durch Erweiterung und konsekutive dichotome Teilung der Ampulle kommt es zur Ausbildung von *Ureter, Nierenbecken-Kelch-System* und von etwa 1 000 000 bis 3 000 000 *Sammelrohren*. Jedes neu gebildete Sammelrohr trägt an seinem distalen Ende eine metanephrogene Blastemkappe und induziert diese zur Nephronbildung. Dabei erfolgt zunächst die Formierung eines Nierenbläschens, das sich zum Tubulus elongiert, mit einem Sammelrohrast Verbindung aufnimmt und terminal durch Einstülpung von Kapillarschlingen den Bowman-Kapselraum und damit das Glomerulum bildet. Mit dem Längenwachstum des Embryos aszendiert die Nachniere aus dem kleinen Becken in die endgültige lumbale Position, die sie etwa in der 8. Entwicklungswoche erreicht. Ihre Funktion (glomeruläre Filtration und tubuläre Resorption) nimmt sie gegen Ende des dritten Entwicklungsmonats auf. Eine Urinausscheidung in das Fruchtwasser ist etwa ab der 14. Schwangerschaftswoche nachweisbar. Der fetale Urin ist durch niedrige Elektrolytkonzentrationen hypoton und hat einen pH von 6.

Die *ableitenden Harnwege* entwickeln sich aus der Kloake (Abb. 20-1). Die Kloake stellt in der 4. Entwicklungswoche den kaudalen Anteil des primitiven Darmrohrs und somit die Fortsetzung des Enddarms dar. Sie wird von Entoderm ausgekleidet und im Bereich der hinteren Körperöffnung (Proktodeum) von der Kloakenmembran begrenzt. In der 5. Entwicklungswoche beginnt ein von kranial nach kaudal zur Kloakenmembran vorwachsendes mesenchymales Septum urorektale ventralwärts den Sinus urogenitalis vom dorsalwärts gelegenen Analkanal abzugrenzen und die Kloakenmembran durch Formierung des Perineums in die Urogenital- und Analmembran zu teilen. Dieser Entwicklungsvorgang ist mit der 7. Entwicklungswoche abgeschlossen. Aus dem Sinus urogenitalis gehen kranialwärts die Harnblase und durch vorangegangene kloakale Ausstülpungen die Ureteren hervor. Ein mittlerer Anteil bildet die mittlere Harnröhre, aus der über Epithelaussprossungen in der 9. Entwicklungswoche im weiblichen Geschlecht die Vaginalplatte und in der 11. Entwicklungswoche im männlichen Geschlecht die Prostata entstehen. Der kaudale Anteil des Sinus urogenitalis wird zum distalen resp. phallischen Urethralsegment. Die Urogenitalmembran wird in der 9. Entwicklungswoche resorbiert.

1.2 Pathologische Entwicklung

1.2.1 Niere

Störungen der Nierenentwicklung können durch Schädigung des metanephrogenen Blastems oder durch Beeinträchtigung der Ureteraussprossung be-

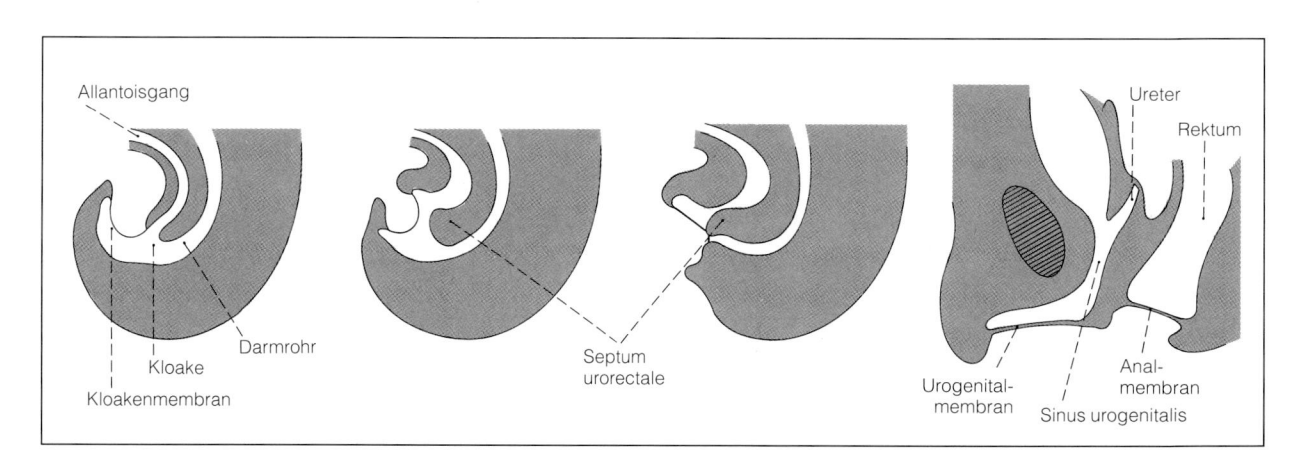

Abb. 20-1 Schematische Darstellung der Septierung der primitiven Kloake in Harnblase und Rektum während der frühen Entwicklung (4., 6., 7. und 8. Entwickungswoche; modifiziert nach Langmann [6] und Tuchmann-Duplessis [7]).

dingt sein. Sie treten ein- oder beidseitig in Erscheinung. Die wichtigsten pathologisch-anatomischen Begriffe sind:

- *Nierenagenesie:* Fehlen von Niere und Ureter
- *Nierenmakrosomie:* vermehrte Organgröße bei regelhafter feingeweblicher Differenzierung (Abb. 20-2)
- *Nierenhypoplasie:* verminderte Organgröße bei regelhafter feingeweblicher Differenzierung
- *Nierenadysplasie:* rudimentäres, kaum differenziertes und kappenförmig einem gut entwickelten Ureter aufsitzendes Nierengewebe
- *Nierendysplasie:* mangelhafte Nephronentwicklung mit Ausbildung eines vorwiegend bindegewebigen Ersatzgewebes und verminderter Organgröße
- *zystische (multizystische) Nierendysplasie:* mangelhafte Nephronentwicklung mit zystischer Umwandlung vorwiegend der Sammelrohre und häufig gesteigerter Organgröße (Abb. 20-3)
- *polyzystische Nierenerkrankung:* genetisch bedingtes, im späteren Verlauf der Nierenentwicklung (gegen Ende des zweiten Trimenons oder später) einsetzendes, hamartomatöses Längenwachstum der Sammelrohre, feinzystische Umwandlung des Nierenparenchyms und gesteigerte Organgröße bei primär normaler Nierendifferenzierung und Nephronentwicklung. Assoziiert sind cholangioläre und duktuläre Proliferationen und Zystenbildungen in Leber, Pankreas und Nebenhoden. Man unterscheidet eine infantile, autosomal-rezessiv vererbte von einer adulten, autosomal-dominant vererbten Form (Abb. 20-4). Auch bei der autosomal-dominanten Form sind pränatale Manifestationen möglich:

- *Nephroblastomatose:* fokale Persistenz und hamartomatöse Proliferation solider undifferenzierter Strukturen des Nierenblastems mit Ausbildung von Blastemnestern
- *Nephroblastom (Wilms-Tumor):* zumeist pränatal sich entwickelnder, häufig maligner, dysontogenetischer Tumor des Nierenblastems
- *kongenitale Nephrose:* frühe pränatale Manifestation einer vermehrten Proteindurchlässigkeit der glomerulären Basalmembran mit Proteinurie und erhöhtem AFP-Titer im Fruchtwasser und häufig feinzystischem Umbau des Nierengewebes

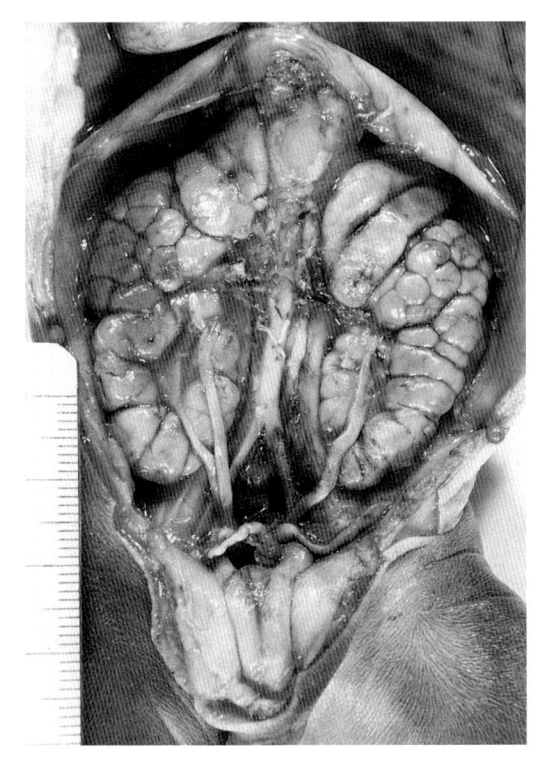

Abb. 20-2 Retroperitonealsitus: Makrosomie der Nieren und Uterus bicornis bei einem weiblichen Feten der 24. Schwangerschaftswoche mit Trisomie 13.

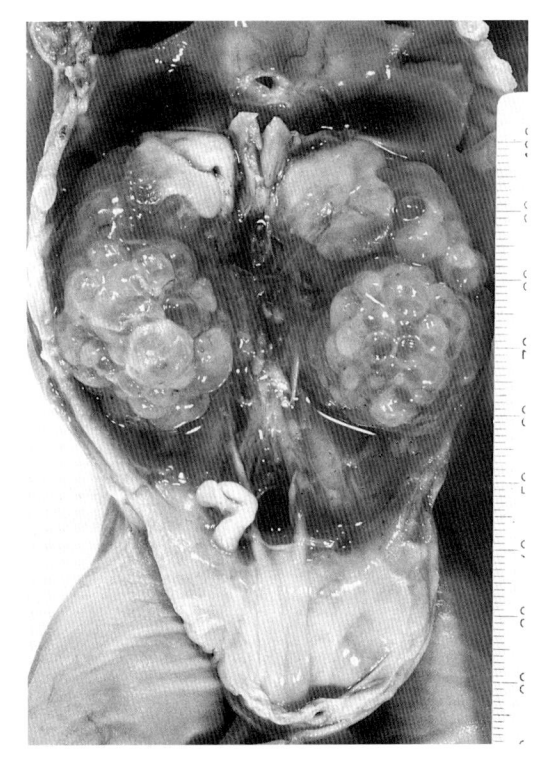

Abb. 20-3 Retroperitonealsitus: Zystische Dysplasie der Nieren (Potter Typ IIa) bei einem männlichen Feten der 23. Schwangerschaftswoche (Sonogramm siehe Abb. 20-9).

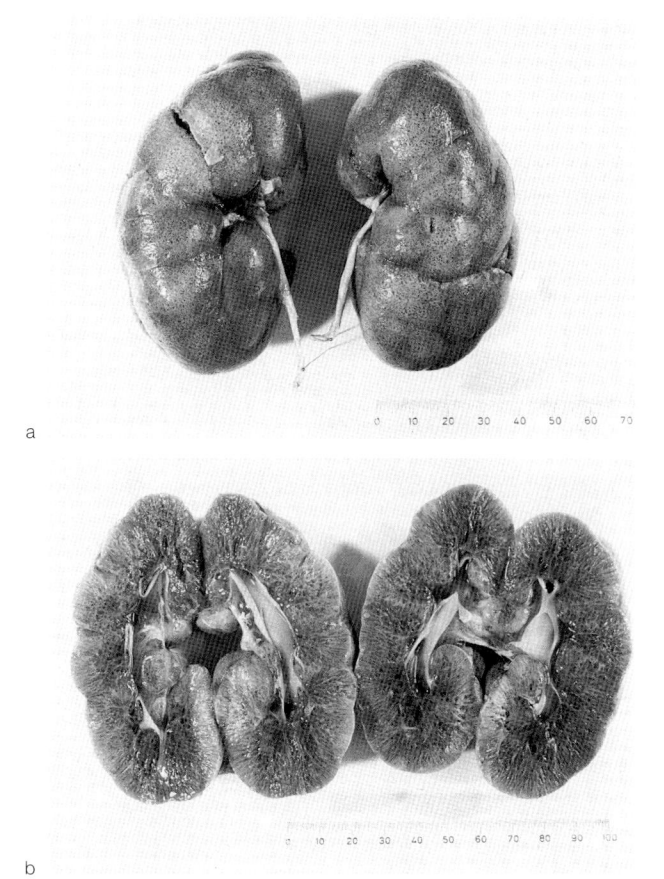

Abb. 20-4 Autosomal-rezessive (infantile) polyzystische Nierenerkrankung (Potter Typ I, „Schwammniere") bei einem weiblichen Frühgeborenen der 36. Schwangerschaftswoche (Sonogramm siehe auch Abb. 20-8).
a) Nierenoberfläche glatt, b) Nierenschnittfläche schwammartig

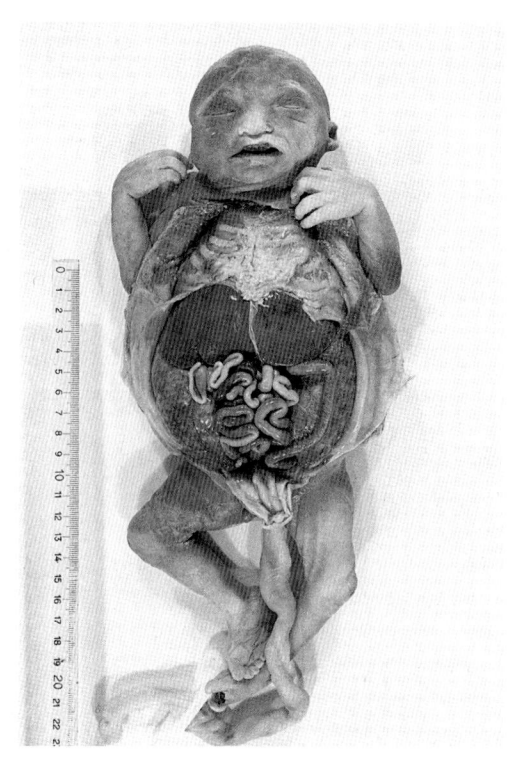

Abb. 20-5 Syndromale Zystennieren bei einem männlichen Feten der 26./27. Schwangerschaftswoche mit Meckel-Syndrom. Man beachte die Größenverhältnisse.

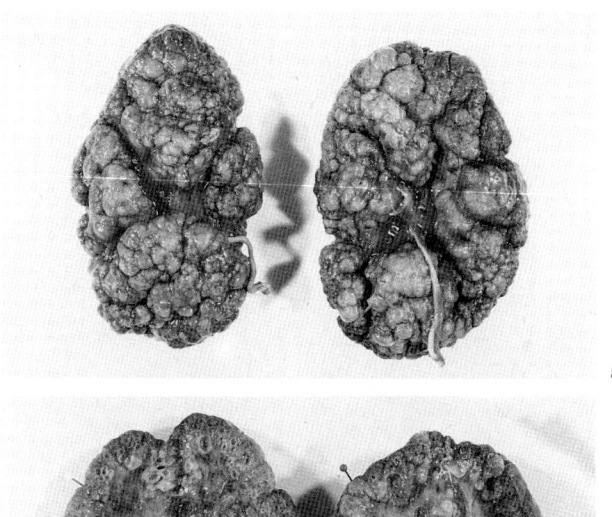

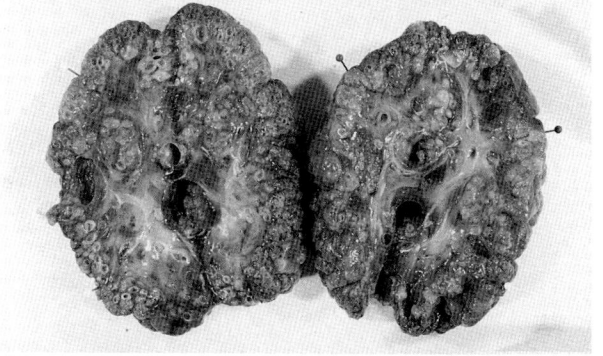

Abb. 20-6 Syndromale Zystennieren bei einem männlichen Feten der 34. Schwangerschaftswoche mit Meckel-Syndrom. a) Nierenoberfläche höckrig, b) Nierenschnittfläche mit klein- bis mittelkalibrigen Zysten

– *Form- und Lageanomalien der Nieren:* Beispiele sind Doppelniere bei tiefer Ureteraufzweigung oder bei juxtalateralem Verlauf des kontralateralen Ureters, Hufeisenniere nach medianer Fusion der unteren Nierenpole, Kuchenniere, Beckenniere

Die wichtigsten Klassifikationen der zystischen Nierenveränderungen sind in Tabelle 20-1 aufgeführt.

Entwicklungsstörungen der Niere sind häufig und stellen vielfach isolierte Fehlbildungen dar. In 75% der Fälle sind sie jedoch mit Anomalien anderer Organe assoziiert. Als Teil der VATER-Assoziation treten sie zusammen mit Herzfehlbildungen, Atresien des Gastrointestinaltraktes und Skelettfehlbildungen auf (siehe auch Kap. 21, Abb. 21-1a). Ohranomalien werden häufig in Assoziation mit Nierenfehlbildungen beobachtet. Darüber hinaus sind die Nieren auch im

Tabelle 20-1 Klassifikation der Zystennieren nach Potter [5], Bernstein [1] und der WHO [2]

Potter	Bernstein	WHO
Typ I	infantile polyzystische Nierenerkrankung (infantile polycystic renal disease, IPCD) (Abb. 20-4)	autosomal-rezessive polyzystische Nierenerkrankung (autosomal recessive polycystic kidney disease, ARPKD)
Typ IIa Typ IIb	– multizystische Dysplasie (uni- oder bilateral) – fokale oder segmentale zystische Dysplasie (Abb. 20-3)	– multizystische Nierendysplasie (multicystic renal dysplasia) – aplastische Nierendysplasie (aplastic renal dysplasia)
Typ III	– adulte polyzystische Nierenerkrankung (adult polycystic renal disease, APRD) – fokale oder segmentale zystische Dysplasie – syndromale zystische Dysplasie (Abb. 20-5)	– autosomal-dominante polyzystische Nierenerkrankung (autosomal dominant polycystic kidney disease, ADPKD) – segmentale Zysten – renale Zysten in Fehlbildungssyndromen
Typ IV	obstruktive zystische Dysplasie (Abb. 20-6)	– renale Dysplasie bei unteren Harnwegsobstruktionen – renale Dysplasie bei vesikoureteralem Reflux
—	– kortikale Zysten – medulläre Zysten bei medullär-zystischer Nierenerkrankung – familiäre juvenile Nephronophthise	– medullär-zystische Nierenerkrankung – familiäre juvenile Nephronophthise

Rahmen eines Entwicklungsfelddefektes bei kaudaler Regression betroffen, z. B. bei Kloakenfehlbildungen und Sirenomelien. In syndromaler Form können Nierenfehlbildungen bei vielen chromosomalen und monogenen Syndromen auftreten, wie z. B. die Nierenagenesie beim Fraser-Syndrom oder Roberts-Syndrom, die zystische Nierendysplasie bei der Monosomie 13 und beim Meckel-Syndrom (Abb. 20-5 und 20-6), die Nierenhypoplasie bei der Trisomie 18, die Nierenmakrosomie und Nephroblastomatose bei der Trisomie 13 (siehe auch Abb. 20-2) oder dem Wiedemann-Beckwith-Syndrom (= EMG-Syndrom) und die kongenitale Nephrose oder der Wilms-Tumor beim Drash-Syndrom.

1.2.2 Ableitende Harnwege

Anomalien des Harntraktes (einschließlich der Niere) treten bei etwa 10% der Bevölkerung auf, bleiben aber zumeist unerkannt. Nur in schweren Fällen führen sie zu Funktionsstörungen. Zu den Anomalien der ableitenden Harnwege zählen:

– *Ureterduplikation:* vollständige oder teilweise Verdoppelung des Ureters
– *Ureterektopie:* fehlerhafte Einmündung des Ureters in atypischer Lokalisation in die Harnblase oder in Urethra, Rektum, Uterus, Scheide, Scheidenvorhof, Samenblasen, Ductus deferens. In 75% der Fälle ist eine Ureterektopie mit einer Ureterduplikation assoziiert.
– *Ureterozele:* zystische Dilatation des intravesikalen Segments
– *Hydroureter:* Erweiterung des Ureters im Gefolge einer infra- oder supravesikalen Harnwegsobstruktion; häufig mit Hydronephrose assoziiert
– *Megaureter:* Erweiterung des Ureters ohne erkennbare Harnwegsobstruktion
– *Urachusfistel und Urachuszyste:* vollständige oder teilweise Persistenz des Urachus, der aus dem Allantoisgang hervorgehend den Verbindungsgang zwischen Harnblase und Nabel darstellt und frühzeitig obliteriert
– *Blasenektopie:* Vorverlagerung der geschlossenen Harnblase durch eine Bauchspalte
– *Blasenekstrophie:* ventrale Spaltung der Harnblase und unteren Bauchwand mit Freilegung der Harnblasenschleimhaut, häufig mit einer Epispadie und Spaltung des Schambeins kombiniert
– *Kloakenekstrophie:* ventrale Spaltung einer persistierenden Kloake, mit Genitalanomalien und Analatresie sowie häufig mit Spina bifida und Nierenfehlbildungen assoziiert
– *Epispadie:* mit einer Prävalenz von 1 : 30 000 seltene Form einer Spaltung der Harnröhre und Fehlmündung an der Oberseite von Penis oder Klitoris; in schweren Fällen Spaltung von Penis oder Klitoris und der Symphyse
– *Hypospadie:* mit einer Prävalenz von 1 : 300 häufige Form einer Spaltung und Fehlmündung der Harnröhre an der Unterseite des Penis bzw. im vorderen Scheidengewölbe, häufig mit Hypoplasie und

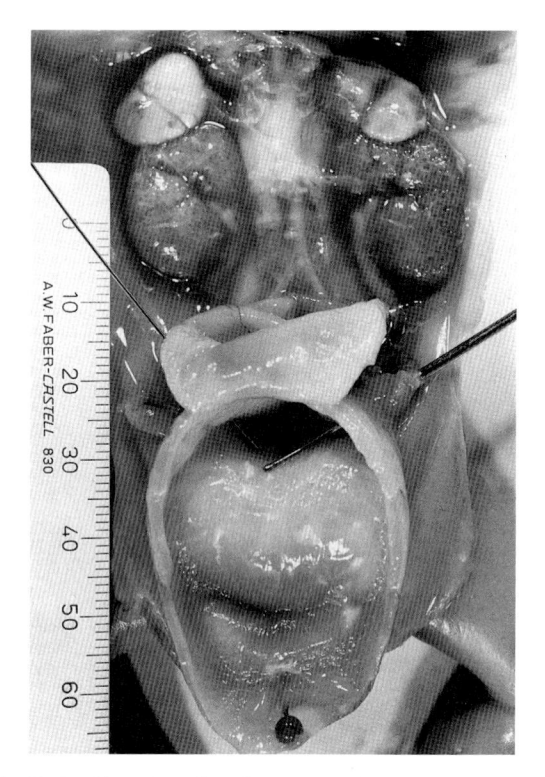

Abb. 20-7 Situs einer obstruktiven zystischen Dysplasie der Nieren (Potter Typ IV) mit feinzystischer Oberfläche bei einem männlichen Feten der 18. Schwangerschaftswoche mit Prune-belly-Sequenz. Die mächtige Erweiterung der Harnblase ist Folge einer Urethralstenose; die Sonden sind in den Ureteren gelegen.

Krümmung des Gliedschaftes sowie in schweren Fällen mit Spaltung des Hodensacks kombiniert
- *rektourinäre Fistel:* fistelförmige Verbindung zwischen Rektum und Harnblase oder Urethra

- *Urethralatresie:* kompletter oder teilweiser Verschluß der Harnröhre, häufig mit Vaginal- und Analatresie und Prune-belly-Sequenz kombiniert
- *Urethralstenose:* Einengung häufig des prostatischen Segments der Harnröhre durch Divertikelbildung bei Prostataaplasie oder durch urethrale Schleimhautfalte; führt zur Prune-belly-Sequenz
- *Prune-belly-Sequenz Typ I:* Harnstau infolge Urethralstenose mit konsekutiver Erweiterung von Harnblase, Ureteren und Nierenbecken sowie der Bauchdecken und Atrophie der Bauchdeckenmuskulatur (Abb. 20-7). Bevorzugung des männlichen Geschlechts bei offenbar zugrundeliegender Prostataaplasie und urethraler, das untere Harnröhrensegment komprimierender Divertikelbildung im Bereich des Prostatabetts
- *Prune-belly-Sequenz Typ II:* Harnstau infolge Urethralatresie mit assoziierter Vaginal- und Analatresie und Erweiterung einer persistierenden Kloake, der Ureteren und Nierenbecken sowie der Bauchdecken. Nur scheinbare Bevorzugung des männlichen Geschlechts, da sich bei kombinierter Urethral- und Vaginalatresie ein Pseudohermaphroditismus femininus mit Fusion der großen Labien und peniformer Klitoris entwickelt

Fehlbildungen der ableitenden Harnwege treten zumeist sporadisch auf. Einer Prune-belly-Sequenz kann jedoch in Einzelfällen eine Chromosomenanomalie (z. B. Trisomie 13, 18 oder 21) zugrunde liegen. Auch Hypospadien werden gelegentlich bei Chromosomenanomalien, insbesondere bei Aberrationen der Geschlechtschromosomen beobachtet.

2 Pränatale Diagnostik und Therapie von Fehlbildungen der Niere und der ableitenden Harnwege

2.1 Sonographische Darstellung der fetalen Niere

Die fetalen Nieren sind sonographisch meist lange vor Erreichen der 20. Schwangerschaftswoche zu identifizieren, meist sogar viel früher. Bei der sonographischen Beurteilung der fetalen Nieren ist eine Unterscheidung zwischen Parenchym und Nierenbecken durchaus möglich. Eine Aussage über das Ausmaß von Parenchymverlust, etwa im Zusammenhang mit einer obstruktiven Erweiterung der ableitenden Harnwege, kann im Hinblick auf mögliche Konsequenzen (intrauterine Therapie, vorzeitige Entbindung, Abruptio) von großer Bedeutung sein.

Die fetalen Nieren kommen in dorsoanterioren und dorsoposterioren Querschnitten durch das fetale Abdomen am besten zur Darstellung. Bei Seitenlage des fetalen Rückens verhindert der sogenannte Schallschatten der Wirbelsäule eine Darstellung einer Niere. Ein paravertebraler Längsschnitt durch den fetalen

Rumpf ermöglicht ergänzende Angaben über Größe, Lage und Zahl der fetalen Nieren, läßt aber auch unter Umständen eine Beurteilung von gestauten Ureteren zu.

Urinproduktion und -ausscheidung führen zu einem regelmäßigen *Füllen und Entleeren der fetalen Harnblase*. Neben der Darstellung von Nieren und Harnblase basiert die sonographische Pränataldiagnostik von Fehlbildungen des Urogenitalsystems vor allem auf einer Beurteilung der Fruchtwassermenge. Eine Oligo- oder auch Anhydramnie wiederum erschwert die Darstellung der fetalen Nieren und der Harnblase. In solchen Fällen sind mehrere Kontrolluntersuchungen notwendig, und nur die Beobachtung einer sich füllenden und entleerenden Harnblase spricht mit ausreichender Sicherheit dafür, daß tatsächlich eine Urinproduktion erfolgt. Die Beobachtung des wechselnden Füllungszustands der fetalen Harnblase ist einem Funktionstest gleichzusetzen. Darüber hinaus kann im Fall einer Oligo- oder Anhydramnie das Auffüllen der Amnionhöhle mit isotonen Lösungen die sonographische Beurteilung eines Feten und der Organe des Urogenitalsystems wesentlich erleichtern.

2.2 Diagnostik und Therapie spezieller fetaler Krankheitsbilder

2.2.1 Nierenagenesie

Es handelt sich um einen Fehlbildungskomplex unklarer Ätiologie mit meist doppelseitiger Nierenagenesie, heute nicht mehr Potter-Syndrom, sondern *Potter-Sequenz* genannt. Diese ist gekennzeichnet durch eine Lungenhypoplasie, durch fetale Positionsanomalien, häufig mit Klumpfußstellung und durch eine charakteristische sogenannte Potter-Fazies mit Hypertelorismus, weit auslaufendem Epikanthus, schnabelförmig abgebogener Nasenspitze, prominentem Philtrum, sublabialer Kinnfalte, Retrogenie und großen, durch verzögerte Knorpelbildung mangelhaft modellierten, dem Schädel flach anliegenden Ohren.

Die sonographische Diagnose von Nierenfehlbildungen, insbesondere einer beidseitigen Nierenagenesie, kann trotz der immer vorhandenen Oligo- oder Anhydramnie durchaus schwierig sein, weil bei Fehlen der Nieren die Nebennieren häufig eine nierenähnliche Form annehmen und somit das Vorhandensein von zumindest kleineren Nieren vortäuschen können.

2.2.2 Zystennieren

Dieser Sammelbegriff umschreibt eine Reihe von zu einem geringeren Anteil erblichen Nierenerkrankungen mit Zystenbildung. Die wichtigsten Klassifikationen der zystischen Nierenveränderungen sind in Tabelle 20-1 aufgeführt.

Die zystischen Veränderungen der Nieren sind jeweils sehr unterschiedlich ausgeprägt und bewirken meist eine Vergrößerung beider Nieren. Beim Potter Typ I handelt es sich um Erweiterungen der Sammelrohre, die als sehr kleine Zysten (weniger als 1 cm im Durchmesser) in Erscheinung treten. Dagegen sind die Zysten beim Potter Typ II deutlich größer (mehr als 1 cm im Durchmesser), die Nieren sind insgesamt vergrößert (Typ IIa) oder auch hypoplastisch (Typ IIb); bindegewebsreich sind dagegen beide Typen. Eine Verminderung der Fruchtwassermenge bei Typ I ist wegen der relativ spät einsetzenden Entwicklungsstörung der Nieren nicht obligatorisch oder tritt erst in der zweiten Schwangerschaftshälfte in Erscheinung [9]. Polyzystische Nieren vom Typ I sind bisher nur relativ selten pränatal diagnostiziert worden; die nur sehr kleinen zystischen Strukturen sind bis auf sehr wenige Ausnahmen pränatal sonographisch nicht zu erfassen. Dagegen ist die typische Lappung der fetalen Niere im Ultraschallbild gut nachweisbar (Abb. 20-8).

Zystische Veränderungen im Sinne von Typ II sind grundsätzlich im zweiten Trimenon einer Schwangerschaft mit Hilfe von Ultraschall pränatal nachweisbar, dies um so mehr, wenn es sich um multizystische Veränderungen (Typ IIa) mit zum Teil sehr großen Zysten

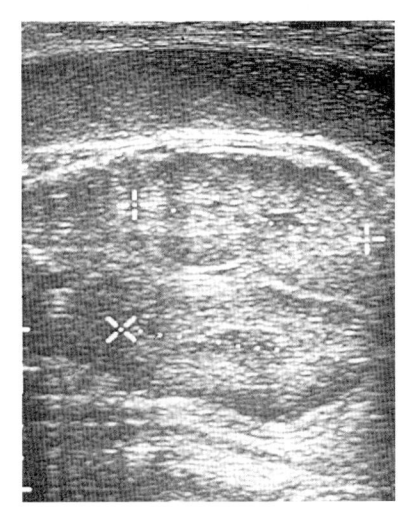

Abb. 20-8 Sonogramm von erblichen polyzystischen Nieren (infantile Form = Potter Typ I) mit deutlicher Organvergrößerung (mehr als 7 cm) beiderseits in der 36. Schwangerschaftswoche. Hochgradige Oligohydramnie. (Obduktionspräparate siehe Abb. 20-4).

20 Niere und ableitende Harnwege

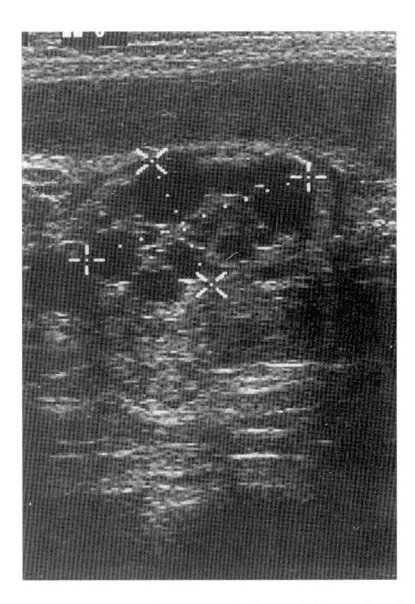

Abb. 20-9 Sonogramm einer zystischen Nierendysplasie in der 23. Schwangerschaftswoche, hier im Rahmen eines Tripel-X-Syndroms einseitig rechts aufgetreten. Die Niere mißt 6 × 4 × 3 cm, die einzelnen Zysten bis 13 mm (siehe auch Abb. 20-3). Die gleichen Veränderungen können auch doppelseitig auftreten (= Potter Typ II).

handelt (Abb. 20-9). In solchen Fällen können die zystisch veränderten Nieren nahezu das gesamte fetale Abdomen ausfüllen. Einseitige oder asymmetrische Manifestationen der zystischen Veränderungen sind durchaus möglich und bei der pränatalen Ultraschalldiagnostik zu beachten.

Polyzystische Nieren vom adulten Typ (autosomaldominant vererbbar) entwickeln sich in der Regel erst nach dem 20. Lebensjahr (die klinische Manifestation liegt bei etwa 40 Jahren), so daß hier eine pränatale Diagnostik naturgemäß erfolglos sein muß. Dennoch scheint in besonderen Einzelfällen eine pränatale Diagnostik durch eine extrem frühzeitige Manifestation der zystischen Veränderungen möglich [8].

Genetisch bedingte Zystennieren sind differentialdiagnostisch von Stauungsnieren abzugrenzen, da eine mäßiggradige Erweiterung des Kelchsystems aufgrund einer Stauung (z. B. subpelvine Stenose) den Eindruck polyzystischer oder multizystischer Veränderungen erwecken kann. Schließlich ist daran zu denken, daß zystische Veränderungen der Nieren auch in Form von solitären Nierenzysten unterschiedlicher Größe vorkommen. Nierenzysten wiederum sind gegen kongenitale Hydronephrosen (Sackniere) abzugrenzen.

2.2.3 Obstruktive Uropathien

Die pränatale Ultraschalldiagnostik ist besonders erfolgreich bei obstruktiven Veränderungen der ableitenden Harnwege. Zystische Erweiterungen der Nierenbecken, der Ureteren und der fetalen Harnblase als Folge einer Obstruktion sind sonographisch relativ leicht zu erkennen, auch bei Routineuntersuchungen an größeren echofreien und zystisch erscheinenden Befunden im fetalen Abdomen (Abb. 20-10 und 20-11). Ursachen der Erweiterung sind Stenosen an typischer Stelle der ableitenden Harnwege (subpelvin, prävesikal, urethral). Die Aufstauung von Urin erfaßt jeweils die proximal der Stenose gelegenen Abschnitte und führt zu ein- oder doppelseitigen Hydronephrosen sowie zu Hydroureteren. Obstruktionen der Urethra wirken sich zunächst auf die proximalen Urethraabschnitte, die Harnblase und dann auch auf die Ureteren und die Nierenbecken aus, wenn auch im Schweregrad nicht immer seitengleich.

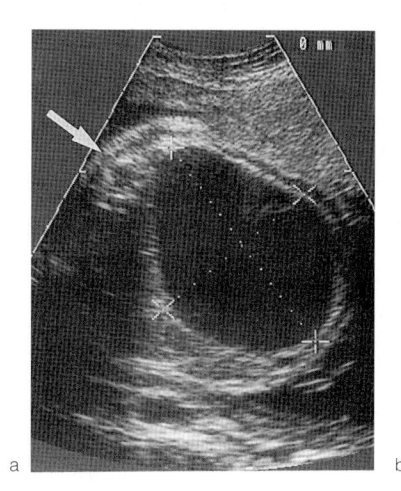

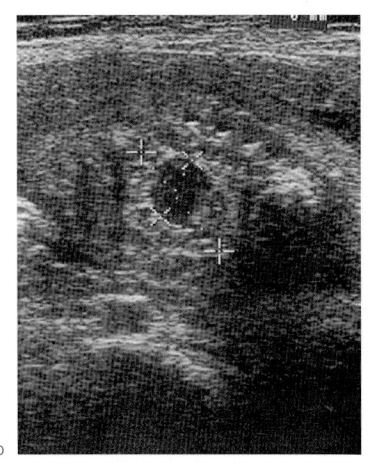

Abb. 20-10 Sonogramm einer hochgradigen fetalen Hydronephrose rechts (sogenannte Sackniere) in der 31. Schwangerschaftswoche; normale Fruchtwasserverhältnisse.
a) Horizontalschnitt; → fetale Wirbelsäule
b) Sagittalschnitt, in dem eine beginnende Hydronephrose der linken Niere zu erkennen ist

Die *Prune-belly-Sequenz* gehört ebenfalls in die Gruppe der obstruktiven Uropathien und zeichnet sich durch eine extrem dilatierte Harnblase mit Wandhypertrophie und in Folge einer fibrösen Umwandlung der Bauchwand durch ein zystenähnlich aufgetriebenes fetales Abdomen aus (Abb. 20-12; siehe auch Abb. 20-7). Zwei mögliche Ursachen sind zu nennen:

- eine Urethralstenose mit Aplasie der Prostata beim männlichen Feten
- eine meist schwerwiegende Kloakenfehlbildung mit Urethral-, Vaginal- und Analatresie sowie häufig ambivalentem Genitale bei männlichen und weiblichen Feten

Eine Prune-belly-Sequenz kann aber auch in Kombination mit einer Chromosomenanomalie auftreten. Unter unseren Fällen mit Prune-belly-Sequenz, die wir bisher pränatal erkannt haben, waren einige mit einer Trisomie 18 oder 21 kombiniert; dazu kommt auch noch einer der seltenen Fälle einer Kombination mit einer Trisomie 13 (Abb. 20-12).

Grundsätzlich stellt sich in allen Fällen einer obstruktiven Uropathie die Frage, welche Konsequenzen sich aus dem erhobenen Ultraschallbefund ergeben. Als mögliche klinische *Konsequenz* kommen eine Abruptio, eine intrauterin wirksame Drainage der dilatierten Harnblase oder des Nierenbeckens sowie eine vorzeitige Entbindung (nach der 32. Schwangerschaftswoche) in Frage. Eine Abruptio ist immer dann zu diskutieren, wenn die Prognose für das Kind aufgrund zusätzlicher Fehlbildungen oder einer als irreversibel anzusehenden Nierenfunktionsstörung als infaust zu beurteilen ist. Dagegen kann in all den Fällen, wo aufgrund des sonographischen Nachweises einer ausreichenden Menge von Nierenparenchymgewebe ohne zystische Veränderungen sowie einer normalen oder nur geringgradig reduzierten Menge an Fruchtwasser noch von einer normalen oder nur wenig eingeschränkten Nierenfunktion auszugehen ist, an entlastende Maßnahmen wie eine Drainage der Harnblase in die Amnionhöhle gedacht werden. Andererseits kann aber gerade einer extrem zystisch erweiterten Harnblase auch ein schwerwiegender, operativ nicht korrigierbarer Fehlbildungskomplex zugrunde liegen, z. B. bei der Prune-belly-Sequenz mit Kloakenpersistenz.

Die Schwierigkeiten einer möglichen pränatalen Drainage einer sonographisch nachgewiesenen Erweiterung von Nierenbecken oder Harnblase liegen also viel mehr in der *prognostischen Beurteilung* der zur Diskussion stehenden Fehlbildungen als im technischen Bereich und in der Frage, ob therapeutische Maßnah-

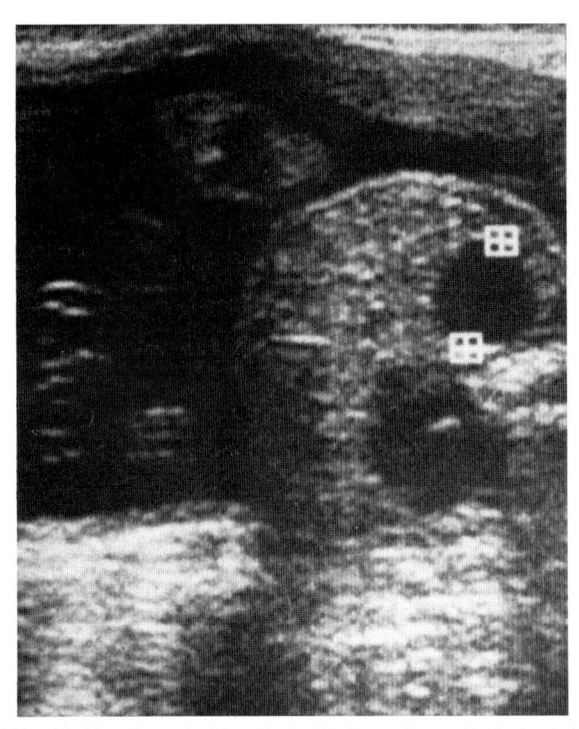

Abb. 20-11 Doppelseitige fetale Hydronephrose (Sackniere) in der 26. Schwangerschaftswoche infolge subpelviner Stenose. Normale Fruchtwassermenge. Weiterer Verlauf: ab der 32. Schwangerschaftswoche Größenzunahme der Nieren. Nach Induktion der Lungenreife elektive Schnittentbindung in der 33. Schwangerschaftswoche. Postnatal wurde die pränatale Diagnose einer beidseitigen Hydronephrose bestätigt, das Kind erfolgreich operiert.

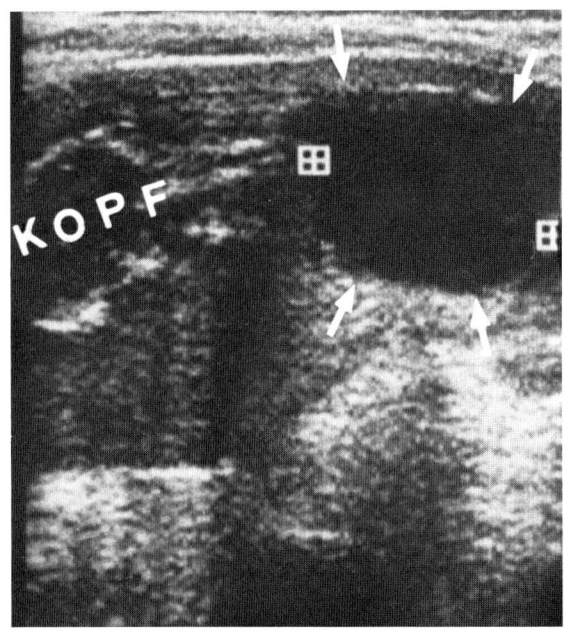

Abb. 20-12 Prune-belly-Syndrom mit Trisomie 13. Fetus im Längsschnitt mit großem intraabdominalem zystischem Tumor (⊞—⊞) in der 19. Schwangerschaftswoche; Anhydramnie.

men überhaupt sinnvoll sind. Vor einer therapeutischen Maßnahme muß daher durch eine Reihe von Voruntersuchungen geklärt werden, ob eine intrauterine Entlastung wirklich indiziert ist. Neben der möglichst raschen Überprüfung des fetalen Karyotyps (Plazentagewebe oder fetales Blut) und damit verbunden einer Geschlechtsdiagnostik, ist vor allem der Nachweis einer ausreichenden Nierenfunktion von entscheidender Bedeutung (Tab. 20-2).

Vor einer endgültigen Drainage der Harnblase kann diese zunächst einmal punktiert und die sich in einer bestimmten Zeit neu ansammelnde Urinmenge entweder nach einer zweiten Punktion gemessen, oder sonographisch durch Vermessung der fetalen Harnblase bestimmt und so die stündlich produzierte Urinmenge berechnet werden. Urinmengen von mehr als 2 ml pro Stunde gelten als prognostisch günstig [3].

Wiederum kann bei Werten bis 100 mmol/l für die Natrium- und Chloridkonzentration von einer ausreichenden Nierenfunktion und einer somit insgesamt günstigen Prognose ausgegangen werden [1]. Das gleiche gilt für eine Osmolarität von maximal 200 mosm. Die Nierenfunktion kann am ehesten durch eine elektrophoretische Proteinanalyse beurteilt werden [4]. Dabei werden die im Urin vorhandenen Proteine nach ihrem Molekulargewicht getrennt und färberisch dargestellt; ein Anstieg der mikromolekularen Proteine (Molekulargewicht unter 70 000) deutet auf eine gestörte tubuläre Resorption hin.

Tabelle 20-2 Vorgehen bei obstruktiven Uropathien

Fruchtwasser bzw. fetales Blut (Amniozentese, Nabelvenenpunktion)
- rasche Karyotypisierung: Plazentagewebe oder fetales Blut (24 Stunden oder drei bis vier Tage)
- Fruchtwasserdiagnostik mit Bestimmung der AFP-Konzentration, Acetylcholinesterasetest (ACHE)

Punktion der fetalen Harnblase
- Urinmenge pro Stunde (>2ml/h günstig)
- Urinuntersuchungen: Elektrolyte, Kreatinin, Osmolarität, Proteinanalyse

Genetische Beratung, vor allem bei Prune-belly-Sequenz
- weiblicher Fetus: bei schwerwiegenden Fehlbildungen eventuell Abruptio
- männlicher Fetus: Drainage eventuell sinnvoll

Bei einer Drainage der fetalen Harnblase wird ein perforierter Plastikkatheter unter Ultraschallsicht zunächst in die Harnblase eingeführt und das andere Ende schließlich in der Amnionhöhle plaziert. Eine solche Maßnahme ist vor allem dann indiziert, wenn von einer Erweiterung der ableitenden Harnwege beide Seiten betroffen sind, so etwa bei einer Urethralstenose. Hier kann dann zur Verhinderung einer bleibenden Nierenfunktionsstörung als Folge einer Druckatrophie des Nierenparenchyms mit Hilfe der Drainage die Urethralstenose umgangen und so auch die Amnionhöhle wieder mit Flüssigkeit aufgefüllt werden, was im Hinblick auf die Vermeidung einer Lungenhypoplasie sowie Skelett- und Gesichtsdysmorphien als Folge der Oligohydramnie zusätzlich von Vorteil ist.

Literatur

1. Bernstein, J.: The classification of renal cysts. In: Gardner, K. D. jr (ed.): Cystic Disease of the Kidney, pp. 7–30. Wiley, New York 1976.
2. Churg, J., J. Bernstein, R. A. Risdon, L. H. Sobin: Development and hereditary disease. In: Churg, J., J. Bernstein, R. H. Heptinstall, T. S. Olson, R. A. Risdon, L. H. Sobin: Renal Disease. Classification and Atlas. Igaku-Shoin, New York 1987.
3. Golbus, M. S., R. A. Filly, P. W. Callen, P. L. Glick, M. R. Harrison, R. L. Anderson: Fetal urinary tract obstruction: management and selection for treatment. Semin. Perinatol. 9 (1985) 91.
4. Holzgreve, W., A. Lison, M. Bulla: SDS-PAGE as an additional test to determine fetal kidney function prior to intrauterine diversion of urinary tract obstruction. Fetal Ther. 4 (1989) 93.
5. Potter, E. L.: Normal and Abnormal Development of the Kidney. Year Book Medical, Chicago 1979.
6. Sadler, T. W. (ed.): Langman's Medical Embryology, 6th ed., Williams & Wilkins, Baltimore 1989.
7. Tuchmann-Duplessis, H., P. Haegel: Organogenesis. Illustrated Human Embryology, vol. II. Springer, New York 1972.
8. Weiß, H., K. Zerres, M. Hansmann: Pränatale Diagnose zystischer Nierenveränderungen mit Hilfe der Ultraschalltechnik. Ultraschall 2 (1981) 244.
9. Zerres, K., M.-C. Völpel, H. Weiss: Cystic Kidneys. Hum. Genet. 68 (1984) 104.

21 Skelettsystem

H. Rehder, R. Rauskolb

Inhalt

1	Normale und pathologische Entwicklung des Skelettsystems 382	2.1	Sonographische Darstellung des Skeletts 384
1.1	Normale Entwicklung 382	2.2	Fehlbildungen des Skeletts 384
1.2	Gestörte Entwicklung 382	2.3	Dysplasien des Skeletts 384
2	Pränatale Diagnostik der Skelettentwicklung 384		

1 Normale und pathologische Entwicklung des Skelettsystems

1.1 Normale Entwicklung

Für die meisten Knochen des menschlichen Skeletts wird in der 6. Embryonalwoche ein Modell aus Knorpel angelegt, das sogenannte Primordialskelett. Dieses wird bereits mit Beginn der 7. Embryonalwoche abgebaut. An seine Stelle rückt zunächst mesenchymales Bindegewebe, von dem die Knochenbildung ausgeht. Dieser Vorgang wird als *indirekte* oder *chondrale Ossifikation* bezeichnet, im Gegensatz zur *direkten* oder *desmalen Ossifikation*, der die Schädeldach- und Gesichtsknochen und das Schlüsselbein unterliegen. Die Röhrenknochen entstehen ausschließlich durch chondrale Ossifikation. Bei ihr unterscheidet man zwischen Ersatz des Knorpels von außen (perichondrale Ossifikation) im Bereich der Diaphysen und von innen (enchondrale Ossifikation) im Bereich der Metaphysen.

Die oberen Extremitätenknospen werden am Beginn der 5. Entwicklungswoche erkennbar, die unteren etwas später. In der 6. Entwicklungswoche bilden sich die Hand- und Fußplatten mit radiärer Furchenbildung aus, die die Formierung der Finger- und Fußstrahlen andeutet. Die Trennung der Finger und Zehen ist nach Rückbildung des mesenchymalen Gewebes innerhalb der Furchen mit der 8. Embryonalwoche vollzogen.

Erste Knochenkerne erscheinen in der Mitte der Diaphysen (primäre Ossifikationszentren) der langen Röhrenknochen und in Unter- und Oberkiefer bereits in der 7. Embryonalwoche. In der 10. Embryonalwoche sind die Diaphysen aller Extremitätenknochen, die Rippen, Becken- und Gesichtsknochen weitgehend ossifiziert. In den Wirbelkörpern und Wirbelbögen erscheinen die primären Knochenkerne (je Wirbelsegment drei Knochenkerne) verzögert und sind in thorakalen und lumbalen Abschnitten erst ab der 12. Woche beginnend erkennbar. Sekundäre Ossifikationszentren in den Epiphysen der langen Röhrenknochen, den Hand- und Fußwurzelknochen und den Wirbelkörpern treten erst postnatal auf.

1.2 Gestörte Entwicklung

Es ist zwischen Skelettfehlbildung und Skelettdysplasie zu unterscheiden, wobei die Fehlbildungen selten und die Dysplasien fast immer genetisch bedingt sind.

Skelettfehlbildungen beruhen auf einer Anlagestörung (primäre Fehlbildung) oder Disruption (sekundäre Fehlbildung) des Skelettblastems und entstehen zum Zeitpunkt der Organogenese. Am häufigsten sind die Extremitäten von Fehlbildungen betroffen. Extremitätenfehlbildungen werden unterteilt in:

– Amelie: Fehlen der Extremitäten
– Phokomelie: fehlende oder rudimentäre Anlage der langen Röhrenknochen und Ansatz der Hand oder des Fußes direkt oder nahe am Rumpf
– Peromelie: transversaler Extremitätendefekt (wie amputiert)
– Hemimelie: longitudinaler Extremitätendefekt (z. B. Radiusaplasie)
– Acheiria/Apodia: distaler Extremitätendefekt mit Fehlen von Hand oder Fuß
– Kamp(t)omelie: Extremitätenverkrümmung
– Synostose: Fusion von Knochen
– Sympodie: Fusion der unteren Extremitäten
– Oligodaktylie: Fehlen von Finger- oder Zehenstrahlen
– Polydaktylie: überschüssige Finger- oder Zehenstrahlen
– Syndaktylie: fehlende Trennung von Finger- oder Zehenstrahlen
– Ektrodaktylie: eine Fehlentwicklung der zentralen Finger- oder Zehenstrahlen, die häufig mit Spalthand- oder Spaltfußbildung einhergeht

Relativ häufige Störungen, die keine echten Fehlbildungen darstellen, aber zu pränatal sonographisch erkennbaren *Fehlstellungen* führen, sind:

– Kamp(t)odaktylie: eine angeborene Beugekontraktur der Finger im Mittelgelenk, häufig mit Streckung und Überlagerungen der Endglieder
– Klinodaktylie: eine seitliche Abwinkelung eines Fingerglieds

Skelettfehlbildungen können eine genetische, chromosomale, multifaktorielle oder exogene *Ursache* haben. Sie treten als isolierte oder mehrere Skelettabschnitte betreffende Entwicklungsstörung auf. Häufig sind sie mit extraskelettalen Organfehlbildungen, z. B. auch im Rahmen einer VATER-Assoziation kombiniert (Abb. 21-1a) oder Teil eines Fehlbildungssyndroms, wie z. B. die Radiusaplasie bei der Fanconi-Panzytopenie, dem TAR-Syndrom (*T*hrombozytopenie, fehlender (*a*bsent) *R*adius), dem Holt-Oram-Syndrom, der Trisomie 18 oder der Tetraphokomelie beim Roberts-Syndrom (Abb. 21-1b).

Skelettdysplasien beruhen auf einer Störung der Histogenese des Knochens. Sie betreffen in der Regel mehrere Knochen und führen nicht zu Knochendefekten, sondern zur Verkürzung und Verkrümmung des Knochens in Form einer Brachy- oder Mikromelie, einer Kamp(t)omelie oder einer Platyspondylie. Ist die Brachy- oder Mikromelie proximal, d. h. im Bereich

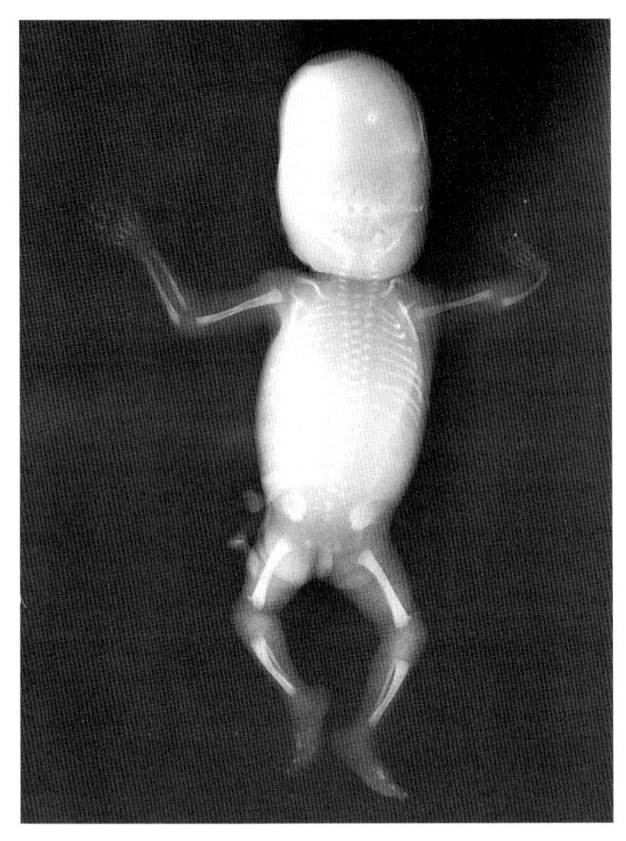

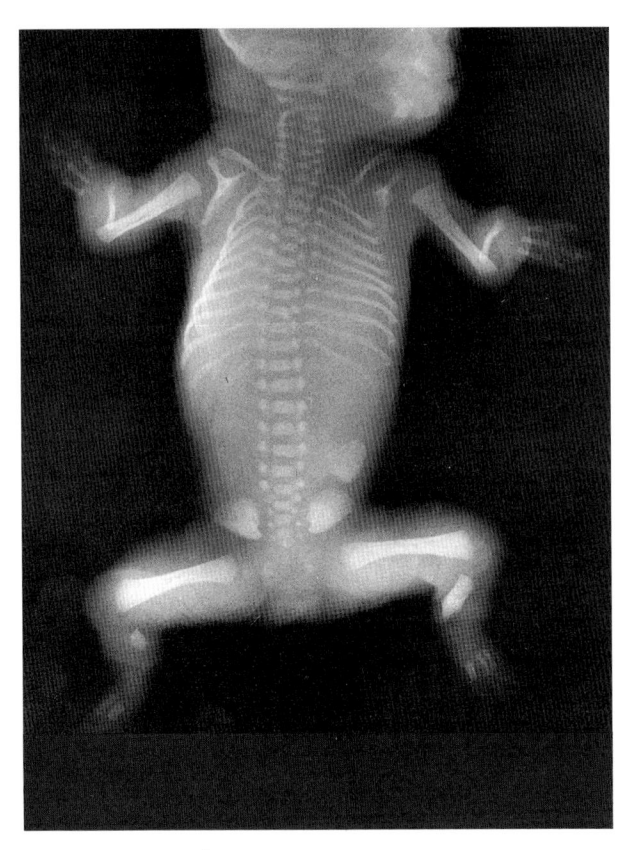

Abb. 21-1 Röntgenaufnahmen abortierter Feten mit Skelettfehlbildungen verschiedener Ätiologie.
a) Radiusaplasie und Wirbelanomalien bei einem weiblichen Feten der 21. Schwangerschaftswoche mit einer sogenannten VATER-Assoziation (*v*ertebrale Anomalien, *V*entrikelseptumdefekt, *A*nalatresie, *t*racheoösophageale Fistel, Ö[*E*]sophagusatresie, Ohr[*Ear*]anomalien, *R*adiusdefekt, *r*enale Anomalien) unklarer Ätiologie, d. h. ohne nennenswert erhöhtes Wiederholungsrisiko
b) Ulna- und Fibulaaplasie bei einem weiblichen Zwillingsfeten der 24. Schwangerschaftswoche mit Roberts-Syndrom (= Tetraphokomelie); autosomal-rezessiv mit einem 25%igen Wiederholungsrisiko

des Humerus und des Femurs stärker ausgeprägt, so spricht man von einer *rhizomelen* Brachy- oder Mikromelie; ist der mittlere (Unterarm oder Unterschenkel) oder distale Extremitätenabschnitt stärker von der Verkürzung betroffen, so bezeichnet man dies als *mesomele* bzw. *akromele* Mikromelie.

Geht die Skelettdysplasie durch Verkürzung der Rippen mit einer Einengung des Thorax (Thoraxdystrophie) einher, so ist eine Lungenhypoplasie und postnatal eine respiratorische Insuffizienz die Folge. Gelegentlich kann auch eine Tracheomalazie im Rahmen einer der Skelettdysplasie zugrundeliegenden Knorpeldifferenzierungsstörung zur respiratorischen Insuffizienz führen. Eine bei schweren Skelettdysplasien vorliegende Einengung des Foramen occipitale magnum kann eine Hydrozephalie zur Folge haben, die wiederum die Überlebenschancen beeinträchtigt.

2 Pränatale Diagnostik der Skelettentwicklung

2.1 Sonographische Darstellung des Skeletts

Bei der sonographischen Darstellung des fetalen Skeletts kommt neben den Rippen und Wirbelkörpern den Extremitäten einschließlich der Hände und Füße eine besondere Bedeutung zu. Die langen Röhrenknochen sowie die Finger- und Fußknochen sind regelmäßig ab der 15. Schwangerschaftswoche sonographisch zu beurteilen, häufig genug auch schon früher. Im Einzelfall kann aber die Darstellung der Extremitäten zum zeitraubenden Geduldsspiel werden. Hier muß die Amnionhöhle häufig in den verschiedenen Schnittebenen untersucht werden, bis alle Abschnitte der fetalen Gliedmaßen beurteilt werden können. Dabei ist nicht nur die Anatomie der Gliedmaßen von Bedeutung, sondern auch das Bewegungsmuster. Dieses kann wiederum durch einen Mangel an Fruchtwasser nicht nur eingeschränkt, sondern auch vollkommen verhindert oder auch entscheidend verändert werden.

Symmetrische Verkürzungen aller Extremitäten sind ungleich schwerer sonographisch zu belegen als gröbere Fehlbildungen einer einzelnen Extremität, vor allem dann, wenn die Verkürzung der Röhrenknochen erst relativ spät (22. bis 24. Schwangerschaftswoche) beginnt. Hier ist die Verwendung von *Wachstumskurven für die fetalen Extremitäten* bei der Ultraschalldiagnostik unerläßlich. Inzwischen haben zahlreiche Arbeitsgruppen solche Wachstumskurven erstellt, wobei meist die Länge der Diaphysen in Abhängigkeit vom Gestationsalter bestimmt wurde [1, 2, 3, 4, 5].

Die unteren Extremitäten lassen sich leichter darstellen und vermessen als die oberen Extremitäten. Das gleiche gilt für den Femur und den Humerus im Vergleich mit Radius/Ulna und Tibia/Fibula. Eine Unterscheidung zwischen Radius und Ulna einerseits und Tibia und Fibula andererseits ist meist problemlos möglich und eine für die pränatale Diagnostik von Extremitätenfehlbildungen wichtige Voraussetzung. Das sonographische Vermessen der langen Röhrenknochen, insbesondere des Femurs und des Humerus, ist nicht nur für die pränatale Erkennung von Fehlbildungen der Extremitäten von Bedeutung, sondern ermöglicht auch eine Bestimmung des Gestationsalters, was bei kranialen Defekten mit Ausfall des biparietalen Durchmessers (Anenzephalus, Mikrozephalus) hilfreich sein kann.

2.2 Fehlbildungen des Skeletts

Eine sonographische Ausschlußdiagnostik von Fehlbildungen der Extremitäten ist im allgemeinen zuverlässig möglich bei:

- Dysmelien einzelner oder mehrerer Gliedmaßen (Pero-, Phoko- oder Amelie)
- Hemimelie einzelner oder mehrerer Röhrenknochen (z.B. Radiusaplasie)
- Fehlbildungen der Hand und des Fußes (wie Ektrodaktylie mit Spalthand- und Spaltfußbildung, Polydaktylien, Oligodaktylie)

Wenn bereits aus der *Familienanamnese* Hinweise auf Extremitätenfehlbildungen oder Syndrome mit solchen Fehlbildungen vorliegen, sollte im Rahmen einer humangenetischen Beratung die Diagnose gesichert und das Wiederholungsrisiko ermittelt werden. Faustregeln sind hier ungenügend. Eine exakte Diagnose ist auch im Hinblick auf eventuell wegweisende, zusätzliche Anomalien notwendig (siehe auch Kap. 16, Abschn. 3.3).

2.3 Dysplasien des Skeletts

Von den Extremitätenfehlbildungen sind *Verkürzungen der Extremitäten* im Rahmen von Skelettdysplasien abzugrenzen, bei denen auch andere Skelettabschnitte betroffen sein können (Abb. 21-2). Häufig, besonders wenn eine Thoraxenge eine normale Lungenentwicklung verhindert hat, handelt es sich um sehr schwerwiegende, mit einem postpartalen Leben nicht zu vereinbarende, letale Krankheitsbilder. Skelettdysplasien können auch mit anderen Organfehlbildungen im Rahmen eines Syndroms assoziiert sein. Bei der sonographischen Darstellung ist hier besonders auf eine Verkürzung und Verkrümmung der Röhrenknochen (Brachy-, Mikro- oder Kamp(t)omelie) zu achten.

Die häufigsten Formen *letaler Skelettdysplasien* auf dem Boden einer enchondralen Ossifikationsstörung sind nachfolgend aufgeführt. Eine pränatale Diagnostik derartiger, schwerwiegender Skelettdysplasien sollte wegen des zum Teil sehr vielfältigen Formenreichtums in enger Kooperation mit dem Humangenetiker erfolgen.

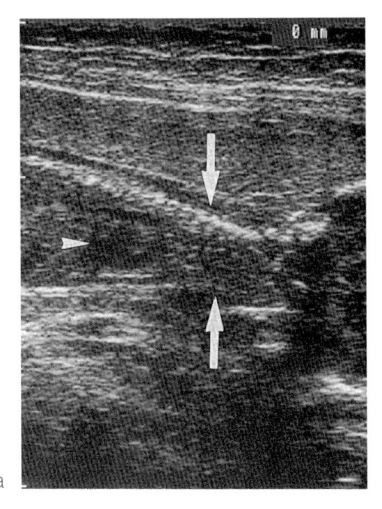

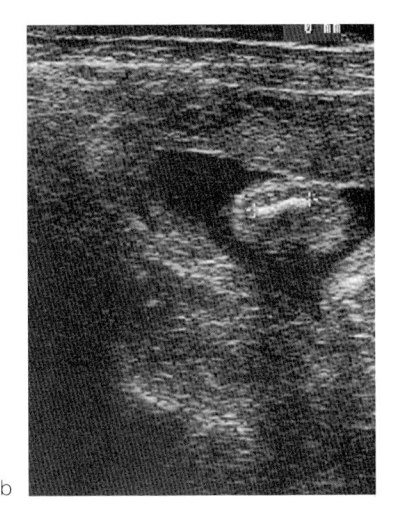

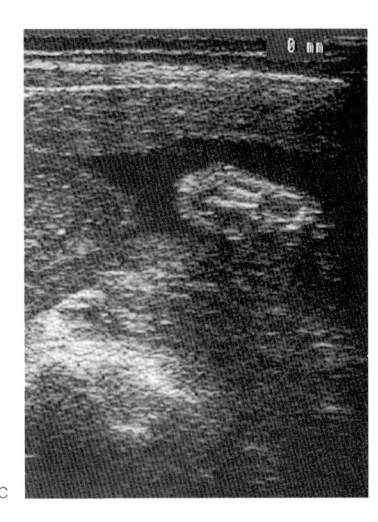

Abb. 21-2 Sonogramme einer thanatophoren Dysplasie Typ I mit beginnender Makrozephalie in der 23. Schwangerschaftswoche (siehe auch Abb. 21-3a).
a) mit Thoraxenge (→←; ▷ = Herz), b) Mikromelie, dargestellt am Humerus, c) Mikromelie, dargestellt an den Unterarmknochen

– *thanatophore Dysplasie Typ 1 (ohne Kleeblattschädel):*
  Autosomal-dominant. Mikromelie, Makrozephalie, Thoraxenge und gelegentlich Hydrozephalie. Röntgenologisch: Verkürzung und Verplumpung der Röhrenknochen mit charakteristischer telefonhörerartiger Krümmung der Femora sowie Platyspondylie mit typischer H- oder U-Form der Wirbelkörper (Abb. 21-3a)

– *thanatophore Dysplasie Typ II (mit Kleeblattschädel):*
  Autosomal-dominant. Zumeist weniger ausgeprägte Verkürzung und Krümmung der Röhrenknochen, aber kleeblattartige Deformierung des Schädels durch Kraniosynostosen im Bereich der Lambdoidal- und Koronalnaht

– *Achondrogenesie Typ I (Parenti/Fraccaro):*
  Autosomal-dominant. Extreme Mikromelie, Makrozephalie und Thoraxenge, häufig mit Hydrops fetalis und Polyhydramnie einhergehend. Röntgenologisch: nahezu fehlende Ossifikation der Wirbelkörper, kurze Rippen, extrem kurze trapezoide oder ausgezackte Röhrenknochen, mangelhafte Schädelossifikation

– *Achondrogenesie Typ II (Langer/Saldino):*
  Autosomal-rezessiv. Mikro- oder Brachymelie, normale Schädelossifikation und variable Grade einer Wirbelkörperossifikationsstörung, vorwiegend im Bereich der Hals- und Lendenwirbelsäule (Abb. 21-3b)

– *homozygote Achondroplasie:*
  Homozygotie einer autosomal dominanten Genmutation, die in heterozygotem Status die Achondroplasie bedingt. Betrifft 25% der Nachkommen aus einer Verbindung zweier achondroplastischer Zwerge. Schwere Manifestation der Achondroplasie mit stärkerer Thoraxenge und Tod durch Ateminsuffizienz

– *Fibrochondrogenesie:*
  Autosomal-rezessiv. Rhizomele Mikromelie, Kamp(t)odaktylie, auffallend flache Orbitalhöhlen mit prominenten Augen, Gaumenspalte, Ohranomalien, häufig Omphalozele. Röntgenologisch: Verkürzung der Rippen und der Röhrenknochen, besonders der Humeri und Femora, mit Auftreibung der Metaphysen; Platyspondylie

– *Chondrodysplasia punctata:*
  Autosomal-dominant und -rezessiv, X-chromosomal-dominant und -rezessiv; als sogenanntes Marcumar-Syndrom exogen. Mikro- und Brachymelie, eventuell Makrozephalie, Linsenkatarakt, ichthyosiforme Hautveränderungen (siehe auch Kap. 16, Tab. 16-4), Trachealstenose, Hydrops. Röntgenologisch: punktförmige Verkalkung in den Epiphysen der langen Röhrenknochen, paravertebral und in Hand- und Fußwurzelknochen. Verkürzung vorwiegend der Humeri und Femora bei der autosomal-rezessiven rhizomelen Form

– *kamp(t)omele Dysplasie:*
  Autosomal-rezessiv. Krümmung der Unterschenkel mit anteriorem Hautgrübchen, Brachymelie, Makrozephalie, Thoraxenge, Tracheobronchomalazie, Hydrozephalie; häufig assoziiert mit XY-

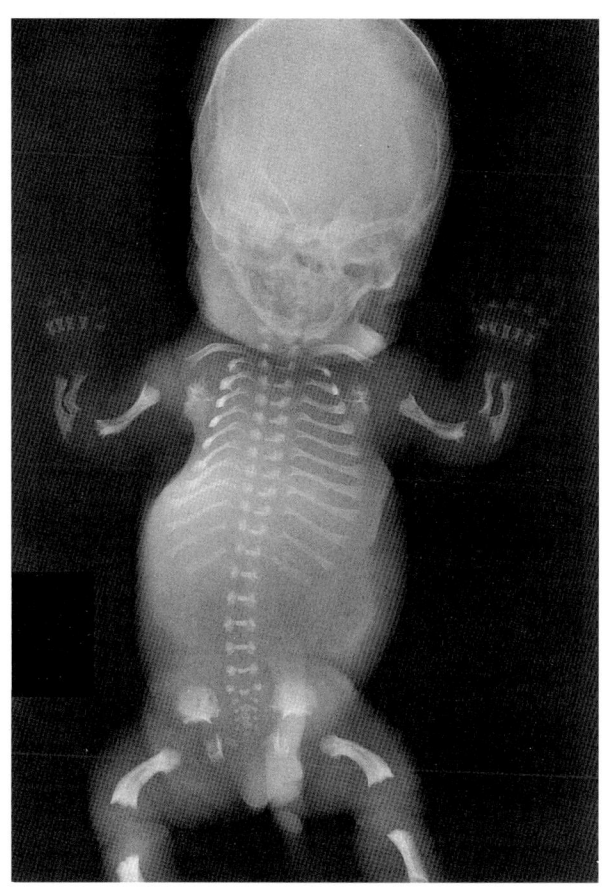

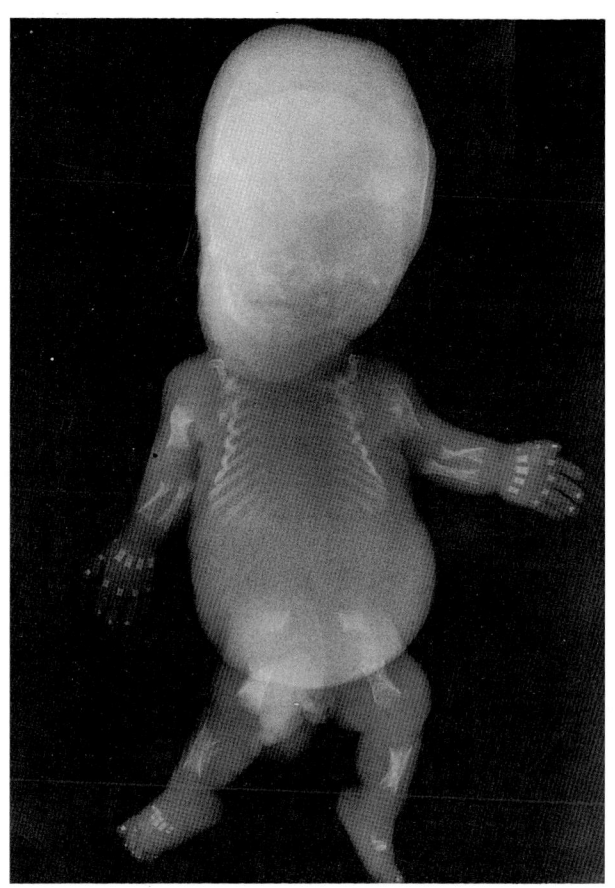

Abb. 21-3 Röntgenaufnahmen abortierter Feten mit Skelettdysplasien auf der Basis einer enchondralen Ossifikationsstörung.
a) männlicher Fetus der 26. Schwangerschaftswoche mit thanatophorer Dysplasie Typ I aufgrund einer autosomal-dominanten Neumutation; kein Wiederholungsrisiko (cave: elterliches Keimzellmosaik)
b) männlicher Fetus der 26. Schwangerschaftswoche mit Achondrogenesie Typ II; autosomal-rezessiv mit 25%igem Wiederholungsrisiko

Gonadendysgenesie. Röntgenologisch: Platyspondylie, besonders zervikal, Hypoplasie der Skapulae und Beckenschaufeln, kurze Rippen, mäßiggradige Verkürzung der Röhrenknochen und anteriore Krümmung der Tibiae
– *Short-rib-Polydaktylie-S Typ I bis VII:*
Autosomal-rezessiv. Mikro- oder Brachymelie, Makrozephalie, mediane Lippenspalte, Gaumenspalte, Thoraxenge, Larynxhypoplasie, häufig Polydaktylie, innere Organfehlbildungen, Hydrops fetalis und Polyhydramnie. Röntgenologisch: Verkürzung der Röhrenknochen (disproportioniert der Tibia im Typ II), irreguläre Metaphysen, extrem kurze Rippen

Häufige letale Knochendysplasien auf der Basis einer ossären Ossifikationsstörung sind:
– *Osteogenesis imperfecta Typ II:*
Autosomal-dominant. Erhöhte Knochenbrüchigkeit in Folge einer mangelhaften Osteoidbildung mit Mikromelie, Kamp(t)omelie und Caput membranaccum. Röntgenologisch: Verkürzung, Verplumpung und Verkrümmung der langen Röhrenknochen bei aufgehellter Knochenstruktur und erkennbaren frischen und älteren Frakturlinien, knotenförmige Auftreibung der Rippen, fehlende Verknöcherung der Schädelkalotte. Zerreißlichkeit der Haut und Weichgewebe durch mangelhafte Kollagenfaserbildung (Abb. 21-4a)
– *Hypophosphatasia letalis:*
Autosomal-rezessiv. Knochenbrüchigkeit durch erhöhten Knochenabbau und verminderter Kalkeinlagerung bei niedriger alkalischer Phosphatase und erhöhter Phosphoethanolaminausscheidung im Urin. Brachymelie und eventuell Kamp(t)omelie, Caput membranaceum. Röntgenologisch: fehlende Darstellbarkeit insbesondere distaler Skelettabschnitte und des Schädeldachs (Abb. 21-4b)

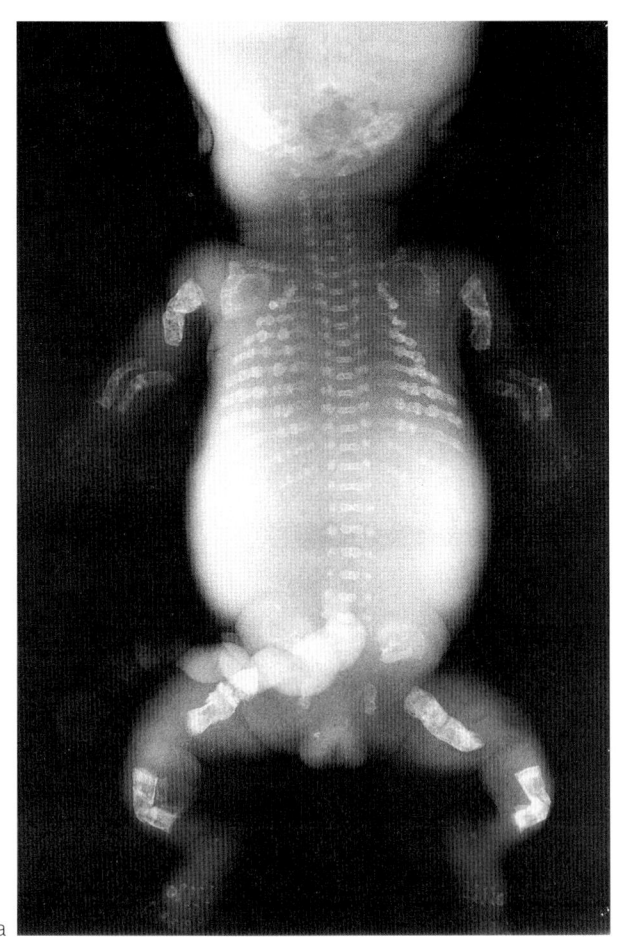

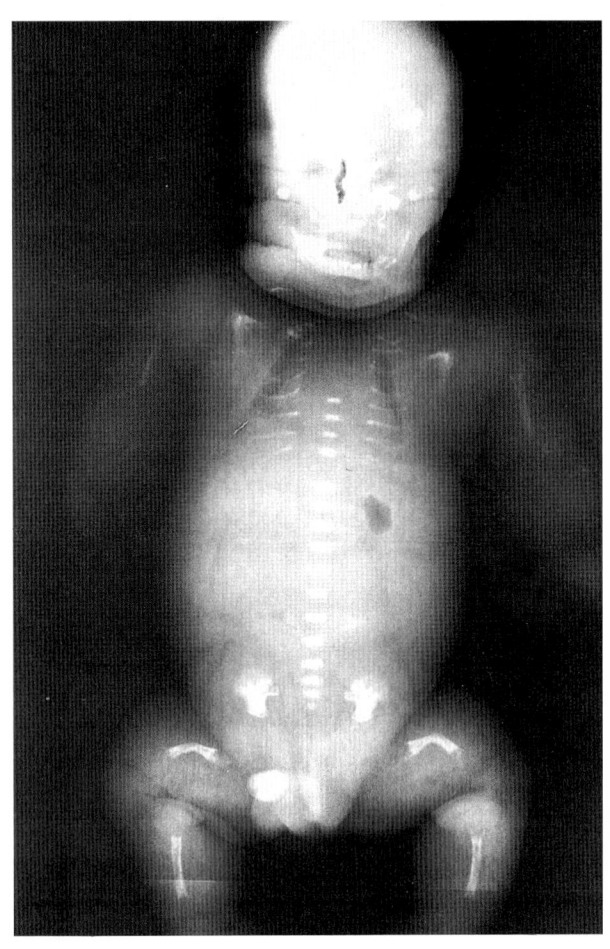

Abb. 21-4 Röntgenaufnahmen von Feten mit letalen Skelettdysplasien auf der Basis einer ossären Ossifikationsstörung.
a) weiblicher Fetus der 24. Schwangerschaftswoche mit Osteogenesis imperfecta Typ II aufgrund diner autosomalen Neumutation; kein Wiederholungsrisiko (cave: elterliches Keimzellmosaik)
b) männlicher Fetus der 38. Schwangerschaftswoche mit kongenitaler infantiler Hypophosphatasie; autosomal-rezessiv mit 25%igem Wiederholungsrisiko

Literatur

1. Queenan, J. T., G. D. O'Brian, S. Campbell: Ultrasound measurement of fetal limb bones. Amer. J. Obstet. Gynec. 138 (1980) 297.
2. Rauskolb, R., V. Jovanovic, W. Rohlfing: Prenatal diagnosis of fetal limb deformities. In: Kurjak, A., A. Kratochwil (eds.): Recent Advances in Ultrasound Diagnosis 3, p. 263 ff. Excerpta Medica, Amsterdam – Oxford – Princeton 1981.
3. Rohlfing, W.: Sonographische Untersuchungen über das normale Wachstum fetaler Extremitätenknochen in der 16.–24. Schwangerschaftswoche. Inauguraldissertation, Universität Gießen 1986.
4. Schlensker, K.-H.: Die sonographische Darstellung der fetalen Extremitäten im mittleren Trimenon. Geburtsh. u. Frauenheilk. 41 (1981) 366.
5. Wladimiroff, J. W., M. G. J. Jahoda, J. Laar van Sabben, M. F Niermeier: Prenatal diagnosis of skeletal deformities: early measurement of fetal extremities using real-time ultrasound. In: Kurjak, A., A. Kratochwil (eds.): Recent Advances in Ultrasound Diagnosis 3, p. 273 ff. Excerpta Medica, Amsterdam–Oxford–Princeton 1981.

22 Verdauungstrakt und Bauchwand

H. Rehder, R. Rauskolb

Inhalt

1	Normale und pathologische Entwicklung des Verdauungstraktes und der Bauchwand	390		
1.1	Normale Entwicklung	390		
1.1.1	Verdauungstrakt	390		
1.1.2	Bauchwand	390		
1.2	Pathologische Entwicklung	391		
1.2.1	Bauchwanddefekte	391		
1.2.1.1	Omphalozele	391		
1.2.1.2	Umbilikalhernie	391		
1.2.1.3	Gastroschisis	391		
1.2.1.4	Kloaken- oder Harnblasenekstrophie	391		
1.2.2	Atresien des Verdauungstraktes	392		
1.2.2.1	Ösophagusatresie	392		
1.2.2.2	Magenatresie	392		
1.2.2.3	Darmatresie	393		
1.2.2.4	Anal- und Rektumatresie	393		
1.2.3	Darmduplikationen	393		
1.2.4	Malrotation des Darmes	393		
2	Diagnostik und Therapie von Entwicklungsstörungen des Verdauungstraktes	393		
2.1	Bauchwanddefekte	393		
2.1.1	Pränatale Diagnostik	393		
2.1.2	Entbindungsmodus	394		
2.1.3	Postnatale Therapie	395		
2.2	Fehlbildungen des Verdauungstraktes	395		

1 Normale und pathologische Entwicklung des Verdauungstraktes und der Bauchwand

1.1 Normale Entwicklung

1.1.1 Verdauungstrakt

Die Formierung des primitiven Darmrohrs erfolgt in der 4. Embryonalwoche durch Abfaltung der Keimscheibe vom Dottersack. Hierunter versteht man die seitliche Krümmung der Keimscheibe und die ventrale Annäherung der lateralen Keimscheibenränder zum vorderen Körperwandverschluß. Das der Entodermschicht der Keimscheibe direkt anliegende Dottersacksegment wird dabei abgeschnürt, umscheidet und als primitives Darmrohr in den Embryonalkörper einbezogen, während der Rest als ebenfalls von Entoderm ausgekleideter, sekundärer Dottersack extraembryonal verbleibt, über den Ductus omphaloentericus noch eine Zeitlang eine Verbindung zum embryonalen Darmtrakt aufrechterhält und sich bis zum 3. Embryonalmonat weitgehend zurückbildet (Abb. 22-1).

Das zunächst kranial- und kaudalwärts blind endende primitive Darmrohr erhält nach Resorption der bukkopharyngealen Membran in der 4. Embryonalwoche Zugang zur ektodermalen Mundbucht (Stomodeum) und nach Öffnung der Analmembran bzw. der dorsalen Kloakenmembran in der 9. Embryonalwoche Verbindung zur ektodermalen Analgrube (Proktodeum). Das Darmrohr gliedert sich in Vorder-, Mittel- und Enddarm und ist nach Ausbildung der Körperhöhlen (intraembryonales Zölom) nur mehr über ein dorsales, im oberen Darmabschnitt auch ventrales mesodermales Ligament mit der hinteren bzw. vorderen Körperwand verbunden.

Aus dem *Vorderdarm* entwickeln sich Pharynx, Ösophagus, Magen und oberes Duodenum sowie über knospenförmige Aussprossungen Pankreas, Leber und extrahepatische Gallenwege. Auch die unteren Luftwege stellen ein entodermales Derivat des Vorderdarms dar, wobei die Abgliederung der Trachea über das Septum oesophageotracheale erfolgt. Sowohl Ösophagus als auch Duodenum erleben durch überschießende Epithelproliferation in der 5. und 6. Embryonalwoche eine Phase der Lichtungsobliteration mit anschließender Rekanalisation.

Aus dem Mitteldarm formen sich das untere Duodenum, Jejunum, Ileum, Zökum, Colon ascendens und proximales Colon transversum. Durch starkes Längenwachstum des Mitteldarms kommt es zur Schleifenbildung und zum physiologischen Nabelbruch, d. h. zum Austritt der sogenannten intestinalen Nabelschleife in das extraembryonale Zölom des Nabelstrangs (cave: physiologische Omphalozele). Die Rückverlagerung der Dünndarmschlingen in den Bauchraum sollte mit der 10. Embryonalwoche abgeschlossen sein.

Die Derivate des *Enddarms* sind das distale Colon transversum, das Colon descendens, das Sigmoid und die Kloake, die in der 6. Embryonalwoche durch das Septum urorectale in Rektum und oberen Analkanal sowie in Harnblase und Urethra untergliedert wird.

Nach Rotation des Darms und peritonealer Fixation erhält der Darm in der 12. Embryonalwoche seine endgültige Position.

1.1.2 Bauchwand

Die Bauchwand besteht nach Abfaltung der Keimscheibe vom Dottersack und vorderem Körperwandverschluß sowie nach Ausbildung der Zölomhöhlen (spätere Pleura- und Abdominalhöhle) in der 4. Embryonalwoche aus einer äußeren Ektoderm- und inneren Mesodermschicht. In der 5. Embryonalwoche wandern Muskelzellen von den paravertebral gelegenen Myotomen nach ventral in die laterale und ventrale Bauchwand ein und bilden hier drei Muskelschichten (Mm. obliquus externus und internus und M. transversus abdominis) sowie beidseits der Mittellinie den M. rectus abdominis.

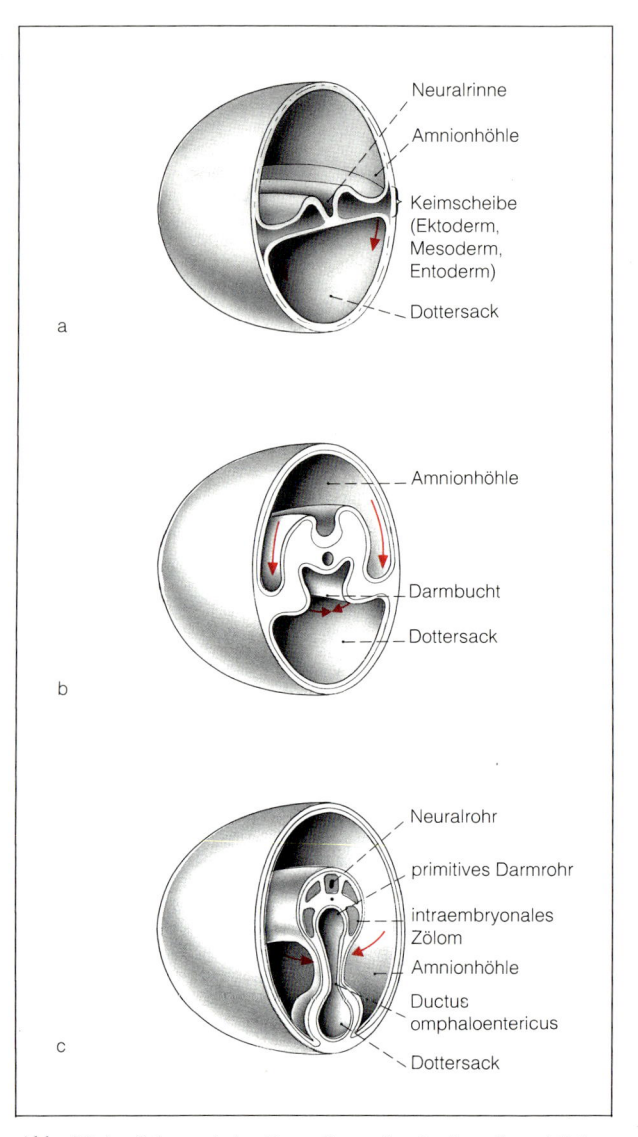

Abb. 22-1 Schematische Darstellung der Stadien der seitlichen Krümmung und Abfaltung der embryonalen Keimscheibe vom Dottersack mit Ausbildung von primitivem Darmrohr (= intraembryonaler Dottersackanteil), Ductus omphaloentericus (intraumbilikaler Dottersackanteil) und extraembryonalem Dottersack. Fruchtanlage im Querschnitt.

1.2 Pathologische Entwicklung

Zu den Störungen der genannten Entwicklungsprozesse gehören zum einen die Bauchspalten mit Eventeration der Bauchorgane, zum anderen die Atresien, Duplikationen und Rotationsanomalien des Verdauungstraktes.

1.2.1 Bauchwanddefekte

1.2.1.1 Omphalozele

Eine Omphalozele ist eine mediane Eventeration von Bauchorganen durch einen vergrößerten Nabelring in eine persistierende, zelenartig erweiterte extraembryonale Zölomhöhle im proximalen Nabelschnursegment (fehlende Rückverlagerung der Darmschlingen aus der physiologischen Nabelhernie, Abb. 22-2). Bei größeren Omphalozelen besteht eine Assoziation mit einem supraumbilikalen oder subumbilikalen, medianen Bauchwanddefekt, der mit mangelhafter Muskularisierung und insgesamt Verkürzung der Bauchwand und damit Verkleinerung der Bauchhöhle und Vergrößerung des Nabelringes einhergeht. Subumbilikale Bauchwanddefekte führen zur Harnblasenekstrophie.

Während die Gastroschisis (Abschn. 1.2.1.3) und die Harnblasen- bzw. Kloakenekstrophie (Abschn. 1.2.1.4) selten sind und als disruptive Störungen sporadisch auftreten, stellt die Omphalozele mit einer Prävalenz von 1:3500 eine relativ häufige Fehlbildung dar. Sie ist oftmals Bestandteil eines chromosomalen (z.B. Trisomie 18 oder 13), gelegentlich auch monogenen Syndroms (z.B. EMG-Syndrom = *E*xomphalos, *M*akroglossie, *G*igantismus).

1.2.1.2 Umbilikalhernie

Nach bereits erfolgter Rückverlagerung des Darms aus der physiologischen Nabelhernie in den Bauchraum, Darmdrehung und peritonealer Fixierung kommt es zu erneutem Prolaps von Peritoneum und Darmschlingen durch einen erweiterten und mangelhaft verschlossenen Nabelring.

1.2.1.3 Gastroschisis

Die Gastroschisis ist eine seltene, disruptive Bauchwandverschlußstörung mit zumeist lateralem, vorzugsweise linksseitigem Bauchwanddefekt und Übergang der Defekträder in Amniongewebe, das die eventerierten Bauchorgane sackförmig umgeben kann, in der

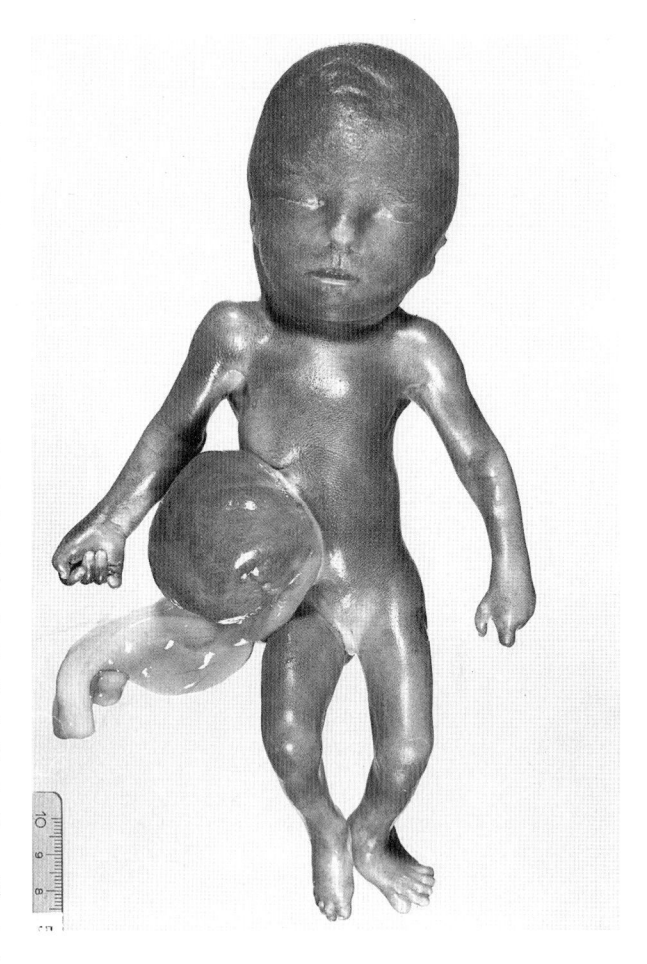

Abb. 22-2 Omphalozele bei Erweiterung des Nabelrings und Eventeration von Anteilen der Leber und des Darmes bei einem weiblichen Feten (27 cm, 24. Schwangerschaftswoche) mit Trisomie 18.

Regel aber rupturiert und mit der Darmoberfläche verklebt ist (Abb. 22-3). Häufige Begleitfehlbildungen sind eine Skoliose der Wirbelsäule, eine kurze Nabelschnur (Brachyomphalos) sowie im Rahmen eines Entwicklungsfelddefektes ipsilaterale Nieren- und Extremitätenfehlbildungen. Eine Thorakogastroschisis ist oftmals assoziiert mit kranialen Neuralrohrdefekten, Lippen-Kiefer-Gaumenspalten und amniogenen Fehlbildungen.

1.2.1.4 Kloaken- oder Harnblasenekstrophie

Eine Ekstrophie der Kloake oder Harnblase geht mit einer infraumbilikalen Bauchspalte mit Spaltung auch der Harnblase und Urethra (Epispadie) bzw. – bei gleichzeitig gestörter Entwicklung des Septum urorectale – mit Spaltung einer persistierenden Kloake, gelegentlich auch des distalen Kolons, einher. Bei

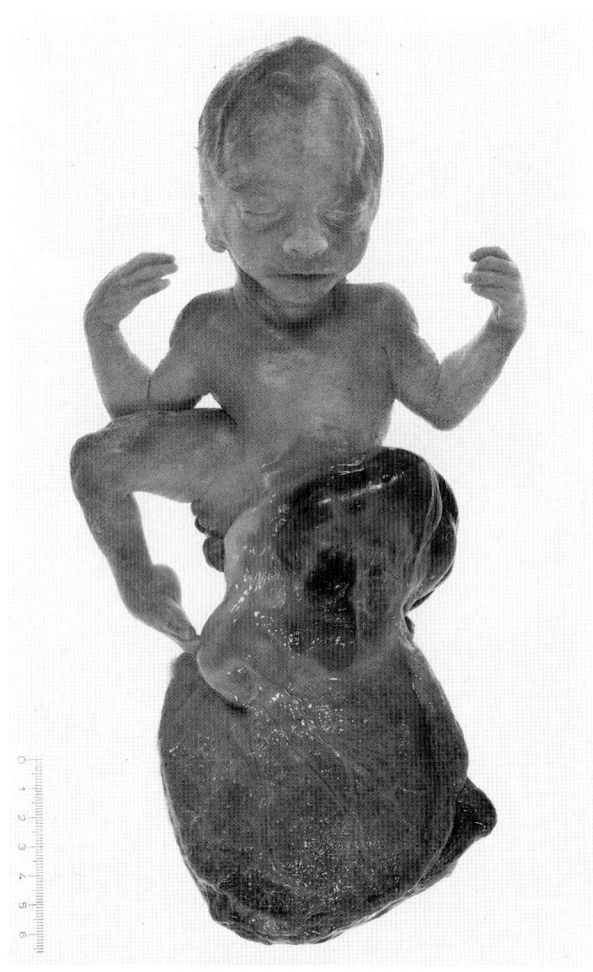

Abb. 22-3 Linksseitige Gastroschisis bei Bauchwanddefekt und Brachyomphalos mit Amnionabdeckung der eventerierten Bauchorgane, adhärenter Plazenta und assoziierten Fehlbildungen (Skoliose, Nierenagenesie links und Defektfehlbildung des linken Beines) bei einem weiblichen Feten in der 24. Schwangerschaftswoche (27 cm).

1.2.2 Atresien des Verdauungstraktes

1.2.2.1 Ösophagusatresie

Die Ösophagusatresie, mit einer Prävalenz von 1:1000 bis 1:2000, ist die häufigste Atresieform. Sie tritt meist als Atresie eines mittleren Segments mit blind endendem oberem Ösophagus und tracheoösophagealer Fistel des unteren Ösophagus in Höhe oder oberhalb der Bifurkation der Trachea auf (Typ I nach Swenson bzw. Typ 3b nach Vogt stellen 90% aller Ösophagusatresien dar). Einfache Ösophagusatresien ohne tracheoösophageale Fistel (Swenson Typ II oder Vogt Typ 2 = 5 bis 8%) oder einfache tracheoösophageale Fisteln ohne Ösophagusatresie (Swenson Typ III oder Vogt Typ 3c = 3%) sind selten (Abb. 22-4), während obere oder doppelte tracheoösophageale Fisteln ebenso wie komplette Ösophagusatresien oder komplette ösophageale Spalten eine Rarität darstellen. In 50% der Fälle finden sich Begleitfehlbildungen (häufig als VATER-Assozation, siehe auch Abb. 21-1) oder ein syndromaler Symptomenkomplex (z.B. Trisomie-18-Syndrom).

1.2.2.2 Magenatresie

Die Magenatresie ist eine seltene Atresieform, die präpylorisch oder intrapylorisch lokalisiert und als membranöse oder segmentale Atresie häufig mit Epidermolysis bullosa Typ Herlitz (autosomal-rezessiv) assoziiert ist (siehe auch Kap. 16, Abschn. 2.5.2).

1.2.2.3 Darmatresie

Diese disruptive Entwicklungsstörung hat eine Prävalenz von 1:2000. Die membranöse Atresie (Typ I) ist häufiger im Duodenum (subpapillär) gelegen. Segmentatresien mit erhaltener Kontinuität durch ein

Kloakenekstrophie sind besonders kaudale Fehlbildungen häufig, wie z.B. untere Neuralrohrdefekte, Wirbelanomalien oder Nierenfehlbildungen.

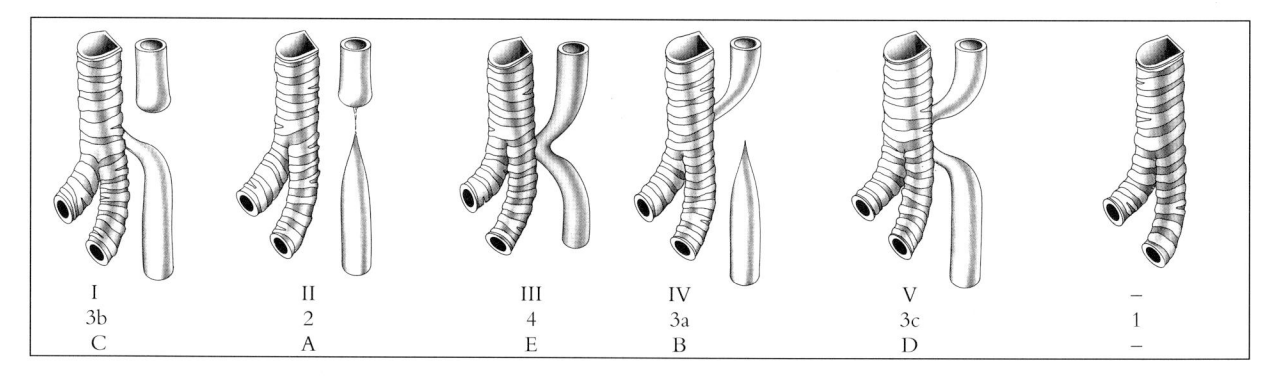

I	II	III	IV	V	–
3b	2	4	3a	3c	1
C	A	E	B	D	–

Abb. 22-4 Klassifikation der Ösophagusatresien und tracheoösophagealen Fisteln. Obere Beschriftungsreihe: Typ I bis V nach Swenson et al.; mittlere Beschriftungsreihe: Typ 1 bis 4 nach Vogt; untere Beschriftungsreihe: Typ A bis E nach Gross.

fibröses oder fibromuskuläres Band (Typ II) oder Segmentatresie ohne Kontinuität (Typ III) finden sich vorzugsweise im Jejunum, Ileum oder Kolon. Das Duodenum ist in 25%, das Jejunum in 15%, das Ileum in 50% und das Kolon in 5% der singulären Darmatresien (d. h. ohne Anal- und Rektumatresie) betroffen; in 5% der Fälle liegen multiple Darmatresien vor. Häufige Begleitfehlbildungen sind Ösophagusatresie und Herzfehler. Bei Darmatresien ist auch an eine Chromosomenanomalie oder an eine zystische Fibrose (Mukoviszidose) zu denken. Die Trisomie 21 geht in 1 bis 2% der Fälle mit Duodenalatresien einher, und umgekehrt sind 30% der Duodenalatresien mit einer Trisomie 21 vergesellschaftet.

1.2.2.4 Anal- und Rektumatresie

Diese primäre Entwicklungsstörung hat eine Prävalenz von 1:5000. Die membranöse Analatresie entsteht in Folge einer ausbleibenden Perforation der Analmembran; die Segmentatresie beruht auf einer fehlenden oder unvollständigen Abgrenzung des Rektums aus der primitiven Kloake durch das Septum urorectale (siehe auch Kap. 20, Abb. 20-1). Das breite Spektrum möglicher Anomalien reicht von der Analstenose (Typ I) über die membranöse Analatresie (Typ II) zur Anal- und Rektumatresie (Typ III) unterschiedlicher Ausdehnung und mit oder ohne Fistelbildung zur Kloake, Urethra, Vagina oder zum Perineum. Es gibt eine häufige Assoziation mit anderen Fehlbildungen (z.B. VATER-Assoziation, Prune-belly-Sequenz) oder chromosomalen (insbesondere Trisomie 18 oder 22) und monogenen Krankheitsbildern (z.B. Fraser-Syndrom, Townes-Syndrom). Bei wahrscheinlich sekundär erworbener, interkalarer Rektumatresie (Typ IV) sind Anus, Harnblase, Urethra und Vagina normal entwickelt.

1.2.3 Darmduplikationen

Darmduplikationen stellen Segmentduplikationen dar. Sie kommen extrem selten vor und sind im Rahmen eines „Split-notochord-Syndroms" häufig mit vertebralen Anomalien oder Neuralrohrdefekten assoziiert.

1.2.4 Malrotation des Darmes

Nach Rückverlagerung des Darmes aus der physiologischen Nabelhernie kann es zu einer unvollständigen Darmdrehung und mangelnden peritonealen Fixierung kommen. Diese Anomalie wird häufig bei chromosomalen oder genetischen Syndromen gefunden.

2 Diagnostik und Therapie von Entwicklungsstörungen des Verdauungstraktes

2.1 Bauchwanddefekte

2.1.1 Pränatale Diagnostik

Bauchwanddefekte wie Omphalozelen und eine Gastroschisis sind aufgrund ihres typischen sonographischen Bildes relativ leicht pränatal zu erkennen (Abb. 22-5). Von großer Bedeutung ist eine genaue *Unterscheidung zwischen Omphalozele und Gastroschisis* (bei der ein peritonealer Sack fehlt), weil eine Gastroschisis noch häufiger als eine Omphalozele mit Begleitfehlbildungen einhergeht; allerdings fehlen hier Chromosomenanomalien. Betroffen sind meist die ipsilateralen Extremitäten, Nieren und die Wirbelsäule (Skoliose). Begleitanomalien von Omphalozelen waren im eigenen Untersuchungsgut allerdings ausgesprochen häufig nachzuweisen (80% der Fälle). Im einzelnen waren dies: Wirbelsäulendeformitäten, Hydronephrose und Hydroureter, Herzfehlbildungen, Spina bifida oder multiple Fehlbildungen, oftmals im Rahmen einer Trisomie 18. Die häufige Kombination von Omphalozelen und einer Gastroschisis mit anderen schwerwiegenden Fehlbildungen oder Entwicklungsstörungen muß bei der Diskussion über mögliche Konsequenzen berücksichtigt werden.

Omphalozelen können eine Erhöhung der *AFP-Konzentration* im Fruchtwasser, in etwa 60% der Fälle auch im mütterlichen Serum verursachen [3], so daß bei der daraufhin gezielten Ultraschalluntersuchung differentialdiagnostisch in der Hauptsache eine Omphalozele oder eine Spina bifida, gelegentlich aber auch die Kombination beider Fehlbildungen in Frage kommt (siehe auch Kap. 17, Abschn. 2.2.2).

22 Verdauungstrakt und Bauchwand

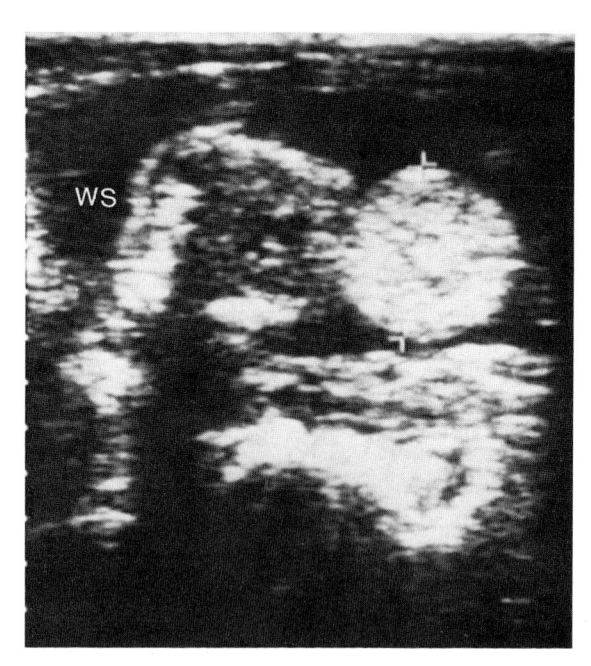

Abb. 22-5 Sonographische Darstellung einer Omphalozele bei einem Feten in der 24. Schwangerschaftswoche. Durchmesser (+ – +) 37 mm; im Bruchsack befindet sich Lebergewebe. WS = Wirbelsäule.

2.1.2 Entbindungsmodus

Für eine optimale *Planung des geburtshilflichen Vorgehens* und der postnatalen Versorgung des Kindes kann der Einsatz der Kernspintomographie von Vorteil sein. Inzwischen liegen mit diesem Verfahren erste Erfahrungen bei der pränatalen Diagnostik von Fehlbildungen vor. Abbildungen 22-6a und b demonstrieren jeweils ein Kind mit einer Omphalozele und einer Gastroschisis, wobei die Untersuchungen erst nach der 30. Schwangerschaftswoche erfolgten.

Ein augenfälliger Vorteil der Kernspintomographie liegt darin, daß der Fetus auch noch im III. Trimenon vollständig dargestellt werden kann, insbesondere auch im Falle einer Oligohydramnie und einer daraus resultierenden Bewegungsarmut des Kindes. Lebhafte Kindsbewegungen wiederum wirken sich im II. Trimenon bei der Kernspintomographie störend aus. Als Nachteile dieses Untersuchungsverfahrens sind neben den hohen Kosten, der zeitaufwendige Untersuchungsgang und die nicht ständig gegebene Verfügbarkeit zu nennen [2].

Bei Omphalozelen und einer Gastroschisis stellt sich dem Geburtshelfer immer wieder die Frage nach dem *Entbindungsmodus*. Die Indikation zur Schnittentbindung sollte hier unter Abwägung der Vor- und Nachteile im Einzelfall gestellt werden, da aufgrund der kinderchirurgischen Erfahrungen endgültige Ergebnisse über eine signifikante Verbesserung der Überlebenschancen im Falle einer Sectio bis heute nicht vorliegen [5]. Im Fall einer sehr großen, auch rupturierten Omphalozele wird man sicherlich der abdominalen Schnittentbindung den Vorzug geben.

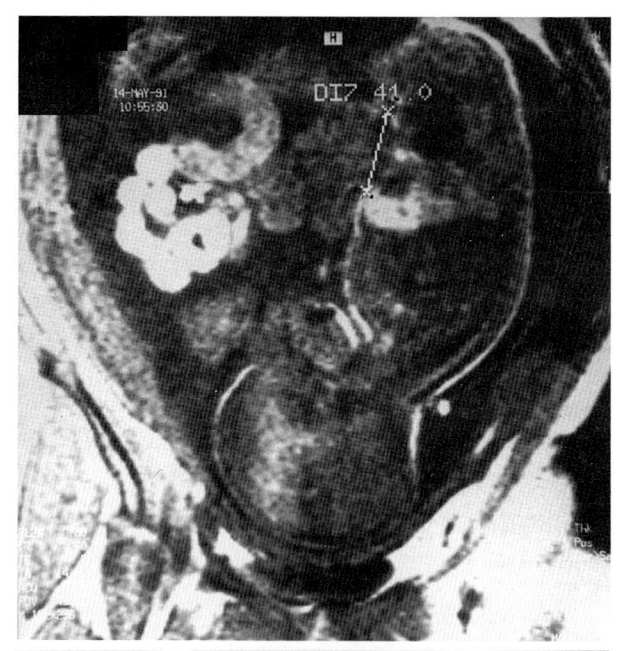

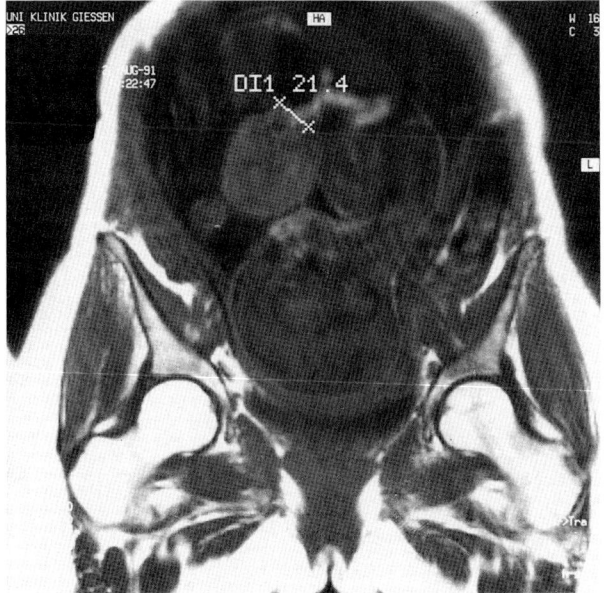

Abb. 22-6 Kernspintomographische Darstellung von Feten mit Bauchwanddefekten.
(Originalabbildungen: V. Jovanovic, Universitäts-Frauenklinik Gießen)
a) Gastroschisis in der 33. Schwangerschaftswoche. Sagittalschnitt; Länge des Bauchwanddefektes: 41 mm
b) Omphalozele in der 34. Schwangerschaftswoche. Länge des Defektes: 21 mm (DI 1); Größe der Omphalozele: 60 × 51 × 50 mm

2.1.3 Postnatale Therapie

Eine Omphalozele und eine Gastroschisis sind grundsätzlich *postnatal operabel*, wobei aber für Omphalozelen sicherlich in bestimmten Fällen die Operabilität sehr eingeschränkt ist. Für die Beurteilung der Operabilität sollte in jedem Fall rechtzeitig der Kinderchirurg konsiliarisch hinzugezogen werden; darüber hinaus ist es wichtig, den Inhalt der Omphalozele sonographisch möglichst in allen Einzelheiten zu beurteilen. So ist die Leber häufig in einer Omphalozele anzutreffen, sonographisch erkennbar anhand der V. umbilicalis. Enthält die Omphalozele alle Abdominalorgane oder einen großen Anteil vom Darm sowie die Harnblase, dann ist eine operative Korrektur wenig erfolgversprechend [1, 5]. In solchen Fällen kann eine künstliche Erweiterung des Abdominalraums durch verschiedene Techniken erreicht werden, z.B. durch Einnähen eines Duralappens oder Aufnähen eines Silastic-Beutels [5].

Für die operative Versorgung von großen Omphalozelen oder auch bei Gastroschisis hat für die Kinderchirurgen die Verwendung von *Eihäuten* als Autotransplantat bei der operativen Behandlung der angeborenen Bauchwanddefekte zunehmende Bedeutung erlangt, insbesondere in solchen Fällen, bei denen ein primärer Bauchdeckenverschluß ohne intraabdominale Druckerhöhung nicht möglich ist [4]. Eine postoperative intraabdominale Druckerhöhung mit Zwerchfellhochstand, Herzverlagerung und Kompression der unteren Hohlvene kann innerhalb weniger Stunden zur kardiorespiratorischen Insuffizienz mit letalem Ausgang führen.

Für den Geburtshelfer gilt es daher, darauf zu achten, in solchen Fällen *dem Kinderchirurgen die Plazenta mit den Eihäuten unter sterilen Bedingungen weiterzuleiten*. Bei der Festlegung des Entbindungstermins ist auch zu beachten, daß das Geburtsgewicht für die postoperative Prognose von entscheidender Bedeutung ist. Das Zusammentreffen von Unreife und Fehlbildung wirkt sich in besonderer Weise ungünstig auf die Überlebenschancen aus [4].

2.2 Fehlbildungen des Verdauungstraktes

Fehlbildungen des Verdauungstraktes treten häufig in Kombination mit einem Hydramnion auf, so daß diese bei der Ultraschalluntersuchung leicht zu erkennende Anomalie als wichtiges Hinweiszeichen zu beachten ist. Mehrere Horizontal-, Sagittal- sowie Frontalschnitte durch den fetalen Rumpf ermöglichen eine Organdifferenzierung und die Erkennung von *meist zystischen Strukturstörungen*. Bei sonographisch unauffälligem Urogenitalsystem ist hier in erster Linie an Darmatresien, Mesenterialzysten, Ovarialzysten oder auch an ein Megakolon zu denken.

Das Schlucken von Fruchtwasser durch den Feten läßt den *Magen* als echofreies Gebilde sichtbar werden. Ist ein gefüllter Magen bei wiederholten Ultraschalluntersuchungen nicht nachweisbar, kann dies Folge einer Ösophagusatresie sein. Andererseits schließt der Nachweis eines gefüllten Magens eine Ösophagusatresie nicht grundsätzlich aus, weil trotz einer Atresie Ösophagotrachealfisteln ein Auffüllen des fetalen Magens mit Fruchtwasser dennoch ermöglichen.

Nebeneinander gelegene und persistierende „zystische Tumoren" im fetalen Abdomen werden als *„Double-bubble-Phänomen"* bezeichnet und sprechen für das Vorliegen einer Duodenalatresie. Das Double-bubble-Phänomen kommt einmal durch den zystisch erweiterten Magen, zum anderen durch die Erweiterung des Duodenums zwischen Stenose und Pylorus zustande (Abb. 22-7).

Auch im Bereich des Jejunums und Ileums sind Atresien sonographisch an den durch das Passagehindernis dilatierten Darmschlingen nachzuweisen. Die erweiterten Darmschlingen bilden multiple, echofreie, septierte Areale unterschiedlicher Größe und wechselnder Form (Peristaltik).

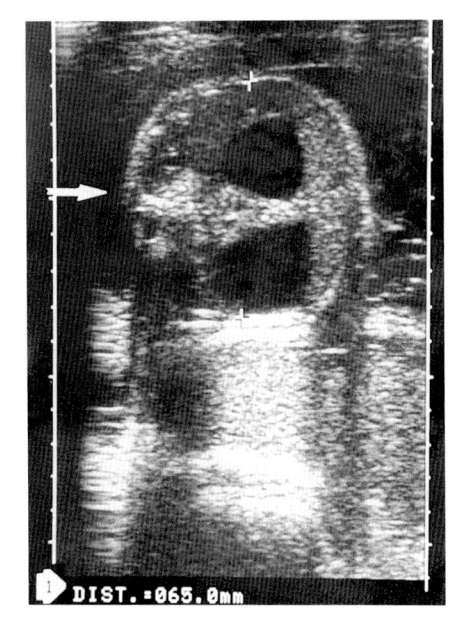

Abb. 22-7 Sonographische Darstellung einer Duodenalatresie mit „Double-bubble-Phänomen" bei einem Feten in der 28. Schwangerschaftswoche. → fetale Wirbelsäule; Thorax-Querdurchmesser: 65 mm. Die Karyotypisierung ergab eine Trisomie 21.

Häufig findet sich ein *Hydramnion* als Folge einer verminderten Resorption des Fruchtwassers im Darm. Das Ausmaß des Hydramnions wiederum hängt von der Lokalisation der Stenose ab und ist demzufolge bei hoch sitzendem Darmverschluß zum Teil exzessiv, bei einem distalen Sitz weniger ausgeprägt vorhanden. Hier sind nicht selten Entlastungspunktionen notwendig; eine vorzeitige Entbindung ist aber meist nicht gerechtfertigt, weil die Frühgeburtlichkeit im Hinblick auf die postnatal notwendige Operation die Prognose belastet und die möglichen Komplikationen bei abwartender Haltung weniger schwer wiegen.

Eine *Perforation* ist sonographisch am Auftreten von Aszites bei gleichzeitigem Verschwinden zumindest eines Teils der echofreien Areale zu erkennen. Eine Zunahme der Darmperistaltik und der Darmdilatation ist keinesfalls ein sicheres Zeichen einer bevorstehenden Ruptur.

Für die weitere klinische Betreuung der Schwangerschaft nach erfolgter pränataler Diagnose der beschriebenen Fehlbildungen ist der Ausschluß oder Nachweis der nicht seltenen *Begleitfehlbildungen* von ausschlaggebender Bedeutung. Diese können durchaus vielfältig sein und wurden bereits bei der Darstellung der einzelnen Fehlbildungen des Verdauungstraktes aufgeführt. Dazu gehören auch *Chromosomenanomalien*, woraus sich beim Nachweis von Fehlbildungen des Verdauungstraktes zwingend die Notwendigkeit einer Karyotypisierung ergibt.

Literatur

1. Campbell, S., D. Griffin, A. Roberts, D. Little: Early prenatal diagnosis of abnormalities of the fetal head, spine, limbs and abdominal organs. In: Orlandi, C., L. Bovichelli, P. Polani (eds.): Recent Advances in Prenatal Diagnosis, p. 418. Wiley, Chichester 1981.
2. Filly, R. A.: Alternative imaging technics: computed tomography and magnetic resonance imaging. In: Harrison, M. R., M. S. Golbus, R. A. Filly (eds.): The Unborn Patient, 2nd ed., pp. 131 ff. Saunders, Philadelphia 1991.
3. Fuhrmann, W., H. Weitzel: Früherkennung und Prävention von Anenzephalie und Myelomeningozele. Gesellschaft für Strahlen- und Umweltforschung mbH München, Bereich Projektträgerschaften (BP)-Bericht 3 (1984) 62.
4. Gharib, M., A. M. Hohlschneider, R. Engelskirchen: Angeborene ventrale Spaltbildungen und Erkrankungen des Magen-Darm-Traktes – chirurgische Korrektur und Prognose. In: Bolte, A., K.-H. Schlensker (Hrsg.): Fetale Erkrankungen, S. 44 ff. Urban & Schwarzenberg, München–Wien–Baltimore 1989.
5. Heiss, W. H.: Dringliche Neugeborenenchirurgie. Bericht des 14. Kolloquiums der Arbeitsgemeinschaft für Perinatalmedizin, Bad Kreuznach, 6. Juni 1984. Humana, Herford 1984.

23 Endokrines System

R. P. Willig

Inhalt

1	Einführung 398		3.2	Nebenschilddrüse 402
			3.3	Schilddrüse 402
2	Hypothalamus und Hypophyse 399		3.3.1	C-Zellen der Schilddrüse 402
2.1	Neurohypophyse 399		3.3.2	Schilddrüsenhormone 402
2.2	Adenohypophyse 399		3.4	Nebenniere 403
2.2.1	Wachstumshormon 399		3.4.1	Nebennierenmark.................. 403
2.2.2	Prolactin....................... 399		3.4.2	Nebennierenrinde 403
2.2.3	Thyreoideastimulierendes Hormon 400			
2.2.4	Adrenokortikotropes Hormon 400		4	Gonaden 405
2.2.5	Gonadotropine 400		4.1	Ovarien 405
			4.2	Testes 406
3	Pankreas, Nebenschilddrüsen,			
	Schilddrüse und Nebennieren........ 401		5	Genitalentwicklung 407
3.1	Pankreas 401			

23 Endokrinologie des Feten

1 Einführung

Hormonspiegel im Blut konnten bisher nur bei Feten ab der 10. Gestationswoche (= 8. Konzeptionswoche) nachgewiesen werden, während der Nachweis im Gewebe bereits ab der 6. Embryonalwoche (Gestationsalter) gelingt (Abb. 23-1 und 23-2). Der Zeitpunkt zum Einsatz von pränatalen Hormontherapien (z. B. beim adrenogenitalen Syndrom) ist vom Zeitpunkt der hormoninduzierten Fehlbildungen abhängig.

Das Verständnis der Hormondiagnostik von Fehlregulationen und Endokrinopathien fällt leichter, je mehr über die fetale Hormonproduktion bekannt ist.

Dabei muß beachtet werden, daß die Plazenta nur von Steroidhormonen sowie von Katecholaminen in beiden Richtungen passiert werden kann. Eiweißhormone sind ebensowenig plazentagängig wie Schilddrüsenhormone. Andererseits kann ein mütterliches Stoffwechselprodukt wie Glukose oder Kalziumionen durch die Plazenta hindurch zum Feten gelangen und dort eine überschießende fetale Hormonproduktion anregen (mütterlicher Diabetes) oder eine inkretorische Drüse supprimieren (mütterlicher Hyperparathyreoidismus).

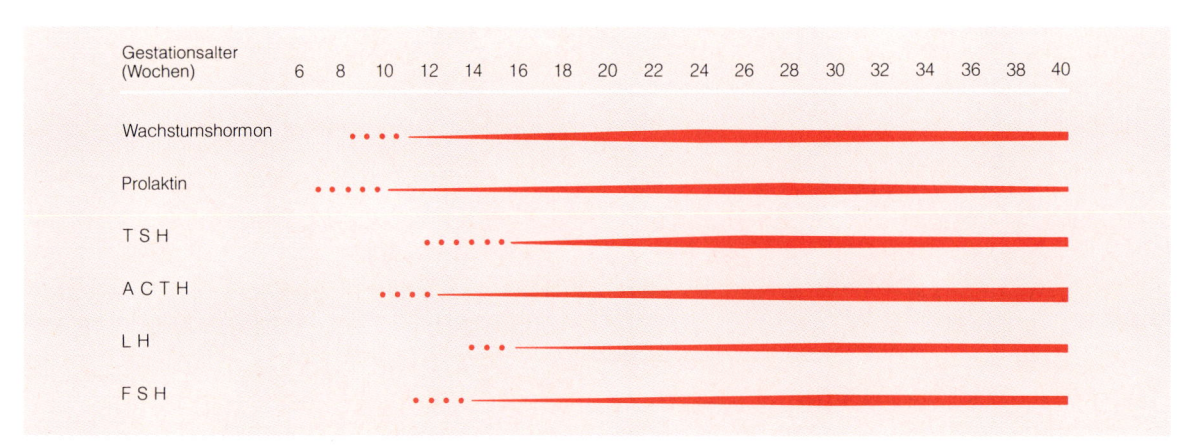

Abb. 23-1 Beginn der hypophysären Hormonproduktion in Abhängigkeit vom fetalen Alter. •••• Nachweis von hormonproduzierenden Zellen, ◄ Nachweis von zirkulierendem Hormon.

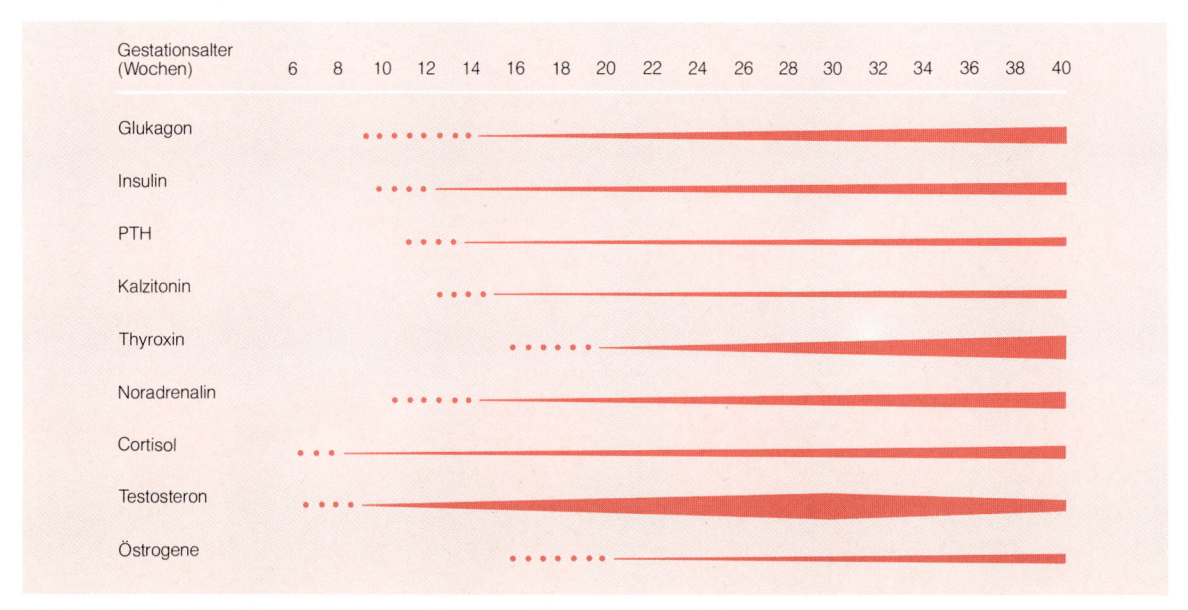

Abb. 23-2 Beginn der peripheren Hormonproduktion in Abhängigkeit vom fetalen Alter. •••• Nachweis von hormonproduzierenden Zellen, ◄ Nachweis von zirkulierendem Hormon.

2 Hypothalamus und Hypophyse

Im Hypothalamus konnten zwischen der 8. und 12. Gestationswoche Releasing-Hormone (TRH, LH-RH, CRH, GH-RH und Somatostatin) nachgewiesen werden. Deren Ausfall stört die fetale Entwicklung nicht. Erst postpartal werden Mangelsymptome (z.B. tertiäre Hypothyreose, Wachstumshormonmangel oder Mikropenis) beobachtet. Eine Suppression des fetalen Hypothalamus ist nur durch mütterliche Steroide möglich, weil sie zusammen mit den Katecholaminen als einzige Hormone plazentagängig sind. Aber selbst sehr hohe Cortisolspiegel im mütterlichen Blut bei Morbus Cushing führen beim Neugeborenen nicht zu einer behandlungsbedürftigen Nebennierenrindeninsuffizienz. Eine Akromegalie oder Hyperprolaktinämie der Mutter stört die fetale Entwicklung nicht, weil das mütterliche Wachstumshormon bzw. das mütterliche Prolactin den Feten nicht erreichen. Überschießende Sekretionszustände des Hypothalamus sind in der Fetalperiode nicht bekannt.

2.1 Neurohypophyse

Das antidiuretische Hormon Arginin-Vasopressin (AVP = ADH = Adiuretin) und das den Uterus kontrahierende und wehenauslösende Oxytocin werden im Hypothalamus gebildet und in der Neurohypophyse in 500facher Konzentration bis zur Sekretion gespeichert. AVP steigert die Wasserresorption im distalen Tubulus. Bei Hypoxie erscheint es vermehrt im Fruchtwasser [28]. Eine Überfunktion wird als inadäquates ADH-Syndrom bezeichnet, das unter anderem bei beatmeten Frühgeborenen angetroffen wird. Der Ausfall der Neurohypophyse hat für den Fetus keine Bedeutung. Postpartal führt ein AVP-Mangel zum Diabetes insipidus neurohormonalis.

2.2 Adenohypophyse

Eine ektodermale Ausstülpung des Daches der Mundbucht (Rathke-Tasche) bildet die spätere Adenohypophyse. Ab dem dritten Fetalmonat ist die Hypophyse zu erkennen, ab dem zweiten Fetalmonat können elektronenmikroskopisch Granula als Zeichen der beginnenden Hormonproduktion ausgemacht werden [1]. Die Konzentrationen steigen im Verlauf der Schwangerschaft an. Für die Gonadotropine, das Prolactin und TSH werden die höchsten Werte zu Beginn der zweiten Schwangerschaftshälfte gefunden, während das ACTH bis zur Geburt ansteigt (Abb. 23-1). Im letzten Trimenon bildet sich der Feedback-Mechanismus für die meisten Hormone aus.

2.2.1 Wachstumshormon

Wachstumshormon (Somatotropin = STH) wurde in azidophilen Zellen der Hypophyse ab der 9. Schwangerschaftswoche gefunden [1]. STH-Serumspiegel erreichen in der 22. bis 26. Gestationswoche ihr Maximum und sind um das Vierfache höher als im Nabelschnurblut [14]. Fetales Wachstum wird mehr durch genetische Faktoren und Nährsubstrate beeinflußt als durch STH [13]. Wachstumshormon stimuliert in der Leber, in den Nieren, in der Plazenta und in anderen Geweben [25] die eigentlichen Wachstumsfaktoren (insulin-like growth factors = IGF) IGF I und II, die ihre Rezeptoren in vielen Geweben, besonders an den Knochenepiphysen finden. Inwieweit humanes plazentares Lactogen (hPL) das fetale Längenwachstum reguliert, ist umstritten [17]. Fällt beim Feten das STH aus, dann wird das fetale Wachstum kaum beeinträchtigt. Es gibt Hinweise dafür, daß das fetale Wachstum abhängig ist vom Insulin, welches ebenfalls die IGF-Bildung anregt [27]: Neugeborene mit angeborenem Insulinmangel sind zu klein, Neugeborene diabetischer Mütter sind übergroß und übergewichtig, wenn hohe mütterliche Blutzuckerspiegel die fetale Insulinsekretion anregten.

2.2.2 Prolactin

Da chemisch das Prolactin dem hypophysären Wachstumshormon ähnelt, ist seine Funktion auf eine leichte IGF-Stimulation beim Feten beschränkt. Neuere Untersuchungen wiesen dem fetalen Prolactin eine antidiuretische Funktion zu [23]. Es konnte in der 7. Gestationswoche nachgewiesen werden und erreicht im Plasma sein Maximum in der 27. bis 30. Schwangerschaftswoche [29]. Fetales Prolactin ist nicht mit TRH stimulierbar [24]. Eine zusätzliche Prolactinsynthese im Amnionepithel wurde wahrscheinlich gemacht [10].

2.2.3 Thyreoideastimulierendes Hormon

In der vorderen medianen Hypophyse kann thyreoideastimulierendes Hormon (TSH) immunoreaktiv ab der 12. Schwangerschaftswoche nachgewiesen werden. Im zweiten Trimenon steigt das Plasma-TSH zunehmend an und kann ab der 26. bis 28. Schwangerschaftswoche durch TRH-Injektionen stimuliert werden. Zum Geburtstermin hin senken sich die TSH-Spiegel, um nach der Geburt bis auf einen kurzfristigen Anstieg in der dritten bis sechsten Lebensstunde auf Werte unter 4 µIE/ml abzufallen.

Der Temperaturverlust nach der Geburt wird für den kurzen postnatalen TSH-Anstieg verantwortlich gemacht. Ähnliche Verhältnisse werden bei Frühgeborenen angetroffen mit dem Unterschied, daß die peripheren Schilddrüsenhormone postnatal um so niedriger ausfallen, je unreifer die Kinder geboren werden. Die TSH-Spiegel verhalten sich trotz der erniedrigten T4-Werte wie bei reifen Neugeborenen. Daraus wird geschlossen, daß der Schwellenwert der T4-Konzentration für die TSH-Freisetzung bei gesunden Frühgeborenen im Sinne einer „Sparschaltung" niedriger liegt als bei reifen Neugeborenen bzw. die Sensibilität der Hypophyse gegenüber peripheren Schilddrüsenhormonen bei Feten und Frühgeborenen geringer ist [4, 32] (weitere Literatur bei [34]).

Erhöhte TSH-Werte finden sich sowohl bei Feten als auch bei Neugeborenen mit mangelhafter Schilddrüsenfunktion (Hypo- oder Athyreose). Nach der Geburt fortbestehende TSH-Erhöhungen werden deshalb zum TSH-Screening auf Hypothyreose bei Neugeborenen benutzt (siehe Abschn. 3.3.2).

2.2.4 Adrenokortikotropes Hormon

Adrenokortikotropes Hormon (ACTH) konnte in den basophilen Zellen der fetalen Adenohypophyse bereits in der 10. Schwangerschaftswoche und im Blut in der 12. Schwangerschaftswoche nachgewiesen werden.

Das ACTH-Molekül besteht aus 37 Aminosäuren. Es bildet sich aus einem Prohormon (Corticotropin) zusammen mit β-Lipotropin (β-LPH), das aus 91 Aminosäuren besteht. Bruchstücke dieses Moleküls sind melanozytenstimulierendes Hormon (α-MSH = 13 Aminosäuren, β-MSH = 18 Aminosäuren), Endorphine und Enkephalin.

ACTH stimuliert an der fetalen Nebennierenrinde sowohl das Zellwachstum als auch die Steroidsynthese und -sekretion. Liegt in der Fetalzeit ein ACTH-Mangel vor (etwa bei einem anenzephalen Feten), entwickelt sich die Nebennierenrinde bis zur 20. Schwangerschaftswoche normal; anschließend tritt eine Nebennierenrindenatrophie auf mit spärlichen Resten der Steroidsynthese. Zugeführtes ACTH aktiviert die ruhende Nebennierenrinde. Ein angeborener familiärer ACTH-Mangel fällt klinisch nur in Belastungssituationen auf, ebenso wie das sogenannte ACTH-unresponsiveness-Syndrom mit Nebennierenrindenhypoplasie bei fraglichem Rezeptordefekt für ACTH an der Nebennierenrinde.

Zur fetalen ACTH-Suppression kommt es durch starke Vermehrung der maternen Glukokortikoide, die leicht die Plazenta passieren und eine negative Rückkopplung auslösen. Aber selbst sehr hohe mütterliche Cortisolspiegel bei Morbus Cushing führten bei Neugeborenen nur einmal zu einer behandlungsbedürftigen Nebennierenrindeninsuffizienz. Eine fetale ACTH-Überproduktion (basophiles Adenom, ektope ACTH-Sekretion) ist eine Rarität und führt postpartal zur Cushing-Symptomatik. Erhöhte ACTH-Spiegel finden sich bei Feten mit adrenogenitalem Syndrom (Literatur bei [34]).

2.2.5 Gonadotropine

Es wird angenommen, daß jede gonadotrope Zelle des Hypophysenvorderlappens sowohl luteotropes Hormon (LH) als auch follikelstimulierendes Hormon (FSH) abgeben kann. Beide Hormone können hypophysär ab der 12. bis 14. Schwangerschaftswoche nachgewiesen werden und erscheinen ab der 16. bis 18. Schwangerschaftswoche im fetalen Blut.

Während der Fetalzeit wirken hohe Konzentrationen plazentaren humanen Choriongonadotropins (hCG) mit LH-Wirkung auf den Hoden ein und stimulieren die Leydig-Zellen. Fetale Gonadotropinmangelzustände stören deshalb die sexuelle Differenzierung nicht, obwohl in einem Fall die mangelhafte Maskulinisierung einem fetalen LH-Mangel zugeschrieben wurde, der auch zu Mikropenis und Kryptorchismus führen kann.

Anenzephale männliche Neugeborene mit komplettem Ausfall der Gonadotropine und Knaben mit Demorsier-Kallmann-Syndrom (Riechstörung und hypothalamischer hypogonadotroper Hypogonadismus) zeigen ähnliche Symptome. Eine vermehrte Gonadotropinsekretion erfolgt beim primären Hypogonadismus (Turner-Syndrom, Hodenverlust, vanishing testes), weil durch die mangelhaft gebildeten Sexualsteroide die physiologische Hemmung fehlt (Literatur bei [34]).

3 Pankreas, Nebenschilddrüsen, Schilddrüse und Nebennieren

Hier werden alle Hormone besprochen, die nicht im Hypothalamus-Hypophysen-System gebildet werden und nicht zu den Gonaden gehören. Die Pankreashormone Insulin und Glucagon, die Hormone des Nebennierenmarks (Katecholamine) und der Nebenschilddrüse (Parathormon) nehmen eine Sonderstellung ein: Sie unterliegen nicht wie die Hormone der Schilddrüse, Nebennierenrinde und Gonaden einer zentralen Steuerung.

3.1 Pankreas

Die vier Pankreashormone (Insulin, Glucagon, Somatostatin, Polypeptid) werden in vier Zelltypen der Langerhans-Inseln gebildet:

- A-Zellen: Glucagon
- B-Zellen: Insulin
- D-Zellen: Somatostatin
- F-Zellen: pankreatisches Polypeptid

Glucagon ist in den fetalen A-Zellen ab der 8. Woche nachweisbar [7] und im Blut in ansteigenden Konzentrationen ab der 15. Woche meßbar [2]. Glucagon kann beim menschlichen Feten die Insulinproduktion stimulieren; die Bedeutung als Antagonist des Insulins spielt wegen der geringen Leberglykogenvorräte und schwach ausgebildeten Glucagonrezeptoren des Feten eine untergeordnete Rolle. Die größte Bedeutung hat das Glucagon nach der Abnabelung von der mütterlichen Glukosezufuhr. Die Aufrechterhaltung eines ausreichend hohen Blutzuckerspiegels kann auf erhöhte Glucagonspiegel wenige Minuten bis Stunden nach der Geburt zurückgeführt werden. In dieser Zeit sind die Insulinspiegel sehr niedrig. Überfunktionszustände sind im Fetalleben nicht bekannt. Glucagonmangel als einzige Ursache für eine neonatale Hypoglykämie ist bisher nur bei zwei nicht optimal dokumentierten Fällen beschrieben und wird daher als Krankheitsentität bezweifelt [3].

Insulin ist in der fetalen B-Zelle ab der elften Schwangerschaftswoche nachgewiesen und findet sich kurz danach in niedriger Konzentration im Blut. Erhöhte Blutzuckerspiegel bei Diabetes mellitus der Mutter mit unzureichender Insulinsubstitution stimulieren die fetale Insulinproduktion. Dadurch vergrößern sich die fetalen B-Zellen (Makronesie) bei vermehrter Zellzahl der Langerhans-Inseln (Polynesie) schon ab der 16. Woche. Es wird angenommen, daß nicht nur mütterliche Glukose, sondern auch Aminosäuren, Ketonkörper und andere Stoffwechselprodukte die Plazenta passieren und den fetalen Inselapparat stimulieren. Die Ursache der embryonalen Fehlbildungen und Fetopathien (Tab. 23-1) wird einerseits mütterlichen Metaboliten, andererseits dem fetalen Hyperinsulinismus zugesprochen.

Erhöhte Insulinspiegel stimulieren Somatomedin (IGF) und erklären den diabetischen Gigantismus, der sowohl die Körpergröße als auch die Organgröße betrifft. Der fetale Hyperinsulinismus kann bei unzureichender Glukosezufuhr von der Mutter zu fetalen Hypoglykämien führen, in der Regel sind jedoch die Blutzuckerspiegel konstant. Überschüssige Glukose wird zu Glykogen und zu Fett metabolisiert. Sie supprimiert die glucagonproduzierenden A-Zellen des Pankreas.

Postpartal fehlt die mütterliche Glukosezufuhr: Glucagon kann nicht schnell genug aktiviert werden, Insulin wird weiter aus den hypertrophierten B-Zellen ausgeschüttet, transitorische Hypoglykämien des Neugeborenen in den ersten Lebensstunden und -tagen sind die Folge.

Unabhängig vom Blutzuckerspiegel der Mutter werden fetale Hyperinsulinämien bis zu 18% bei der fetalen Erythroblastose durch Rhesusinkompatibilität beschrieben, zusätzlich bei dem von Beckwith und

Tabelle 23-1   Auffälligkeiten bei Kindern von schlecht eingestellten diabetischen Müttern. Symptomentstehung während der Embryonalzeit und Fetalzeit

Embryonalzeit	Fetalzeit
Herzfehler	Kardiomegalie
Agenesie des Os sacrum	Hepatomegalie
Mikrokolon	Makrosomie
Darmstenosen	– Überlänge
	– Übergewicht
	Plethora, Polyzythämie
	Atemnotsyndrom
	Hypokalzämie
	Hyperbilirubinämie
	Hypoglykämie (transitorisch)
	Alkalose

Wiedemann beschriebenen EMG-Syndrom, bei der neonatalen Nesidioblastose und dem konnatalen Inselzelladenom. Insulinmangelzustände in der Fetalzeit sind nur in Einzelfällen beschrieben [34].

3.2 Nebenschilddrüse

Die fetale Bildung von Parathormon (PTH) ist nicht exakt definiert. Die gemessenen Blutspiegel sind niedrig, weil von der Mutter zum Feten ein aktiver Kalzium- und Phosphattransport besteht, der die Nebenschilddrüsen supprimiert. Bei hohen Calcitoninspiegeln und niedrigen Calciferolmetaboliten kommt es trotz Knochenbildung nicht zur fetalen Hypokalzämie. Nach der Geburt fällt der Kalziumspiegel ab; PTH wird aber erst nach Ablauf von zwei Tagen vermehrt sezerniert. Diese Konstellation sichert den Knochenaufbau des stark wachsenden Kindes [34].

3.3 Schilddrüse

3.3.1 C-Zellen der Schilddrüse

Beim Feten sorgen hohe Konzentrationen von Calcitonin aus den C-Zellen für den Kalziumeinbau in den Knochen. Auch postpartal wird bei zunächst niedrigem PTH und trotz niedriger Kalziumkonzentration die Knochenbildung durch hohe Calcitoninspiegel aufrechterhalten [30].

3.3.2 Schilddrüsenhormone

Aktives Trijodthyronin (T3) kann erst nach der 30. Schwangerschaftswoche gefunden werden, während inaktives Reverse-T3 (rT3) schon früher erscheint und offenbar die T4-Produktion unterdrückt. Thyroxin (T4) läßt sich in den Thyreozyten zwischen der 16. und 18. Schwangerschaftswoche nachweisen und erscheint im Blut in meßbaren, ansteigenden Konzentrationen [32] ab der 20. Schwangerschaftswoche (Abb. 23-2). Der Regelkreis zwischen Schilddrüsenhormonen, TRH und TSH reift erst kurz vor der Geburt und erklärt die niedrigen TSH-Spiegel Frühgeborener trotz erniedrigter T4-Konzentrationen [4], die sich erst nach Wochen normalisieren [9]. Die physiologische Rolle der fetalen Schilddrüsenhormone ist nicht vollständig geklärt [4].

Überfunktionen der Schilddrüse (Hyperthyreose) kommen bei Feten und Neonaten nur selten vor, während *Unterfunktionen* (konnatale Hypothyreosen) in Deutschland in einer Häufigkeit von ungefähr 1:3000 diagnostiziert werden. Fast immer handelt es sich um eine primäre Hypothyreose. Sie entsteht durch eine fehlende Schilddrüsenanlage (Aplasie = Athyreose), durch mangelhaft ausgebildetes Schilddrüsengewebe (Hypoplasie = Hypothyreose) oder durch unterwertiges Schilddrüsengewebe an falscher Stelle (Ektopie). Nur bei 3% liegen genetische Defekte der Schilddrüsenhormonsynthese vor.

Primäre konnatale Hypothyreosen verursachen im unbehandelten Säuglingsalter später nichtreversible Hirnschäden mit Intelligenzdefekten, Hör- und Sprachstörungen, Ataxie, Apathie, Gedächtnisstörungen, Muskelschwäche und Reflexverlangsamung. Nur eine frühzeitig begonnene Therapie (Thyroxinsubstitution) innerhalb der ersten zwei Lebenswochen sichert eine normale geistige Entwicklung. Leider zeigen Neugeborenen und junge Säuglinge häufig keine oder nur geringe Symptome und machen klinisch die Diagnose schwer oder unmöglich. Um dennoch keine angeborene Hypothyreose zu übersehen, werden alle Neugeborenen nicht nur auf Stoffwechselerkrankungen (Guthrie-Test), sondern auch auf Schilddrüsenunterfunktion untersucht (TSH-Screening).

Hypothyreose-Screening: Am fünften Lebenstag werden wenige Tropfen Blut des Neugeborenen auf vorgefertigtem Filterpapier aufgebracht und zur TSH-Bestimmung (in der Regel zusammen mit dem Guthrie-Test) in das regionale Screening-Labor geschickt. Daraus wird der TSH-Gehalt bestimmt. TSH-Konzentrationen über 20, aber unter 100 mIE/l (0,5% der Fälle) sind verdächtig auf Hypothyreose und müssen sofort kontrolliert werden. Liegt der TSH-Wert über 100 mIE/l (weniger als 0,1% der Trockenblutproben), wird sofort eine Therapie mit L-Thyroxin eingeleitet, ohne die vorher abgenommenen Kontrollwerte (T4, freies T4, TSH) abzuwarten.

Der Geburtshelfer ist verpflichtet, bei einem positiven Ergebnis im TSH-Screening dafür zu sorgen, daß die in der Regel aus der Geburtsklinik mit dem Kind bereits entlassene Mutter einen Pädiater aufsucht, damit die weitere Diagnostik und Therapie des Neugeborenen sichergestellt ist.

3.4 Nebenniere

Beim Menschen sind in der Nebenniere zwei innersekretorische Drüsen vereinigt, die sich aus mesodermalen (Rinde) und aus neuroektodermalen (Mark) Zellen herleiten. Im zweiten Fetalmonat ist die Nebenniere bedeutend größer; das Verhältnis von Nebenniere zu Niere beim Neugeborenen ist immer noch 1:3, beim Erwachsenen 1:28.

3.4.1 Nebennierenmark

Die Zellen des Nebennierenmarks produzieren im ersten Drittel der Schwangerschaft fast ausschließlich Noradrenalin; erst zum Geburtstermin finden sich 20% der Gesamtkatecholamine als Adrenalin, das in spezifischen, färberisch erkennbaren Zellen gebildet wird. Erwachsene produzieren zu 90% Adrenalin [31].

Das fetale Noradrenalin scheint den Blutfluß in der fetoplazentaren Einheit zu regulieren, schützt postpartal vor Hypoglykämien, steigert den O_2-Verbrauch und spielt eine wesentliche Rolle in der Thermoregulation. Zangengeburten führen zu einer deutlich höheren Katecholaminausscheidung im neonatalen Urin als Kaiserschnitte [15].

3.4.2 Nebennierenrinde

Die adrenale Steroidproduktion beginnt zwischen der 6. und 9. Schwangerschaftswoche und ist nicht für alle Hormone gleich. Manche Hormone können von der fetalen Rinde überhaupt nicht gebildet werden. In diesen Fällen benutzt die fetale Nebennierenrinde Vorläufersubstanzen plazentaren Ursprungs. Es wird deshalb von der fetoplazentaren Einheit gesprochen (siehe auch Kap. 4, Abschn. 1).

Dieses Konzept geht davon aus, daß sowohl der Fetus als auch die Plazenta nur ein inkomplettes System zum Steroidaufbau haben. Der Grund liegt in mangelhaften oder noch nicht funktionierenden essentiellen Enzymen. Die fehlenden Plazentaenzyme finden sich jedoch im Feten. Solche, die nicht beim Feten vorhanden sind, funktionieren in der Plazenta. Auf diese Weise ist die fetoplazentare Einheit in der Lage, alle biologisch aktiven Steroide herzustellen. So ist es für die Plazenta nicht möglich, aus Acetat Cholesterin als Grundbaustein für die Steroidsynthese aufzubauen, was dem Feten gelingt. Während die Plazenta mütterliches Cholesterin über Pregnenolon zu Progesteron metabolisieren kann, vermag dies der Fetus nicht. Er muß wegen eines 3β-Steroiddehydrogenasemangels auf das plazentare Progesteron zurückgreifen [8], um Gluko- und Mineralokortikoide synthetisieren zu können (Abb. 23-3). Dies kann bei Frühgeborenen beobachtet werden (Abb. 23-4), die auf Streß oder ACTH-Gabe in den ersten Lebensstunden im Vergleich zu Erwachsenen oder reifen Neugeborenen nur verzögert oder überhaupt nicht ihren *Cortisol- und Corticosteronspiegel* anheben können [35]. In der Spätschwangerschaft sind hohe Cortisolspiegel, wie sie bei vaginalen Entbindungen gefunden werden, nicht für die Organreife notwendig [12]. Hingegen kann die Lungenreifung bei drohender Frühgeburt durch hohe

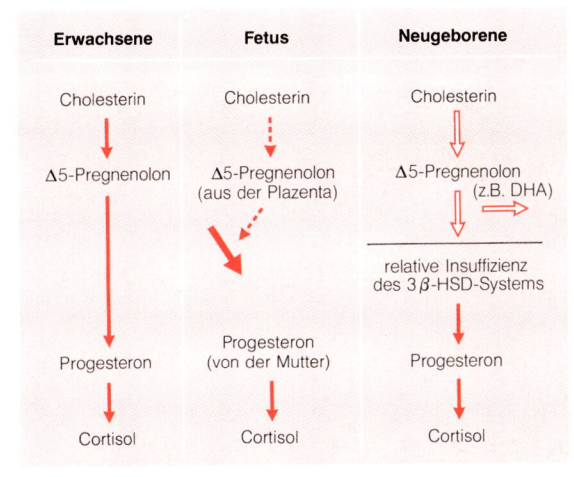

Abb. 23-3 Cortisolsynthese beim Erwachsenen (links) im Vergleich zur Situation in utero (Mitte) und nach der Geburt (nach Willig und Blunck [35]).

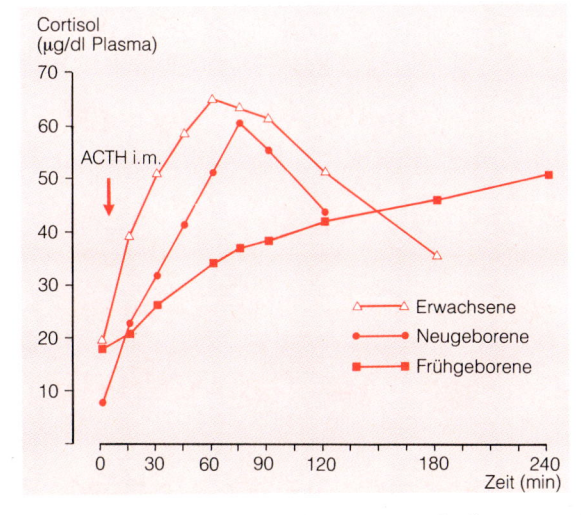

Abb. 23-4 Cortisolspiegel im Plasma von Frühgeborenen und reifen Neugeborenen (je n = 15) im Vergleich zu Erwachsenen (n = 30) unter ACTH-Stimulation (25 IE/1,73 m² Körperoberfläche).

Kortikoiddosen über die Mutter verbessert werden [5, 6].

Neben dem Cortisol besteht ein Austausch des mütterlichen *Dehydroepiandrosteron-Sulfats (DHEA-S)* zur Plazenta als DHEA und zum Feten als sein Sulfat. Während DHEA in der Plazenta zu Estron und Estradiol abgebaut wird, entstehen aus dem fetalen DHEA-S (das gleichzeitig aus fetalem Pregnenolonsulfat hydroxyliert wird) in der fetalen Leber große Mengen 16-hydroxyliertes DHEA-S. Es passiert die Plazenta, wird dort zu *Estriol* aromatisiert und erscheint im mütterlichen Harn (siehe auch Kap. 4, Abschn. 1.2.1.2). Der Gehalt an Estriol im Urin der Schwangeren ist deshalb ein gutes Maß für die Aktivität von fetaler Nebennierenrinde und mütterlicher Plazenta. Da die Urinwerte zum Geburtstermin hin ansteigen, sind Serienbestimmungen von Estriol geeignet, um das fetale Wohlergehen zu kontrollieren, zumal sie mit dem Geburtsgewicht des Neugeborenen korrelieren.

Estriolwerte im mütterlichen Urin sind erniedrigt bei Plazentainsuffizienz mit Wachstumsretardierung, bei fetaler Anenzephalie oder bei anderen Ursachen der fetalen Nebennierenrindenhypoplasie. Erhöhte Werte weisen auf eine adrenale Hyperplasie hin (AGS), etwa bei dem Mangel an 21-Hydroxylase oder an 3β-Steroiddehydrogenase, bei denen der adrenale Androgenmetabolismus bei Mädchen erhöht ist.

Eine weitere Besonderheit des fetalen Steroidstoffwechsels ist die Tatsache, daß erhöhte *mütterliche Kortikosteroidspiegel* (Cushing-Syndrom, therapeutische Zufuhr) die adrenokortikale Funktion des Feten kaum beeinträchtigen. Es konnte in der Plazenta eine hohe Aktivität des Enzyms nachgewiesen werden, welches Cortisol zu Cortison oxidiert, die 11β-Dehydrogenase [21].

Fetale Nebennierenrindenhypertrophien entstehen durch erhöhte *ACTH-Spiegel* infolge verminderter Cortisolproduktion bei verschiedenen Formen des adrenogenitalen Syndroms [16] (siehe auch Bd. 1, Kap. „Intersexualität"). Die vermehrt entstehenden adrenalen Androgene virilisieren bereits ab der 8. Gestationswoche die äußeren Genitalien bei betroffenen Mädchen. Bei der häufigsten AGS-Form, dem 21-Hydroxylasedefekt, wird deshalb nach einer Familienuntersuchung [26] eine pränatale Diagnostik [16, 20] und Therapie mit Dexamethason (z.B. Fortecortin®, 3 × 0,5 mg/die nach Ausbleiben der Regel) geraten [11].

Die Unterfunktion der fetalen Nebennierenrinde hat für die Entwicklung der Frucht keine Bedeutung, weil sowohl Glukokortikoide über die Plazenta ausgeglichen und fetale Elektrolyte durch plazentare Mineralokortikoide balanciert werden können. Die verminderte Estriolausscheidung im Urin der Mutter (siehe oben) läßt bei einem lebenden Feten an eine Nebennierenrindenunterfunktion denken, die postpartal eine Substitutionstherapie erfordert.

4 Gonaden

Weibliche und männliche Keimdrüsen entwickeln sich in Höhe der Urniere ab der 5. Schwangerschaftswoche in Form zunächst undifferenzierter Gonaden. Die Geschlechtsdeterminierung beginnt in der 6. Gestationswoche und ist bestimmt durch die Chromosomenkonstellation (siehe auch Bd. 1, Kap. „Geschlechtsspezifische Entwicklung").

4.1 Ovarien

Ovarielle Strukturen lassen sich zwischen der 8. und 10. Woche beim weiblichen Feten erkennen. Sie entstehen aus der undifferenzierten Gonadenlage nur in Gegenwart von zwei X-Chromosomen und beim gleichzeitigen Fehlen eines Y-Chromosoms.

Das Keimepithel der Rinde proliferiert und bildet sich in der 16. Woche zu Eiballen aus, die aus Oogonien und einer Schicht Follikelzellen bestehen. Die Oogonien teilen sich mitotisch, und es entstehen mehrere Millionen Keimzellen, die jedoch noch vor der Geburt degenerieren, so daß pro Ovar etwa 1000000 Keimzellen erhalten bleiben. Sie reifen zu primären Oozyten, die sich mit flachen Epithelzellen umgeben und Primärfollikel darstellen. Die meisten ruhen in dieser Form bis zur Pubertät; nur einzelne reifen unter der fetalen Gonadotropinstimulation ab dem vierten Schwangerschaftsmonat zu Sekundärfollikeln heran.

Obwohl gegen Ende der Schwangerschaft die fetalen Gonadotropine absinken, bilden sich im fetalen Ovar präovulatorische Follikel aus, die im letzten Fetalmonat einen Durchmesser von 8 bis 10 mm erreichen können.

Wann das fetale Ovar endokrin aktiv wird, ist nicht genau bekannt, weil Östrogene der fetoplazentaren Einheit nicht sicher einem Organ zugeordnet werden können. Bei 20 Wochen alten Feten läßt sich jedoch im Ovar die Sekretion von 17β-Estriol nachweisen, und in inkubierten fetalen Ovarien konnten Pregnenolon, Androstendion und Dihydroepiandrostendion gefunden werden. Progesteron wird nicht im fetalen Ovar, sondern in der Plazenta gebildet.

Dysgenetische Ovarien des Turner-Syndroms – im Gegensatz zu gesunden Ovarien – führen zu erhöhten Gonadotropinen am Ende der Schwangerschaft. Diese Tatsache läßt vermuten, daß die Steroide des intakten Ovars ein negatives Feedback am fetalen Hypothalamus-Hypophysen-System ausüben.

Die Funktion des Ovars in der Fetalzeit spielt für die Genitalentwicklung keine Rolle. Auch bei fehlendem (Turner-Syndrom) oder hypoplastischem Ovar (Anenzephalus) findet bei einem Chromosomenstatus X0 bzw. XX eine weibliche Entwicklung statt [34].

4.2 Testes

Testes werden beim männlichen Geschlecht bereits bei der Vereinigung von Samenzelle und Eizelle durch das Y-Chromosom des Vaters im Einzellstadium festgelegt. Ab der 6. Schwangerschaftswoche differenziert sich die Urgonade (Abb. 23-5) unter dem Einfluß eines testesdeterminierenden Faktors (TDF) zum definitiven Hoden [22]. Die strukturdeterminierende Kraft des HY-Antigens allein [33] hat sich nicht bestätigt [19].

Die Keimstränge differenzieren sich zu Samensträngen und weiter zu Tubuli seminiferi, zu Tubuli recti und zum Rete testis. Zwischen die Tubuli seminiferi lagert sich Mesenchym, aus dem die Leydig-Zwischenzellen hervorgehen. Die Samenkanälchenwand wird durch zwei Zelltypen ausgekleidet: die Spermatogonien und die Sertoli-Stützzellen. Die Spermatogonien besorgen die spätere Samenproduktion, während die Sertoli-Stützzellen für die Bildung von Anti-Müllerian-Hormon (AMH), Inhibin und sexualhormonbindendem Globulin (SHBG) verantwortlich sind. In der 8. Schwangerschaftswoche beginnt unter hCG- [36] und später unter LH-FSH-Stimulation die Hormonsynthese in den Leydig-Zellen und in den Sertoli-Zellen. AMH unterdrückt die Müllerschen Gänge (weiblichen Strukturen), Testosteron fördert die Entwicklung der Wolffschen Gänge (männliche Strukturen) zu Nebenhoden, Ductus deferens, Samenbläschen und Prostata [18]. In der Peripherie entsteht unter 5α-Reductase Dihydrotestosteron (DHT). Es ist verantwortlich für die äußere Genitalentwicklung (Peniswachstum, Labienfusion zum Skrotum und Suppression der unteren zwei Drittel der Vagina). Aus Testosteron entsteht peripher zusätzlich Estradiol, unter dessen Einfluß SHBG ansteigt, Androgene bindet und feinregulierend neutralisiert.

Alle Hormone nehmen schon intrauterin am hypothalamisch-hypophysären negativen Rückkopplungsmechanismus teil (Abb. 23-5). LH stimuliert die Leydig-Zellen und wird durch Testosteron und DHT gebremst. FSH stimuliert die Tubuluszellen, insbesondere die Sertoli-Zellen. Neben dem AMH bilden sich SHBG, Estradiol und Inhibin, ein Peptidhormon, das neben Estradiol einen stark bremsenden Effekt auf FSH hat.

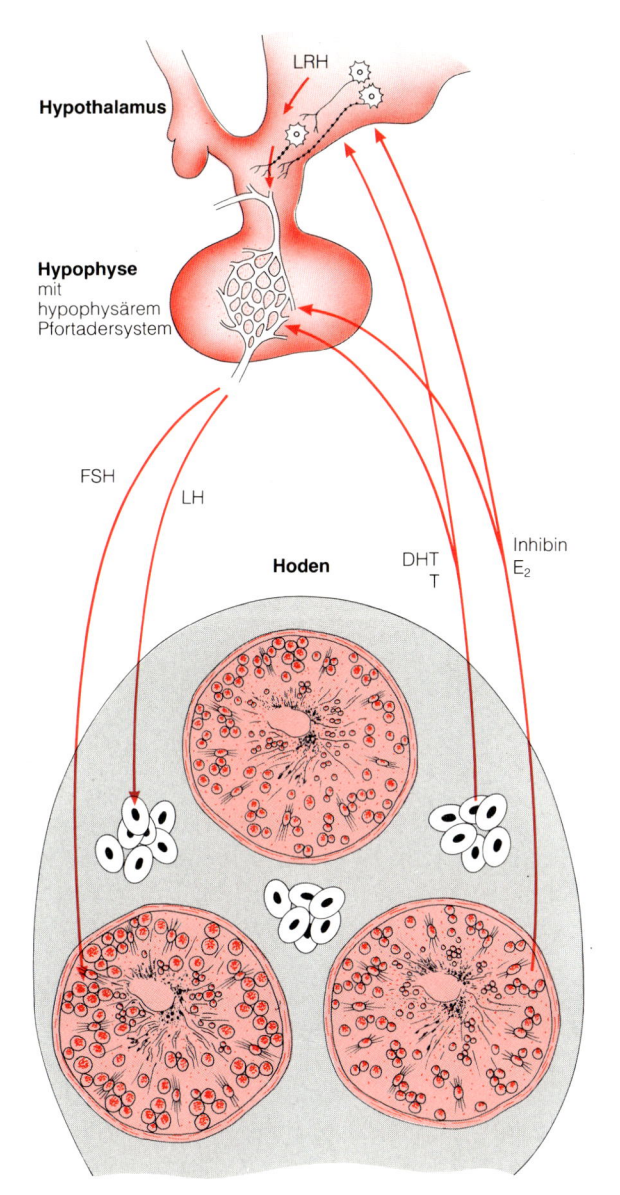

Abb. 23-5 Regulation zwischen Hoden, Hypothalamus und Hypophyse.

Ab dem siebten Schwangerschaftsmonat deszendiert der Hoden vom Abdomen in das Skrotum. Dabei wird er durch das muskelfaserreiche Gubernaculum testis

Tabelle 23-2 Häufigkeit des Hodenhochstands

Lebensabschnitt	Prävalenz (%)
Frühgeborene	20–30
Reifgeborene	2,7–4,0
1. Lebensjahr	1,5–1,8
Pubertätsalter	0,5–1,5
Erwachsene	0,3–0,5

retroperitoneal nach kaudal geleitet. Wie dies im einzelnen geschieht und welche Faktoren diesen Vorgang initiieren, ist unbekannt. Störungen des Descensus testis resultieren im Hodenhochstand (Maldeszensus), dessen Häufigkeit Tabelle 23-2 wiedergibt.

5 Genitalentwicklung

Inneres und äußeres Genitale können sich nur dann männlich differenzieren, wenn die Determination zur Hodenanlage funktioniert hat. In allen anderen Fällen entsteht ein weibliches Genitale. Unter zusätzlichem (etwa adrenalem) Androgeneinfluß werden unterschiedliche Virilisierungen (Zwitter) induziert. Die Kenntnis von der normalen Genitalentwicklung ist Voraussetzung für die richtige Entscheidung, falls in Zweifelsfällen eine schwierige Geschlechtszuweisung Neugeborener notwendig wird.

Der Schlüssel zur normalen *männlichen Geschlechtsdifferenzierung* liegt auf dem Y-Chromosom. Auf seinem kurzen Arm Yp wurde ein 230-Kilobase-Segment kloniert, das als Gen für den testesdeterminierenden Faktor (TDF) gilt [22]. TDF ist ein Protein, das aus der bipotentiellen Gonadenanlage in den ersten Gestationswochen einen Hoden entstehen läßt. Die männliche Gonade allein ist später verantwortlich für die Ausbildung eines maskulinen inneren und äußeren Genitale. Fehlt der TDF, werden keine testikulären Strukturen induziert; es bilden sich Eierstöcke und ein weibliches Genitale. Für die bleibende Ovarentwicklung ist das zweite X-Chromosom notwendig. Beim Fehlen eines Geschlechtschromosoms (X0-Status = Turner-Syndrom) bleibt die Entwicklung funktionsfähiger Gonaden aus, es finden sich rudimentäre Streak-Gonaden. Die Genitalentwicklung bleibt weiblich, wie dies auch bei fehlenden Hoden oder gestörter endokriner Hodenfunktion beobachtet wird. So erscheint das weibliche Geschlecht gewissermaßen als Urtyp, der durch testikuläre Hormone differenziert wird.

Sind funktionsfähige Hoden angelegt, stimuliert parakrines Testosteron die Wolffschen Gänge zu Samenbläschen, Samenleiter und Nebenhoden. Durch AMH werden die Müllerschen Gänge unterdrückt, so daß sich die Anlagen für Tuben, Uterus und oberes Vaginaldrittel zurückbilden. Das Wachstum von Prostata und äußerem Genitale wird durch DHT stimuliert, das durch die 5α-Reduktase im Gewebe aus Testosteron entsteht. Ab der 8. Schwangerschaftswoche beginnt unter DHT-Einfluß der Genitalhöcker zum Penis auszuwachsen, die Urethralfalten bilden die Harnröhre mit Schwellkörpern, die fusionierten Labioskrotalwülste bilden das Skrotum. Die atrophierte Vaginalanlage wird zum Utriculus masculinus. In der 14. bis 18. Schwangerschaftswoche ist die männliche Genitalentwicklung abgeschlossen.

Die *weibliche Genitalentwicklung* entsteht durch das Fehlen der geschilderten Vorgänge bei Ausbleiben der differenzierenden Hodeneinflüsse. Mangel an Testosteron läßt die Wolffschen Gänge atrophieren, während der Mangel an AMH die Entwicklung der Müllerschen Gänge zu Tuben, Uterus und oberem Anteil der Vagina gestattet. Wirkt kein DHT auf das äußere Genitale ein, so verbleibt es in seinem ursprünglichen weiblichen Zustand.

Der *Intersexualität* wird in Band 1 ein eigenes Kapitel gewidmet (siehe dort).

Literatur

1. Asa, S. L., K. Kovacs, F. A. Laszlo, I. Domokos, C. Ezrin: Human fetal adenohypophysis. Histologic and immunocytochemical analysis. Neuroendocrinology 43 (1986) 308–316.
2. Assan, R., J. Boillot: Pancreatic glucagon and glucagon-like material in tissues and plasma from human fetuses 6-26 weeks old. Path.-Biol. 21 (1973) 149-157.
3. Aynsley-Green, A.: Normal and abnormal pancreatic endocrine function in the neonate. In: Aynsley-Green, A. (ed.): Paediatric Endocrinology in Clinical Practice, pp. 18–42. MTP Press, Lancaster–Boston–The Hague–Dordrecht 1984.
4. Ballabio, M., U. Nicolini, T. Jowett, M. C. Ruiz de Elvira, R. P. Ekins, C. H. Rodeck: Maturation of thyroid function in normal human foetuses. Clin. Endocr. 31 (1989) 565–571.
5. Ballard, P. L.: Hormones and lung maturation. Monogr. Endocr. 28 (1986) 1–354.
6. Ballard, P. L., S. Hawgood, H. Liley et al.: Regulation of pulmonary surfactant apoprotein SP 28-36 gene in fetal human lung. Proc. Natl. Acad. Sci. USA 83 (1986) 9527–9531.

7. Bobrik, I. I., L. M. Davidenko, E. D. Furmanenko: The differentation of A-insulocytes in the human embryonic pancreas. Vrach. Delo Juni (1990) 63–66.
8. Branchaud, C. L., C. G. Goodyer, P. Shore, L. S. Lipowski, Y. Lefebvre: Functional zonation of the midgestation human fetal adrenal cortex: fetal versus definitive zone use of progesterone for cortisol synthesis. Amer. J. Obstet Gynec. 151 (1985) 271–277.
9. Cuestas, R. A.: Thyroid function in healthy premature infants. J. Pediat. 92 (1978) 963–967.
10. Daughaday, W. H., L. S. Jacobs: Human prolactin. In: Adrian, R. H., H. Zurhausen, E. Helmreich et al. (eds.): Reviews of Physiology, Biochemistry and Experimental Pharmacology, vol. 67, pp. 169–194. Springer, Berlin–Heidelberg–New York–Tokyo 1972.
11. Dörr, H. G., W. G. Sippell, F. Bidlingmaier, D. Knorr: Prenatal therapy of congenital adrenal hyperplasia (CAH) due to 21-hydroxylase deficiency. Acta endocr. (Kbh.) 124 (Suppl. 1) (1991) 1.
12. Economides, D. L., K. H. Nicolaides, E. A. Linton, L. A. Perry, T. Chard: Plasma cortisol and adrenocorticotropin in appropriate and small for gestational age fetuses. Fetal Ther. 3 (1988) 158–164.
13. Gluckman, P. D., N. Bassett, K. T. Ball: The functional maturation of the somatotropic axis in the perinatal period. In: Künzel, W., A. Jensen (eds.): The Endocrine Control of the Fetus. Physiologic and Pathophysiologic Aspects. Springer, Berlin–Heidelberg–New York 1988.
14. Goodyer, C. G., J. M. Sellen, M. Fuks, C. L. Branchaud, Y. Lefebvre: Regulation of growth hormone secretion from human fetal pituitaries: interactions between growth hormone releasing factor and somatostatin. Reprod. Nutr. Develop. 27 (1987) 461–470.
15. Howard, W. F., P. I. McDewitt, R. W. Stander: Catecholamine content of the initial voided urine of the newborn. Amer. J. Obstet. Gynec. 89 (1964) 615.
16. Hughes, I. A., J. Dyas, K. M. Laurence: Amniotic fluid steroid levels and fetal adrenal weight in congenital adrenal hyperplasia. Horm. Res. 28 (1987) 20–24.
17. Jones, C. T., J. E. Harding, W. G. H. N. Lafeber: Placenta metabolism and endocrine effects in relation to the control of fetal and placental growth. In: Künzel, W., A. Jensen (eds.): The Endocrine Control of the Fetus. Physiologic and Pathophysiologic Aspects. Springer, Berlin–Heidelberg–New York 1988.
18. Josso, N.: Physiology of sex differentiation. In: Josso, N. (ed.): The Intersex Child, pp. 1–13. Karger, Basel–München 1981.
19. Lieber, E., S. S. Wachtel, B. Aftalion, A.-L. Zaslav: Diagnostic applications of H-Y serology: H-Y negative phenotype in cells from 45,X/46,XY fetus with testes. Clin. Genet. 30 (1986) 366.
20. Lorenzen, F., W. G. Sippell, R. P. Willig, E. Schmidt, H. Grosse-Wilde, W. Grote: Adrenogenitales Syndrom und Salzverlust. Mschr. Kinderheilk. 133 (1985) 584.
21. Murphy, B. E. P., S. J. Clark, J. R. Donald, M. Pinsky, D. Vedady: Conversion of maternal cortisol to cortisone during placental transfer to the human fetus. Amer. J. Obstet. Gynec. 118 (1974) 538.
22. Page, D. C., R. Mosher, E. M. Simpson et al.: The sex determining region of the human Y-chromosome encodes a finger protein. Cell 51 (1987) 1091.
23. Pullano, J. G., N. Cohen-Addad, J. J. Apuzzio, V. L. Ganesh, J. B. Josimovich: Water and salt conservation in the human fetus and newborn. I. Evidence for a role of fetal prolactin. J. clin. Endocr. Metab. 69 (1989) 1180–1186.
24. Roti, E., E. Gardini, R. Minelli, L. Bianconi, A. Alboni, L. E. Braverman: Thyrotropin releasing hormone does not stimulate prolactin release in the preterm human fetus. Acta endocr. (Kbh.) 122 (1990) 462–466.
25. Sara, V. R., C. Carlson-Skwirut: Biosynthesis and regulation of fetal insulin-like growth factors. In: Künzel, W., A. Jensen (eds.): The Endocrine Control of the Fetus. Physiologic and Pathophysiologic Aspects. Springer, Berlin–Heidelberg–New York–London–Paris–Tokyo 1988.
26. Sippell, W. G., M. Peter, F. Lorenzen, R. P. Willig, E. Westphal, H. Grosse-Wilde: Improved test to identify heterozygotes for congenital adrenal hyperplasia without index case examination. Lancet 335 (1990) 1296.
27. Stahnke, N., D. Schönberg, M. Krieg, R. P. Willig, W. Blunck: Growth in patients with GH deficiency due to hypothalamic tumors. Acta endocr. (Kbh.) Suppl. 212 (1977) 85–98.
28. Stegner, H., R. D. Leake, S. M. Palmer, G. Oakes, D. A. Fisher: The effect of hypoxia on neurohypophyseal hormone release in fetal and maternal sheep. Pediat. Res. 18 (1984) 188–191.
29. Suganuma, N., H. Seo, N. Yamamoto, et al.: Ontogenesis of pituitary prolactin in the human fetus. J. clin. Endocr. 63 (1986) 156–161.
30. Taylor, T. G., P. E. Lewis, O. Balderston: Role of calcitonin in protecting the skeleton during pregnancy and lactation. J. Endocr. 66 (1975) 297–298.
31. Teller, W. M.: Growth and development of the adrenal medulla. In: Davis, J. A., J. Dobbing (eds.): Scientific Foundation of Paediatrics, pp. 692–700. Heinemann, London 1981.
32. Thorpe-Beeston, J. G., K. H. Nicolaides, C. V. Felton, J. Butler, A. M. McGregor: Maturation of the secretion of thyroid hormone and thyroid-stimulating hormone in the fetus. New Engl. J. Med. 324 (1991) 532–536.
33. Wachtel, S. S.: H-Y Antigen and the Biology of Sex Determination. Grune & Stratton, New York 1983.
34. Willig, R. P.: Endokrinologie. In: Künzel, W., K.-H. Wulf (Hrsg.): Die gestörte Schwangerschaft. Bd. 5, Klinik der Frauenheilkunde und Geburtshilfe, 2. Aufl. Urban & Schwarzenberg, München–Wien–Baltimore 1986.
35. Willig, R. P., W. Blunck: Dynamik von Cortisol, Cortison und Corticosteron nach ACTH-Application bei Frühgeborenen und reifen Neugeborenen. Mschr. Kinderheilk. 129 (1981) 38–44.
36. Word, R. A., F. W. George, J. D. Wilson, B. R. Carr: Testosterone synthesis and adenylate cyclase activity in the early human fetal testis appear to be independent of human chorionic gonadotropin control. J. clin. Endocr. 69 (1989) 204–208.

Sachverzeichnis

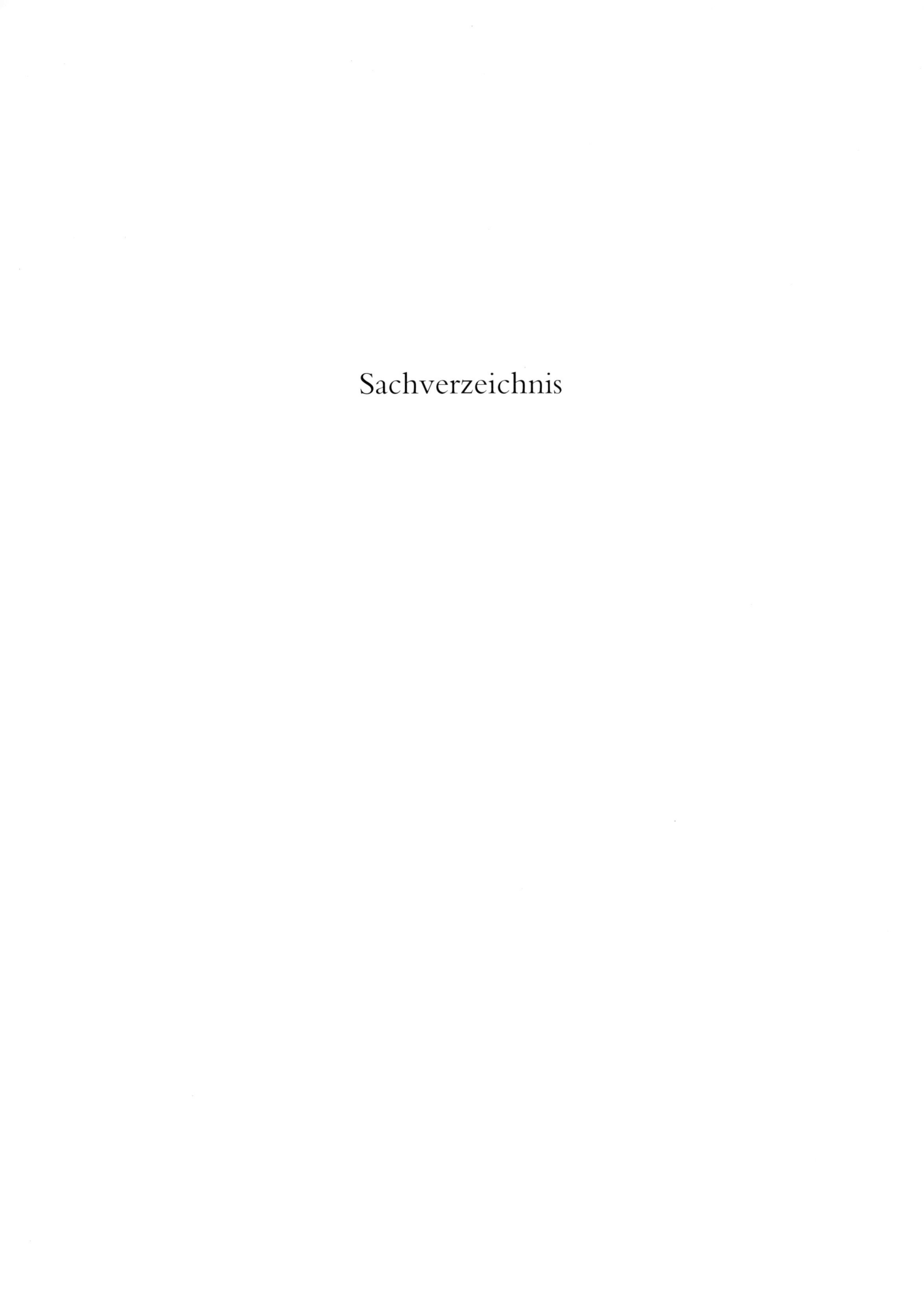

Sachverzeichnis

Die Zahlenangaben beziehen sich auf Seitenzahlen; **fettgedruckte** Ziffern zeigen die Hauptfundstelle.
Bis auf pharmakologische und fremdsprachliche Termini wird die deutsche Orthographie (Z, K statt C) benutzt.

A

Aborte
- Amniozentese 295–296
- Chorionzottenbiopsie 290
- Chromosomenanomalien 154, 183
- Fetoskopie 305
- MS-AFP-Screening 333
- Plazentagewebe, Entnahme 301
- Psychosomatik 144

Abruptio s. Interruptio
Acetylcholinesterase-Test s. ACHE-Test
Acheiria 382
ACHE-Test 335
- humangenetische Beratung 185
- Neuralrohrdefekte 327

Achondrogenesie
- Typ I (Parenti/Fraccaro) 385
- Typ II (Langer/Saldino) 385

Achondroplasie 178
- homozygote 385

ACTH (adrenokortikotropes Hormon)
- Fetus 400
- Fruchtwasser 40

ACTH-Mangel, Anenzephalus 400
ACTH-unresponsiveness-Syndrom 400
Adenohypophyse, Fetus 399
ADH (antidiuretisches Hormon), Fruchtwasser 399
ADH-Syndrom, inadäquates, Frühgeborene 399
Adipositas, Perinatalsterblichkeit 116
Adnexe, Schwangere, Untersuchung 114
Adrenalin, Fetus 403
adrenerge Nervenfasern, Uterus 9, 64
adrenogenitales Syndrom, ACTH 400
adrenokortikotropes Hormon s. ACTH
Ängste, Schwangere 142
AFP s. Alpha-Fetoprotein
AIDS-Beratung, Schwangerenvorsorge 103
Akrozephalosyndaktylie Typ Apert 178
Akzelerationen s. Kardiotokogramm
Albinismus, Fetoskopie 305
Alkoholembryopathie 75, 165, 167
Alkoholismus, Schwangere 75, 165, 167

Alpha-Antitrypsin, Fruchtwasser 38
Alpha-Fetoprotein
- Fruchtwasser 38, 184–185, 334–335
- humangenetische Beratung 184
- maternales, Untersuchung s. MS-AFP-Screening
- MOM 334
- Neuralrohrdefekte 327, 331–332
- Omphalozele 2393

Alpha-1-Glykoprotein, Fruchtwasser 39
Amelie 382, 384
Amenorrhö, Schwangerschaft 112
AMH (Anti-Müllerian-Hormon) 405

Aminosäuren
- Fruchtwasser 38
- Plazentatransfer 78

Amnion
- Schichten 33
- Ultraschalluntersuchung 203

Amnionbläschen 32
Amnionflüssigkeit s. Fruchtwasser
Amnionhöhle s. Fruchtsack
Amnioninfusion, Oligohydramnion 36

Amniozentese 292–297
- Aborte 295–296
- Amnionitis 295
- DNS-Analyse 298–299
- Fruchtwasser, Untersuchung, biochemisch/zytogenetische 296–298
- Komplikationen, fetale 295–296
- – mütterliche 295
- Mehrlingsschwangerschaft 294–295
- Nachsorge 295
- Nachteile 308
- Punktionskanülen 293
- Punktionsvorgang 293
- Rhesus-Inkompatibilität 295
- Risiken 295
- Sterilität, lokale 293
- Stoffwechselerkrankungen, genetisch bedingte 297
- Technik 292
- Ultraschallkontrolle 293–294
- Uropathien, obstruktive 380
- vorgezogene 292–293
- Zeitpunkt 292
- Zellen, lebende 41
- Zellkulturen, fetale 297–298

Anämie, Schwangere s. Schwangerschaftsanämie
Analatresie 393
Anastomosen, arteriovenöse s. arteriovenöse Anastomosen
Androgene, Plazentatransfer 81

Androstendion
- Fruchtwasser 40
- Plazenta 51

Anenzephalus 320, **327**
- ACTH-Mangel 400
- Estriol 282
- Fruchtwasser, Alpha-Fetoproteingehalt 39, 184–185
- – Steroidgehalt 41
- Gonadotropine 400
- humangenetische Beratung 184
- Hydramnion 36

Angiitis, umbilikale, Plazenta 25

Angiotensin II
- und 5α-Dehydroprogesteron 53
- uteroplazentare Durchblutung 64

Anhydramnion
- Nierenfehlbildungen 377
- Plazentagewebe, Entnahme 300

antibakterielle Eigenschaften, Fruchtwasser 41

Anti-D-Prophylaxe
- nach Amniozentese 295
- nach Chorionzottenbiopsie 291
- Mutterschaftsrichtlinien 104
- post partum 104
- Schwangere 124

antidiuretisches Hormon s. ADH
Antikörper, Plazentatransfer 78
Antikörper-Suchtest, Schwangerenvorsorge 103, **123**, 124
Anti-Müllerian-Hormon s. AMH
α-Antitrypsin s. Alpha-Antitrypsin
Apert-Syndrom 178
Apodia 382
Arginin-Vasopressin (AVP) s. ADH (antidiuretisches Hormon)
Arhinie 364
Aromatase, Plazenta 51

Arteria(-ae)
- arcuata 262
- haemorrhoidales 8
- ovaricae 59
- uterina 8, 59
- – Blutflußgeschwindigkeits-Profil 262

arterieller Mitteldruck s. MAD

411

arterioplazentare Blutdruckdifferenz
  s. Blutdruckdifferenz, arterioplazentare
Arteriosklerose, hyperplastische, Plazenta 24
arteriovenöse Anastomosen, Zwillingsplazenta 19
Arzneimittel
– Schwangerschaft 160
– – Teratogenität 161, 163–164, 166
Asphyxie, fetale, Schwangerschaftsanämie 121–123
Atemnotsyndrom
– Neugeborene, Gesamtlipide, Fruchtwasser 43
– – L/S-Quotient, Fruchtwasser 43
Atherosis, Spiralarterien, plazentare 23
Athyreose 402
Atmungsreserven, hämatogene, Fetus 123
Austreibungsperiode, Glykolyse, anaerobe 79
AV-Blockierung, Fetus 356–357
AVP (Arginin-Vasopressin) s. ADH (antidiuretisches Hormon)

B

Balkenmangel 322
Basalplatte, Plazenta 16
Bauchwand, Entwicklung 390–391
Bauchwanddefekte 391–392
– Kernspintomographie 394
Bayliss-Reflex 59
Beckenbeurteilung, Schwangere 114
Beckenendlage, Herzfrequenz, fetale, Akzelerationen 240–241
Beckenmessung, Schwangere, Röntgenuntersuchung 269–270
Beckenniere 374
Bernstein-Klassifikation, Zystennieren 375
Beta-Endorphin, Dezidua 53
Beta-hCG s. hCG
Beta-2-Makroglobulin, Fruchtwasser 38
Bewegungen, embryonale, Ultraschalluntersuchung 207–208
Bewegungsstörungen, fetale, Pränataldiagnostik 325
Bewegungstests, Herzfrequenz, fetale 250
Bikarbonat, Plazentatransfer 79
Bilirubin, Fruchtwasser 38
biparietaler Durchmesser
– Embryo 211
– Fetus 227–228
Bishop-Score 126
Blase s. Harnblase

Blasenmole, hCG 280
Blasensprung
– vorzeitiger, Chorioamnionitis 25
– – Zellgehalt, Fruchtwasser 41
Blastozyste 14
Bloch-Sulzberger-Syndrom, Fetoskopie 305
Blut
– fetales, hCG 55
– – Vitaminkonzentrationen 81–82
– mütterliches, hCG 55, 279
Blutdruck, Schwangere 119–121
Blutdruckänderungen, Uterusdurchblutung 61
Blutdruckdifferenz, arterioplazentare, Uterusdurchblutung 63
Blutentnahme, Fetus 302–303
Blutflußbestimmung
– Fetus 341
– uteroplazentare Durchblutung 256–264
Blutglukose
– Fetus 76
– Schwangere 76
Blutgruppenbestimmung, Schwangerenvorsorge 103, **123**, 124
Blutgruppenserologie post partum 104
Blutgruppenunverträglichkeit
– Fruchtwasser, Bilirubingehalt 38
– Hydramnion 36
Blutungen, Schwangere, Untersuchung 114
Blutvolumen, Fetus, Wasseraustausch, plazentarer 76
Borrelieninfektion, Schwangerschaft 193
Brachymelie 382
Brachyomphalos 391
Bradykardie, Fetus, Blutgaswerte 72
Brust s. Mamma
bulk flow s. Ultrafiltration

C

Ceroidlipofuscinose, Fetoskopie 305
CHARGE-Assoziation 364
Chlorid
– Fruchtwasser 36
– Plazentatransfer 79
Choanalatresie 364
Choleraimpfung, Schwangerschaft 195
cholinerge Nervenfasern, Uterus 9
Chondrodysplasia punctata 385
– Fetoskopie 305
Chondrodystrophie 178
Chorioamnionitis 25
– Amniozentese 295

Chorion
– frondosum 16
– laeve 15–16
– Schichten 33
Chorioncorticotropin, humanes s. hCCT
Chorion-FSH, humanes s. hCFSH
Choriongonadotropin, humanes s. hCG
Chorionhormon s. hCG
chorionic villus sampling (CVS) s. Chorionzottenbiopsie
Chorionplatte
– Plazentographie 223
– primäre 15
Chorionproopiomelanocortin, humanes s. hCPOMC
Chorionthyreotropin, humanes s. hCT
Chorionzottenbiopsie 287–292
– Aborte 290
– Altersindikation 291
– biochemische Untersuchung 292
– Chromosomenanalyse 287, 292
– Diagnostik 287
– DNS-Analyse 291
– Entnahmetechnik 287–289
– Extremitätenfehlbildungen 291
– Geschlechtsdiagnostik 291
– humangenetische Beratung 184
– Indikationen 291
– Infektionen 290
– Qualität und Quantität 289
– Rhesus-Inkompatibilität 291
– Risikofaktoren 290–291
– Ultraschallsichtkontrolle 288–289
– Uterusperforation 291
– zytogenetische Untersuchung 292
Chromosomenanalyse
– Chorionzottenbiopsie 287, 292
– Fruchtwasser 184
Chromosomenanomalien 151
– Aborte 154, 183
– Alter der Mutter 182
– – des Vaters 183
– MS-AFP-Screening 332
– Nierenfehlbildungen 375
– Omphalozele 391
– Plazentagewebe, Entnahme 300
– Pränataldiagnostik 183
– Prune-belly-Sequenz 379
– Skelettfehlbildungen 385–386
– Uropathien 376
– Verdauungstrakt, Fehlbildungen 392–393, 395–396
CO_2 s. Kohlendioxid
Computertomographie, Schwangere 274
Corpus luteum graviditatis, Endokrinologie 49
Corticotropin-releasing-Hormon s. CRH

Cortisol
– Fetus 403
– Fruchtwasser 44
C-Peptid, Fruchtwasser 40
CRH (Corticotropin-releasing-Hormon), Plazenta 54
CTG s. Kardiotokogramm
CVS (chorionic villus sampling) s. Chorionzottenbiopsie

D

Darm, Malrotation 393
Darmatresie 392–393
Darmduplikaturen 393
Dehydroepiandrosteron (DHEA)
– Fruchtwasser 40
– Plazentatransfer 81
Dehydroepiandrosteronsulfat (DHEA-S)
– Fetus 404
– Nebennierenrinde 50, 404
5α-Dehydroprogesteron 53
Demorsier-Kallmann-Syndrom 400
Denver-Shunt
– Hydrozephalus 336
– Ventrikulomegalie 336
Dezelerationen s. Kardiotokogramm
Dezidua 15
– Immunsystem, maternales 52
– Proteine 53
– Proteohormone 53
DHEA s. Dehydroepiandrosteron
DHEA-S s. Dehydroepiandrosteronsulfat
Diabetes mellitus
– Estriol 282
– Fehlbildungen 401
– Fruchtwasser, Glukosegehalt 37–38
– Herzseptumhypertrophie, asymmetrische, Fetus 349
– Hydramnion 36
– Myokardhypertrophie, asymmetrische 339
– Plazentaveränderungen 27
Diagnostik, pränatale s. Pränataldiagnostik
Diffusion, transplazentare 70
Diffusionskapazität, Plazenta 74
digitale Projektionsradiographie s. DPR
1,25-Dihydroxyvitamin D, Dezidua 53
Diphtherieimpfung, Schwangerschaft 195
DNS-Analyse
– Erbkrankungen 299
– Polymerasekettenreaktion 299
– Pränataldiagnostik 298–299
– Restriktionsenzyme 299

Döderlein-Keime, Vaginalzytologie 10
Dolichozephalus 228
Doppelniere 374
Doppler-Sonographie
– Blutflußgeschwindigkeit 256–263
– Herzentwicklung, Fetus 346
– Herztätigkeit, fetale 235–236
Dosis-Wirkungs-Beziehung, Pränataltoxikologie 157
Dottersack, Ultraschalluntersuchung 206
Double-bubble-Phänomen, Duodenalatresie 395
Down-Syndrom 151, 180
– hCG 290
– humangenetische Beratung 182
– MS-AFP-Screening 332
DPR (digitale Projektionsradiographie) 269
Drash-Syndrom 375
Drogenabusus, Schwangere 166
Duchenne-Muskeldystrophie 178
Dünnschichtchromatographie, Phospholipidgehalt, Fruchtwasser 43
Duodenalatresie 392–393
– Double-bubble-Phänomen 395
Durchblutung
– fetoplazentare s. fetoplazentare Durchblutung
– uterine s. Uterusdurchblutung
– uteroplazentare s. uteroplazentare Durchblutung
Dyskranie 329
Dysphagia lusoria 364
Dysplasie, thanatophore s. thanatophore Dysplasie
Dysrhaphien, okkulte 320
Dysrhythmien, pränatale s. Herzrhythmusstörungen, Fetus

E

early pregnancy factor s. EPF
Echokardiographie, Fetus **343**, 344, 350
Edwards-Syndrom, humangenetische Beratung 182
Ehlers-Danlos-Syndrom, Fetoskopie 305
EIA (Enzymimmunoassay), hCG-Nachweis, Blut 279–280
Eihäute, Strukturen 32
Eisen
– Fruchtwasser 36
– Plazentatransfer 80
Eisenbedarf, Schwangerschaft 136
Eiweißausscheidung, Urin s. Proteinurie
EKG, Fetus 236

Ektrodaktylie 382, 384
Elektrolyte
– Fruchtwasser 36
– Plazentatransfer 79
ELISA (enzyme-linked immunosorbent assay), hCG-Nachweis, Blut 279–280
Embryo
– Gehirnentwicklung 318
– Motorikentwicklung 325–326
– Scheitel-Steiß-Messungen 208, 211–212, 318
– Ultraschalluntersuchung 203–207
– – Bewegungen 207–208
– – Herzaktionen 207–208, 211
– – Hirnventrikel 211
– – transvaginale 211–212
Embryoblast 14
Embryonalzeit, Pränataltoxikologie 152
Embryotoxizität 155
Emesis, Schwangere s. Schwangerschaftserbrechen
EMG-Syndrom 375, 391, 401
Emmet-Riß, Zervix 114
Endangiitis obliterans, Plazenta 22
Endokrinologie
– Fetus 397–406
– Schwangerschaft 49–58
Energiebedarf, Schwangere 134–135
Entbindung s. Geburt
Enzephalozele 320, 364
Enzyme, Fruchtwasser 39
enzyme-linked immunosorbent assay s. ELISA
Enzymimmunoassay s. EIA
EPF (early pregnancy factor) 281
EPH-Gestose
– Blutdruck 119
– Diffusionskapazität, plazentare 74
– Fruchtwasser, Glukosegehalt 38
– – Harnstoffgehalt 37
– Frühgeburt 120
– Herzfrequenz, fetale 240
– Körpergewicht der Mutter 116
– MAD 120
– Ödeme 118
– Plazentainfarkt 26
– Plazentaveränderungen 26–28
– Proteinurie 118, 120
– Psychosomatik 144
– Sauerstoffversorgung, Fetus 234
– Spiralarterien, plazentare, Veränderungen 23
– uteroplazentare Durchblutung 28
– Wachstumsretardierung, intrauterine 28
– Zottenreifungsstörungen 27
Epidermolysis bullosa
– Fetoskopie 304–305
– Interruptio 301

Epikanthus, Potter-Sequenz 377
Epiphysenkerne, fetale, Ultraschalluntersuchung 220
Epispadie 375
Erbleiden 177–179
– Blutentnahme, Fetus 303
– DNS-Analyse 299
Ernährung, Schwangere 134–135
Erregungsleitungssystem, kardiales, fetales, Entwicklung 342–343
Erythema-migrans-Borreliose s. Borrelieninfektion
Erythroblastose, Diffusionskapazität, plazentare 74
Erythrozytenzählung, Schwangere 121
Estetrol
– Plazenta 51
– Plazentatransfer 81
Estr... s.a. Östro...
17β-Estradiol
– Corpus luteum graviditatis 49
– Fruchtwasser 40
– Plazenta 50–51
– Plazentatransfer 81
Estradiol, Spätschwangerschaft 281
Estriol
– Anenzephalus 282
– Diabetes mellitus 282
– Fetus 404
– Frühgeborene, eutrophe 283
– Plazentainsuffizienz 283
– Plazentatransfer 81
Estron
– Fruchtwasser 40
– Plazenta 50
– Spätschwangerschaft 281
Ethanol, Plazentatransfer 75
Ethmozephalie 364
Extrasystolen, supraventrikuläre, Fetus 351
Extremitäten, fetale, Ultraschalluntersuchung 219–220
Extremitätenfehlbildungen 381–387
– Chorionzottenbiopsie 291, 301

F

Fallot-Tetralogie
– Fetus 348
– Fruchtwasser, Alpha-Fetoproteingehalt 39
Fanconi-Panzytopenie 382
Fehlbildungen
– Alkoholismus 165, 167
– Arzneimittel, teratogene 163–164
– Bauchwanddefekte 391–394
– Diabetes mellitus 401
– DNS-Analyse 299
– Drogenabusus 166

Fehlbildungen
– Etretinat 162
– Extremitäten s. Extremitätenfehlbildungen
– Fruchtwasser, Glukose 37
– Gehirn s. Gehirnentwicklung, Störungen
– Häufigkeit 154, 162
– Harnwege, ableitende 372, 375–376
– – – Ultraschalluntersuchung 378–380
– Herzfehler 338–341, 346–349
– Herzrhythmusstörungen 349–358
– humangenetische Beratung 179
– Isotretinoin 162, 165
– Kernspintomographie 273–274
– kongenitale 155
– kraniofaziale 321
– Larynx 363–364
– Lippen-Kiefer-Gaumenspalten 363
– Lungenfehlbildungen 365
– multifaktorielle Auslösung 153
– Mutationen 151, 153
– Nasenfehlbildungen 364
– Nieren 372–375
– – Ultraschalluntersuchung 377–378
– Noxen, embryo-/fetotoxische 153
– Radionuklide 171
– Skelettfehlbildungen 382–387
– spontanes Auftreten 154
– Strahlen, ionisierende 168–171
– Trachea 363–364
– Ultraschalluntersuchung 214, 308–312
– Umweltchemikalien 166–168
– Ventrikulomegalie 336
– Verdauungstrakt 392–393, 395–396
– Zwerchfelldefekte 366–367
Fehlgeburt
– Anti-D-Prophylaxe 104
– Untersuchungen, blutgruppenserologische 104
Fetalperiode, Pränataltoxikologie 152
fetoplazentare Durchblutung 17
– Störungen 22
α-Fetoprotein s. Alpha-Fetoprotein
Fetoskopie 304–307
– Hautproben, Aufarbeitung 306
– Indikationen 304–305
– Risiken 306
– Technik 304
Fetotoxizität 155
Fettsäuren
– Fruchtwasser 39
– Plazentatransfer 78
Fetus
– ACTH 400
– Adenohypophyse 399
– Adrenalin 403

Fetus
– Akzelerationen s. Kardiotokogramm
– Alkoholsyndrom s. Alkoholembryopathie
– AMH 405
– Atmungsreserven, hämatogene 123
– Aufmerksamkeit 326
– AV-Blockierung 356–357
– Bauchwand, Entwicklung 390
– Bauchwanddefekte 391–392
– Bewegungsstörungen 325
– Bewußtsein 326
– biparietaler Durchmesser 227–228
– Blutentnahme 302–303
– Blutflußbestimmung 341
– Blutglukose 77
– Blutvolumen, Wasseraustausch, plazentarer 76
– Bradykardie, Blutwerte 72
– Cortisol 403
– Dezelerationen s. Kardiotokogramm
– DHEA-S 404
– Doppler-Sonographie 259–261
– Echokardiographie 343–344, **350**
– EKG 236
– Endokrinologie 397–406
– Estriol 404
– Fallot-Tetralogie 348
– frontookzipitaler Durchmesser 227–228
– Gehirnentwicklung 318–326
– – Störungen 320–330
– Genitalentwicklung 406
– Geschlechtsdiagnostik, Chorionzottenbiopsie 291
– – Steroidgehalt, Fruchtwasser 41
– Gewicht und Fruchtwasservolumen 35
– Gewichts- und Längenzunahme 319
– Glukagon 401
– Glykolyse, anaerobe 79
– Gonadotropine 400
– Hämoglobin 73–74
– Harnblasendrainage 380
– Harnwege, ableitende, Entwicklung 382
– – – Fehlbildungen 372, 375–376, 378–380
– hCG 55
– Hernie, retrosternale 366
– Herzentwicklung 338–340
– – Blutflußgeschwindigkeit 341
– – Erregungsleitungssystem 342–343
– – Ultraschalluntersuchung 343
– – Ventrikelfunktion, systolische 340
– – Vierkammerblick 340, 345
– Herzfrequenz s.a. Kardiotokogramm

Sachverzeichnis

Fetus, Herzentwicklung
– – basale 238–240
– – Hypoxie 240
– – normale 351
– – Vena-cava-Okklusionssyndrom 68
– Herzklappeninsuffizienz 349
– Herzpunktion, Blutentnahme 302
– Herzrhythmusstörungen 349–358
– Hiatushernie 366
– hPL 56
– Hydrozephalus 328–329
– Hyperthyreose 402
– Infusionsazidose 80
– Insulin 401
– Kardiomyopathie 348–349
– Kardiotokographie 234–253
– Keratinisierung der Haut 34
– Kopfumfang, Berechnung 330
– Kortikosteroide 404
– M-mode-Echokardiographie 346
– Makrosomie, Estriol 282
– Mikrozephalus 329–330
– Motorikentwicklung 325–326
– Myelomeningozele 327–328
– Nebennieren 403
– Nebennierenrindenatrophie, Estriol 282
– Nebennierenrindenunterfunktion 404
– Nebenschilddrüse 402
– Nervensystem, Entwicklung 320
– Neuralrohrdefekte 327
– Nierenentwicklung 372
– Nierenfehlbildungen 372–375, 377–378
– Nierenfunktion 34
– Non-REM-Schlaf 326
– Noradrenalin 403
– Oszillationen s. Kardiotokogramm
– Ovarien 404
– Pankreas 401
– Phonokardiographie 236
– Prolactin 399
– PTH 402
– REM-Schlaf 326
– Respirationstrakt, Entwicklung 362–363
– – Entwicklungsstörungen 363–368
– Sauerstoffversorgung, Störungen 234
– Scheitel-Steiß-Länge 227
– Schilddrüse 402
– Schilddrüsenhormone 402
– Schlaf-Wach-Rhythmus 326
– SHBG 405
– Skelettfehlbildungen 382–387
– Skelettsystem, Entwicklung 382
– Strahlenbelastung 269
– Testes 405
– TSH 400

Fetus
– Ultraschallbiometrie 226–231
– Ultraschalluntersuchung 215–220
– – Abdomendurchmesser 231
– – Bewegungen 325
– – Epiphysenkerne 220
– – Extremitäten 219–220
– – Fehlbildungen 308–312
– – Genitale 219
– – Gesichtsschädel 216
– – Harnblase 219
– – Herzaktionen 217–218
– – Hirnschädel 215
– – Kopf 215
– – Leber 218
– – Magen-Darm-Trakt 218
– – Mund 216
– – Nieren 218
– – Reifegradbeurteilung 220
– – Respirationsbewegungen 217
– – Rumpf 216
– – Rumpfmessungen 229–231
– – Thorax 217, 231
– – Ventrikelsystem 215–216
– – Wirbelsäule 216
– Uringlukose 34
– Urinproduktion 33–34
– Verdauungstrakt, Entwicklung 390
– – Fehlbildungen 392–393, 395–396
– Vorhofflattern mit AV-Blockierung 354
– Wachstum, uterines 319
– Wachstumshormon 399
– Zwerchfellentwicklung 365–366
– Zwerchfellfehlbildungen 366–368
– Zystennieren, Klassifikation 374–375
Fibrinablagerungen, perivillöse, Plazenta 24
Fibrochondrogenesis 385
fibromuskuläre Sklerose, Plazenta 22
Fibronektin, Fruchtwasser 38
Fibrose, zystische s. zystische Fibrose
Fick-Gesetz 70
– Uterusdurchblutung 60
Fieber, Herzfrequenz, fetale, basale 238
Fistel
– rektourinäre s. rektourinäre Fistel
– tracheoösophageale s. tracheoösophageale Fistel
Fluoreszenzpolarisation, Surfactant-System, Bestimmung im Fruchtwasser 43
follikelstimulierendes Hormon s. FSH
Folsäurebedarf, Schwangerschaft 136
Fraser-Syndrom 364, 375, 393
frontookzipitaler Durchmesser
– Embryo 212
– Fetus 227–228

Fruchtsack
– Entwicklung 32
– Infektion s. Chorioamnionitis
– Punktion s. Amniozentese
– Ultraschalluntersuchung 203–206
– – Messungen 208
– – Nachweis 207
– – transvaginale 210
Fruchttod
– intrauteriner, Chorionzottenbiopsie 301
– – Ultraschalluntersuchung 203, **221**
Fruchtwasser 33–34
– ACHE-Test 335
– ADH 399
– Alpha-Fetoprotein 38, 184–185, 334–335
– antibakterielle Eigenschaften 41
– Bilirubin 38
– Chromosomenanalyse 184
– Entnahme s. Amniozentese
– Inhaltsstoffe 36–42
– Katecholamine, Rauchen 37, 65
– L/S-Quotient 40, 43
– Lecithin 40
– mekoniumhaltiges, Spurenelemente 36
– Neuraminsäure/Protein-Quotient 43
– Oberflächenspannung 43
– Osmolarität 36
– Prostaglandine 39
– Untersuchung, biochemisch/zytogenetische 296
– Volumen 33–36
– Zellen 41
– Zelltypen 42
Fruchtwasseranomalien
– s.a. Anhydramnion
– s.a. Hydramnion
– s.a. Oligohydramnion
– Chorionzottenbiopsie 301
Fruchtwasserdiagnostik s. Amniozentese
Fruchtwassermangel s. Oligohydramnion
Fruchtwasseruntersuchung, Neuralrohrdefekte 334
Fruchtwasservermehrung s. Hydramnion
Frühgeborene
– ADH-Syndrom, inadäquates 399
– eutrophe, Estriol 283
Frühgeburt
– drohende, Kortikoide 403–404
– – Psychosomatik 144–145
– Fetoskopie 305
– Fruchtwasser, Prostaglandingehalt 39
– Gebäralter 109–110
– Hypertonie der Mutter 120
– Hypotonie der Mutter 121

415

Sachverzeichnis

Frühgeburt
- Körpergewicht der Mutter 116
- Legitimität 111
- Parität 110
- Plazentaveränderungen 28
- Rauchen 65

Frühschwangerschaft
- s.a. Schwangerschaft
- Diagnostik, biochemische 278–281
- EPF 281
- hCG 202, 278–280
- Progesteron 49
- Röntgendiagnostik 268
- SP1 280
- Ultraschallbiometrie 208
- Ultraschalluntersuchung 202–212
- – transvaginale 209–212
- – Treffsicherheit 206
- Uterusdurchblutung 60

Frühsommermeningoenzephalitis-Impfung s. FSME-Impfung
Fryns-Syndrom 366
FSH (follikelstimulierendes Hormon), Fruchtwasser 40
FSME-Impfung, Schwangerschaft 193
Fundusstand, Schwangere 125

G

Gammaglobulin, Fruchtwasser 38
Gammastrahlen, Fehlbildungen 168–170
Gangliosidosen 324
Gasaustausch
- Plazenta 71–75
- – Kohlendioxid 74–75
- – Sauerstoff 71–74

Gase, inerte, Plazentatransfer 74
Gastroschisis 391
- ACHE-Test 335
- MS-AFP-Screening 332
- Plazentagewebe, Entnahme 301
- Pränataldiagnostik 393
- Therapie, postnatale 395

Geburt
- s.a. Hausgeburt
- s.a. Klinikgeburt
- Anti-D-Prophylaxe 104
- Erwartungen 147
- Schmerzlinderung 147
- Schwangerschaftsrisiken 129
- spontane s. Spontangeburt
- Untersuchungen, blutgruppenserologische 104
- uteroplazentare Durchblutung, Blutflußgeschwindigkeit 263

Geburtenabstand 110
Geburtenzahl 110
Geburtseinleitung 147

Geburtsgewicht
- Körpergewicht der Mutter 117
- Körpergröße der Mutter 115
- niedriges, Rauchen 65

Geburtshilfe
- Pelvimetrie 271–272
- psychosomatische 147

Geburtskomplikationen
- Häufigkeit 162
- Körpergewicht der Mutter 116

Geburtsprognose
- Körpergewicht der Mutter 117–118
- Schwangerschaftshypertonie 120

Geburtstermin, Bestimmung 113
Geburtsübertragung s. Übertragung
Geburtsverlauf, protrahierter, Hypotonie 121
Geburtsvorbereitung 146–147
Gefäßversorgung, Uterus 8
Gefäßwiderstand
- Uterus 61–63
- – Rauchen 63

Gehirnentwicklung 318–326
- Markscheidenbildung 324
- Motorik, embryofetale 325–326
- Neuroanatomie 320
- Neurochemie 323–324
- Neurophysiologie 325
- Störungen 320–330
- – axodendritische Verknüpfung 322
- – Embryogenese 320
- – Nervenzellanomalien 322
- – neurochemische 324–325

Gehirnsklerose, tuberöse 322
geistige Behinderung, humangenetische Beratung 180
Gelbfieberimpfung, Schwangerschaft 190
Genitale, fetales, Ultraschalluntersuchung 219
Genitalentwicklung 406
Genodermatose, Fetoskopie 305
Genußmittel, Schwangerschaft 135
Geschlechtsdiagnostik
- Fetus, Chorionzottenbiopsie 291
- – Fruchtwasser, Steroidgehalt 41
- – Ultraschalluntersuchung 219
- humangenetische Beratung 184

Geschlechtsdifferenzierung 406
Geschlechtsverkehr, Schwangerschaft 138
Gesichtsschädel, fetaler, Ultraschalluntersuchung 216
Gesichtsskelettfehlbildungen 364
Gestagene, Plazentatransfer 81
Gestationsperiode, Uterusveränderungen 4–9

Gestose
- Fruchtwasser, Harnsäure 37
- – Kreatiningehalt 37

Gestose
- Körpergewicht der Mutter 117
- Körpergröße der Mutter 115
- Ödeme 118
- Plazentathrombose, intervillöse 27
- Psychosomatik 144
- uteroplazentare Durchblutung 26
- – Blutflußgeschwindigkeit 262
- Zottenreifungsstörungen 27

Gewicht, fetales und Fruchtwasservolumen 35
Gewichtszunahme, Fetus 319
Gewichtszuwachs, Schwangerschaft 115
Gliaheterotopien 322
Glukagon, Fetus 401
Glukokortikoide, Plazentatransfer 81
Glukose
- Fruchtwasser 37
- hPL 56
- Plazentatransfer 77

α_1-Glykoprotein s. Alpha-1-Glykoprotein
GnRH (Gonadotropin-releasing-Hormon)
- Plazenta 54
- Zytotrophoblast 55

Gonadotropin-releasing-Hormon s. GnRH
Gonadotropine
- Fetus 400
- Fruchtwasser 40

Graham-Exner-Gesetz 70
Grannum-Beurteilungsschema, Plazenta, Ultraschalluntersuchung 224
Gravidität s. Schwangerschaft
Gravidogramm 109
Grossesse nerveuse s. Schwangerschaft, eingebildete
Guthrie-Test 402

H

Haar- und Hautveränderungen 138–139
Hämagglutinationstest, hCG-Nachweis, Urin 278
Hämatokritmessung, Schwangere 121
Hämatome, retroplazentare 26
Hämoglobin
- fetales 73
- – Kleihauer-Betke-Test 302

Hämoglobinbestimmung, Schwangere 121
Hämoglobinflußrate, fetale und maternale 74
Hämoglobinopathien
- Blutentnahme, Fetus 303
- Fetoskopie 304

Hämorrhoiden, Schwangerschaft 139
Harnblase, fetale, Ultraschalluntersuchung 219
Harnblasendrainage, Fetus 380
Harnblasenekstrophie 375, 391–392
Harnblasenektopie 375
Harnsäure, Fruchtwasser 37
Harnstoff
– Fruchtwasser 36
– Plazentatransfer 76
Harnwege, ableitende, Fehlbildungen 372, 375–376, 378–380
Harnwegsatresie, Alpha-Fetoprotein 334
Harnwegsobstruktionen, Oligohydramnion 36
Hausgeburt 147
– s.a. Geburt
Hauterkrankungen, Fetoskopie 304
HBeAg-Träger, Schwangere 124
HBeAg-Untersuchung, Schwangerenvorsorge 105, 124
HbF s. Hämoglobin, fetales
HBsAg-Träger, Schwangere 124
HBsAg-Untersuchung, Schwangerenvorsorge 105, 124
hCCT (humanes Chorioncorticotropin), Plazenta 54
hCFSH (humanes Chorion-FSH), Plazenta 54
hCG (humanes Choriongonadotropin)
– Biosynthese 55
– Blasenmole 280
– Blut 279
– – fetales 55
– – mütterliches 55, 279
– Corpus luteum graviditatis 49
– Down-Syndrom 280
– Fruchtwasser 40
– Frühschwangerschaft 202, 278, 280
– Funktion 55
– Metabolismus 55
– Plazenta **54**, 55
– Progesteron 55
– Schwangerschaftsuntersuchung 112
– Struktur 55
– Testosteron 55
– Urin 278–279
hCPOMC (humanes Chorionproopiomelanocortin), Plazenta 54
hCT (humanes Chorionthyreotropin), Plazenta 54
Hegar-Schwangerschaftszeichen 5
Hemimelie 382, 384
Hepatitis A, Impfung, Schwangerschaft 193
Hepatitis B
– s.a. HBeAg
– s.a. HBsAg
– Impfung, Schwangerschaft 192
– Prophylaxe, Schwangere 124

Hermansky-Pudlak-Syndrom, Fetoskopie 305
Hernie, retrosternale, Fetus 366
Herzaktionen
– embryonale, Ultraschalluntersuchung 207–208
– fetale, Ultraschalluntersuchung 217–218, 235–236
Herzentwicklung 338–340
– Doppler-Sonographie 346
– Echokardiographie 343–344
– Erregungsleitungssystem 342–343
– M-mode-Echokardiographie 346
– Pränataldiagnostik 344–346
– Referenzwerte 339
– Ultraschalluntersuchung 343
Herzfehlbildungen
– Fetus 346–348
– Hydramnion 367
Herzfehler, Entwicklung 338–341
Herzfrequenz
– fetale s.a. Kardiotokogramm
– – basale 238–240, 351
– – Doppler-Sonographie 235
– – EPH-Gestose 240
– – Oxytocinbelastungstest 248
– – Registrierung s.a. Kardiotokogramm
– – Uterusdurchblutung 244
– – Vena-cava-Okklusionssyndrom 68
– – Wehenbelastungstest 248
Herzklappeninsuffizienz, Fetus 349
Herz-Kreislauf-System, Entwicklung 338–343
Herzminutenvolumen
– Schwangerschaft 59
– Uterusdurchblutung 59, 61–62
Herzpunktion, Fetus, Blutentnahme 302
Herzrhythmusstörungen
– pränatale 349–358
– – bradykarde 356–357
– – extrasystolische 351
– – Prognose 357–358
– – tachykarde 351–352
– – Therapie 353–356
Heterochromie, Iris 268
Heterozygotentest, humangenetische Beratung 180
Hiatushernie, Fetus 366
Hirn s. Gehirn
Hirnschädel, fetaler, Ultraschalluntersuchung 215
Hirnsklerose, tuberöse 178
HIV-Test, Schwangerenvorsorge 103, **123**, 124
Hocktest, Herzfrequenz, fetale 249
Hofbauer-Zellen, Plazenta 16
Holoprosenzephalie 321, 363
Holt-Oram-Syndrom 382

Hormone, Plazentatransfer 80–81
hPL (humanes Plazentalaktogen)
– Biosynthese 56
– Fruchtwasser 40
– Funktion 56
– Metabolismus 56
– Plazenta **54**, 56
– Regulation 56
– Spätschwangerschaft 284
– Struktur 56
Hüfner-Zahl 123
Hufeisenniere 374
Human Immunodeficiency Virus-Test s. HIV-Test
humanes Chorioncorticotropin s. hCCT
humanes Chorion-FSH s. hCFSH
humanes Choriongonadotropin s. hCG
humanes Chorionproopiomelanocortin s. hCPOMC
humanes Chorionthyreotropin s. hCT
humanes Plazentalaktogen s. hPL
humangenetische Beratung
– Ablauf 176
– Alpha-Fetoproteinbestimmung 184
– Alter der Eltern 182
– Anenzephalie 184
– Chromosomenanomalien 182–183
– – Kind, vorausgegangenes 183
– DNS-Analyse 185
– Erbleiden 177–179
– Erkrankung, autosomal-dominante 178
– – autosomal-rezessive 177–178
– – bei einem Elternteil 177
– – nahe Verwandte und gesunde Eltern 178
– – vorausgegangenes Kind und gesunde Eltern 178–179
– – X-chromosomal-rezessive 178
– Fehlbildungen, häufigere 179
– Fruchtwasseruntersuchung 185
– geistige Behinderung 180
– Geschlechtsdiagnostik 184
– Heterozygotentest 180
– Molekulargenetik 184
– Mutagene 184
– – Belastung 180–181
– Neuralrohrdefekte 184
– Pränataldiagnostik 181
– Risikogruppen 180
– Spina bifida 184
– Stoffwechselanomalien 184
– Uropathien, obstruktive 380
– Verwandtenehe 179
– Zeitpunkt 176–177
– zytogenetische Untersuchung, pränatale 182

Hydramnion 34, **36**
- Lungenfehlbildungen, zystisch-adenomatoide 367
- Ösophagusatresie 36
- Plazentagewebe, Entnahme 301
- Respirationstrakt, Fehlbildungen 367
- Ultraschalluntersuchung 309–310
- Verdauungstrakt, Fehlbildungen 395–396
- Zwerchfelldefekte 367–368

Hydronephrose 378
Hydrops fetalis 34, 367
- AV-Blockierung, fetale 357
- Blutentnahme, Fetus 303
- Fruchtwasser, Proteingehalt 38
- Herzinsuffizienz 349
- Reentry-Tachykardien, supraventrikuläre, fetale 353

Hydrops placentae
- Plazentapassage 353
- Ultraschalluntersuchung 225–226

hydrostatischer Druck, intervillöser Raum 76
Hydroureter 375, 378
21-Hydroxylasemangel, Steroidgehalt, Fruchtwasser 40–41
Hydroxyprogesteron
- Corpus luteum graviditatis 49
- Fruchtwasser 40

Hydrozephalus 320, 328–329
- Denver-Shunt 336
- Fruchtwasser, Alpha-Fetoproteingehalt 39
- Plazentagewebe, Entnahme 301
- Pränataltherapie 336
- Skelettdysplasie 383
- Ventrikel-Hemisphären-Index 329

Hygroma colli, Plazentagewebe, Entnahme 300–301
Hyperemesis gravidarum s. Schwangerschaftserbrechen
Hypertelorismus, Potter-Sequenz 377
Hyperthyreose, Fetus 402
Hypertonie, Schwangere s. EPH-Gestose
Hypoglykämie, Neugeborene 401
Hypogonadismus, primärer 400
Hypophosphatasia letalis 386
Hypophyse, Fetus 399
Hypospadie 375
Hypothalamus, Fetus 399
Hypothyreose, Fetus 402
Hypothyreose-Screening, Neugeborene 402
Hypotonie
- Schwangere 120–121
- - Ödeme 121

Hypoxie
- Fetus, Blutflußgeschwindigkeit 259, 263

Hypoxie
- - Diagnose 239
- - Fruchtwasser, ADH 399
- - Herzfrequenz, basale 238
- - uteroplazentare Durchblutung 263

Hypoxietest, Herzfrequenz, fetale 250

I

Ichthyosen, Fetoskopie 304
IgG, Plazentatransfer 78
Ileumatresie 393, 395
immunenzymometrischer Assay, hCG-Nachweis, Urin 279
Immunglobuline, Plazentatransfer 78
immunradiometrischer Assay s. IRMA
Immunsystem, maternales, Dezidua 52

Implantation
- Blastozyste 14
- Pränataltoxikologie 152

Impulsneurosen, Schwangere 143
Incontinentia pigmenti, Fetoskopie 305
Indometacin, uteroplazentare Durchblutung 64
Infarkt, Plazenta s. Plazentainfarkt

Influenza
- Impfung, Schwangerschaft 191
- Infektionen, Plazentaveränderungen 26

Infusionsazidose, Plazenta 80
Inhibin
- Plazenta 54
- Zytotrophoblast 55

Insulin, Fetus 401
Intermediärzotten, Plazenta 21

Interruptio
- Chemikalienexposition 160
- Epidermolysis bullosa 301
- Respirationstrakt, Fehlbildungen 369
- Strahlenexposition 160
- Uropathien, obstruktive 379

Intervalltokolyse
- s.a. Tokolyse
- Kardiotokogramm 250

intervillöser Raum
- Druckdifferenz, hydrostatische 76
- Entwicklung 15
- Gefäßversorgung 60
- Sauerstoffpartialdruck 72

Irisheterochromie 268
IRMA (immunradiometrischer Assay), hCG-Nachweis, Blut 279
Isotretinoin, Fehlbildungen 162, 165

Isthmus uteri, Veränderungen, schwangerschaftsbedingte 5

J

Jejunumatresie 393, 395
Jodbedarf, Schwangerschaft 136

K

Kalium
- Fruchtwasser 36
- Plazentatransfer 80

Kalorienzufuhr, Schwangere 135
Kalzium
- Fruchtwasser 36
- Plazentatransfer 80

Kalziumbedarf, Schwangerschaft 136
Kamp(t)omelie 382, 385
Kardiographie s. Kardiotokographie
Kardiomyopathie, Fetus 339, 348–349

Kardiotokogramm 237–253
- Akzelerationen **239**, 240
- - Beckenendlage 241
- - nicht-periodische 241
- - periodische 240–241
- Bewegungstests 250
- Dezelerationen **239**, 242
- - Amplitude 244
- - Beginn 244
- - nicht-periodische 242
- - Normalisierung 244–245
- - periodische 242
- - Sauerstoffversorgung, fetale 72, 243
- - Uterusdurchblutung 243–244
- - Vena-cava-Okklusionssyndrom **243**, 251
- - Wachstumsretardierung, intrauterine 253
- Dezelerationsamplitude 244
- Grundmerkmale 237–238
- Herzfrequenz, fetale, basale 238–240
- - - Tests zur Beurteilung 247–250
- Hocktest 249
- Hypoxietest 250
- Intervalltokolyse 250–251
- klinische Wertigkeit 250
- Mamillenstimulation 249
- Nonstreß-Test 247
- Oszillationen 239, 245
- - Amplitude 239, 245
- - Frequenz 239, 245
- - Ursache und Bedeutung 246–247
- Oxytocinbelastungstest 248–249
- Scores als Beurteilungshilfen 247

Kardiotokogramm
– Vena-cava-Okklusionssyndrom 243, **251**
– Wehenbelastungstest 248
– Wehentätigkeit, vorzeitige 250–251
Kardiotokographie 234–253
– Geräte 235–237
– Indikationen 234
– Registriergeschwindigkeit 237
– Schwangerenvorsorge 105, 126
– Voraussetzungen, technische 234–235
Karies, Schwangerschaft 139
Karyogramm
– Fetus, Blutentnahme 303
– Plazentagewebe 300–301
Karzinogenese, transplazentare 157
Katecholamine, Fruchtwasser, Rauchen 65
Keimzellen, Pränataltoxikologie 151
Kephalometrie 227–229
– biparietaler Durchmesser 211, 227–228
– frontookzipitaler Durchmesser 212, 228
Kernspintomographie
– Bauchwanddefekte 394
– Pelvimetrie 271–272
– Schwangere 269
– – Indikationen 270–271
– – Kindslage 273
– – mütterliche Erkrankungen 273
– – Plazentasitz 273
– – Pränataldiagnostik 273–274
Kindsbewegungen
– Akzelerationen 241
– Embryo 207–208
– Herzfrequenz, fetale, basale 238
– passive bei Fruchttod 221
– Startle-Reaktion 325
Kindslage
– Kernspintomographie 273
– Ultraschalluntersuchung 220
Kleihauer-Betke-Test 302
Klinefelter-Syndrom, humangenetische Beratung 182
Klinikgeburt
– s.a. Geburt
– ambulante 147
Klinodaktylie 382
Kloakenekstrophie 375, 391–392
Knoten, synzytiale s. synzytiale Knoten
Körpergewicht, Schwangere 115–118
Kohlendioxid, Gasaustausch, plazentarer 74–75
Kohlenhydrate, Fruchtwasser 37
Kohlensäurepartialdruck, Nabelschnurblut 72
Kolonatresie 393, 395

Kontraktionstests s. Wehenbelastungstests
Kortikosteroide, Fetus 404
Kraniorachischisis 366
Kreatinin, Fruchtwasser 37, 43
Kreatinphosphokinase, Muskeldystrophie Typ Duchenne 178
KST s. Kernspintomographie
Kuchenniere 374
Kupfer, Fruchtwasser 36

L

Längenwachstum, Fetus 319
Laktat
– Fruchtwasser 38
– Plazentatransfer 79
Lakunen, Plazenta 15
Langhans-Zellen, Plazenta 16
Larynxstenose oder -atresie, Fetus 364
Latexagglutinationstest, hCG-Nachweis, Urin 279
LDL-Rezeptoren, Plazenta 53
Leber, fetale, Ultraschalluntersuchung 218
Lecithin, Fruchtwasser 40
Leprechanismus, Fetoskopie 305
LH, Fruchtwasser 40
Linksherzsyndrom, hypoplastisches 338
Lipide, Fruchtwasser 39
Lipolyse, hPL 56
Lippen-Kiefer-Gaumenspalten 363
Lisenzephalie 322
L/S-Quotient, Fruchtwasser 40, 43
Luessuchreaktion s. TPHA-Test
Lungenfehlbildungen 365, 367
Lungenhypoplasie, Potter-Sequenz 377
Lungenreife
– Bestimmungsverfahren 42–44
– Induktion, Kortikoide 403–404
– Surfactant-System 42
Lyme-Borreliose s. Borrelieninfektion

M

MAD (arterieller Mitteldruck)
– Schwangere 120
– Uterusdurchblutung 61
– Vena-cava-Okklusionssyndrom 243
Magen-Darm-Trakt, fetaler, Ultraschalluntersuchung 218
Magenatresie 392
Magnesium
– Fruchtwasser 36
– Plazentatransfer 80

Magnesiumbedarf, Schwangerschaft 136
Makrosomie, fetale, Estriol 282
Makrozephalie 322
Malrotation, Darm 393
Mamillenstimulation, Herzfrequenz, fetale 249
Mamma
– hPL 57
– Untersuchung, Schwangere 113
– Wachstum 72
– – Östrogene 53
Mangelentwicklung, intrauterine s. Wachstumsretardierung, intrauterine
Mangelgeburt s. Wachstumsretardierung, Neugeborene
Masernimpfung, Schwangerschaft 196
Meckel-Syndrom 375
Medikamente s. Arzneimittel
Megaureter 375
Mehrlingsschwangerschaft
– Amniozentese 294–295
– MS-AFP-Screening 333
– Ultraschalluntersuchung 221–222
Meningokokkenimpfung, Schwangerschaft 196
Meningomyelozele 320, 327–328
Mesoderm, extraembryonales 15
Metalle, toxische, Plazentatransfer 81
M_2-Gangliosidose s. Morbus Tay-Sachs
Mikromelie 382–383
Mikrozephalus 322, 329–330
– Plazentainsuffizienz 323
Mineralokortikoide, Plazentatransfer 81
Mineralstoffzufuhr, Schwangerschaft 136–137
Mißbildungen s. Fehlbildungen
M-mode-Echokardiographie, Herzentwicklung, Fetus 246
MOM (multiple of the median)
– Alpha-Fetoprotein 334
– MS-AFP-Screening 332
Mongolismus 151, 180
– hCG 280
– humangenetische Beratung 182
Monosomie 13, Nierenfehlbildungen 375
Morbus
– Recklinghausen 322
– Tay-Sachs 180
Motorik, Fetus, Entwicklung 325
MS-AFP-Screening 331–333
– Down-Syndrom 332
– Mehrlingsschwangerschaft 333
– Neuralrohrdefekte 331–332
Müttersterblichkeit 98
– Alter der Patientin 109
– Legitimität 111

Mukolemm, Blastozyste 14
Mukoviszidose s. zystische Fibrose
multiple of the median s. MOM
Mumpsimpfung, Schwangerschaft 189
Mund, fetaler, Ultraschalluntersuchung 216
Muskeldystrophie Typ Duchenne, Kreatinphosphokinase 178
Muskelzellen, Uterus, Ultrastruktur 7
Mutationen s. Fehlbildungen
Muttermund, innerer 5
Mutterpaß 90, 105
Mutterschaftsrichtlinien 89, 101–105
– HBsAg-Untersuchungen 105, 124
– Kardiotokographie 105, 126
– Mutterpaß 90, 105
– Risikogeburt 102
– Risikoschwangerschaft 102
– Schwangerenvorsorge 101–104
– Schwangerschaftsrisiken 128
– Ultraschalluntersuchungen 104–105, 126, 203, 213–214
– Wöchnerin 104
Mutterschutz, erwerbstätige Frau 91
Mutterschutzgesetz 91–93
– Auswirkungen 93
Myelomeningozele 320, 327–328
Myeloschisis 320
Myokardhypertrophie, asymmetrische 339
Myometrium, Schichten 5–6

N

N_2O-Methode, Uterusdurchblutung 60
Nabelschnurblut
– Blutgasanalyse 72
– Vitamin B_1 82
Nabelschnurkompression, Herzfrequenz, fetale 242
Nabelvene, Punktion, intrauterine 302
Nachgeburtsblutungen, Hypotonie 121
Nährstoffbedarf, Schwangere 134
Narkosegase, Plazentatransfer 75
Nasenfehlbildungen 364
Natrium
– Ausscheidung, Progesteron 53
– Fruchtwasser 36
– Plazentatransfer 79
Nausea, Schwangerschaft 138
Navikularzellen, Vaginalabstrich 10
Nebenniere, Fetus 403
Nebennierenrindenatrophie, Fetus, Estriol 282

Nebennierenrindenhypoplasie, kongenitale, Steroidgehalt, Fruchtwasser 41
Nebennierenrindenunterfunktion, Fetus 404
Nebenplazenta s. Placenta succenturiata
Nebenschilddrüse, Fetus 402
Neonatalsterblichkeit 96–97
– s.a. Säuglingssterblichkeit
Nephroblastom 373
Nephroblastomatose 373
Nephrose
– kongenitale 373
– – ACHE-Test 335
– – Fruchtwasser, Alpha-Fetoproteingehalt 39
Nervensystem, Entwicklung 320
Netherton-Syndrom, Fetoskopie 305
Neugeborene
– Asphyxie, Hämoglobinwert 123
– – Schwangerschaftsanämie 122
– Cushing-Symptomatik 400
– Hypoglykämie 401
– Hypothyreose 402
– Irisheterochromie 268
– Pränataltoxikologie 153
– TSH 400, 402
– unreife 156
– Wachstumsretardierung 156
Neuralrohr, Entwicklung 320
Neuralrohrdefekte 320, 327
– ACHE-Test 327, 335
– Alpha-Fetoprotein 327, 331–332
– Diagnostik, biochemische 331–335
– Fruchtwasseruntersuchung 334
– – Alpha-Fetoprotein 39, 184–185
– – Aminosäuren 38
– humangenetische Beratung 184
– Plazentagewebe, Entnahme 301
– Pränataldiagnostik 307
Neuraminsäure/Protein-Quotient, Fruchtwasser 44
Neurohypophyse, Fetus 399
neuronale Dystrophie, Fetoskopie 305
Neutronenstrahlen, Fehlbildungen 168–170
Nidation, Blastozyste 14
Nieren
– fetale, Ultraschalluntersuchung 218
– polyzystische s. Zystennieren
Nierenagenesie 373
– Alpha-Fetoprotein 334
– Ultraschalluntersuchung 377
Nierendysplasie 373
– zystische 373
Nierenentwicklung 372
Nierenfehlbildungen 372–375
– Oligohydramnion 36
– Syndrome 375

Nierenfehlbildungen
– Ultraschalluntersuchung 377–378
Nierenfunktion, Fetus 34
Nierenmakrosomie 373
Nikotin, uteroplazentare Durchblutung 65–66
Nikotinabusus, Herzrhythmusstörungen, Fetus 351
Nitabuch-Fibrinoid, Plazenta 15
Nonstreß-Test, Kardiotokogramm 247
Noradrenalin, Fetus 403
Noradrenalin/Adrenalin-Verhältnis, Fruchtwasser 44

O

Obstipation, Schwangerschaft 139
Ödeme
– Gestose 118
– Hypotonie, Schwangere 121
– Schwangerschaft 118–119
– Schwangerschaftshypertonie 118, 120
Ösophagusatresie 364, 392
– Fruchtwasser, Alpha-Fetoproteingehalt 39, 185
– Hydramnion 36
– Pränataldiagnostik 395
Östro... s.a. Estr...
Östrogene
– Brustwachstum 53
– Fruchtwasser 40
– und Oxytocin 53
– Phospholipase A_2 53
– Plazenta 50
– – Regulation der Synthese 54
– Plazentatransfer 81
– Schwangerschaft 50
– – Physiologie 53
– Spätschwangerschaft 281
– Sulfatasemangel, plazentarer 51
– uteroplazentare Durchblutung 54, 63
– Wehentätigkeit 53
Oligodaktylie 382, 384
Oligohydramnion 34, 36
– Blutentnahme, Fetus 302
– Herzfrequenz, fetale, Akzelerationen 241
– Nierenfehlbildungen 377
– Plazentagewebe, Entnahme 300
– Ultraschalluntersuchung 310
Omphalozele 391
– ACHE-Test 335
– Fruchtwasser, Alpha-Fetoproteingehalt 39, 185, 393
– MS-AFP-Screening 332
– Plazentagewebe, Entnahme 300–301

Omphalozele
– Pränataldiagnostik 393
– Therapie, postnatale 395
Organogenese
– Pränataltoxikologie 152
– Teratogenität 155
Ossifikationsstörungen 384–387
Osteogenesis imperfecta Typ II 386
Oszillationen s. Kardiotokogramm
Ovarien, Fetus 404–405
Oxytocin und Östrogene 53
Oxytocinbelastungstest, Herzfrequenz, fetale 248

P

Pachygyrie 322
Pätau-Syndrom, humangenetische Beratung 182
Palmitinsäure, Fruchtwasser 40
Pankreas, Fetus 401
PAPP-A (pregnancy-associated plasma protein A), Plazenta **54**, 58
PAPP-B (pregnancy-associated plasma protein B), Plazenta **54**, 58
Parathormon s. PTH
Parität 110
pCO_2 s. Kohlensäurepartialdruck
Pelvimetrie, Geburtshilfe 271–272
PEP (progesterone-dependent endometrial protein), Dezidua 53
Perfusionsdruck, Uterusdurchblutung 61–62
Perinatalmorbidität
– Gebäralter 109–110
– Hypotonie 121
– Körpergewicht der Mutter 116
– Schwangerschaftsrisiken 127–128
Perinatalphase, Pränataltoxikologie 153
Perinatalsterblichkeit 96
– s.a. Säuglingssterblichkeit
– Geburtenabstand 110
– Geburtenzahl 110
– Hypotonie 121
– Körpergewicht der Mutter 116–117
– Legitimität 111
– Mortalitätsziffer, mittlere 127
– Nationalität 111
– Parität 110
– Rauchen 65
– Schwangerschaftshypertonie 120
– Schwangerschaftsrisiken 127–128
– Sozialstatus 111
Peromelie 382, 384
Phakomatosen, neurokutane 322
Phokomelie 382, 384
Phonokardiographie, Fetus 236
Phosphat, Plazentatransfer 80

Phospholipase A_2
– Östrogene 53
– Progesteron 53
Phospholipide, Fruchtwasser 39, 43
pH-Wert, Nabelschnurblut 72
Pierre-Robin-Sequenz 364
Pinozytose, Plazentatransfer 71
Placenta
– s.a. Plazenta
– accreta 20
– annularis 20
– bilobata 20
– circumvallata 20
– extrachorialis 20
– fenestrata 20
– increta 20
– marginata 20
– membranacea 20
– multilobata 20
– praevia 20
– – Ultraschalluntersuchung 224
– succenturiata 20
Plasmaprotein A, schwangerschaftsassoziiertes s. PAPP-A
Plasmaprotein B, schwangerschaftsassoziiertes s. PAPP-B
Platyspondylie 382
Plazenta
– s.a. Placenta
– Androstendion 51
– Aromatase 51
– Basalplatte 16
– Chorion frondosum 16
– Chorion laeve 15–16
– Chorionplatte, primäre 15
– dichorial-diamniotische 19
– dichoriale 19
– Diffusionskapazität 74
– Durchblutungsverhältnisse 17, 19
– Endangiitis obliterans 22
– Entwicklung 14–18
– – villöse Stadien 16
– Estetrol 51
– 17β-Estradiol 50–51
– Estron 50
– fetoplazentare Durchblutung 17
– – Störungen 22
– fibromuskuläre Sklerose 22
– Formen, abnorme 20
– Gasaustausch 71–75
– geburtsnotwendige 28
– Gewicht und Fruchtwasservolumen 35
– Größe, abnorme 20
– hCG **54**, 55
– Hofbauer-Zellen 16
– hPL **54**, 56
– Intermediärzotten 21
– intervillöser Raum 15–16, 60
– – Gefäßversorgung 60
– Lakunen 15

Plazenta
– Langhans-Zellen 16
– LDL-Rezeptoren 53
– mehrfach gelappte 20
– monochorial-diamniotische 19
– monochorial-monoamniotische 19
– monochoriale 19
– Morphologie 14–19
– Nitabuch-Fibrinoid 15
– ödematöse 34
– Östrogene 50
– – Regulation der Synthese 54
– PAPP-A **54**, 58
– PAPP-B **54**, 58
– Pathomorphologie 20–28
– Permeabilität 74
– PP1-21 54
– PP5 57
– Primärzotten 15
– Progesteron 50
– – Regulation der Synthese 53–54
– Proteine 53–54, 57–58
– Proteohormone 54–57
– Reifung s. Plazenta, Zottenreifung
– Riesenzellen, trophoblastische 16
– Säure-Basen-Status 75
– Sauerstofftransfer 74
– Sekundärzotten 15
– Septen 17
– Sinusoide 17
– SP1 54, 57
– Spiralarterien 16
– – Veränderungen 23
– Steroidhormone, Biosynthese 50–54
– Stoffwechsel s. Plazentatransfer
– Sulfatase 50, 52
– Sulfatasemangel, Estriol 282
– Synzytiotrophoblast, primärer 15
– Terminalzotten 17
– Tertiärzotten 15
– Testosteron 51
– Thrombose, intervillöse 22
– – – Gestose 27
– Trabekel 15
– Trophoblast 14
– Trophoblastschale 16
– Ultraschalluntersuchung 223–226
– – Beurteilungsschema nach Grannum 224
– uteroplazentare Durchblutung 17–18
– – Störungen 22–25
– Zottenreifung 16–17
– Zottenreifungsstörungen 20–21
– – Gestose 27
– Zottenthrombose 22
– Zwillingsschwangerschaft 19
– – Anastomosen, arteriovenöse 19
– Zytotrophoblast 15

Sachverzeichnis

Plazentagewebe
– Diagnostik 300–302
– Entnahme 300–301
– Karyogramm 300–301
Plazentahydrops s. Hydrops placentae
Plazentainfarkt 24
– Diffusionskapazität 74
– EPH-Gestose 26
– Spiralarterien, plazentare, Veränderungen 23
Plazentainfektionen
– Ausbreitungswege 25
– Ursachen 25–26
Plazentainsuffizienz
– Estriol 283
– Herzfrequenz, fetale, Dezelerationen 242
– Mikrozephalie 323
– Morphologie 26
Plazentalaktogen, humanes s. hPL
Plazentalösung, vorzeitige, Ultraschalluntersuchung 225
Plazentalokalisation, Ultraschalluntersuchung 224–225
plazentare Proteine 1-21 s. PP1-21
Plazentareifungsstörungen 20–22
– Endzottenmangel 21
Plazentasitz, Kernspintomographie 273
Plazentastruktur, Ultraschalluntersuchung 223–224
Plazentatransfer 69–83
– s.a. unter den einzelnen Substanzen
– Mechanismen 70–71
Plazentaveränderungen
– Angiitis, umbilikale 25
– Arteriosklerose, hyperplastische 24
– Diabetes mellitus 27
– entzündliche 25–26
– EPH-Gestose 26
– Fibrinablagerungen, perivillöse 24
– Frühgeborene 28
– Hämatome, retroplazentare 26
– Rhesus-Inkompatibilität 27
– Schwangerschaftshypertonie 27
– Stromafibrose 25
– synzytiale Knoten 24
– Trophoblast, Basalmembranverdickung 27
– Villitis 25
– Wachstumsretardierung, intrauterine 28
– Zytotrophoblastvermehrung 24
Plazentawachstum, Ultraschalluntersuchung 226
Plazentographie 223–226
Plazentone 18, 20
Pneumokokkenimpfung, Schwangerschaft 196
pO$_2$ s. Sauerstoffpartialdruck

Pockenimpfung, Schwangerschaft 190
Poliomyelitisimpfung, Schwangerschaft 188
Polydaktylie 382, 384
Polyhydramnion 36
– Laryngotrachealatresien 364
Polymerasekettenreaktion, DNS-Analyse 299
Polymikrogyrie 322
Portio uteri, Hyperämie, schwangerschaftsbedingte 9
Postnatalsterblichkeit 97
– s.a. Säuglingssterblichkeit
Potter-Klassifikation, Zystennieren 375
Potter-Sequenz, Ultraschalluntersuchung 377
PP1-21 (placental proteins 1-21), Plazenta 54
PP5 (placental protein 5), Plazenta 57
Präeklampsie s. EPH-Gestose
Präimplantationsphase
– hCG 280
– Pränataltoxikologie 151
– SP1 280
Pränataldiagnostik 285–312
– Amniozentese 292–296
– Aufgaben 286
– Bauchwanddefekte 393
– Bewegungsstörungen 325
– Chorionzottenbiopsie 287–292, 307
– Chromosomenanomalien 183
– DNS-Analyse 298–299
– Eingriffe, invasive, Bewertung 306–312
– Fehlbildungen 308–312
– Fetalblut, Untersuchungen 302–303
– Fetoskopie 304–306
– Gehirnentwicklung, fetale 318
– – Störungen 320
– Herzentwicklung 344–346
– humangenetische Beratung 181
– Hydramnion 309
– Indikationen 306–307
– Kernspintomographie 273–274
– Nervensystem, fetales, Entwicklung 320
– Neuralrohrdefekte 307
– Nierenfehlbildungen 376–378
– Oligohydramnion 309
– Plazentagewebe, Untersuchungen 300–302
– Prune-belly-Sequenz 379–380
– Respirationstrakt, Entwicklungsstörungen 367
– Resprirationstrakt, Entwicklungsstörungen 368–369
– Schwangerenblut 312
– Skelettfehlbildungen 384–387
– Ultraschalluntersuchung 308–312

Pränataldiagnostik
– Uropathien, obstruktive 378–380
– Verdauungstrakt, Fehlbildungen 395–396
– Zellkulturen, fetale 297–298
– Zwerchfelldefekte 367–369
Pränatalentwicklung
– abnorme 153–155
– Pränataltoxikologie 150–153
Pränatalmortalität 156
Pränataltoxikologie 150–172
– Abnormitäten, funktionelle 156
– Alkohol 165
– Arzneimittel 160–164, 166
– Chemikalien 160
– Definitionen 155
– Dosis-Wirkungs-Beziehung 157
– Drogen 166
– Embryonalzeit 152
– Entwicklung, prä- und perinatale 150
– – retardierte 156
– Etretinat 162
– Fetalperiode 152
– Gammastrahlen 169–170
– Implantation 152
– Isotretinoin 162
– Karzinogenese, transplazentare 157
– Keimzellentwicklung 151
– Neutronenstrahlen 169–170
– Organogenese 152
– Perinatalphase 153
– postnatale Manifestation 153
– Präimplantationsphase 151
– Pränatalmortalität 156
– Radionuklide 171
– Retinoide 162
– Risiko, Abschätzung 159–160
– – akzeptables 157–158
– Röntgenstrahlen 169–170
– Strahlen, ionisierende 160, 168, 268
– Strahlenexposition von außen 168–169
– – von innen 171
– Umweltchemikalien 166–168
– Vitamine 162–163
– Zytostatika 180–181
pregnancy-associated plasma protein A s. PAPP-A
pregnancy-associated plasma protein B s. PAPP-B
Primärzotten, Plazenta 15
Proboszis 364
Progesteron
– Brustwachstum 53
– Corpus luteum graviditatis 49
– Fruchtwasser 40
– Frühschwangerschaft 49
– hCG 55
– Membranen, lysosomale 53

Progesteron
– Natriumausscheidung, renale 53
– Phospholipase A_2 53
– Plazenta 50, 53–54
– Schwangerschaft 52–53
– Wehentätigkeit 53
progesterone-dependent endometrial protein s. PEP
Projektionsradiographie, digitale s. DPR
Prolactin
– Dezidua 53
– Fetus 399
– Fruchtwasser 40
– Fruchtwasservolumen 34
Prostacyclin, Fruchtwasser 39
Prostaglandine
– Fruchtwasser 39
– uteroplazentare Durchblutung 64
Proteine
– Fruchtwasser 38
– Plazenta 53–54, 57–58
– Plazentatransfer 78
Proteinurie
– Präeklampsie 118
– Schwangerschaftshypertonie 120
Proteohormone, Plazenta 54–57
Prune-belly-Sequenz 228, 376
– humangenetische Beratung 185
– Ultraschalluntersuchung 379–380
Pseudohermaphroditismus femininus, Uropathien 376
psychosomatische Störungen, Schwangere 143–145
PTH (Parathormon)
– Fetus 402
– Plazentatransfer 81
Pulsatility-Index, Blutflußgeschwindigkeit, uteroplazentare Durchblutung 261
Pyruvat, Fruchtwasser 38

Q

Querlage, Ultraschalluntersuchung 220

R

Radialarterien, Uterus 8, 60
Radioimmunassay s. RIA
Radionuklide, Fehlbildungen 171
Radiusaplasie 382, 384
Reentry-Tachykardien, Fetus 353–354
Reifegradbeurteilung, Fetus, Ultraschalluntersuchung 220
rektourinäre Fistel 376
Rektumatresie 393

Relaxin, Dezidua 53
Renin, Dezidua 53
Renin-Angiotensin-System, uteroplazentare Durchblutung 64
Resistance-Index, Blutflußgeschwindigkeit, uteroplazentare Durchblutung 260–261
Respirationsbewegungen, fetale, Ultraschalluntersuchung 217
Respirationstrakt
– Fetus, Entwicklung 362–363
– – Entwicklungsstörungen 363–365
– – – Pränataldiagnostik 366–368
Retinoide, Teratogenität 162
Retrogenie, Potter-Sequenz 377
Rezeptoren 162
Rhesus-Faktor-Bestimmung, Schwangerenvorsorge 103, **123**, 124
Rhesus-Inkompatibilität 79
– Amniozentese 295
– Anti-D-Prophylaxe 291, 295
– Chorionzottenbiopsie 291
– Fruchtwasser, Aminosäurengehalt 38
– – Proteingehalt 38
– – Steroidgehalt 41
– Plazentaveränderungen 27
RIA (Radioimmunassay), hCG-Nachweis, Blut 279
Riesenzellen, trophoblastische 16
Risikogeburt
– Faktoren 128
– Merkmale und Struktur 129–131
– Mutterschaftsrichtlinien 102–103
– Schwangerschaftsrisiken 129
Risikoschwangerschaft
– s.a. Schwangerschaft
– Anamnese 128
– Merkmale und Struktur 129–131
– Mutterschaftsrichtlinien 102–103, 128
– Perinatalsterblichkeit 127–128
– Überwachung 127–128
– Ultraschalluntersuchung 213
Roberts-Syndrom 375, 382
Röntgenstrahlen, Fehlbildungen 168–170
Röntgenuntersuchung
– Frühschwangerschaft 268
– Schwangere 269–270
Röteln
– Blutentnahme, Fetus 303
– Plazentaveränderungen 25
Röteln-HAH, Schwangerenvorsorge 103, **123**, 124
Rötelnimpfung, Schwangerschaft 189
Rumpfmessungen, Fetus, Ultraschalluntersuchung 216, 229–231

S

Sackniere 378
Säuglinge, dystrophe 156
Säuglingssterblichkeit 96–97
– s.a. Neonatalsterblichkeit
– s.a. Perinatalsterblichkeit
– s.a. Postnatalsterblichkeit
– Alter 98
– Einteilung 97
– Körpergröße der Mutter 115
– Nachsterblichkeit 98
– Nationalität 111
– Risikofaktoren 97
– Sozialfaktoren 98
– Todesursachen 98
Säure-Basen-Status, Plazenta 75
Sauerstoffbindungskurve, Hämoglobin, fetales 73
Sauerstoffpartialdruck
– Fetus 72
– – Herzfrequenz 72
– Nabelschnurblut 72
– uteroplazentare Durchblutung 71
Sauerstoffsättigung, Nabelschnurblut 72
Sauerstofftransfer, Plazenta 71, 74
Sauerstoffversorgung
– Fetus, Störungen 234
– – Uterusdurchblutung 243
scanned projection radiography s. DPR
Schaumstabilitätstest, Fruchtwasser 43
Scheitel-Steiß-Länge
– Embryo 208, 211–212, 318
– Fetus 227
Schilddrüse, Fetus 402
Schilddrüsenhormone
– Fetus 402
– Plazentatransfer 81
Schmerzlinderung, Geburt 147
Schock, hämorrhagischer, Uterusdurchblutung 61
Schutzimpfungen, Schwangerschaft 187–197
Schwachsinn, X-chromosomal-erblicher 180
Schwangere
– Adaptation an die Schwangerschaft 142
– Ängste, neurotische und reale 142–143
– Alkoholismus 75, 165, 167
– Anämie s. Schwangerschaftsanämie
– Blutdruck 119–121
– Blutglukose 77
– Blutuntersuchung 312
– Computertomographie 274
– Drogenabusus 166
– Eisenbedarf 136

Schwangere
- Emesis s. Schwangerschaftserbrechen
- Energie- und Nährstoffbedarf, Empfehlungen 134–135
- Ernährung 134–135
- Folsäurebedarf 136
- Genußmittel 135
- Geschlechtsverkehr 138
- Gewichtszunahme, wöchentliche 135
- Haar- und Hautveränderungen 138–139
- Hämoglobinflußrate 74
- Hämorrhoiden 139
- HBeAg 105, 124
- HBsAg 105, 124
- Hypertonie s. Schwangerschaftshypertonie
- Hypotonie 120–121
- Jodbedarf 136
- Kalorienzufuhr 135
- Kalziumbedarf 136
- Kardiotokographie 105, 126
- Karies 139
- Kernspintomographie 269–274
- körperliche Belastung 137
- Lebensführung 137
- MAD 120
- Magnesiumbedarf 136
- Mineralstoffzufuhr 136–137
- Nausea 138
- Obstipation 139
- Ödeme 118–119, 121
- Pelvimetrie 271–272
- psychosomatische Störungen 143–145
- Reisen 138
- Röntgenuntersuchungen 269–270
- Sport 137
- Suchterkrankungen 145
- Symphysen-Fundus-Abstand 125
- Ultraschalluntersuchung 91, 104–105, 126
- Untersuchungen s.a. Schwangerenvorsorge
- – Adnexe 114
- – allgemeine 113
- – Alter der Patientin 109–110
- – Arzt-Patienten-Kontakt 108
- – Beckenbeurteilung 114
- – Berufstätigkeit 111
- – biochemische 126
- – Bishop-Score 126
- – Blutungen 114
- – Brust 113
- – Eigenanamnese 109
- – Erythrozytenzählung 121
- – Familienanamnese 109
- – Familienstand 111
- – Fundusstand 125

Schwangere, Untersuchungen
- – Geburtenabstand 110
- – Geburtenzahl 110
- – geburthilfliche 113
- – Geburtsterminbestimmung 113
- – Gewichtskurve 117
- – Gewichtszuwachs 115
- – Gravidogramm 109
- – gynäkologische 114
- – Hämatokritmessung 121
- – Hämoglobinbestimmung 121
- – hCG-Nachweis 112
- – Herzaktionen, kindliche 126
- – Kindsmaße 126
- – Körpergewicht 115–118
- – Körpergröße 115
- – Körpermaße 114
- – Legitimität 111
- – Nationalität 111
- – Parität 110
- – serologische 123
- – Sozialanamnese 109
- – Sozialstatus 111
- – Staatsangehörigkeit 111
- – im 1.Trimenon 112–113
- – im 2.Trimenon 125
- – Uterus 114
- – Uterusgröße 125
- – Zervix 114
- – Zervixbefund 126
- – zusätzliche 126
- – Zyklusanamnese 112
- Urinuntersuchungen 123
- Varikosis 139
- Vitaminsubstitution 136–137
- Wadenkrämpfe 139
- Zinkmangel 136
Schwangerenberatung 88–93
- allgemeine 133–139
- Arzt-Patient-Beziehung 146
- gesetzliche Verankerung 88
- humangenetische 175–185
- ökologische 149–172
- psychosoziale 141–147
Schwangerenvorsorge 88–90
- s.a. Schwangere, Untersuchungen
- AIDS-Beratung 103
- Anti-D-Prophylaxe 104, 124
- Antikörper-Suchtest 103, **123**, 124
- Arztbesuch 93
- Ausländerinnen 111
- Berechnung der Tragzeit 89
- Blutgruppenbestimmung 103, **123**, 124
- gesetzliche Verankerung 88
- HBsAg-Untersuchung 105, 124
- Hepatitis-B-Prophylaxe 105, 124
- HIV-Test 103, **123**, 124
- Hypertonie 119–120
- Hypotonie 120–121
- Kardiotokographie 105, 126

Schwangerenvorsorge
- Müttersterblichkeit 98–99
- Mutterpaß 90, 105
- Mutterschaftsrichtlinien 89–90, 101–105
- Mutterschutzfrist 91
- Mutterschutzgesetz 91–93
- Perinatalsterblichkeit 96–98
- Qualitätskontrolle 95–96
- RH-Faktor 103, **123**, 124
- Röteln-HAH 103, **123**, 124
- Säuglingssterblichkeit 96–98
- Sozialstatus 112
- Toxoplasmose 125
- TPHA-Test **103**, 123
- Ultraschalluntersuchung 91, 104–105, 126, 213–214
- Untersuchungen 90–91, 93, 101–102
- – erste 90
- – serologische 103–104, 123
- – Sicherung der Kontinuität 94
- – Spätschwangerschaft 91
- – weitere 90
Schwangerschaft
- s.a. Frühschwangerschaft
- s.a. Risikoschwangerschaft
- s.a. Spätschwangerschaft
- ACHE-Test 335
- Alkoholabusus 75, 165, 167
- Alpha-Fetoprotein 334–335
- Amniozentese 292–297
- Arzneimittel 160
- – Teratogenität 161, 163–164, 166
- Borrelieninfektion 193
- Choleraimpfung 195
- Chorionzottenbiopsie 287–292
- – Nachteile 307
- 5α-Dehydroprogesteron 53
- Digoxin 354–356
- Diphtherieimpfung 195
- eingebildete 144
- Endokrinologie 49–58
- EPF 281
- Estetrol 52
- Estradiol 51
- Estriol 52
- Estron 51
- Fetoskopie 304–307
- Fieber, Herzfrequenz, fetale, basale 238
- Flecainid 356
- Fruchtwasservolumen 34–35
- FSME-Impfung 193
- Gelbfieberimpfung 190
- hCG 55, 278–280
- – Blut 279
- – Urin 278–279
- Hegar-Zeichen 5
- Hepatitis-A-Impfung 193
- Hepatitis-B-Impfung 192

Schwangerschaft
- Herzfrequenz, fetale, basale 238
- Herzminutenvolumen 59
- hPL 56, 284
- Influenzaimpfung 191
- Masern- und Mumpsimpfung 189
- Meningokokkenimpfung 196
- MS-AFP-Screening 331–333
- Östrogene 50, 53, 281–284
- pathologische, uteroplazentare Durchblutung, Blutflußgeschwindigkeit 262
- Plazentagewebe, Entnahme 300–302
- Pneumokokkenimpfung 196
- Pockenimpfung 190
- Poliomyelitisimpfung 188
- Progesteron 50, 52–53
- – Corpus luteum 49
- – physiologische Bedeutung 52
- – Plazenta 50
- Prolactin 34
- Rötelnimpfung 189
- Schutzimpfungen 187–197
- SP1 280
- Sulfatasemangel, plazentarer 41, 51, 53
- Tetanusimpfung 194
- Tollwutimpfung 191
- Tuberkuloseimpfung 191
- Typhusimpfung 195
- Ultraschalluntersuchung 202–231, 308–312
- Uterusdurchblutung 60–61
- Uterusveränderungen 4–9
- Vagina, Veränderungen 10
- Vaginalzytologie, Döderlein-Keime 10
- Varizellenimpfung 190
- Verapamil 356
Schwangerschaftsabbruch s. Interruptio
Schwangerschaftsanämie 122
- Pathophysiologie 122–123
- Sauerstoffversorgung, Fetus 234
schwangerschaftsassoziiertes Plasmaprotein A s. PAPP-A
schwangerschaftsassoziiertes Plasmaprotein B s. PAPP-B
Schwangerschaftsbeschwerden 138–139
Schwangerschaftserbrechen **138**, 143
Schwangerschaftshypertonie s. EPH-Gestose
Schwangerschaftsprotein 1 s. SP1
Schwangerschaftsverlauf, Hypertonie 120
S/D-Ratio, Blutflußgeschwindigkeit, uteroplazentare Durchblutung 260–261

Sectio caesarea
- Bauchwanddefekte 394
- Körpergewicht der Mutter 116
- Körpergröße der Mutter 115
- Lungenhypoplasie 369
- Zwerchfellfehlbildungen 369
Sekundärzotten, Plazenta 15
SF (shortening-fraction), Herzentwicklung, fetale 341
Shake-Test 43
SHBG (sexualhormonbindendes Globulin)
- Fetus 405
- Fruchtwasser 40
Short-rib-Polydaktylie Typ I bis VII 364, 386
shortening-fraction s. SF
Shunt, arteriovenöser s. arteriovenöse Anastomose
Sinusoide, Plazenta 17
Sjögren-Larsson-Syndrom, Fetoskopie 305
Skelettdysplasien 382
- Ultraschalluntersuchung 384–385
Skelettfehlbildungen 382–387
Skelettsystem, Entwicklung 382
Sklerose, fibromuskuläre s. fibromuskuläre Sklerose
small-for-date-babies s. Neugeborene, Wachstumsretardierung
sO_2 s. Sauerstoffsättigung
Somatomedin, Fruchtwasser 40
Somatostatin
- Fruchtwasser 40
- Plazenta 54
Somatotropin s. STH
Sonographie s. Ultraschalluntersuchung
SP1 (Schwangerschaftsprotein 1) 280
- Plazenta **54**, 57, **57**
Spätschwangerschaft
- s.a. Schwangerschaft
- Diagnostik, biochemische 281–284
- hPL 284
- Östrogene 281–284
- Ultraschalluntersuchung 91, 213–214
Sphingomyelin, Fruchtwasser 40
Spielmeyer-Vogt-Syndrom, Fetoskopie 305
Spina bifida 327
- Fruchtwasser, Alpha-Fetoproteingehalt 39, 184–185
- humangenetische Beratung 184
- Hydramnion 36
- MS-AFP-Screening 332
Spiralarterien
- Plazenta 16, 23
- – Atherosis 23
- Uterus 8, 60
Split-notochord-Syndrom 393

Spontangeburt, Parität 110
Spurenelemente, Fruchtwasser 36
Startle-Reaktion 325
Steroidhormone
- Fruchtwasser 40
- Grundstruktur 50
- Plazenta, Regulation 53
STH (somatotropes Hormon)
- Fetus 399
- Fruchtwasser 40
Stoffwechsel, Plazenta s. Plazentatransfer
Stoffwechselanomalien, humangenetische Beratung 184
Stoffwechselerkrankungen, genetisch bedingte, Zellkulturen, fetale 297
Strahlenbelastung 268–269
- DPR 269
- fetale 269
- Gonadendosis, zulässige 268
- maternale 269
Strahlenexposition
- Fehlbildungen 168–171
- humangenetische Beratung 184
- Interruptio 160
- Teratogenität 268
Stromafibrose, Plazenta 25
Suchterkrankungen, Schwangerschaft 145
Sulfatase, Plazenta 50, 52
Sulfatasemangel
- Plazenta, Estriol 282
- – Östrogene 51, 53
- – Steroidgehalt, Fruchtwasser 41
Superfizialzellen, Vaginalzytologie 10
Sympathikotonie, Aborte 144
Symphysen-Fundus-Abstand, Schwangerschaft 125
Sympodie 382
Syndaktylie 382
Synostosen, Fetus 382
synzytiale Knoten
- Gestose 27
- Plazenta 24
Synzytiotrophoblast 54
- Degeneration 16
- Entwicklung 15
- hCG 55
- hPL 56

T

Tachyarrhythmie, Fetus 238
TAR-Syndrom 382
TDF (testesdeterminierender Faktor) 405
Teratogenität 155
- Alkohol 165
- Arzneimittel 161, 166

Teratogenität
- Dosis-Wirkungs-Beziehung 157
- Dosisspezifität 156
- Drogen 166
- Organogenese 155
- pharmakospezifische 156
- phasenspezifische 156
- Röntgenstrahlen 169–170
- Strahlen, ionisierende 168–171, 268
- Umweltchemikalien 166–168
- Vitamine 162–163

Teratom, sakrokokzygeales, Fruchtwasser, Alpha-Fetoproteingehalt 39
Terminalzotten, Plazenta 17
Tertiärzotten, Plazenta 15
Testes, Fetus 405
testesdeterminierender Faktor s. TDF
Testosteron
- Fruchtwasser 40
- hCG 55
- Plazenta 51

Tetanusimpfung, Schwangerschaft 194
Tetraphokomelie 382
thanatophore Dysplasie 178, 385
Thorakogastroschisis 391
Thorax, fetaler, Ultraschalluntersuchung 217
Thrombose
- intervillöse, Plazenta, Gestose 27
- Plazentazottenarterien 22

Thromboxan A_2, Fruchtwasser 39
Thrombozytopenie, neonatale 79
thyreoideastimulierendes Hormon s. TSH
Thyreotropin-releasing-Hormon s. TRH
Tokographie s. Kardiotokographie
Tokolyse
- s.a. Intervalltokolyse
- Kardiotokogramm 250
- Vena-cava-Okklusionssyndrom 63

Tokolytika
- Herzrhythmusstörungen, fetale 351
- uteroplazentare Durchblutung 66

Tollwutimpfung, Schwangerschaft 191
Totgeburtlichkeit 96
- Parität 110

Townes-Syndrom 393
Toxoplasmose
- Plazentaveränderungen 26
- Schwangere 125

TPHA-Test, Schwangerenvorsorge **103**, 123
Trachealstenose
- Fetus 364
- Hydramnion 36

tracheoösophageale Fistel 392

Transport, aktiver, Plazentatransfer 71
transvaginale Sonographie s. Ultraschalluntersuchung, transvaginale
Treponema-pallidum-Hämagglutinations-Test s. TPHA-Test
TRH (Thyreotropin-releasing-Hormon), Plazenta 54
Triglyzeride, Fruchtwasser 40
Tripel-X-Syndrom, humangenetische Beratung 182
Trisomie 13, Nierenfehlbildungen 375
Trisomie 18
- humangenetische Beratung 183
- MS-AFP-Screening 332
- Prune-belly-Sequenz 379
- Zwerchfellhernien 366

Trisomie 21 151
- humangenetische Beratung 183
- MS-AFP-Screening 332
- Prune-belly-Sequenz 379

Trophoblast 54
- Entwicklung 14

TSH (thyreoideastimulierendes Hormon)
- Fetus 400
- Fruchtwasser 40

Tubargravidität, Ultraschalluntersuchung, transvaginale 212
Tuberkuloseimpfung, Schwangerschaft 191
Turner-Syndrom 400, 405–406
- Fruchtwasser, Alpha-Fetoproteingehalt 39
- humangenetische Beratung 182

Typhusimpfung, Schwangerschaft 195

U

Übertragung
- Fruchtwasser, Glukosegehalt 38
- Oligohydramnion 36

Ultrafiltration, Plazentatransfer 71
Ultraschallbiometrie
- Fetus 226–231
- Frühschwangerschaft 208
- Geburtsterminbestimmung 113

Ultraschall-Doppler-Verfahren, Blutflußbestimmung, uteroplazentare Durchblutung 256–264
Ultraschalluntersuchung
- Amnion 203
- Amniozentese 293–294
- Anenzephalus 327
- Bauchwanddefekte 393
- Chorionzottenbiopsie 288–289
- Dottersack 206
- Embryo 206

Ultraschalluntersuchung
- – Bewegungen 207–208
- – Herzaktionen 207–208
- – Nachweis 207
- Fehlbildungen 214, 308–312
- Fetus 215–231
- – s.a. Fetus, Ultraschalluntersuchung
- – Bewegungen 325
- Fruchtsack 203–206
- – Messungen 208
- – Nachweis 207
- Fruchttod, intrauteriner 203, **221**
- Frühschwangerschaft 202–212
- Harnwege, ableitende, fetale 377
- Herzentwicklung, Fetus 343
- Hydramnion 309–310
- Hydrops placentae 225–226
- Kephalometrie 211–212, 227–229
- Lippen-Kiefer-Gaumen-Spalten 367
- Lungenfehlbildungen 367
- Mehrlingsschwangerschaft 221–222
- Mutterschaftsrichtlinien 24, 104–105, 126, 205, 213
- Myelomeningozele 327–328
- Nasenfehlbildungen 367
- Nieren, fetale 376
- Nierenagenesie 377
- Oligohydramnion 310
- Plazenta 223–226
- Plazentagewebe, Entnahme 301
- Plazentalösung, vorzeitige 225
- Potter-Sequenz 377
- Pränataldiagnostik 308–312
- Risikoschwangerschaft 213
- Scheitel-Steiß-Länge 208, 211–212, 227
- Schwangerenvorsorge 91, 104–105, 126
- Schwangerschaft 202–231
- – Untersuchungsgang, allgemeiner 214–215
- Skelettfehlbildungen 384–387
- Spätschwangerschaft 91, 213–214
- transvaginale, Frühschwangerschaft 209–212
- – Tubargravidität 211
- 1. Trimenon 202–212
- 2. Trimenon 213–214
- 3. Trimenon 213–214
- Uropathien, obstruktive 378–380
- Verdauungstrakt, Fehlbildungen 395–396
- Zwerchfellfehlbildungen 367
- Zwillingsschwangerschaft 221–222
- Zystennieren, fetale 377

Umbilikalhernie 391
Umweltchemikalien, Teratogenität 166–168

Untersuchungen, Schwangere s. Schwangere, Untersuchungen
Urachusfistel und -zyste 375
Ureterduplikaturen 375
Ureterektopie 375
Ureterozele 375
Urethralatresie 376
Urethralstenose 376
Urin
– Eiweißausscheidung s. Proteinurie
– hCG-Nachweis 278–279
Uringlukose, Fetus 34
Urinproduktion, Fetus 33–34
Urinuntersuchungen, Schwangere 123
Uropathien, obstruktive 378–380
Uterinsegment, unteres 5
uteroplazentare Durchblutung 17–18
– Angiotensin II 64
– Blutflußgeschwindigkeit, Bestimmung 256–264
– – Geburt 263
– – Gefäßsystem, fetales 259–261
– – – maternales 262
– – Meßmethoden 256–257
– – physikalische Grundlagen 256
– – Schwangerschaften, pathologische 262–263
– – systolische 261
– – Ultraschall-Doppler-Verfahren 256
– – Widerstand-Indices 257
– Blutflußgeschwindigkeits-Profil 257–258, 262
– EPH-Gestose 26, 28
– Herzfrequenz, fetale, Dezelerationen 243
– Indometacin 64
– körperliche Belastung 66–68
– Nikotin 65
– Östrogene 54, 63
– pharmakologische Beeinflussung 65
– Prostaglandine 64
– Renin-Angiotensin-System 64
– Rezeptoren, adrenerge 64
– Sauerstoffverbrauch 71
– Schwangerschaftsanämie 122
– Störungen 22–25
– Tokolytika 66
– Vena-cava-Okklusionssyndrom 68
Uterus
– adrenerge Rezeptoren 59
– Arterien 8, 59
– Bindegewebsfasersysteme 7–8
– Gap-Junctions 9
– Gefäßversorgung 8–9
– Gefäßwiderstand 63
– – Rauchen 65
– Gewichtsveränderungen 4
– gravider, Größe 125

Uterus
– Größenveränderungen 4
– Hyperplasie, schwangerschaftsbedingte 6
– Hypertrophie, schwangerschaftsbedingte 6
– Innenvolumen 4
– Innervation 9, 59
– Muskelfaserverlauf 5–6
– Muskelgehalt 6
– Muskelzellen, Ultrastruktur 6–7
– Schwangere, Untersuchung 114
– Venen 9, 60
– Veränderungen, schwangerschaftsbedingte 4–9
– Wandstruktur 4–5
Uterusdurchblutung
– adrenerge Rezeptoren 64
– arterielle Versorgung 59
– arterieller Mitteldruck 61
– Bestimmungsmethoden 60
– Blutdruckänderungen 61
– Blutdruckdifferenz, arterioplazentare 63
– Gefäßwiderstand 61–62
– – uteriner 63
– – Verteilung 62
– Herzfrequenz, fetale 244
– – Dezelerationen 243
– Herzminutenvolumen 59, 62
– Hormone 63–65
– intervillöser Raum, Gefäßversorgung 60
– körperliche Belastungen 66–67
– Nikotin 65
– Östrogene 63
– Perfusionsdruck 61–62
– Pharmakologie 65
– Physiologie 59–68
– Prostaglandine 64
– Regelmechanismen 61
– Renin-Angiotensin-System 64
– Sauerstoffversorgung, Fetus 243
– Schock, hämorrhagischer 61
– Schwangerschaft 60–61
– Tokolytika 66
– Uteruskontraktionen 63
– Vena-cava-Okklusionssyndrom 68
– venöser Abfluß 60
Uteruskontraktionen
– Uterusdurchblutung 63
– Wehenbelastungstest 248
Uterusperforation, Chorionzottenbiopsie 291

V

Vagina, Veränderungen, schwangerschaftsbedingte 10

Vaginalsonographie s. Ultraschalluntersuchung, transvaginale
Vaginalzytologie
– Schwangerschaft, Döderlein-Keime 10
– – Navikularzellen 10
– – Superfizialzellen 10
Varikosis, Schwangerschaft 139
Varizellenimpfung, Schwangerschaft 190
Vena-cava-Okklusionssyndrom 68
– Herzfrequenz, fetale, Dezelerationen 243
– Kardiotokogramm 251
– MAD 243
– Sauerstoffversorgung, Fetus 243
– Tokolyse 63
Venen, Uterus 9, 60
Ventrikel-Hemisphären-Index, Hydrozephalus 329
Ventrikelsystem, fetales, Ultraschalluntersuchung 215–216
Ventrikulomegalie 336
Verdauungstrakt
– Entwicklung 390
– Fehlbildungen 392–393, 395–396
Vernix caseosa 39
V/H-Index s. Ventrikel-Hemisphären-Index
Vierkammerblick, Herzentwicklung, Fetus 340, 345
Villitis s. Plazentainfektion
VIP (vasoactive intestinal polypeptide)-Nervenfasern, Uterus 9
Vitamine
– Plazentatransfer 81–82
– Teratogenität 162–163
Vitaminmangel, Schwangerschaft 137
Vitaminsubstitution, Schwangerschaft 136–137
Vorhofflattern, Fetus 354
Vorsorgeuntersuchungen, Schwangere s. Schwangerenvorsorge

W

Wachstumshormon, Fetus 399
Wachstumsretardierung
– intrauterine, Blutentnahme, Fetus 303
– – EPH-Gestose 28, 120
– – Estriol 282
– – Fruchtwasser, Aminosäurengehalt 38
– – – Glukosegehalt 38
– – Hypotonie 121
– – Kardiotokogramm 253
– – Körpergewicht der Mutter 116
– – Körpergröße der Mutter 115

Sachverzeichnis

Wachstumsretardierung
– – Plazentagewebe, Entnahme 301
– – Plazentaveränderungen 28
– – Schwangerschaftsanämie 122
– – uteroplazentare Durchblutung, Blutflußgeschwindigkeit 262
– Neugeborene 156
– – Alkoholembryopathie 165, 167
– – EPH-Gestose 120
– – Körpergröße der Mutter 115
Wadenkrämpfe, Schwangerschaft 139
Wasser, Plazentatransfer 76
Wehenbelastungstests, Kardiotokogramm 248
Wehentätigkeit
– Herzfrequenz, fetale 240, 242
– Östrogene 53
– Progesteron 53
– Registrierung 235
– uteroplazentare Durchblutung, Blutflußgeschwindigkeit 264
– vorzeitige, Kardiotokogramm 250
– – Sauerstoffversorgung, Fetus 234
WHO-Klassifikation, Zystennieren 375
Wiedemann-Beckwith-Syndrom 375, 401

Wilms-Tumor 373
Wirbelsäule, fetale, Ultraschalluntersuchung 216
Wöchnerin, Mutterschaftsrichtlinien 104

Z

Zebozephalie 364
Zellen, Fruchtwasser 41–42
Zellkulturen, fetale, Untersuchung, zytogenetische 297–298
Zervix
– Schwangere 126
– – Untersuchung 114
Zink, Fruchtwasser 41
Zinkmangel, Schwangerschaft 136
Zitrat, Fruchtwasser 38
Zölomhöhle, extraembryonale 33
Zotteninfarkt, Rauchen 65
Zottenreifung 16–17
Zottenreifungsstörungen 20–21
– Gestose 27
Zwerchfelldefekte 366–367
Zwergwuchs, thanatophorer 178, 385

Zwillinge
– dizygote 19
– monozygote 19
Zwillingsschwangerschaft
– Fruchtwasser, Glukosegehalt 37
– Hydramnion 36
– Plazenta 19
– Ultraschalluntersuchung 220–222
Zyklopie 364
Zystennieren
– Klassifikation 374–375
– Ultraschalluntersuchung 377–378
zystische Fibrose, Chorionzottenbiopsie 301
zytogenetische Untersuchung, humangenetische Beratung 182
Zytomegalie-Virus (CMV)-Infektionen, Plazentaveränderungen 26
Zytotrophoblast 54
– Degeneration 16
– Entwicklung 15
– GnRH 55
– Hyperplasie, Rauchen 65
– Hypoxie 24
– Inhibin 55
– Vermehrung 55